운동손상 분석과 관리를 위한

KEMA 접근법 I

운동손상 분석과 관리를 위한 KEMA 접근법 I
KEMA Approach for Analysis & Management of Movement Impairment I

2022년 3월 5일 1판 1쇄 인쇄
2022년 3월 10일 1판 1쇄 발행

지은이 | 권오윤 · 강민혁 · 김문환 · 김수정 · 김태호 · 박규남 · 오재섭 · 이원휘
임진용 · 장준혁 · 전인철 · 정도영 · 정성대 · 정성훈 · 하성민 · 황의재 공저

펴낸이 | 김진환
펴낸곳 | 학지사메디컬 HAKJISA MEDICAL
04031 서울특별시 마포구 양화로 15길 20 마인드월드빌딩
대표전화_ 02-330-5188 팩스_ 02-326-0338
등 록 | 2010년 2월 8일 제313-2010-36호
메 일 | hakjisamd@hakjisamd.co.kr
홈페이지 | http://www.hakjisamd.co.kr

ISBN 978-89-6069-837-6 94510(세트) / 978-89-6069-838-3 94510(1권) / 978-89-6069-839-0 94510(2권)

가 격 | 110,000원(세트) / 55,000(1권) / 55,000(2권)

운동손상 분석과 관리를 위한
KEMA 접근법 I

권오윤 · 강민혁 · 김문환 · 김수정 · 김태호 · 박규남 · 오재섭 · 이원휘
임진용 · 장준혁 · 전인철 · 정도영 · 정성대 · 정성훈 · 하성민 · 황의재 공저

KEMA Approach *for*
Analysis & Management of
Movement Impairment

학지사메디컬
HAKJISA MEDICAL

저자 소개

대표저자

권오윤　　연세대학교

집필진

강민혁　　부산가톨릭대학교

김문환　　연세대학교 원주세브란스기독병원

김수정　　인제대학교

김태호　　대구대학교

박규남　　전주대학교

오재섭　　인제대학교

이원휘　　전주비전대학교

임진용　　한솔병원

장준혁　　힐앤힐 밸런스센터

전인철　　호서대학교

정도영　　중부대학교

정성대　　백석대학교

정성훈　　상지대학교

하성민　　상지대학교

황의재　　연세대학교

머리말

가상현실의 메타버스와 빅데이터에 의한 4차 산업혁명이 이루어지고, 의학 분야에서는 진단 기술, 수술, 치료 기술의 고도로 발전하고 있는 이 시점에서도 근골격계 통증은 폭발적으로 증가하고 있고 헬스케어와 피트니스 분야에서 중요한 이슈입니다. 지금까지 근골격계 통증과 관리에 대한 수많은 이론과 접근법이 있었지만, 아직까지도 이 분야의 전문가들은 통증의 이유가 무엇이고, 왜 이 부위에 통증이 나타나는지, 또 어떻게 해결해야 하는지에 대한 많은 궁금증과 완벽한 해결책을 밝혀내지 못하고 있습니다.

2002년부터 운동손상증후군을 소개하고 강의한 지 20년 가까이 시간이 흘렀습니다. 워싱턴대학교의 셔리 사먼교수의 『운동손상증후군의 진단과 치료』라는 책을 번역하여 소개하였으며, 오랜 시간 근골격계 관리를 위한 강의, 많은 기업체에서 근골격계 관리 프로그램을 운영하면서 체득한 노하우 그리고 근골격계 평가와 관리에 대한 과학적인 연구를 통해 해외 유명 학회지에 투고된 연구 성과를 바탕으로 KEMA 학회를 통해 학문적 체계를 만들어 왔습니다.

KEMA는 Kinetic Exercise based on Movement Analysis의 약자로 운동 분석에 기초한 동역학적 운동 접근법으로, 과학적인 운동분석을 통해 인체에서 발생하는 미세한 운동 손상(movement impairment)을 규명하여 근골격계 문제를 해결하는 토탈 솔루션(total solution)을 제공하여 근골격계 통증 없는 삶의 질을 유지하게 하는 접근법입니다.

현대인이 겪고 있는 근골격계 통증의 원인은 단순하지 않습니다. 인체에서 일어나는 운동은 여러 시스템 요소가 복합적으로 상호작용하여 발생합니다. 근골격계, 신경계, 관절 시스템, 자세, 연부조직, 신경 가동성, 심혈관계, 정신적 요소가 상호작용을 하며, 이러한 각각의 시스템은 일상생활, 취미활동, 직업, 개인 요소, 스포츠 활동에 의해 영향을 받고, 이러한 시스템 중 어떤 구성요소 중 하나에 문제가 발생하면 운동손상이 발생하여 근골격계 통증을 유발하고 운동의 비효율이 발생합니다. KEMA 접근법은 이러한 요소들을 다면적으로 분석하여 운동손상의 기전을 밝히고 운동손상을 유발한 진짜원인(true cause), 근본원인(root cause)을 찾아서 근골격계 통증의 근원을 해결하는 방법을 제공해 줍니다. 현재까지의 근골격계 통증을 관리하는 방법은 주로 원천(source)를 해결하는데 집중이 되어 왔습니다. 예를 들어, 요추 디스크 탈출이 발생하여 통증이 발생한 경우 통증을 유발하는 탈출된 디스크를 제거하는 것이 원천을 해결하는 방법입니다. 그러나 디스크 탈출의 원인은 무엇일까요? 이러한 원인은 단순하지 않고, 사람마다 다양하게 나타납니다. 원인을 완전히 해결하지 못하면 요통은 지속적으로 반복될 것입니다. 이러한 경우 근본적인 원인을 해결해야 합니다. 모든 근골격계 통증은 그 원인이 있고, 원인을 알지 못하면 완전한 해결 방법도 없습니다.

KEMA 접근법은 근골격계 문제에 대해서 개인의 자세와 일상동작, 각 관절의 운동, 인체 전체에서 발생하는 운동기능을 생체역학적으로 분석/평가하고, 잘못된 운동과 문제점을 찾아내어 운동손상을 분류하고 그에 따른 개인 맞춤형, 직업 맞춤형, 활동 맞춤형 근골격계 관리 솔루션을 제공하고 있습니다.

머리말

KEMA 접근법의 저서는

1. KEMA 학회의 연수강좌의 순서와 내용에 맞춰 집필되었으며, I권에서는 목, 등, 어깨, 허리 부위에 대한 내용으로, II권에서는 골반, 엉덩관절, 무릎, 팔과 손, 발과 발목까지 신체관절영역으로 나누어 근골격계 통증을 유발하는 운동손상 평가와 관리를 체계적으로 서술하였습니다.
2. 각 장의 저자들은 학회에서 오랫동안 각 파트에 대한 연수강좌를 강의해 온 전문가 강사들입니다.
3. 모든 용어는 해부학 용어 5판 개정판을 기준으로 신용어로 서술하였습니다. 그러나 처음 나오는 용어에 대해서는 신용어(구용어, 영어)로 표기하였으니, 신용어에 익숙하지 않은 독자들은 각 장의 앞부분을 참고하기 바랍니다.
4. 평가영역에서 움직임 평가의 평가명은 여러 책에서 다르게 표기될 수 있습니다.
5. KEMA의 평가와 관리에 대한 독자들의 이해를 돕기 위해 최대한 많은 사진 자료를 포함시켜 집필하였습니다.

KEMA 접근법의 이론적 배경에 대한 부분은 본 저서에서는 다루지 않았습니다. 학회연수강좌의 소개강좌(introduction course)와 새롭게 발간될 도서를 참고하여 학습하기 바랍니다.

본 교재와 함께 과학적이고 체계적인 평가를 통해 근골격계 통증을 발생시키는 근본적인 원인을 밝히고 그에 따른 해결 방법을 제시하는 KEMA 접근법을 학습하여, 근골격계 관리 전문가로 이론과 실무능력을 겸비하기 바랍니다.

인체 운동 과학(human movement science)은 기계처럼 공학적, 수학적으로 표현하고 예측하기 어려운 학문입니다. 인체에서 일어나는 운동은 정형화된 것이 없으며, 셀 수 없는 다양한 운동이 사람마다 다르게 발생하기 때문에 인간이 영원히 정복할 수 없는 미지의 세계, 마지막 과학(last science)일 것입니다. KEMA 접근법은 인체에서 발생하는 섬세한 운동을 분석하는 방법과 운동손상을 찾아 다면적(multi-dimensional), 기전 기반(mechanism based)의 해결방법을 제공하고자 노력하고 있지만 아직 완벽하지 못하며 이제 출발점이라고 생각합니다. 많은 독자 분들도 인체에서 발생하는 잘못된 운동손상을 과학적으로 입증하는 데 있어 아낌없는 협조와 조언을 통해 인류가 통증 없이 살아가는데 함께 기여해 주시고 동참해 주시기를 바랍니다.

이 저서가 출간되기까지 2년이 넘는 긴 시간 동안 각 관절파트를 집필해 준 KEMA 학회 강사님들께 감사드리며, 많은 사진과 일러스트 작업에도 좋은 저서가 되도록 출판을 허락해 준 학지사 편집부와 대표님께 진심을 감사드립니다.

2022년 3월

저자대표 **권오윤**(연세대학교 교수)

목차

CHAPTER 1 목 Cervical spine

CHAPTER 2 등 Thoracic spine

목차

CHAPTER 3 어깨 Shoulder

목차

CHAPTER 4 허리 Lumbar spine

CHAPTER

1

목

Cervical spine

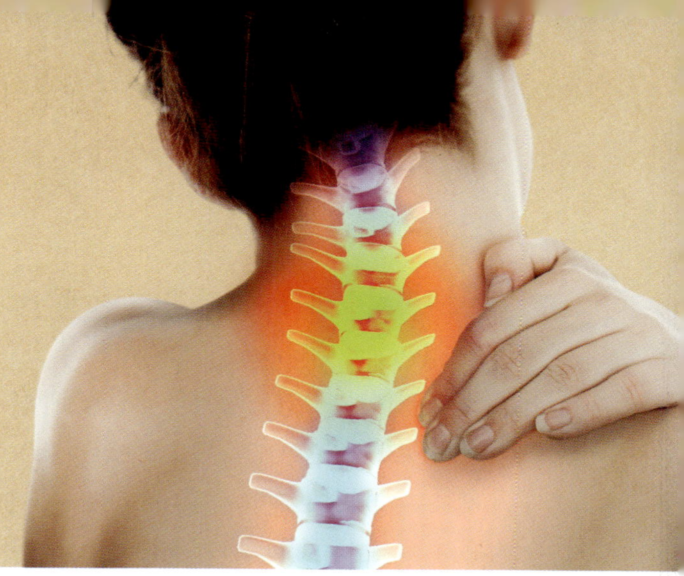

1. 서론

목 손상은 목과 인접부위 통증뿐만 아니라, 머리, 등, 어깨, 팔과 손의 통증을 유발한다. 특히 머리와 목은 일상생활, 직업적인 활동, 스포츠 경기에서 빈번하게 사용되기 때문에 목 통증을 유발하기가 매우 쉽다. 일반적으로 목 통증과 기능이상(dysfunction)은 급성과 만성으로 구분한다. 하지만, 조직 손상에 의한 염증만을 해결하기 위한 처치나 치료보다는 통증이 발생한 근본적인 움직임 손상의 관리가 필요하다. 움직임 손상에 의한 목 통증을 적절하게 관리하기에 앞서 목에 가해지는 스트레스의 큰 요소가 움직임에 의한 결과라는 기본 전제가 무엇보다 중요하다. 목뼈(경추, cervical vertebra)에서 과도한 움직임이 발생하거나, 비정상적인 반복적 움직임이 수행되거나, 지속적인 자세가 조직이 견딜 수 있는 능력을 초과하면 결국 통증을 유발한다.

목뼈를 지지하는 관절과 인접구조들은 일상생활 또는 스포츠 활동에 참여하는 동안 반복적인 목의 움직임으로 역학적 스트레스를 받기가 쉽다. 특히 장시간에 걸친 컴퓨터 사용과 책을 보는 자세와 같은 앞쪽머리자세(forward head posture)는 비정상적인 정렬로 인한 역학적 스트레스를 증가시킨다. 이러한 스트레스는 목뼈 주위의 조직 특성들을 변화시키고, 운동 패턴을 변화시키게 되며, 그 결과 관절은 퇴행성으로 진행한다. 일상생활 동작에서 목의 반복적인 움직임과 지속적인 자세는 조직의 생리학 · 해부학적 특성을 변화시킬 수 있다. 특히, 근육에서는 근육 길이, 근력, 뻣뻣함(stiffness)에 영향을 미칠 수 있고, 관절은 특정한 한쪽 방향의 움직임을 증가시켜, 한 관절의 유연성을 더욱 증가시키게 된다. 이때, 움직임의 축은 이상적인 기준으로부터 많이 벗어나게 되고, 관절 과운동성의 악순환이 발생한다. 이러한 변화들은 목뼈 주위 구조에 미세손상(microtrauma)을 야기하고, 결과적으로 거대손상(macrotrauma)으로 진행된다.

목뼈의 정렬은 특히 등뼈(흉추, thoracic vertebra)의 정렬에 영향을 많이 받는다. 등뒤굽음(흉추후만, thoracic kyphosis)이 증가되면 목은 앞쪽머리자세가 심해지고, 등뒤굽음이 감소되면 목은 일반적으로 편평해지게 된다. 등뼈의 정렬을 교정하는 것은 목뼈 정렬을 교정함과 동시에 목 통증을 치료하는데 있어 중요하다. 어깨뼈(견갑골, scapular) 정렬 결함 또한 목의 정렬과 통증에 많은 영향을 미친다. 위등세모근(상부승모근, upper trapezius), 어깨올림근(견갑거근, levator scapulae)과 같은 근육들은 어깨뼈에 부착되어 있다. 만약 어깨뼈가 내림되면, 이 근육들에 의해 발생되는 수동적 긴장(passive tension)이 목뼈를 압박하기에 충분하다. 이렇게 증가된 압박력은 조직이 견딜 수 있는 능력을 초과하게 되고, 목 통증과 함께 가동범위 소실을 일으킨다. 또한, 어깨뼈의 내림은 어깨뼈를 매달고 있는 위등세모근, 어깨올림근과 같은 근육들의 신장성 약화뿐 아니라 넓은등근(광배근, latissimus dorsi)과 작은가슴근(소흉근, pectoralis minor)과 같은 근육의 단축을 초래한다. 이러한 근육들의 길이와 장력의 변화는 어깨위팔리듬(견갑상완리듬, scapulohumeral rhythm)의 비정상적인 움직임에도 관여한다. 따라서 목 통증에 대한 KEMA 분류를 위해서는 항상 인접한 뼈와 관절의 정렬을 같이 평가하는 것이 중요하다.

이 장은 목의 해부학, 정렬 평가, 근육 길이와 근력 검사, 운동패턴 검사를 통해 운동 손상에 근거한 KEMA의 진단방법을 다룬다. 또한 목의 비정상적인 정렬을 교정하고 정교한 움직임을 회복하기 위한 KEMA의 중재 프로토콜이 제공된다.

2. 해부학 및 운동학

1) 해부학

(1) 뼈

① 전형적인 척추뼈 Typical Vertebra

척주(spine)를 형성하는 척추뼈는 대개 몸통(추체, vertebral body), 고리뿌리(추궁근, pedicle), 가로돌기(횡돌기, transverse process), 고리판(추궁판, lamina), 위-아래관절돌기(상-하관절돌기, superior-inferior articular process), 가시돌기(극돌기, spinous process)로 구성된다(그림 1.1). 척추뼈의 고리뿌리와 고리판으로 연결된 부위를 척추뼈고리(추궁, vertebral arch)라고 부르며 척추뼈 몸통의 뒷면과 척추뼈고리는 척추뼈구멍(추공, vertebral foramen)을 형성한다. 또한 위-아래관절돌기가 만나 척추사이구멍(추간공, intervertebral foramen)을 형성한다.

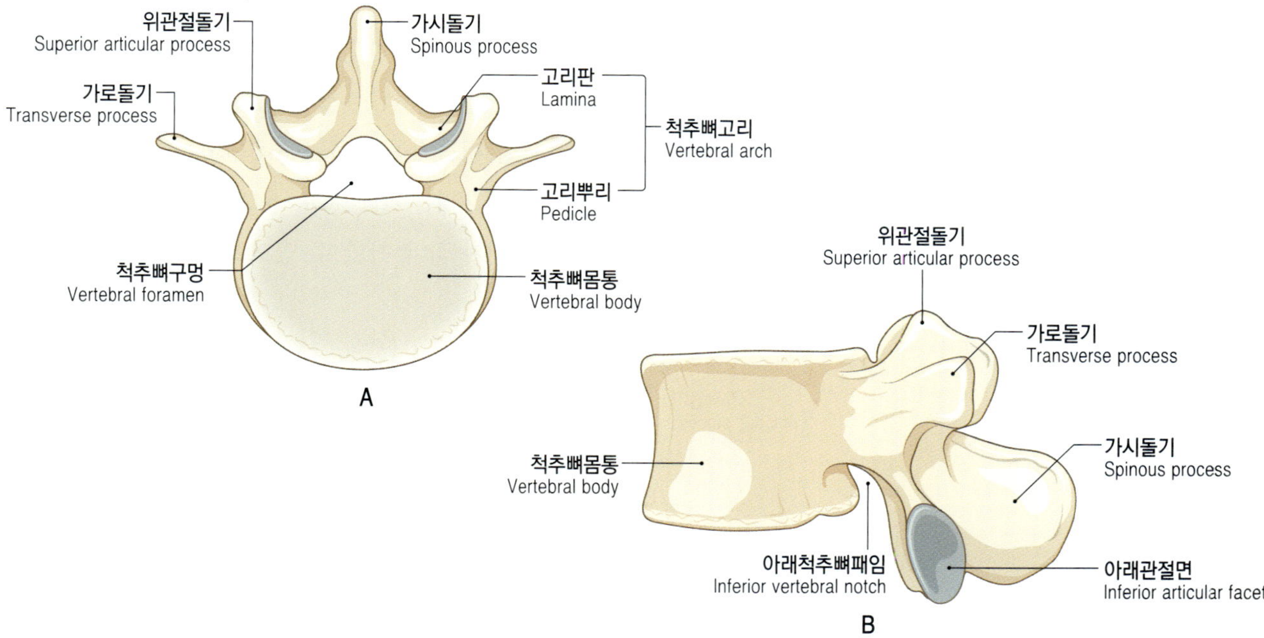

그림 1.1 전형적인 척추뼈. **A:** 위면, **B:** 옆면

② 목뼈 Cervical Vertebra

목뼈는 모두 7개로 이루어져 있고, 앞쪽으로 약간 볼록한 목굽이(cervical curvature)를 이루고 있어 머리 무게를 지지하기에 적당하다. 목뼈는 목과 머리의 움직임을 만들어야 되기 때문에 다른 척추뼈보다 크기가 작은 반면, 운동성이 가장 큰 관절을 형성한다. 목뼈는 가로돌기에 구멍이 있어 뇌와 척수의 혈액을 공급하기 위한 척추동맥(추골동맥, vertebral artery)의 통로를 제공하는 것이 다른 척추뼈와 큰 차이점이다. 목뼈는 크게 전형적인 목뼈와 비전형적인 목뼈로 이루어진다.

i) 전형적인 목뼈 Typical Cervical Vertebra

세 번째에서 여섯 번째 목뼈가 포함되고, 일반적인 척추와 대부분 유사한 특징을 나타낸다.

a. 세 번째에서 여섯 번째 목뼈(C3-C6)

전형적인 목뼈는 척추뼈 양옆으로 넓고, 앞-뒤로 좁은 몸통, 고리뿌리, 고리판, 척추뼈구멍을 가지고 있다. 몸통 위면은 앞-뒤로 약간 볼록하고, 양옆으로는 오목하다. 위면의 양옆으로는 위쪽으로 솟아 있는 갈고리돌기(구상돌기, uncinate process)를 형성한다. 고리뿌리는 매우 짧고, 뒤-가쪽으로 뻗으며, 고리판은 매우 가늘고, 뒤-안쪽으로 뻗어 있다. 척추뼈구멍은 삼각형 모양으로 형성되어 척수를 보호함과 동시에 주행 경로를 제공한다. 특히, 척추뼈구멍은 목신경얼기(경신경총, cervical plexus)와 팔신경얼기(상완신경총, brachial plexus)로 인해 척수가 커지기 때문에 공간이 매우 큰 편이다. 가로돌기는 짧게 가쪽으로 뻗어 있으며, 등뼈의 갈비뼈(늑골, rib)에 상응하는 앞결절(전결절, anterior tubercle)과 뒤결절(후결절, posterior tubercle)을 형성한다. 특히, 앞결절은 앞목갈비근(전사각근, anterior scalene)이 부착되고, 뒤결절은 어깨올림근이 부착한다. 또한 목뼈는 다른 척추뼈와 다르게 가로돌기에 척추동맥이 통과하는 가로구멍(횡돌기공, transverse foramen)이 존재한다. 관절돌기는 돌기사이관절(후관절, facet joint)을 형성하고, 위-아래 서로 융합되어 하나의 관절기둥(articular pillar)을 이루고 있다. 가시돌기는 근육과 인대가 잘 부착할 수 있도록 두 갈래로 나눠져 있고, 목을 쉽게 펴기 위해 짧은 것이 특징이다(그림 1.2).

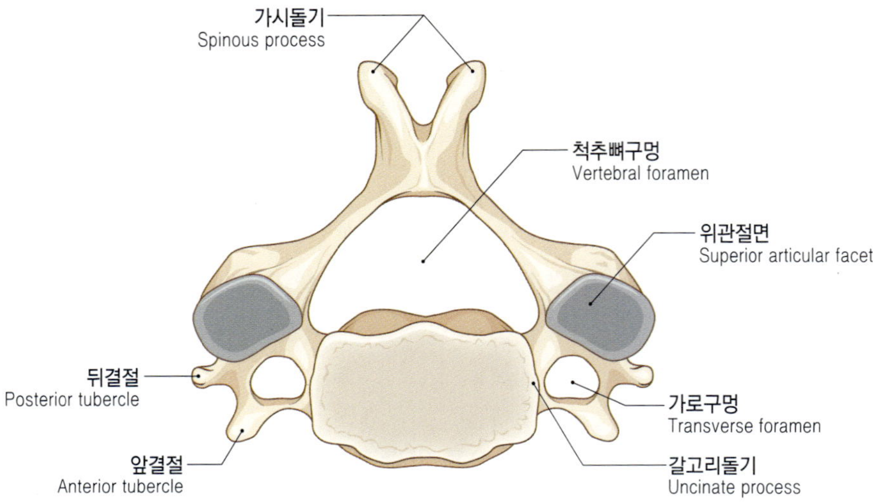

그림 1.2 전형적인 목뼈

ii) 비전형적인 목뼈 Atypical Cervical Vertebra

전형적인 목뼈를 제외한 나머지 목뼈는 서로 다른 모양을 이루며, 각각의 특징을 가진다. 비전형적인 목뼈는 첫 번째 목뼈(C1)와 두 번째 목뼈(C2), 일곱 번째 목뼈(C7)를 포함한다.

a. 첫 번째 목뼈(C1)

첫 번째 목뼈는 지구를 떠받치고 있는 그리스 신에서 유래하여 '아틀라스'라고 부르고, 고리뼈(환추, atlas)라고 한다. 이 뼈의 특징은 중쇠뼈(축추, axis)의 치아돌기(치돌기, odontoid process)와 관절하기 위한 공간을 만들기 위해 전반적인 모양이 고리처럼 이루어져 있어 몸통이 없다. 즉, 치아돌기가 고리뼈의 몸통에 해당한다. 또한 고리뿌리와 고리판 없이, 앞고리(전궁, anterior arch)와 뒤고리(후궁, posterior arch)가 있고, 앞-뒤 고리가 만나서 이루는 2개의 가쪽덩이(외측괴, lateral mass)가 존재한다. 가쪽덩이의 외측으로는 목뼈에서 가장 크고, 길게 형성된 2개의 가로돌기가 있다. 앞고리의 앞면 중심에 앞결절이 있고, 목긴근(경장근, longus colli)이 부착한다. 앞고리의 후면 중심부에는 중쇠뼈의 치아돌기와 관절하는 치아돌기오목(치돌기와, fovea dentis)을 형성한다. 뒤고리는 가쪽으로 척추동맥이 지나가는 척추동맥고랑(추골동맥구, groove for vertebral artery)이 양쪽으로 위치하고, 뒤쪽으로는 뒤결절을 형성하고 있다. 뒤결절은 가시돌기가 퇴화해 매우 짧으며, 목덜미인대(항인대, ligamentum nucha)와 뒤작은목곧은근(소후두직근, rectus capitis posterior minor)이 부착한다.

가시돌기가 퇴화된 원인은 크게 2가지로 볼 수 있다. 첫 번째는 목의 움직임을 많이 허용해야 되기 때문이다. 두 번째는 위목뼈(상부경추, upper cervical spine)의 움직임에 큰 역할을 하는 뒤통수밑근육(후두하근, suboccipitals)들의 기능이 힘이나 파워보다는 고유수용성 기능을 주로 담당하기 대문이다. 가쪽덩이는 머리 무게를 직접적으로 지지하기 때문에, 고리뼈에서 가장 큰 부분이다. 양쪽 모두에 위-아래관절면을 형성하고 있으며, 위관절면은 볼록한 뒤통수뼈관절융기(후두과, occipital condyle)와 관절하기 위해 오목하게 형성되어 있다. 아래관절면은 볼록하기도 하며 편평한 경우도 있다. 가로돌기는 가쪽덩이로부터 가쪽으로 길게 돌출되어 근육의 모멘트 팔(moment arm)을 길게 함으로써, 근육의 회전력(torque)을 증가시킨다. 다른 목뼈와 마찬가지로 고리뼈는 척추동맥이 통과하는 가로구멍을 가진다(그림 1.3).

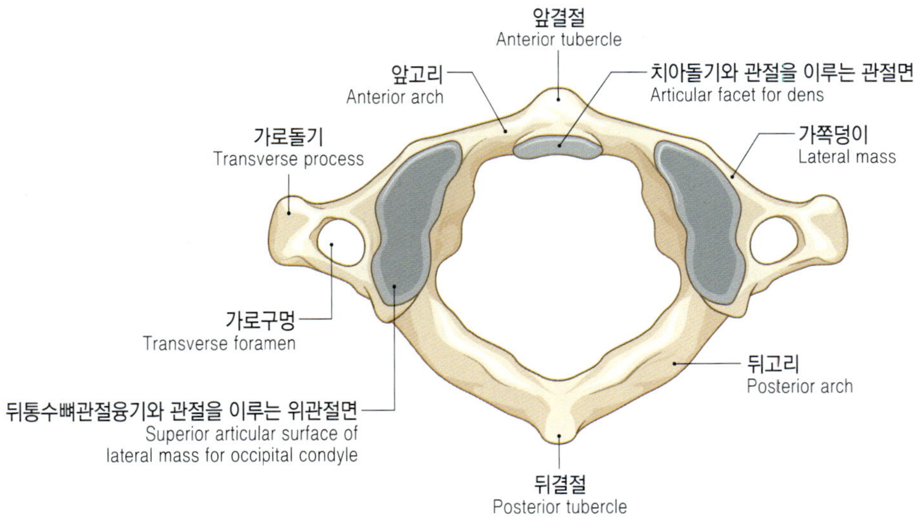

그림 1.3 1번 목뼈(C1)

b. 두 번째 목뼈(C2)

두 번째 목뼈는 중쇠뼈라고 부르며, 크고 긴 몸통을 가지고 있다. 이 뼈의 특징은 몸통에서 수직으로 길게 솟아오른 치아돌기가 있어 머리와 목의 돌림 기능에 중요한 기능을 한다. 고리뿌리는 넓고 강하고, 고리판은 두껍고 강하며, 척추뼈구멍은 고리뼈보다는 작지만 상당히 큰 편이다. 몸통은 가쪽으로는 돌출된 관절돌기와 위쪽으로는 약간의 볼록한 위관절면과 아래쪽으로는 앞-아래쪽을 향하는 편평한 아래관절면을 가진다. 그리고 돌출된 위관절돌기로부터 뻗어나온 고리뿌리와 매우 짧은 가로돌기를 형성한다. 가로돌기는 매우 작고, 끝에 하나의 결절을 형성하고 있다. 가로돌기는 머리와 목의 돌림을 보조해주는 어깨올림근, 중간목갈비근(중사각근, middle scalene), 목널판근(경판상근, splenius cervicis)의 부착점을 제공한다. 또한 가로돌기는 가로구멍을 형성하고 있다. 가시돌기는 두 개로 갈라져 있고, 목뼈에서 가장 크기 때문에 촉진할 때 기준점으로 활용할 수 있다. 가시돌기는 목뼈의 안정성에 중요한 역할을 하는 목반가시근(경반극근, semispinalis cervicis)의 부착 부위를 제공한다(그림 1.4).

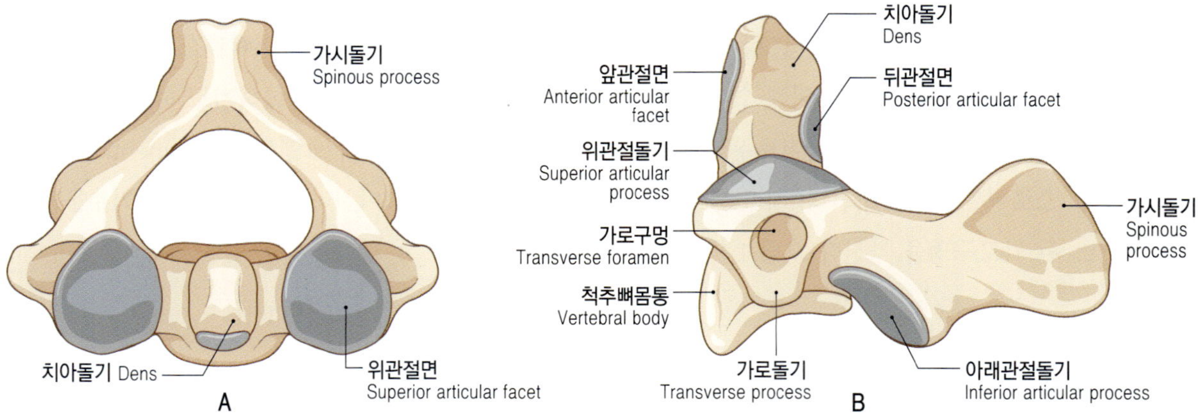

그림 1.4 2번 목뼈(C2). **A:** 위면, **B:** 옆면

c. 일곱 번째 목뼈(C7)

이 뼈는 솟을뼈(융추, vertebra prominens)라고 부르고, 목뼈에서 가장 긴 가시돌기를 형성한다(그림 1.5). 긴 가시돌기는 끝이 두 개로 갈라져 있지 않고, 결절이 형성되어 목덜미인대가 부착한다. 이 부

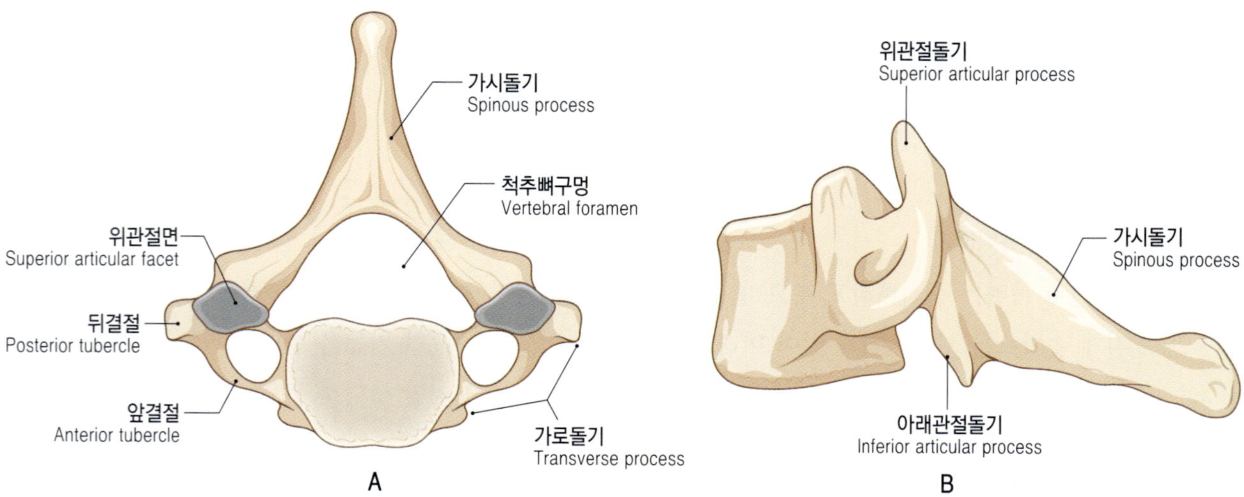

그림 1.5 7번 목뼈(C7). **A:** 위면, **B:** 옆면

위는 목을 최대한 굽힘하게 되면, 피부 표면에 현저하게 돌출된다. 가로돌기는 목에서 비교적 큰 편이다. 가끔 가로돌기가 과도하게 길어진 경우를 볼 수 있는데, 이 경우를 목갈비뼈(경부늑골, cervical rib)라고 한다. 이 경우 팔신경얼기나 빗장밑동맥(쇄골하동맥, subclavian artery)을 압박해 위팔의 저린감(tingling), 무감각(numbness), 근육통 등을 유발할 수 있다. 일곱 번째 목뼈의 관절면은 다른 목뼈의 경사면(oblique plane)과 다르게 이마면(전두면, frontal plane)으로 경사지는데, 이러한 특징은 일곱 번째 목뼈가 등뼈로 전이(transition)가 되는 지점이기 때문이다. 또한 일곱 번째 목뼈는 가로구멍이 있지만 척추동맥이 지나가지는 않는다.

(2) 관절

목뼈는 크게 위목뼈와 아래목뼈(하부경추, lower cervical spine)로 구성되며, 위목뼈는 첫 번째 목뼈부터 두 번째 목뼈까지, 아래목뼈는 세 번째 목뼈부터 일곱 번째 목뼈까지를 의미한다. 위목뼈는 목뼈를 지지하거나 부하를 전달하기보다는 머리와 목의 가동성을 증가시키기 위한 목적이 있다. 이에 반해, 아래목뼈는 부하를 전달하기 위한 구조를 이룬다. 특히, 관절돌기로 구성되는 관절기둥이 양쪽에 존재하고, 위목뼈에서 아래목뼈로 내려올수록 머리와 위쪽에 놓인 척추의 무게를 지지하고, 부하를 전달하기 위해 몸통의 크기가 점차 증가한다. 목뼈는 매우 다양한 형태의 관절로 이루어져 있고, 각각의 특성들은 다음과 같다(그림 1.6).

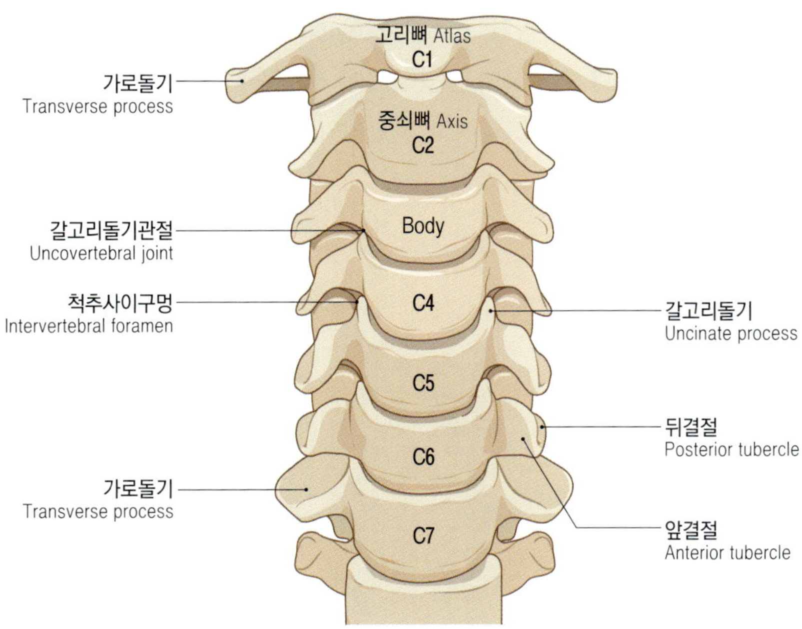

그림 1.6 목뼈의 앞면

① 고리뒤통수관절 Atlantooccipital Joint

고리뒤통수관절(환추후두관절, atlantooccipital joint)은 볼록하게 돌출된 뒤통수뼈관절융기와 고리뼈의 오목한 위관절면이 관절을 이룬다(그림 1.7). 이 관절에서 가장 중요한 움직임은 고리뼈에 대한 머리의 굽힘과 폄이다. 또한 약간의 가쪽굽힘과 돌림을 발생시킨다. 하지만 돌림의 정도는 매우 작은 편이다. 고리뒤통수관절은 머리와 고리뼈 사이에 척추사이원반(추간원판, intervertebral disc)이 없다.

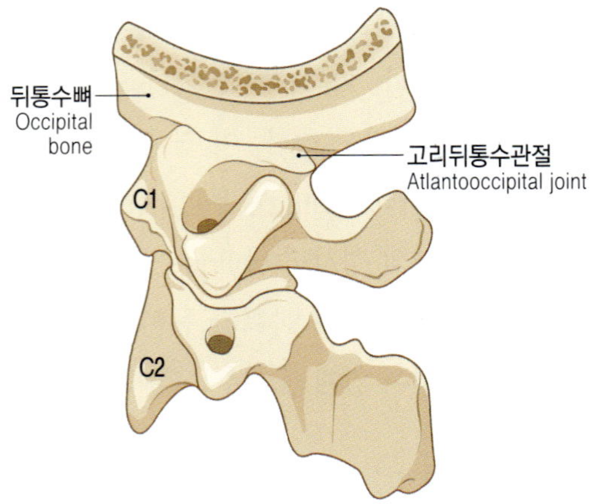

그림 1.7 고리뒤통수관절

② 고리중쇠관절 Atlantoaxial Joint

고리뼈와 중쇠뼈 사이의 고리중쇠관절(환축관절, atlantoaxial joint)은 1개의 정중고리중쇠관절(정중환축관절, median atlantoaxial joint)과 2개의 가쪽고리중쇠관절(외측환축관절, lateral atlantoaxial joint)로 형성되어 있다. 정중고리중쇠관절은 고리뼈의 앞고리, 치아돌기와 가로인대(횡인대, transverse ligament)로 이루어진다(그림 1.8). 가로인대는 가쪽덩이 사이에서 치아돌기를 붙들어 매는 안전벨트 역할을 한다. 가로인대 뒤쪽으로는 뒤세로인대(후종인대, posterior longitudinal ligament)의 연속구조물인 덮개막(피개막, tectorial membrane)이 있어 관절을 보강한다. 치아돌기와 뒤통수뼈를 연결하는 날개인대(익상인대, alar ligament)와 치아끝인대(치첨인대, apical dental ligament)는 관절의 안정성을 증가시켜 준다.

대개 목뼈는 몸통 사이마다 척추사이원반이 있어 섬유관절을 형성하고 있지만, 정중고리중쇠관절은 윤활관절이다. 이 관절은 앞쪽으로 고리뼈의 앞고리와 치아돌기 사이와 뒤쪽으로 치아돌기와 가로인대 사이에 각각 1개의 윤활공간을 형성하고 있다. 정중고리중쇠관절은 머리와 고리뼈의 축돌림을 제공한다.

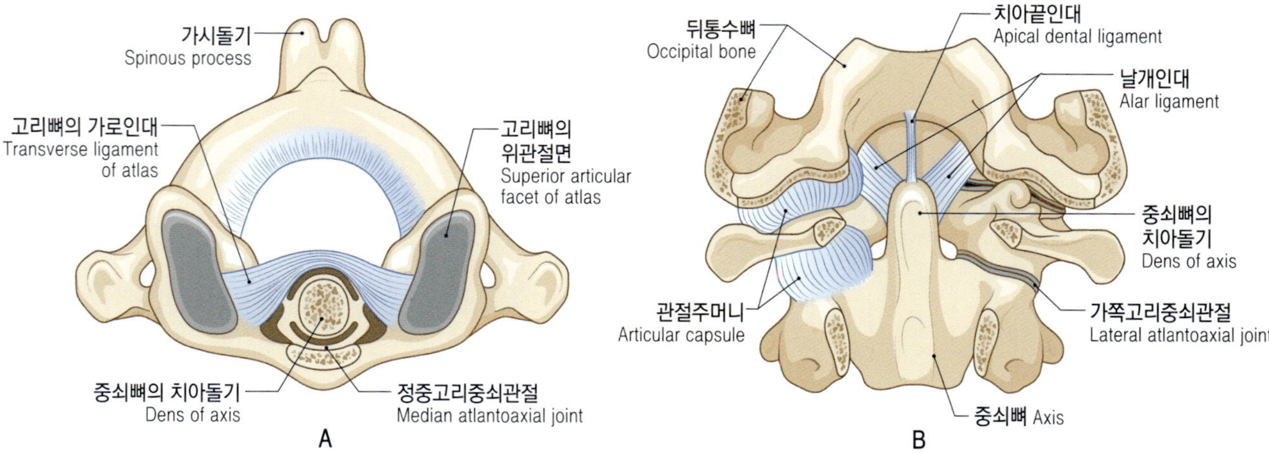

그림 1.8 고리중쇠관절. A: 위면, B: 뒷면(고리뼈의 뒤결절 절단됨)

가쪽고리중쇠관절은 관절돌기 사이마다 형성되어 있는 돌기사이관절이다(그림 1.8). 또한 가쪽고리중쇠관절면을 이루는 첫 번째와 두 번째 목뼈의 관절면들은 모두 볼록하게 이루어져 있어 일반적으로 적합성이 떨어지는 편이지만, 정중고리중쇠관절과 함께 위목의 돌림이 잘 일어날 수 있도록 도와준다. 가쪽고리중쇠관절의 역할은 머리와 고리뼈의 부하를 척추사이원반과 돌기사이관절을 통해서 아래로 전달하는 기능이 있다. 가쪽고리중쇠관절의 관절주머니는 돌림을 허용하기 위해서 비교적 느슨한 편이다. 이 움직임은 날개인대에 의해 제한된다. 고리뒤통수관절과 마찬가지로 고리중쇠관절에도 척추사이원반이 존재하지 않는다.

③ 갈고리돌기관절 Uncovertebral Joint

일반적인 목뼈는 몸통의 위쪽 고평부(plateau)의 양쪽에 갈고리돌기를 형성한다. 목뼈의 몸통가쪽에 위치하는 두 개의 갈고리돌기는 위쪽에 위치하는 목뼈의 몸통과 만나 갈고리돌기관절(구상관절, uncovertebral joint)을 형성하고, 루시카관절(Luschka joint)이라고 불려진다. 대개 세 번째 목뼈와 일곱 번째 목뼈 사이에 있으며, 갈고리돌기는 세 번째 목뼈 또는 일곱 번째 목뼈와 비교해 볼 때, 네 번째 목뼈 또는 여섯 번째 목뼈가 더 높은 편이다(그림 1.6). 목뼈는 등뼈나 허리뼈에 비해 몸통이 작은 편이어서 체중부하를 전달하기에는 적절하지 못하다. 하지만, 갈고리돌기가 있어, 목뼈 몸통의 면적을 증가시켜 부하전달을 하는데 부가적인 이점을 제공한다. 이 관절은 목 가쪽굽힘이 발생하는 동안 목뼈의 가쪽 병진(translation)을 제한함으로써 안정성을 제공해준다. 등이나 허리는 갈비뼈와 근육들이 척추의 안정성을 제공하는 반면, 목뼈는 갈고리돌기관절이 안정성을 위해 중요한 역할을 한다. 또한 가쪽으로 높이 형성된 갈고리돌기는 뒤-가쪽으로 가면서 가늘어지는 척추사이원반을 구조적으로 강화한다(그림 1.9).

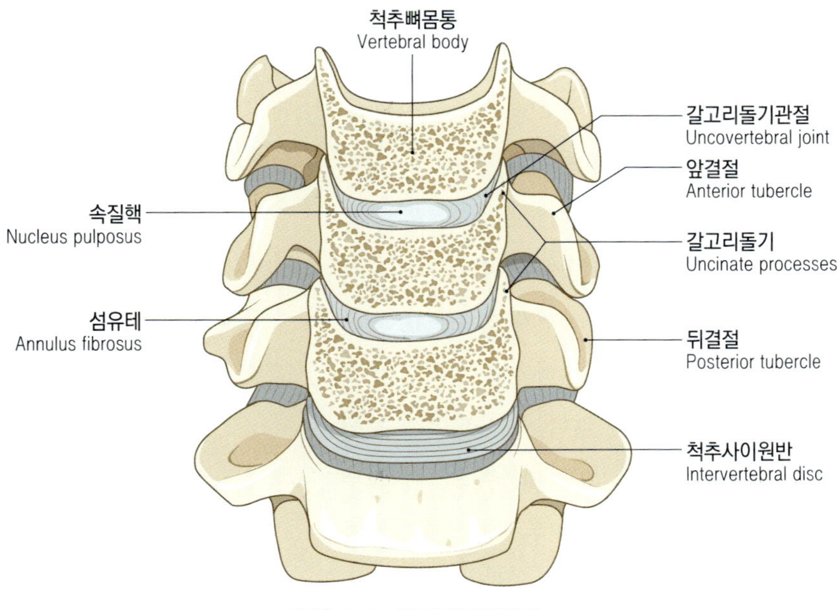

그림 1.9 갈고리돌기관절

④ 돌기사이관절 Facet Joint

이 관절은 위척추뼈의 아래관절돌기와 아래척추뼈의 위관절돌기에 의해 형성된다(그림 1.10). 위-아래 관절돌기 사이에 있기 때문에 돌기사이관절이라 부르고, 왼쪽과 오른쪽에 각각 하나씩 존재한다.

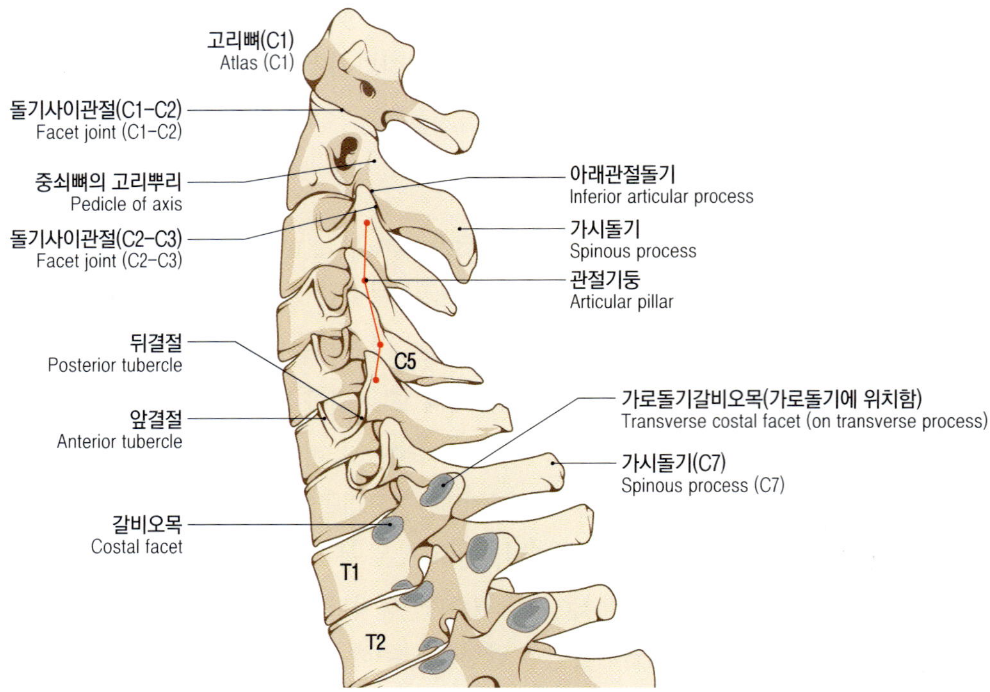

그림 1.10 돌기사이관절

관절면은 가로면(횡단면, transverse plane)과 이마면 사이에서 약 45°의 경사면에 위치한다(그림 1.11). 이 관절면은 가로면에서의 돌림 운동과, 이마면에서의 가쪽굽힘 운동을 동시에 일어나게 함으로서, 목뼈 분절에서 복합적인 움직임이 원활하게 일어날 수 있도록 한다. 경사면은 위쪽에 위치한 척추가 앞쪽으로 병진되는 것을 막아주는 작용을 한다. 하지만 경사면의 각도는 모든 위치에서 일정하지 않다. 위목뼈에서는 관절면이 거의 수평면과 평행하고, 아래목뼈로 내려오면서 수평면에 대해 관절면이 약 45°로 경사지며, 일곱번째 목뼈의 경우 약 30°의 경사면을 이루게 된다.

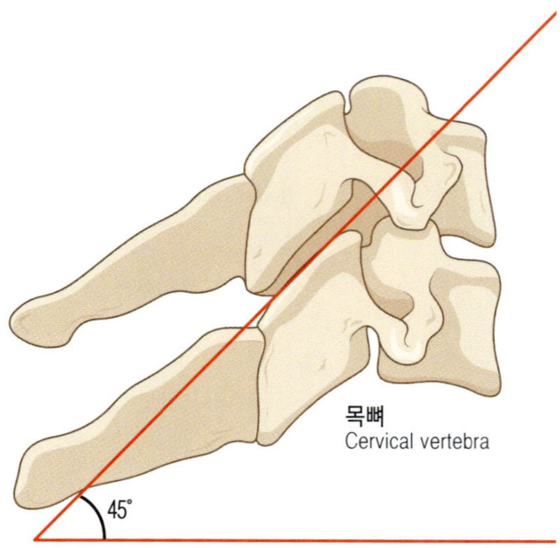

그림 1.11 관절면의 경사

돌기사이관절을 둘러싼 관절주머니는 목뼈의 매우 큰 움직임을 허용하기 위해 느슨한 편이다. 관절주머니는 관절의 움직임이 끝범위(end range)로 진행되면서 움직임을 조절할 수 있다. 특히, 관절주머니의 뒤쪽이 앞쪽보다 두껍지 않아서 목 굽힘을 많이 허용한다. 또한 뒤쪽의 약한 관절주머니를 강화하기 위해 뭇갈래근(다열근, multifidus)과 연결되어 있다. 하지만, 목 폄 유형의 환자에서 과도하게 발생하는 뒤쪽 병진과 목 폄은 위척추의 아래관절돌기와 뒤쪽의 뭇갈래근에 부딪힘(impingement)을 유발할 수도 있다.

⑤ 척추사이구멍 Intervertebral Foramen

척추사이구멍은 고리뿌리 위-아래의 오목한 부위인 척추뼈패임(추간절흔, vertebral notch)이 척추뼈끼리 서로 관절을 할 때 만들어지는 공간이다. 즉, 원래 존재하는 것이 아니라, 두 척추뼈가 만나면서 양쪽에 한 쌍의 척추사이구멍이 생기는 것이다. 돌기사이관절의 움직임은 척추사이구멍의 크기에 영향을 미친다. 특히, 목의 모든 움직임동안 척추사이구멍의 크기는 변화하게 되는데, 신경뿌리(nerve root)가 나오는 공간이기 때문에 임상적으로 중요하다. 예를 들어, 네 번째 목뼈에 대해서 세 번째 목뼈가 40° 굽힘하는 동안, 세 번째 목뼈의 아래관절면은 위-앞쪽으로 미끄러짐이 발생되어 척추사이구멍의 직경은 31% 증가한다(그림 1.12). 반대로 네 번째 목뼈에 대해서 세 번째 목뼈가 30° 폄하는 동안, 세 번째 목뼈의 아래관절면은 아래-뒤쪽으로 미끄러짐이 발생되어, 척추사이구멍의 직경은 20% 감소한다. 또한, 목의 가쪽굽힘과 돌림 동안, 반대쪽 척추사이구멍의 크기는 증가하고, 같은쪽 척추사이구멍의 크기는 감소한다.

예를 들어, 목 폄-돌림 유형 대상자에서 목의 협착증이 있는 경우, 척추사이구멍의 크기는 일반적으로 매우 감소한다. 특히 목의 폄-돌림이 발생하는 동안, 같은쪽 척추사이구멍의 크기가 더욱 감소할 것이다. 대상자는 목 통증과 팔과 손 부위에 저린감이 발생하게 된다. 이때 적용되는 목 굽힘 동작은 척추사이구멍의 직경을 증가시켜 신경의 압박을 감소시킬 수가 있기 때문에 증상을 완화시킬 수 있다.

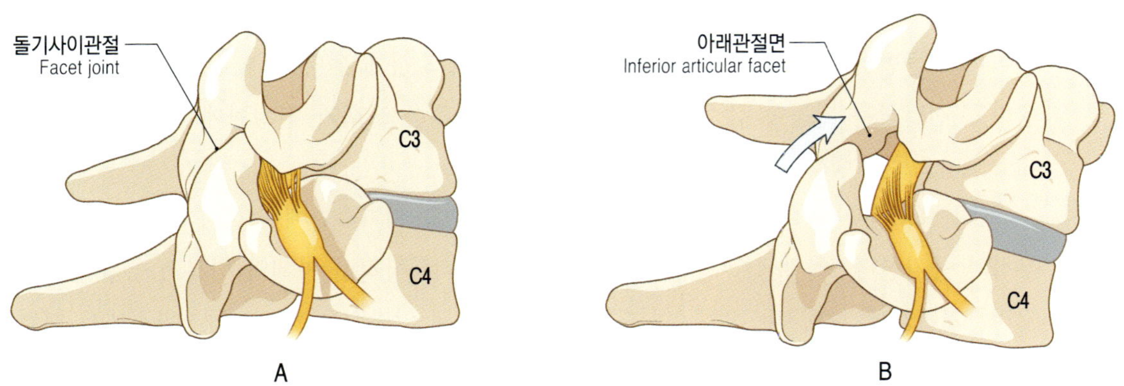

그림 1.12 척추사이구멍. A: 중립 자세, B: 목 굽힘

⑥ 척추사이원반Intervertebral Disc

목뼈의 척추사이원반은 목 길이의 약 40%를 차지하고, 일반적 기능은 머리무게의 지지와 충격을 흡수하는 것이다. 또한 두 개의 척추 몸통 사이에서 척추사이구멍의 공간을 확보해 준다. 척추사이원반은 중심의 속질핵(수핵, nucleus pulposus)과 이를 둘러싸고 있는 섬유테(속질핵, annulus fibrosus)로 구성된다. 허리뼈에 위치한 척추사이원반은 속직핵을 섬유테가 원형으로 둘러싸고 있는 반면, 목에 위치한 척추사이원반은 속질핵이 섬유테에 의해 앞쪽으로 볼록한 초승달 모양으로 둘러싼다. 척추사이원반의 앞쪽은 섬유테가 매우 두껍지만, 뒤-가쪽으로 가면서 매우 얇고 가늘어진다(그림 1.13). 섬유테가 없는 척추사이원반의 뒷부분은 뒤세로인대가 두껍게 부착되어 있어 척추사이원반의 뒤쪽을 강화하고 지지한다. 갈고리돌기관절에는 섬유테가 거의 없거나 존재하지 않는다. 또한 시상면에서 척추원반의 앞부분이 뒷부분에 비해 더 높게 형성된다. 이 구조는 목의 이상적인 목굽이를 형성하는데 기여한다. 목뼈에서는 돌림을 담당하는 뒤통수뼈와 첫 번째 목뼈(C0-C1), 첫 번째와 두 번째 목뼈(C1-C2) 사이에 척추사이원반이 없다. 따라서 이 분절의 기능이상으로 직접적인 척추사이원반 손상은 발생하지 않는다.

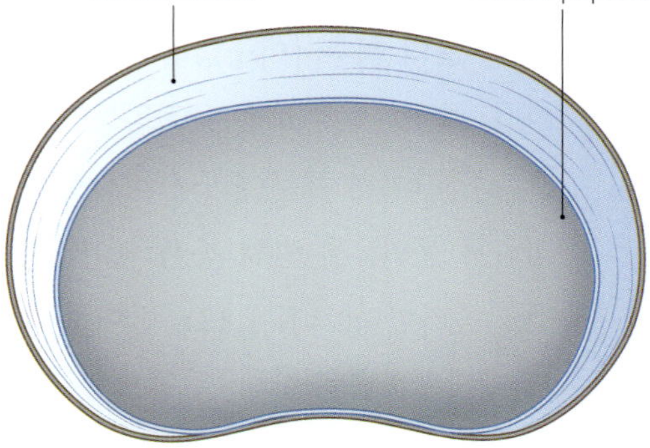

그림 1.13 척추사이원반

i) 퇴행성 척추사이원반Degenerative Intervertebral Disc

목에서 척추사이원반의 뒤-가쪽 탈출은 발생 빈도가 적은편이다. 후방을 강화하는 두꺼운 뒤세로인대, 뒤-가쪽 병진을 제한하는 갈고리돌기, 허리뼈보다 작게 가해지는 체중부하로 인해 목 척추사이원반에 가해지는 스트레스가 적기 때문이다.

척추사이원반의 퇴행성은 노화나 채찍질손상(편타손상, whiplash injury), 목의 과도한 불안정성 등에 의해 진행되며, 기능상실과 해부학적 변화가 동반된다. 척추사이원반이 퇴행하면 속질핵의 수분이 줄어들면서 두께가 감소하고, 척추간 높이가 감소하게 된다. 퇴행된 척추사이원반은 부하를 흡수하고 전달하는 기능이 감소하게 되며, 이러한 과정은 노화가 진행됨에 따라 척추관협착증(spinal stenosis)으로 진행하게 된다.

특히, 목 척추사이원반의 두께가 감소하면, 체중을 지지하기에 적합하지 못한 갈고리돌기관절에 부하가 증가한다. 일상생활 동안 목에서 지속되는 비정상적인 자세와 반복적인 움직임으로 인해 갈고리돌기관절에 가해지는 압박력이 증가한다. 증가된 압박력은 갈고리돌기관절에서 뼈곁돌기(골극, osteophyte)의 형성을 촉진할 것이다. 시간이 지나 척추사이구멍의 직경은 좁아지게 되고, 특히 목 폄 동안 척추사이구멍의 직경 감소로 인해 신경압박을 초래하게 된다(그림 1.14).

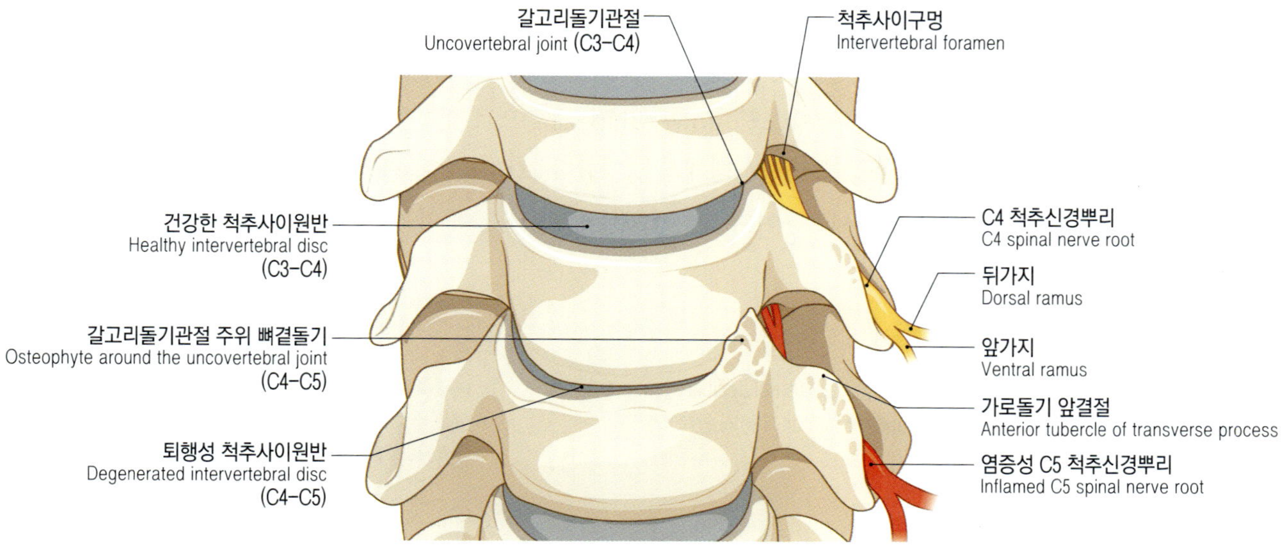

그림 1.14 퇴행성 척추사이원반

(3) 근육

목뼈 주위 근육들은 움직임 축에 대한 상대적인 위치로 두 개의 근육군으로 분류한다. 첫 번째, 움직임 축에 가깝게 붙어 있는 근육을 내재근(intrinsic muscle)이라 하고, 움직임 동안 동작을 정교하게 만들어 주는 역할을 한다. 두 번째, 움직임 축으로부터 멀리 떨어져 있는 근육을 외재근(extrinsic muscle)이라고 하고, 움직임 동안 정교함보다는 힘이나 파워를 만들어 내는 역할을 한다. 목에서 움직임이 일어나는 동안, 두 근육군의 균형은 목뼈가 정상적인 축 움직임을 수행하거나, 통증 없는 움직임을 만드는데 무엇보다 중요하다. 외재근과 내재근이라는 용어는 임상에서 얕은 근육(superficial muscle)과 깊은 근육(deep muscle)으로 흔히 이용되고 있다. 해부학적 의미를 담고 있는 얕은 근육과 깊은 근육이 역학적 의미를 담고 있는 외재근과 내재근이라는 용어와 완전히 일치하지는 않지만, 이 책에서는 외재근을 얕은 근육으로 설명하고, 내재근을 깊은 근육으로 설명한다.

① 얕은 목 돌림근 Superficial Cervical Rotator

얕은 목 돌림근은 4개의 외재근으로 구성되며, 위등세모근, 어깨올림근, 목갈비근(사각근, scalene), 목빗근(흉쇄유돌근, sternocleidomastoid)을 포함한다. 이 근육들은 목의 돌림을 담당하며, 목의 가쪽굽힘을 동반한다. 정상적인 목의 축돌림을 위해서는 목의 깊은 층에 있는 작은 내재근인 뒤통수밑근육과 목의 얕은 층에 있는 외재근의 조화로운 작용이 필요하다. 하지만 목 돌림 동안, 외재근이 내재근에 비해 더 우세하게 작용하게 되면, 목의 가쪽굽힘과 같은 원하지 않는 움직임들이 발생하게 된다. 수직축에 대해 목 가쪽굽힘이 일어나지 않고, 돌림 운동을 유지하는 것이 통증 없는 가동범위를 만들 수 있다.

i) 위등세모근 Upper Trapezius

등세모근(승모근, trapezius)은 얕은 층에 있는 근육이며, 위등세모근, 중간등세모근(중부승모근, middle trapezius), 아래등세모근(하부승모근, lower trapezius)으로 이루어져 있다. 이 장에서는 목의 기능과 직접적 관련이 있는 위등세모근에 대해서 설명한다(그림 1.15). 만약 목 돌림 동안, 내재 목 돌림근의 불충분한 동원으로 위등세모근이 우세하게 작용하게 되면 목 가쪽굽힘이 발생할 수 있다.

이는곳
- 바깥뒤통수뼈융기(외후두융기, external occipital protuberance)
- 위목덜미선(상항선, superior nuchal line)의 안쪽 1/2
- 목덜미인대(C1–C6)
- C7 가시돌기

닿는곳
- 빗장뼈(쇄골, clavicle)의 가쪽 1/3
- 어깨뼈봉우리(견봉, acromion)

작용
- 어깨뼈 올림, 위쪽돌림
- 한쪽 수축 시, 같은쪽 목 가쪽굽힘과 반대쪽 돌림
- 양측 수축 시, 목 폄

신경지배
- 더부신경(부신경, accessory nerve)
- 목신경(C3와 C4)

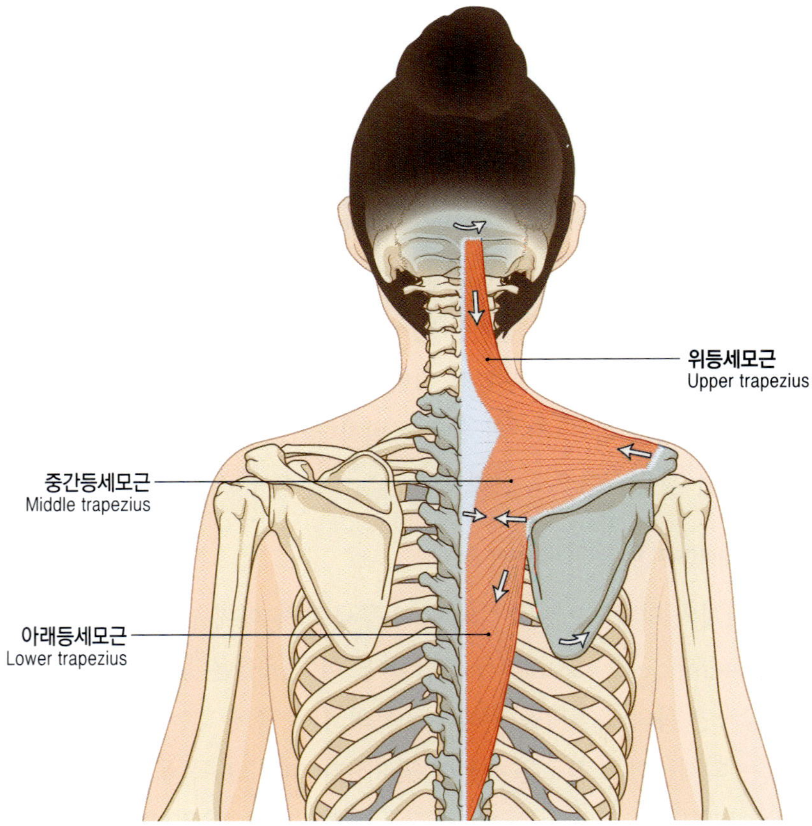

그림 1.15 위등세모근

ii) 어깨올림근 Levator Scapulae

어깨올림근은 위등세모근과 같이 얕은 층에 위치한다(그림 1.16). 어깨올림근은 어깨뼈의 올림과 아래쪽돌림 기능을 가진다. 어깨뼈가 고정되어 있을 경우, 목의 같은쪽 돌림과 가쪽굽힘을 수행하기도 한다. 하지만 목 돌림 동안, 이 근육이 우세하게 작용하면 보상적인 목 가쪽굽힘과 폄이 발생하게 된다. 지속적으로 어깨올림근이 사용되면, 결국 목 돌림 동안에 통증을 호소할 수도 있다.

이는곳

- C1-C4 가로돌기 뒤결절

닿는곳

- 어깨뼈 위각 및 안쪽모서리 위쪽

작용

- 어깨뼈 올림과 아래쪽돌림
- 한쪽 수축 시, 같은쪽 목 가쪽굽힘과 같은쪽 돌림
- 양측 수축 시, 목 폄

신경지배

- 등쪽어깨신경(견갑배신경, dorsal scapular nerve)
- 목신경(C3와 C4)

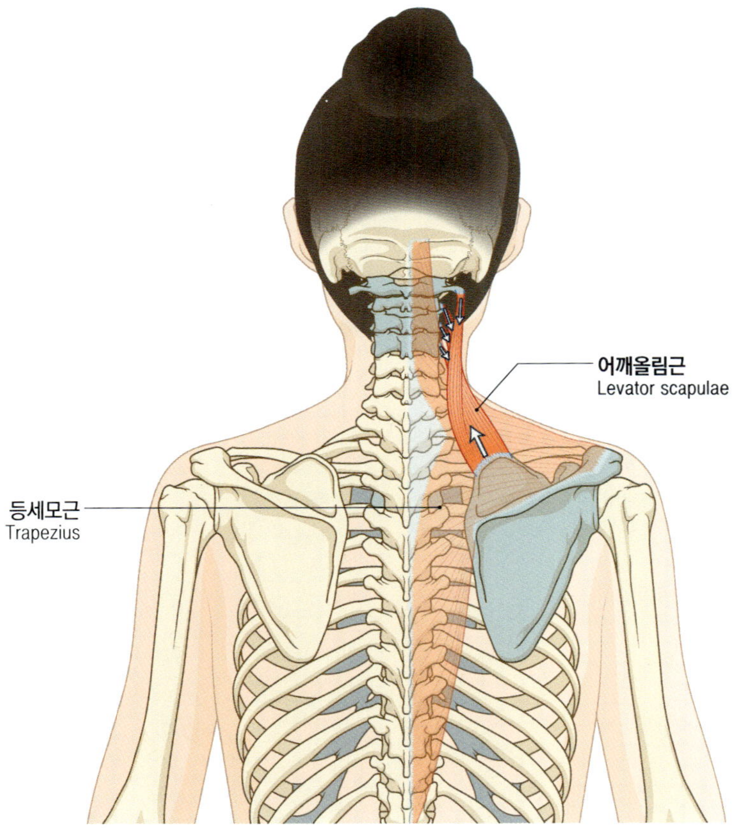

그림 1.16 어깨올림근

iii) 목갈비근 Scalene

목갈비근(사각근, scalene)은 목의 앞-가쪽에 앞목갈비근, 앞-중간에 중간목갈비근, 뒤쪽에 위치하는 뒤목갈비근(후사각근, posterior scalene)으로 구분된다(그림 1.17, 1.18, 1.19). 이 근육들은 목의 가쪽에 위등세모근과 목빗근 사이에서 주행하며, 목뼈와 갈비뼈에 부착되어 있다. 목갈비근의 기능은

a. 앞목갈비근 Anterior Scalene

이는곳

- C3-C6 가로돌기의 앞결절

닿는곳

- 첫 번째 갈비뼈의 목갈비근결절(사각근결절, scalene tubercle)

작용

- 갈비뼈가 고정되어 있을 때,
  - 한쪽 수축 시, 같은쪽 목 가쪽굽힘과 반대쪽 돌림
  - 양쪽 수축 시, 목 굽힘
- 목뼈가 고정되어 있을 때,
  - 앞목갈비근은 1번 갈비뼈를 올림
  - 2~12번 갈비뼈를 올림하는 바깥갈비사이근(외늑간근, external intercostal muscles)과 협력수축을 하면 가슴우리(흉곽, rib cage)의 앞-뒤 직경을 확장
  - 이 기능은 1차적인 호흡근의 역할보다는 보조 호흡근으로 작용하고, 단지 강제호흡(forced respiration) 동안 사용

신경지배

- 앞목갈비근의 이는곳 높이에 해당하는 목신경(C3-C6)

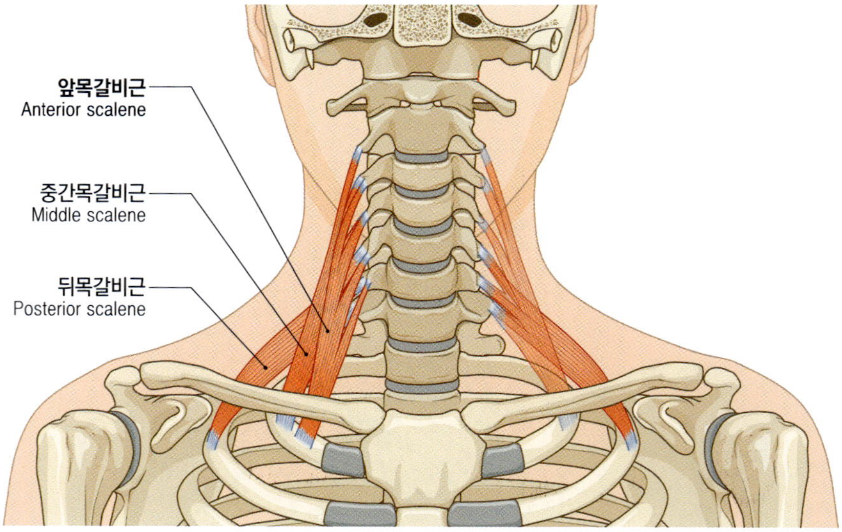

그림 1.17 앞목갈비근

부위에 따라 매우 다양하지만, 이 장에서는 목의 기능에 대해 설명한다. 앞목갈비근과 중간목갈비근은 특히 목 돌림 동안 우세하게 작용하면, 아래목의 앞쪽 병진과 전단력(shear force)을 증가시키고, 같은쪽 가쪽굽힘에 기여할 수 있다.

b. 중간목갈비근 Middle Scalene

이는곳

- C2–C7 가로돌기의 뒤결절

닿는곳

- 첫 번째 갈비뼈의 빗장밑동맥고랑(쇄골하동맥구, groove for subclavian artery)의 뒤쪽

작용

- 갈비뼈가 고정되어 있을 때,
  - 한쪽 수축 시, 강력한 같은쪽 목 가쪽굽힘
  - 양쪽 수축 시, 목 굽힘
- 목뼈가 고정되었을 때,
  - 1번 갈비뼈 올림, 보조 호흡근으로 작용

신경지배

- 중간목갈비근의 이는곳 높이에 해당하는 목신경(C2–C7)

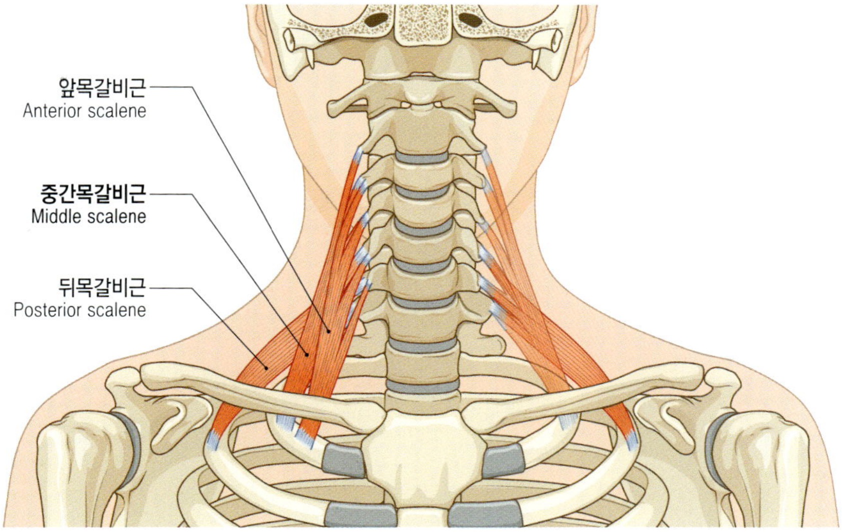

그림 1.18 중간목갈비근

c. 뒤목갈비근 Posterior Scalene

이는곳

- C5–C7 가로돌기

닿는곳

- 두 번째 갈비뼈의 바깥면(external surface)

작용

- 갈비뼈가 고정되어 있을 때,
  - 한쪽으로 작용 시 같은쪽 목 가쪽굽힘
- 목뼈가 고정되어 있을 때,
  - 2번 갈비뼈 올림, 보조 호흡근으로 작용

신경지배

- 뒤목갈비근의 이는곳 높이에 해당하는 목신경(C5–C7)

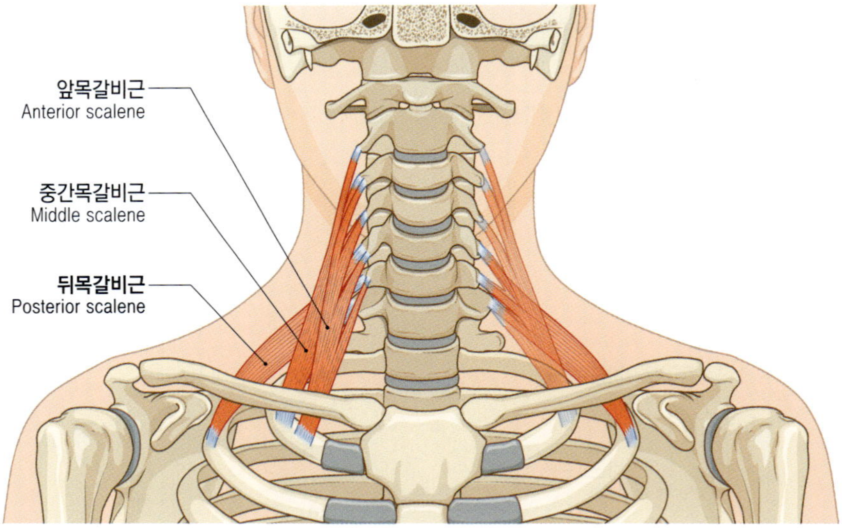

그림 1.19 뒤목갈비근

iv) 목빗근 Sternocleidomastoid

목빗근은 목뼈의 전면에 위치하고, 가장 얕은 층에 있는 근육이다. 목빗근은 목뼈에 부착점이 없음에도 불구하고 목과 머리를 움직이는 근육으로 두 개의 갈래를 가진다(그림 1.20). 목빗근은 스마트폰과 컴퓨터 사용이 증가되면서 앞쪽머리자세나 한쪽 방향으로 머리를 반복적으로 돌리는 경우에 짧아지는 경향이 있다. 또한 목빗근은 목 돌림 동안 내재 목 돌림근들의 활성이 불충분하다면 위목 폄에 기여할 수 있다.

이는곳

- 복장갈래(흉골두, sternal head): 복장뼈자루(흉골병, manubrium)
- 빗장갈래(쇄골두, clavicular head): 빗장뼈 안쪽끝(medial end)

닿는곳

- 관자뼈의 꼭지돌기

작용

- 한쪽 수축 시, 목 가쪽굽힘과 동시에 머리 반대쪽 돌림
- 양쪽 수축 시, 위목 폄, 아래목 굽힘
- 목뼈와 머리가 고정되어 있을 때,
  - 빗장뼈와 복장뼈를 들어 올리는 기능을 통해 깊은 들숨(deep inhalation) 동안 보조 호흡근으로 작용

신경지배

- 목신경(C2-C3)
- 11번째 뇌신경인 더부신경

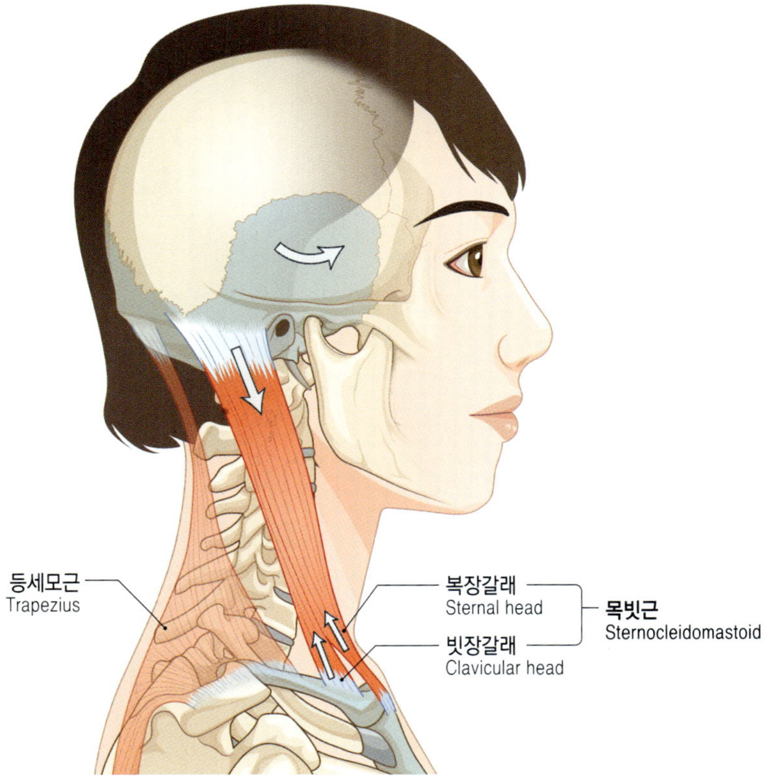

그림 1.20 목빗근

② 깊은 위목 폄근 Deep Upper Cervical Extensor

깊은 위목 폄근은 내재근으로 위등세모근보다 깊은 층에 위치하고, 위목뼈와 머리의 뒤쪽 시상면돌림(sagittal rotation)을 담당하는 목의 폄근육이며, 여러 근육들로 구성된다. 대체적으로 이 근육들이 한쪽만 작용하게 되면, 머리와 목의 가쪽굽힘과 돌림근육으로 중요한 기능을 한다. 그 중에서도 뒤통수밑근육은 첫 번째 목뼈와 두 번째 목뼈, 그리고 뒤통수뼈 사이에 4개의 작은 근육들이 뒤통수 아래 깊은 곳에 쌍으로 위치해 뒤통수밑근육을 형성한다(그림 1.21). 뒤통수밑근육들은 뒤통수의 위등세모근, 머리널판근(두판상근, splenius capitis), 머리반가시근(두반극근, semispinalis capitis)과 같은 근육들에 의해 덮여 있기 때문에 촉진이 어렵다. 이 근육들은 풍부한 근방추(muscle spindle)를 가지고 있어 머리와 위목의 정교한 움직임을 조절하고, 자세를 유지하는 중요한 역할을 한다.

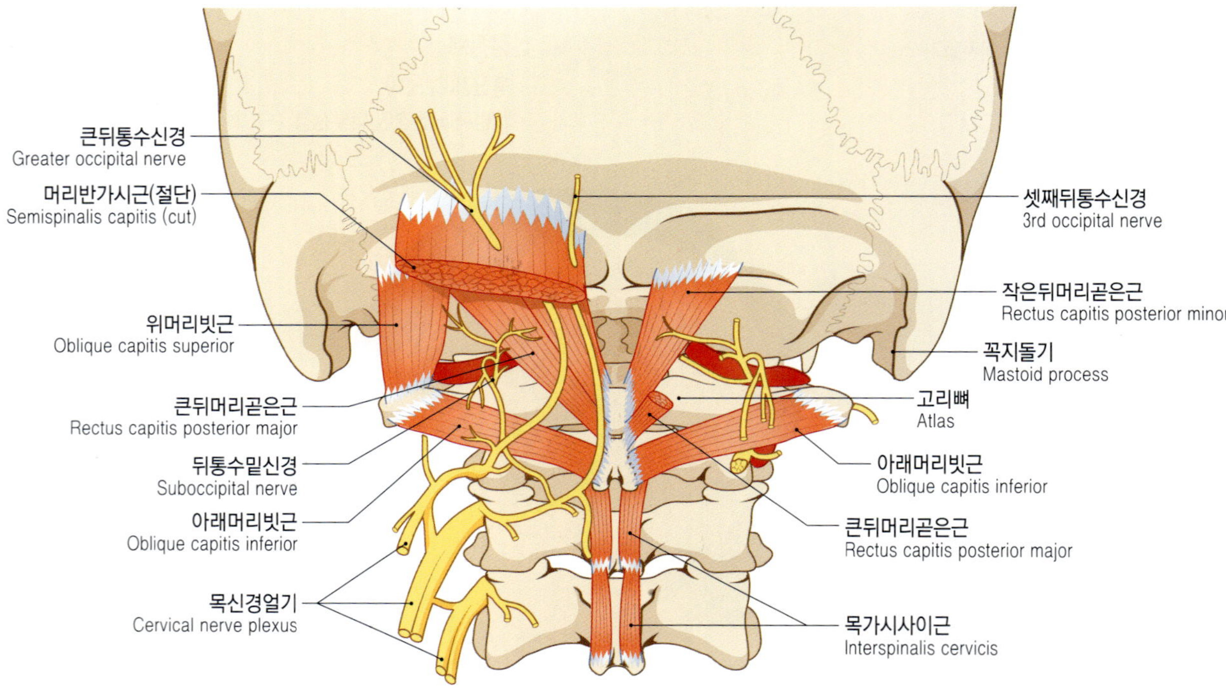

그림 1.21 뒤통수밑근육

ⅰ) 큰뒤머리곧은근 Rectus Capitis Posterior Major

이는곳

- C2 가시돌기

닿는곳

- 뒤통수뼈 아래목덜미선(하항선, inferior nuchal line)의 가쪽

작용

- 한쪽 수축 시, 머리의 같은쪽 돌림과 가쪽굽힘
- 양쪽 수축 시, 고리중쇠관절과 머리 폄
- 머리 움직임 동안, 고리중쇠관절의 안정화에 중요한 역할

신경지배

- 목신경(C1)인 뒤통수밑신경(후두하신경, suboccipital nerve)

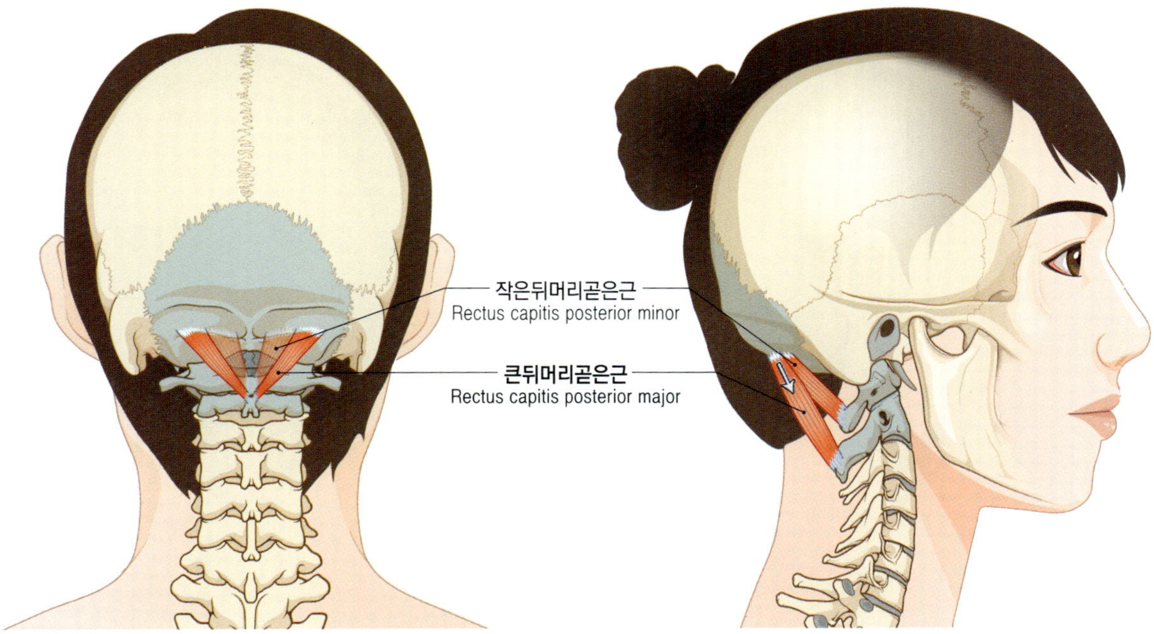

그림 1.22 큰뒤머리곧은근

ii) 작은뒤머리곧은근 Rectus Capitis Posterior Minor

이는곳

- C1 뒤결절

닿는곳

- 뒤통수뼈 아래목덜미선의 안쪽

작용

- 한쪽 수축 시, 같은쪽 머리 가쪽굽힘
- 양쪽 수축 시, 머리 폄
- 다양한 움직임 동안, 머리의 움직임을 안정화
- 척수를 둘러싸고 있는 경막(dura mater)에 부착되어 있어 경막의 위치를 안정화

신경지배

- 목신경(C1)인 뒤통수밑신경

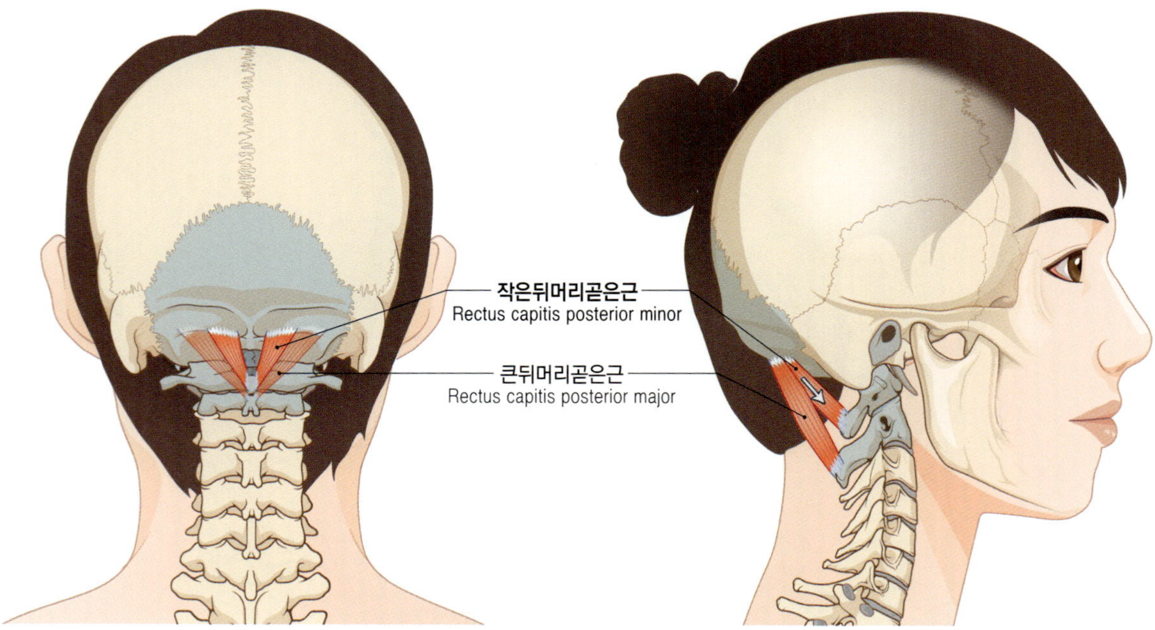

그림 1.23 작은뒤머리곧은근

iii) 위머리빗근 Oblique Capitis Superior

위머리빗근(상두사근, oblique capitis superior)은 뒤통수밑근육들 중 가장 작은 근육이다(그림 1.24).

이는곳

- C1 가로돌기

닿는곳

- 뒤통수뼈의 위목덜미선과 아래목덜미선 사이의 가쪽

작용

- 한쪽 수축 시, 머리의 같은쪽 가쪽굽힘과 반대쪽 돌림
- 양쪽 수축 시, 머리 폄
- 가장 중요한 역할은 머리가 움직이는 동안 고리뒤통수관절을 안정화

신경지배

- 목신경(C1)인 뒤통수밑신경

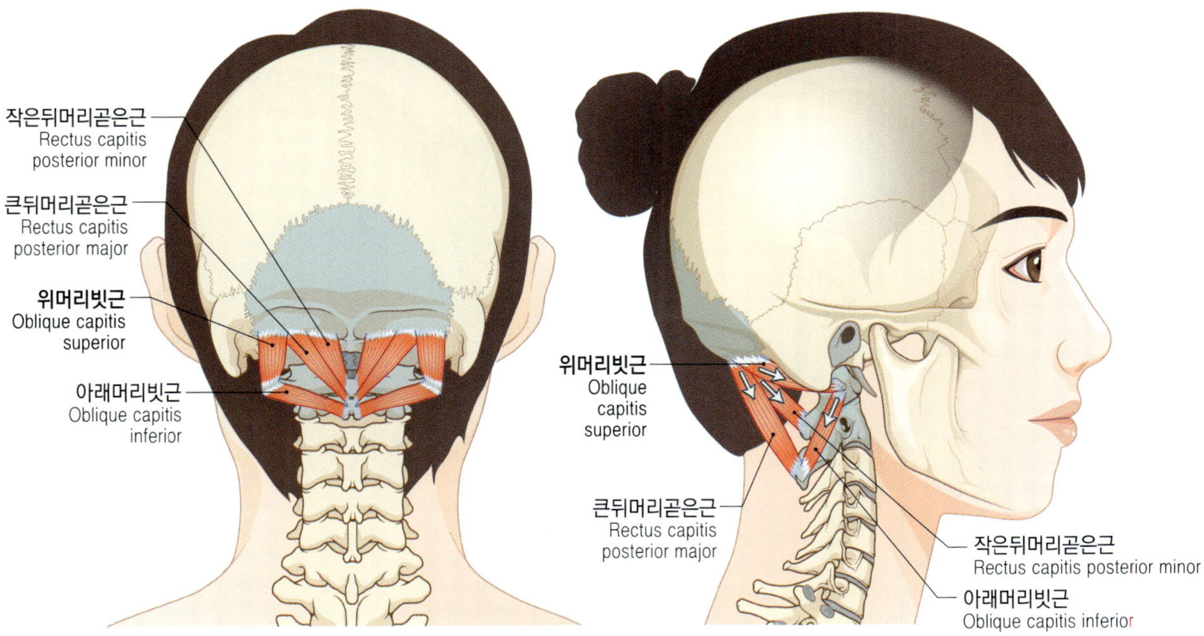

그림 1.24 위머리빗근

iv) 아래머리빗근 Oblique Capitis Inferior

아래머리빗근(하두사근, oblique capitis inferior)은 큰뒤머리곧은근과 위머리빗근과 함께 뒤통수밑삼각(suboccipital triangle)을 이룬다(그림 1.25). 이 공간은 척추동맥과 뒤통수밑신경이 지나간다.

이는곳

- C2 가시돌기

닿는곳

- C1 가로돌기

작용

- 한쪽 수축 시, 같은쪽 목 돌림
- 양쪽 수축 시, 목 폄
- 몸통이 움직이는 동안 머리의 위치를 안정화

신경지배

- 목신경(C1)인 뒤통수밑신경

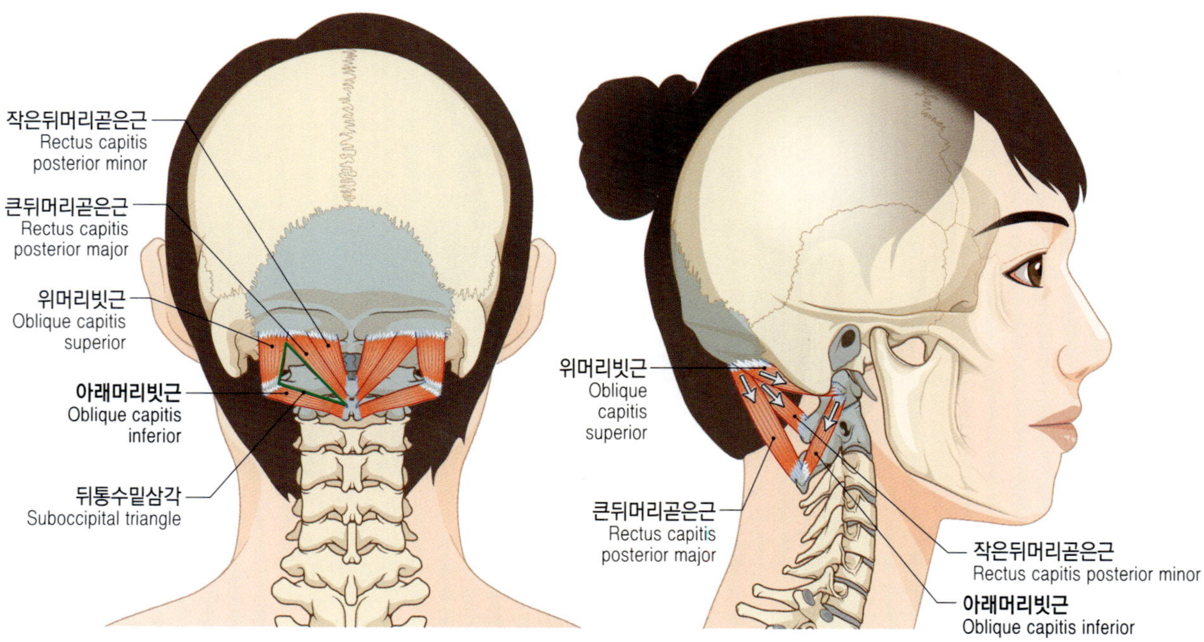

그림 1.25 아래머리빗근

v) 머리반가시근 Semispinalis Capitis

머리반가시근은 등반가시근(흉반극근, semispinalis thoracis), 목반가시근과 함께 반가시근(반극근, semispinalis) 그룹 중 하나이며, 이 중에서 가장 큰 근육이다(그림 1.26).

이는곳
- C3-T6 가로돌기

닿는곳
- 뒤통수뼈의 위목덜미선과 아래목덜미선 사이

작용
- 한쪽 수축 시, 목과 머리의 같은쪽 가쪽굽힘
- 양쪽 수축 시, 목과 머리의 폄

신경지배
- 목신경(C2-C3)

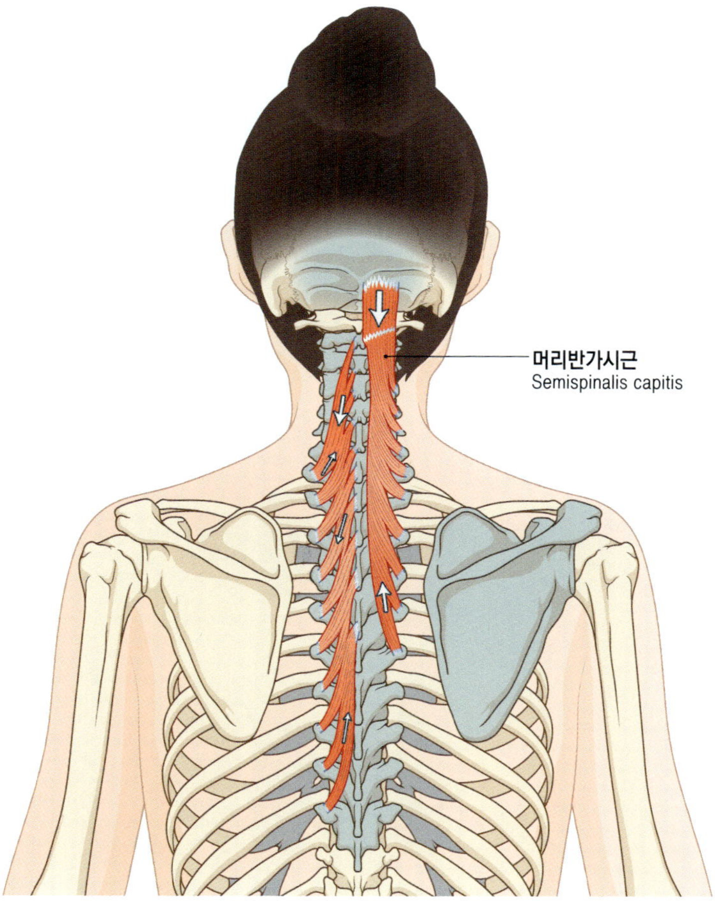

그림 1.26 머리반가시근

vi) 머리널판근 Splenius Capitis

머리널판근은 위등세모근의 아래에 위치하며, 머리반가시근과 머리가장긴근(두최장근, longissimus capitis)을 덮고 있다(그림 1.27). 목 뒤쪽에서 V자 모양으로 형성되어 있다.

이는곳

- C3-C6 목덜미인대와 C7-T3 가시돌기

닿는곳

- 관자뼈의 꼭지돌기와 위목덜미선의 가쪽

작용

- 한쪽 수축 시, 목과 머리의 같은쪽 가쪽굽힘과 돌림
- 양쪽 수축 시, 목과 머리 폄

신경지배

- 목신경(C3-C4)

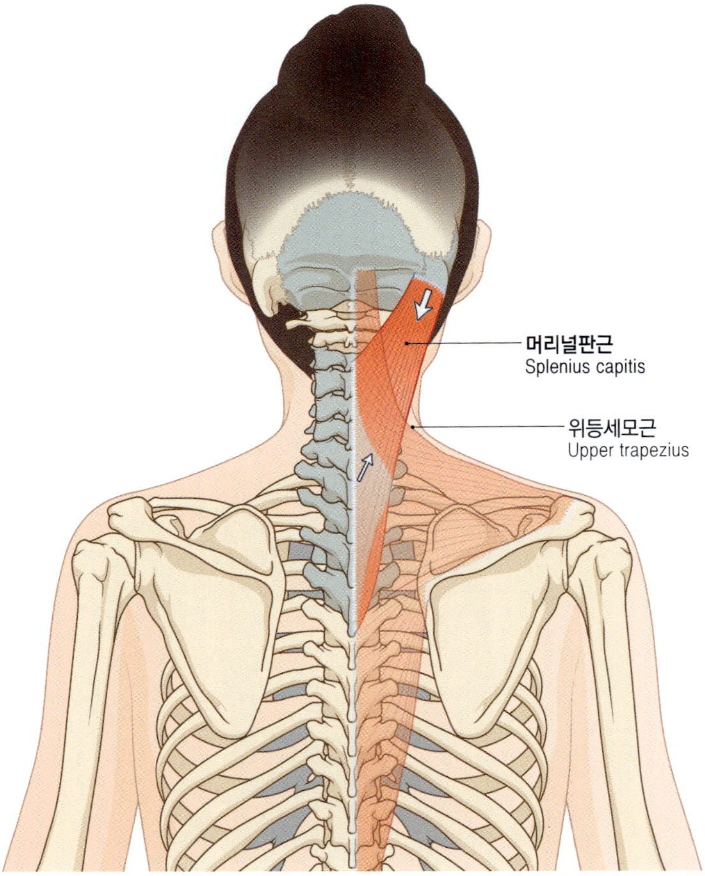

그림 1.27 머리널판근

vii) 머리가장긴근 Longissimus Capitis

가장긴근(최장근, longissimus)은 부착 부위에 따라 머리가장긴근, 목가장긴근(경최장근, longissimus cervicis), 등가장긴근(흉최장근, longissimus thoracis)으로 구분할 수 있다(그림 1.28). 머리가장긴근은 등가장긴근과 목가장긴근이 척추에 작용하는 기능과 유사하다.

이는곳

- T1-T3 가로돌기와 C4-C7 관절돌기

닿는곳

- 관자뼈의 꼭지돌기의 뒷면

작용

- 한쪽 수축 시, 목과 머리의 같은쪽 가쪽굽힘과 돌림
- 양쪽 수축 시, 목과 머리 폄

신경지배

- 목신경에서 등신경(C6-T4)

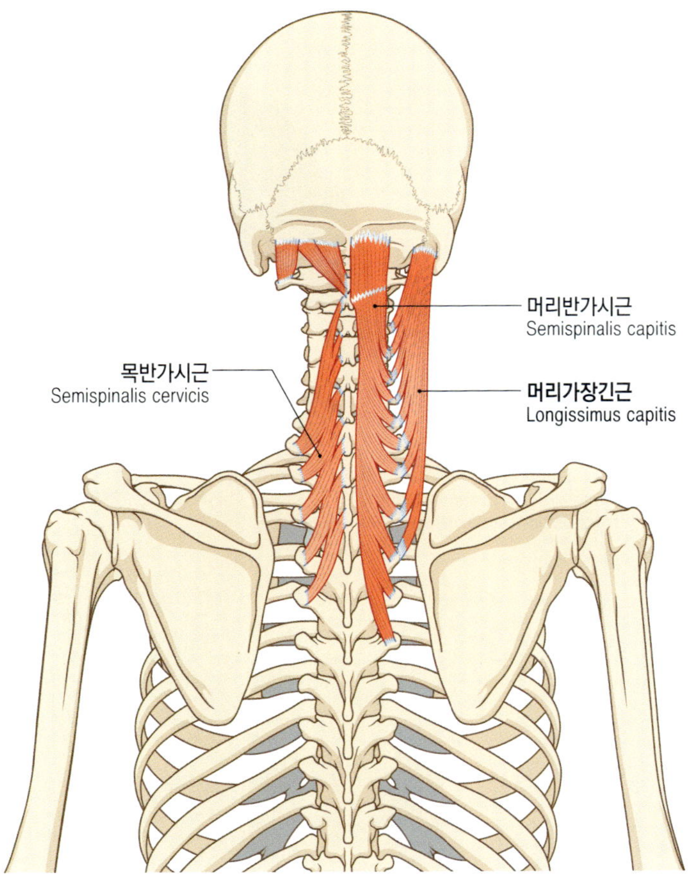

그림 1.28 머리가장긴근

③ 깊은 아래목 폄근 Deep Lower Cervical Extensor

깊은 아래목 폄근은 내재근으로 아래목의 뒤쪽 시상면돌림을 담당하는 목의 폄근육이며, 목반가시근, 목널판근, 목가장긴근을 포함한다.

i) 목반가시근 Semispinalis Cervicis

목반가시근은 척주세움근의 반가시근 그룹의 일부이다(그림 1.29).

이는곳
- T1-T5 가로돌기

닿는곳
- C2-C5 가시돌기

작용
- 한쪽 수축 시, 반대쪽 목 돌림
- 양쪽 수축 시, 목 폄
- 근섬유가 주로 수직적으로 주행하기 때문에 뼈의 돌림보다는 폄에 더 많이 관여

신경지배
- 목신경에서 등신경(C2-T6)

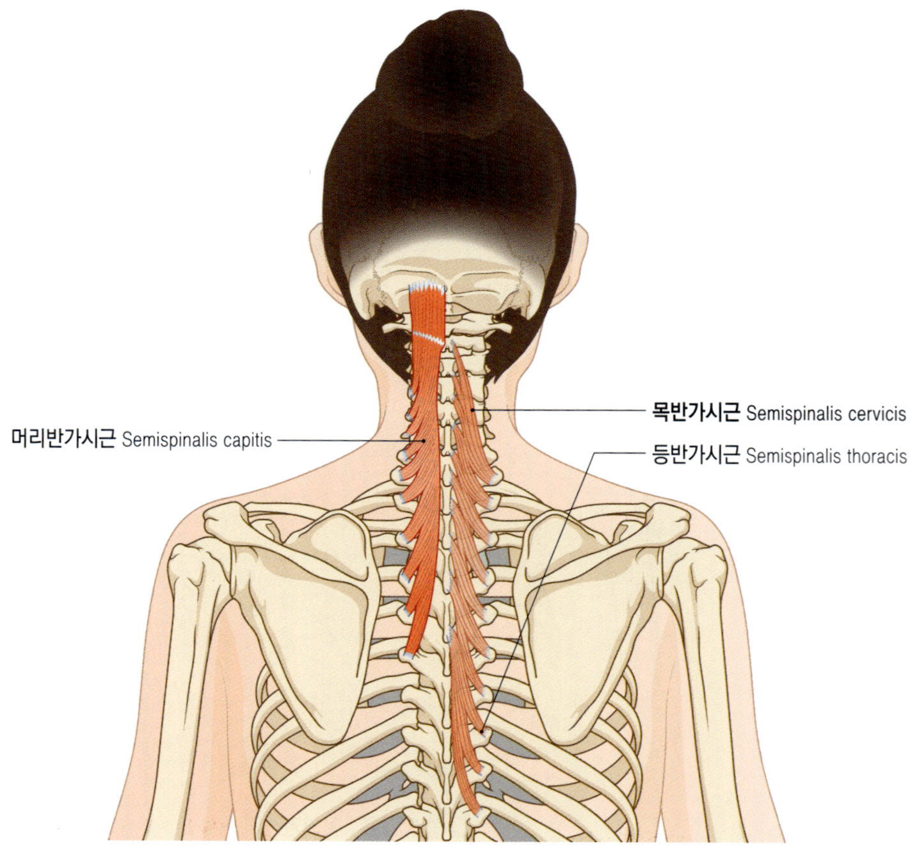

그림 1.29 목반가시근

ii) 목널판근 Splenius Cervicis

이는곳
- T3-T6 가시돌기

닿는곳
- C1-C3 가로돌기

작용
- 한쪽 수축 시, 목의 같은쪽 가쪽굽힘과 같은쪽 돌림
- 양쪽 수축 시, 목 폄

신경지배
- 목신경(C5-C8)

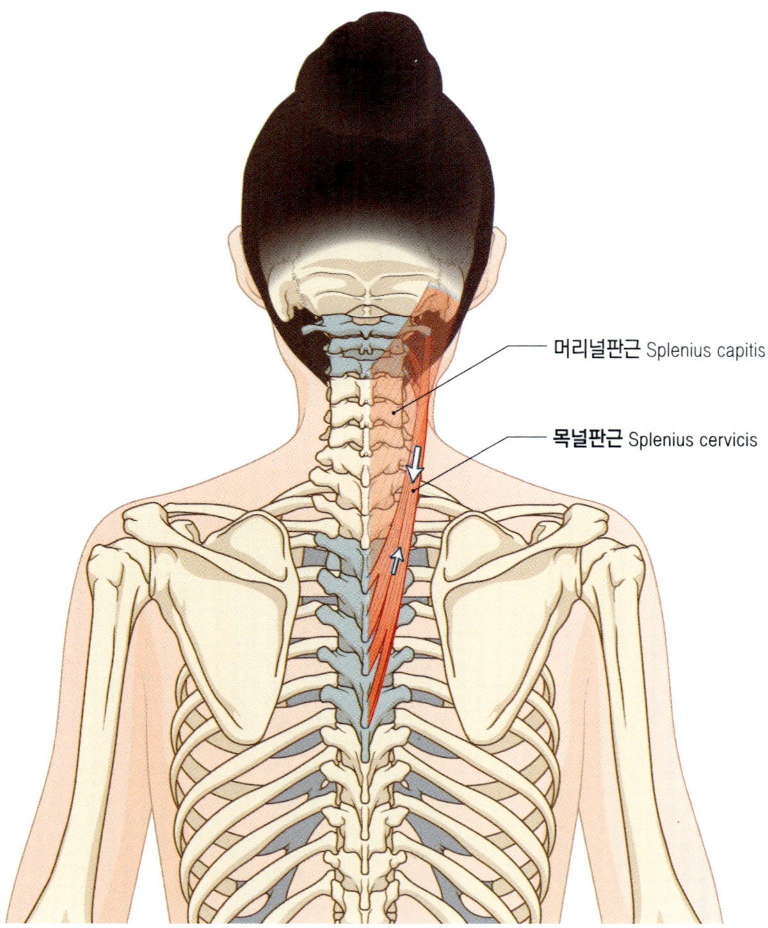

그림 1.30 목널판근

iii) 목가장긴근 Longissimus Cervicis

가장긴근은 척주세움근에 속하며, 목가장긴근은 등가장긴근, 머리가장긴근과 함께 가장긴근 그룹의 일부이다(그림 1.31).

이는곳
- T1-T5 가로돌기

닿는곳
- C2-C6 가로돌기의 뒤결절

작용
- 한쪽 수축 시, 목의 같은쪽 가쪽굽힘과 같은쪽 돌림
- 양쪽 수축 시, 목 폄

신경지배
- 목신경에서 등신경(C2-T6)

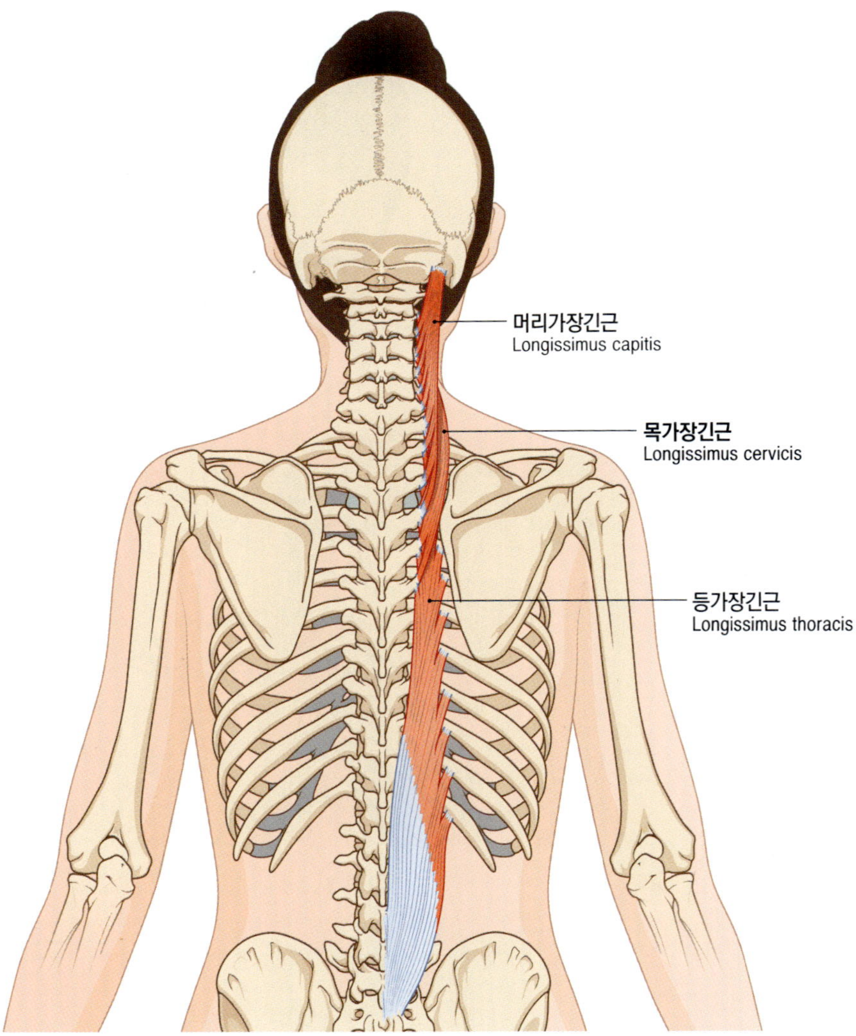

그림 1.31 목가장긴근

④ 얕은 목 폄근 Superficial Cervical Extensor

얕은 목 폄근은 외재근으로 목뼈의 뒤쪽에 위치하며 목뼈의 뒤쪽 병진과 함께 폄을 담당하고, 위등세모근과 어깨올림근을 포함한다. 목 폄 동안, 내재근의 불충분한 활성으로 위등세모근과 어깨올림근이 우세하게 사용되면, 목이 과도하게 뒤쪽으로 병진될 수 있다.

i) 위등세모근 Upper Trapezius

ii) 어깨올림근 Levator Scapulae

⑤ 깊은 위목 굽힘근 Deep Upper Cervical Flexors

깊은 위목 굽힘근은 내재근으로 머리의 앞쪽에 가장 깊은 곳에 위치하며, 앞머리곧은근(전두직근, rectus capitis anterior), 가쪽머리곧은근(외측두직근, rectus capitis lateralis), 머리긴근(두장근, longus capitis)을 포함한다. 이 근육들은 시상면에서 앞쪽 돌림을 일으키는 머리 굽힘근이다.

i) 앞머리곧은근 Rectus Capitis Anterior

앞머리곧은근은 고리뼈와 뒤통수뼈 사이에 머리긴근보다 더 얕게 위치해 앞목에서 가장 작고 깊이 위치한다(그림 1.32).

이는곳
- 고리뼈의 가로돌기

닿는곳
- 뒤통수의 바닥

작용
- 한쪽 수축 시, 같은쪽 머리 가쪽굽힘
- 양쪽 수축 시, 머리 굽힘
- 고리뒤통수관절의 안정화
- 큰뒤머리곧은근, 작은뒤머리곧은근과 서로 대항하는 근육으로서, 고리뼈와 뒤통수뼈의 정렬 유지

신경지배
- 목신경(C1-C2)

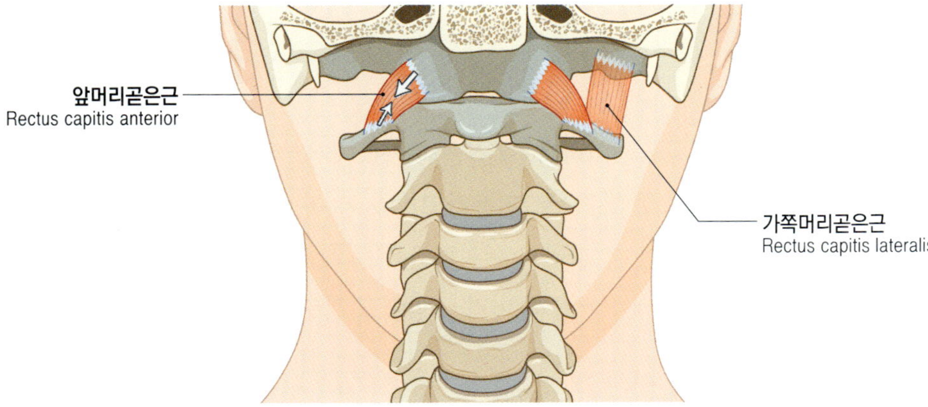

그림 1.32 앞머리곧은근

ii) 가쪽머리곧은근 Rectus Capitis Lateralis

가쪽머리곧은근은 고리뼈와 뒤통수뼈 사이의 가장 깊은 곳에 위치한다(그림 1.33).

이는곳
- 고리뼈의 가로돌기

닿는곳
- 뒤통수 목정맥구멍돌기 (경정맥공돌기, jugular process)

작용
- 한쪽 수축 시, 목과 머리의 같은쪽 가쪽굽힘
- 귀를 기울이는 동작을 할 때, 눈이 정면을 향할 수 있도록 고리뒤통수관절의 섬세한 조절

신경지배
- 목신경(C1-C2)

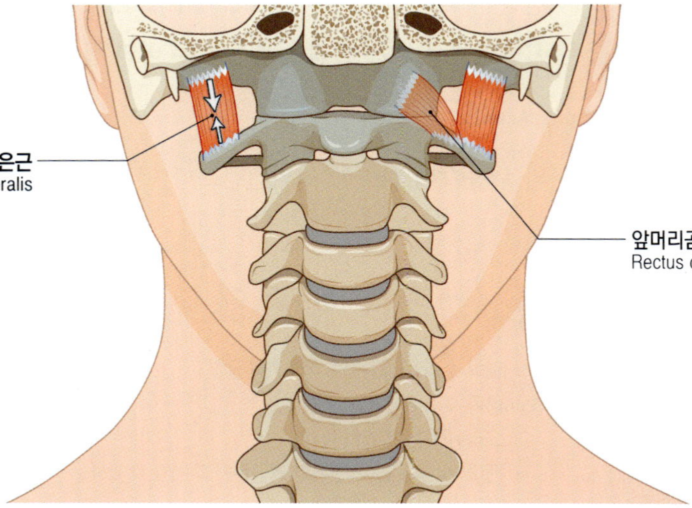

그림 1.33 가쪽머리곧은근

iii) 머리긴근 Longus Capitis

머리긴근은 목뼈의 앞면에 위치하며, 목긴근의 가쪽에서 주행한다(그림 1.34). 이 근육은 목 굽힘 동안 목빗근과 목갈비근의 협력근으로 작용하고, 목 폄 동안 위등세모근과 어깨올림근의 대항근(길항근, antagonist)으로 작용한다. 따라서 머리긴근은 목의 안정화에 중요한 역할을 한다. 앞머리곧은근, 가쪽머리곧은근과 협력적으로 작용해 머리 굽힘에도 관여한다.

이는곳

- C3-C6 가로돌기

닿는곳

- 뒤통수의 바닥

작용

- 한쪽 수축 시, 머리와 목의 같은쪽 가쪽굽힘
- 양쪽 수축 시, 머리 굽힘과 목 굽힘
- 목굽이를 감소시켜 편평하게 함
- 머리와 목의 폄 동안 편심성 수축을 통해 목의 안정성에 중요한 역할

신경지배

- 목신경(C1-C4)

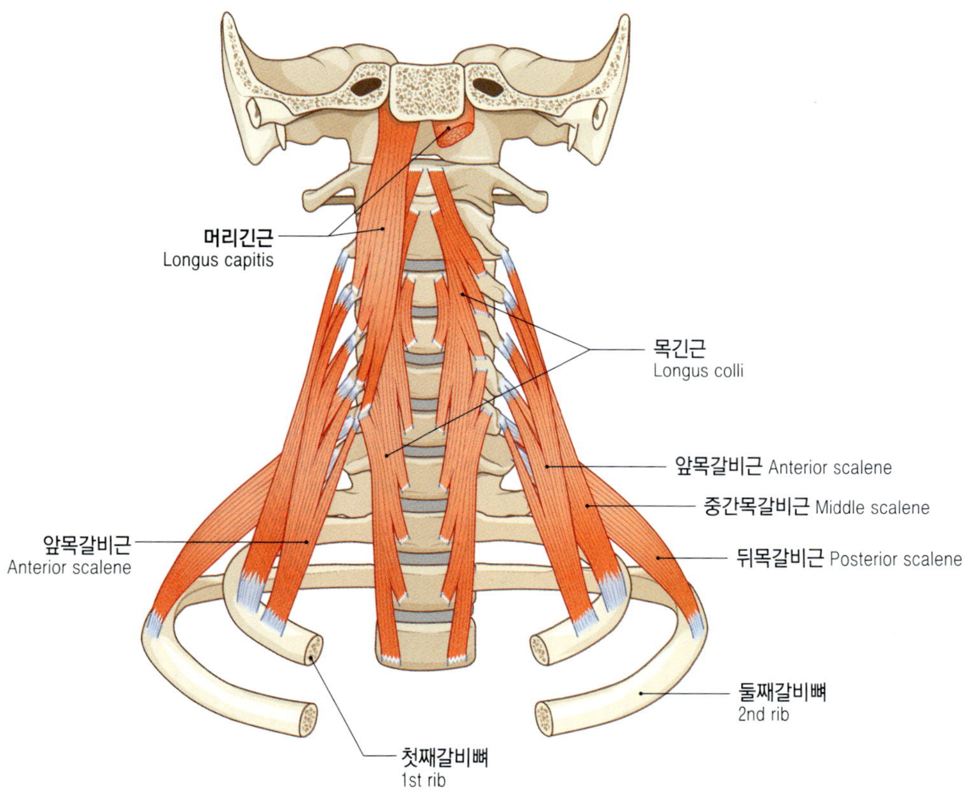

그림 1.34 머리긴근

⑥ 깊은 아래목 굽힘근 Deep Lower Cervical Flexor

깊은 아래목 굽힘근은 내재근으로 목뼈의 앞쪽에 가장 깊은 곳에 위치하며, 머리긴근과 목긴근을 포함한다. 이 근육들은 목뼈 분절에 전체적으로 길게 수직으로 주행하면서 아래목의 시상면돌림 기능을 가지며, 또한 정상적인 목굽이를 유지하거나 지지하는데 중요한 역할을 한다. 목 폄 동안, 목긴근과 머리긴근은 편심성 수축을 통해 목의 안정성을 제공한다.

i) 목긴근 Longus Colli

목긴근은 목 앞쪽의 가장 깊은 층에 고리뼈부터 세 번째 등뼈(T3)에 걸쳐 있는 근육으로, 위빗부분(superior oblique part), 수직부분(vertical part), 아래빗부분(inferior oblique part)으로 이루어진다(그림 1.35). 이 근육은 위등뼈와 아래척추뼈의 앞면에서 두 번째에서 네 번째 목뼈(C2-C4)의 전면까지 수직 배열되어 있다.

ii) 머리긴근 Longus Capitis

이는곳

- 위빗부분: C3-C5 가로돌기의 앞결절
- 수직부분: C5-T3 앞몸통
- 아래빗부분: T1-T3 앞몸통

닿는곳

- 위빗부분: 고리뼈의 앞결절
- 수직부분: C2-C4 앞몸통
- 아래빗부분: C5-C6 가로돌기의 앞결절

작용

- 한쪽 수축 시, 같은쪽 목 가쪽굽힘
- 양쪽 수축 시, 목 굽힘
- 움직임 동안, 큰 힘을 발생시키기보다 머리긴근과 함께 목의 수직 안정성에 기여

신경지배

- 목신경(C2-C6)

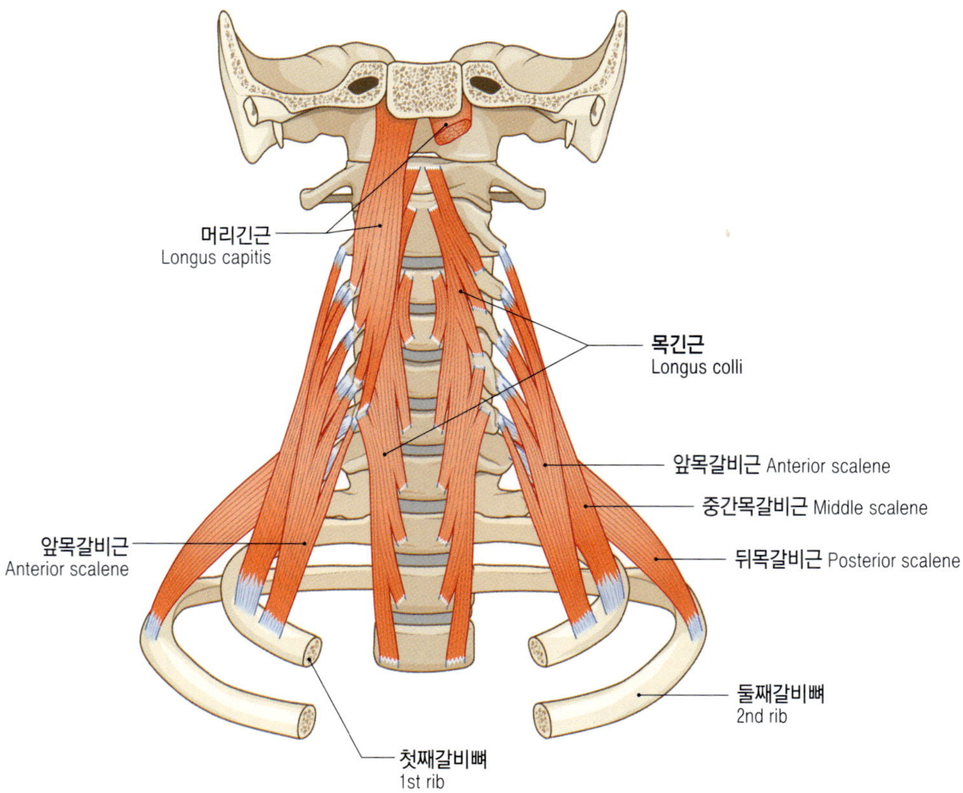

그림 1.35 목긴근

⑦ 얕은 목 굽힘근 Superficial Cervical Flexor

얕은 목 굽힘근은 외재근으로 목뼈의 앞쪽에 가장 바깥쪽에 위치하고, 목빗근과 목갈비근을 포함한다. 이 근육들은 목뼈의 앞쪽 병진과 함께 목 굽힘을 담당한다. 내재근과 비교했을 때, 긴 모멘트 팔을 가지고 있어서 목 굽힘을 하는데 크게 기여한다. 하지만, 목 통증을 가진 사람들은 약해진 깊은 목 굽힘근에 대한 보상작용이 오히려 증가할 수 있다. 이러한 근육들의 동원 양상(recruitment pattern) 결함은 목 굽힘 동안, 앞쪽 시상면돌림을 감소시켜 목뼈의 앞쪽 병진을 유발하게 된다.

i) 목빗근 Sternocleidomastoid

ii) 앞목갈비근과 중간목갈비근 Anterior and Middle Scalene

(4) 기타

① 목덜미인대 Ligamentum Nuchae

목뼈 영역에서는 목덜미인대라고 하고 목뼈 아래 부분에서는 가시끝인대(극상인대, supraspinous ligament)라고 한다(그림 1.36). 목덜미인대는 일곱 번째 목뼈 가시돌기에서 바깥뒤통수뼈융기까지 뻗어 있고, 시상면으로 뼈에 강하게 부착되어 있다. 목덜미인대는 머리를 정상적으로 들고 있는 경우, 활시위 힘으로 목굽이를 유지하고 머리와 목을 굽힘했을 때 발생하는 수동적인 긴장력은 목을 폄할 수 있게 하는데 도움을 준다. 또한 위등세모근과 머리널판근과 같은 근육의 부착점을 제공한다. 네발기기 동물과 다르게 사람은 서서 걸어다니기 때문에 이 인대의 기능이 퇴화되고 작게 남아 있다고 알려져 있다. 만약 채찍질손상으로 인해 목덜미인대의 파열이 발생된다면, 부착된 근육, 특히 위등세모근의 안정성 소실로 어깨나 목의 기능이상을 야기할 수 있다.

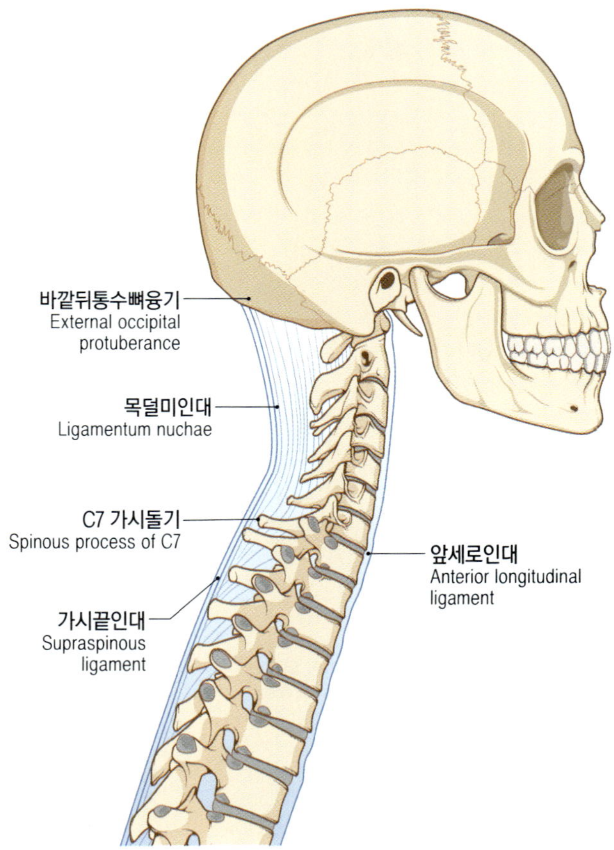

그림 1.36 목덜미인대

② 목신경 Cervical Nerve

목신경은 목뼈의 척수에서 운동 신경섬유로 이루어진 앞신경뿌리(전신경근, ventral nerve root)와 감각 신경섬유로 이뤄진 뒤신경뿌리(후신경근, dorsal nerve root)가 결합해 척추사이구멍에서 척수신경(spinal nerve)을 형성한다(그림 1.37). 목뼈는 모두 7개가 있지만, 목신경(C1−C8)은 8쌍이 존재한다. 목신경뿌리는 해당 분절의 위쪽 척추사이구멍을 통과한다. 예를 들면, 일곱 번째 신경뿌리는 여섯 번째와 일곱 번째 목뼈(C6−C7)의 척추사이구멍을 빠져나가게 된다. 척추사이구멍을 나온 후, 척수신경은 앞가지(전지, ventral ramus), 뒤가지(후지, dorsal ramus)로 나누어진다. 첫 번째에서 네 번째 목신경(C1−C4)의 앞가지는 목신경얼기를 형성하고, 다섯 번째 목신경에서 첫 번째 등신경(C5−T1)의 앞가지는 팔

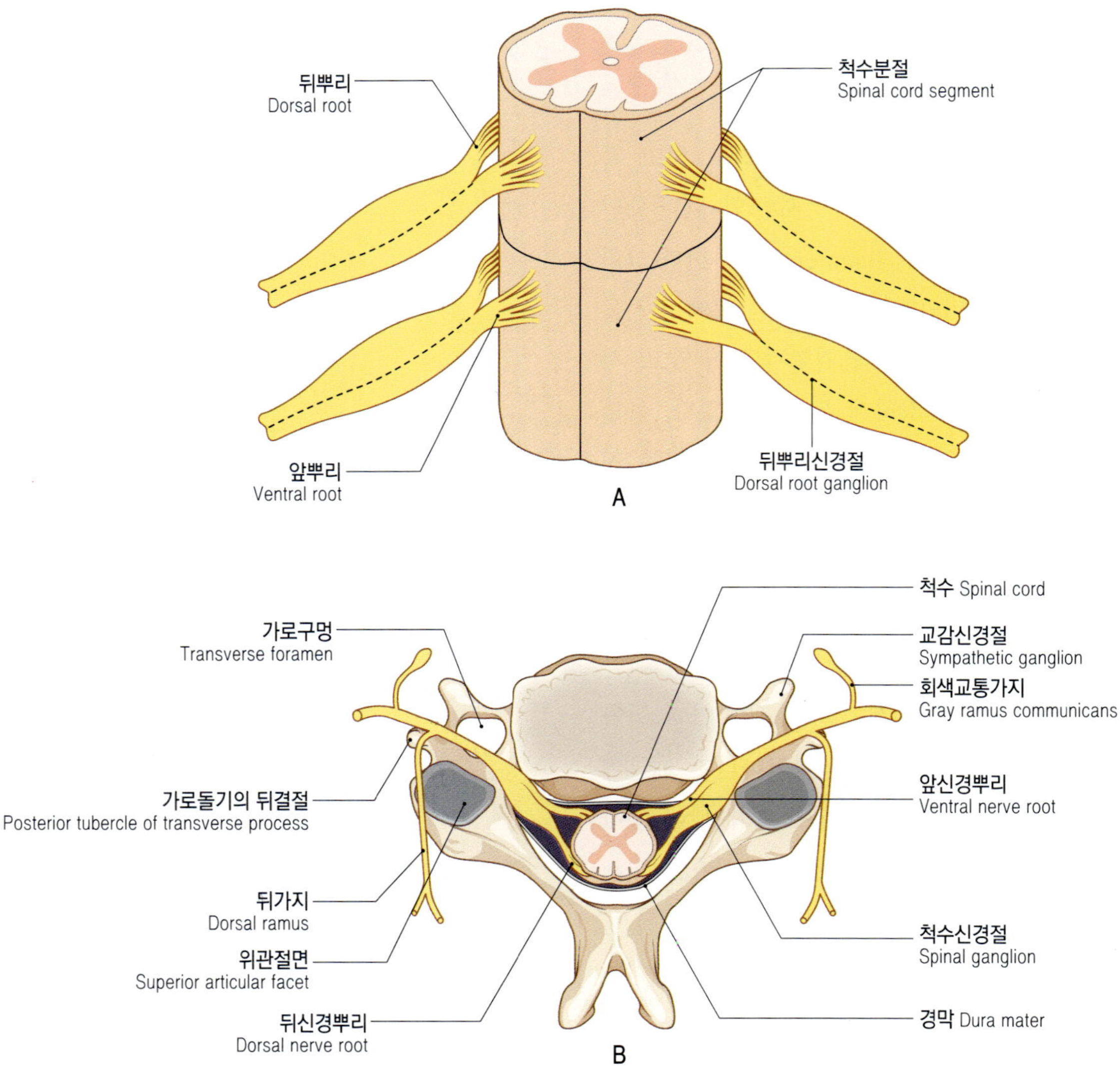

그림 1.37 목신경. A: 신경뿌리, B: 목신경의 가로단면

신경얼기를 형성한다. 첫 번째 목 신경의 뒤가지는 목 뒤쪽의 근육을 지배한다. 두 번째와 세 번째 목신경의 뒤가지는 큰뒤통수신경(대후두신경, greater occipital nerve)와 작은뒤통수신경(소후두신경, lesser occipital nerve)을 형성한다. 다섯 번째 목신경의 뒤가지는 마름근(능형근, rhomboids)과 어깨올림근을 지배한다. 다섯 번째에서 일곱 번째 목신경의 뒤가지는 앞톱니근(전거근, serratus anterior)을 지배한다.

i) 목신경뿌리병증 Cervical Radiculopathy

정상적인 척추사이구멍의 크기는 두 번째와 세 번째 목뼈에서 가장 크고 점차 아래로 갈수록 감소한다. 대개, 척추사이구멍에서 신경뿌리가 차지하는 부분은 약 25~33% 정도 된다. 따라서 일상적인 생활 동안, 목의 움직임으로 인해 척추사이구멍내에서 신경이 병리적으로 압박되지는 않는다.

오랜 시간 목의 반복적 과사용과 지속적인 자세는 척추사이원반의 퇴행을 가져오게 되고, 척추사이원반 높이의 감소는 척추사이구멍의 크기를 직접적으로 감소시킨다. 또한 이 공간에 있는 인대 조직의 염증 또는 비후는 척추사이구멍의 크기를 더욱 감소시킨다. 이러한 퇴행된 구조는 척추사이구멍의 크기를 감소시킬 수 있고, 신경뿌리를 압박할 수 있다(그림 1.38). 목뼈의 감소된 척추사이구멍에서 발생하는 신경뿌리 압박은 팔저림을 유발할 수 있다. 오랫동안 지속될 경우 목신경뿌리병증을 유발하게 되고, 전형적인 감각소실, 근육약화, 힘줄반사 감소와 같은 징후가 발생하게 된다. 감소된 척

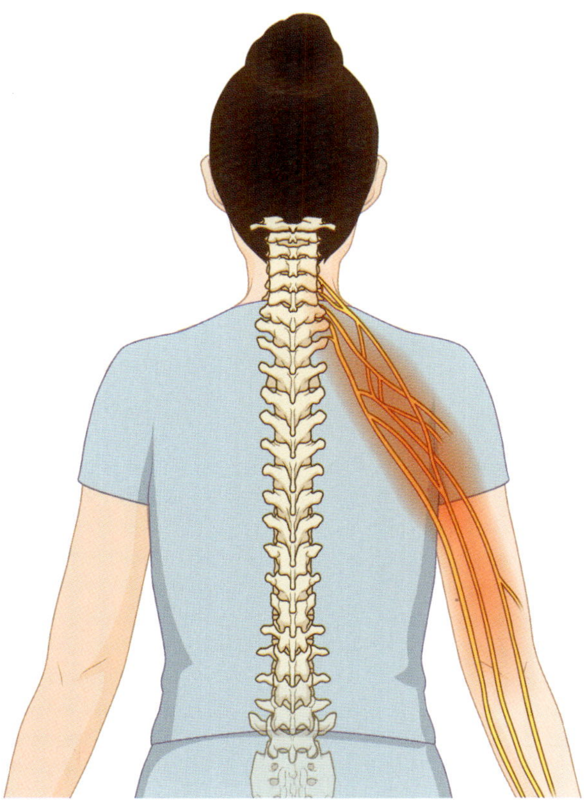

그림 1.38 목신경뿌리병증

추사이구멍의 원인은 척추사이원반의 뒤-바깥쪽 탈출, 갈고리돌기의 뼈곁돌기 형성, 돌기사이관절의 골관절염, 황색인대(ligamentum flavum)의 비대 등이 있다.

③ 척추동맥 Vertebral Artery

목뼈의 가로구멍은 대개 세 번째에서 일곱 번째 목뼈(C3-C7)까지 수직으로 정렬되어 있지만, 두 번째 목뼈로부터 첫 번째 목뼈까지는 더 가쪽에 위치한다. 따라서 척추동맥은 여섯 번째 목뼈의 가로구멍으로 들어와 위목의 가로구멍들을 지나 두 번째 목뼈부터는 첫 번째 목뼈까지 가쪽으로 치우쳐서 주행한다(그림 1.39). 이러한 해부학적인 구조로 인해 첫 번째 목뼈와 두 번째 목뼈의 과도한 축돌림은 척추동맥의 꼬임(kinking)을 유발하여 심한 경우에 증상을 유발시킬 수 있다. 척추동맥은 첫 번째 목뼈와 두 번째 목뼈의 가로구멍을 통과하고 뒤통수로 올라가게 되는데 목의 50° 이상의 돌림에서 반대쪽 척추동맥의 꼬임이 증가한다. 초기 각도에서는 척추동맥이 신장되다가 돌림각도가 증가하면 꼬임이 더욱 증가한다.

척추동맥 검사(추골동맥 검사, vertebral artery test)는 척추동맥의 혈류가 정상인지를 확인하는 검사이다. 이 검사는 바로선 자세 또는 누운 자세에서 한쪽으로 목을 돌림시킨 후, 폄과 가쪽굽힘을 실시하고 30초간 유지하면서 양성인지 음성인지를 평가한다. 척추동맥 검사의 양성반응은 어지럼증, 현기증(vertigo), 이명(tinnitus), 구토(vomiting), 안구진탕증(nystagmus)이다. 만약 이 증상이 30초 내에 발생하면, 검사는 즉시 멈춰야 한다. 이 검사는 목 돌림 방향의 반대쪽 척추동맥의 혈류를 차단하기 때문에, 척추동맥의 박리(dissection)가 있는 경우에 테스트를 지속하면 뇌에 혈액이 부족해지면서 증상이 매우 심해지게 된다. 만약 척추동맥 검사에서 양성반응이 나타난다면 위목의 돌림 스트레칭과 관절가동술(등급 IV 또는 V)은 금기증이다. 또한 교정 운동을 실시할 때, 과도한 목의 폄과 돌림 동작은 주의할 필요가 있다.

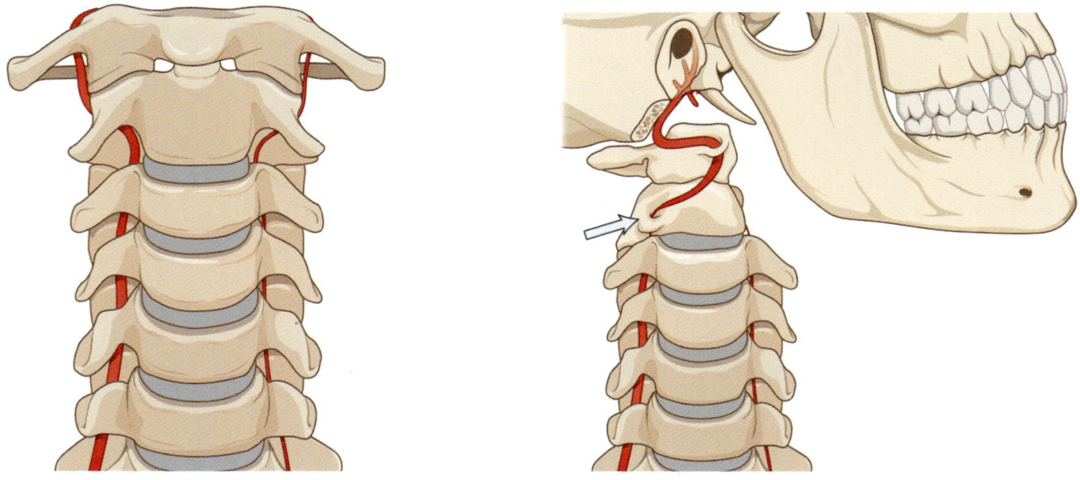

그림 1.39 척추동맥. A: 중립상태의 척추동맥, B: 목 돌림 동안 척추동맥의 꼬임

2) 운동학

목의 정상적인 움직임을 위해서는 최적의 관절운동형상학(arthrokinematics)과 뼈운동형상학(osteo-kinematics)이 요구된다. 또한 정상적인 근육 길이, 뻣뻣함, 근력, 동원 양상과 신경조절이 요구된다. 특히 목뼈의 운동학은 위목뼈 영역과 아래목뼈 영역으로 나누어 움직임이 설명된다.

(1) 목 굽힘 Cervical Flexion

전체 머리와 목의 굽힘 범위는 약 45~50°의 굽힘이 발생한다. 목 굽힘을 제한하는 요인으로는 척추사이원반, 목의 뒤쪽 인대, 뒤관절주머니(후관절낭, posterior joint capsule), 뒤목근육(posterior cervical muscle), 가로인대와 치아돌기의 접촉 등이 있다.

① 위목 굽힘 Upper Cervical Flexion

고리뒤통수관절에서 머리가 5° 굽힘하는 동안, 고리뼈의 오목한 위관절면에서 볼록한 뒤통수관절융기는 앞으로 구르기(rolling)와 뒤로 미끄러짐(sliding)이 발생한다(그림 1.40A). 이러한 부수적인 움직임은 머리무게, 목 굽힘근의 작용, 뒤관절주머니의 장력이 만들어낸 결과이다. 고리중쇠관절에서는 5° 굽힘하는 동안, 두 번째 목뼈의 위관절면에 대해서 첫 번째 목뼈가 아래관절면의 앞쪽으로 기울어진다(그림 1.40B). 두 관절의 움직임으로 위목 굽힘은 약 10° 정도 발생한다.

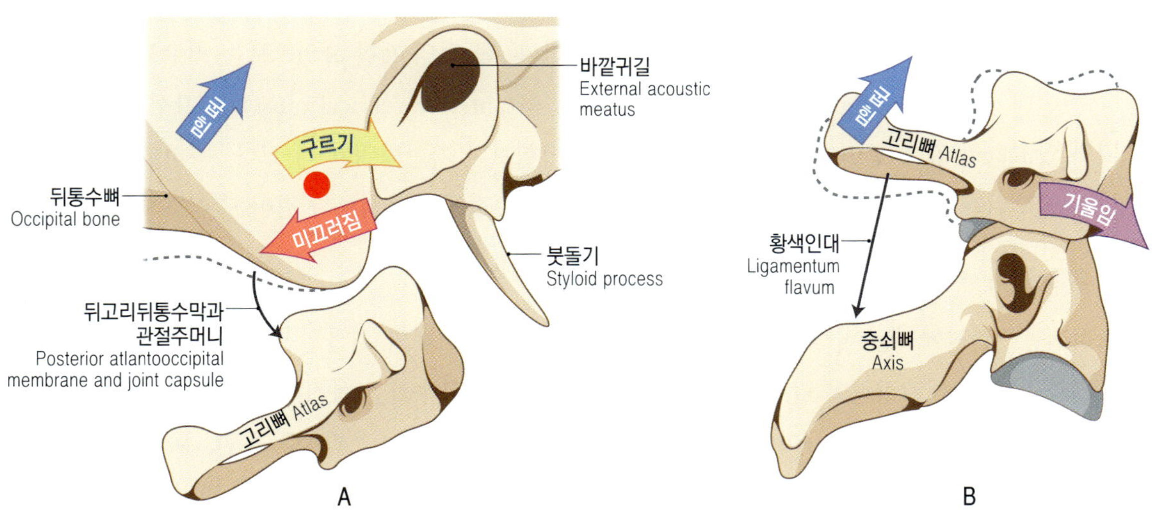

그림 1.40 위목 굽힘. A: 고리뒤통수관절, B: 고리중쇠관절 복합체

② 아래목 굽힘 Lower Cervical Flexion

아래목 굽힘은 두 번째 목뼈에서 일곱 번째 목뼈의 경사면에서 발생한다. 위척추뼈의 아래관절면이 아래척추뼈의 위관절면에 대해 앞–위쪽으로 미끄러짐이 발생한다(그림 1.41). 아래목뼈의 전체 분절에서 일어나는 굽힘은 약 35~40° 정도이다.

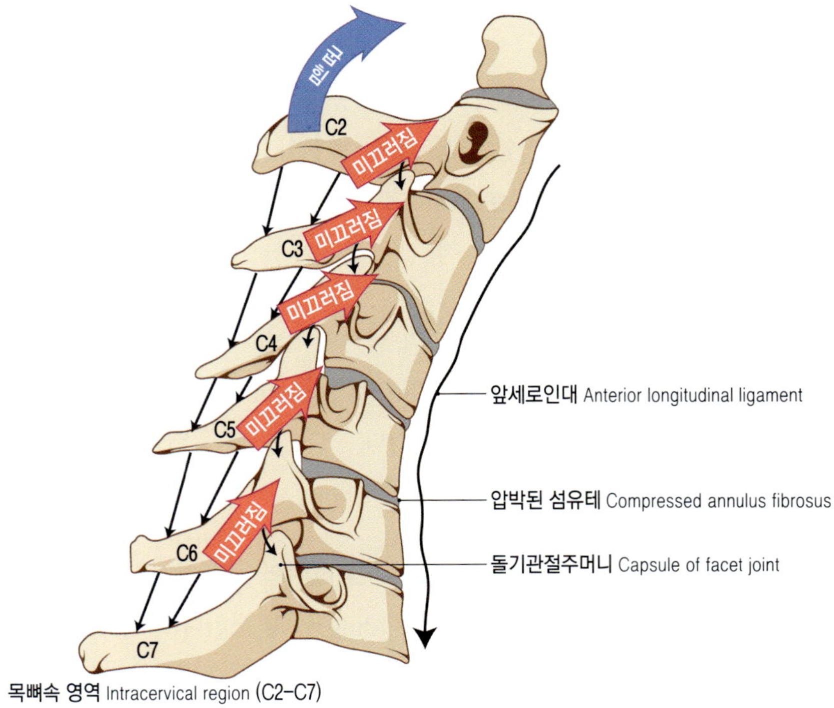

그림 1.41 아래목 굽힘

(2) 목 폄 Cervical Extension

전체 머리와 목의 폄 범위는 약 75~80° 정도 발생한다. 목 폄의 제한 요인으로는 척추사이원반, 앞세로인대(전종인대, anterior longitudinal ligament), 앞목근육(anterior cervical muscle), 가시돌기의 접촉, 치아돌기와 앞고리의 접촉 등이 있다. 일반적으로 폄이 굽힘보다 가동범위가 더 크다. 특히 고리뼈의 위관절면의 앞쪽 끝부위가 뒤쪽 끝부위보다 더 높아서 고리뒤통수관절에서 굽힘보다 폄이 5° 정도 더 많이 발생한다.

① 위목 폄 Upper Cervical Extension

고리뒤통수관절에서는 머리가 15° 폄이 발생하는 동안, 고리뼈의 위관절면에서 뒤통수관절융기는 뒤로 구르기와 앞으로 미끄러짐이 발생한다(그림 1.42A). 이러한 부수적인 움직임은 머리 무게, 목 폄근의 작용과 앞관절주머니의 장력이 만들어낸 결과이다. 고리중쇠관절에서는 10° 폄하는 동안, 두 번째 목뼈의 위관절면에 대해서 첫 번째 목뼈의 아래관절면이 앞쪽으로 기울어진다(그림 1.42B). 두 관절의 움직임으로 위목 폄은 약 25° 정도 발생한다.

② 아래목 폄 Lower Cervical Extension

아래목 폄은 두 번째 목뼈에서 일곱 번째 목뼈의 돌기사이관절면에서 발생한다. 위척추뼈의 아래관절면은 아래척추뼈의 위관절면에 대해 뒤–아래쪽으로 미끄러짐이 발생한다(그림 1.43). 아래목 폄은 약 55~60° 정도 발생한다.

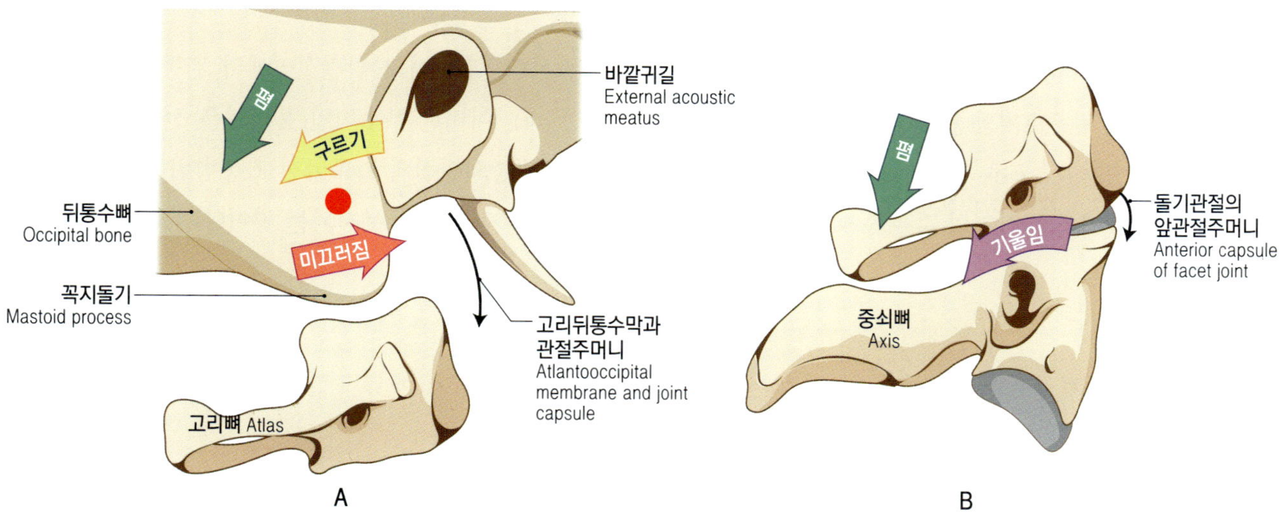

그림 1.42 위목 펌. A: 고리뒤통수관절, B: 고리중쇠관절 복합체

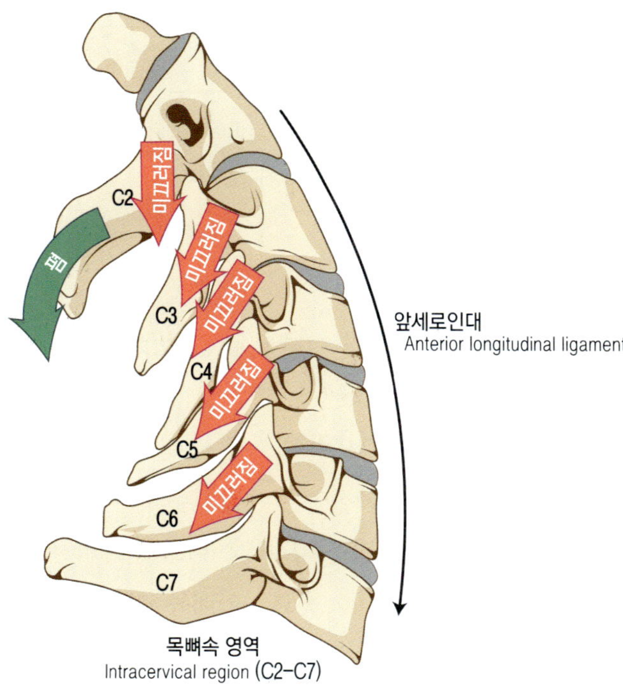

그림 1.43 아래목 펌

(3) 목 가쪽굽힘 Cervical Lateral Flexion

전체 머리와 목의 가쪽굽힘 범위는 약 35~40° 정도 발생한다. 목 가쪽굽힘의 제한 요인으로는 목 가쪽굽힘 반대쪽의 인대와 근육들, 척추사이원반, 가로돌기의 접촉 등이 있다. 목의 가쪽굽힘은 대개 돌림과 함께 동반된다.

① 위목 가쪽굽힘 Upper Cervical Lateral Flexion

고리뒤통수관절에서는 머리가 5° 가쪽굽힘이 발생하는 동안, 고리뼈의 위관절면에서 뒤통수관절융기는 같은쪽 옆구르기와 반대쪽 미끄러짐이 발생한다(그림 1.44). 이러한 부수적인 움직임은 전통적인 볼록-오목 법칙(convex-concave rule)에 근거해 발생한다. 고리중쇠관절의 가쪽굽힘 가동범위는 가쪽고리중쇠관절에서 관절면의 같은쪽 미끄러짐에 의해 발생된다고 하지만 대개 무시되는 편이다.

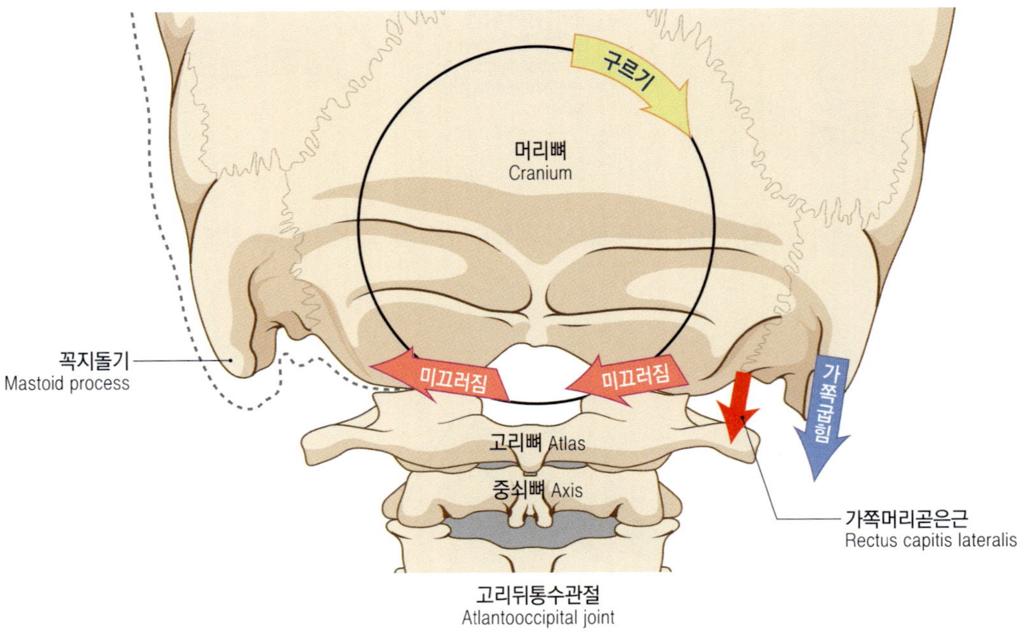

그림 1.44 위목 가쪽굽힘

② 아래목 가쪽굽힘 Lower Cervical Lateral Flexion

아래목 가쪽굽힘 동안, 같은쪽 아래관절면은 아래척추의 위관절면을 따라 뒤-아래로 미끄러진다. 반대쪽 아래관절면은 아래척추의 위관절면을 따라 앞-위로 미끄러진다. 이러한 움직임으로 인해 아래목 가쪽굽힘은 약 30~35° 정도 발생한다(그림 1.45). 아래목 가쪽굽힘 동안, 반대쪽 아래관절면은 아래척추의 위관절면에 대해 앞으로, 같은쪽 아래관절면은 아래척추의 위관절면에 대해 뒤로 미끄러짐이 발생하기 때문에 항상 같은쪽 돌림이 동반될 수밖에 없다.

(4) 목 돌림 Cervical Rotation

전체 머리와 목의 돌림 범위는 약 80° 정도 발생한다. 젊은 사람의 가동범위는 나이든 사람에 비해 큰 편이다. 목 돌림의 50%는 정중고리중쇠관절에서 일어나며, 나머지는 다른 목뼈의 관절에서 일어난다. 목 돌림의 제한 요인으로는 척추사이원반, 날개인대, 가로인대를 비롯해 목 주위를 지나가는 많은 근육 등이 있다.

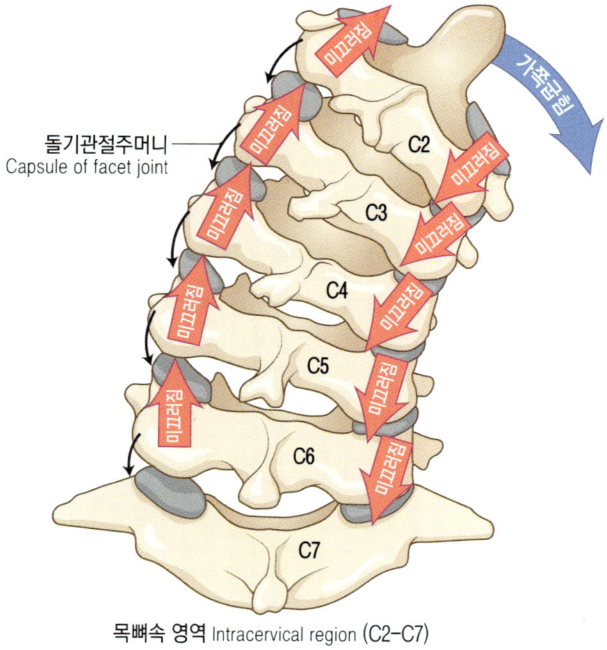

그림 1.45 아래목 가쪽굽힘

① 위목 돌림 Upper Cervical Rotation

고리뒤통수관절에서 돌림에 대해 고리뒤통수관절에서 발생하는 돌림은 5°로 알려져 있지만, 대부분의 연구에서는 돌림이 거의 발생하지 않는다고 제시한다. 정중고리중쇠관절에서 고리뼈의 앞고리는 치아돌기에 대해 약 35~40° 정도의 축돌림을 만들어낸다(그림 1.46). 이때, 관절면이 편평한 가쪽고리중쇠관절에서는 미끄러짐이 발생한다. 고리뒤통수관절은 정중고리중쇠관절과 같은 방향으로 돌림한다.

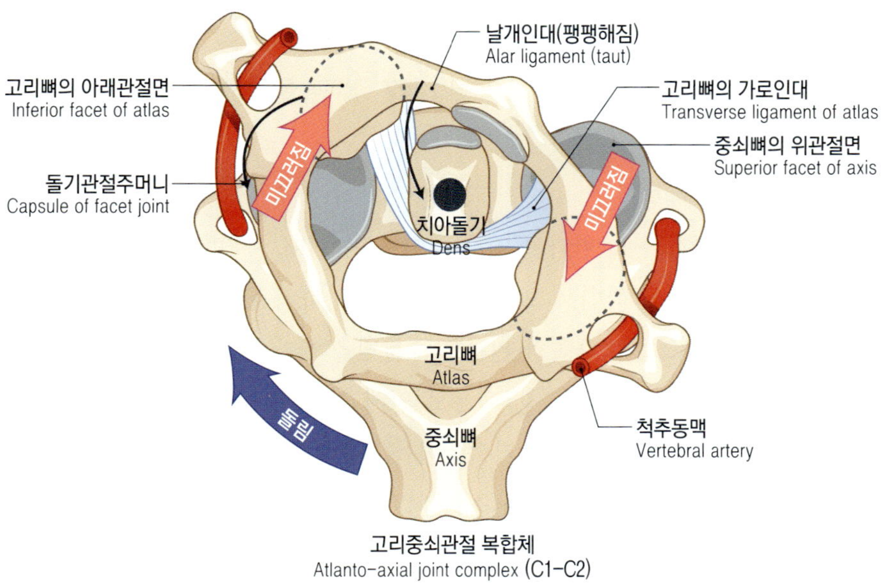

그림 1.46 위목 돌림

② 아래목 돌림 Lower Cervical Rotation

아래목 돌림은 약 30~35° 정도 발생한다(그림 1.47). 아래목 돌림 동안, 같은쪽 아래관절면은 아래척추의 위관절면을 따라 뒤-아래로 미끄러진다. 반대쪽 아래관절면은 아래척추의 위관절면을 따라 앞-위로 미끄러진다. 이러한 움직임은 같은쪽 아래목 가쪽굽힘이 동시에 일어나게 한다. 돌림 동안, 반대쪽 아래관절면은 아래척추의 위관절면의 위로, 같은쪽 아래관절면은 아래척추의 위관절면의 아래로 미끄러짐이 발생하기 때문에 항상 같은쪽 가쪽굽힘이 발생할 수밖에 없다.

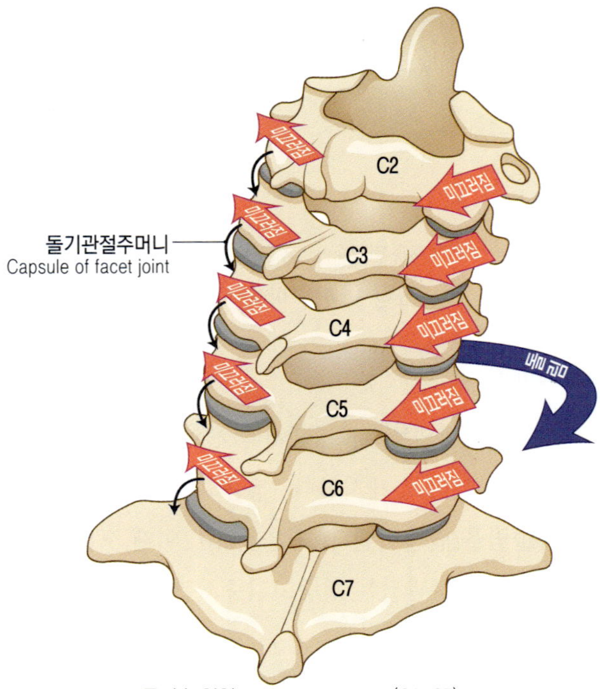

그림 1.47 아래목 돌림

(5) 척추짝지음 Couple Motion

머리와 목의 오른쪽 가쪽굽힘을 한다고 예를 들어보자. 이때, 두 번째에서 일곱 번째 목뼈의 돌기사이관절은 오른쪽으로 가쪽굽힘을 하면서 오른쪽으로 돌림을 하게 된다. 하지만 위목뼈에서는 반대쪽 날개인대의 장력 때문에 보상적으로 반대쪽인 왼쪽으로 돌림을 하게 된다. 따라서 목 가쪽굽힘을 하는 동안, 눈은 정면을 응시할 수 있게 된다. 이러한 이유로 인해 사람들은 목 가쪽굽힘을 하는 동안 어떠한 돌림이 발생되는 것을 느끼지 못한다. 만약 목 가쪽굽힘을 하는 동안 턱의 움직임과 목의 돌림과 같은 움직임이 발생된다면, 정상적인 움직임이 아니라는 것을 의미한다.

3. 촉진

1) 첫 번째 목뼈(C1)

첫 번째 목뼈에서 촉진이 필요한 부분은 목뼈에서 가장 긴 가로돌기이다. 가로돌기는 귀의 뒤쪽에 관자뼈(측두골, temporal bone)의 꼭지돌기(유양돌기, mastoid process)의 아래 부위에서 촉진이 가능하다(그림 1.48).

2) 두 번째 목뼈(C2)

두 번째 목뼈 촉진에서 중요한 부분은 가시돌기이다. 두 번째 목뼈의 가시돌기는 뒤통수뼈 중앙에 있는 바깥뒤통수뼈융기(외후두융기, external occipital protuberance)에서 수직으로 내려오게 되면 목뼈에서 가장 먼저 촉진되는 부위이다(그림 1.48).

3) 여섯 번째와 일곱 번째 목뼈(C6, C7)와 첫 번째 등뼈(T1)

일곱 번째 목뼈의 가장 중요한 촉진 부위는 목뼈에서 가장 긴 가시돌기이다. 일반적으로 일곱 번째 목뼈의 가시돌기는 뒤로 많이 돌출되어 있고, 특히 목을 최대한 굽힘했을 때, 피부 표면에서 명확하게 두드러진다(그림 1.48). 때로는 여섯 번째 목뼈와 첫 번째 등뼈의 가시돌기가 더 돌출되어 있는 경우가 있기 때문에 촉진 시 주의해야 한다. 일곱 번째 목뼈의 가시돌기 촉진은, 특히 목, 어깨, 가슴의 KEMA 진단과 평가에서 중요하다.

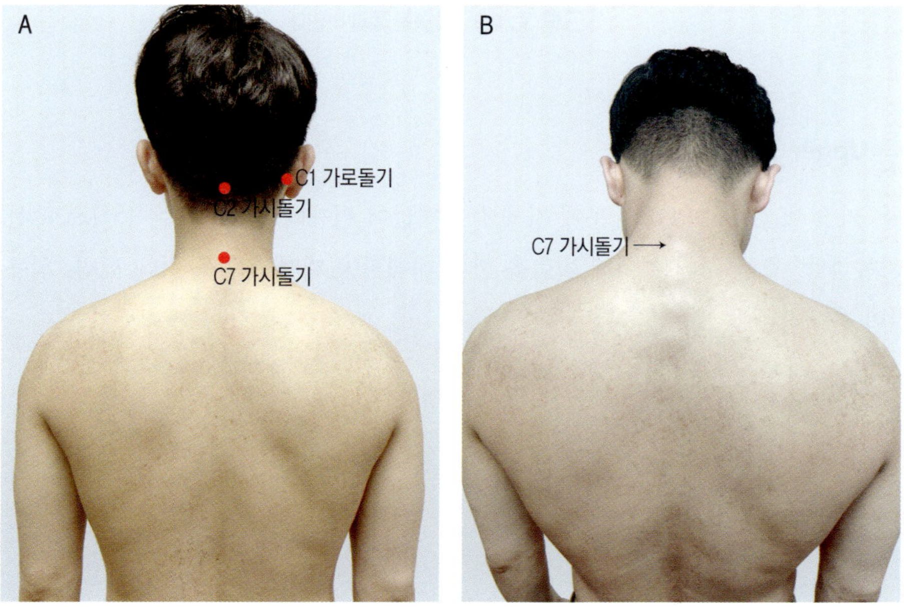

그림 1.48 C1, C2, C7의 촉진

4) 목덜미인대 Ligamentum Nuchae

목덜미인대는 턱을 당긴 상태에서 목 굽힘을 하게 되면 뒤쪽 중앙부위에 밧줄처럼 돌출되는데, 이는 앞쪽머리자세를 가진 사람들에게서 두드러진다(그림 1.49). 만약 목의 과도한 앞굽음이나 앞쪽머리자세에 작업을 한다거나 움직임이 반복적으로 일어났다면, 목덜미인대가 짧아지는 경향이 있다. 이러한 경우, 목 굽힘 시 목덜미인대를 더욱 쉽게 촉진할 수 있다.

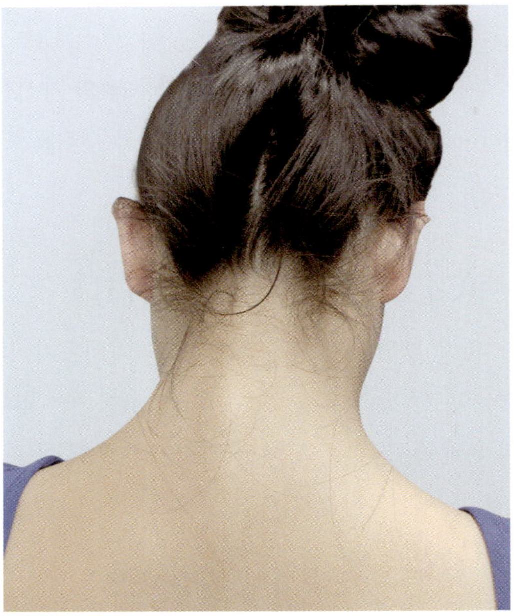

그림 1.49 돌출된 목덜미인대

5) 위등세모근 Upper Trapezius

위등세모근은 가장 바깥층에 있기 때문에 자세에 관계없이 어깨뼈를 으쓱하는 동작으로 목의 뒤쪽에서 충분히 촉진이 가능하다. 또한 최대한 어깨 벌림을 한 상태에서 어깨뼈 올림을 하게 되면, 위등세모근이 더욱 돌출되어 촉진이 용이하다.

6) 어깨올림근 Levator Scapulae

어깨올림근은 얕은 층에 있는 근육이지만, 위쪽은 위등세모근에 덮여 있고 가쪽은 목빗근에 덮여 있어 잘 보이지 않는다. 대상자를 앉은 자세나 선 자세에 두고, 어깨뼈를 올림하도록 한다. 이때 어깨올림근은 위등세모근의 아래에 위치하기 때문에 어깨뼈 위각의 위쪽에서 간접적으로 촉진이 가능하며, 첫 번째와 네 번째 목뼈의 가로돌기 쪽으로 앞쪽과 위쪽을 향해 따라가며 촉진한다. 또 다른 경우 네발기기에서 뒤쪽락킹(backward rocking)을 실시하면, 어깨올림근이 현저하게 목의 가쪽에 돌출되기 때문에 촉진하기가 용이하다(그림 1.50).

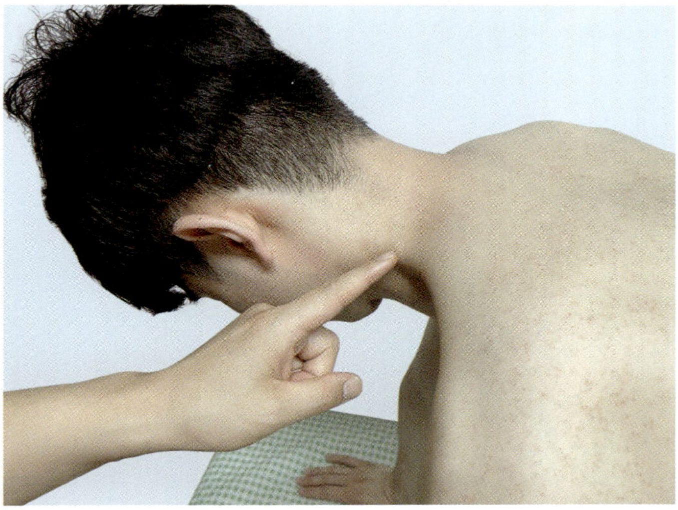

그림 1.50 어깨올림근 촉진

7) 목갈비근 Scalene

앞목갈비근은 목빗근에 의해 덮여 있지만, 목빗근의 가쪽모서리 깊은 쪽에서 일부 촉진이 가능하다. 앞목갈비근이 촉진될 때, 대상자에게 숨을 들이마시도록 하면 명확하게 촉진이 가능해진다. 앞목갈비근과 중간목갈비근 사이는 팔신경얼기와 빗장밑동맥이 지나가기 때문에 매우 민감한 곳이다. 따라서 매우 부드러운 압력으로 촉진하는 것이 중요하다. 중간목갈비근은 앞목갈비근의 가쪽에 위치하고, 목의 가쪽굽힘을 지시하면 촉진하기 더 쉽다. 뒤목갈비근은 중간목갈비근의 뒤쪽으로 위치하고, 어깨올림근과 구분이 잘 되지 않아 촉진하기가 힘들다.

8) 목빗근 Sternocleidomastoid

목빗근은 얕은 층에 위치하여 어떠한 자세에서도 촉진하기가 매우 쉽고 눈에 잘 띄는 근육 중 하나이다. 대상자가 바로누운 자세에서 머리를 굽힘했을 때, 목빗근은 눈에 띄게 잘 보인다. 특히 복장갈래가 빗장갈래보다 더 잘 보인다. 만약 목빗근이 보이지 않는다면, 검사자는 한 손으로 대상자의 머리 앞쪽에 대상자가 버틸 만큼의 저항을 중력 방향으로 줄 수 있다. 또한 선 자세에서 목의 같은쪽 가쪽굽힘으로 근수축이 유도되면 촉진이 더욱 쉽다(그림 1.51).

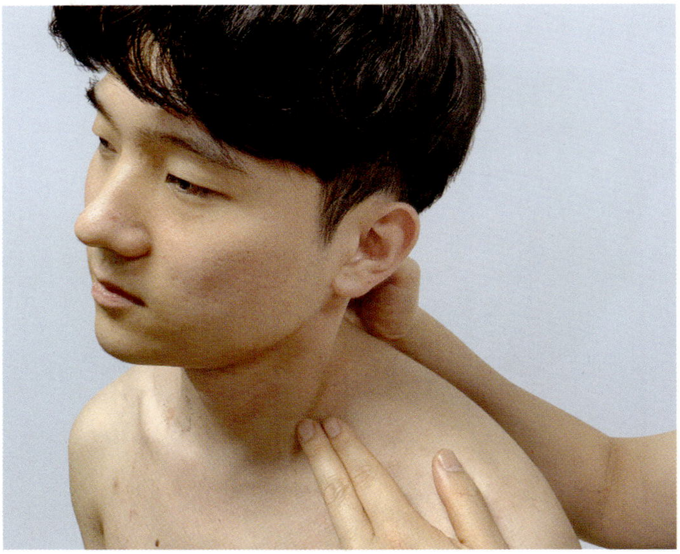

그림 1.51 목빗근

4. 정렬 검사

목의 정렬은 움직임과 관련되기보다는 정적인 자세를 의미하고, 정렬 평가를 통해 근육의 길이와 장력을 예측할 수 있다. 목의 이상적인 정렬은 자세적 변형을 감소시키고, 조직에 대한 스트레스를 줄여주며, 적절한 근육 활성, 근육 길이와 장력으로 최적의 움직임 패턴을 발생시킨다. 이상적인 목굽이는 부하에 대한 충격흡수를 용이하게 하고, 몸이 중력중심선(center of gravity)에 유지될 수 있도록 도와주는 기능을 한다. 일반적으로 정렬은 선 자세에서 많이 평가되고 있지만, 다양한 위치에서 평가되는 것이 필요하고, 임상에서는 대상자의 목 통증과 관련된 위치에서 정렬을 평가하는 것도 중요하다.

목의 이상적인 정렬은 정면에서 보면 코의 바닥은 첫 번째 목뼈에 위치하고, 입을 닫았을 때 치아가 두 번째 목뼈에 위치하고, 목뿔뼈(설골, hyoid bone)는 세 번째 목뼈에 위치하며, 턱은 복장뼈 중심에 위치한다. 옆면에서 보면 머리 앞쪽은 수직이어야 하고, 목뼈는 앞쪽이 약간 볼록한 목굽이를 이루고 있다. 이상적인 정렬에서 목앞굽음(cervical lordosis) 각도는 약 35~45°이고, 이 각도는 목의 내재근과 외재근의 길이에 영향을 받는다. 또한 목은 등뼈와 어깨뼈 정렬에 의해 영향을 받는다. 예를 들어, 등뒤굽음을 가진 대상자는 목 정렬에서 과도한 앞굽음 또는 앞쪽머리자세가 동반될 수 있다. 목 정렬에 대한 평가는 다음과 같다.

1) 앞/뒤에서 보는 검사

(1) 얼굴 대칭 Face Symmetry

① 목적

목의 가쪽굽힘과 돌림의 정도를 측정하기 위해 실시한다.

② 방법

대상자는 바로선 자세에서 정면을 바라본다. 검사자는 눈과 턱의 대칭 정도를 평가한다.

③ 정상 정렬

눈은 지면과 수평으로 위치해야 하고, 정면을 응시해야 하며, 턱은 한쪽으로 돌아가지 않아야 한다.

④ 임상적 의의

눈이 평행하지 않고 턱이 한쪽으로 돌아가 있으면, 목 돌림 또는 가쪽굽힘을 의심한다.

2) 옆에서 보는 검사

(1) 머리척추각Craniovertebral Angle, CVA

① 목적

앞쪽머리자세의 정도를 측정하기 위한 방법으로, 머리척추각은 아래목의 굽힘 정도를 평가한다.

② 방법

머리척추각은 일곱 번째 목뼈의 가시돌기로부터 귀구슬(이주, tragus)을 이은 선이 수평선과 만나 이루는 각도를 측정한다(그림 1.52).

③ 정상 정렬

이상적인 머리척추각은 약 50°이다.

④ 임상적 의의

앞쪽머리자세가 심할수록 머리척추각은 더 감소되고, 아래목 굽힘이 더 증가했음을 의미한다.

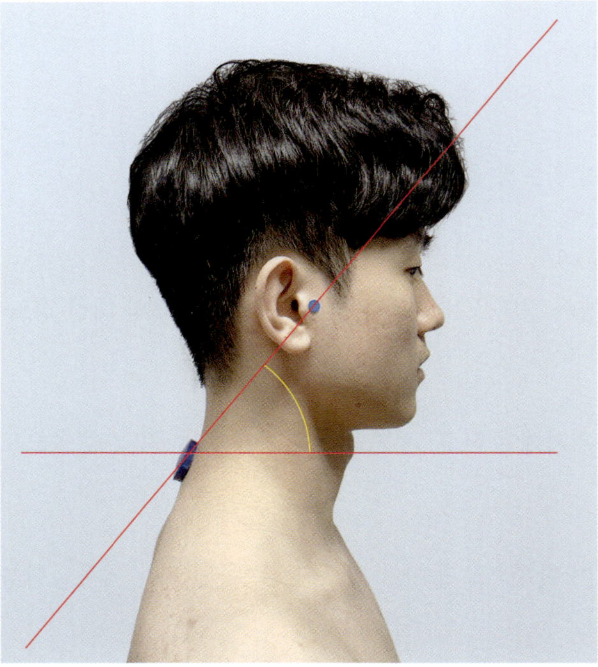

그림 1.52 머리척추각

(2) 머리돌림각Cranial Rotation Angle, CRA

① 목적

앞쪽머리자세의 정도를 측정하기 위한 방법으로, 머리회전각은 위목의 폄 정도를 평가한다.

② 방법

일곱 번째 목뼈와 귀구슬을 연결한 선과 귀구슬과 눈의 가쪽안각(외안각, lateral canthus)을 연결한 선이 만나 이루는 각도를 측정한다(그림 1.53).

③ 정상 정렬

이상적인 머리돌림각은 145° 이하이다.

④ 임상적 의의

앞쪽머리자세가 심할수록 머리돌림각이 더 증가하고, 이 증가는 위목의 폄이 증가했음을 나타낸다.

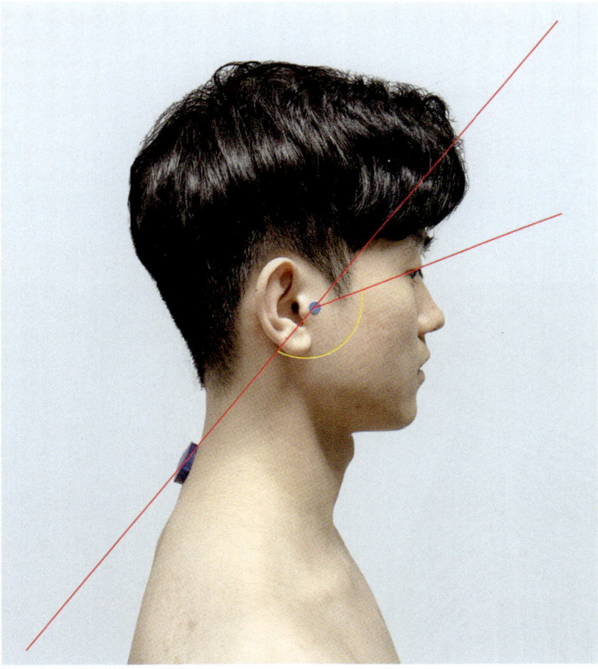

그림 1.53 머리돌림각

(3) X-ray 검사 X-ray Examination

① 목적

목의 시상면 정렬을 평가한다.

② 방법

검사자는 X-ray 분석을 통해 척추앞굽음 각도(lordosis angle)를 평가한다.

③ 정상 정렬

앞굽음 각도는 35~45°이다.

④ 임상적 의의

X-ray 분석은 가장 확실한 임상적 평가 도구이다.

(4) 정렬 손상 Alignment Impairment

머리와 목의 비정상적인 정렬은 시상면에서 많이 평가되고 관찰된다. 최근에는 스마트폰과 컴퓨터의 장시간 사용으로 인해 대부분의 사람들이 목의 이상적인 정렬에서 벗어나 있다.

① 과도한 목앞굽음 Excessive Cervical Lordosis

과도한 목앞굽음은 이상적인 정렬에 비해 목굽이가 과도하게 증가되어, 앞굽음 각도가 크게 증가된다(그림 1.54, 1.55). 이 또한 앞쪽머리자세와 마찬가지로 등뼈의 과도한 뒤굽음과 많이 동반된다.

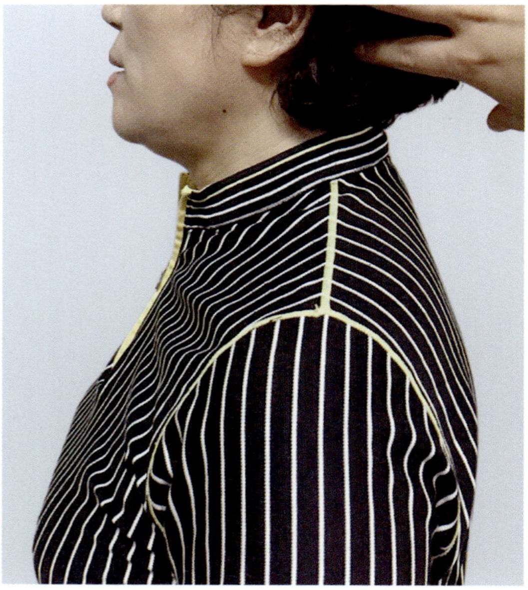

그림 1.54 과도한 목앞굽음

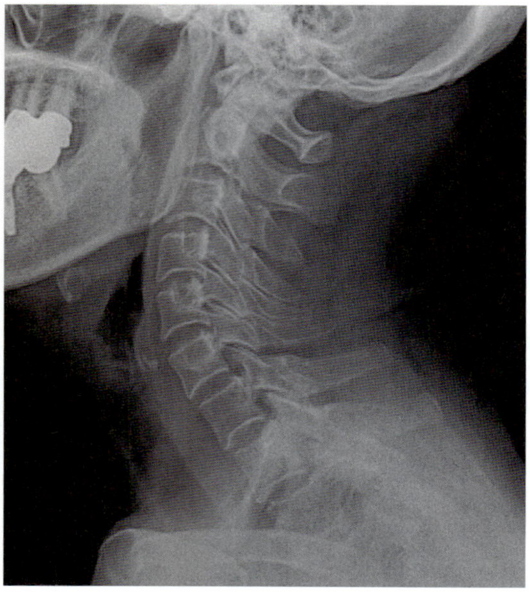

그림 1.55 과도한 목앞굽음 X-ray

② 일자목 Straight Neck

일자목은 이상적인 정렬에 비해 목굽이가 과도하게 감소되고 편평해지게 되면서, 목의 형태가 일자(1자)로 보이는 것이 특징이다(그림 1.56, 1.57). 특히 일자목은 등뼈의 굽이(curvature) 감소와 임상적으로 관련이 있다. 일자목은 앞쪽에 있는 깊은 목 굽힘근들(심부 경추 굴곡근, deep cervical flexors)의 반복되고 지속적인 굽힘 작용으로 인해 단축되어 있는 상태이다. 특히 위목뼈의 굽힘 자세가 많이 요구되는 군인들에게서 이 정렬 결함이 많이 나타난다.

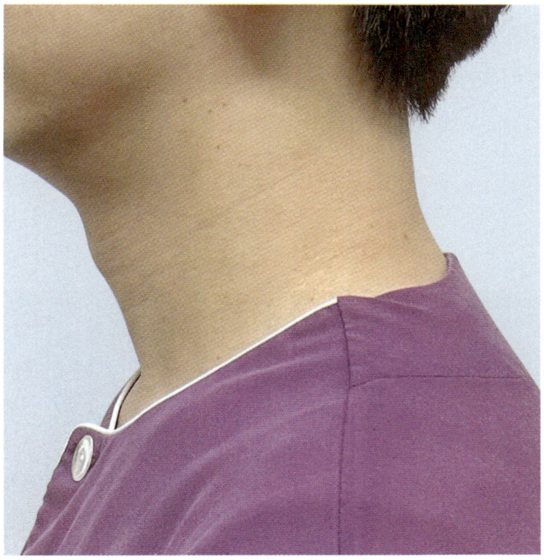

그림 1.56 일자목

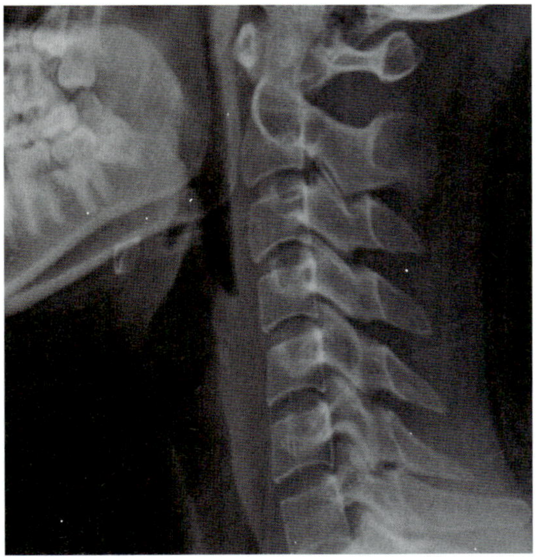

그림 1.57 일자목 X-ray

③ 앞쪽머리자세 Forward Head Posture

목에서 자주 관찰되는 정렬 손상으로 앞쪽머리자세가 있다(그림 1.58, 1.59). 앞쪽머리자세는 특히 아래목뼈의 앞쪽 병진, 굽힘, 위목 폄이 나타나고, 과도한 등뒤굽음이 동반된다. 앞쪽머리자세의 경우, 머리의 중심선이 앞쪽으로 이동하게 되어 목에서 지지하는 머리의 무게가 증가하게 된다. 또한 중력으로 인한 외적 굽힘 회전력에 균형을 맞추기 위해 어깨올림근, 머리반가시근, 목반가시근과 같은 목폄근이 늘어난 상태에서 과도한 활성이 요구된다. 이러한 목폄근의 활성은 척추 후방에 있는 돌기사이관절의 압박력을 증가시킨다. 목의 앞쪽에는 목긴근과 목뿔위근(설골상근, suprahyoid), 목뿔아래근(설골하근, infrahyoid)과 같은 근육들이 늘어나게 되면서 약화되고, 반대로 목빗근, 목갈비근, 뒤통수밑근육들은 짧아지게 된다. 앞쪽머리자세의 정도를 평가하기 위한 방법으로 머리척추각과 머리회전각을 측정한다. 일반적으로 앞쪽머리자세를 평가할 때, 머리척추각은 아래목 굽힘 정도를 평가하고, 머리회전각은 위목 폄 정도를 평가한다.

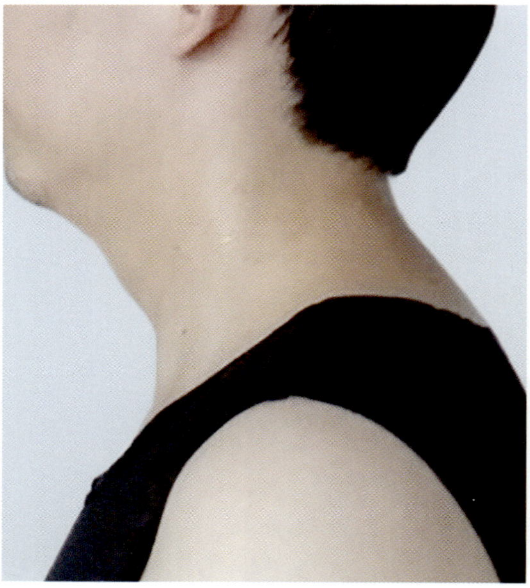

그림 1.58 앞쪽머리자세

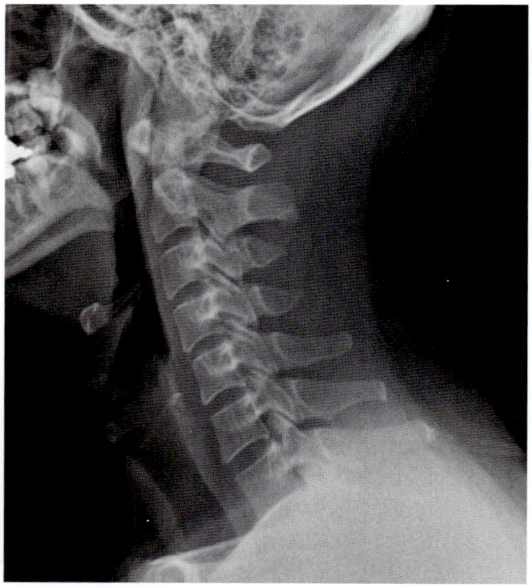

그림 1.59 앞쪽머리자세 X-ray

5. 근육 검사

1) 위등세모근 Upper Trapezius

(1) 위등세모근 근력 검사 Upper Trapezius Strength Test

자세

- 앉은 자세 또는 선 자세

방법

- 대상자는 최대한 어깨를 벌림한 후 으쓱하고, 아래팔은 엎침(회내, pronation)하고, 팔꿈치는 펌한 상태에서, 검사자는 모음(내전, adduction) 방향으로 아래팔의 먼쪽에 저항을 가함

확인사항

- 대상자는 치료사의 큰 저항에 잘 버틸 수 있는지 확인함

주의사항

- 위팔두갈래근(상완이두근, biceps brachii)에 의한 보상적인 팔꿈치 굽힘이 발생되지 않도록 주의함

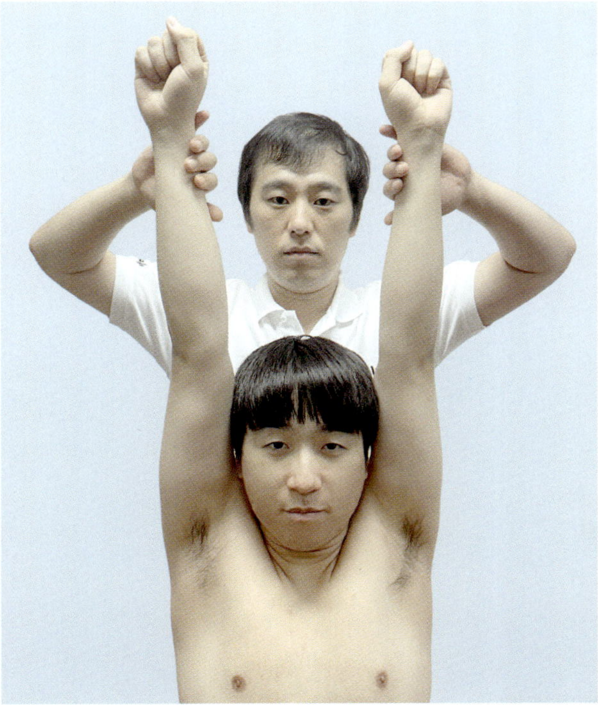

그림 1.60 위등세모근 근력 검사

(2) 위등세모근 길이 검사 Upper Trapezius Length Test

자세

- 앉은 자세

방법

- 검사자는 대상자의 근육 길이를 측정하는 쪽의 어깨뼈를 고정한 후, 턱이나 목의 보상적 움직임 없이 같은쪽으로 목을 돌림하도록 지시함

확인사항

- 목 돌림이 75~80°라면 정상, 85° 이상이면 늘어남, 70° 이하이면 단축으로 확인함
- 근육 길이 검사 동안, 촉진을 통해 근긴장(muscle tension)을 확인함

주의사항

- 어깨올림근과 목빗근의 영향을 받는 검사이기에 정확한 근육 길이에 대한 표준을 제시하기가 어려움
- 위등세모근의 길이는 어깨뼈의 정렬과 함께 종합적으로 판단함
- 목 돌림 동안, 보상적인 굽힘이나 폄이 발생하지 않도록 주의함

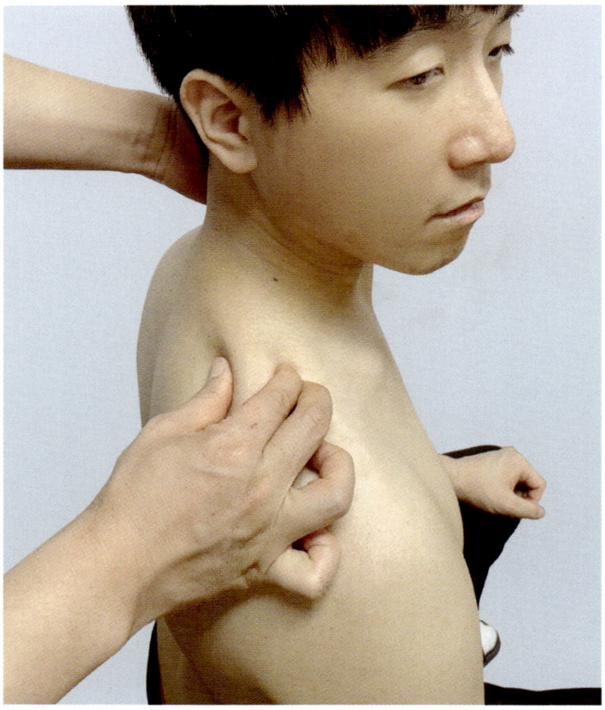

그림 1.61 위등세모근 길이 검사

2) 어깨올림근 Levator Scapulae

(1) 어깨올림근 길이 검사 Levator Scapular Length Test

자세

- 네발기기 자세

방법

- 대상자는 네발기기 자세에서 턱을 당기는 자세(chin in)를 유지한 상태로 뒤쪽락킹을 실시함

확인사항

- 뒤쪽락킹 동안, 목 폄, 가쪽굽힘 또는 돌림이 발생하는지 확인함

주의사항

- 뒤쪽락킹 동안, 등과 허리에서 보상적인 움직임이 일어나지 않도록 주의함
- 어깨올림근은 아직도 정확한 근육 길이에 대한 표준을 제시하기가 어려움
- 어깨올림근의 길이는 어깨뼈의 정렬과 함께 종합적으로 판단함

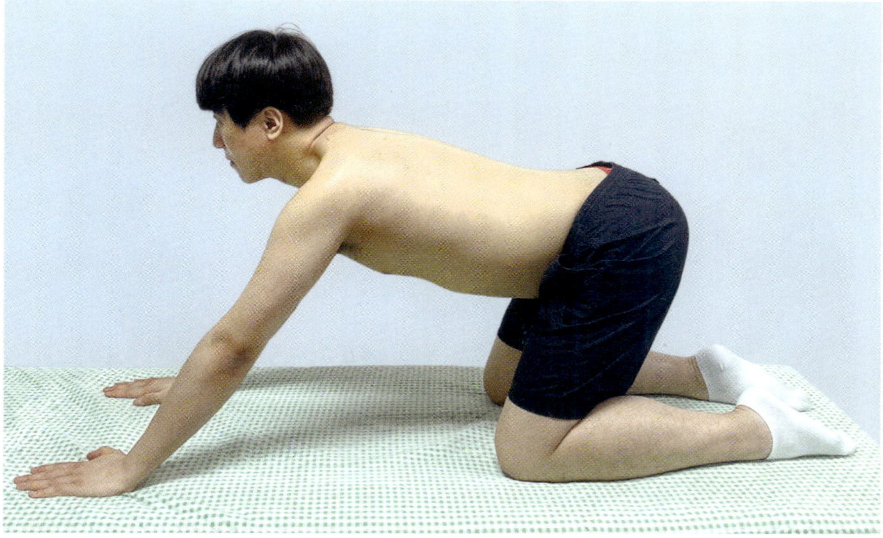

그림 1.62 어깨올림근 길이 검사

3) 앞목갈비근 Anterior Scalene

(1) 앞목갈비근 길이 검사 Anterior Scalene Length Test

자세

- 바로누운 자세

방법

- 대상자는 바로누운 자세에서 테이블보다 위쪽으로 머리가 놓이도록 위치함
- 검사자는 한 손으로 대상자의 갈비뼈를 고정하고, 다른 한 손으로 대상자의 뒤통수를 잡음
- 검사하고자 하는 근육 기능의 반대로 목을 움직여 줌
- 반대쪽 목 가쪽굽힘을 실시하고, 같은쪽 돌림한 후 폄을 실시함

확인사항

- 목 폄이 잘 발생되는지 확인함

주의사항

- 목갈비근 근육 길이의 단축 유무에 대한 목의 가동범위를 제시하기는 어려움
- 따라서 양측 비교를 통해 가동범위의 차이를 확인하고, 근육의 긴장 정도를 체크하는 것이 중요함

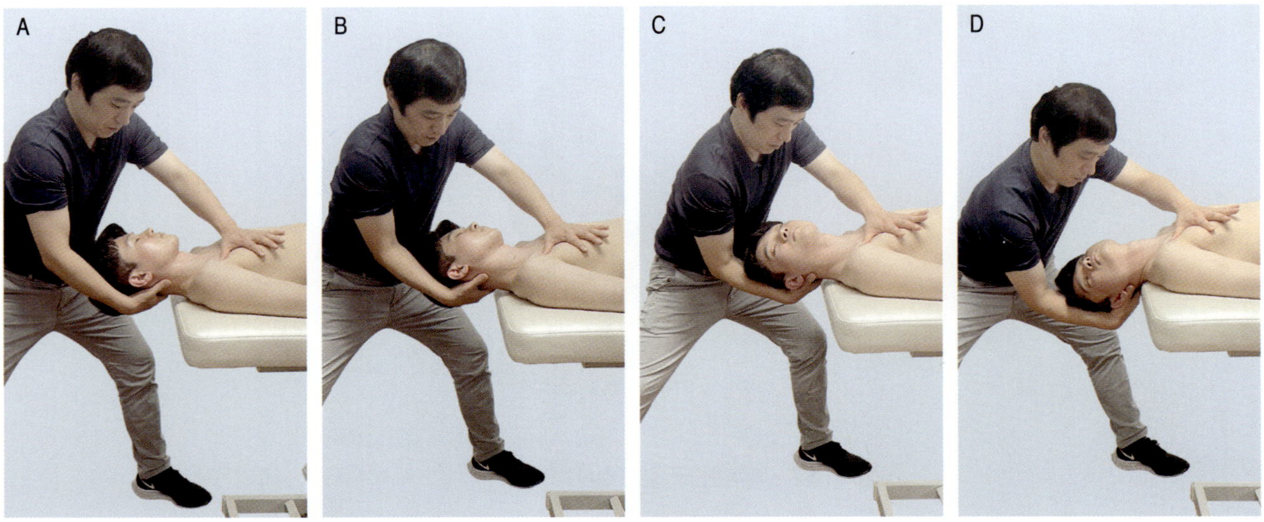

그림 1.63 앞목갈비근 길이 검사. A: 시작 자세, B: 반대쪽 목 가쪽굽힘, C: 같은쪽 목 돌림, D: 목 폄

4) 중간-뒤목갈비근 Middle and Posterior Scalene

(1) 중간-뒤목갈비근 길이 검사 Middle and Posterior Scalene Length Test

자세

- 바로누운 자세

방법

- 중간-뒤목갈비근 두 개의 근육을 동시에 근육 길이 검사를 시행함
- 대상자는 바로누운 자세에서 테이블 끝에 머리가 놓이도록 위치함
- 검사자는 한 손으로 대상자의 갈비뼈를 고정하고, 다른 한 손으로 대상자의 뒤통수를 잡음
- 앞목갈비근과 다르게 반대쪽 목 가쪽굽힘을 하여 근육 길이 검사를 실시함

확인사항

- 목 가쪽굽힘이 잘 발생되는지 확인함

주의사항

- 목갈비근 근육 길이의 단축 유무에 대한 목의 가동범위를 제시하기는 어려움
- 따라서 양측 비교를 통해 가동범위의 차이를 확인하고, 근육의 긴장 정도를 체크하는 것이 중요함

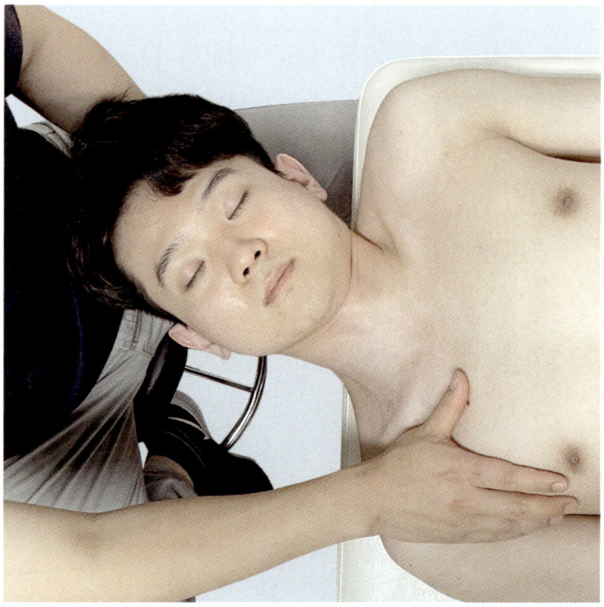

그림 1.64 중간-뒤목갈비근 길이 검사

5) 목빗근 Sternocleidomastoid

(1) 목빗근 길이 검사 Sternocleidomastoid Length Test

자세

- 바로누운 자세

방법

- 대상자는 바로누운 자세에서 테이블 끝에 머리가 놓이도록 위치함
- 검사자는 한 손으로 대상자의 뒤통수를 잡음
- 다른 한 손으로는 대상자의 턱이 나오지 않고 당김 자세를 유지하도록 지그시 압박함
- 검사하고자 하는 목빗근의 기능 반대로 움직임을 실시함
- 오른쪽 목빗근을 검사할 때, 오른쪽으로 목 돌림하고, 왼쪽으로 목 가쪽굽힘한 후 마지막으로 목 굽힘을 실시함
- 검사를 하는 동안, 위목의 굽힘을 일정하게 유지함

확인사항

- 목 굽힘이 잘 발생되는지를 확인함
- 근육의 긴장 정도를 확인함

주의사항

- 목갈비근과 마찬가지로 근육 길이 검사 동안, 단축 유무에 대한 가동범위를 제시하기는 어려움
- 따라서 양측 비교를 통해 가동범위의 차이를 확인하고, 근육의 긴장 정도를 체크하는 것이 중요함

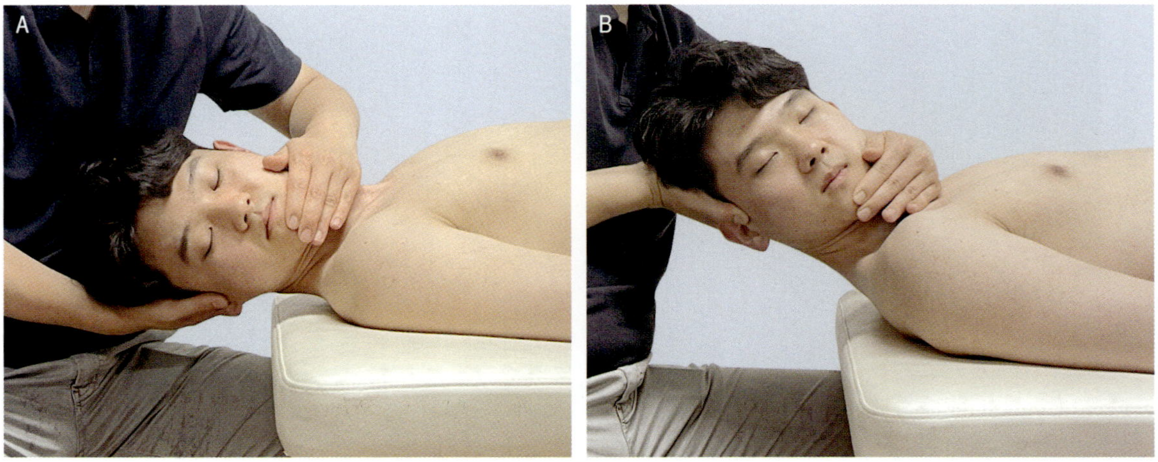

그림 1.65 목빗근 길이 검사. A: 시작 자세, B: 끝 자세

6) 머리 폄근 Capital Extensor

(1) 머리 폄근 근력 검사 Capital Extensor Strength Test

자세

- 엎드려누운 자세

방법

- 대상자는 테이블에 엎드린 자세에서, 머리를 테이블 밖으로 위치시킴
- 검사자는 한 손으로 대상자의 머리가 바닥으로 떨어지지 않도록 턱을 지지하고, 다른 한 손은 대상자의 뒤통수에 위치시킴
- 대상자는 턱을 내미는 동작처럼 머리를 뒤로 굴리는 움직임을 끝범위까지 실시함
- 검사자는 중력 방향으로 저항을 주는 것이 아니라, 뒤통수에 위치한 손과 턱을 지지하고 있는 손을 이용해 머리를 앞쪽으로 굴리는 저항을 줌

확인사항

- 대상자는 목 폄 없이, 검사자의 저항에 머리 폄을 잘 유지하는지 확인함

주의사항

- 얕은 층에 위치한 외재 폄근의 과도한 동원으로 인해, 보상적인 목 폄이 발생하지 않도록 주의함

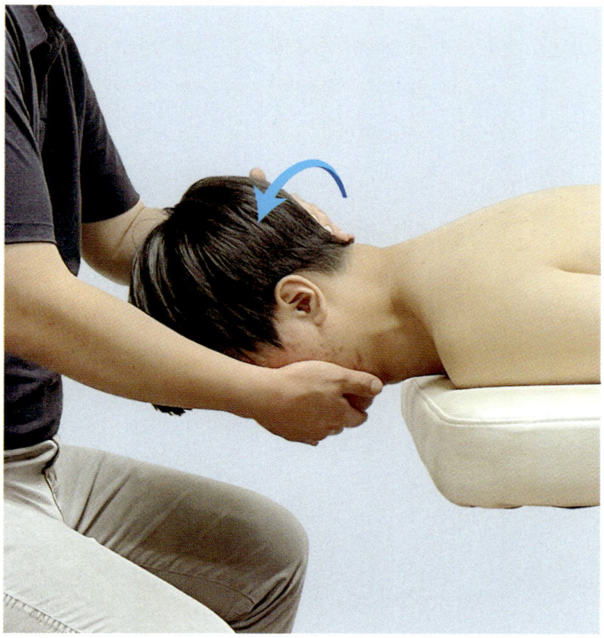

그림 1.66 머리 폄근 근력 검사

7) 목 폄근 Cervical Extensor

(1) 목 폄근 근력 검사 Cervical Extensor Strength Test

자세

- 엎드려누운 자세

방법

- 대상자는 테이블에 엎드린 자세에서, 머리를 테이블 밖으로 위치시킴
- 검사자의 한 손은 대상자의 위목에 위치시킴
- 대상자는 턱을 당기는 자세를 유지한 채, 목을 끝범위까지 폄
- 검사자는 중력 방향으로 저항을 줌

확인사항

- 대상자는 턱내밈(chin out) 없이, 검사자의 저항에 목 폄을 잘 유지하는지 확인함

주의사항

- 검사자는 외재 폄근의 과도한 동원으로 인해 턱내밈 또는 턱들림이 발생하지 않도록 주의함
- 검사자는 대상자의 목 폄근이 약한 경우에 대상자의 목이 갑자기 아래로 떨어지지 않도록 주의함

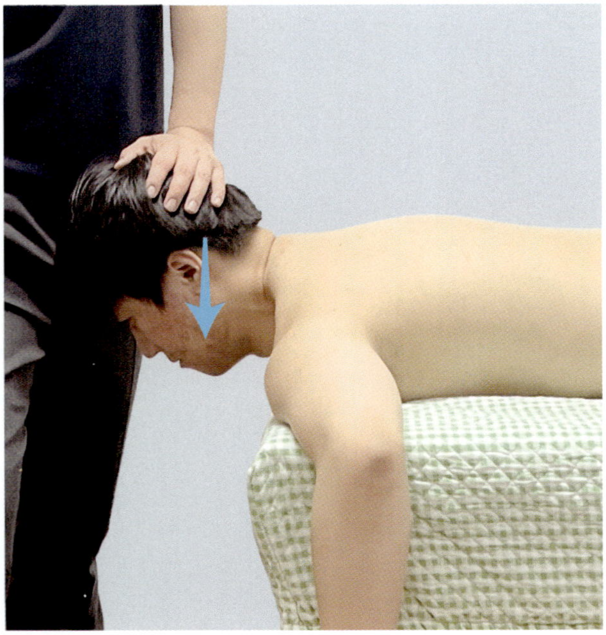

그림 1.67 목 폄근 근력 검사

8) 머리 굽힘근 Capital Flexor

(1) 머리 굽힘근 근력 검사 Capital Flexor Strength Test

자세

- 바로누운 자세

방법

- 대상자는 테이블에 바로누운 자세에서 턱을 당기는 자세를 유지함
- 검사자는 선 자세 또는 앉은 자세에서 양손을 대상자의 턱 아래에 위치시킴
- 검사자는 턱을 내미는 저항을 발생시킴
- 머리 굽힘근은 근력이 강하지 않기 때문에 약간의 저항으로 적용하는 것이 중요함

확인사항

- 대상자는 목 굽힘 없이, 검사자의 저항에 턱을 당기는 자세를 잘 유지하는지 확인함

주의사항

- 검사자는 외재 굽힘근의 과도한 동원으로 인해 목 굽힘이 발생하지 않도록 주의함

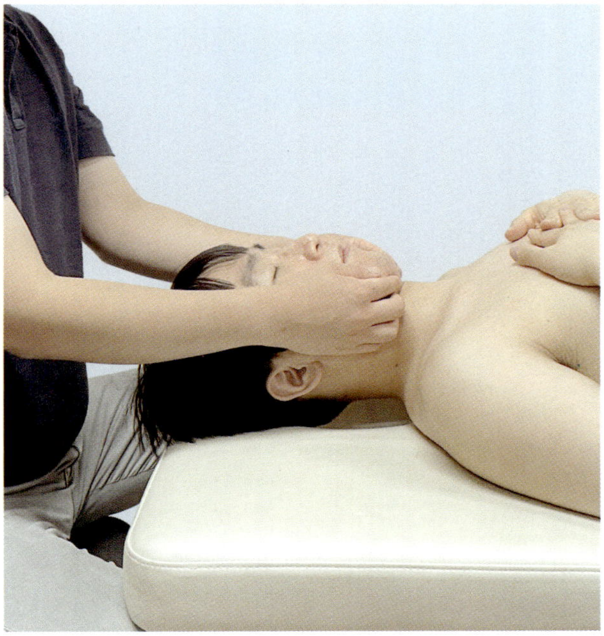

그림 1.68 머리 굽힘근 근력 검사

9) 목 굽힘근 Cervical Flexor

(1) 목 굽힘근 근력 검사 Cervical Flexor Strength Test

자세

- 바로누운 자세

방법

- 대상자는 테이블에 바로누운 자세에서 턱내밈을 한 상태로 목을 최대로 굽힘
- 검사자는 선 자세에서 한 손을 대상자의 이마에 위치시킴
- 검사자는 이마에 위치한 손을 중력 방향으로 저항을 줌

확인사항

- 대상자는 검사자의 저항에 목 굽힘을 잘 유지하는지 확인함

주의사항

- 목 통증이 심한 대상자에게는 이 근육들이 목에 강한 압박을 줄 수 있기 때문에, 검사자는 통증이 발생하지 않도록 주의함

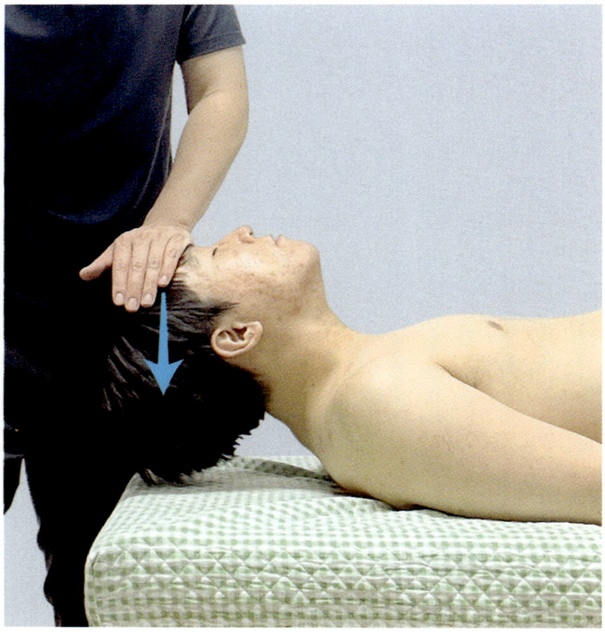

그림 1.69 목 굽힘근 근력 검사

6. 관절가동범위 검사

1) 목 굽힘 Cervical Flexion

자세

- 바로선 자세 또는 앉은 자세

방법

- 대상자는 편안한 상태로 목을 최대한 굽힘

확인사항

- 45~50° 정도의 굽힘이 발생하는지 확인함
- 턱이 복장뼈까지 도달하는지 확인함

주의사항

- 목 굽힘 동안, 보상적인 목 돌림이나 앞쪽 병진이 발생되지 않도록 주의함

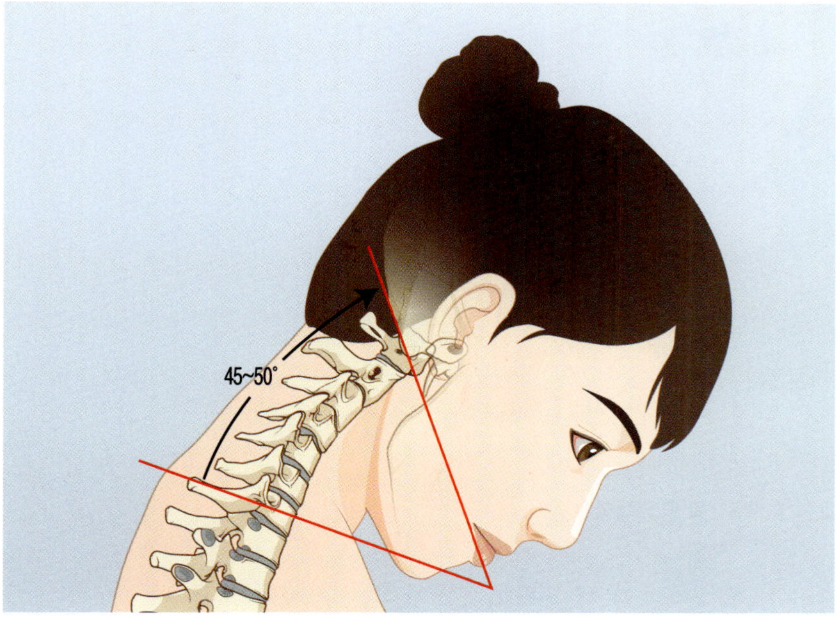

그림 1.70 목 굽힘 가동범위 검사

2) 목 폄 Cervical Extension

자세

- 바로선 자세 또는 앉은 자세

방법

- 대상자는 편안한 상태로 목을 최대한 폄

확인사항

- 75~80° 정도의 목 폄이 발생하는지 확인함

주의사항

- 목 폄 동안, 보상적인 목 돌림과 뒤쪽 병진이 발생되지 않도록 주의함

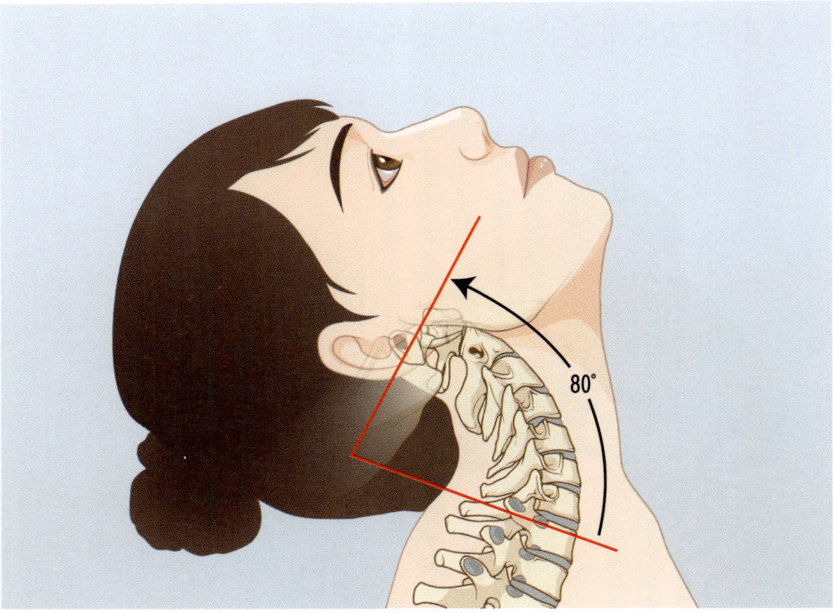

그림 1.71 목 폄 가동범위 검사

3) 목 가쪽굽힘 Cervical Lateral Flexion

자세

- 바로선 자세 또는 앉은 자세

방법

- 대상자는 편안한 상태로 목을 최대한 가쪽굽힘

확인사항

- 35~40° 정도의 목 가쪽굽힘이 발생하는지 확인함
- 양쪽 대칭인지 확인함

주의사항

- 목 가쪽굽힘 동안, 보상적인 목 돌림, 목 폄, 목 굽힘이 발생되지 않도록 주의함

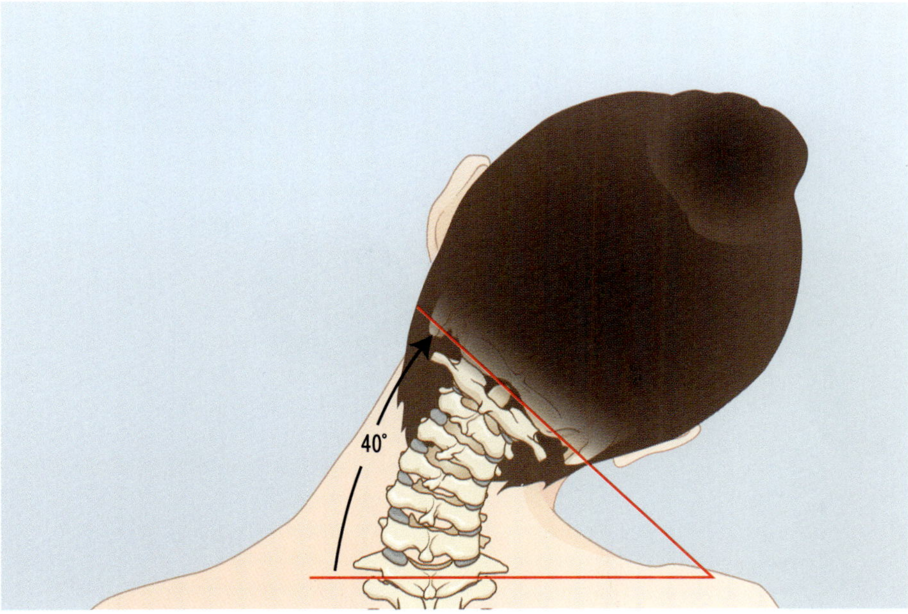

그림 1.72 목 가쪽굽힘 가동범위 검사

4) 목 돌림 Cervical Rotation

자세

- 바로선 자세 또는 앉은 자세

방법

- 대상자는 편안한 상태로 목을 최대한 돌림

확인사항

- 약 80° 정도의 목 돌림이 발생하는지 확인함
- 눈이 지면과 평행하게 유지되는지 확인함
- 양쪽 대칭인지 확인함

주의사항

- 목 돌림 동안, 보상적인 목 돌림, 목 굽힘, 목 폄이 발생되지 않도록 주의함

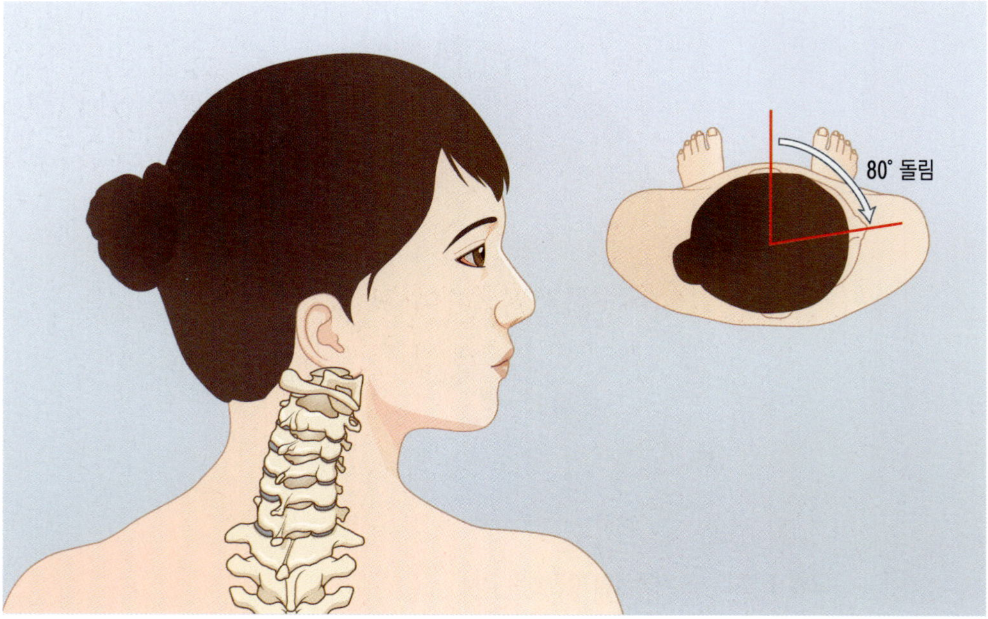

그림 1.73 목 돌림 가동범위 검사

7. 움직임 검사

1) 목 굽힘 Cervical Flexion

자세

- 바로선 자세 또는 앉은 자세

방법

- 대상자는 편안한 상태로 목 굽힘을 실시함

음성

- 대상자는 보상적인 움직임 없이, 목 굽힘을 수행할 수 있음

양성

- 목빗근의 활성 증가
- 아래목의 굽힘 증가
- 위목의 굽힘 감소
- 움직임 초기에 턱 또는 아래목의 앞쪽 병진 증가
- 통증 증가

참고 대상자의 턱을 당긴 상태에서 목 굽힘을 다시 실시하는 동안 통증이 감소하고 가동범위가 감소하면 목덜미인대의 단축을 의심

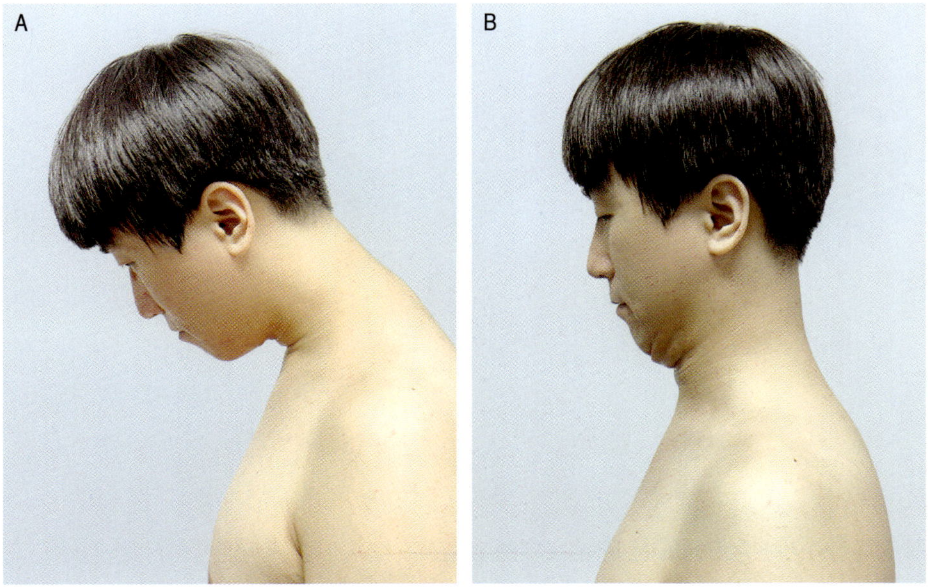

그림 1.74 목 굽힘 움직임 검사. A: 자연스러운 움직임, B: 턱을 당긴 상태에서 움직임

2) 목 폄 Cervical Extension

자세

- 바로선 자세 또는 앉은 자세

방법

- 대상자는 편안한 상태로 목 폄을 실시함

음성

- 대상자는 보상적인 움직임 없이, 목 폄을 수행할 수 있음

양성

- 등 폄 발생
- 위목의 폄 증가
- 목 돌림 발생
- 움직임 초기에 아래목의 뒤쪽 병진 증가
- 통증 증가

참고 대상자의 등 폄이 발생하지 않도록 가슴 앞쪽에 손으로 고정한 상태에서 목 폄을 다시 실시했을 때, 보상적인 움직임이 감소되면 목갈비근과 목뿔 위-아래근 단축 의심

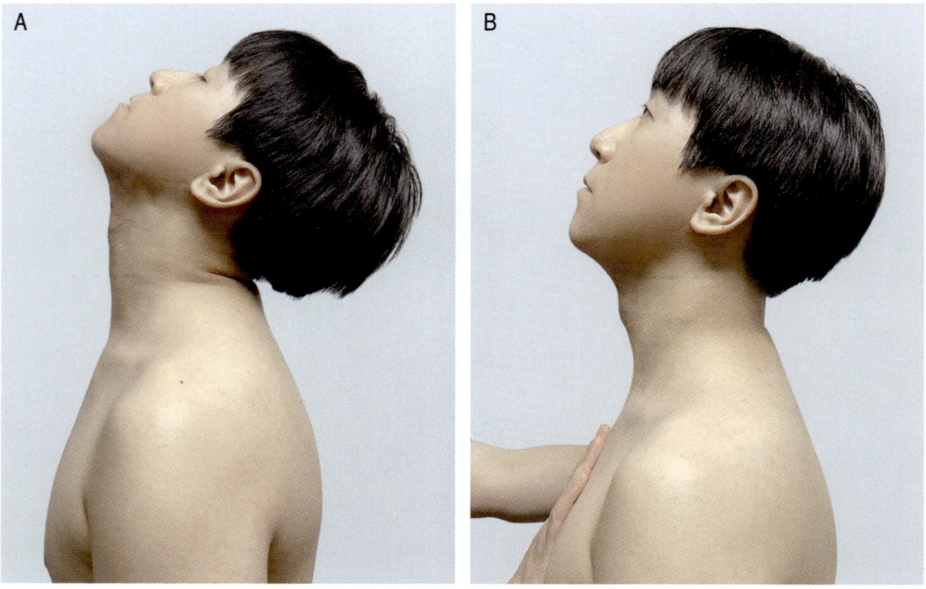

그림 1.75 목 폄 움직임 검사. A: 자연스러운 움직임, B: 가슴 앞쪽을 고정한 상태에서 움직임

3) 목 가쪽굽힘 Cervical Lateral Flexion

자세

- 바로선 자세 또는 앉은 자세

방법

- 대상자는 편안한 상태로 목 가쪽굽힘을 실시함

음성

- 대상자는 보상적인 움직임 없이, 목 가쪽굽힘을 수행할 수 있음

양성

- 팔이음뼈(견갑대, shoulder girdle) 올림 발생
- 보상적 목 돌림, 굽힘, 폄 발생
- 통증 증가

참고 대상자의 팔이음뼈 올림이 발생하지 않도록 손으로 고정한 상태에서 목 가쪽굽힘을 다시 실시했을 때, 보상적 움직임이 감소되면 어깨올림근과 위등세모근 단축 의심

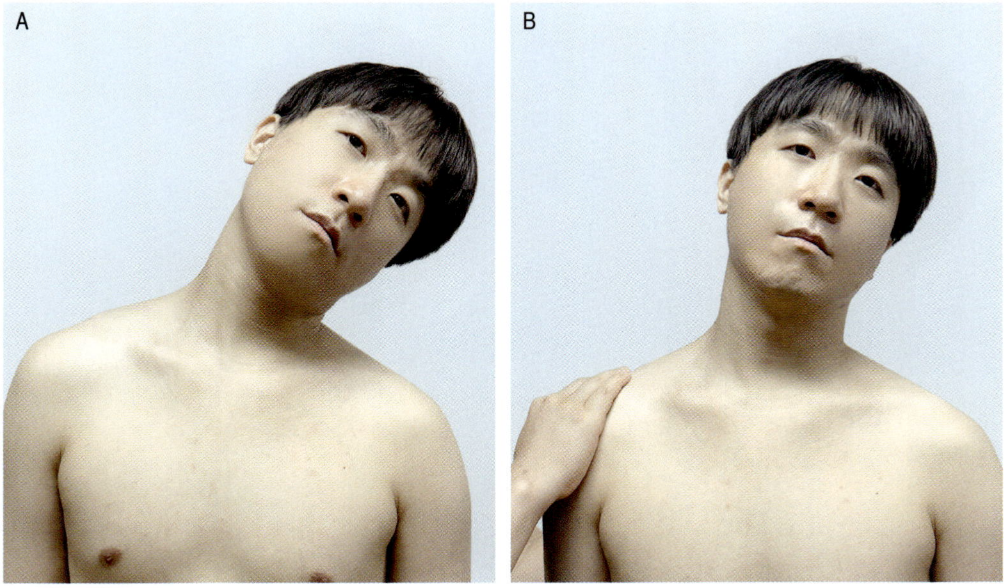

그림 1.76 목 가쪽굽힘 움직임 검사. A: 자연스러운 움직임, B: 팔이음뼈를 고정한 상태에서 움직임

4) 목 돌림 Cervical Rotation

자세

- 바로선 자세 또는 앉은 자세

방법

- 대상자는 편안한 상태로 목 돌림을 실시함

음성

- 대상자는 보상적인 움직임 없이, 목 돌림을 수행할 수 있음

양성

- 팔이음뼈 올림 발생
- 목 폄, 가쪽굽힘, 턱내밈 발생
- 통증 증가

참고 대상자의 턱을 당기는 자세와 함께 팔이음뼈를 고정한 상태에서 목 돌림을 다시 실시했을 때, 보상적인 움직임이 감소하면 목빗근, 목갈비근, 위등세모근, 어깨올림근 단축 의심

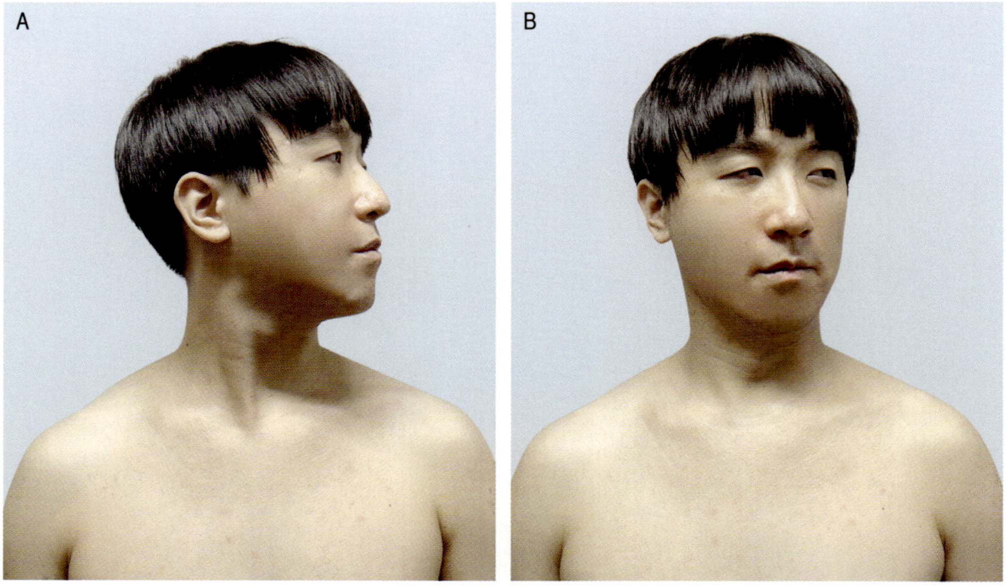

그림 1.77 목 돌림 움직임 검사. A: 자연스러운 움직임, B: 팔이음뼈 고정, 턱을 당기는 자세를 한 상태에서 움직임

5) 어깨 올림 검사 Shoulder Elevation Test

어깨 올림 검사는 대체적으로 목 돌림이 감소된 대상자들에게 적용한다. 이 검사는 어깨를 수동으로 올려줌으로써 팔과 어깨뼈의 무게를 감소시켜 목에 가해지는 압박을 감소시키는 부하감소 검사 중 하나이다. 목의 굽힘, 폄, 가쪽굽힘, 돌림 유형에서 모두 이용할 수 있다.

자세

- 바로선 자세 또는 앉은 자세

방법

- 검사자는 대상자 뒤에서 팔이음뼈를 올림
- 대상자는 편안한 상태로 목 돌림을 실시함

음성

- 대상자는 보상적인 움직임 없이, 목 돌림을 올바르게 수행할 수 있음

양성

- 목 폄, 가쪽굽힘, 턱내밈 발생
- 통증 증가

참고 팔이음뼈를 올림 시, 목 돌림이 증가하면 근육에 의한 제한을 의심
양성반응 시, 근육보다는 관절 자체의 병변을 의심

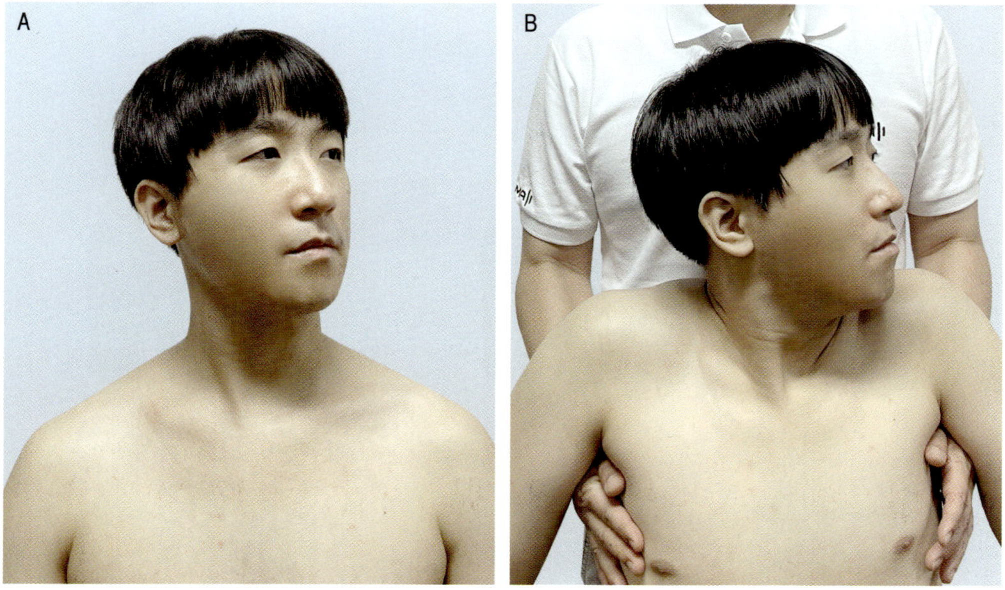

그림 1.78 어깨 올림 검사. A: 자연스러운 움직임, B: 팔이음뼈를 올림한 상태에서 움직임

6) 어깨 벌림 검사Shoulder Abduction Test

검사자는 어깨 벌림을 하는 동안 목의 비정상적인 움직임을 평가한다.

자세

- 바로선 자세 또는 앉은 자세

방법

- 대상자는 능동적으로 한쪽 어깨 벌림을 끝범위까지 실시함

음성

- 대상자는 보상적인 움직임 없이, 어깨 벌림을 수행할 수 있음

양성

- 같은쪽 목 가쪽굽힘, 돌림 발생
- 반대쪽 목 돌림 발생
- 목의 같은쪽 병진 발생

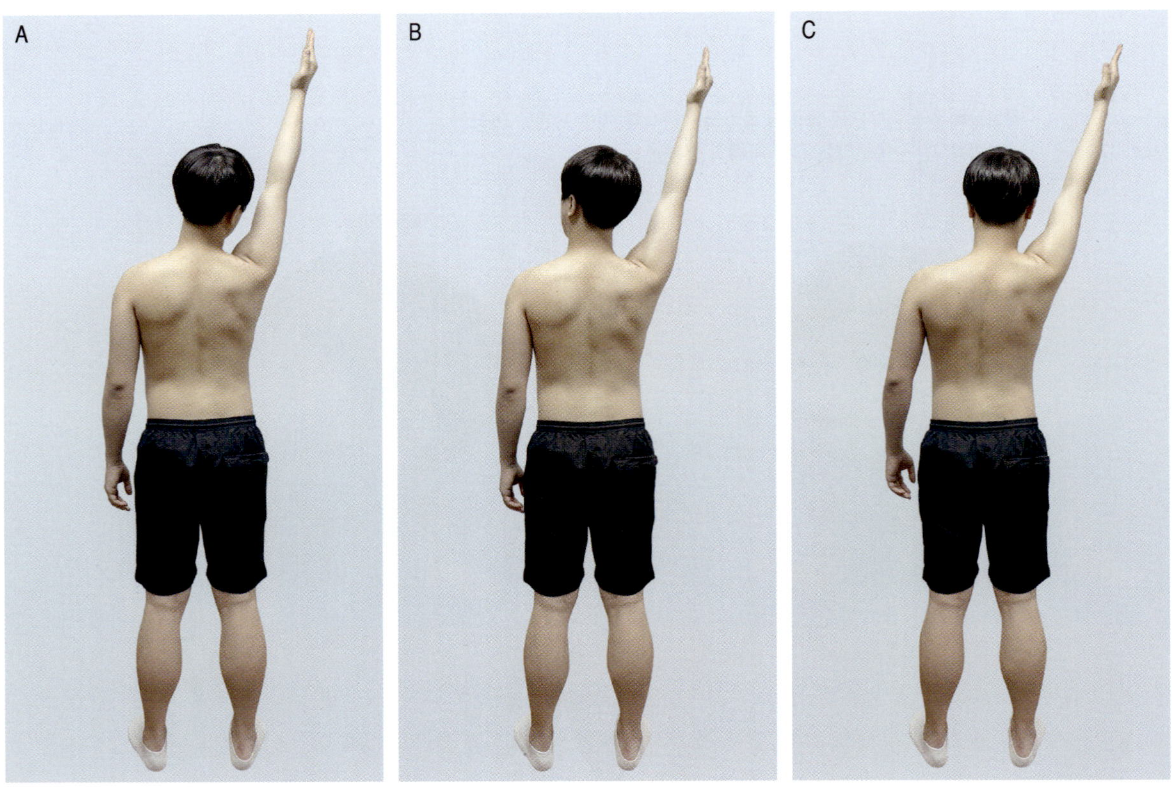

그림 1.79 어깨 벌림 검사. A: 목의 같은쪽 가쪽굽힘을 동반한 같은쪽 돌림, B: 반대쪽 목 돌림, C: 목 같은쪽 병진

7) 바로누운 자세에서 목 굽힘 검사 Supine Cervical Flexion Test

검사자는 대상자가 바로누운 자세에서 목 굽힘을 하는 동안, 목의 비정상적인 움직임을 평가한다.

자세

- 바로누운 자세

방법

- 대상자는 능동적으로 목 굽힘을 실시함

음성

- 대상자는 보상적인 움직임 없이, 목 굽힘을 수행할 수 있음

양성

- 목빗근, 목갈비근의 활성 증가
- 목 굽힘 초기에 아래목의 앞쪽 병진과 턱내밈 증가

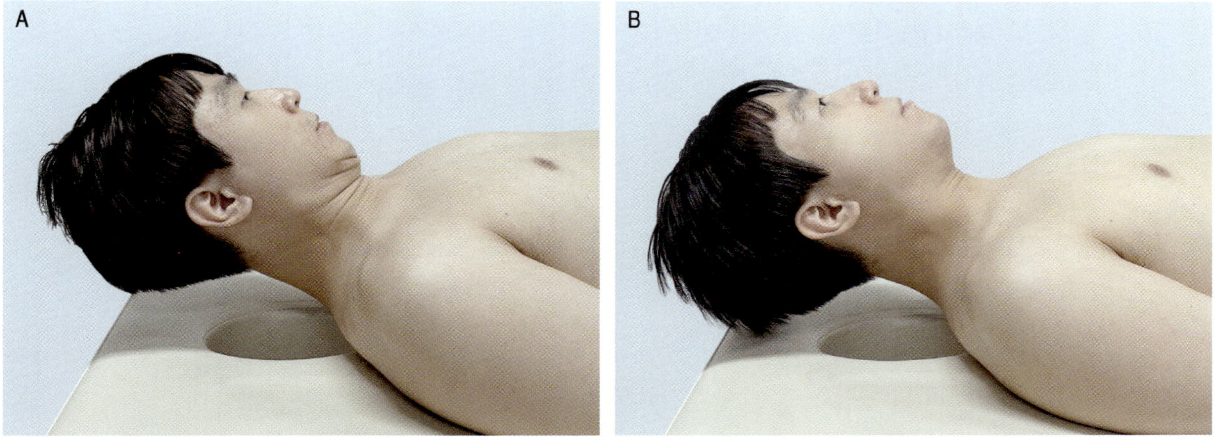

그림 1.80 바로누운 자세에서 목 굽힘 검사. A: 정상 목 굽힘, B: 비정상 목 굽힘

8) 머리위 팔들기 검사 Overhead Arm Lift Test

자세

- 바로선 자세

방법

- 대상자는 능동적으로 머리위 팔들기를 실시함

음성

- 대상자는 보상적인 움직임 없이, 머리위 팔들기를 수행할 수 있음

양성

- 아래목 굽힘 증가
- 아래목 앞쪽 병진과 턱내밈 증가

참고 양성반응 시,
턱을 당기는 자세를 유지한 상태에서
머리위 팔들기를 다시 실시했을 때, 보상적
움직임이 감소되면 목의 불안정을 의심

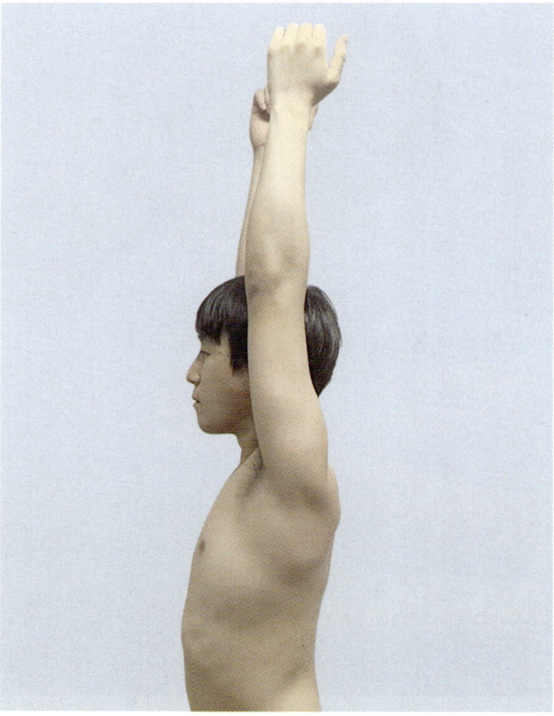

그림 1.81 머리위 팔들기 검사

9) 팔 폄 검사 Arm Extension Test

자세

- 바로선 자세

방법

- 대상자는 능동적으로 팔 폄을 실시함

음성

- 대상자는 보상적인 움직임 없이, 팔 폄을 수행할 수 있음

양성

- 위목 굽힘과 머리 뒤당김(retraction) 증가

참고 양성반응 시,
목의 중립 자세에서 팔 폄을 다시 실시했을 때,
보상적 움직임이 감소되면 목의 불안정을 의심

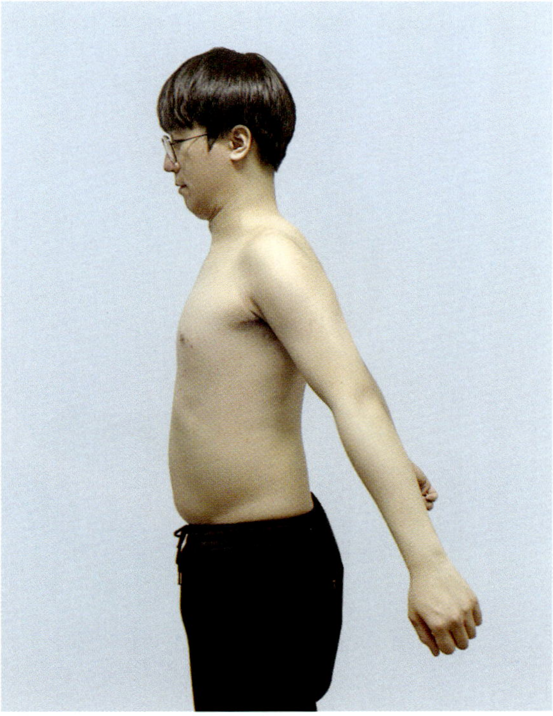

그림 1.82 팔 폄 검사

8. 기타 검사

1) 스펄링 검사 Spurling Test

자세

- 앉은 자세

방법

- 검사자는 대상자에게 통증이 있는 쪽으로 목 폄, 가쪽굽힘, 돌림을 시킨 후, 머리를 중력 방향으로 부드럽게 압박함
- 목뼈 윗분절과 아래분절로 나누어서 평가가 가능함

음성

- 목이나 팔에 아무런 반응이 나타나지 않음

양성

- 압박력을 가하는 동안 피부분절 분포(dermatom)로 증상이 증가하거나 목의 국소적 통증이 발생함

임상적 의의

- 피부분절로 나타나는 신경학적 증상은 신경근 압박으로 인해 나타날 수 있고, 국소적인 목 통증은 돌기사이관절의 손상으로 인해 발생할 수 있음
- 증상이 심한 경우 단지 목 폄만 실시해도 통증이 발현되나, 증상이 매우 경미한 경우에는 가쪽굽힘과 돌림을 실시해야만 통증이 발현됨

참고 척추사이구멍에 가해지는 압박을 증가시켜 나타나는 목 통증이나 신경학적인 증상을 알아보기 위해 검사를 실시함. 증상이 심할 경우, 더 이상 압박 부하를 증가시키지 않음

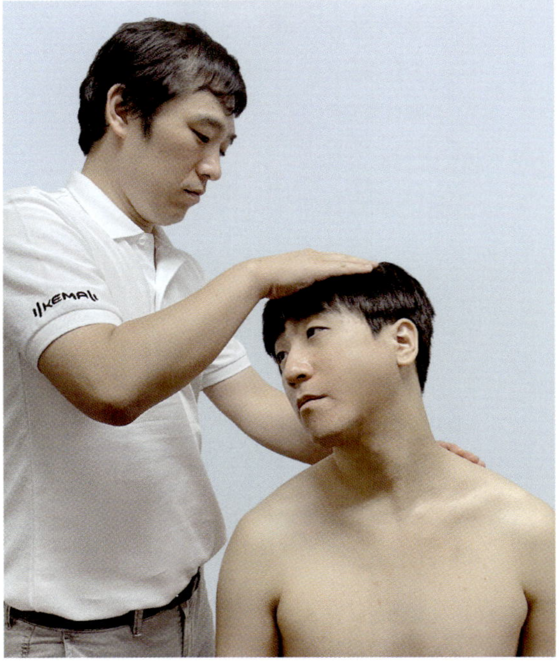

그림 1.83 스펄링 검사

2) 신경역동학 검사 Neurodynamic Test

신경역동학 검사는 신경조직, 신경조직과 관련된 인터페이스(interface), 신경지배를 받는 조직의 기계적 기능과 감수성에 관한 임상적 진단을 위해 사용할 수 있다. 신경역동학 검사는 신경계의 기계적 특성인 긴장(tension), 미끄러짐(slide), 압박(compression)뿐 아니라 신경내 혈류, 염증 기계적 감수성에 영향을 준다. 목뼈 영역에서는 목뼈의 신경근병증(radiculopathy)과 말초신경의 압박을 확인할 수 있다. 신경역동학은 검사를 위한 방법이기도 하지만, 검사 자세 자체가 치료적 중재로 사용할 수 있다.

(1) 표준위팔신경 신경역동학 검사 Standard Upper Limb Neurodynamic Test

자세

- 바로누운 자세
  - 대상자: 바로누운 자세에서 어깨와 팔을 침대 끝에 놓이게 함
  - 검사자: 검사자의 안쪽 다리를 한 걸음 앞으로 내밀고, 대상자의 머리쪽을 향해 위치시킴
  - 손잡기: 검사자 안쪽의 손을 대상자의 어깨 위에 두고 어깨뼈가 약간 내림이 되도록 하여 바닥을 누름. 검사자의 가쪽 손은 대상자의 손을 권총 쥔 모양으로 잡음

방법

- 어깨 벌림(90~110°)과 가쪽돌림(90°)을 실시함
- 아래팔 뒤침, 손목관절과 손가락 폄을 실시함
- 팔꿉관절(주관절, elbow joint)은 굽힘 90°에서 시작하여 천천히 폄

음성

- 첫 번째 손가락부터 세 번째 손가락까지와 아래팔 전면부에 당기는 느낌이 일반적 반응이며, 어깨 앞쪽에서의 당겨지는 느낌이 발생함
- 팔꿉관절의 폄 가동범위는 60°에서 완전 폄까지 가능함

양성

- 손상된 신경 경로를 따라 통증과 신경학적 증상이 발현됨
- 대상자의 통증이 동일하게 재현됨

참고 이 검사는 목과 손 사이를 지나는 대부분의 위팔신경(정중신경, 노신경, 자신경, 팔신경얼기)들을 움직이게 하며, 가장 주되게 작용하는 신경이 정중신경이므로, 이 검사를 정중신경 신경역동학 검사 1로 표현하기도 함

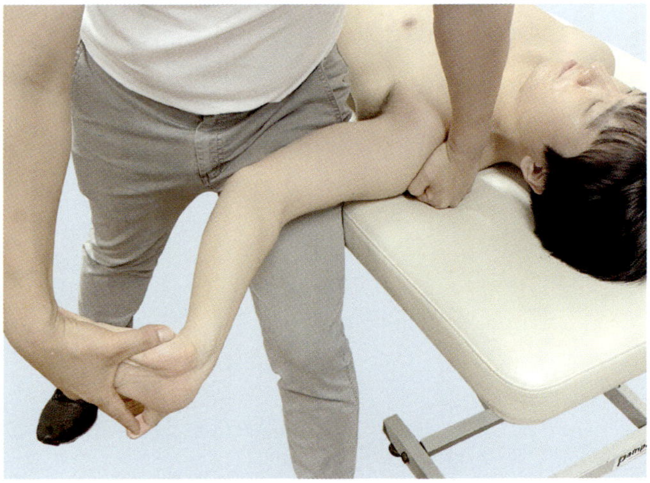

그림 1.84 표준위팔신경 신경역동학 검사

(2) 정중신경 신경역동학 검사 2 Median Neurodynamic Test 2, MNT 2

자세

- 바로누운 자세
    - 대상자: 바로누운 자세에서 어깨와 팔을 침대 끝에 놓이게 함
    - 검사자: 검사자는 대상자의 다리쪽을 향해 서서, 안쪽의 다리를 한 걸음 앞으로 내밀어 대상자의 어깨뼈가 내림이 되도록 살짝 밀어줌
    - 손잡기: 검사자 안쪽 손은 대상자의 팔꿉관절을 지지하고, 가쪽 손은 대상자의 손을 악수하듯이 잡아서 엄지손가락을 걸어준 다음, 대상자의 어깨 위에 두고 어깨뼈가 약간 내림되도록 하여 바닥을 눌러줌. 검사자의 가쪽 손은 대상자의 손을 권총 쥔 모양으로 잡음

방법

- 어깨뼈 내림
- 팔꿉관절을 최대한 폄
- 어깨 가쪽돌림, 아래팔 뒤침, 손목과 손가락 폄
- 필요시 어깨 벌림

음성

- 첫 번째 손가락부터 세 번째 손가락까지와 아래팔 전면부에 당기는 느낌이 일반적 반응
- 가동범위는 어깨 벌림 0~50° 사이에서 팔꿉관절의 완전 폄 가능함

양성

- 손상된 신경 경로를 따라 통증과 신경학적 증상이 발현됨
- 대상자의 통증이 동일하게 재현됨

참고 표준위팔신경 신경역동학 검사와 유사하게 정중신경 영역에서 증상을 호소하는 경우 실시할 수 있음

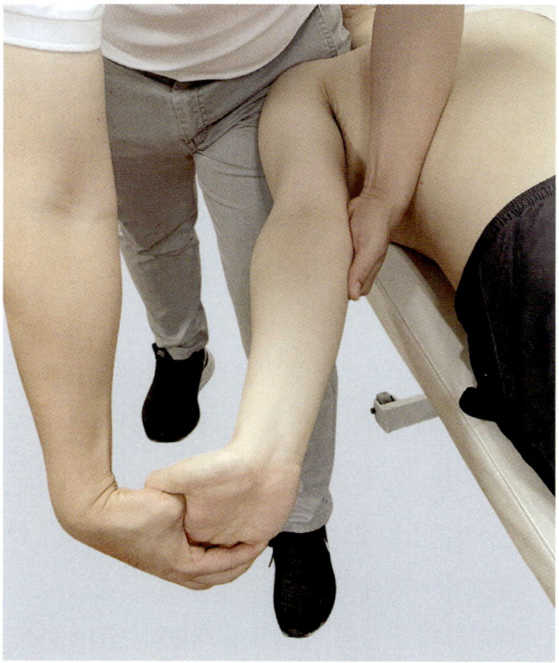

그림 1.85 정중신경 신경역동학 검사 2

(3) 노신경 신경역동학 검사 Radial Neurodynamic Test, RNT

자세

- 바로누운 자세
  - 대상자: 바로누운 자세에서 어깨와 팔을 침대 끝에 놓이게 함
  - 검사자: 검사자는 대상자의 다리쪽을 향해 선 자세에서, 안쪽의 다리를 한 걸음 앞으로 내밀어 대상자의 어깨뼈가 내림되도록 살짝 밀어줌
  - 손잡기: 검사자 안쪽 손은 대상자의 팔꿉관절을 지지하고, 팔꿉관절을 90° 굽힘한 상태에서 가쪽 손은 대상자의 손과 손가락 뒤를 감쌈

방법

- 어깨뼈 내림
- 팔꿉 폄
- 어깨 안쪽돌림과 아래팔 엎침
- 손목과 손가락 굽힘
- 어깨 벌림

음성

- 팔꿉관절의 가쪽에서 아래팔까지 잡아당기는 느낌과 손목관절의 뒤쪽에서 당기는 느낌
- 가동범위는 어깨 벌림 0~50° 사이

양성

- 손상된 신경 경로를 따라 통증과 신경학적 증상이 발현됨
- 대상자의 통증이 동일하게 재현됨

참고 노신경은 위팔뼈 주위를 나선형으로 주행하는 신경으로 안쪽돌림을 통해 노신경의 긴장을 증가시킬 수 있으며, 손목과 엄지손가락의 자세에 의해 몸쪽보다는 먼쪽 영역의 노신경에 긴장을 가중하여 증상이 나타날 수 있음

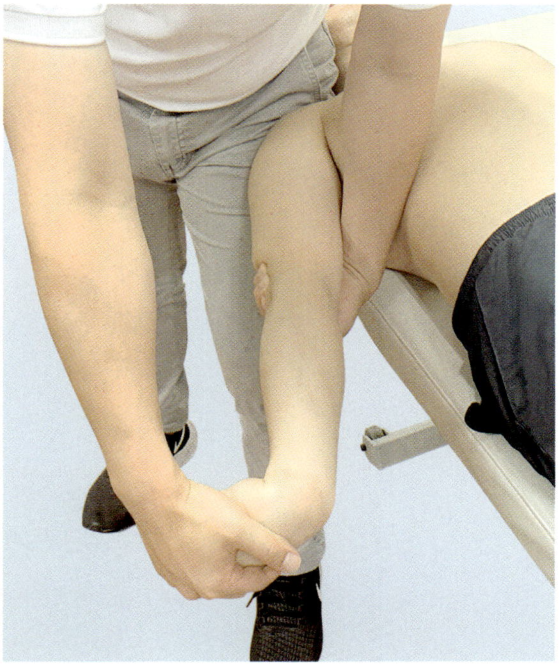

그림 1.86 노신경 신경역동학 검사

(4) 노감각신경 신경역동학 검사 Radial Sensory Neurodynamic Test, RSNT

자세

- 바로누운 자세
  - 대상자: 바로누운 자세에서 어깨와 팔을 침대 끝에 놓이게 함
  - 검사자: 검사자는 대상자의 다리쪽을 향해 선 자세에서, 안쪽의 다리를 한 걸음 앞으로 내밀어 대상자의 어깨뼈가 내림되도록 살짝 밀어줌
  - 손잡기: 검사자 안쪽 손은 대상자의 팔꿉관절을 지지하고, 팔꿉관절을 90° 굽힘한 상태에서 가쪽 손은 대상자의 손과 손가락 뒤를 감쌈

방법

- 어깨뼈 내림
- 어깨 안쪽돌림, 팔꿉 폄, 아래팔 엎침
- 엄지손가락 굽힘과 모음
- 손목 자측 치우침

음성

- 아래팔의 노측 먼쪽 2/3부터 엄지손가락과 두 번째 손가락까지 강한 당김
- 엄지의 힘줄(tendon)을 따라 집중적으로 발현됨

양성

- 손상된 신경 경로를 따라 통증과 신경학적 증상이 발현됨
- 대상자의 통증이 동일하게 재현됨

참고 노신경 중 감각신경의 긴장을 주는 방법으로 드퀘르뱅병의 감별에 유용하게 사용할 수 있음. 자세와 검사는 노신경 신경역동학 검사와 유사하지만, 엄지손가락의 굽힘/모음과 손목관절의 자측굽힘이 추가되며, 이 자세가 이 검사의 핵심요소임

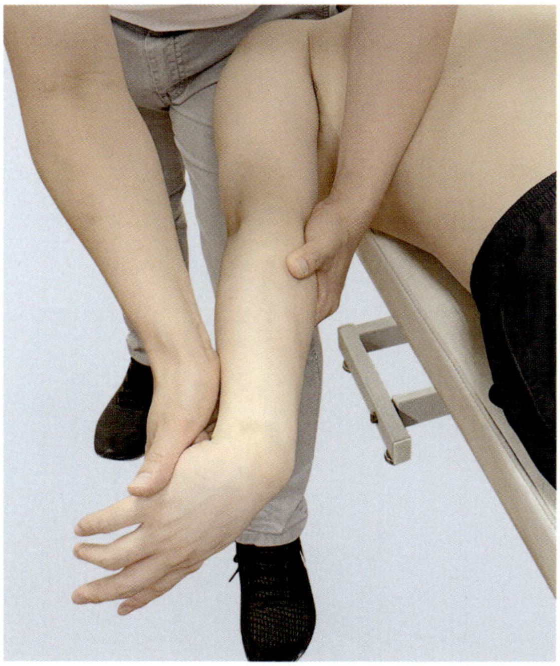

그림 1.87 노감각신경 신경역동학 검사

(5) 자신경 신경역동학 검사 Ulnar Neurodynamic Test, UNT

자세

- 바로누운 자세
  - 대상자: 바로누운 자세에서 어깨와 팔을 침대 끝에 놓이게 함
  - 검사자: 검사자는 안쪽의 다리를 한 걸음 앞으로 내밀고, 대상자의 머리쪽을 향해 위치시킴
  - 손잡기: 검사자 안쪽의 손을 대상자의 어깨 위에 두고 어깨뼈가 약간 내림되도록 하여 바닥을 누름. 대상자의 팔꿉관절이 폄되고, 아래팔이 뒤침되도록 한 후, 검사자의 먼쪽 손은 대상자의 손바닥을 마주 보듯 하여 새끼손가락 쪽으로 잡음

방법

- 어깨뼈 내림
- 손목과 손가락 폄, 아래팔 엎침
- 팔꿉 굽힘
- 어깨 가쪽돌림
- 어깨 벌림

음성

- 팔 전체와 자신경영역 특히 팔꿉관절 안쪽과 새끼손가락 영역에서 증상이 발현됨
- 가동범위는 어깨 벌림 30~90° 사이

양성

- 손상된 신경 경로를 따라 통증과 신경학적 증상이 발현됨
- 대상자의 통증이 동일하게 재현됨

참고 이 검사는 자신경의 영역과 C8-T1 척수신경과 신경뿌리의 영역에 증상이 있을 때 적용함

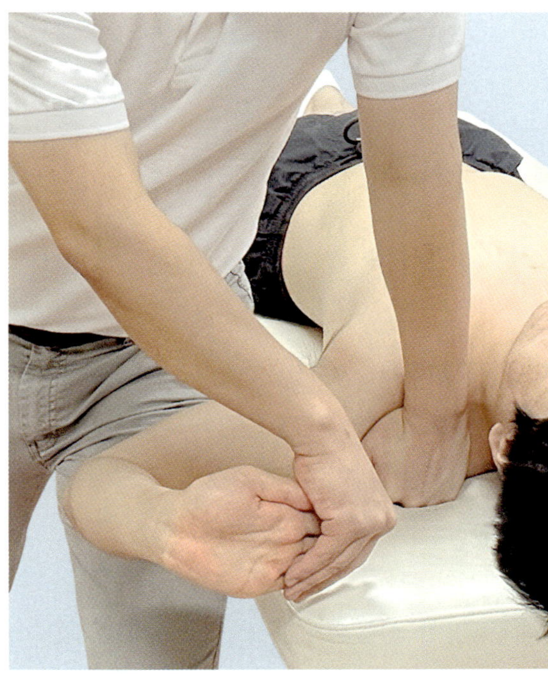

그림 1.88 자신경 신경역동학 검사

9. 목뼈 KEMA 진단 분류

목뼈의 운동장애는 목 폄, 굽힘, 돌림, 폄–돌림, 굽힘–돌림 유형으로 분류된다(그림 1.89).

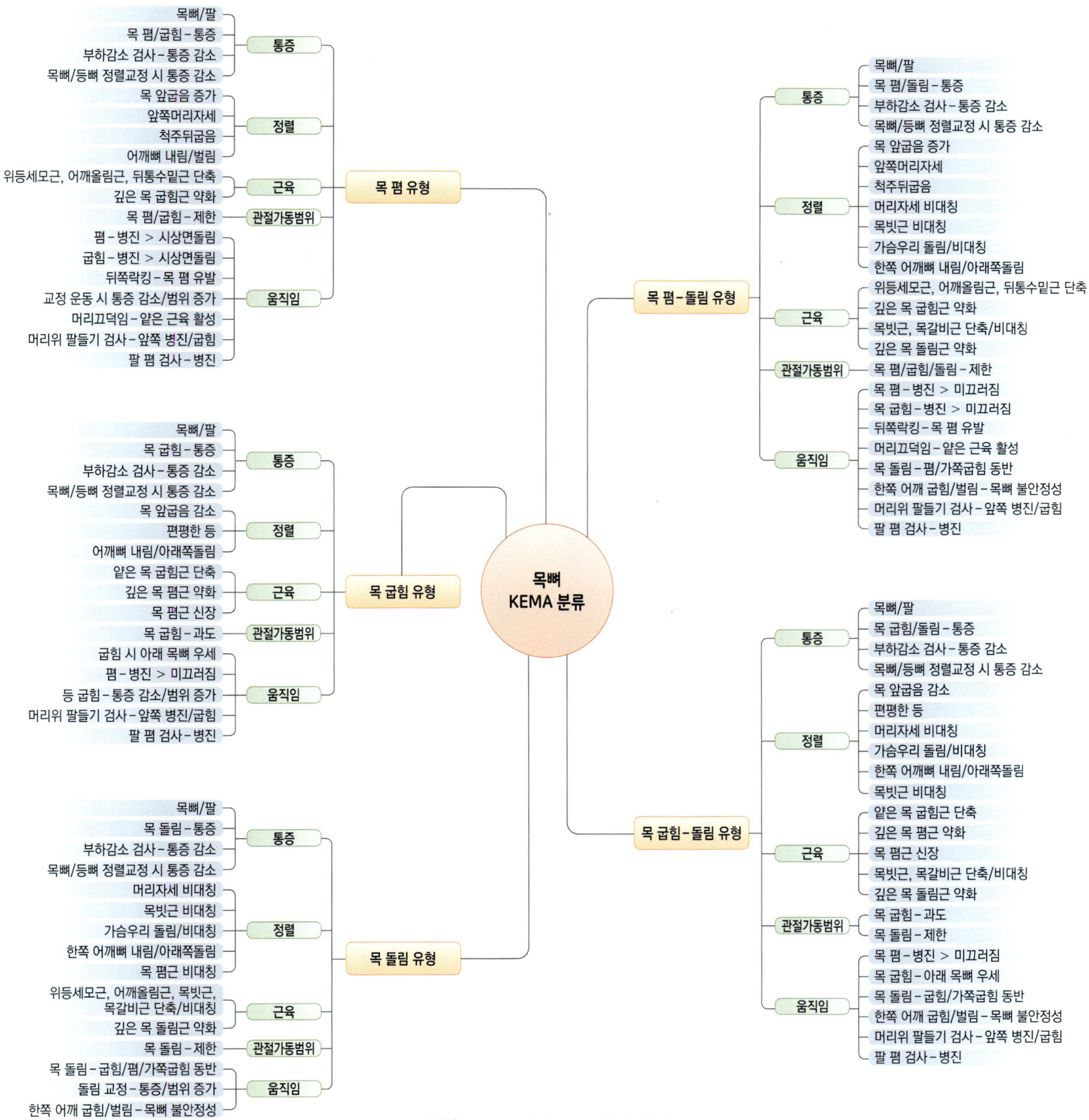

그림 1.89 목뼈 KEMA 분류 체계

1) 분류 기준

(1) 통증 및 증상

목뼈 KEMA 유형들의 공통적인 통증부위는 목뼈 부위이다. 목뼈 신경근의 피부분절 부위에 통증이 나타날 수도 있으며, 어깨뼈 안쪽모서리 부위의 통증이나 팔과 어깨뼈를 지나는 방사통이 나타나기도 한다. 항상 턱이 들려 있는 목뼈가 폄된 자세인 경우에는 뒤통수밑 부위의 통증을 동반한다.

목뼈 KEMA 유형에서는 목의 폄, 굽힘, 돌림을 통한 통증양상을 매우 중요하게 여긴다. 대상자가 어떤 동작에서 주로 통증이 나타나는지 확인한다. 목 폄 유형은 목 폄과 굽힘 모두에서 통증을 호소할 수 있다. 목 굽힘 유형은 주로 목을 구부릴 때 통증이 나타나며, 목 돌림 유형은 목을 좌우로 돌릴 때 통증을 호소한다.

팔의 무게와 어깨뼈목근육(scapulocervical muscle)의 길이 변화는 목뼈 통증에 직접적인 부하를 주는 요소이다. 따라서 어깨뼈 올림 검사와 같은 부하감소 검사를 통해 이러한 요소들이 통증에 기여하는지 확인해야 한다. 팔이음뼈를 수동적으로 들어 올려주었을 때 통증의 감소는 어깨뼈의 내림 자세가 목뼈 통증에 기여한다는 의미이다. 팔을 받쳐주어 팔의 무게를 지지하였을 때 나타나는 통증의 변화는 팔의 무게가 목뼈 통증에 영향을 줌을 확인하는 것이다. 또한 배근육이 발달한 젊은 대상자의 경우 가슴우리를 수동적으로 받쳐줌으로써 통증 감소를 확인할 수 있다.

(2) 정렬 검사

목뼈 유형은 특징적인 자세정렬 요소를 확인할 수 있다. 정상적인 목뼈는 옆에서 보았을 때 안쪽으로 약간의 목굽이인 척주앞굽음을 갖고 있다. 만약 목뼈의 앞굽음이 과도하다면, 목 폄 유형이나 폄–돌림 유형을 의심할 수 있다(그림 1.90). 반대로 목뼈의 앞굽음이 감소하여 편평하게 보인다면, 목 굽힘 유형이나 굽힘–돌림 유형을 의심할 수 있다(그림 1.91). 머리가 어깨 중심보다 더 앞쪽에 위치하고 있거나, 턱이 들려 있는 자세를 취하고 있다면 목 폄 유형의 특징을 보여주는 것이다. 과도한 목 폄 자세를 습관적으로 유지하는 경우에서 목 뒤쪽에 심한 주름이 보이기도 한다(그림 1.92). 평상시 등뼈를 구부리고 앞쪽머리자세를 자주 하는 경우 역시 목 폄 유형을 유발하는 자세요인이다. 반면에 등뼈가 구부러지기보다는 오히려 더 편평한 등뼈의 상태를 갖고 있으면서 목뼈의 앞굽음이 감소하여 편평하게 보인다면 목 굽힘 유형의 특징을 갖고 있는 것이다.

앉거나 선 자세에서 목에 대한 머리의 위치가 대칭적인지 확인해야 한다. 만약 머리의 위치가 약간 기울어져 있고, 앞쪽에서 보았을 때 목빗근의 굵기가 비대칭이거나(그림 1.93), 뒤쪽에서 목 폄근이 비대칭적인 굵기를 갖고 있다면, 이는 목 돌림 유형의 특징이다. 목뼈 근육의 비대칭이 있다면, 등척추근육의 비대칭도 확인요소이다. 돌림 유형의 경우, 한 방향으로 가슴우리가 약간 틀어져 있기도 하다.

대부분의 목뼈 유형은 어깨뼈의 위치가 내림 또는 벌림 상태를 갖고 있다. 특히 돌림 유형의 경우, 한쪽에서 어깨뼈 내림이나 아래쪽돌림이 더 심하게 보이는 비대칭을 갖는다.

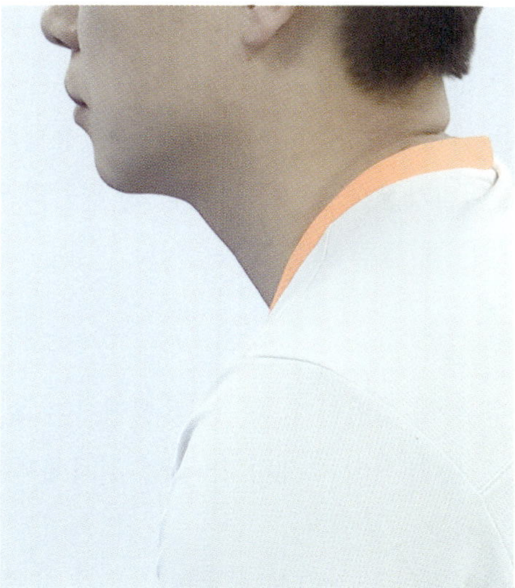

그림 1.90 목 폄 유형의 과도한 목뼈 앞굽음

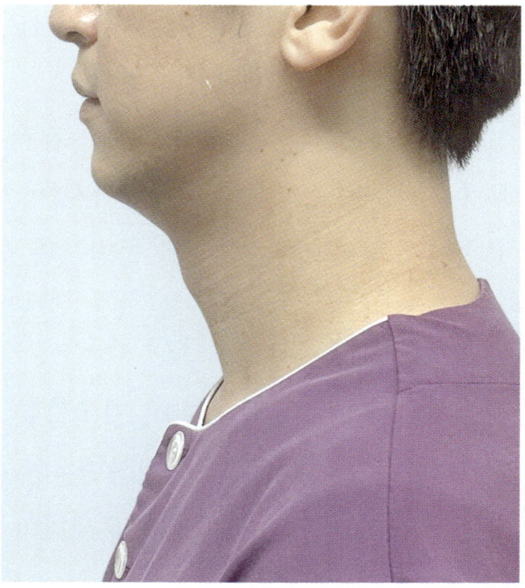

그림 1.91 목 굽힘 유형의 편평한 목굽이(일자목)

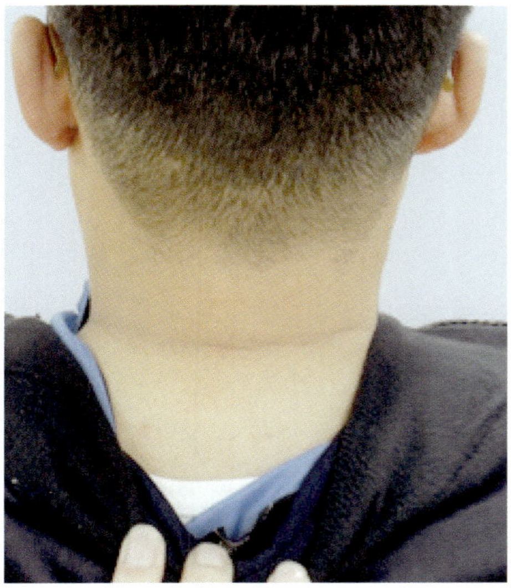

그림 1.92 목 폄 유형의 목 뒤쪽 주름

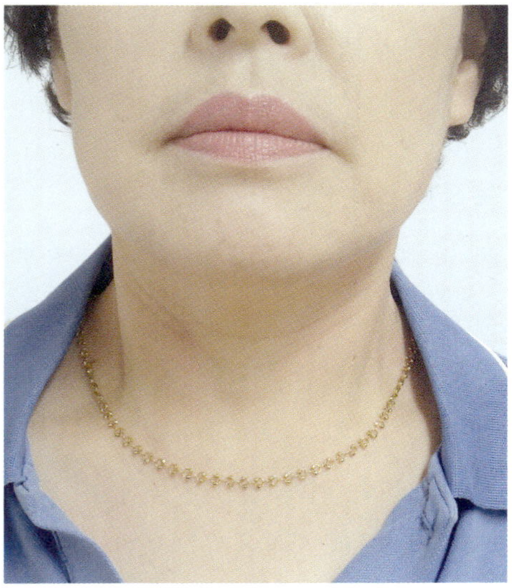

그림 1.93 목 돌림 유형의 비대칭 목빗근

(3) 근육 검사

근육 검사는 근육길이 검사와 근력 검사로 나누어서 실시한다. 목 폄 유형에서는 얕은 목 폄근, 뒤통수밑근, 목덜미인대, 목 뒤쪽 연부조직이 쉽게 짧아진다. 목빗근과 목갈비근이 목 굽힘근으로 사용될 경우, 목 굽힘 유형에서 단축될 수 있다. 위등세모근, 어깨올림근, 목빗근, 목갈비근은 양측성 근육이며, 이러한 근육들이 한쪽만 수축하면 목 돌림 작용을 한다. 따라서 한쪽의 얕은 목 돌림근육의 과활성에 의한 단축은 목 돌림 유형과 관련이 있다.

목긴근과 머리긴근을 포함하는 깊은 목 굽힘근은 쉽게 약화되는 근육이며, 목 폄 유형과 관련이 있다. 뒤통수밑근을 포함하여 머리반가시근, 머리널판근, 머리가장긴근과 같은 깊은 목 폄근의 약화는 목 굽힘 유형에서 나타난다. 깊은 목 돌림근의 약화와 비활성은 목 돌림 유형의 특징이다.

(4) 관절가동범위 검사

관절가동범위는 목 폄, 굽힘, 가쪽굽힘, 돌림 검사를 통해 확인한다. 목 폄 유형에서는 목 폄 검사 시 양쪽 귀를 축으로 하는 뒤쪽 시상면돌림 움직임보다 뒤쪽 병진이 우세하고, 굽힘 검사에서는 앞쪽 시상면돌림 움직임보다 앞쪽 병진이 우세하며, 가동범위의 제한을 보인다.

목 굽힘 유형은 목 굽힘 검사에서 정상 굽힘 가동범위인 45~50°보다 굽힘 각도가 더 증가해 있다. 목 돌림 유형은 목 돌림 검사에서 가동범위가 제한되며, 목뼈의 굽힘이나 폄과 함께 가쪽굽힘이 동반된다. 만약 돌림 운동 시 머리를 잡고 축에 의한 정교한 돌림 운동으로 교정을 하면 돌림 가동범위는 증가될 수 있다.

목뼈의 관절가동범위 검사에서 가동범위의 제한이 있을 때, 팔이음뼈를 수동적으로 들어주는 부하감소 검사를 실시하여 가동범위에 변화가 나타나는지 확인하는 것이 필요하다.

(5) 움직임 검사

목 폄, 굽힘, 돌림, 가쪽굽힘 검사를 통해 움직임 손상을 확인한다. 목 폄 검사는 엎드린 자세, 네발기기 자세, 앉은 자세에서 각각 실시한다(그림 1.94). 목 폄 동작 시 위목뼈에서의 상반되는 뒤쪽의 구르기와 앞쪽의 미끄러짐에 의한 동작과 아래목뼈의 뒤-아래쪽 미끄러짐의 동작이 어우러져 뒤쪽으로의 시상면돌림이 중요하다. 목 폄 유형은 제자리에서 머리가 축돌림을 하는 뒤쪽 시상면돌림보다는 머리가 뒤쪽으로 이동하는 뒤쪽 병진의 움직임이 우세하게 나타난다. 목을 폄하면 목뼈 전체의 폄의 분포가 이루어져야 하나, 목뼈 상부에서 과도한 폄이 보인다. 또한 척추옆근육을 포함하여 외재성 목 폄근육들이 내재성 목 폄근육을 대신하여 과도하게 사용된다. 목 굽힘, 목 폄-돌림, 목 굽힘-돌림 유형에서도 목 폄 검사에서 뒤쪽 시상면돌림보다 뒤쪽 병진이 우세하며, 얕은 목 폄근의 과도한 동원이 관찰된다. 만약 뒤쪽 시상면돌림을 회복하기 위한 정교한 교정 운동을 하게 되면, 통증이 줄어들고 깊은 목 폄근을 동원할 수 있다.

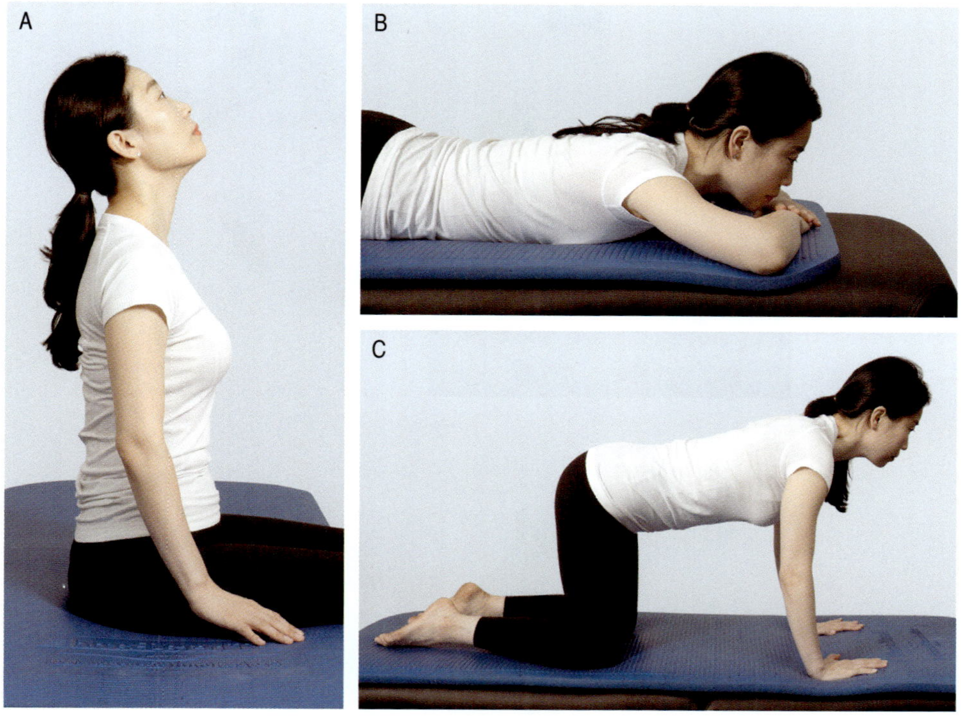

그림 1.94 다양한 자세에서의 목 폄 검사. A: 앉은 자세, B: 엎드린 자세, C: 네발기기 자세

목 굽힘 검사는 바로누운 자세, 네발기기 자세, 앉은 자세에서 각각 실시한다(그림 1.95). 목 폄 유형은 앞쪽으로의 시상면돌림 움직임보다 앞쪽으로 병진이 우세하게 나타나며, 목 뒤쪽 연부조직의 단축으로 굽힘의 가동범위가 제한된다. 목 굽힘 유형에서는 앉은 자세에서 목 굽힘 검사를 주로 실시하며, 목뼈 전체적 움직임 대신 아래목뼈에서 과도한 굽힘 동작이 나타나며, 목뼈가 일자로 펴진다(그림 1.95B).

목 돌림 검사는 네발기기 자세와 앉은 자세에서 실시한다. 목 돌림, 폄–돌림, 굽힘–돌림 유형에서 능동적으로 돌림 검사를 실시하면, 축에 의한 수평을 유지하는 돌림 움직임 대신 목뼈의 굽힘이나 폄과 함께 가쪽굽힘이 동반되는 다방면의 돌림 움직임이 관찰되고, 가동범위가 제한된다. 만약 다른 움직임이 동반된 돌림 운동을 축에 의한 수평을 유지하는 돌림 운동이 일어나도록 교정 운동을 실시하면, 통증은 줄어들고, 돌림의 가동범위는 증가할 수 있다.

목뼈 가쪽굽힘 검사는 앉은 자세와 선 자세에서 실시한다. 양측성의 목 돌림근육들이 적절하게 사용되지 못하고 단축이 되거나 일부 근육이 과사용된다면, 순수한 가쪽굽힘이 아니라 돌림을 동반한 가쪽굽힘이 관찰된다.

뒤쪽락킹 검사는 목 폄 또는 폄–돌림 유형에서 실시한다. 뒤쪽락킹 검사에서 중립의 머리 위치가 목 폄된 위치로 움직임이 일어날 수 있다. 이 검사는 얕은 목 폄근의 단축에 의해서 나타난다.

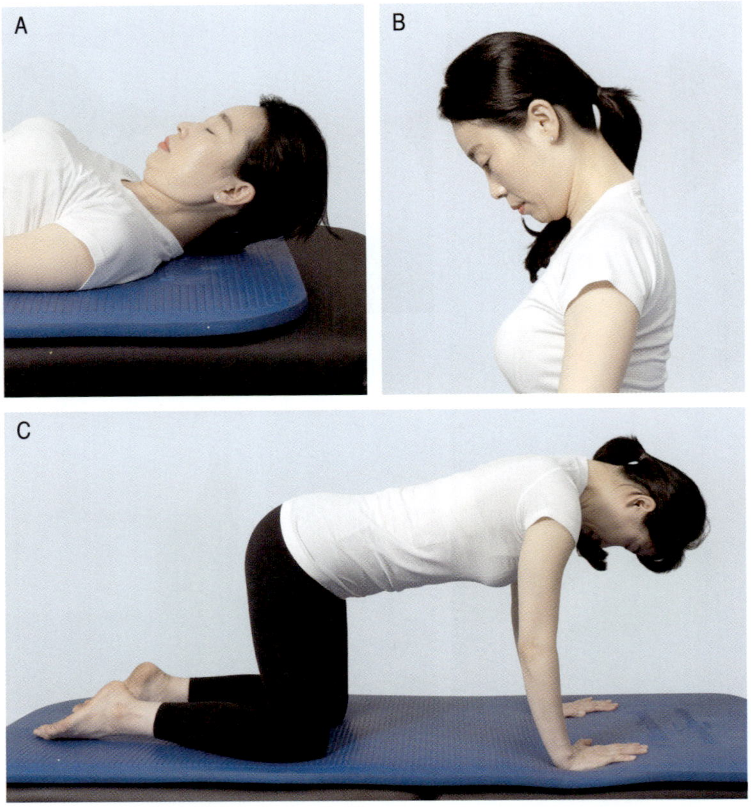

그림 1.95 다양한 자세에서의 목 굽힘 검사. A: 바로누운 자세, B: 앉은 자세, C: 네발기기 자세

(6) 기타 검사

고리뒤통수관절의 움직임을 확인하기 위해 머리끄덕임 검사(nodding test)를 실시한다. 팔의 움직임에 대한 목뼈의 안정성을 검사하기 위해 머리위 팔들기 검사(overhead arm lift test)와 팔 폄 검사(arm extension test)를 실시한다. 척추사이구멍에 압박을 증가시키는 스펄링 검사를 실시하여 목 통증이나 신경학적 증상이 나타나는지 확인한다.

목뼈 KEMA 유형에서는 필히 신경역동학 검사를 실시한다. 노신경, 자신경, 정중신경 등으로 세분화시켜서 검사를 실시하여 양성반응이 나타나는지 확인한다. 신경역동학 검사는 목뼈의 KEMA 분류를 위한 검사보다는 목뼈의 운동장애 시 동반될 수 있는 신경자극 증상을 확인하고 해결하기 위한 검사이다.

10. 목 폄 유형

목 폄 유형(cervical extension type)은 주로 모니터나 앞쪽을 응시하는 자세를 장시간 취하거나, 앞쪽머리자세를 습관적으로 하는 경우, 교통사고로 채찍질손상(whiplash injury)을 입은 후에 나타나는 목 통증과 매우 관련이 깊다. 등 뒤굽음이 심하거나, 과체중으로 팔의 무게가 무겁고 큰 가슴의 체형, 팔을 들 때마다 목을 함께 움직이고, 상대와 대화할 때 고개를 끄덕이며 신체언어를 많이 사용하는 것 또한 목 폄 유형에 영향을 주는 요인들이다.

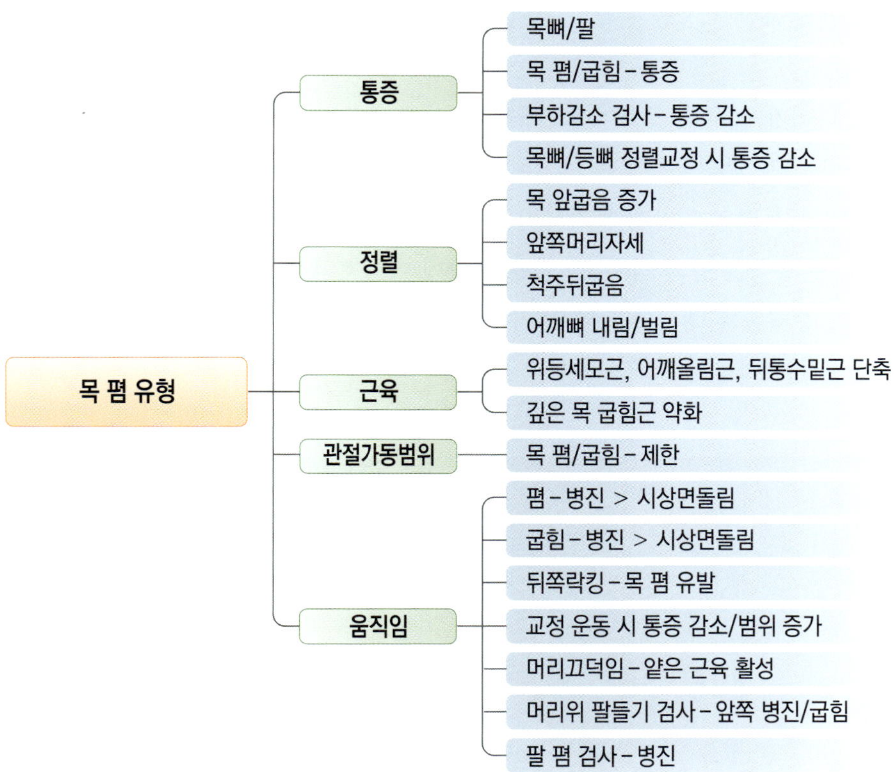

그림 1.96 목 폄 유형 진단 분류

1) 분류 기준

(1) 통증 및 증상

목 폄 유형의 통증부위는 목뼈 부위, 목 신경근 피부분절 부위, 어깨뼈 안쪽모서리 부위이며, 팔과 어깨뼈를 지나는 방사통이 나타나기도 한다. 항상 턱이 들려 있고 목뼈가 뒤로 젖혀진 자세를 지속하는 대상자의 경우에는 뒤통수밑 부위의 통증을 동반한다.

목 폄 유형은 목 폄과 굽힘 동작 모두에서 통증을 호소할 수 있다. 팔이음뼈를 수동적으로 들어 올려주었을 때와 팔을 받쳐주어 팔의 무게를 지지하였을 때에는 목의 통증이 감소한다.

(2) 정렬 검사

목 폄 유형의 정렬은 목뼈의 앞굽음이 과도하게 보이며, 턱이 위쪽으로 들려 있다. 또한 흔히 앞쪽머리자세를 하고 있다. 앞쪽머리자세의 지속으로 뒤통수밑근의 단축은 위목뼈의 과도한 폄 자세를 유발하고, 이로 인해서 목뼈성 두통(cervicogenic headache)이 나타날 수 있다.

과도한 목 폄 자세를 습관적으로 유지하는 경우에서 목 뒤쪽에 심한 주름이 보이기도 한다(그림 1.97). 평상시 등을 구부리는 자세(척주뒤굽음)에서 앞쪽머리자세를 자주 하는 경우라면, 아래목뼈, 특히 목뼈–등뼈 접합부 주위에서 앞쪽 병진이 과도하게 일어나서 마치 목 아래쪽에 혹이 하나 달려 있거나, 언덕이 있는 듯한 불룩한 모양을 관찰할 수 있다. 이러한 자세는 오래된 목 폄 유형의 자세에서 확인가능하다(그림 1.98).

일반적으로 나이가 들수록 앞쪽머리자세가 더 심해진다. 이 경우 위목뼈의 폄과 함께 아래목뼈의 앞쪽 병진도 과도해지는 정렬의 특징을 보이며, 척추사이원반의 퇴행성 변화가 동반된다. 그 결과 척추사이구멍이 좁아지고, 목뼈의 위아래 돌기사이관절이 압박을 받게 된다.

대부분의 목 폄 유형은 등의 척주뒤굽음증과 함께 어깨뼈의 위치가 내림 또는 벌림 상태를 갖고 있다. 목뼈의 효과적인 중재를 위해서는 목뼈 부위뿐만 아니라 인접한 부위인 등뼈의 정렬과 어깨뼈의 정렬에 대한 접근이 함께 필요하다.

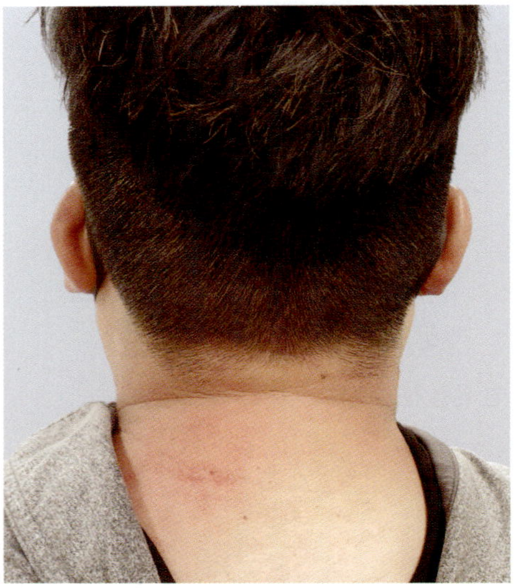

그림 1.97 목 뒤쪽의 주름

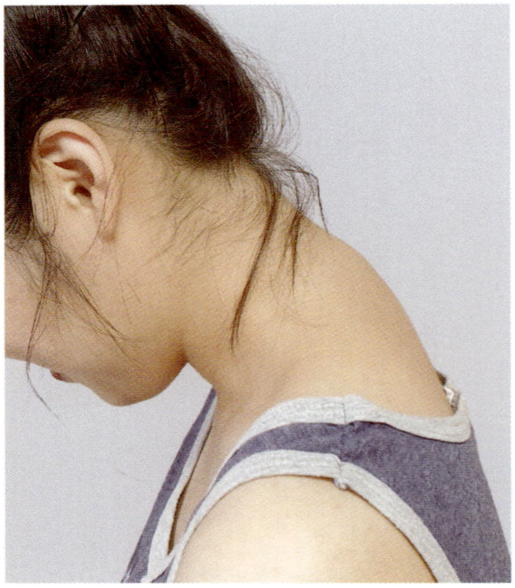

그림 1.98 아래목뼈의 과도한 돌출

(3) 근육 검사

근육 길이 검사는 얕은 목 폄근과 뒤통수밑근을 확인한다. 얕은 목 폄근(위등세모근과 어깨올림근)과 뒤통수밑근(큰뒤머리곧은근과 작은뒤머리곧은근, 위머리빗근과 아래머리빗근)은 목 폄 유형에서 쉽게 짧아질 수 있는 근육이다. 또한 목덜미인대와 목 뒤쪽 연부조직의 단축도 함께 동반되기도 한다.

목 폄 유형과 관련하여 실시하는 근력 검사는 목긴근과 머리긴근과 같은 깊은 목 굽힘근을 확인한다. 일반적으로 목 굽힘근으로써 얕은 목 굽힘근이 우세하게 사용되기 때문에 깊은 목 굽힘근은 약화되고 비활성되어 있다. 깊은 목 굽힘근의 적절한 근력과 근수행력의 회복은 목 폄 유형의 핵심적 중재요소이기도 하다.

(4) 관절가동범위 검사

목 폄, 굽힘, 돌림, 가쪽굽힘 검사를 통해 관절가동범위를 확인한다. 목 폄 유형에서는 목 폄 검사 시 양쪽 귀를 축으로 하는 뒤쪽 시상면돌림 움직임보다 뒤쪽 병진이 우세하며 가동범위가 제한된다. 굽힘 검사에서는 앞쪽 시상면돌림 움직임보다 앞쪽 병진이 우세하고, 가동범위의 제한을 보인다. 목 돌림 검사는 앉은 자세에서 실시한다. 위등세모근과 어깨올림근은 양측성 근육으로, 목 폄 유형에서 이 근육들이 과활성되어 뻣뻣하고 짧아져 있기 때문에 양쪽으로 돌림 운동 시 관절가동범위의 제한이 나타난다. 또한 가쪽굽힘 검사에서도 근육의 뻣뻣함과 단축으로 관절가동범위의 제한을 확인할 수 있다.

목뼈의 관절가동범위 제한이 있을 때 팔이음뼈를 수동적으로 들어주는 부하감소 검사를 실시하면 목의 가동범위는 증가할 것이다.

(5) 움직임 검사

목 폄과 굽힘 검사를 통해 움직임 손상을 확인한다.

목 폄 검사는 엎드린 자세, 네발기기 자세, 앉은 자세에서 각각 실시한다. 목 폄 유형은 제자리에서 머리가 축돌림을 하는 뒤쪽 시상면돌림보다는 머리가 뒤쪽으로 이동하는 뒤쪽 병진의 움직임이 우세하게 나타난다. 목을 폄하면 목뼈 전체의 폄의 분포가 이루어져야 하나, 위목뼈에서 과도한 폄이 보인다(그림 1.99). 또한 위목뼈와 아래목뼈의 움직임을 상대적 속도로 비교한다면, 위목뼈가 보다 빠르게 폄된다.

척추의 퇴행성 변화가 있는 나이든 사람들은 앞쪽머리자세로 아래목뼈의 과도한 앞쪽 병진과 목의 폄된 자세가 시작 자세이기 때문에 목 폄 검사를 시행하면 폄 각도가 제한된다.

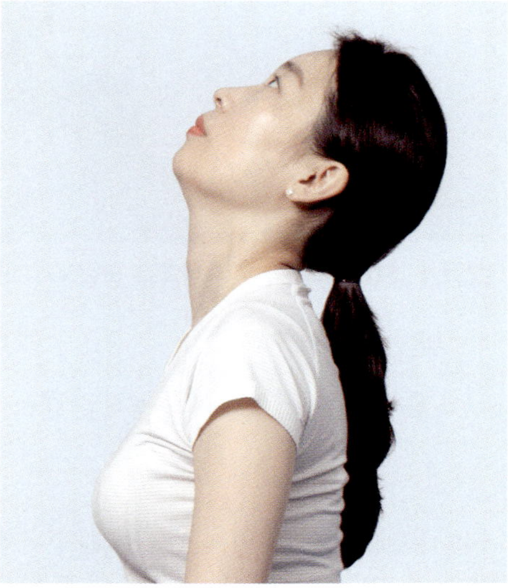

그림 1.99 목 폄 검사에서 위목뼈의 과도한 폄

목뼈의 폄 동작을 할 때, 척추옆근육을 포함한 얕은 목 폄근육들이 깊은 목 폄근육을 대신하여 과도한 동원이 관찰된다. 만약 뒤쪽 시상면돌림을 회복하기 위한 정교한 교정 운동을 하게 되면, 통증이 감소하면서 가동범위도 증가하고 깊은 목 폄근을 동원할 수 있다.

목 굽힘 검사는 바로누운 자세, 네발기기 자세, 앉은 자세에서 각각 실시한다. 목 폄 유형은 목 뒤쪽 연부조직의 단축으로 굽힘의 가동범위가 제한될 수 있으며, 앞쪽으로의 시상면돌림 움직임보다 앞쪽으로 병진이 우세하게 나타나며, 동작 시 가동범위의 제한과 통증이 나타날 수 있다. 굽힘 동작 시 앞쪽 병진에 의한 결함이 계속 된다면, 돌기사이관절이 서로 닿아 압박의 요인이 되며, 굽힘 시의 돌기사이관절의 압박은 폄 동작 시 돌기사이관절의 압박과 유사하게 통증을 유발한다.

① 바로누운 자세에서의 움직임 검사

i) 굽힘 검사

바로누운 자세에서는 목 굽힘 검사를 실시한다. 목 폄 유형은 이 자세에서 앞쪽 시상면돌림이 부족한 상태로 앞쪽 병진을 보인다(그림 1.100). 이때 근육의 동원은 얕은 목 굽힘근의 우세와 깊은 목 굽힘근의 약화와 관련되어 있다.

ii) 확인 검사

검사자가 대상자의 머리를 보조하면서 목 굽힘 시 앞쪽 시상면돌림을 도와주면, 통증이 줄어들고 가동범위도 증가할 수 있다(그림 1.101).

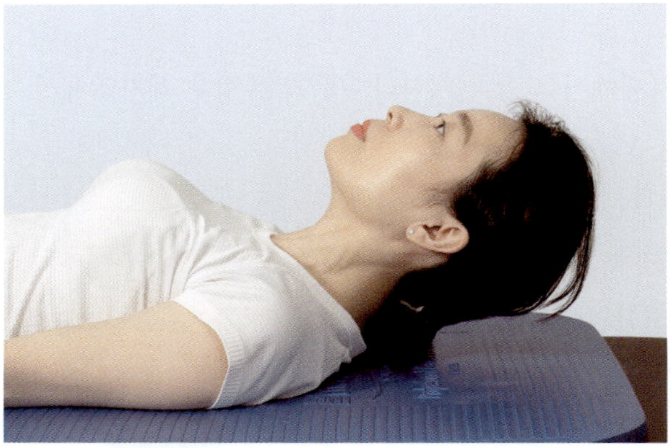

그림 1.100 바로누운 자세의 목 굽힘에서 과도한 앞쪽 병진

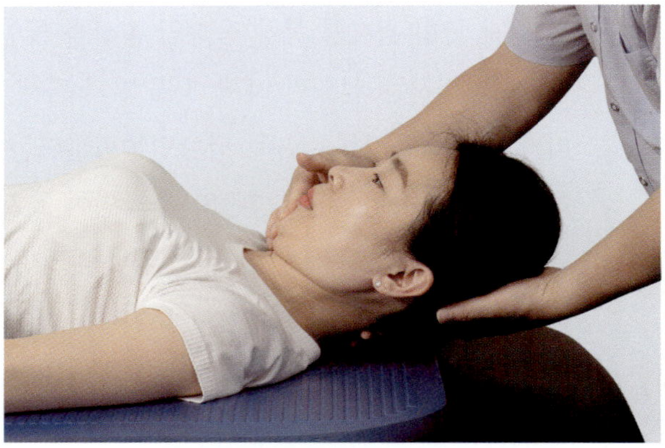

그림 1.101 검사자의 보조에 의한 목 굽힘 확인 검사

② 엎드린 자세에서의 움직임 검사

i) 폄 검사

이 자세에서는 목 폄 검사를 실시하기 적당하다. 대상자는 목 폄 시 뒤쪽 시상면돌림보다 뒤쪽 병진이 더 잘 나타난다. 근육의 동원은 깊은 목 폄근의 동원이 부족하고, 얕은 목 폄근의 과활성과 관련이 있으며, 특히 어깨올림근의 과도한 수축을 확인할 수 있다(그림 1.102).

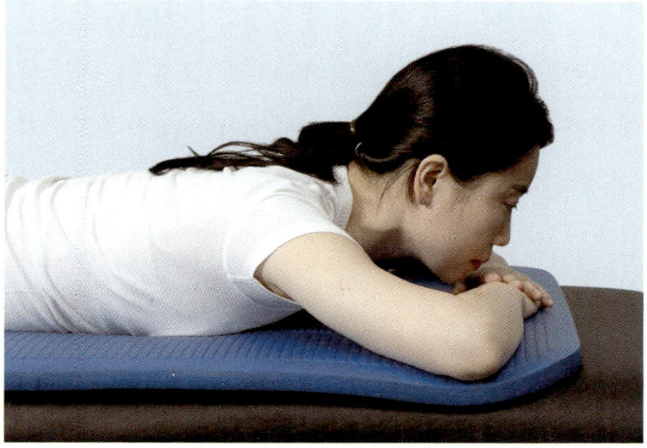

그림 1.102 엎드린 자세에서 목 폄

ii) 확인 검사

검사자가 뒤쪽 시상면돌림이 일어나도록 교정 운동을 실시하면 통증이 감소한다.

③ 네발기기 자세에서의 움직임 검사

i) 폄 검사

네발기기 자세에서의 폄 검사는 위의 엎드린 자세에서의 폄 검사와 같이 뒤쪽 시상면돌림보다 뒤쪽 병진의 각도가 더 크게 나타난다(그림 1.103).

ii) 뒤쪽락킹 검사

대상자는 뒤쪽락킹 검사를 하는 동안에 중립의 머리 위치가 목 폄된 위치로 움직임이 발생할 수 있다(그림 1.104). 뒤쪽락킹을 하는 동안 어깨뼈는 위쪽돌림이 되는데, 목 폄 유형에서는 아래쪽돌림근육인 어깨올림근이 단축되어서 충분이 늘어나지 못하기 때문에 보상적으로 목 폄이 나타나는 것이다.

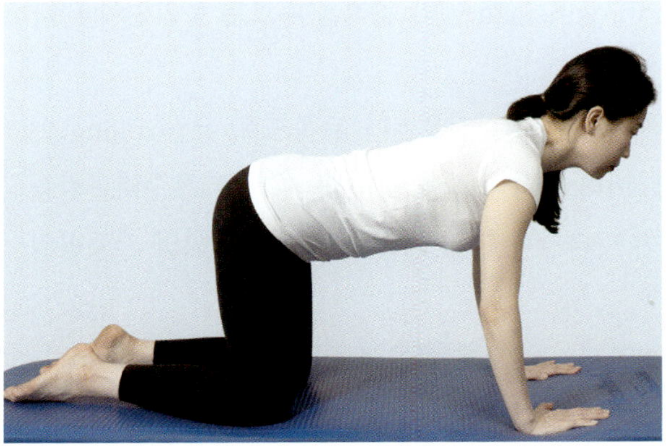

그림 1.103 네발기기 자세에서의 목 폄에서 뒤쪽 병진

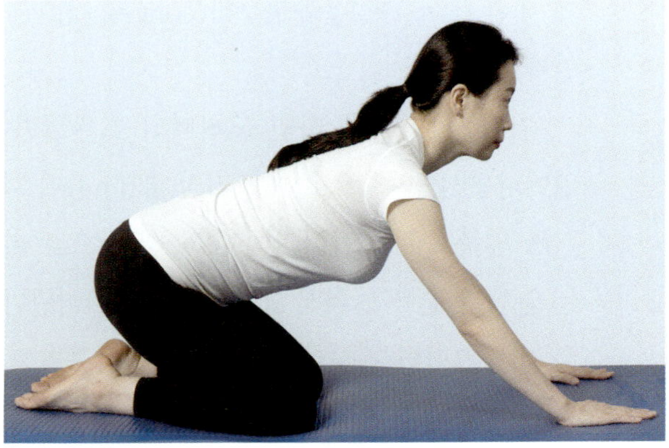

그림 1.104 뒤쪽락킹 검사에서 목 폄 유발

iii) 확인 검사

폄 검사에서 검사자가 뒤쪽 시상면돌림이 일어나도록 교정 운동을 실시하면 통증이 감소한다. 뒤쪽락킹 검사에서는 대상자에게 턱을 당기는 자세(chin-in)를 유지하게 하고 뒤쪽락킹을 반복하면, 보상적 목 폄이 줄어들게 된다.

④ 앉은 자세에서의 움직임 검사

i) 폄과 굽힘

앉은 자세에서 목 폄 검사는 머리의 뒤쪽 시상면돌림보다 뒤쪽 병진이 더 잘 나타난다. 굽힘 검사에서는 앞쪽 시상면돌림 움직임보다 앞쪽 병진이 우세하게 나타난다.

ii) 확인 검사

대상자가 동작을 하지 않는 상태에서도 통증을 호소한다면 먼저 자세정렬을 교정한다. 앞쪽머리자세와 척주뒤굽음을 교정한 상태로 통증의 경감을 확인한다.

부하감소 검사를 위해 어깨뼈를 수동으로 들어주거나 팔을 받쳐준 상태에서 폄 검사와 굽힘 검사를 실시한다. 팔 무게의 감소와 얕은 목 폄근의 이완이 목뼈에 가해지는 부하와 전단력을 줄일 수 있으며, 이를 통해 통증이 감소하고, 가동범위가 증가할 수 있다.

또한 헬스장에서 웨이트 훈련을 많이 하는 배근육이 매우 발달한 젊은 대상자의 경우 배근육의 과도한 뻣뻣함으로 인하여 가슴우리가 과도하게 아래 방향으로 당겨지고, 목갈비근에 영향을 준다. 이 경우에 가슴우리를 수동적으로 받쳐주는 것은 목갈비근의 긴장을 줄여줌으로써 통증 감소를 확인할 수 있으며, 목의 폄 동작에서 가동범위가 증가된다.

⑤ 머리끄덕임 검사

머리끄덕임 검사는 고리뒤통수관절에서 일어나는 굽힘과 폄의 움직임을 확인하는 것이다. 머리뼈의 뒤통수뼈관절융기(후두과, occipital condyle)의 볼록면과 고리뼈의 위관절면의 오목면이 만나서 오목에 대한 볼록 관절운동형상학(convex on concave arthrokinematics)의 원칙을 따르는 움직임이 나타난다.

머리 폄 동작을 하면 고리뼈의 위관절면에 대해서 뒤통수뼈관절융기가 뒤쪽으로 굴림(rolling)이 일어나면서, 앞쪽으로 미끄러짐(gliding)이 나타난다. 머리 굽힘 동작을 하면, 반대로 뒤통수뼈관절융기가 앞쪽으로 굴림이 일어나고, 뒤쪽으로 미끄러짐이 나타난다(그림 1.105). 머리끄덕임의 가동범위는 굽힘과 폄을 합쳐서 20~30° 정도 일어난다.

머리끄덕임 검사에서 깊은 목 굽힘근과 깊은 목 폄근의 작용으로 머리의 움직임이 일어나야 한다. 깊은 목 근육이 활성화되지 못한다면, 얕은 목 굽힘근과 얕은 목 폄근에 의해서 머리의 움직임이 유발

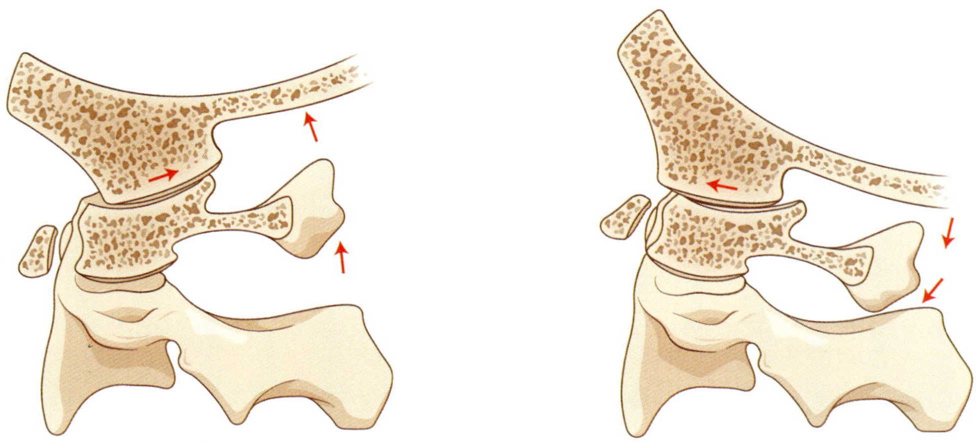

그림 1.105 머리끄덕임의 관절운동형상학. A: 굽힘, B: 폄

되어 정교하지 않은 머리끄덕임 움직임이 나타난다. 목 뒤 연부조직의 단축을 가진 목 폄 유형은 굽힘 방향으로 머리끄덕임을 할 때, 뒤쪽 연부조직의 당김으로 인해 동작수행이 어렵다.

⑥ 머리위 팔들기 검사

머리 위로 양팔을 최대한 들어 올리는 머리위 팔들기 검사는 팔의 움직임과 목뼈의 움직임에 대한 분리운동 능력을 확인하는 검사이다. 팔의 움직임에 관여하는 근육들이 목뼈와 연결되어 있으며, 목뼈의 안정성이 부족하다면, 팔이 움직일 때 목뼈가 굽힘이나 폄, 앞쪽으로의 병진과 같은 움직임이 관찰될 수 있다. 정상인과 앞쪽머리자세 대상자의 머리위 팔들기 검사를 비교한 연구에서 정상군은 1.1cm 정도 앞쪽 병진이 나타나는 반면, 앞쪽머리자세군은 6.65cm만큼 앞쪽 병진이 유발되어서, 양팔을 위로 들 때 머리가 고정되지 못하고 앞쪽으로 과도하게 이동하는 것을 확인하였다.

⑦ 팔 폄 검사

바로선 자세에서 양팔을 뒤쪽으로 최대한 폄을 하는 팔 폄 검사도 팔의 움직임과 목뼈의 움직임에 대한 분리운동을 확인하는 목뼈 안정성 검사이다. 팔이 최대 폄을 할 때 목뼈의 움직임이 보이지 않아야 하며, 굽힘, 폄, 앞쪽 병진이나 뒤당김이 나타난다면 양성반응으로 목뼈의 안정성에 문제가 있음을 확인할 수 있다.

(6) 기타 검사

목 폄 유형에서는 노신경, 자신경, 정중신경을 포함하는 신경역동학 검사를 실시하여 양성반응이 나타나는지 확인한다. 또한 스펄링 검사를 실시하며 신경학적 증상이 나타나는지 확인한다.

2) 분류

(1) 목 폄 유형 진단 분류

목 폄 유형의 기여 요인으로는 통증, 정렬, 근육, 관절가동범위, 움직임 검사의 결과 등이 있다. 평가항목 9개 중 6개 이상 양성이면(60% 이상) 목 폄 유형으로 분류한다(표 1.1).

표 1.1 목 폄 유형 진단 분류표

기여 요인	검사 내용	반응
통증	폄/굽힘 동작 시 통증	양성/음성
정렬	목 앞굽음 증가	양성/음성
	앞쪽머리자세	양성/음성
	척주뒤굽음	양성/음성
근육	깊은 목 굽힘근 약화	양성/음성
	얕은 목 폄근 단축	양성/음성
관절가동범위	폄/ 굽힘 동작 제한	양성/음성
움직임	머리끄덕임 검사	양성/음성
	목 폄 검사(확인 검사)	양성/음성

(2) 진단에 따른 중증도 평가

목 폄 유형으로 분류된 경우에 중증도 분류를 위해 수행된다. 통증 요인(15점)은 시각상사척도(visual analog scale, VAS)를 이용한다. 해당되는 통증 점수 영역에 따라 점수가 부여된다. 정렬 요인(25점)은 선 자세에서의 머리와 몸통의 정렬 상태에 따라 각각 점수가 부여된다. 폄 유형을 유발할 수 있는 근육들의 근력 및 근육길이 검사 결과에 따라 양성반응인 경우마다 각각 점수가 부여된다(25점). 폄과 굽힘 동작을 통해 관절가동범위 요인(10점)의 점수를 부여한다. 움직임 요인(25점)은 아래 표에 제시된 움직임 검사의 결과에 따라 양성반응인 경우마다 각각 점수가 부여된다. 진단에 따른 중증도 평가는 중재 전후에 실시하여 환자 상태의 변화를 확인한다(표 1.2).

표 1.2 목 폄 유형의 진단에 따른 중증도 평가표

<table>
<tr><th>기여 요인</th><th colspan="3">통증 점수(VAS)</th><th>점수</th></tr>
<tr><td rowspan="3">통증
(15)</td><td colspan="3">1~3</td><td>5</td></tr>
<tr><td colspan="3">4~7</td><td>10</td></tr>
<tr><td colspan="3">8~10</td><td>15</td></tr>
<tr><td rowspan="6">정렬
(25)</td><td colspan="3">정렬 상태</td><td>점수</td></tr>
<tr><td colspan="2" rowspan="2">목 앞굽음(머리돌림각 CRA)</td><td>145~155°</td><td>5</td></tr>
<tr><td>156° 이상</td><td>10</td></tr>
<tr><td colspan="2" rowspan="2">앞쪽머리자세(머리척추각 CVA)</td><td>45~50°</td><td>5</td></tr>
<tr><td>44° 이하</td><td>10</td></tr>
<tr><td colspan="2">척주뒤굽음</td><td>정상 이상의 굽은 등</td><td>5</td></tr>
<tr><td rowspan="5">근육
(25)</td><td>근육</td><td>검사</td><td>검사의 양성반응</td><td>점수</td></tr>
<tr><td>깊은 목 굽힘근</td><td>근력 검사</td><td>약화</td><td>10</td></tr>
<tr><td>위등세모근</td><td rowspan="3">근육 길이 검사</td><td>단축</td><td>5</td></tr>
<tr><td>어깨올림근</td><td>단축</td><td>5</td></tr>
<tr><td>목덜미인대</td><td>단축</td><td>5</td></tr>
<tr><td rowspan="5">관절가동범위
(10)</td><td colspan="3">분류</td><td>점수</td></tr>
<tr><td rowspan="2">폄</td><td colspan="2">55~70°</td><td>3</td></tr>
<tr><td colspan="2">55° 미만</td><td>5</td></tr>
<tr><td rowspan="2">굽힘</td><td colspan="2">30~40°</td><td>3</td></tr>
<tr><td colspan="2">30° 미만</td><td>5</td></tr>
<tr><td rowspan="8">움직임
(25)</td><td>검사</td><td colspan="2">양성반응</td><td>점수</td></tr>
<tr><td rowspan="2">폄</td><td colspan="2">뒤쪽 병진</td><td>3</td></tr>
<tr><td colspan="2">뒤쪽 병진 및 확인 검사</td><td>5</td></tr>
<tr><td rowspan="2">굽힘</td><td colspan="2">앞쪽 병진</td><td>3</td></tr>
<tr><td colspan="2">앞쪽 병진 및 확인 검사</td><td>5</td></tr>
<tr><td>뒤쪽락킹</td><td colspan="2">머리 폄</td><td>5</td></tr>
<tr><td>머리끄덕임 검사</td><td colspan="2">제한 및 얕은 목 굽힘근 동원</td><td>5</td></tr>
<tr><td>머리위 팔들기 검사</td><td colspan="2">앞쪽 병진/굽힘</td><td>5</td></tr>
<tr><td colspan="4">총점</td><td>100</td></tr>
</table>

3) 중재

(1) 움직임 교육

① 바로누운 자세

머리끄덕임이 상부의 깊은 목 굽힘근에 의해 일어나도록 누운 자세에서 머리를 들지 않고 천천히 굽힘 방향으로 머리끄덕임을 실시한다. 머리끄덕임 동작은 목뼈의 움직임을 동반하지 않음에 주의해야 한다.

머리를 들면서 목 굽힘 시 앞쪽으로 병진이 일어나지 않고, 앞쪽 시상면돌림에 의한 목 굽힘이 일어나도록 얕은 목 굽힘근의 동원을 줄이면서 시상면돌림 훈련을 한다. 대상자는 머리가 공이라고 생각하고 천천히 공을 제자리에서 조금만 굴린다고 상상하면서 실시한다(그림 1.106). 머리를 들더라도, 당겨진 턱이 그대로 유지되어야 한다. 만약 앞쪽 목에 가까워진 턱이 들린다면, 깊은 목 굽힘근 약화를 의심해야 한다.

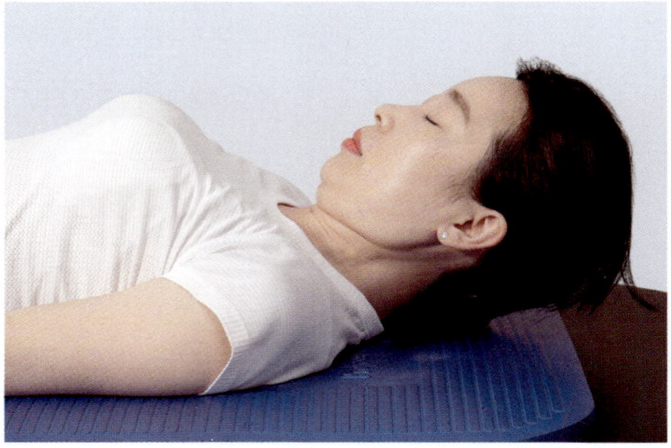

그림 1.106 바로누운 자세의 목 굽힘

머리들기 동작을 잘 유지할 수 없거나, 얕은 목 굽힘근을 과도하게 사용한다면, 목 굽힘 시 보조를 통한 깊은 목 굽힘근을 강화할 수 있다. 팔 보조에 의한 목 굽힘을 할 때에는 단계를 나누어 실시한다. 첫 단계에서는 머리를 지면에서 들지 않고 머리끄덕임과 같은 동작만 일어나게 훈련한다(그림 1.107). 이 단계를 충분히 잘 수행한다면, 팔 보조를 하여 머리를 지면에서 살짝 들어 올린다(그림 1.108). 이때도 앞쪽 시상면돌림이 일어나는 '공굴림'으로 실시한다.

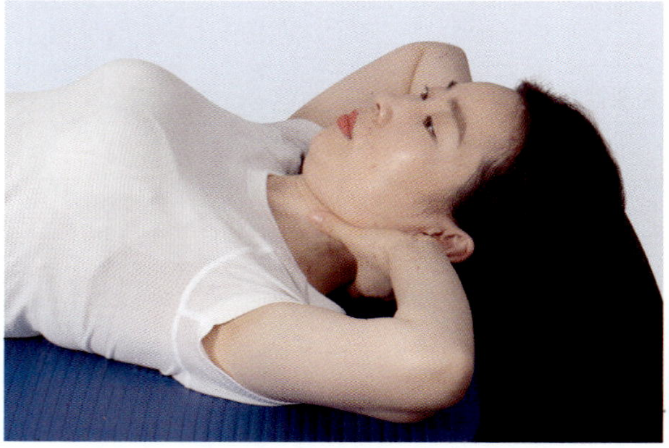

그림 1.107 시상면돌림에 의한 목 굽힘

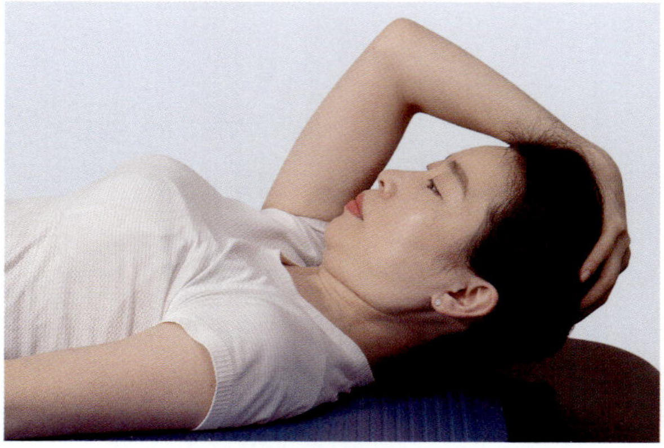

그림 1.108 팔 보조를 이용한 목 굽힘근 강화

② 엎드린 자세

머리끄덕임의 폄 동작을 통한 뒤쪽 시상면돌림을 훈련한다. 먼저 엎드린 자세에서 손바닥을 얼굴 앞쪽으로 가져간 후 코를 손바닥의 손목 가까이에 댄다. 뒤쪽 공굴림이 일어나듯 코가 손바닥을 지나게 하면서 머리끄덕임의 폄 동작을 실시한다(그림 1.109). 이 동작이 잘 수행된다면, 코가 손가락을 지나면서 목 폄이 일어나게 한다. 이때 뒤쪽 시상면돌림이 잘 수행되기 위해서는 깊은 목 폄근육들의 동원이 잘 일어나야 한다. 만약 위등세모근이나 어깨올림근이 과활성된다면, 뒤쪽 시상면돌림보다는 뒤쪽 병진이 우세하게 유발될 수 있다. 엎드린 자세에서의 폄 동작은 대상자가 의식하지 않으면 자칫 머리를 든다는 생각에 뒤쪽 병진이 쉽게 일어날 수 있으므로, 대상자에게 "머리를 들어보세요."라는 구두지시보다는 "머리를 공처럼 뒤쪽으로 제자리에서 굴리세요."라고 지시한다(그림 1.110).

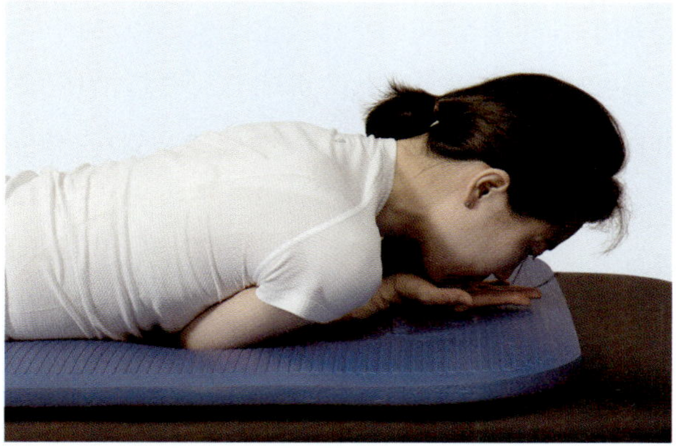

그림 1.109 엎드린 자세에서 뒤쪽 시상면돌림

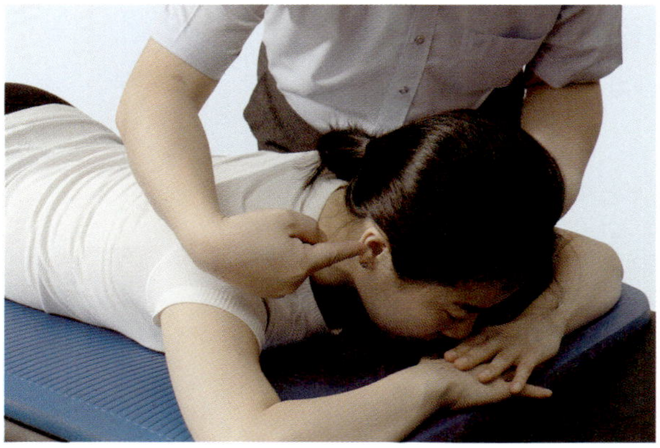

그림 1.110 뒤쪽 시상면돌림 훈련

③ 네발기기 자세

네발기기 자세에서는 엎드린 자세와 같이 머리끄덕임의 굽힘과 폄을 먼저 훈련한 후, 목 폄과 굽힘의 시상면돌림을 실시한다. 앞쪽과 뒤쪽으로의 시상면돌림이 깊은 목근육에 의해 일어나도록 천천히 실시한다(그림 1.111). 폄 동작 시에는 엎드린 자세에서 실시하는 것과 동일하게 동작을 하도록 한다. 엎드린 자세와 네발기기 자세에서의 폄은 중력에 대항하며 동작이 일어나기 때문에 주의하지 않으면 얕은 목 폄근육이 쉽게 활성화가 될 수 있다. 폄을 하면서 얕은 목 폄근육의 동원이 크게 나타나지 않는다면, 점차적으로 저항을 주면서 폄 훈련을 할 수 있다(그림 1.112).

네발기기 자세에서 뒤쪽락킹을 목 폄의 보상 움직임 없이 수행하는 것을 연습한다. 뒤쪽락킹 시 머리의 위치가 시작 자세를 유지하며, 동작의 마지막까지도 목이 뒤로 폄되지 않도록 유지시킨다(그림 1.113). 어깨올림근의 단축에 의한 목 폄의 영향을 받지 않도록 하는 훈련이다.

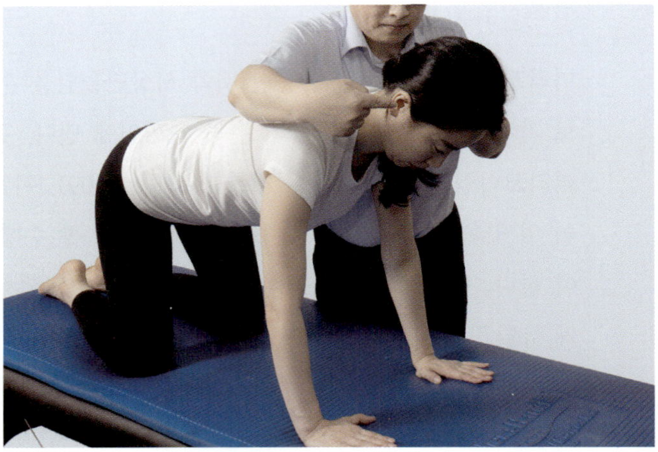

그림 1.111 네발기기 자세에서 시상면돌림

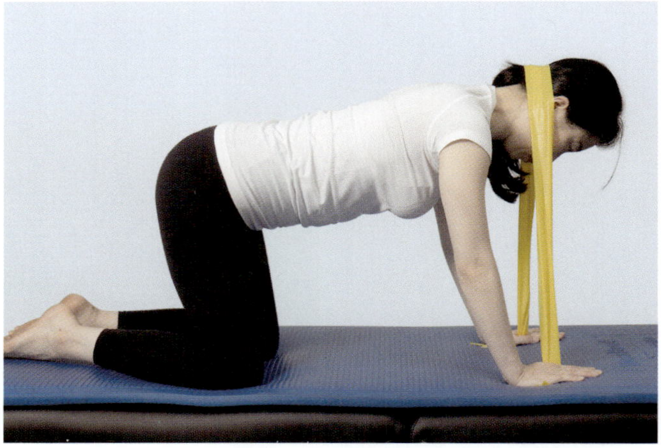

그림 1.112 네발기기 자세에서 저항을 이용한 시상면돌림

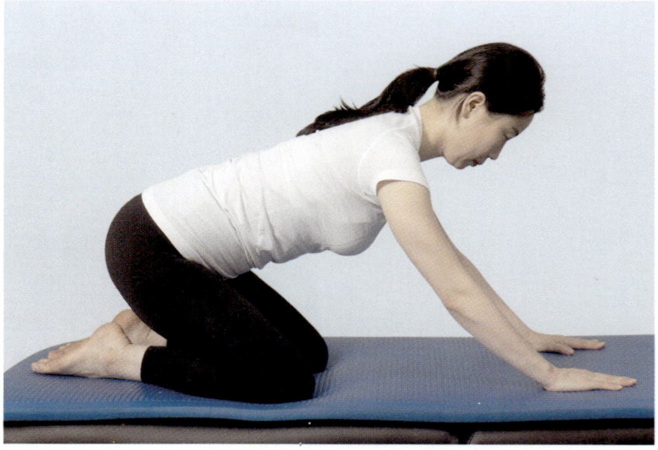

그림 1.113 뒤쪽락킹 동안 머리자세 유지하기

④ 앉은 자세

앉을 때 등뼈를 구부리지 않고 펴는 자세를 유지하면서 턱을 자연스럽게 당기도록 해야 한다(그림 1.114). 팔의 무게를 지지할 수 있도록 팔걸이가 있는 의자에 앉거나, 테이블 위에 팔을 지지하고(그림 1.115), 다리 위에 베개를 높게 쌓아서 팔을 받치도록 한다. 만약 의자를 벽 쪽에 붙여 놓을 수 있다면, 척추 전체를 벽면에 밀착시키고, 머리도 벽면에 닿게 한 다음 천천히 턱을 당겨 뒤쪽으로 펴되어 있는 목뼈를 바르게 하도록 한다(그림 1.116).

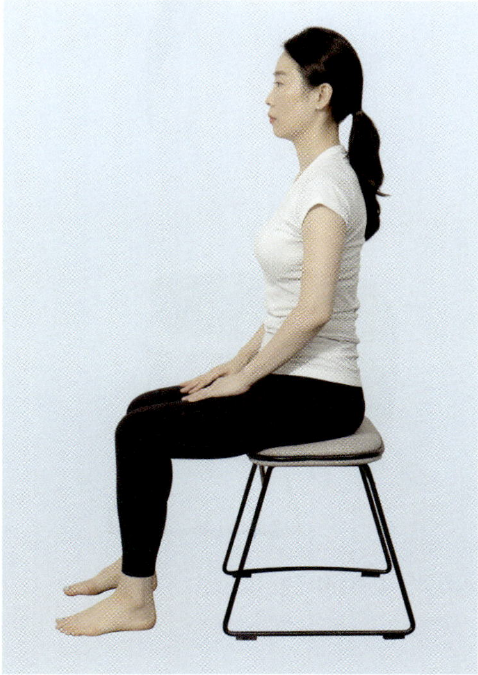

그림 1.114 의자에서 등을 바르게 펴고 앉기

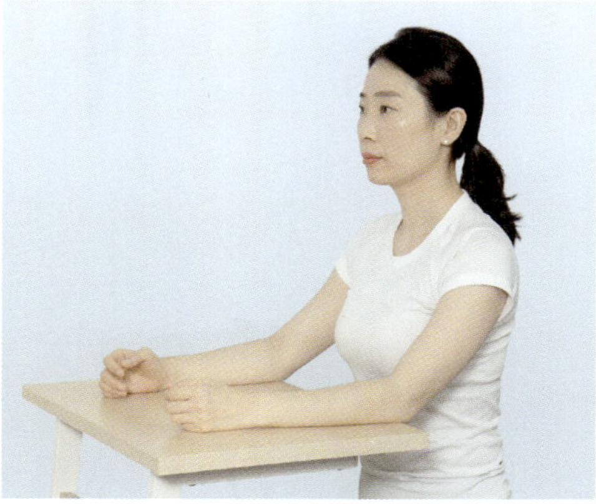

그림 1.115 테이블 위에 팔의 무게 지지하기

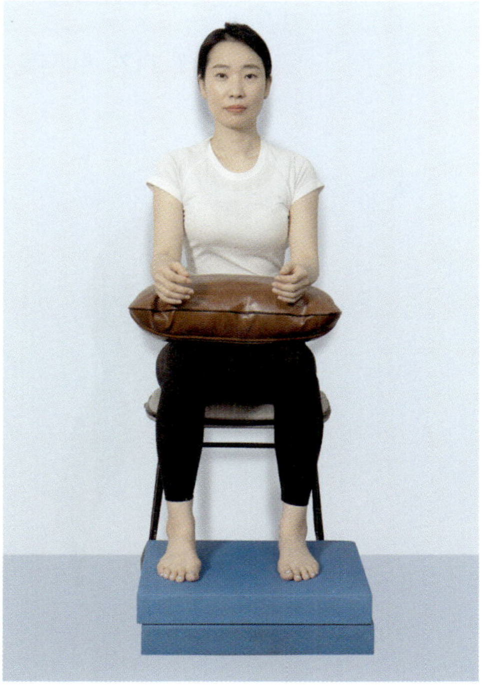

그림 1.116 벽에 기대어 베개로 팔의 무게 지지하기

머리끄덕임 훈련을 앉은 자세에서 시행한다. 등을 펴고 앉은 자세에서 한쪽 팔을 얼굴 앞쪽으로 들어 손바닥을 보게 한다. 코를 손바닥의 2/3 지점에 닿게 한 후 코가 손바닥과 손가락에서 떨어지지 않게 하면서 머리끄덕임의 폄과 굽힘을 연습한다(그림 1.117). 손바닥을 이용한 머리끄덕임 운동이 잘 된다면, 앉은 자세에서 턱을 당기고, 손바닥 없이 머리끄덕임 연습을 실시한다(그림 1.118).

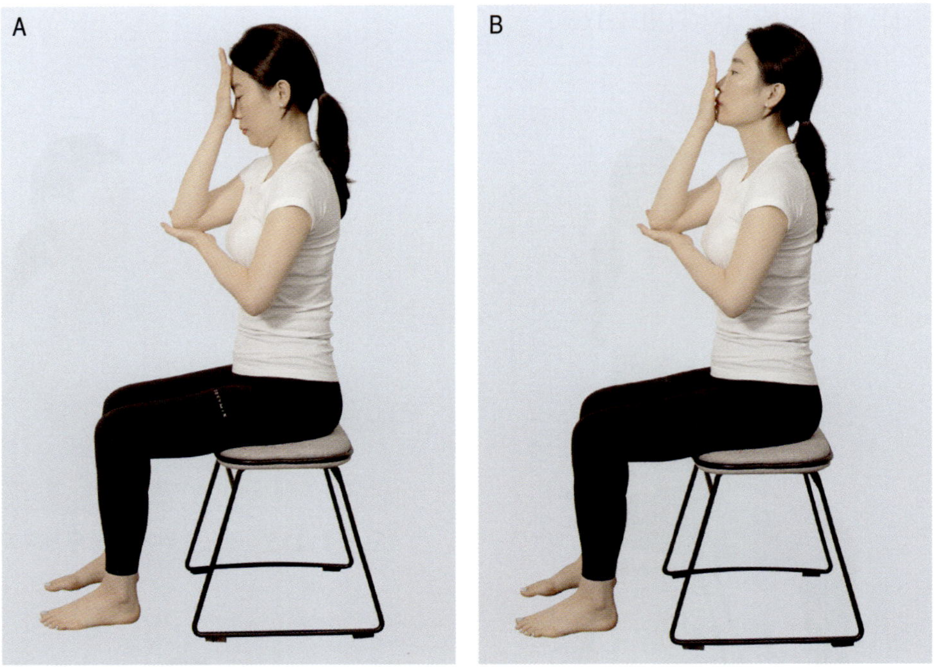

그림 1.117 손바닥을 이용한 머리끄덕임 훈련. A: 굽힘, B: 폄

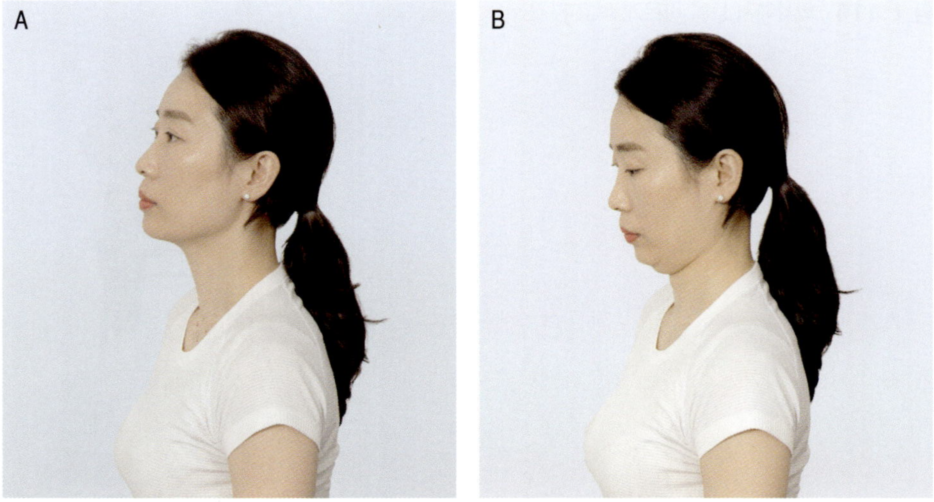

그림 1.118 머리끄덕임 훈련. A: 폄, B: 굽힘

앉은 자세에서는 앞쪽과 뒤쪽으로의 시상면돌림을 훈련할 수 있다. 이때 깊은 목 굽힘근이나 깊은 목 폄근이 동원될 수 있도록 얕은 목근육의 활성을 억제하면서 시상면돌림 훈련을 실시한다. 대상자에게 "머리를 공처럼 제자리에서 굴리세요."라는 지시를 한다(그림 1.119).

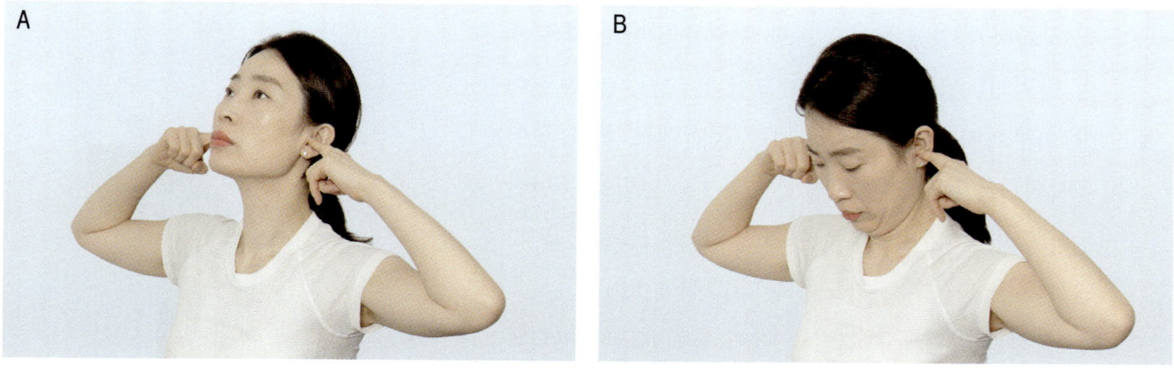

그림 1.119 시상면돌림에 의한 목 운동. A: 목 폄, B: 목 굽힘

앉은 자세에서 일어서기를 연습한다. 이때 그림과 같이 긴 막대를 등 뒤로 잡고 머리와 척추를 막대에 밀착시킨다. 앉은 자세에서 일어서기를 하는 동안 머리가 막대에서 떨어지거나, 반대로 머리가 뒤로 젖혀지지 않도록 한다(그림 1.120). 일어선 자세에서 앉은 자세로 반대의 동작을 하면서도 수행할 수 있다. 이러한 동작은 일상의 여러 자세를 변경할 때에 쉽게 머리가 따라서 움직이는 목 폄 유형에게 유용한 훈련이다.

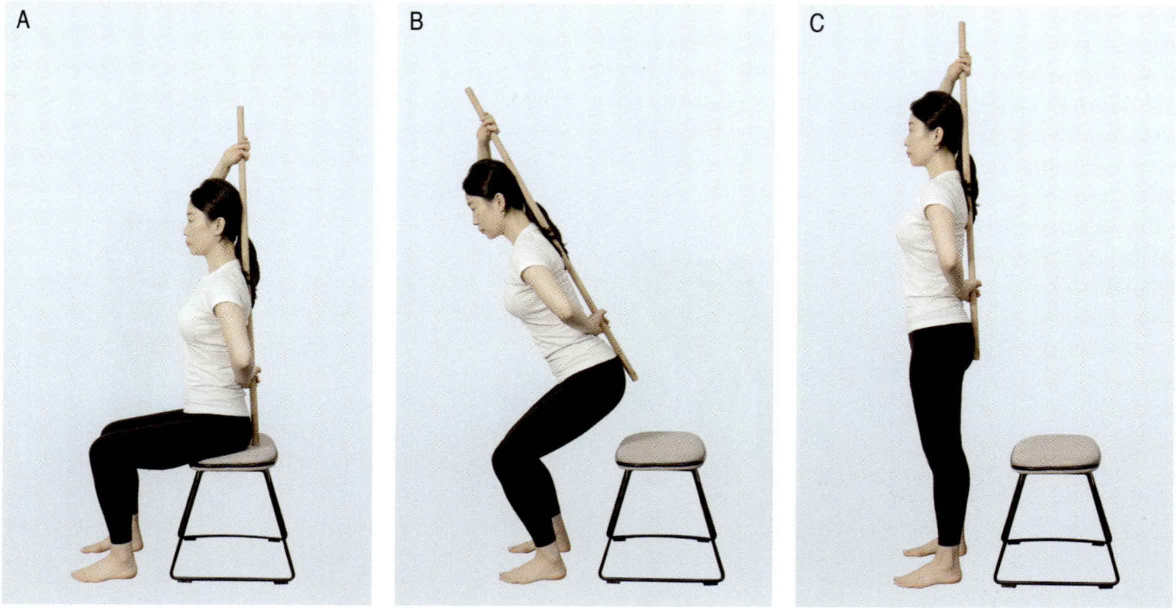

그림 1.120 막대를 이용한 앉은 자세에서 선 자세 훈련. A: 시작 자세, B: 동작 동안 머리를 막대에 밀착하여 유지, C: 마지막 일어선 자세

⑤ 선 자세

벽에 기대어 선 자세에서는 등뼈 굽힘을 줄이고, 머리끄덕임 동작을 유도하기 쉬운 자세이다. 머리끄덕임의 굽힘동작이 잘 일어나면, 깊은 목 굽힘근을 보다 더 강화하기 위해서 목 뒤쪽에 수건을 말아서 넣은 후 턱 당기기 운동을 실시한다(그림 1.121). 이 훈련이 잘 이루어지면, 팔이 굽힘되는 동안에도 목 굽힘이 유지되도록 훈련한다(그림 1.122). 팔 굽힘을 동반한 훈련이 마무리된 후에는 어깨 벌림과 가쪽돌림을 하면서 목 굽힘을 유지하도록 한다(그림 1.123).

진전된 방법으로 그림과 같이 탄력밴드나 아령과 같은 팔에 부하를 제공하고 팔 굽힘/폄, 벌림/모음 등의 동작을 하면서 목 굽힘과 머리의 위치가 유지되도록 훈련한다(그림 1.124).

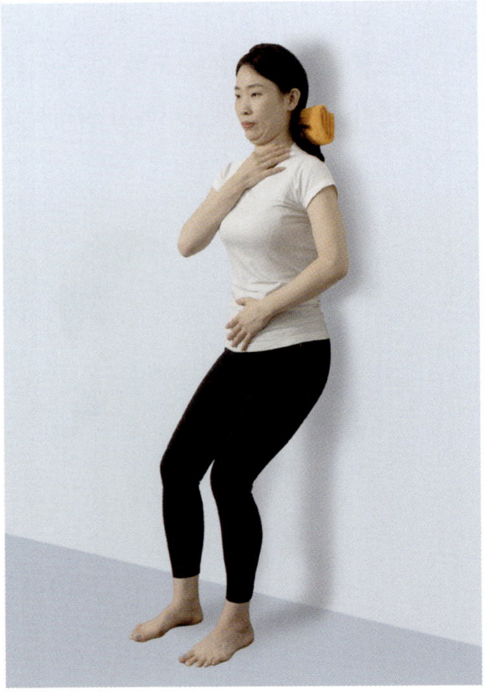

그림 1.121 벽에 기대어 서서 턱 당기기

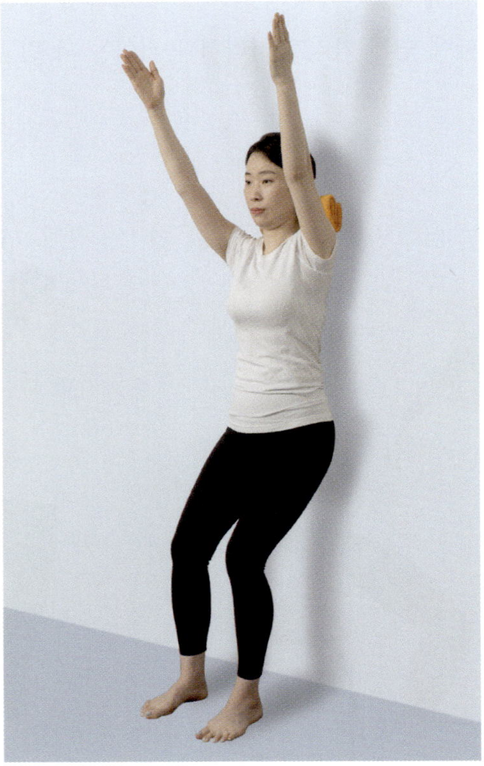

그림 1.122 벽에서 팔 움직이면서 머리 고정하기

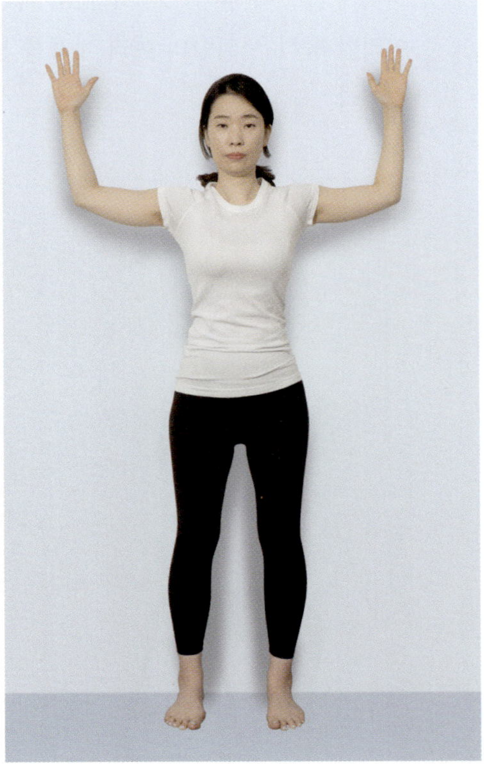

그림 1.123 벽에 기대어 어깨 벌림과 가쪽돌림

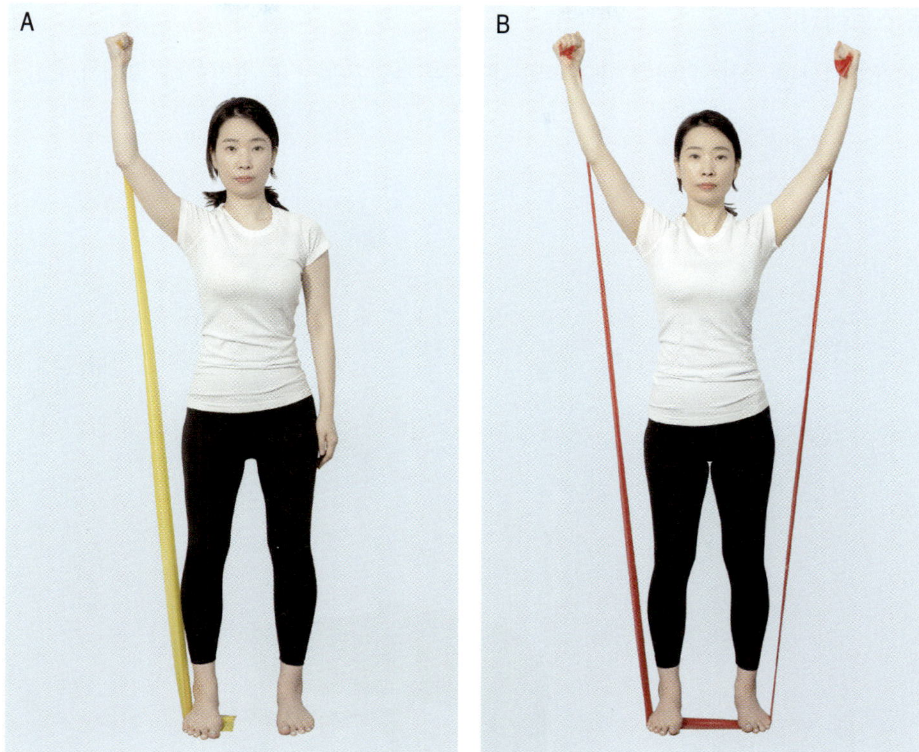

그림 1.124 탄력밴드 저항을 이용한 팔 운동 시 목의 자세 유지. A: 한쪽 팔 운동, B: 양쪽 팔 운동

(2) 움직임 교육을 위한 도수 관리

① 근막이완 치료 Myofascial release, MFR

목 뒤부위 연부조직의 뻣뻣함과 긴장을 위해 근막이완기법을 적용할 수 있다. 특히 뒤통수밑근과 얕은 목 폄근의 이완은 목의 통증 감소에 효과적이다(그림 1.125).

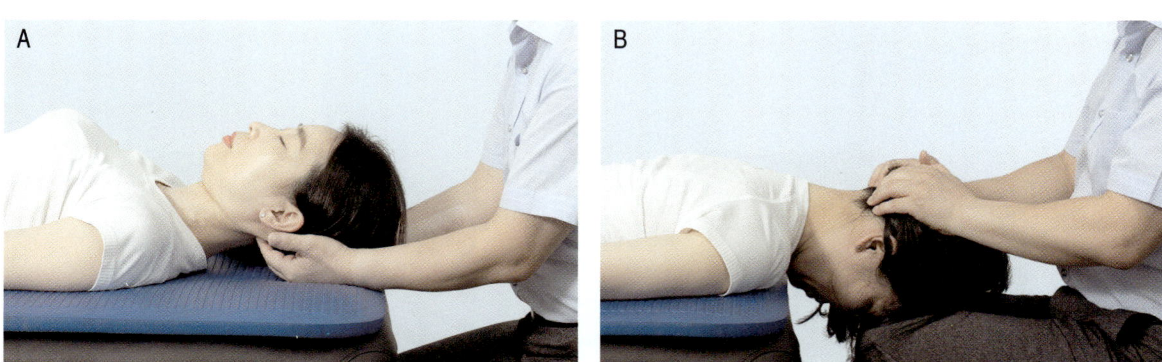

그림 1.125 근막이완적용. A: 바로누운 자세에서 적용, B: 엎드린 자세에서 적용

② 근육 스트레칭

단축된 위등세모근, 어깨올림근, 목덜미인대, 뒤통수밑근을 스트레칭한다(그림 1.126, 1.127, 1.128).

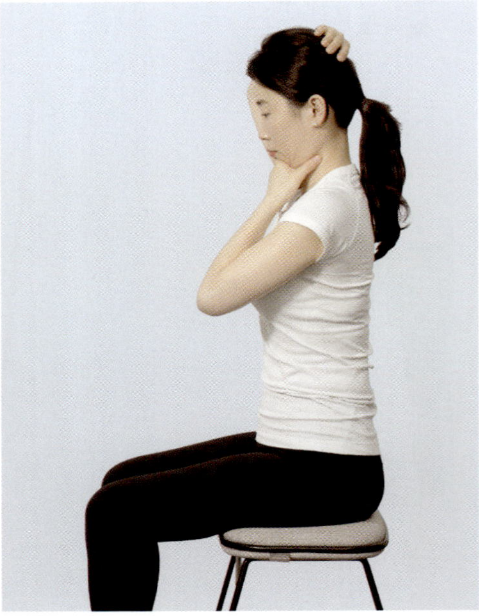

그림 1.126 목덜미인대 스트레칭

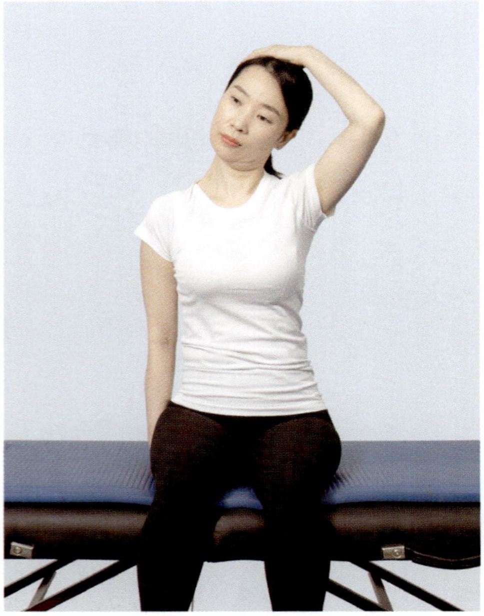

그림 1.127 위등세모근 스트레칭

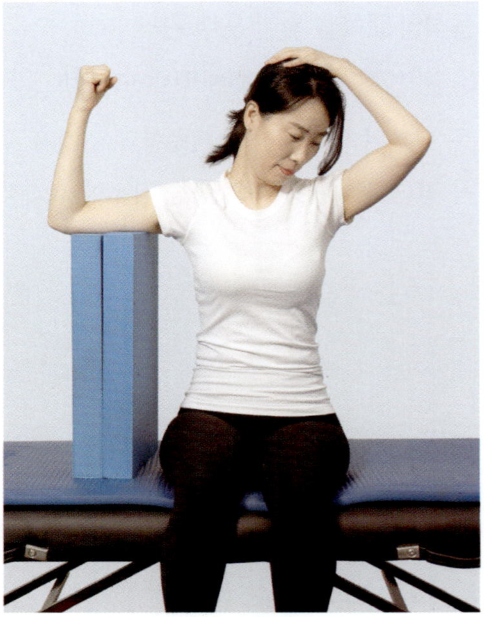

그림 1.128 어깨올림근 스트레칭

③ 근력 강화

깊은 목 굽힘근을 활성화하고 강화하기 위해서는 압력 바이오피드백 장치를 이용하여 실시한다. 무릎을 구부리고 바로누운 자세에서 장치의 공기주머니를 접어서 목 아래에 둔다, 대상자는 압력게이지를 보면서 기준 압력인 20mmHg를 맞춘다. 천천히 턱을 당겨서 압력게이지를 한 눈금(2mmHg) 올린 후 30초간 유지한다. 이때 목빗근의 과활성이 일어나지 않도록 해야 한다. 압력게이지를 보면서 한 눈금씩 계속 올리면서, 각 눈금에서 30초간 유지한다. 30mmHg까지 턱을 당겨 유지한다(그림 1.129). 만약 압력 바이오피드백 장치가 없다면, 아래 그림과 같이 목 아래에 수건을 받치고, 수건을 살짝 누른다는 느낌으로 훈련을 한다(그림 1.130). 수건의 높이는 등뼈의 굽힘 정도와 목뼈의 앞굽이 정도를 반영하여 조절한다. 진전된 깊은 목 굽힘근 강화 운동은 팔의 여러 움직임과 저항 운동에도 목 폄이 일어나지 않도록 다양한 움직임을 적용하면서 훈련한다(그림 1.131). 깊은 목 굽힘근 강화 운동은 앉은 자세에서도 가능하다. 벽에 등을 대고 앉은 자세에서 척추를 벽에 밀착시키고, 목 뒤에 압력 바이오피드백 장치나 수건을 두고, 천천히 턱을 당기면서 실시할 수 있다(그림 1.132).

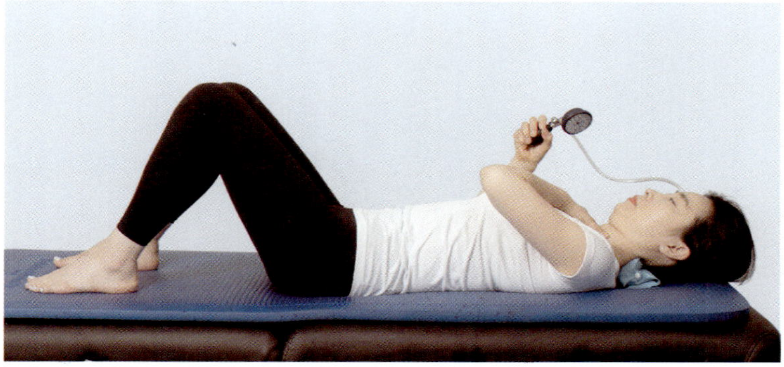

그림 1.129 압력 바이오피드백을 이용한 깊은 목 굽힘근 강화 훈련

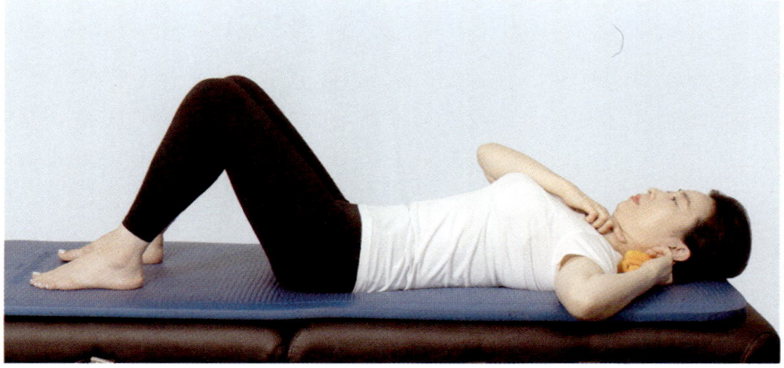

그림 1.130 수건을 이용한 깊은 목 굽힘근 강화 훈련

목 폄 유형에서 척주뒤굽음을 해결하는 것은 매우 중요하다. 등 폄근 강화 운동은 목뼈와 등뼈의 바른 척추의 정렬을 유지하기 위해서는 필수적으로 실시해야 한다. 엎드린 자세에서 팔들기 동작을 한다. 이때 허리의 과도한 폄이 일어나지 않게 주의를 해야 한다.

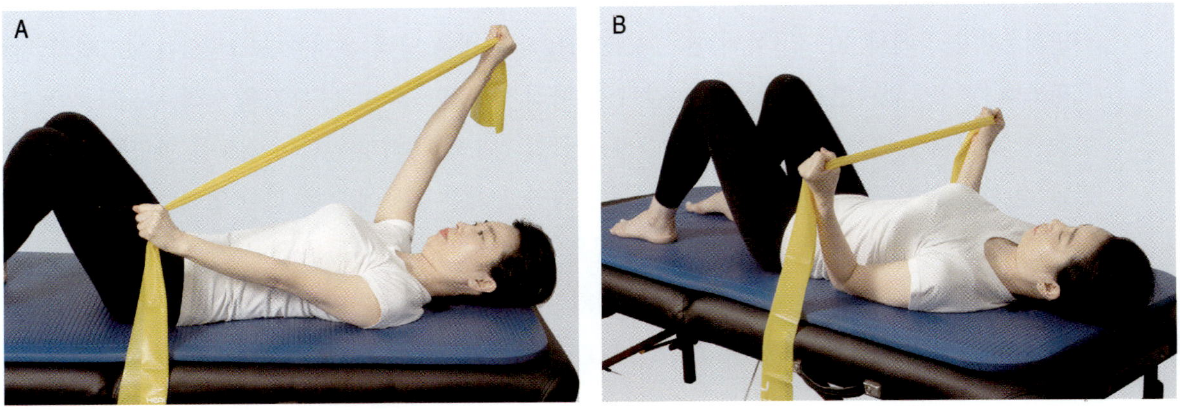

그림 1.131 저항 운동을 적용하면서 목 굽힘 유지하기. A: 대각선 방향의 저항 운동 적용, B: 어깨 가쪽돌림의 저항 운동 적용

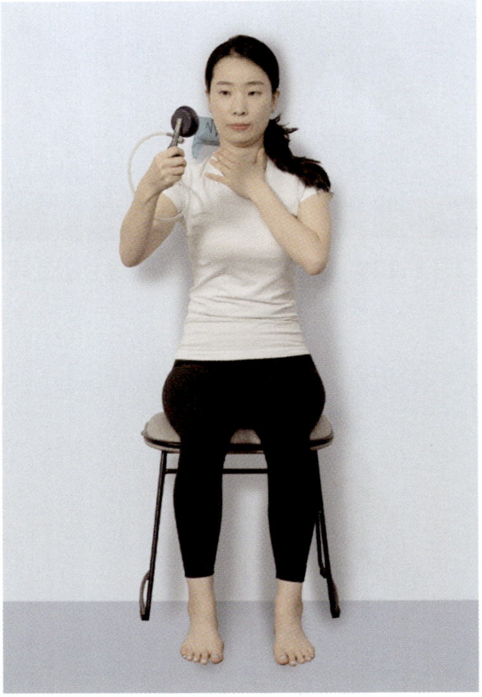

그림 1.132 벽에 기대 앉아 턱 당기며 깊은 목 굽힘근 강화

④ 신경역동학 관리

i) 신경역동학적 긴장기법

긴장기법(tensioner)은 신경조직에 긴장을 증가시키는 신경역동학적 검사기법을 치료적으로 적용하는 것이다. 신경가동술로도 알려진 긴장기법은 신경계의 점탄성과 생리학적 기능을 활성화하기 위해 사용하며, 탄성한계를 초과하지 않는다. 신경조직에서 신경로의 양 끝 거리를 늘이는 방법으로 부드럽게 시행해야 한다.

중재로 적용 시 긴장기법을 2단계로 나눌 수 있다. 1단계는 신경역동학 검사와 동일하게 가쪽의 말단부위의 긴장을 증가시키면서 적용할 수 있고, 2단계는 신경의 양쪽 끝 부위를 동시에 긴장을 증가시키면서 적용할 수 있다(그림 1.133). 각각의 말초신경별 긴장기법은 평가부분의 8. 기타 검사 2) 신경역동학 검사를 참고하여 진행한다.

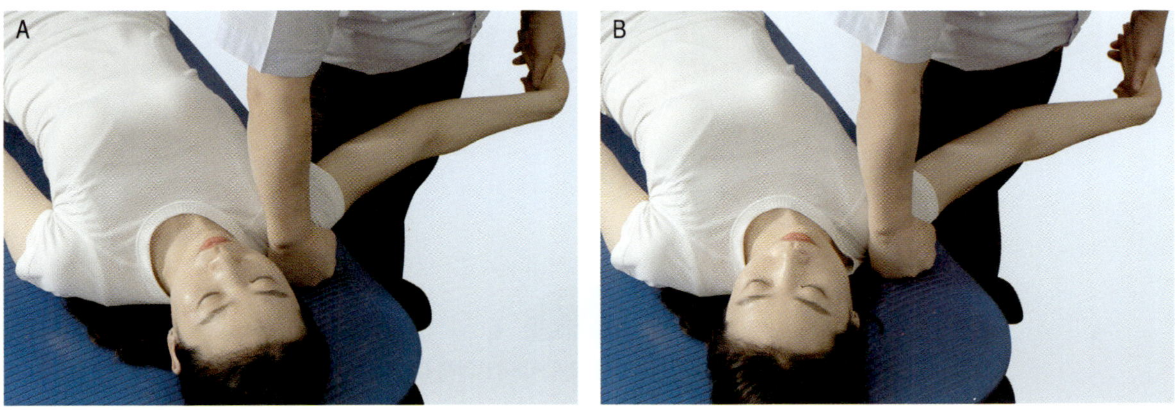

그림 1.133 **신경역동학적 긴장기법.** **A:** 1단계 표준위팔신경의 긴장기법(신경역동학 검사와 동일한 방법으로 시행), **B:** 2단계 표준위팔신경의 긴장기법(머리의 위치가 반대편으로 굽힘되어 긴장의 요소가 더 증가함을 확인)

ii) 신경역동학적 미끄러짐기법

미끄러짐기법(slider)은 인접한 조직에 대해서 상대적으로 신경이 미끄러지는 운동을 유발하기 위해서 시행하는 신경역동학적 기법이다. 미끄러짐기법의 장점은 통증을 줄이거나 신경계의 가동성을 증진시키기 위해서 신경계에 긴장이나 압박을 크게 주지 않으면서 신경에 중요한 움직임을 일으킬 수 있다. 적용방법은 신경로 한쪽 끝에는 긴장이 되도록 장축 방향의 힘이 가해지는 자세를 취하고, 동시에 다른 쪽 끝에서는 긴장을 완화시키기 위해 긴장이 가해지는 지점 쪽으로 기울여 신경이 미끄러지도록 한다(그림 1.134, 1.135, 1.136, 1.137).

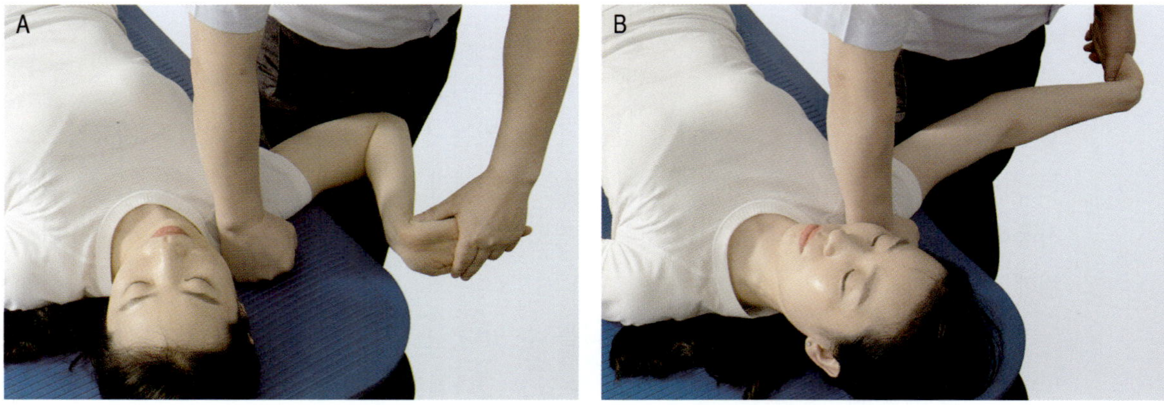

그림 1.134 표준위팔신경 신경역동학 미끄러짐기법. A: 시작 자세, B: 끝 자세

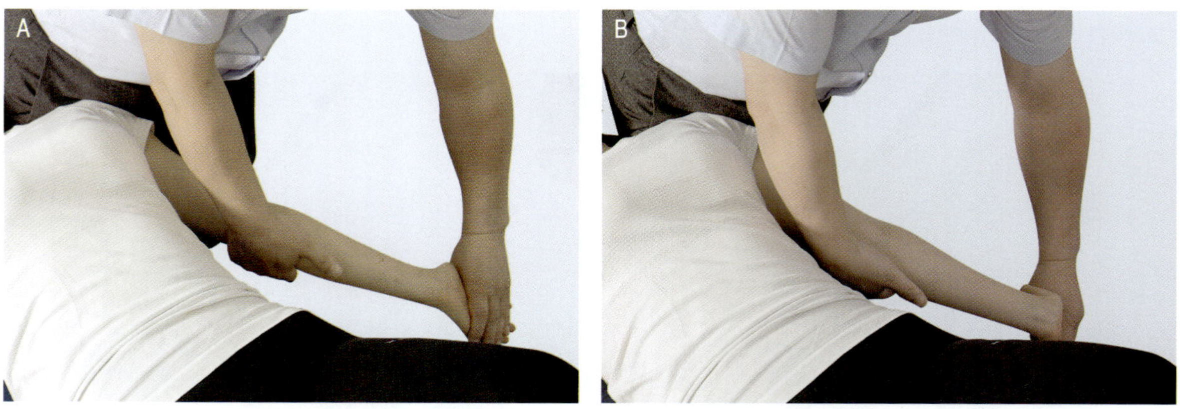

그림 1.135 정중신경 신경역동학 미끄러짐기법. A: 시작 자세, B: 끝 자세

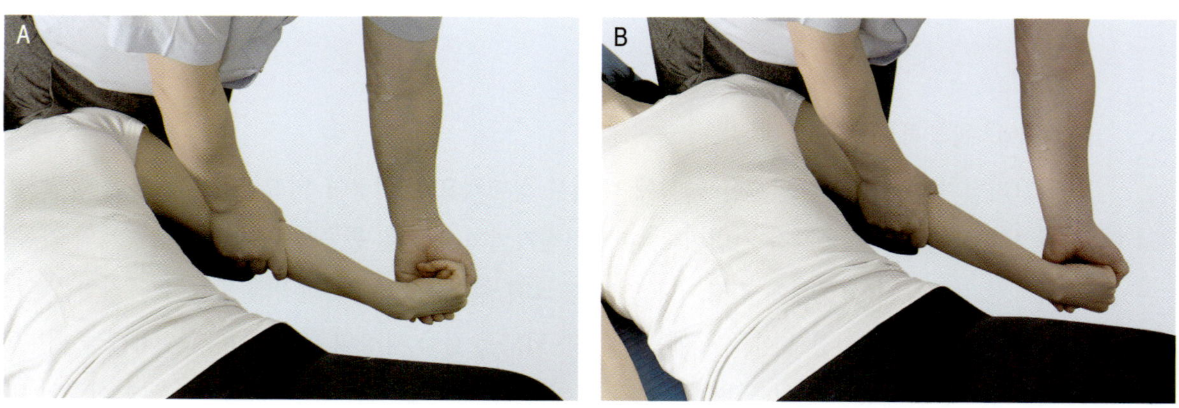

그림 1.136 노신경 신경역동학 미끄러짐기법. A: 시작 자세, B: 끝 자세

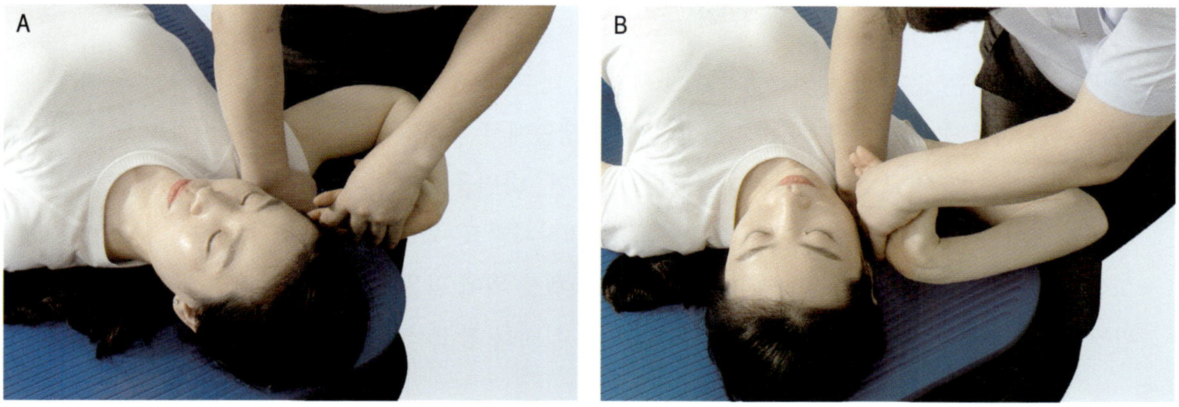

그림 1.137 자신경 신경역동학 미끄러짐기법. A: 시작 자세, B: 끝 자세

⑤ 멀리건기법

목 폄 유형에서 폄과 굽힘의 제한된 관절가동범위는 멀리건기법을 이용하여 증진시킬 수 있다(그림 1.138).

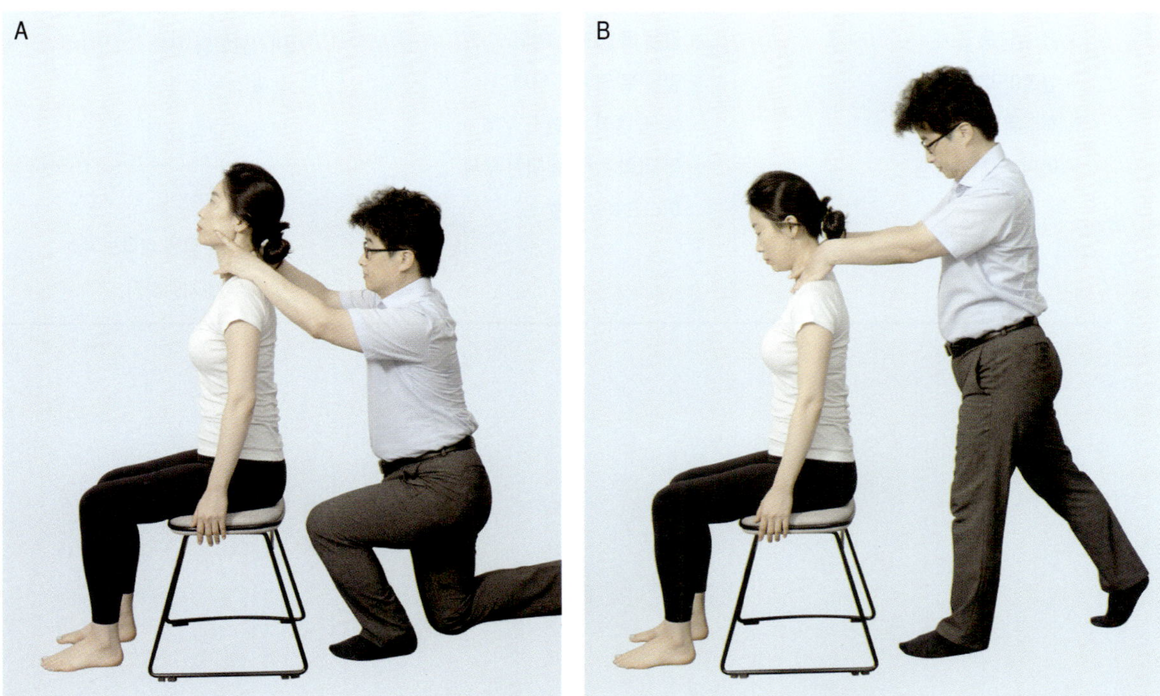

그림 1.138 멀리건기법을 이용한 가동성 증진. A: 목 폄, B: 목 굽힘

4) KEMA 관리

목 폄 유형에서는 증가된 목 앞굽음을 감소시키고, 목뼈의 앞쪽 병진을 막는 것이 중요하다. 이를 위해 굽힘된 등뼈를 바르게 펴는 자세를 취하게 한다. 일상생활에서 목뼈의 폄이 장시간 일어나지 않도록 해야 하며, 특히 책상에 앉아서 모니터를 주시하는 일을 한다면, 화면을 확대하거나, 잘 보이는 안경을 통해 앞쪽머리자세를 막아야 한다. 등받이가 있는 의자에 등을 밀착시키고, 턱을 당겨 척추의 정렬을 바르게 하도록 한다. 또한 팔의 무게를 지지하기 위해 의자의 팔걸이나 책상 위에 팔을 올려두도록 장려해야 하며, 단기간이라면 팔짱을 끼고 있는 것도 팔에 의한 목뼈로 전달되는 부하를 감소시킬 수 있는 방법이다.

표 1.3 목 폄 유형 요약

잘못된 정렬	손상	KEMA 관리
• 목 앞굽음 증가 • 앞쪽머리자세 • 척주뒤굽음 증가 • 어깨뼈 내림/벌림	• 얕은 목 폄근 우세 • 깊은 목 굽힘근 약화 • 얕은 목 굽힘근 우세 • 몸 폄 동작 시 병진 우세 • 몸 굽힘 동작 시 병진 우세 • 머리끄덕임 제한	• 깊은 목 굽힘근 강화 • 얕은 목 폄근 신장 • 굽힘/폄 시 시상면회전 운동 • 머리끄덕임 운동 • 등뼈 교정 운동 • 어깨뼈 교정 운동
		• 등뼈 펴고 앉기 • 턱 당기고 정면 바라보기 • 팔의 무게 지탱하기

11. 목 굽힘 유형

목 굽힘 유형(cervical flexion type)은 굽힘 시 통증을 동반하면서 과도한 굽힘이 나타난다. 목 앞굽음이 거의 없어서 흔히 '일자목'으로 보인다. 척추를 곧게 펴는 자세를 장시간 습관적으로 하는 군인, 현대무용, 발레 등과 관련이 많으며, 큰 베개를 사용하거나, 벽이나 쇼파에 머리를 꺾은 채 장시간 TV를 시청하는 습관이 있다면 목 굽힘 유형이 유발될 수 있다.

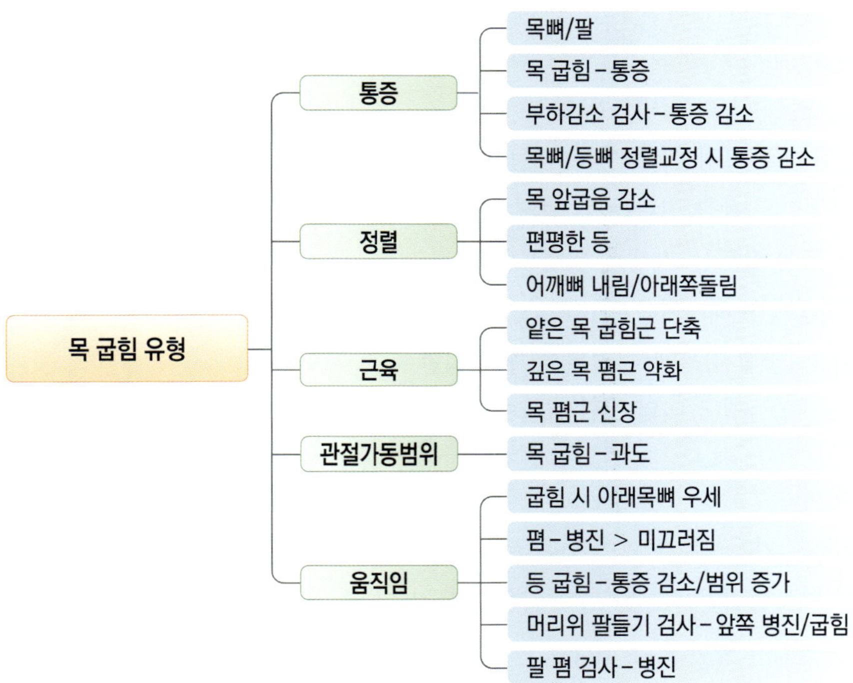

그림 1.139 목 굽힘 유형 진단 분류

1) 분류 기준

(1) 통증 및 증상

목 굽힘 유형은 목뼈 부위의 통증과 어깨뼈의 척추모서리, 팔 부위를 따라 방사통 증상이 발생할 수 있으며, 주로 목을 구부릴 때 통증이 나타난다. 어깨뼈 올림 검사와 같은 부하감소 검사는 무거운 팔의 부하를 들어주어 통증을 감소시킬 뿐만 아니라, 목 굽힘을 할 때보다 쉽게 위등뼈를 구부리게 하므로, 아래목뼈의 굽힘의 부하를 줄여줄 수 있다.

(2) 정렬 검사

목뼈의 정상적인 앞굽음이 감소하여 편평하게 보이는 것이 목 굽힘 유형의 특징이다. 만약 등뼈가 앞쪽으로 약간 구부러져야 하는 정상적 상태보다 더 펴진 등뼈를 갖고 있으면서 목뼈도 펴져 있다면, 목 굽힘 유형의 정렬 결함을 잘 나타내는 것이다. 어려서부터 곧바른 자세 훈련을 받은 사람들이나 직업상 습관적으로 가슴을 펴고 바른 자세를 해야 하는 보초병이나 발레 무용수 등에서 이 유형을 볼 수 있다(그림 1.140).

자세정렬의 결함을 교정할 수 있도록 등뼈를 살짝 구부리도록 구부정한 자세를 한다든지, 목뼈의 폄이 되도록 턱을 살짝 들어 올리는 자세를 취하도록 한다면, 등뼈와 목뼈의 정상적 자세정렬을 유도하고, 통증을 감소시킬 수 있다. 목 굽힘 유형과 관련된 어깨뼈 정렬은 어깨뼈 내림과 아래쪽돌림 상태의 정렬 결함이다.

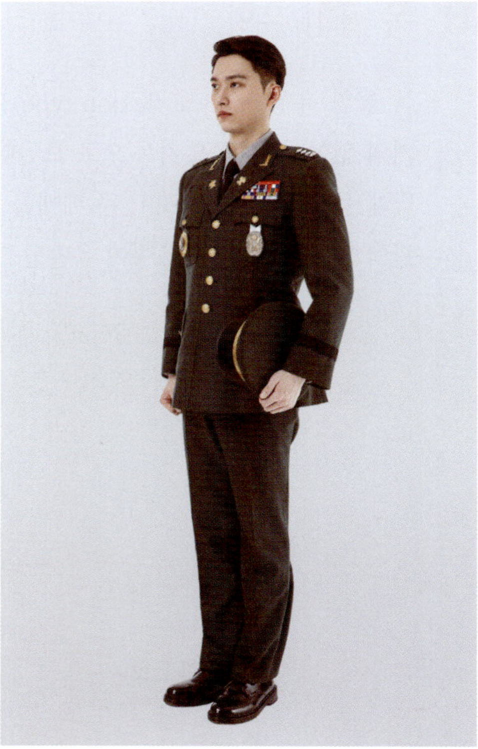

그림 1.140 등뼈 폄이 습관화된 군인 자세

(3) 관절가동범위 검사

목 폄과 굽힘을 통해 가동범위를 확인한다. 목 굽힘 유형은 목 굽힘 검사에서 정상 굽힘 가동범위를 넘어선다. 정상 굽힘 가동범위인 45~50°보다 굽힘 각도가 더 증가해 있다. 폄 검사에서는 목 굽힘근육의 단축으로 폄의 가동범위가 제한될 수 있다.

(4) 근육 검사

목빗근과 앞목갈비근의 길이 검사를 실시한다. 목 굽힘 유형에서는 얕은 목 굽힘근과 깊은 목 굽힘근이 단축될 수 있다. 뒤통수밑근을 포함하여 머리반가시근, 머리널판근, 머리가장긴근과 같은 깊은 목 폄근의 약화는 목 굽힘 유형에서 나타난다.

(5) 움직임 검사

목 굽힘과 폄 검사를 통해 움직임의 손상을 확인한다.

① 목 굽힘 검사

목 굽힘 검사는 앉은 자세나 선 자세에서 실시한다. 목 굽힘 유형은 목뼈 전체의 움직임 대신 아래목뼈에서 과도한 굽힘 동작이 나타나며, 목뼈가 일자로 펴진다(그림 1.141).

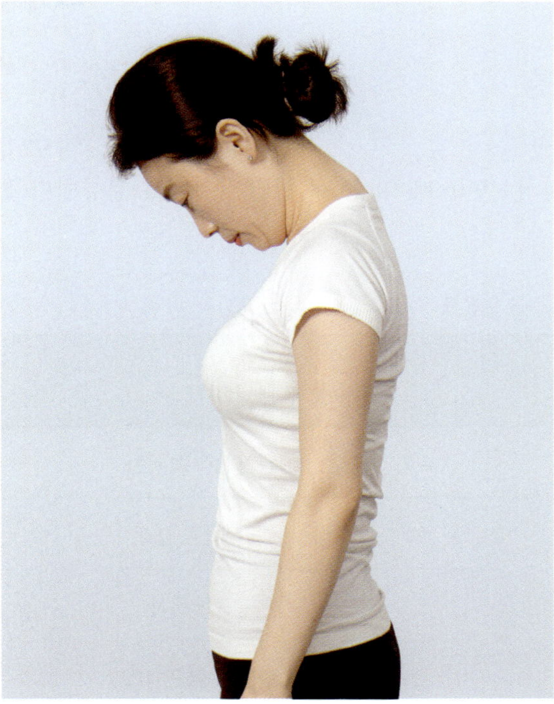

그림 1.141 과도한 아래목 굽힘

i) 확인 검사

목 굽힘 시 등뼈의 굽힘을 먼저 유도한 후 목뼈의 과도한 굽힘을 줄여서 구부리면 통증이 감소하고, 과도한 가동범위도 줄어든다. 목 굽힘근의 과활성과 동원을 감소시키면 굽힘 시 통증이 감소할 수 있다.

② 목 폄 검사

목 폄 검사는 엎드린 자세, 네발기기 자세, 앉은 자세에서 각각 실시한다. 목 폄 검사에서 뒤쪽 시상면돌림보다 뒤쪽 병진이 우세하며 통증이 유발된다. 이것은 깊은 목 폄근이 활성화되지 못하고 얕은 목 폄근의 과도한 동원에 의한 결과이며, 주로 어깨올림근의 과활성이 확인된다.

i) 확인 검사

만약 뒤쪽 시상면돌림을 회복하기 위한 정교한 교정 운동을 하게 되면, 깊은 목 폄근을 활성화시키고, 얕은 목 폄근의 동원을 감소시킬 수 있으며, 그 결과 통증이 줄어들 수 있다.

(6) 기타 검사

머리위 팔들기 검사, 팔 폄 검사, 스펄링 검사, 신경역동학 검사를 실시한다. 신경역동학 검사는 노신경, 자신경, 정중신경 등 세분화시켜서 검사를 실시하여 양성반응이 나타나는지 확인한다.

2) 분류

(1) 목 굽힘 유형 진단 분류

목 굽힘 유형의 기여 요인으로는 통증, 정렬, 관절가동범위, 근육, 움직임 검사의 결과 등이 있다. 평가항목 8개 중 5개 이상 양성이면(60% 이상) 목 굽힘 유형으로 분류한다(표 1.4).

표 1.4 목 굽힘 유형 진단 분류표

기여 요인	검사 내용	반응
통증	굽힘 동작 시 통증	양성/음성
정렬	목 앞굽음 감소	양성/음성
	편평한 등뼈	양성/음성
근육	깊은 목 폄근 약화	양성/음성
	얕은 목 굽힘근 단축	양성/음성
관절가동범위	목 굽힘-과도한 범위	양성/음성
움직임	목 굽힘	양성/음성
	목 폄	양성/음성

(2) 진단에 따른 중증도 평가

목 굽힘 유형으로 분류된 경우에 중증도 분류를 위해 수행된다. 통증 요인(15점)은 시각상사척도를 이용한다. 해당되는 통증 점수 영역에 따라 점수가 부여된다. 정렬 요인(20점)은 선 자세에서의 머리와 몸통의 정렬 상태에 따라 각각 점수가 부여된다. 굽힘 유형을 유발할 수 있는 근육들의 근력 및 근육 길이 검사 결과에 따라 양성반응인 경우마다 각각 점수가 부여된다(25점). 굽힘 동작을 통해 관절가동범위 요인(10점)의 점수를 부여한다. 움직임 요인(30점)은 아래 표에 제시된 움직임 검사의 결과에 따라 양성반응인 경우마다 각각 점수가 부여된다(표 1.5).

표 1.5 목 굽힘 유형의 진단에 따른 중증도 평가표

<table>
<tr><th>기여 요인</th><th colspan="3">통증 점수(VAS)</th><th>점수</th></tr>
<tr><td rowspan="3">통증
(15)</td><td colspan="3">1~3</td><td>5</td></tr>
<tr><td colspan="3">4~7</td><td>10</td></tr>
<tr><td colspan="3">8~10</td><td>15</td></tr>
<tr><td rowspan="4">정렬
(20)</td><th colspan="3">정렬 상태</th><th>점수</th></tr>
<tr><td colspan="2" rowspan="2">목 앞굽음(머리돌림각 CRA)</td><td>135~145°</td><td>5</td></tr>
<tr><td>136° 이하</td><td>10</td></tr>
<tr><td colspan="2">등뼈</td><td>편평한 뒤굽이</td><td>10</td></tr>
<tr><td rowspan="5">근육
(25)</td><th>근육</th><th>검사</th><th>검사의 양성반응</th><th>점수</th></tr>
<tr><td>깊은 목 폄근</td><td>근력 검사</td><td>약화</td><td>10</td></tr>
<tr><td>목빗근</td><td rowspan="3">근육 길이 검사</td><td>단축</td><td>5</td></tr>
<tr><td>목갈비근</td><td>단축</td><td>5</td></tr>
<tr><td>목 폄근</td><td>신장</td><td>5</td></tr>
<tr><td rowspan="3">관절가동범위
(10)</td><th colspan="3">분류</th><th>점수</th></tr>
<tr><td rowspan="2">굽힘</td><td colspan="2">50~59°</td><td>5</td></tr>
<tr><td colspan="2">60° 이상</td><td>10</td></tr>
<tr><td rowspan="7">움직임
(30)</td><th>검사</th><th colspan="2">양성반응</th><th>점수</th></tr>
<tr><td rowspan="2">폄</td><td colspan="2">뒤쪽 병진</td><td>3</td></tr>
<tr><td colspan="2">뒤쪽 병진 및 확인 검사</td><td>5</td></tr>
<tr><td rowspan="2">굽힘</td><td colspan="2">아래목뼈 우세</td><td>5</td></tr>
<tr><td colspan="2">아래목뼈 우세 및 과도한 굽힘</td><td>10</td></tr>
<tr><td>굽힘 확인 검사</td><td colspan="2">통증 감소 및 가동범위 정상</td><td>10</td></tr>
<tr><td>머리위 팔들기 검사</td><td colspan="2">앞쪽 병진/굽힘</td><td>5</td></tr>
<tr><th colspan="4">총점</th><td>100</td></tr>
</table>

3) 중재

(1) 움직임 교육

① 엎드린 자세

정교한 목 폄 운동이 되도록 목 폄 동작에서 뒤쪽 시상면돌림을 훈련하면서 얕은 목 폄근육의 동원을 감소시킨다. 대상자에게 "머리가 공이라고 생각하고, 양쪽 귀 사이를 관통하는 막대를 축으로 해서 천천히 제자리로 공을 굴려보세요."라고 지시한다. 이러한 동작은 깊은 목 폄근육을 활성화시킬 수 있으며, 깊은 목 폄근의 활성의 결과는 목뼈의 안쪽 만곡을 회복하여, 정상적 앞굽음을 가질 수 있다.

② 네발기기 자세

네발기기 자세에서도 엎드린 자세에서의 정교한 목 폄 운동과 동일하게 뒤쪽 시상면돌림을 유도하며 실시한다(그림 1.142). 목 굽힘 유형에서는 움직임 교육을 실시할 때에는 돌기사이관절과 척추원판의 압박을 줄이기 위해서 관절운동범위를 줄여 정상 범위의 1/3~1/2 범위 내에서 실시한다.

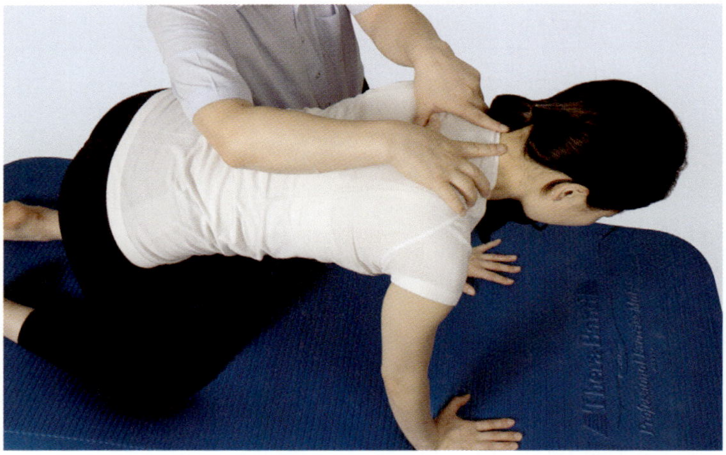

그림 1.142 네발기기 자세에서 뒤쪽 시상면돌림

③ 앉은 자세

앉은 자세에서 목 폄은 엎드린 자세나 네발기기 자세보다 중력의 영향을 덜 받기 때문에 대상자가 보다 쉽게 폄할 수 있다. 양쪽 귀를 축으로 하는 제자리 공굴림을 상상하게 하면서 깊은 목 폄근의 동원을 유도한다.

앉은 자세에서 목 굽힘을 할 때, 목 굽힘의 범위와 양을 줄이기 위해 등뼈의 굽힘을 유도한 후 목 굽힘을 시행한다. 과도한 목 굽힘의 범위를 줄이고 목의 부하를 감소시키기 위한 전략이 등을 살짝 구부리게 하는 것이다. 그렇다고 해서 척주뒤굽음을 지속적으로 갖게 해서는 안된다.

컴퓨터나 시선이 머무는 작업위치는 좀 더 높이 위치하게 하여 반복적으로 목 굽힘이 일어나지 않도록 환경을 개선한다. 만약 아래를 보는 작업자라면, 목뼈의 굽힘 대신 엉덩관절을 이용하여 몸을 앞쪽으로 기울이도록 개선한다.

(2) 움직임 교육을 위한 도수 관리

① 근육 스트레칭

목빗근과 목갈비근을 스트레칭 한다(그림 1.143, 1.144).

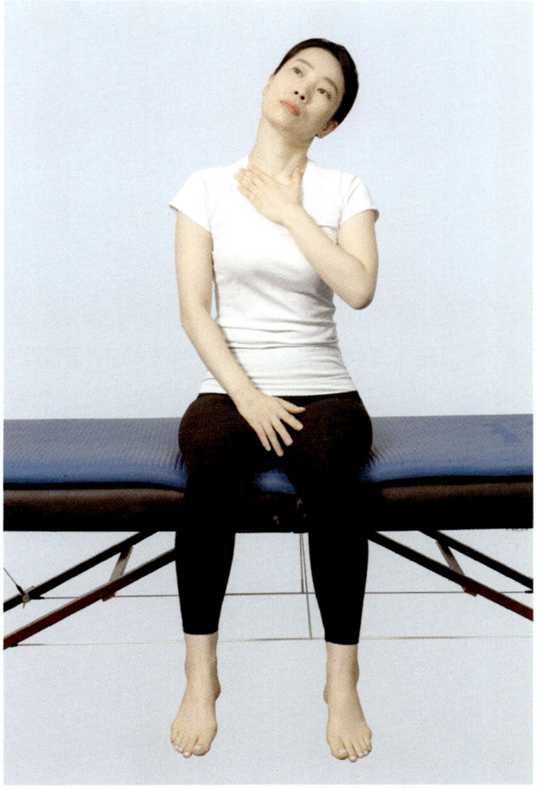

그림 1.143 목빗근 스트레칭

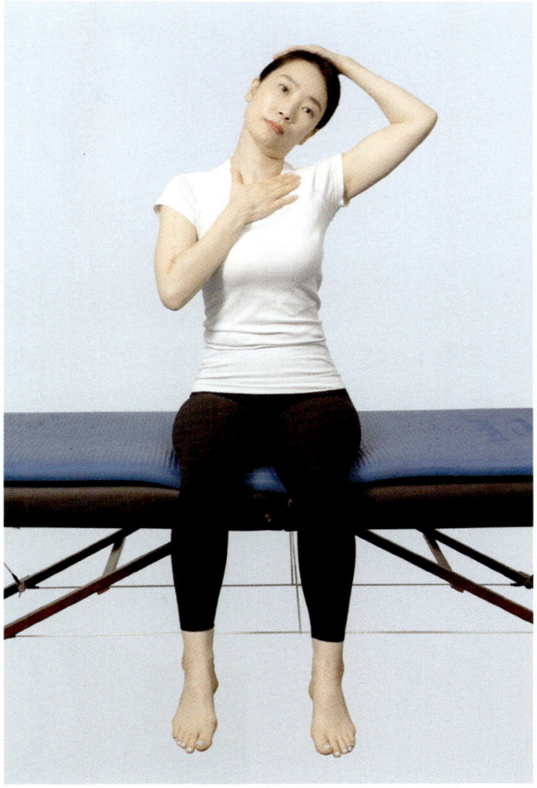

그림 1.144 목갈비근 스트레칭

② 근력 강화

깊은 목 폄근을 활성화시키기 위한 재교육을 실시한다. 앉은 자세에서 머리끄덕임의 폄을 먼저 배우게 한 다음(그림 1.145), 뒤쪽 시상면돌림을 통한 목 폄을 훈련한다(그림 1.146). 점차 시간이 지나면 엎드린 자세나 네발기기 자세에서 머리끄덕임의 폄과 뒤쪽 시상면돌림을 정교하게 함으로써 깊은 목 폄근을 강화할 수 있다(그림 1.147). 보다 진전된 방법으로 엎드린 자세나 앉은 자세에서 탄력밴드를 이용한 저항 운동으로 목 폄근을 강화할 수 있지만(그림 1.148), 강한 저항은 시상면돌림의 폄보다는 뒤쪽 병진의 잘못된 움직임을 유발할 수 있으므로 주의해야 한다.

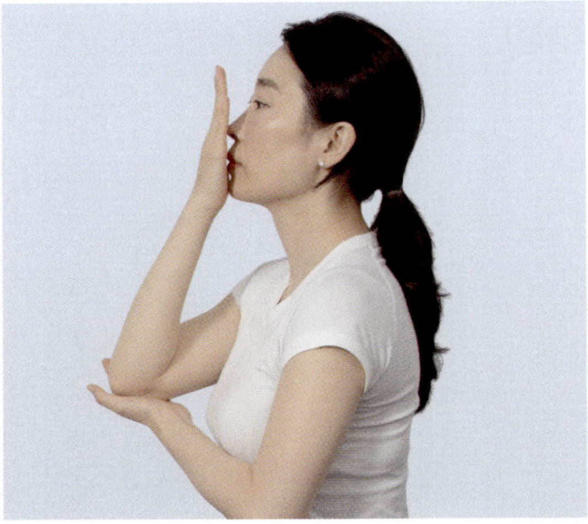

그림 1.145 앉은 자세에서 목 폄을 강조하는 머리끄덕임 운동

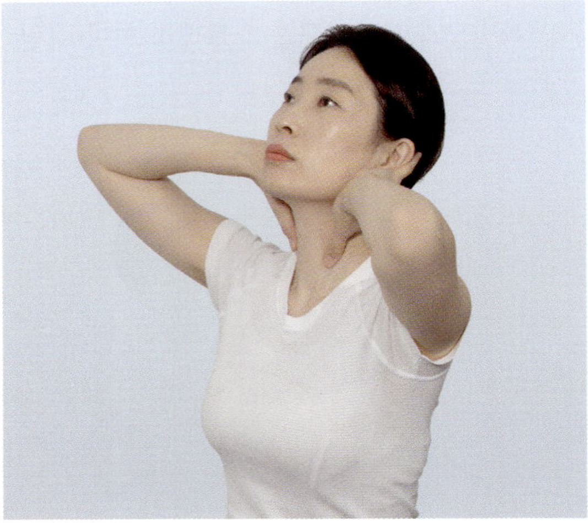

그림 1.146 앉은 자세에서 뒤쪽 시상면돌림의 목 폄 운동

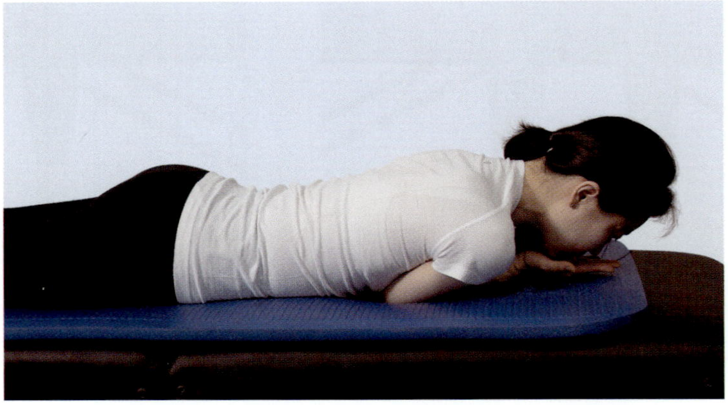

그림 1.147 엎드린 자세에서 폄을 강조하는 머리끄덕임

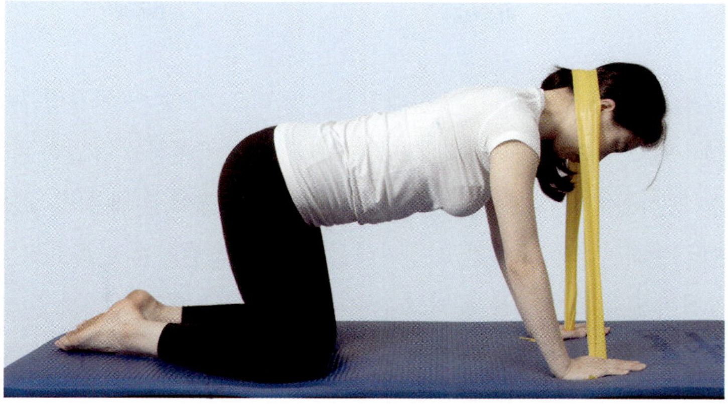

그림 1.148 저항을 이용한 깊은 목 폄근 강화

4) KEMA 관리

목 굽힘 유형은 일상생활에서 과도한 목뼈의 굽힘을 줄이는 것이 주요 목표이다. 이를 위해 동작을 할 때, 등뼈를 약간 구부정하게 하거나, 등뼈 굽힘을 촉진하여 목뼈의 굽힘을 감소시키도록 한다. 또한 앉은 자세에서 앞쪽으로 기울이거나 아래를 봐야 할 경우에는 목을 구부리기보다는 엉덩관절을 이용하도록 교육시킨다. 모니터를 응시하는 작업을 장시간 할 경우에는 모니터의 위치를 위로 올려서 목뼈가 구부러지지 않도록 해야 한다. 책상 위의 책이나 스마트폰을 보기 위해서 머리를 숙여 아래를 보는 것을 금지해야 하며, 가급적 책상 위의 독서대를 이용하거나, 스마트폰 거치대를 이용해서 정면을 응시하도록 환경을 개선한다. 누워서 잠을 잘 경우에는 수건이나 목베개를 이용하여 목뼈를 받쳐서 목뼈의 안쪽 만곡이 회복되도록 한다.

표 1.6 목 굽힘 유형 요약

잘못된 정렬	손상	KEMA 관리
• 목 앞굽음 감소 • 펴진 등뼈 • 어깨뼈 내림/아래쪽돌림	• 목 굽힘근 단축 • 깊은 목 폄근 약화 • 목 굽힘 과도/아래목뼈 우세 • 목 폄 시 병진 우세	• 목 굽힘근 신장 • 깊은 목 폄근 강화 • 목 폄/굽힘 시 시상면돌림 • 등 굽힘 유도
		• 등 굽힘을 이용하여 목 굽힘 감소 • 엉덩관절 굽힘을 이용하여 목 굽힘 감소 • 모니터 높이 높이기 • 독서대나 스마트폰 거치대를 이용하여 정면 응시하기 • 경추베개나 수건으로 목뼈 지지하기

12. 목 돌림 유형

목 돌림 유형(cervical rotation type)은 비대칭적인 머리의 자세나 목 돌림근육의 비대칭에 의해 목 돌림을 하면 불편함과 통증, 관절가동범위의 제한이 나타난다. 비대칭을 유발하는 환경은 한쪽으로 머리를 돌리거나 기울이는 동작들이다. 예를 들면, 전화기를 한쪽 어깨에 끼워 목을 기울인 채 통화하거나, 고개를 돌려 한쪽 벽면의 텔레비전을 장시간 시청한다든지, 바이올린처럼 한쪽으로 머리를 돌리고 악기를 연주하거나, 소파 팔걸이에 누워 머리를 돌리고 잠을 자거나, 한쪽으로 머리를 돌리며 춤을 추는 동작들이다.

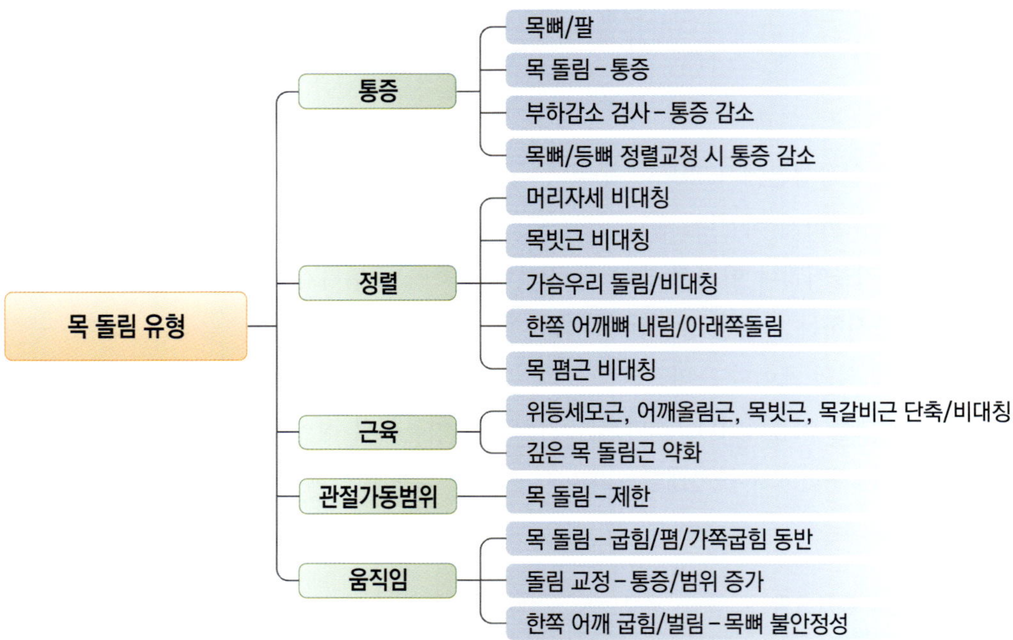
목 돌림 유형
통증
목뼈/팔
목 돌림 – 통증
부하감소 검사 – 통증 감소
목뼈/등뼈 정렬교정 시 통증 감소
정렬
머리자세 비대칭
목빗근 비대칭
가슴우리 돌림/비대칭
한쪽 어깨뼈 내림/아래쪽돌림
목 폄근 비대칭
근육
위등세모근, 어깨올림근, 목빗근, 목갈비근 단축/비대칭
깊은 목 돌림근 약화
관절가동범위
목 돌림 – 제한
움직임
목 돌림 – 굽힘/폄/가쪽굽힘 동반
돌림 교정 – 통증/범위 증가
한쪽 어깨 굽힘/벌림 – 목뼈 불안정성

그림 1.149 목 돌림 유형 진단 분류

1) 분류 기준

(1) 통증 및 증상

목 돌림 유형은 목뼈를 좌우로 돌릴 때 통증을 호소한다. 만약 목 돌림을 하는 동안 정교한 축돌림을 유지했을 때 통증이 감소한다면, 돌림 움직임 결함으로 인한 통증임을 확인할 수 있다. 부하감소 검사인 팔이음뼈를 수동적으로 들어 올린 후 목을 좌우로 돌리면 통증이 감소한다. 부하감소 검사에서 양성반응은 어깨의 위치변화와 팔의 무게가 목뼈 통증에 영향을 줌을 확인하는 것이다.

(2) 정렬 검사

앉거나 선 자세에서 목에 대한 머리의 위치가 대칭적인지 확인해야 한다. 만약 머리의 위치가 약간 기울어져 있고, 앞쪽에서 보았을 때 목빗근의 굵기가 비대칭이거나, 뒤쪽에서 목뼈의 폄근이 비대칭의 굵기를 갖고 있는지 살펴보아야 한다. 이는 목 돌림 유형의 특징이다. 목근육의 비대칭이 있다면, 등척추근육의 비대칭도 확인요소이다. 돌림 유형의 경우, 가슴우리가 한 방향으로 약간 틀어져 있기도 하다. 돌림 유형은 어깨뼈 내림이나 아래쪽돌림이 한쪽에서 더 심한 비대칭을 갖는다.

(3) 관절가동범위 검사

목 돌림 검사를 통해 관절가동범위를 확인한다. 목 돌림 유형은 목 돌림 검사에서 관절가동범위의 제한을 보이며, 목뼈의 굽힘이나 폄과 함께 가쪽굽힘이 동반된다. 만약 돌림 운동을 할 때 머리를 잡고 축에 의한 정교한 돌림 운동으로 교정을 하면 가동범위는 증가할 수 있다.

목뼈의 관절가동범위 검사에서 가동범위의 제한이 있을 때 팔이음뼈를 수동적으로 들어주는 부하감소 검사를 하면 일반적으로 가동범위는 증가할 것이다.

(4) 근육 검사

근육 길이 검사는 위등세모근, 어깨올림근, 목빗근, 목갈비근을 대상으로 오른쪽과 왼쪽을 모두 실시한다. 위등세모근, 어깨올림근, 목빗근, 목갈비근은 양측성 근육이며, 이러한 근육들이 한쪽만 수축하면 목 돌림 작용을 한다. 따라서 얕은 목 돌림근육의 과활성에 의한 단축이나 비대칭은 목 돌림 유형과 관련이 있다. 깊은 목 돌림근의 약화와 비활성은 목 돌림 유형의 특징이다.

(5) 움직임 검사

목 돌림 검사를 통해 움직임 손상을 확인한다. 목 돌림 검사는 네발기기 자세와 앉은 자세에서 실시한다. 목 돌림 유형에서 능동적으로 돌림 검사를 실시하면, 축에 의한 수평을 유지하는 돌림 움직임 대신 목의 굽힘이나 폄과 함께 가쪽굽힘이 동반되는 다방면의 돌림 움직임이 관찰되고, 가동범위가 제한된다. 만약 다른 움직임이 동반된 돌림 운동을 축에 의한 수평을 유지하는 돌림 운동이 일어나도록 교정 운동을 실시하면, 통증도 줄어들고, 돌림의 가동범위도 증가할 수 있다(그림 1.150).

어깨 벌림 검사를 이용하여 한쪽 팔을 위아래로 움직일 때 목뼈의 돌림이나 움직임을 확인한다. 목뼈가 위등세모근이나 어깨올림근보다 상대적으로 더 유연하여 안정성이 떨어지면, 한쪽 어깨관절의 최대 굽힘이나 최대 벌림을 할 때 목뼈가 뻣뻣한 근육 쪽으로 끌려갈 수 있다(그림 1.151).

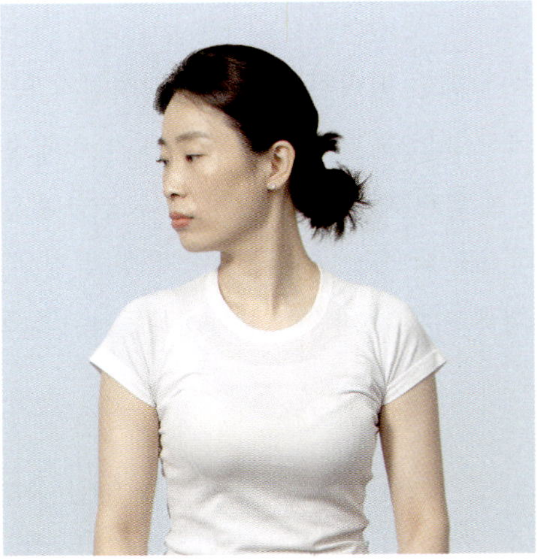

그림 1.150 목 돌림 검사

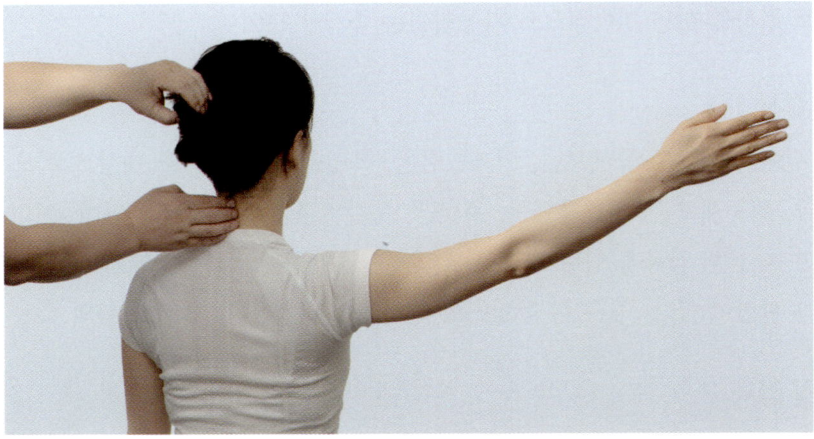

그림 1.151 어깨 벌림 검사

(6) 기타 검사

노신경, 자신경, 정중신경에 대한 신경역동학 검사를 실시하여 양성반응이 나타나는지 확인한다. 스펄링 검사를 통해 척추사이구멍을 압박하여 신경학적 증상을 확인한다.

2) 분류

(1) 목 돌림 유형 진단 분류

목 돌림 유형의 기여 요인으로는 통증, 정렬, 관절가동범위, 근육, 움직임 검사의 결과 등이 있다. 평가항목 9개 중 6개 이상 양성이면(60% 이상) 목 돌림 유형으로 분류한다(표 1.7).

표 1.7 목 돌림 유형 진단 분류표

기여 요인	검사 내용	반응
통증	돌림 동작 시 통증	양성/음성
정렬	머리자세 비대칭	양성/음성
	목빗근 크기 비대칭	양성/음성
	어깨뼈 내림/아래쪽돌림 비대칭	양성/음성
근육	깊은 목 돌림근 약화	양성/음성
	얕은 목 돌림근 단축/비대칭	양성/음성
관절가동범위	목 돌림 관절가동범위 제한	양성/음성
움직임	목 돌림-굽힘/폄/가쪽굽힘 동반	양성/음성
	한쪽 어깨 굽힘/벌림 시 목뼈 불안정성	양성/음성

(2) 진단에 따른 중증도 평가

목 돌림 유형으로 분류된 경우에 중증도 분류를 위해 수행된다. 통증 요인(15점)은 시각상사척도를 이용한다. 해당되는 통증 점수 영역에 따라 점수가 부여된다. 정렬 요인(20점)은 선 자세에서의 머리와 몸통의 정렬 상태에 따라 각각 점수가 부여된다. 돌림 유형을 유발할 수 있는 근육들의 근력 및 근육 길이 검사 결과에 따라 양성반응인 경우마다 각각 점수가 부여된다(20점). 돌림 동작을 통해 관절가동범위 요인(10점)의 점수를 부여한다. 움직임 요인(35점)은 아래 표에 제시된 움직임 검사의 결과에 따라 양성반응인 경우마다 각각 점수가 부여된다(표 1.8).

표 1.8 목 돌림 유형의 진단에 따른 중증도 평가표

<table>
<tr><th>기여 요인</th><th colspan="3">통증 점수(VAS)</th><th>점수</th></tr>
<tr><td rowspan="3">통증
(15)</td><td colspan="3">1~3</td><td>5</td></tr>
<tr><td colspan="3">4~7</td><td>10</td></tr>
<tr><td colspan="3">8~10</td><td>15</td></tr>
<tr><td rowspan="4">정렬
(20)</td><th colspan="3">정렬 상태</th><th>점수</th></tr>
<tr><td colspan="2">머리자세 대칭성</td><td>비대칭</td><td>10</td></tr>
<tr><td colspan="2">목빗근 크기 대칭성</td><td>비대칭</td><td>5</td></tr>
<tr><td colspan="2">어깨뼈 내림/아래쪽돌림 대칭성</td><td>비대칭</td><td>5</td></tr>
<tr><td rowspan="5">근육
(20)</td><th>근육</th><th>검사</th><th>검사의 양성반응</th><th>점수</th></tr>
<tr><td>위등세모근</td><td rowspan="4">근육 길이 검사</td><td>단축/비대칭</td><td>5</td></tr>
<tr><td>어깨올림근</td><td>단축/비대칭</td><td>5</td></tr>
<tr><td>목빗근</td><td>단축/비대칭</td><td>5</td></tr>
<tr><td>목갈비근</td><td>단축/비대칭</td><td>5</td></tr>
<tr><td rowspan="3">관절가동범위
(10)</td><th colspan="3">분류</th><th>점수</th></tr>
<tr><td colspan="2" rowspan="2">돌림</td><td>60~70° 이하</td><td>5</td></tr>
<tr><td>59° 이하</td><td>10</td></tr>
<tr><td rowspan="5">움직임
(35)</td><th colspan="2">검사</th><th>양성반응</th><th>점수</th></tr>
<tr><td colspan="2">돌림</td><td>굽힘/폄/가쪽굽힘</td><td>20</td></tr>
<tr><td colspan="2" rowspan="2">돌림 확인 검사</td><td>관절가동범위 증가</td><td>5</td></tr>
<tr><td>관절가동범위 증가 + 통증 감소</td><td>10</td></tr>
<tr><td colspan="2">한쪽 어깨 굽힘/벌림 검사</td><td>목뼈 불안정성</td><td>5</td></tr>
<tr><td colspan="4">총점</td><td>100</td></tr>
</table>

3) 중재

(1) 움직임 교육

① 네발기기 자세

네발기기 자세에서 머리와 목뼈를 척추와 일직선으로 정렬시키고 정교한 목뼈 축돌림을 유도하며 실시한다(그림 1.152). 목뼈 축돌림은 목의 얕은 목 돌림근육이 최소한으로 사용되고, 주로 깊은 목 돌림근육에 의해 조절되도록 해야 한다. 축돌림 시 목뼈의 폄과 가쪽굽힘이 일어나지 않도록 천천히 시행하며, 초기에는 얕은 목 돌림근의 단축에 의한 영향을 줄이기 위해 관절가동범위를 작게 시작하고, 점점 범위를 넓혀간다.

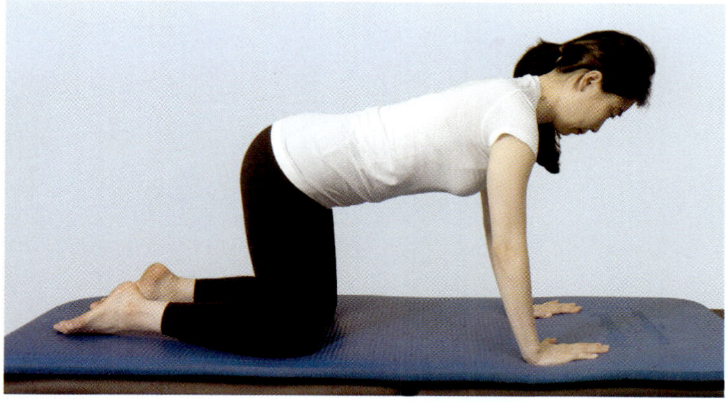

그림 1.152 네발기기 자세에서 목뼈 축돌림 훈련

② 앉은 자세

앉은 자세에서 정교한 목뼈 축돌림을 유도하며 실시한다(그림 1.153). 목뼈 축돌림은 목의 얕은 근육이 최소한으로 사용되고, 주로 깊은 목 근육에 의해 조절되도록 해야 한다. 대상자의 손으로 목빗근을 촉진하면서 목빗근의 활성을 감소시키면서 천천히 수행한다. 손의 촉진에 의한 목빗근의 동원이 줄어들었음에도 목 돌림에서 기울어짐이 나타난다면, 머리띠에 레이져포인터를 달고, 벽면에 수평선을 따라 목 돌림을 훈련하는 것도 좋은 방법 중 하나이다.

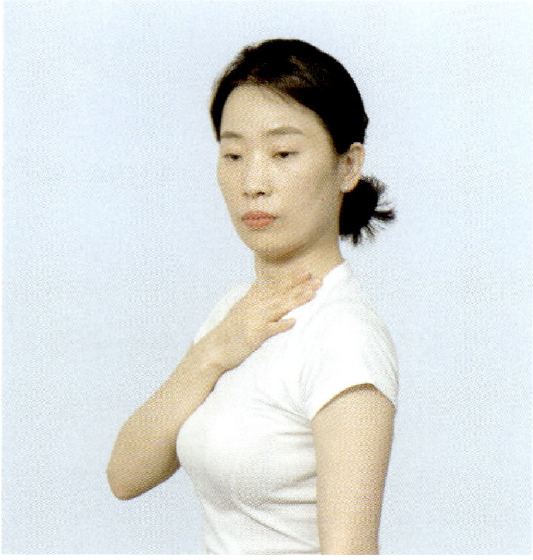

그림 1.153 앉은 자세에서 목뼈 축돌림 훈련

③ 선 자세

선 자세에서는 팔을 움직이면서 머리와 목을 고정하는 운동을 실시한다. 먼저, 벽에 기대어 선 자세에서 머리를 벽에 고정시키고 양쪽 팔 운동을 한다(그림 1.154A). 팔을 다양하게 움직이면서 목뼈가 움직이지 않도록 한다. 다음 단계로 머리를 고정시키고 한쪽 팔 운동을 실시한다(그림 1.154B).

벽을 이용한 운동에서 머리와 목이 고정된다면, 벽에 기대지 않고 선 자세에서 팔 운동을 실시한다(그림 1.155). 나아가 한쪽 팔에 저항을 걸고 움직이면서 목뼈가 움직이지 않도록 유지하며 목 안정화 운동을 실시한다(그림 1.156).

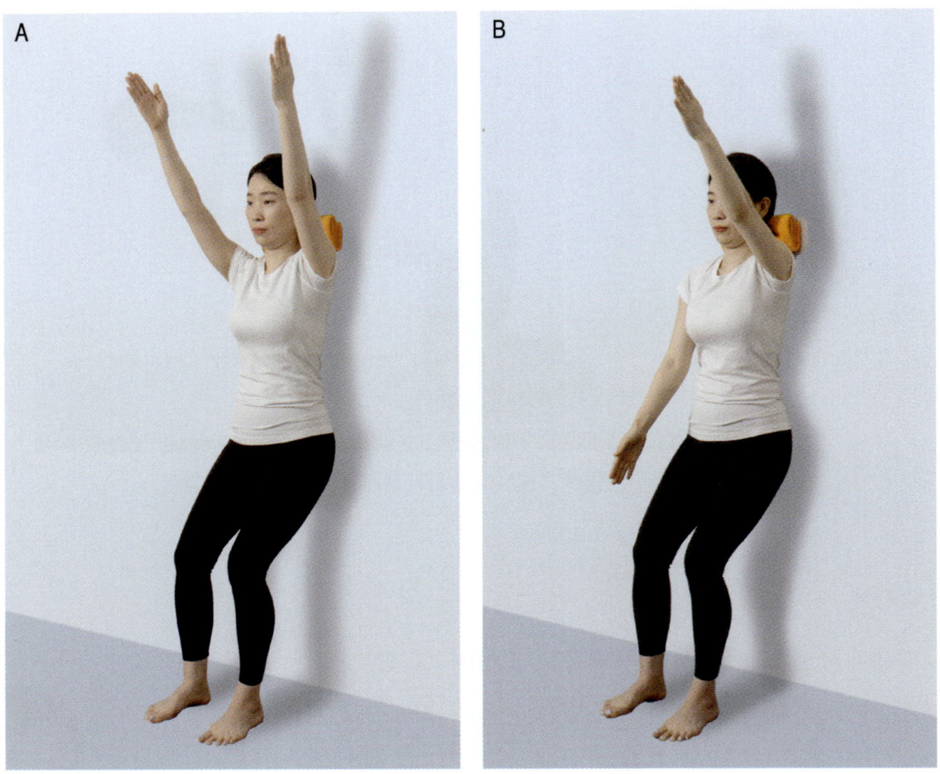

그림 1.154 벽에 기대어 팔을 움직이며 목 안정화 운동. A: 양쪽 팔 운동, B: 한쪽 팔 운동

(2) 움직임 교육을 위한 도수 관리

① 근육 스트레칭

단축된 위등세모근, 어깨올림근, 목빗근, 목갈비근의 스트레칭 운동을 실시한다.

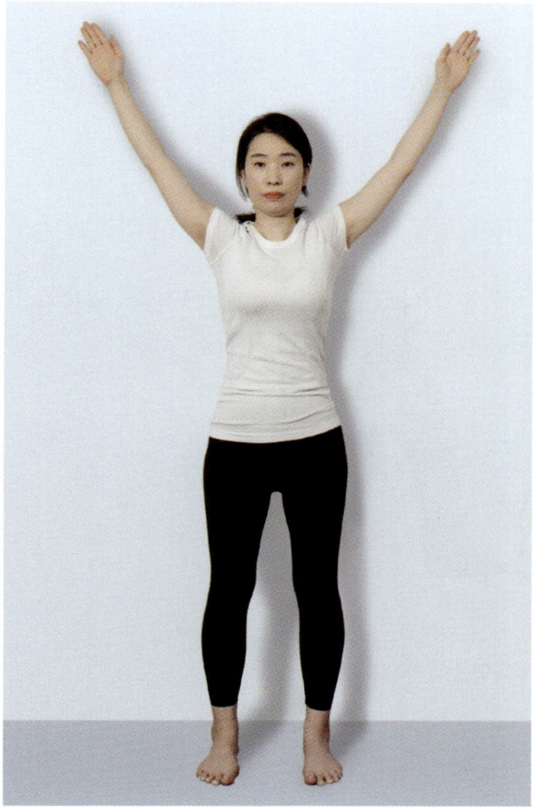

그림 1.155 팔을 움직이면서 목뼈 고정을 위한 안정화 운동

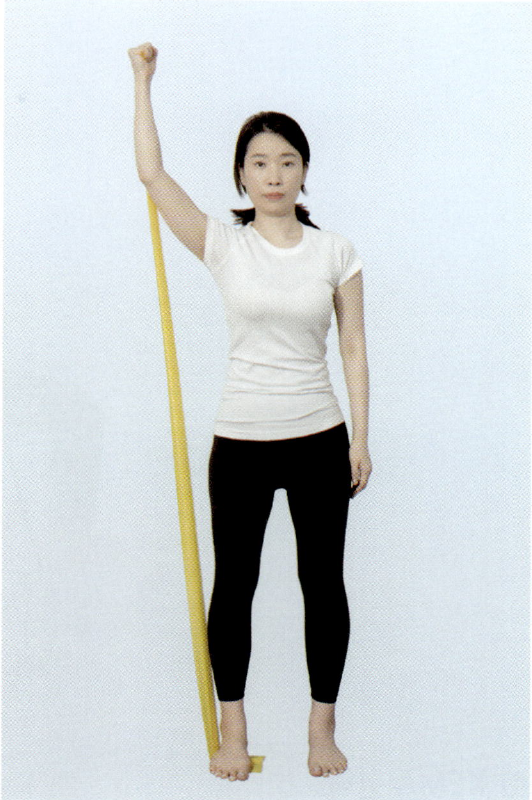

그림 1.156 팔 저항 운동을 동반한 목 안정화 운동

② 근력 강화

축돌림 운동을 통해 깊은 목 돌림근을 활성화하여 강화시킨다. 그림 1.153과 같이 목빗근을 촉진하면서 천천히 목 돌림을 수행하고, 목빗근의 동원이 줄어들었다면 다음 단계로 목 돌림 시 저항을 주면서 축돌림 운동을 시행한다. 강한 돌림 저항 운동을 하면 쉽게 얕은 목 돌림근이 동원될 수 있기 때문에 약한 강도로 주의하면서 시행한다.

③ 신경역동학 관리

신경역동학 검사에서 양성반응이 나타난 신경을 중심으로 신경역동학적 긴장기법과 미끄러짐기법을 적용한다.

④ 멀리건기법

제한된 목 돌림의 가동범위를 증진시키기 위해서 목 돌림을 위한 멀리건기법을 실시한다(그림 1.157).

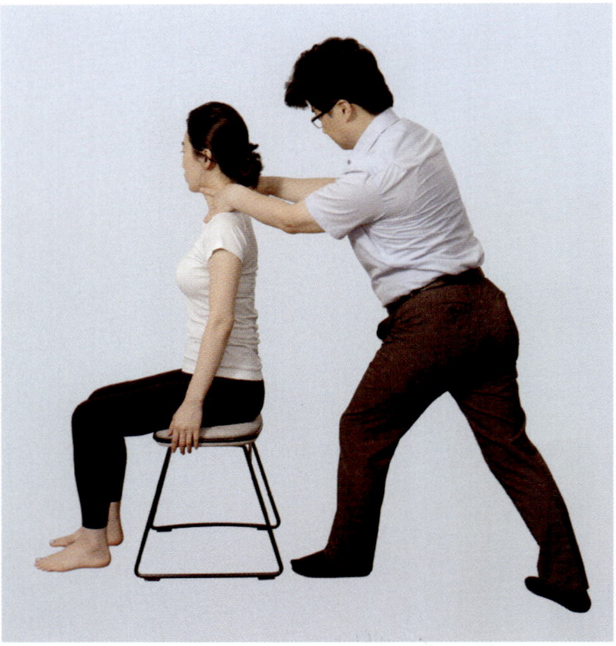

그림 1.157 목 돌림을 위한 멀리건기법

4) KEMA 관리

목 돌림 유형은 비대칭적 목뼈, 등뼈, 팔의 위치를 대칭으로 하도록 환경을 개선해야 한다. 한쪽 방향을 장시간 쳐다봐야 한다면, 몸이나 의자를 돌려서 정면으로 응시하도록 한다. 장시간 동안 머리를 기울이거나 돌리는 자세는 피해야 하며, 한쪽 팔의 움직임보다는 양쪽 팔의 움직임을 하도록 해야 한다. 책상에서 턱을 괴는 습관적 행동이나 바로 누워서 머리만 옆으로 돌려 TV를 보면서 잠을 자는 자세를 금지해야 한다.

표 1.9 목 돌림 유형 요약

잘못된 정렬	손상	KEMA 관리
• 머리자세 비대칭 • 목빗근 비대칭 • 가슴우리 돌림/비대칭 • 한쪽 어깨 내림/아래쪽돌림 • 목 폄근 비대칭	• 위등세모근 어깨올림근, 목갈비근, 목빗근 단축/비대칭 • 깊은 목 돌림근 약화 • 돌림 관절가동범위 제한 • 돌림 시 굽힘/폄 + 가쪽굽힘 동반 • 한쪽 팔 굽힘 시 목뼈 불안정	• 위등세모근, 어깨올림근, 목갈비근, 목빗근 신장 • 얕은 목 돌림근 억제 및 깊은 목 돌림근 활성 • 축회전의 돌림 운동 • 정면으로 사물 응시하기 • 팔 움직일 때 목 고정하기

13. 목 폄-돌림 유형

목 폄–돌림 유형(cervical extension-rotation type)은 목뼈 KEMA 유형 중에서 가장 빈번하게 나타난다. 쉽게 폄 유형의 증상과 돌림 유형의 증상이 복합적으로 나타나는 유형이라고 이해하면 된다. 앞쪽머리자세를 빈번하게 하면서, 골프나 바이올린과 같이 한쪽 방향을 응시하는 동작이 많은 경우 폄–돌림 유형이 될 수 있다. 배드민턴, 테니스, 스쿼시, 탁구 등의 운동은 양쪽 팔을 사용하기보다 한쪽 팔을 사용하는 활동이다. 일상생활의 비대칭의 활동과 스트레스가 과도한 목 앞굽음 자세와 결합될 때 쉽게 유발될 수 있다.

- 목 폄-돌림 유형
  - 통증
    - 목뼈/팔
    - 목 폄/돌림-통증
    - 부하감소 검사-통증 감소
    - 목뼈/등뼈 정렬교정 시 통증 감소
  - 정렬
    - 목 앞굽음 증가
    - 앞쪽머리자세
    - 척주뒤굽음
    - 머리자세 비대칭
    - 목빗근 비대칭
    - 가슴우리 돌림/비대칭
    - 한쪽 어깨뼈 내림/아래쪽돌림
  - 근육
    - 위등세모근, 어깨올림근, 뒤통수밑근 단축
    - 깊은 목 굽힘근 약화
    - 목빗근, 목갈비근 단축/비대칭
    - 깊은 목 돌림근 약화
  - 관절가동범위
    - 목 폄/굽힘/돌림-제한
  - 움직임
    - 목 폄-병진 > 미끄러짐
    - 목 굽힘-병진 > 미끄러짐
    - 뒤쪽락킹-목 폄 유발
    - 머리끄덕임-얕은 근육 활성
    - 목 돌림-폄/가쪽굽힘 동반
    - 한쪽 어깨 굽힘/벌림-목뼈 불안정성
    - 머리위 팔들기 검사-앞쪽 병진/굽힘
    - 팔 폄 검사-병진

그림 1.158 목 폄-돌림 유형 진단 분류

1) 분류 기준

(1) 통증 및 증상

목뼈 신경근의 피부분절 부위, 어깨뼈 안쪽모서리 부위 통증, 팔과 어깨뼈를 지나는 방사통이 나타날 수 있다. 목 폄-돌림 유형은 목 폄과 좌우로 돌림을 할 때 불편함과 통증을 호소한다. 특히 돌림 운동에서 목 폄과 가쪽굽힘이 동반되면서 통증이 나타난다.

팔이음뼈를 수동적으로 들어 올려주거나, 팔을 받쳐주어 팔의 무게를 지지하는 부하감소 검사에서 통증 감소가 나타날 수 있다. 통증의 감소는 어깨뼈의 내림 자세가 목뼈 통증에 기여한다는 의미이다. 목 돌림 유형에서와 마찬가지로 편측의 비대칭으로 증상이 더 심해질 수 있다.

(2) 정렬 검사

목 폄 유형의 정렬 결함에 돌림 유형의 정렬 결함이 결합된 정렬이 나타난다. 등뼈의 굽힘과 더불어 앞쪽 머리자세가 확인되고, 턱이 들리는 과도한 목 폄 자세인 폄 유형의 결함을 가진다. 또한 목빗근이나 목 폄근의 비대칭, 등척추근육의 비대칭, 가슴우리의 비대칭, 어깨 정렬의 비대칭 등 돌림 유형의 결함이 더해진다. 어깨뼈는 내림과 아래쪽돌림이 흔하게 나타나며, 한쪽이 더 심하게 보인다.

한쪽 방향으로 몸을 회전하거나 틀어서 장시간 작업을 하는 경우와 직접적인 관련이 있으며, 시각이나 청각이 떨어져 몸이 이에 적응하는 경우도 비대칭적 정렬 결함을 가질 수 있다.

(3) 관절가동범위 검사

목 폄, 굽힘, 돌림, 가쪽굽힘 검사를 통해 가동범위를 확인한다. 목 폄과 굽힘 검사에서는 시상면돌림 운동보다 앞쪽이나 뒤쪽으로의 병진이 더 우세하게 나타나고 가동범위가 제한된다. 특히 돌림 운동 시에 제자리에서 일어나는 축돌림 운동이 아니라 목 폄과 가쪽굽힘이 동반되면서 가동범위가 제한된다. 만약 돌림 운동에서 머리를 잡고 축에 의한 정교한 돌림 운동으로 교정을 하면 가동범위는 증가할 수 있다.

목뼈의 관절가동범위 검사에서 가동범위의 제한이 있을 때 팔이음뼈를 수동적으로 들어주는 부하감소 검사를 하면 얕은 목 돌림근의 단축된 긴장에서 느슨함이 생겨서 가동범위는 증가한다.

(4) 근육 검사

근육 길이 검사는 얕은 목 폄근, 얕은 목 돌림근, 뒤통수밑근을 확인한다. 위등세모근과 어깨올림근은 얕은 목 폄근이면서도 얕은 목 돌림근이다. 이 두 근육과 함께 얕은 목 돌림근인 목빗근과 목갈비근, 뒤통수밑근을 포함한 목 뒤쪽 연부조직은 쉽게 뻣뻣해지고 짧아진다. 특히 목 돌림 운동에서 목빗근과 목갈비근은 깊은 목 돌림근에 비해 매우 우세해지고 활성화된다. 근력 검사는 깊은 목 굽힘근과 깊은 목 돌림근을 확인한다.

(5) 움직임 검사

① 목 돌림 검사

목 돌림 검사는 네발기기 자세와 앉은 자세에서 실시한다. 목 돌림 유형과 마찬가지로 능동적으로 돌림 검사를 실시하면, 축에 의한 수평을 유지하는 돌림 움직임 대신 목뼈의 폄과 함께 가쪽굽힘이 동반되는 다방면의 돌림 움직임이 관찰되고, 가동범위가 제한된다. 만약 다른 움직임이 동반된 돌림 운동을 축에 의한 수평을 유지하는 돌림 운동이 일어나도록 교정 운동을 실시하면, 통증도 줄어들고 돌림의 가동범위도 증가할 수 있다. 한쪽 팔을 위아래로 움직일 때 목뼈의 돌림이나 움직임을 확인한다. 목뼈 척추가 위등세모근이나 어깨올림근보다 상대적으로 더 유연하여 안정성이 떨어지면, 한쪽 어깨관절의 최대 굽힘이나 최대 벌림을 할 때 목뼈가 상대적으로 더 뻣뻣한 근육 쪽으로 끌려갈 수 있다.

② 목 폄 검사

목 폄 검사는 엎드린 자세, 네발기기 자세, 앉은 자세에서 각각 실시한다. 목 폄 유형과 마찬가지로 제자리에서 머리가 돌아가는 뒤쪽 시상면돌림보다는 머리가 뒤쪽으로 이동하는 뒤쪽 병진의 움직임이 우세하게 나타난다. 또한 얕은 목 폄근육의 활성이 깊은 목 폄근육을 대신하여 과도하게 사용된다. 만약 뒤쪽 시상면돌림을 회복하기 위한 정교한 교정 운동을 하게 되면, 통증이 줄어들고 깊은 목 폄근을 동원할 수 있다.

③ 목 굽힘 검사

목 굽힘 검사는 바로누운 자세와 앉은 자세에서 각각 실시한다. 목 폄 유형과 같이 앞쪽으로의 시상면돌림 움직임보다 앞쪽 병진이 우세하게 나타나며, 목 뒤쪽 연부조직의 단축으로 굽힘의 가동범위가 제한된다. 바로누운 자세에서 목 굽힘을 하면 턱 당김 없이 머리를 드는 앞쪽 병진이 관찰된다. 만약 대상자의 손으로 머리를 받치고 보조하면서 목 굽힘을 시상면돌림으로 교정하면, 통증이 감소하고 얕은 목 굽힘근의 동원을 줄일 수 있다.

④ 뒤쪽락킹 검사

네발기기 자세에서 뒤쪽락킹 검사를 실시한다. 네발기기 자세에서 머리와 척추의 정렬을 일직선으로 시작한다. 어떤 대상자는 시작 자세에서 머리의 위치가 비대칭일 수 있다. 천천히 지면으로부터 팔을 밀어서 뒤쪽락킹을 하는 동안, 머리의 폄 또는 가쪽굽힘이 동반된 비스듬한 폄이 나타나는지 관찰한다.

(6) 기타 검사

목 폄 유형에서 실시하는 머리끄덕임 검사, 머리위 팔들기 검사, 팔 폄 검사, 스펄링 검사를 실시한다. 어깨 굽힘과 어깨 폄 검사를 통해 목뼈의 보상적 움직임이 나타나는지 확인한다. 목뼈 폄-돌림 유형은 목 신경뿌리병증, 퇴행성 목 원반 질환이나 원반탈출증과 관련이 있다. 노신경, 자신경, 정중신경을 포함하는 신경역동학 검사를 실시하여 양성반응이 나타나는지 확인한다.

2) 분류

(1) 목 폄-돌림 유형 진단 분류

목 폄-돌림 유형의 기여 요인으로는 통증, 정렬, 관절가동범위, 근육, 움직임 검사의 결과 등이 있다. 평가항목 10개 중 6개 이상 양성이면(60% 이상) 목 폄-돌림 유형으로 분류한다(표 1.10).

표 1.10 목 폄-돌림 유형 진단 분류표

기여 요인	검사 내용	반응
통증	폄/굽힘 동작 시 통증	양성/음성
	돌림 동작 시 통증	양성/음성
정렬	목뼈 앞굽음 증가	양성/음성
	머리자세 비대칭	양성/음성
근육	깊은 목 굽힘근 근력 약화	양성/음성
	얕은 목 돌림근 단축/비대칭	양성/음성
관절가동범위	폄/굽힘 가동범위 제한	양성/음성
	돌림 가동범위 제한	양성/음성
움직임	목 폄 검사(확인 검사)	양성/음성
	목 돌림-폄/가쪽굽힘 동반	양성/음성

(2) 진단에 따른 중증도 평가

목 폄-돌림 유형으로 분류된 경우에 중증도 분류를 위해 수행된다. 통증 요인(15점)은 시각상사척도를 이용한다. 해당되는 통증 점수 영역에 따라 점수가 부여된다. 정렬 요인(20점)은 선 자세에서의 머리와 몸통의 정렬 상태에 따라 각각 점수가 부여된다. 폄-돌림 유형을 유발할 수 있는 근육들의 근력 및 근육 길이 검사 결과에 따라 양성반응인 경우마다 각각 점수가 부여된다(30점). 돌림 동작을 통해 관절가동범위 요인(10점)의 점수를 부여한다. 움직임 요인(25점)은 아래 표에 제시된 움직임 검사의 결과에 따라 양성반응인 경우마다 각각 점수가 부여된다(표 1.11).

표 1.11 목 폄-돌림 유형의 진단에 따른 중증도 평가표

기여 요인	통증 점수(VAS)			점수
통증 (15)	1~3			5
	4~7			10
	8~10			15
정렬 (20)	정렬 상태			점수
	목 앞굽음(머리돌림각 CRA)		145~155°	3
			156° 이상	5
	앞쪽머리자세(머리척추각 CVA)		45~50°	3
			44° 이하	5
	머리자세 대칭성		비대칭	5
	어깨뼈 내림/아래쪽돌림		비대칭	5
근육 (30)	근육	검사	검사의 양성반응	점수
	깊은 목 굽힘근	근력 검사	약화	10
	위등세모근	근육 길이 검사	단축/비대칭	5
	어깨올림근		단축/비대칭	5
	목빗근		단축/비대칭	5
	목갈비근		단축/비대칭	5
관절가동범위 (10)	분류			점수
	폄	55~70°		3
		55° 미만		5
	돌림	60~70° 이하		3
		59° 이하		5
움직임 (25)	검사	양성반응		점수
	폄	뒤쪽 병진		3
		뒤쪽 병진 및 확인 검사		5
	머리끄덕임 검사	제한 및 얕은 목 굽힘근 동원		5
	돌림	폄 + 가쪽굽힘		5
	돌림 확인 검사	관절가동범위 증가		3
		관절가동범위 증가 + 통증 감소		5
	어깨 굽힘/벌림 검사	목뼈 불안정성		5
총점				100

3) 중재

(1) 움직임 교육

① 바로누운 자세

i) 목 굽힘

목 굽힘 시 앞쪽으로 병진이 일어나지 않고, 앞쪽의 시상면돌림에 의한 목 굽힘이 일어나도록 얕은 목 굽힘근의 동원을 줄이면서 시상면돌림 훈련을 한다. 초기에는 목 굽힘을 할 때 대상자의 손으로 머리를 받치는 보조를 통해서 얕은 목 굽힘근의 동원을 줄이고 깊은 목 굽힘근을 강화할 수 있다(그림 1.107, 1.108).

ii) 목 돌림

목 돌림 운동은 앉은 자세에서 하는 것이 일반적이지만, 이 자세에서 통증이 있다면 바로누운 자세에서 실시한다. 척추가 펴지도록 무릎을 구부리고 누운 자세에서 가슴 위쪽에 베개를 놓고 팔을 받치게 한다. 등의 굽힘이 심한 대상자라면 머리 밑에 수건을 여러 장 받쳐둔다. 작은 범위에서부터 좌우로의 축돌림 움직임을 실시한다. 중요한 것은 목뼈의 폄과 가쪽굽힘이 동반되지 않도록 천천히 움직이고, 머리와 목의 수직 자세를 유지하면서 돌림을 하는 것이다(그림 1.159).

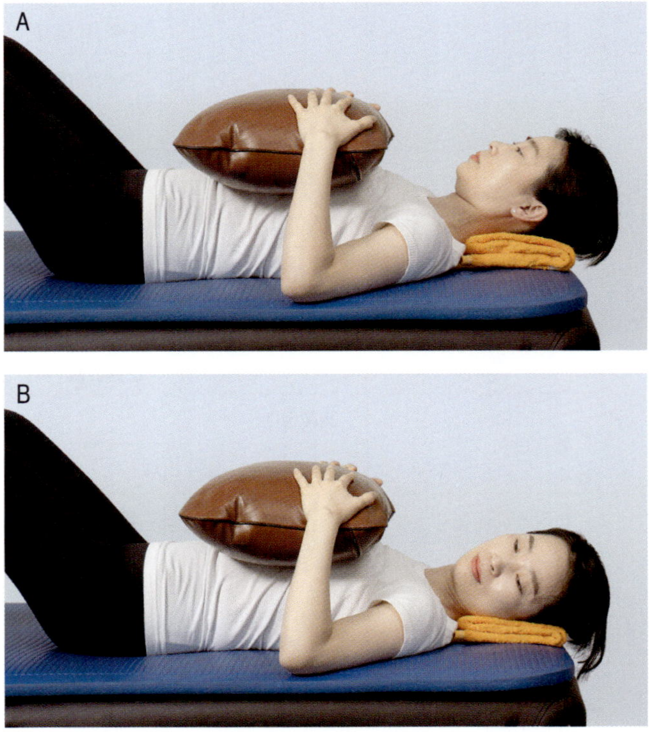

그림 1.159 바로누운 자세에서 팔을 지지하고 목 돌림. **A**: 시작 시 정렬, **B**: 축돌림

② 네발기기 자세

i) 목 폄과 굽힘

네발기기 자세에서 목 폄과 굽힘을 시상면돌림을 유도하며 실시한다. 대상자에게 "당신의 머리를 공이라고 상상하고, 양쪽 귀가 서로 연결된 막대가 공의 중심부를 지난다고 생각하세요. 이제 막대 축을 중심으로 천천히 제자리에서 공을 앞쪽으로 굴린다고 생각하면서 앞쪽과 뒤쪽으로 공을 굴려보세요."라고 가르친다. 목 폄을 수행할 때에 대상자들이 머리를 들려고 하면 얕은 목 폄근이 우세하게 작용하게 된다. 목 폄은 머리를 위로 드는 것이 아니라, 천천히 머리를 뒤쪽으로 굴리는 것임을 대상자들이 인식하게 한다(그림 1.160). 목 굽힘은 머리를 숙이는 것이 아니라, 천천히 머리를 앞쪽으로 굴리는 동작으로 인식하여 실시하게 한다(그림 1.161). 목 굽힘과 폄을 위한 시상면돌림을 할 때 처음에는 관절가동범위를 작은 범위에서 실시한다. 머리끄덕임의 굽힘과 폄을 충분히 연습한 후에 점차 가동범위를 넓혀 나간다. 관절가동범위를 처음부터 넓게 잡아서 굽힘과 폄을 훈련한다면, 앞쪽이나 뒤쪽으로의 시상면돌림보다 병진의 움직임이 더 우세해진다.

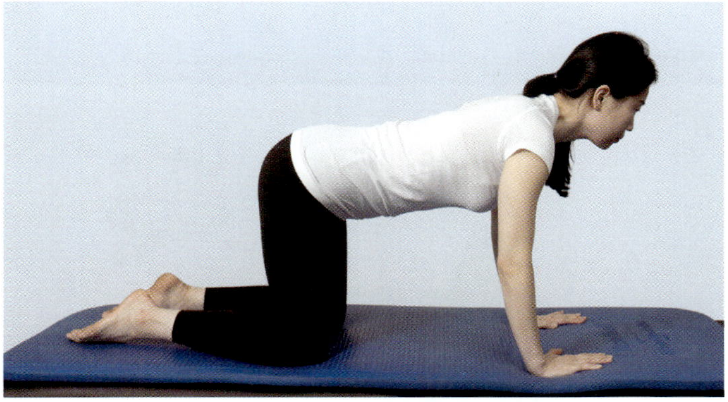

그림 1.160 네발기기 자세에서 뒤쪽 시상면돌림 훈련

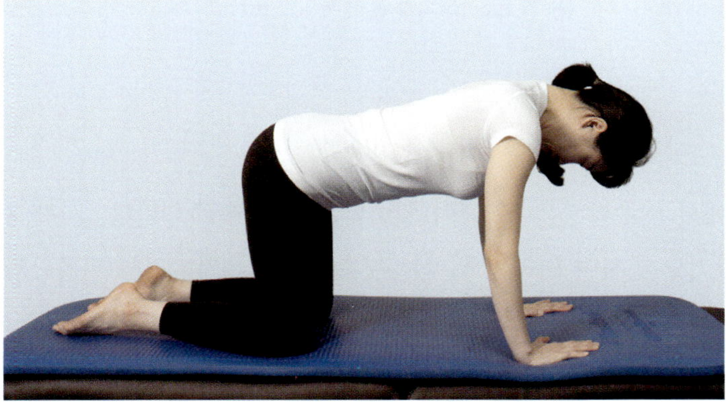

그림 1.161 네발기기 자세에서 앞쪽 시상면돌림 훈련

ii) 목 돌림

네발기기 자세에서 머리와 목뼈를 척추와 일직선으로 정렬시키고 정교한 목뼈 축돌림을 유도하며 실시한다. 목뼈 축돌림은 목의 얕은 근육이 최소한으로 사용되고, 주로 깊은 목근육에 의해 조절되도록 해야 한다. 축돌림 시 목뼈의 폄과 가쪽굽힘이 일어나지 않도록 주의해야 한다. 만약 목빗근의 과활성과 함께 축돌림이 일어나지 않으면, 대상자의 머리를 잡아서 능동-보조 운동으로 시작할 수도 있다(그림 1.162).

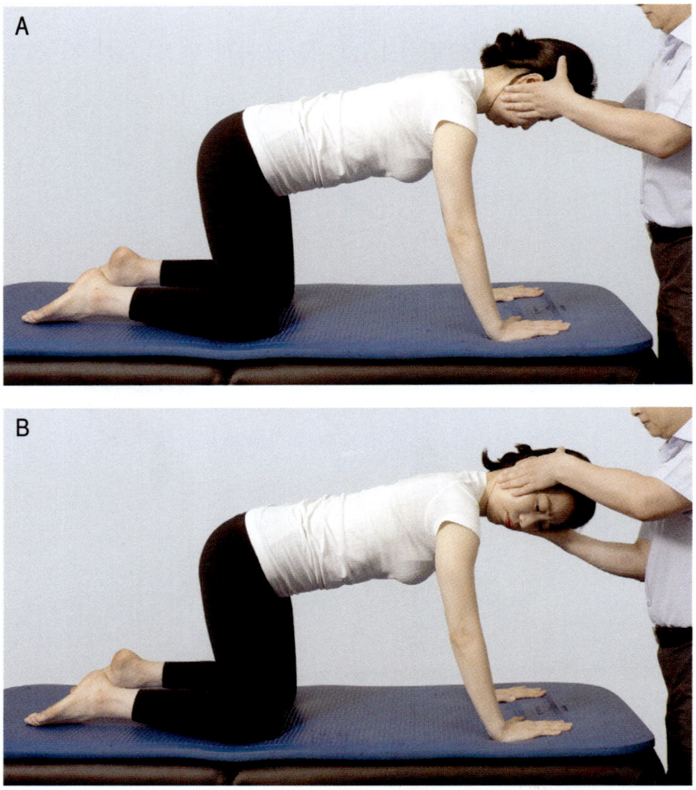

그림 1.162 네발기기 자세에서 능동-보조를 통한 축회전 운동. A: 정렬 준비, B: 능동-보조의 축회전

iii) 뒤쪽락킹 수행

네발기기 자세에서 뒤쪽락킹을 목 폄이 일어나지 않도록 수행한다. 시작 자세에서 뒤쪽으로 움직일 때 턱을 살짝 당기도록 하여 머리의 위치를 지속적으로 유지하면서 뒤쪽락킹을 한다(그림 1.113).

③ 앉은 자세

i) 척추정렬

목 폄 유형과 같이 등뼈를 구부리지 않고 펴는 자세를 유지하도록 해야 한다. 척주뒤굽음과 목 앞굽음을 함께 교정할 수 있도록 벽면을 이용하는 것이 효율적이다. 이때 머리의 비대칭이 보인다면, 의자 앞에 거울을 두고, 척추 전체를 벽면에 밀착시키며, 머리도 벽면에 닿게 한 다음 천천히 턱을 당긴다. 이때 기울어져 있는 머리를 자신이 직접 거울을 보고 인식하면서 수직의 머리 위치를 유지하도록 노력한다.

벽을 이용한 척추정렬 훈련이 잘 된다면, 보다 진전된 방법으로 등받이가 없는 의자에 앉아서 머리와 척추정렬 훈련을 실시한다(그림 1.114).

ii) 목 돌림

앉은 자세에서 정교한 목뼈 축돌림을 유도하며 실시한다. 목뼈 축돌림은 목의 얕은 근육이 최소한으로 사용되고, 주로 깊은 목근육에 의해 조절되도록 해야 한다. 대상자의 손으로 목빗근을 촉지하면서 목빗근의 활성을 감소시키며 천천히 수행한다. 축돌림 시 목뼈의 폄과 가쪽굽힘이 일어나지 않도록 주의해야 한다(그림 1.153).

iii) 머리끄덕임 운동

목 폄과 굽힘 움직임을 시행하기 전에 머리끄덕임 운동을 먼저 실시한다. 머리끄덕임의 굽힘과 폄은 목뼈의 움직임 없이 일어나게 훈련해야 한다. 머리끄덕임의 굽힘과 폄이 잘 일어나지 않으면, 코를 손바닥에 대고 작은 범위에서 머리끄덕임이 일어나도록 수행한다.

iv) 목 폄과 굽힘

앉은 자세에서 목 폄이 뒤쪽 시상면돌림에 의해 일어나도록 연습한다. 목 굽힘은 앞쪽 시상면돌림에 의한 굽힘 연습을 한다. 만약 시상면돌림의 굽힘과 폄이 잘 일어나지 않는다면, 대상자의 손을 이용하여 능동–보조 운동으로 시상면돌림을 훈련한다. 이때 얕은 목 폄근이나 얕은 목 굽힘근이 과활성되지 않도록 주의해야 한다. 네발기기 자세에서 운동한 것과 같이 공을 굴린다는 생각으로 수행하며 깊은 목 폄근과 깊은 목 굽힘근의 활성을 유도하면서 강화시킨다.

④ 벽을 마주 보고 선 자세

i) 벽 미끄러짐 운동

벽 미끄러짐 운동은 일반적으로 위등세모근의 이완과 앞톱니근의 활성을 주목적으로 하는 운동이다. 여기에서는 벽 미끄러짐 운동을 하면서 목의 안정성을 증진하기 위해 사용된다. 사진과 같이 벽을 마주보고 서서 팔을 들어 벽에 기댄다. 턱을 당겨 머리와 척추의 정렬을 일직선으로 한 후, 팔로 벽을 살짝 밀면서 천천히 양쪽 팔을 벽을 따라 위로 올린다(그림 1.163). 이때 머리가 움직이거나 목이 폄되지 않도록 한다.

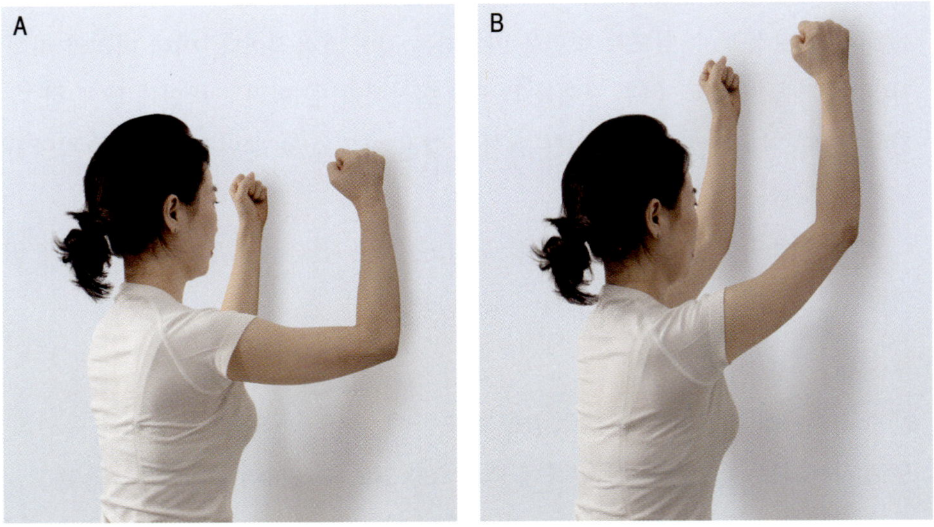

그림 1.163 벽 미끄러짐 운동을 이용한 목 안정화 운동. A: 팔을 벽에 지지, B: 위로 팔 밀기

ii) 목 돌림

벽 미끄러짐 운동과 동일하게 시작 자세를 취한다. 벽에 팔을 기댐으로 팔의 무게가 줄어들고 위등세모근의 이완을 유도할 수 있다. 대상자는 축돌림이 이루어지도록 천천히 돌림 운동을 한다(그림 1.164). 목이 폄되거나 가쪽굽힘되지 않도록 정교한 운동을 실시한다.

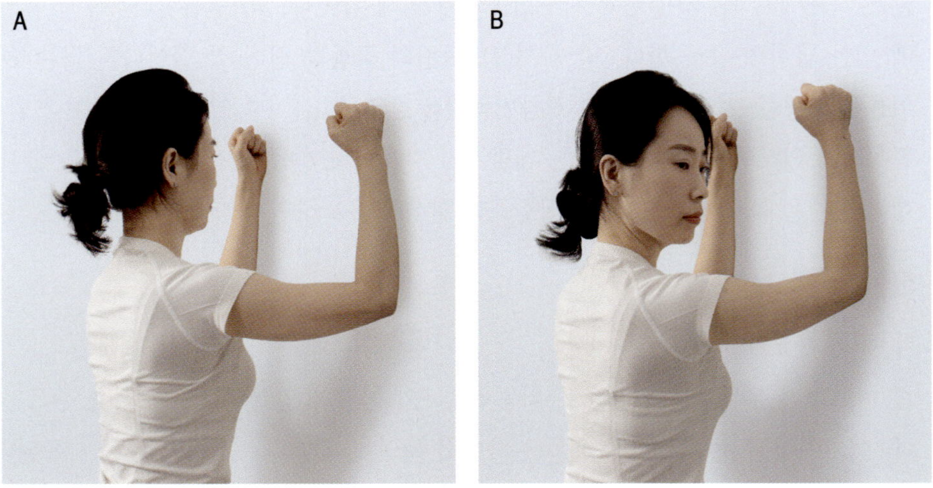

그림 1.164 벽 미끄러짐 자세에서 목 돌림 운동. A: 팔을 벽에 지지, B: 축돌림 운동

⑤ 선 자세

선 자세에서는 팔의 움직임에 의해 목 폄이나 돌림이 일어나지 않도록 팔 움직임을 이용한 목 안정화 운동을 실시한다. 양쪽 팔을 동시에 굽힘과 벌림을 수행하면서 목을 안정화시킨다. 다음으로 두 팔을 교차로 굽힘하면서 목을 유지한다. 대상자 스스로 한쪽 손을 목뼈 가시돌기에 촉진하면서 팔을 굽힘과 벌림을 할 때 목뼈의 움직임이 일어나지 않도록 한다(그림 1.165). 마지막으로 치료사가 대상자의 목뼈 가시돌기를 촉진하면서 목 안정화 운동이 잘 수행되고 있는지 확인한다(그림 1.166).

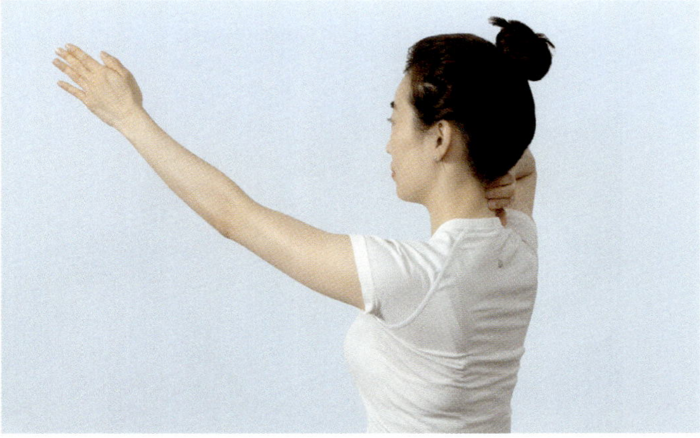

그림 1.165 대상자 촉진에 의한 팔 굽힘 동안 목 안정화 운동

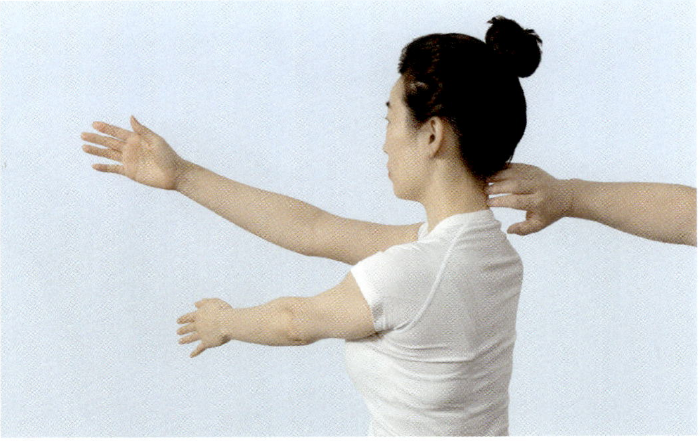

그림 1.166 치료사 촉진에 의한 팔 벌림 동안 목 안정화 운동

(2) 움직임 교육을 위한 도수 관리

① 근막이완 치료 Myofascial release, MFR

위등세모근, 어깨올림근, 목빗근, 목갈비근, 목 뒤쪽 연부조직에 대해 적용한다.

② 근육 스트레칭

단축된 위등세모근(그림 1.167), 어깨올림근(그림 1.168), 목빗근(그림 1.169), 목갈비근(그림 1.170), 목덜미인대, 뒤통수밑근을 스트레칭한다.

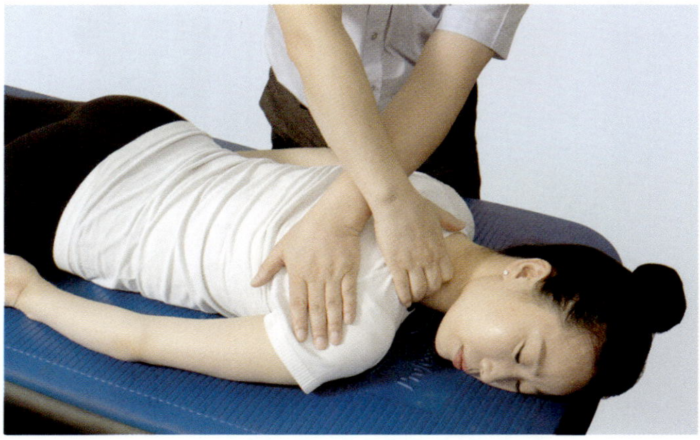

그림 1.167 위등세모근 스트레칭 운동

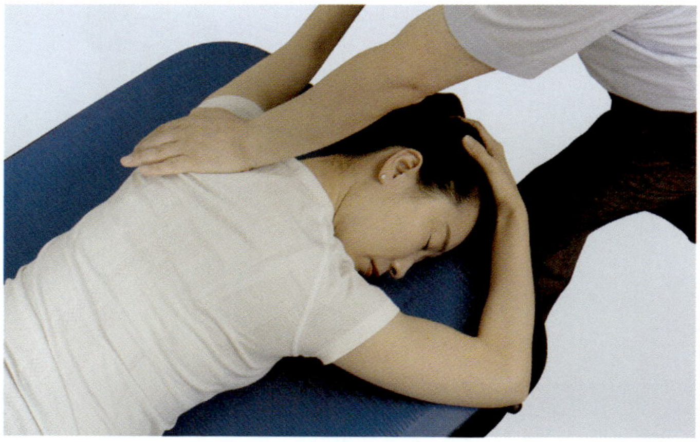

그림 1.168 어깨올림근 스트레칭 운동

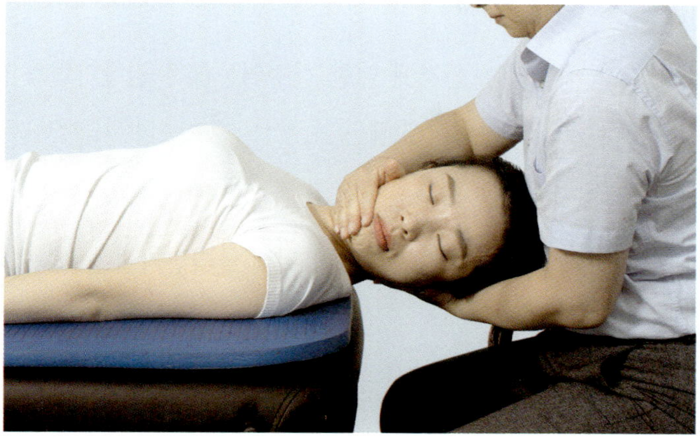

그림 1.169 목빗근 스트레칭 운동

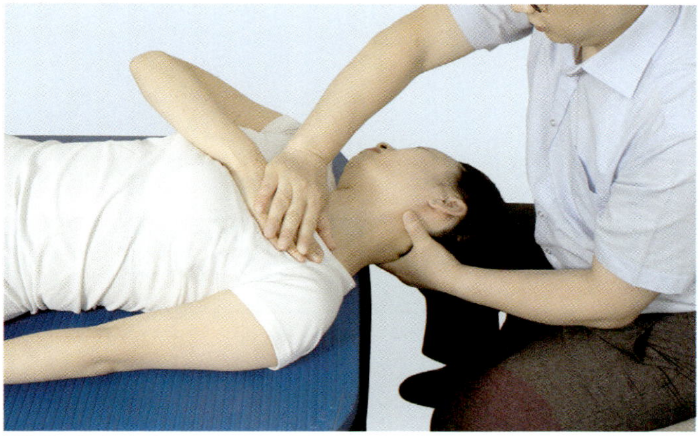

그림 1.170 목갈비근 스트레칭 운동

③ 근력 강화

깊은 목 굽힘근을 강화하기 위해 목 폄 유형에서 실시한 것과 같이 압력 바이오피드백 장치를 이용한다. 압력 바이오피드백 장치가 없다면 수건을 목 뒤에 받치고 수행할 수 있다. 대상자들이 의욕이 앞서서 턱 당기기를 강하게 한다면, 깊은 목 굽힘근보다 목빗근을 더 우세하게 사용하게 됨을 주의해야 한다.

깊은 목 돌림근을 활성화하기 위해서 움직임 교정에 적용한 축돌림을 실시한다. 얕은 목 돌림근인 목빗근과 목갈비근이 우세하게 수축하기 때문에 매우 정교한 돌림 운동을 실시해야 한다. 거울을 마주 보고 돌림 운동을 하면서 목빗근과 목갈비근이 수축하지 않도록 연습할 수 있다. 돌림 운동을 하면서 위등세모근이 우세하게 작용한다면, 그림 1.164와 같이 벽 미끄러짐 자세에서 목 돌림 운동을 하는 것이 좋다.

④ 신경역동학 관리

신경역동학 검사에 따라 해당되는 신경에 대한 신경역동학적 긴장기법과 미끄러짐기법을 적용한다. 그림 1.133부터 그림 1.137까지 참고한다.

⑤ 멀리건기법

제한된 목 폄, 굽힘, 돌림의 가동범위를 증진하기 위해 멀리건기법을 적용한다. 그림 1.138과 그림 1.157을 참고한다.

4) KEMA 관리

목 폄 유형과 같이 목뼈의 폄 자세를 피하고, 등뼈를 바르게 펴도록 해야 한다. 앞쪽머리자세가 유발되지 않도록 주변환경적 요소를 개선해야 한다. 또한 몸통과 머리가 같은 방향을 바라보도록 해야 한다. 특별히 한쪽 팔 움직임을 해야 한다면, 턱을 살짝 당겨서, 팔의 움직임에 목뼈가 폄되거나 기울어지지 않도록 해야 한다.

표 1.12 목 폄-돌림 유형 요약

잘못된 정렬	손상	KEMA 관리
• 목뼈 앞굽음 증가 • 앞쪽머리자세 • 등뼈 뒤굽음 • 머리자세 비대칭 • 가슴우리 비대칭 • 한쪽 어깨 내림/아래쪽돌림	• 목 폄근 단축 • 깊은 목 굽힘근 약화 • 얕은 목 돌림근 우세/비대칭 • 깊은 목 돌림근 약화 • 굽힘/폄/돌림 제한 • 굽힘/폄 동작 시 병진 우세 • 돌림 시 폄+가쪽굽힘 유발 • 한쪽 어깨 굽힘/벌림 시 목뼈 불안정	• 목 폄근 신장 • 얕은 목 돌림근 비활성 • 깊은 목 굽힘근 강화 • 깊은 목 돌림근 활성 • 등뼈 폄 강화 • 굽힘/폄 동작 시 시상면돌림 • 돌림 동작 시 축회전 • 양쪽 팔 움직임
		• 등뼈 펴고 앉기 • 턱 당기고 정면 바라보기 • 팔의 무게 지탱하기 • 목 돌림/가쪽굽힘 피하기 • 한쪽 팔 동작 시 목 고정

14. 목 굽힘-돌림 유형

목 굽힘–돌림 유형(cervical flexion–rotation type)은 굽힘 유형의 증상과 돌림 유형의 증상이 복합적으로 나타나는 유형이다. 과도한 목 굽힘과 목 돌림에서 굽힘과 가쪽굽힘이 동반되는 정교하지 않은 움직임이 나타난다. 목 굽힘근의 과활성과 얕은 목 돌림근의 과활성의 결과로 움직임의 결함을 가진다. 척추를 편 상태에서 비대칭적 활동을 반복적으로 수행하는 경우에 잘 나타날 수 있다.

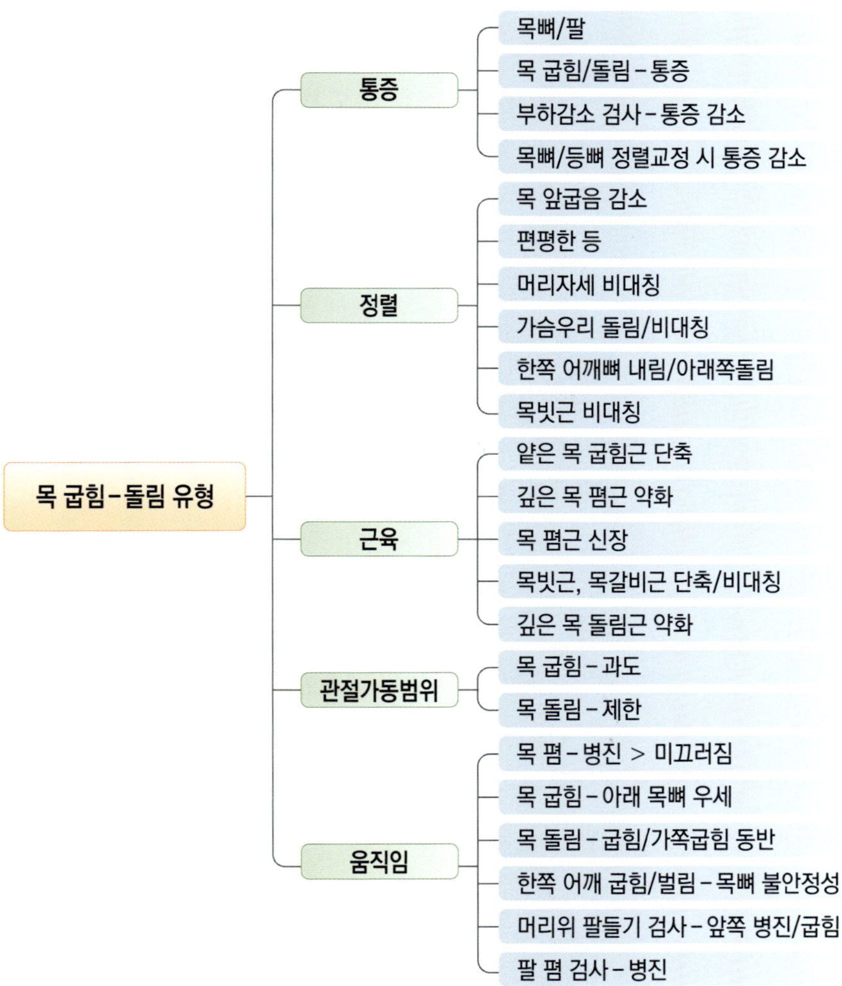

그림 1.171 목 굽힘–돌림 유형 진단 분류

1) 분류 기준

(1) 통증 및 증상

목뼈, 팔, 어깨뼈 안쪽모서리 부위의 통증과 팔과 어깨뼈를 지나가는 부위의 방사통이 나타난다. 목 굽힘–돌림 유형은 목 굽힘과 좌우로 돌림을 할 때 불편함과 통증을 호소한다. 특히 돌림 운동에서 목 굽힘과 가쪽굽힘이 동반되면서 통증이 나타난다.

부하감소 검사를 하면 통증이 감소하며, 좌우 신체정렬의 비대칭이 심할수록 증상도 더 심하게 나타난다.

(2) 정렬 검사

목 굽힘 유형의 정렬 결함에 돌림 유형의 정렬 결함이 더해진 경우이다. 일자로 펴진 목뼈, 편평한 등뼈, 목빗근이나 목 폄근의 비대칭, 등척추근육의 비대칭, 가슴우리의 비대칭, 어깨 정렬의 비대칭의 결함이 보일 수 있다. 어깨뼈는 내림과 아래쪽돌림이 흔하게 나타나며, 한쪽이 더 심하게 보인다.

한쪽 방향으로 몸을 틀어서 장시간 작업을 하는 경우와 직접적 관련이 있으며, 시각이나 청각이 떨어져 몸이 이에 적응하는 경우도 비대칭적 정렬결함을 가질 수 있다.

거울을 보면서 어깨뼈와 목뼈의 정상적 자세정렬을 유도하면 통증을 감소시킬 수 있다. 어깨뼈 정렬은 어깨뼈 내림과 아래쪽돌림 상태이며, 한쪽이 더 심한 정렬결함을 보인다.

(3) 관절가동범위 검사

목 굽힘과 돌림 검사를 통해 가동범위를 확인한다. 돌림 운동 시에 제자리에서 일어나는 축돌림 운동이 아니라 목 굽힘과 가쪽굽힘이 동반되면서 가동범위가 제한된다. 만약 돌림 운동 시 머리를 잡고 축에 의한 정교한 돌림 운동으로 교정을 하면 가동범위는 증가할 수 있다.

목뼈의 관절가동범위 검사에서 가동범위의 제한이 있을 때 팔이음뼈를 수동적으로 들어주는 부하감소 검사를 하면 일반적으로 가동범위는 증가할 것이다.

(4) 근육 검사

목 굽힘근과 얕은 목 돌림근이 쉽게 뻣뻣해지고 짧아진다. 근육 길이 검사는 목빗근과 목갈비근, 위 등세모근과 어깨올림근을 대상으로 확인한다. 이 근육들은 양측성의 근육이므로 좌우의 근육 길이가 비대칭일 수 있으므로 주의하여 확인한다. 근력 검사는 깊은 목 폄근과 깊은 목 돌림근을 확인한다.

(5) 움직임 검사

목 굽힘과 폄 검사를 통해 움직임 손상을 확인한다.

① 목 굽힘 검사

목 굽힘 검사는 앉은 자세나 선 자세에서 실시한다. 목 굽힘-돌림 유형은 목 굽힘 유형에서 보이는 목 굽힘 결함이 나타날 수 있다. 등뼈 윗부분보다 아래목뼈에서 과도한 굽힘 동작이 나타난다.

i) 확인 검사

등뼈를 살짝 구부리게 한 후에 목 굽힘을 하게 하면, 과도한 굽힘 가동범위도 줄어들고 통증도 감소한다. 목 굽힘근의 과활성이 나타나지 않도록 천천히 시상면돌림 동작을 유도하면 통증이 감소할 수 있다.

② 목 돌림 검사

목 돌림 검사는 앉은 자세와 네발기기 자세에서 실시할 수 있다. 앉은 자세에서 좌우로 목 돌림을 할 때 굽힘과 가쪽굽힘이 동반될 수 있다. 정교하지 않은 돌림 동작은 통증과 관절가동범위의 제한을 가져온다.

i) 확인 검사

정교한 목뼈 축돌림을 유도하며 실시한다. 목뼈 축돌림은 목의 얕은 근육이 최소한으로 사용되고, 주로 깊은 목근육에 의해 조절되도록 해야 한다. 대상자의 손으로 목빗근을 촉지하면서 목빗근의 활성을 감소시키면서 천천히 수행한다. 축돌림 시 목뼈의 굽힘과 가쪽굽힘이 일어나지 않도록 주의해야 한다. 정교한 목 돌림이 수행되면 통증이 감소되고, 관절가동범위가 증가할 것이다.

(6) 기타 검사

목 굽힘 유형에서 실시하는 머리위 팔들기 검사, 팔 폄 검사, 스펄링 검사를 실시한다. 어깨 굽힘과 어깨 폄 검사를 통해 목뼈의 보상적 움직임이 나타나는지 확인한다. 노신경, 자신경, 정중신경을 포함하는 신경역동학 검사를 실시하여 양성반응이 나타나는지 확인한다.

2) 분류

(1) 목 굽힘-돌림 유형 진단 분류

목 굽힘-돌림 유형의 기여 요인으로는 통증, 정렬, 관절가동범위, 근육, 움직임 검사의 결과 등이 있다. 평가항목 10개 중 6개 이상 양성이면(60% 이상) 목 굽힘-돌림 유형으로 분류한다(표 1.13).

표 1.13 목 굽힘-돌림 유형 진단 분류표

기여 요인	검사 내용	반응
통증	굽힘 동작 시 통증	양성/음성
	돌림 동작 시 통증	양성/음성
정렬	목뼈 앞굽음 감소	양성/음성
	머리자세 비대칭	양성/음성
근육	깊은 목 폄근 약화	양성/음성
	얕은 목 돌림근 단축/비대칭	양성/음성
관절가동범위	목 굽힘-과도한 범위	양성/음성
	돌림 동작 시 제한	양성/음성
움직임	목 굽힘	양성/음성
	목 돌림-굽힘/가쪽굽힘 동반	양성/음성

(2) 진단에 따른 중증도 평가

목 굽힘-돌림 유형으로 분류된 경우에 중증도 분류를 위해 수행된다. 통증 요인(15점)은 시각상사척도를 이용한다. 해당되는 통증 점수 영역에 따라 점수가 부여된다. 정렬 요인(20점)은 선 자세에서의 머리와 몸통의 정렬 상태에 따라 각각 점수가 부여된다. 굽힘-돌림 유형을 유발할 수 있는 근육들의 근력 및 근육 길이 검사 결과에 따라 양성반응인 경우마다 각각 점수가 부여된다(30점). 돌림 동작을 통해 관절가동범위 요인(10점)의 점수를 부여한다. 움직임 요인(25점)은 아래 표에 제시된 움직임 검사의 결과에 따라 양성반응인 경우마다 각각 점수가 부여된다(표 1.14).

표 1.14 목 굽힘-돌림 유형의 진단에 따른 중증도 평가표

기여 요인	통증 점수(VAS)			점수
통증 (15)	1~3			5
	4~7			10
	8~10			15
정렬 (20)	정렬 상태			점수
	목 앞굽음(머리돌림각 CRA)		135~145˚	3
			136˚ 이하	5
	머리자세 대칭성		비대칭	5
	등뼈		편평한 뒤굽이	5
	어깨뼈 내림/아래쪽돌림		비대칭	5
근육 (30)	근육	검사	검사의 양성반응	점수
	깊은 목 폄근	근력 검사	약화	10
	위등세모근	근육 길이 검사	비대칭	5
	어깨올림근		비대칭	5
	목빗근		단축/비대칭	5
	목갈비근		단축/비대칭	5
관절가동범위 (10)	분류			점수
	목 굽힘	50~59˚		5
		60˚ 이상		10
	목 돌림	60~70˚ 이하		3
		59˚ 이하		5
움직임 (25)	검사	양성반응		점수
	굽힘	아래목뼈 우세		3
		아래목뼈 우세 및 과도한 굽힘		5
	굽힘 확인 검사	통증 감소 및 가동범위 정상		5
	돌림	굽힘 + 가쪽굽힘		5
	돌림 확인 검사	관절가동범위 증가		3
		관절가동범위 증가 + 통증 감소		5
	어깨 굽힘/벌림 검사	목뼈 불안정성		5
총점				100

3) 중재

(1) 움직임 교육

① 바로누운 자세

앉은 자세의 목 돌림 운동에 통증과 불편함이 있다면, 바로누운 자세에서 실시한다. 무릎을 구부리고 누운 자세에서 가슴 위쪽에 베개를 놓고 팔을 받치게 한 다음 작은 범위에서부터 좌우로의 축돌림의 움직임을 실시한다. 머리와 목의 수직 자세를 유지하면서 천천히 돌림하여야 하며, 목 굽힘이나 가쪽굽힘이 동반되지 않도록 해야 한다(그림 1.71).

② 엎드린 자세

정교한 목 폄 운동은 깊은 목 폄근을 활성화시킬 수 있으며, 깊은 목 폄근의 활성은 일자가 된 목뼈의 안쪽 만곡을 회복할 수 있다. 목 폄 운동은 뒤쪽 시상면돌림이 되도록 대상자에게 "머리를 공이라고 생각하고, 제자리에서 뒤쪽으로 공을 굴리세요."라고 지시하면서 수행을 시킨다. 엎드린 자세에서는 머리를 들기가 쉬우며, 머리를 드는 동작은 얕은 목 폄근이 동원되어 뒤쪽 병진이 우세함을 의미한다. 이를 막기 위해 엎드린 자세에서의 목 폄은 작은 범위에서 실시하도록 한다.

③ 네발기기 자세

i) 목 폄

네발기기 자세에서 목 폄을 시상면돌림을 유도하며 실시한다. 깊은 목 폄근의 활성을 통해 목뼈의 안쪽 만곡을 회복할 수 있다.

ii) 목 돌림

네발기기 자세에서 머리와 목뼈를 척추와 일직선으로 정렬시키고 정교한 목뼈 축돌림을 유도하며 실시한다. 목뼈 축돌림은 목의 얕은 근육이 최소한으로 사용되고, 주로 깊은 목 돌림근육에 의해 조절되도록 해야 한다. 축돌림 시 목뼈의 굽힘과 가쪽굽힘이 일어나지 않도록 주의해야 한다.

④ 앉은 자세

i) 척추정렬

등을 받쳐주는 의자에 앉되, 등을 살짝 구부린다. 목 폄 유형과 같은 벽에 척추를 밀착하거나 턱을 당겨 앉을 필요는 없다. 팔의 무게를 지지할 수 있도록 팔걸이가 있는 의자에 앉거나, 다리 위에 베개를 높게 쌓아서 팔을 받치도록 한다.

ii) 목 돌림

앉은 자세에서 정교한 목뼈 축돌림을 유도하며 실시한다. 목뼈 축돌림은 얕은 목 돌림근이 최소한으로 사용되고, 주로 깊은 목 돌림근에 의해 조절되도록 해야 한다. 대상자의 손으로 목빗근을 촉지하여 목빗근의 활성을 감소시키면서 천천히 수행한다. 축돌림 시 목뼈의 폄과 가쪽굽힘이 일어나지 않도록 주의해야 한다.

iii) 목 폄

앉은 자세에서는 뒤쪽으로의 시상면돌림을 훈련할 수 있다. 이때 깊은 목 폄근의 활성과 동원으로 목의 정상적 만곡회복에 도움을 줄 수 있다.

iv) 목 굽힘

앉은 자세에서 목 굽힘을 할 때, 목 굽힘의 범위와 양을 줄이기 위해 등뼈의 굽힘을 유도한 후 목 굽힘을 시행한다. 과도한 목 굽힘의 범위를 줄이고 목의 부하를 감소시키기 위한 전략이 등을 살짝 구부리게 하는 것이다. 만약 고개를 숙인 채 일하는 작업자라면, 목뼈의 굽힘 대신 엉덩관절을 이용하여 몸을 앞쪽으로 기울이도록 개선하여, 목 굽힘이 과도하게 일어나지 않도록 해야 한다.

⑤ 벽을 마주 보고 선 자세

벽 미끄러짐 운동과 동일하게 시작 자세를 취한다. 벽에 팔을 기댐으로 팔의 무게가 줄어들고 위등세모근의 이완을 유도할 수 있다. 대상자는 축돌림이 이루어지도록 천천히 좌우로 돌림 운동을 한다. 처음에서 작은 범위에서 돌림 운동을 하고, 점차 가동범위를 넓혀서 시행한다. 목이 굽힘되거나 가쪽굽힘이 되지 않도록 정교한 운동을 실시한다(그림 1.164).

⑥ 선 자세

선 자세에서는 팔의 움직임에 의해 목 굽힘이나 돌림이 일어나지 않도록 팔 움직임을 이용한 목 안정화 운동을 실시한다. 양쪽 팔을 동시에 굽힘과 벌림을 수행하면서 목을 안정화시킨다. 다음으로 두 팔을 교차로 굽힘하면서 목을 유지한다. 대상자가 스스로 한쪽 손을 목뼈 가시돌기에 촉진하면서 팔을 굽힘과 벌림을 할 때 목뼈의 움직임이 일어나지 않도록 한다. 치료사가 대상자의 목뼈 가시돌기를 촉진하면서 목 안정화 운동이 잘 수행되고 있는지 확인한다. 필요하다면 탄력밴드나 아령을 이용한 부하 적용하는 저항성 팔 굽힘과 벌림 동작을 하면서 목 안정화 운동을 실시한다(그림 1.172).

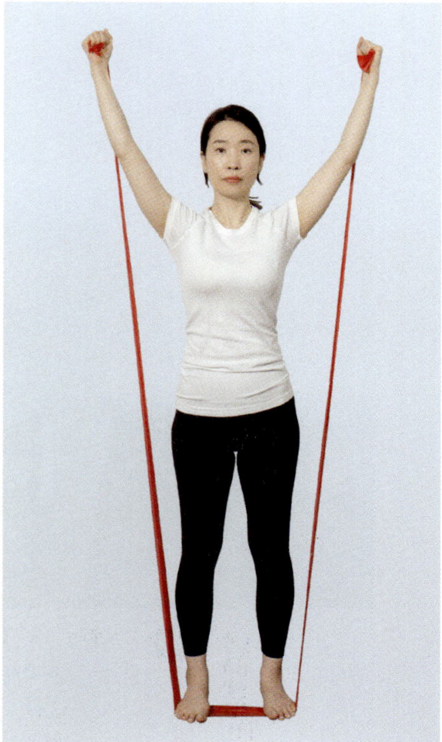

그림 1.172 저항성 팔 동작을 이용한 목 안정화 운동

(2) 움직임 교육을 위한 도수 관리

① 근육 스트레칭

목빗근, 목갈비근을 스트레칭한다.

② 근력 강화

깊은 목 폄근을 강화하기 위해 앉은 자세, 엎드린 자세, 네발기기 자세에서 실시한다. 만약 시작부터 폄 동작에서 뒤쪽 병진이 일어난다면, 머리끄덕임의 폄 동작을 먼저 연습한 후, 앉은 자세에서 목 폄을 수행한다. 앉은 자세에서 목 폄을 시상면돌림으로 잘 할 수 있다면, 중력의 영향을 받는 네발기기 자세에서 실시한다. 뒤쪽 시상면돌림에 의한 목 폄은 깊은 목 폄근육을 활성화시키고, 일자가 된 목뼈의 정렬을 정상적 안쪽 만곡이 되도록 하는 가장 좋은 운동방법이다(그림 1.173).

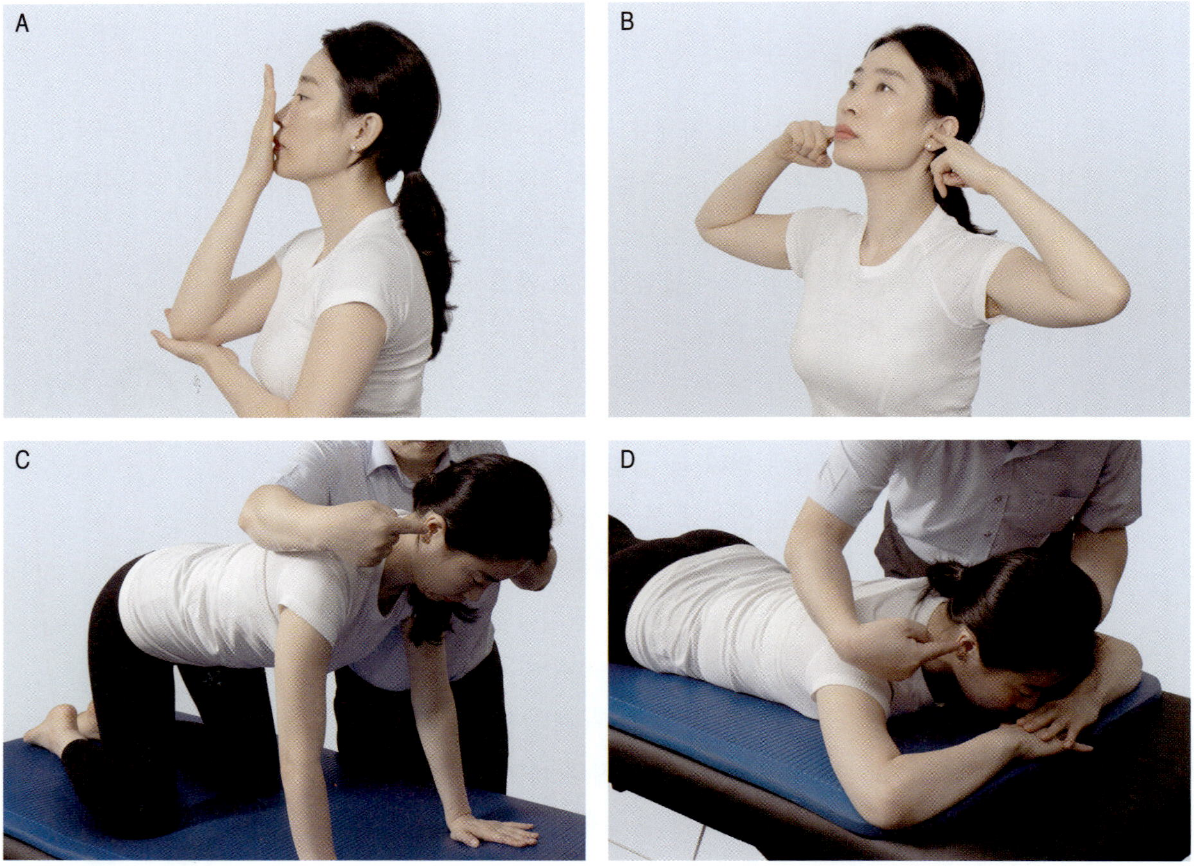

그림 1.173 깊은 목 폄근 강화를 위한 단계적 운동
A: 머리끄덕임을 이용한 폄, B: 앉은 자세에서 뒤쪽 시상면돌림의 목 폄 운동, C: 네발기기 자세에서 시상면돌림, D: 엎드린 자세에서 폄

깊은 목 돌림근을 활성화하기 위해서 정교한 축돌림을 실시한다. 목빗근이 우세하게 수축하기 때문에 매우 정교한 돌림 운동을 실시해야 한다. 거울을 마주 보고 돌림 운동을 하거나, 목빗근을 손으로 촉진하면서 돌림 운동을 수행한다.

③ 멀리건기법

제한된 목 돌림의 가동범위를 증진시키기 위해서 목 돌림을 위한 멀리건기법을 이용한다.

4) KEMA 관리

목 굽힘 유형의 주요 목표인 일상생활에서 과도한 목뼈의 굽힘을 줄이는 것과 돌림 유형의 주요 목표인 목뼈의 대칭성을 유지하는 것이 가장 중요하다.

등뼈와 엉덩관절의 굽힘을 이용하여 목뼈의 굽힘을 감소시켜 주고, 몸통과 머리가 같은 방향을 바라보도록 해야 한다. 특별히 한쪽 팔 움직임을 해야 한다면, 목에 힘을 주어 팔의 움직임에 목뼈가 구부러지거나 기울어지지 않도록 해야 한다.

표 1.15 목 굽힘-돌림 유형 요약

잘못된 정렬	손상	KEMA 관리
• 목뼈 앞굽이 감소 • 펴진 등뼈 • 머리자세 비대칭 • 가슴우리 비대칭 • 한쪽 어깨 내림/아래쪽돌림	• 얕은 목 굽힘근 단축 • 깊은 목 폄근 약화 • 얕은 목 돌림근 우세/비대칭 • 깊은 목 돌림근 약화 • 돌림 제한 • 폄 동작 시 병진 우세 • 돌림 시 가쪽굽힘 유발 • 한쪽 어깨 굽힘/벌림 시 목뼈 불안정	• 목 굽힘근 신장 • 얕은 목 돌림근 비활성 • 깊은 목 폄근 강화 • 깊은 목 돌림근 활성 • 등뼈 굽힘 유도 • 폄 동작 시 시상면돌림 • 돌림 동작 시 축회전 • 양쪽 팔 움직임
		• 등뼈 굽힘을 이용하여 목 굽힘 감소 • 엉덩관절 굽힘 전략으로 목 굽힘 감소 • 모니터 높이 높이기 • 정면으로 사물 응시하기 • 목 돌림/가쪽굽힘 피하기 • 한쪽 팔 동작 시 목 고정

참고문헌

1. 김종만 외. 움직임 이해를 위한 기능해부학. 학지사메디컬. 2020.
2. 이용덕 외. 해부학 3판. 학지사메디컬. 2021.
3. Comerford M, Mottram S. Kinetic control: The management of uncontrolled movement. Elsevier Health Sciences. 2012.
4. Falla D, Jull G, Hodges PW. Feedforward activity of the cervical flexor muscles during voluntary arm movements is delayed in chronic neck pain. Exp Brain Res 2004; 157(01); 43-48.
5. Hall CM, Brody LT. Therapeutic exercise moving toward function. Lippincott Williams & Wilkins Ins. 1999.
6. Houglum PA. Therapeutic exercise for musculoskeletal injuries (3rd ed.). Human Kinetics. 2010.
7. Jull G, Trott P, Potter H, et al. A randomized controlled trial of exercise and manipulative therapy for cervicogenic headache. Spine 2002; 27(17); 1835-1843. discussion 1843.
8. Kendall FP, McCreary EK, Provance PG, et al. (2005). Muscles: Testing and function, with posture and pain.
9. Kim TH, Hwang BH. Change of head position and muscle activities of neck during overhead arm lift test in subjects with forward head posture. Phys Ther Korea. 2019; 26(2); 61-68.
10. Muscolino JE. Kinesiology: The Skeletal System and Muscle Function St. Louis Mo. Mosby Elsevier. 2006.
11. Neumann DA. Neumann Kinesiology of the musculoskeletal system: Foundations for Rehabilitaion. 2009.
12. Sahrmann S. Diagnosis and treatment of movement impairment syndromes. Elsevier Health Sciences. 2001.
13. Sahrmann S. Movement system impairment syndromes of the extremities, cervical and thoracic spines. Mosby. 2011.
14. Shacklock M. Clinical neurodynamics: a new system of 8. neuromusculoskeletal treatment. Elsevier Health Sciences. 2005.
15. Wu BB, Yuan HY, Geng D, et al. The Impact of a Stabilization Exercise on Neck Pain: A Systematic Review and Meta-analysis. J Neurol Surg A Cent Eur Nurosurg. 2020; 81(4); 342-347.
16. Xu LW, Hwang BH, Kim TH. The Effect of Postural Correction and Visual Feedback on Muscle Activity and Head Position Change During Overhead Arm Lift Test in Subjects with Forward Head Posture. J Kor Phys Ther, 2019; 31(3); 1-6.

CHAPTER

2

등

Thoracic spine

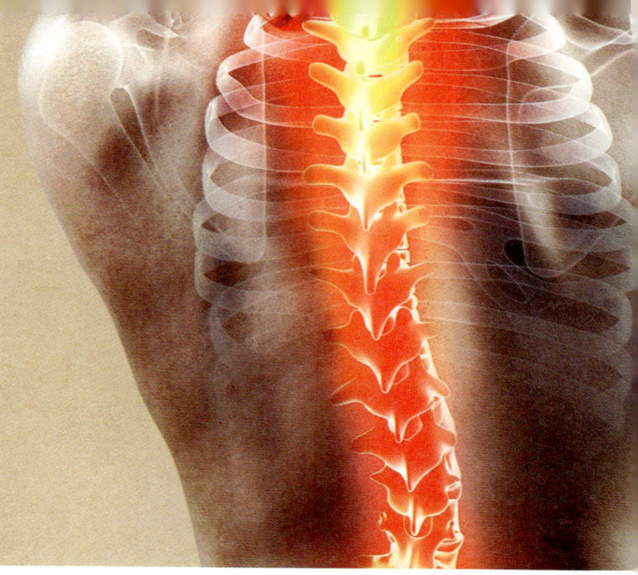

1. 서론

등뼈(흉추, thoracic vertebrae)는 12개의 척추뼈로 이루어져 있으며, 갈비뼈(늑골, rib)와 함께 가슴우리(흉곽, rib cage)를 형성하며 관절을 이루는 것이 특징이다(그림 2.1). 갈비뼈와 관절을 이루는 특징 때문에 본질적으로 뻣뻣하고 안정적인 구조라고 알려져 있다. 하지만 그림 2.2의 분절별 등뼈 움직임 데이터는 등뼈가 3면의 움직임을 모두 가지며 분절별 움직임은 적지만 전체 움직임의 합은 크게 발생한다는 것을 보여준다. 이러한 특성들을 고려해볼 때, 등뼈 관절은 안정성과 가동성 모두의 특징을 가진 신체 구조라고 볼 수 있다.

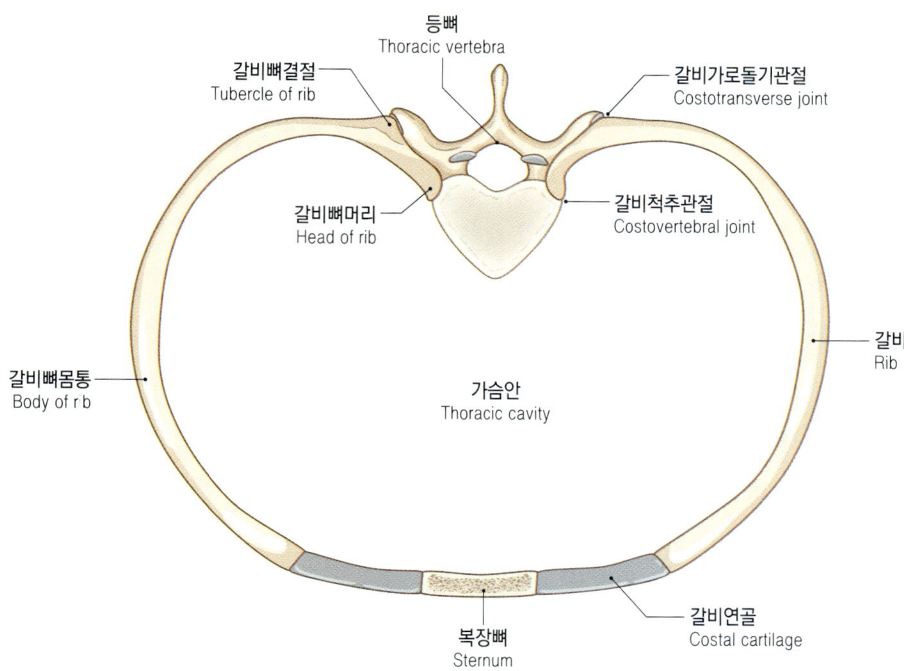

그림 2.1 가슴우리를 이루는 관절

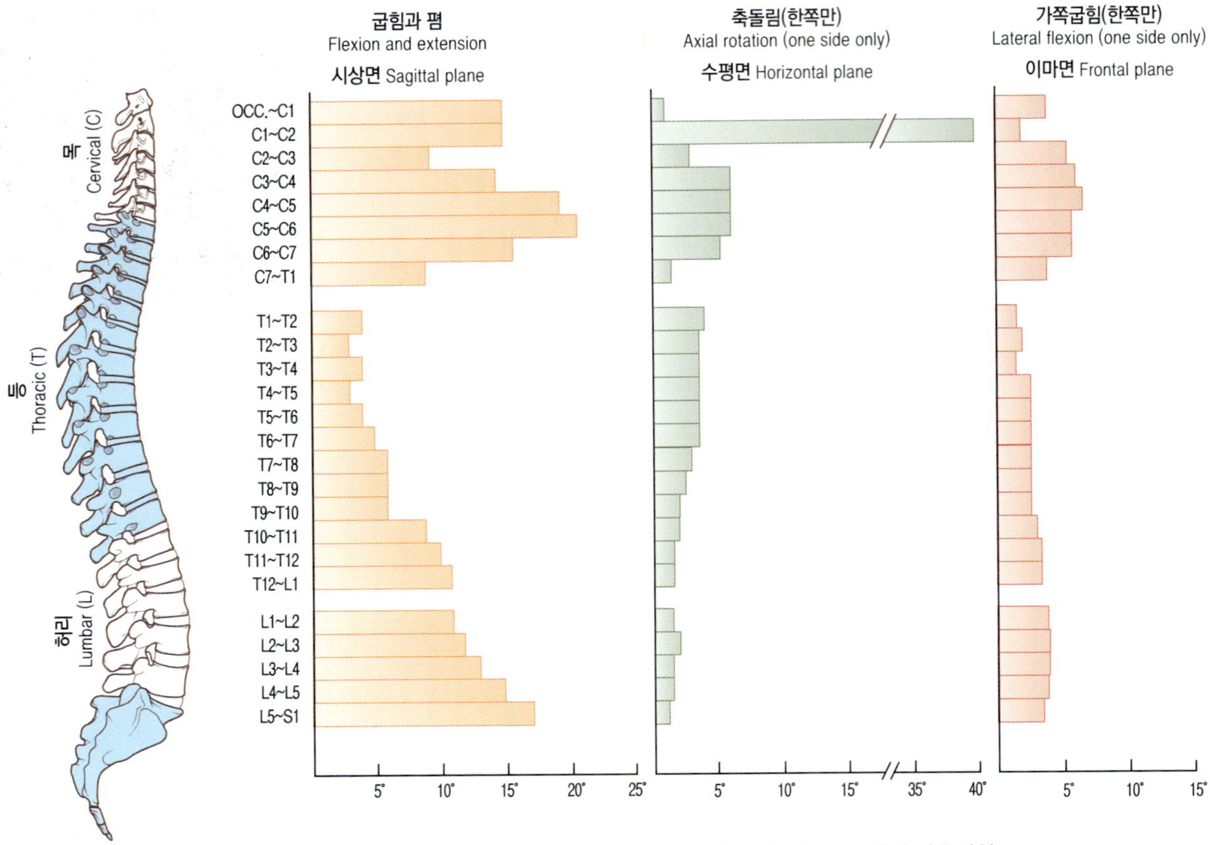

그림 2.2 목뼈, 등뼈, 허리뼈 영역에서의 3개의 운동면에서 허용되는 최대 가동범위
출처: Neumann, Kinesiology of the Musculoskeletal System, Mosby

정상적인 등뼈를 가진 사람의 경우에는 몸통 근육과 다른 기여 조직들(뼈, 신경, 인대, 디스크)의 균형을 통해 움직임을 조절하고 신체적 손상을 예방할 수 있다. 하지만 이런 균형 조절이 되지 않는 사람들에게는 정렬, 안정성, 움직임 패턴의 손상이 나타나게 되고 미세외상이 반복된다. 예를 들어, 몸통을 아래쪽으로 구부리는 습관이 있는 긴 몸통을 가진 젊은 사람의 경우 일상생활에서 등 굽힘이 먼저 발생되는 움직임을 반복적으로 수행하게 된다. 나이가 들어감에 따라 등 굽힘은 노화되는 척추의 퇴행과정과 결합되어, 구조적인 등뼈 척주뒤굽음(구조적 후만, structural kyphosis)을 발생시킨다. 그리고 노년기에는 등뼈 척주뒤굽음이 심각해져서 압박 골절이 발생하기 쉬워진다. 이렇게 등 굽힘과 같은 움직임 패턴의 손상은 시간이 지나면서 영구적으로 정렬 변화를 발생시킬 수 있으므로 지속적인 치료 및 관리가 필요하다.

예를 들어, 등 굽힘 유형에 기여하는 가장 공통적인 운동 손상은 등뼈의 상대적 유연성과 주변 관절의 상대적 뻣뻣함이다. 먼저, 상대적으로 등뼈가 유연한 경우, 몸(통)을 앞으로 숙이는 앞쪽 굽힘 동안 허리뼈와 엉덩관절의 굽힘보다는 등뼈에서 먼저 굽힘 움직임이 시작되고 움직임에 대한 기여도 또한 허리뼈와 엉덩관절보다 등뼈에서 더 커지게 된다. 앞쪽 굽힘의 마지막에서 과도한 등 굽힘이 관찰될 수 있다. 반면에 허리골반 굽힘의 제한이나 목 굽힘 제한으로 인한 상대적인 뻣뻣함 또한 등 굽힘 범위의 보상적 증가에 기여할 수 있다. 예를 들어 목 굽힘의 상대적인 뻣뻣함을 가지고 있는 대상자가 능동 목 굽힘을 하게 되면 움직임이 발생하지 않아야 할 등뼈에서 굽힘이 나타나게 된다(그림 2.3). 이것을 Comerford와 Mottram은 등뼈에서의 조절되지 않는 움직임(uncontrolled movement)이라고 정의하였다(Comerford and Mottram, 2012).

추가적으로, 그림 2.1에서 언급하였던 것처럼 등뼈, 갈비뼈, 복장뼈는 서로 강력한 해부학적 연결을 가지고 있으며, Lee는 이러한 강력한 연결을 가슴 고리(thoracic ring)라고 정의하였다(Lee, 2003). Lee는 등뼈 치료에 접근할 때 구조, 근육, 신경근 조절을 함께 고려해야 한다고 말했다.

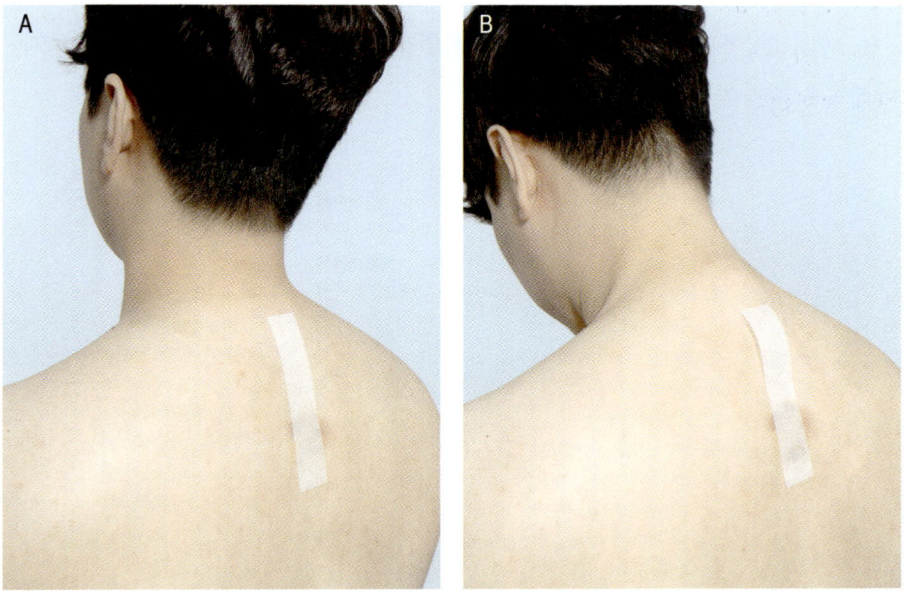

그림 2.3 목 굽힘 시 등뼈에서 발생하는 조절되지 않는 움직임. A: 준비 자세, B: 목 굽힘
목 굽힘의 상대적인 뻣뻣함을 가지고 있는 대상자가 목 굽힘을 수행할 때 등뼈에 붙어있던 테이프가 떨어지면서 등 굽힘이 발생하는 것을 확인할 수 있다.

등뼈 운동장애를 관리할 때 핵심사항으로, (1) 척주의 이상적인 정렬을 유지해주는 근육의 기능향상, (2) 척주의 안정성을 감소시키는 비정상적인 팔/다리의 움직임을 정상화시키는 것, (3) 기능적인 활동 동안 상대적으로 유연한 등뼈 분절에서 나타나는 보상작용을 예방하는 것이다. 이러한 목적을 이루기 위해서 정상적인 근육의 길이, 근육 수행 능력 회복이 강조되어야 한다. 또한 움직임 교육을 통해 움직임 동안 등뼈의 잘못된 움직임을 수정할 수 있다. 등 굽힘이 과도한 경우에 몸통 앞쪽굽힘 운동을 등뼈 부위 대신에 엉덩관절에서 동작을 증가시켜 재분배시키도록 해야 한다. 구부리기, 옷 입기, 무엇을 들어 올리는 일과 같은 일반적인 기능적 활동 중 등 부위에서 주로 굽히는 습관 또한 해결되어야 한다. 이러한 움직임 교육은 중재기간 이후에도 지속적으로 제공되어야 한다.

2. 해부학 및 운동학

1) 해부학

(1) 뼈

① 전형적인 등뼈 Typical Thoracic Vertebra

등뼈의 전형적인 형태는 2번 등뼈(T2)부터 9번 등뼈(T9)까지 나타난다. 가로면에서 등뼈를 관찰하였을 때(그림 2.4A), 척추뼈구멍(vertebral foramen)이 목 부위보다 좁아지며 가로돌기(횡돌기, transverse processes)가 뒤–가쪽을 향하여 뻗어 있다. 등뼈의 가로돌기갈비오목(횡늑골와, transverse costal facet)은 갈비뼈의 관절결절(articular tubercle)과 함께 갈비가로돌기관절(늑횡돌기관절, costotransverse joint)을 이룬다(그림 2.1). 시상면에서 등뼈를 관찰하였을 때(그림 2.4B), 가시돌기(극돌기, spinous process)는 뒤–아래쪽을 향하여 뻗어 있다.

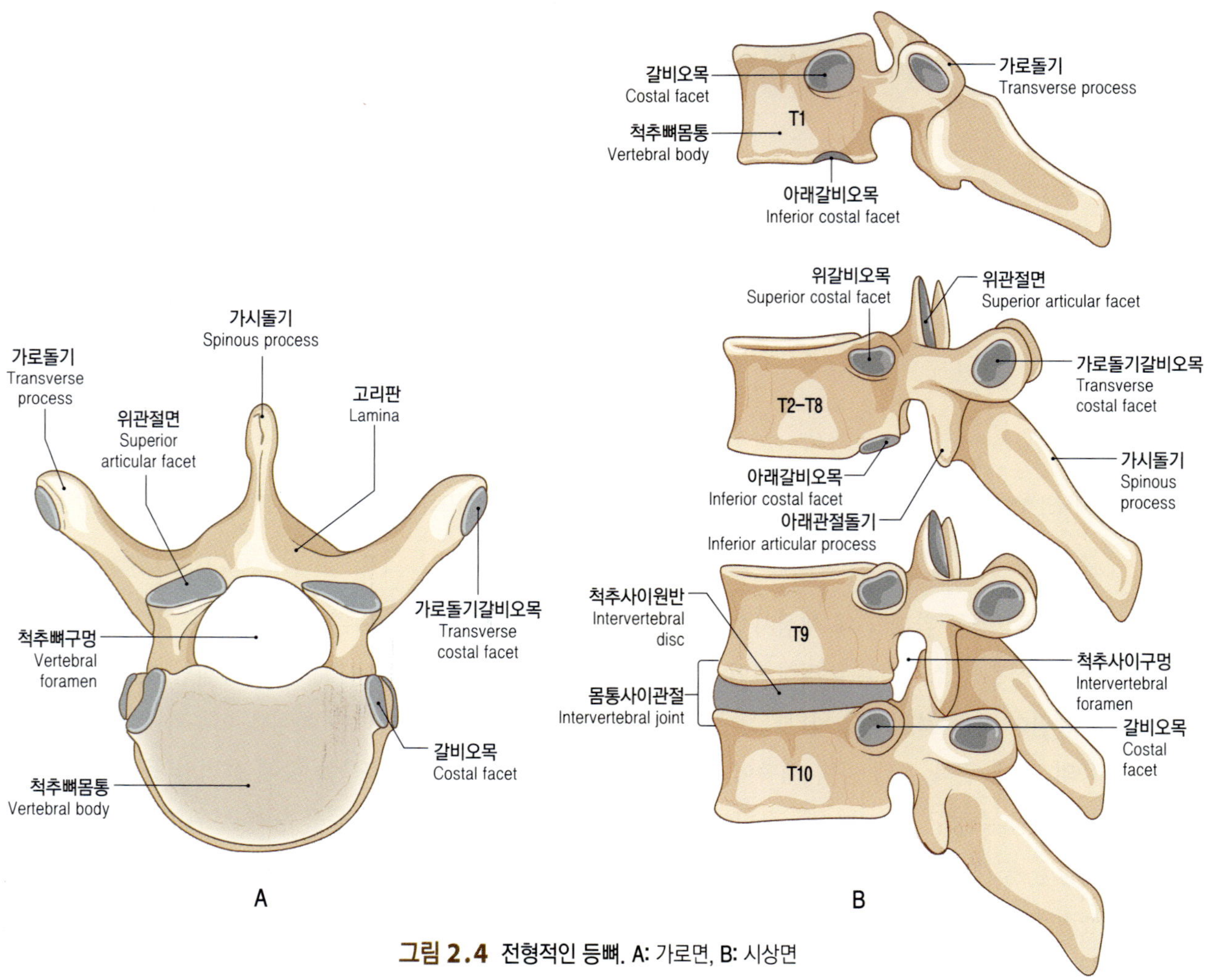

그림 2.4 전형적인 등뼈. A: 가로면, B: 시상면

등뼈는 한 등뼈의 위관절면(상관절면, superior articular facet)과 그 위등뼈의 아래관절면(하관절면, inferior articular facet)이 맞물려 돌기사이관절(후관절, facet joint)을 형성한다. 두 관절면은 수직 방향을 향하면서 약간 앞쪽으로 기울어져 있다. 특히 위관절면은 뒤쪽과 약간 바깥쪽을 향하며, 아래관절면은 앞쪽과 약간 안쪽을 향한다. 돌기사이관절은 상대적으로 이마면에 가까우며 약간의 횡단면과 시상면의 커브를 가지기 때문에 돌림과 바깥 굽힘 움직임을 가능하게 한다(그림 2.5).

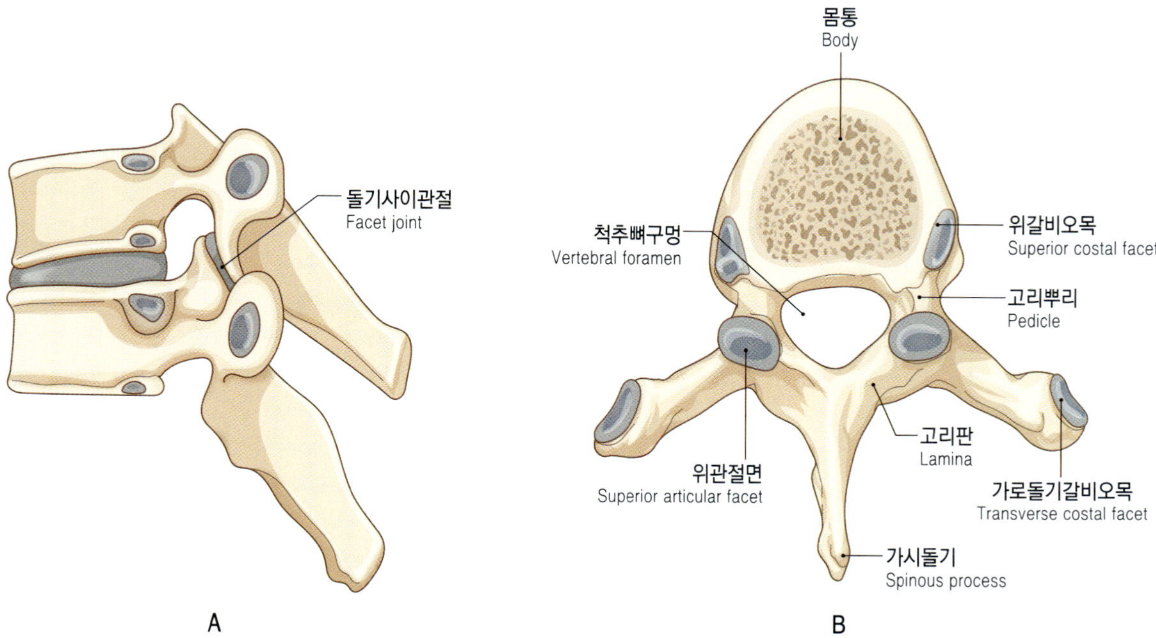

그림 2.5 돌기사이관절. A: 시상면, B: 횡단면

갈비뼈의 갈비뼈머리는 한 등뼈의 위갈비오목(상늑골와, superior costal facet)과 그 위등뼈의 아래갈비오목(하늑골와, inferior costal facet)과 관절하여 갈비척추관절(늑골척추관절, costovertebral joint)을 만든다(그림 2.1, 2.4).

② 비전형적인 등뼈 Atypical Thoracic Vertebra

첫 번째 등뼈(T1)와 열 번째에서 열두 번째 등뼈(T10–T12)는 비전형적인 등뼈이며, 갈비뼈와의 부착형태가 전형적인 등뼈와 다르다. T1에는 첫 번째 갈비뼈와 관절을 이루는 전체 갈비오목과 두 번째 갈비뼈와 관절을 이루는 아래갈비오목이 있다(그림 2.6). T10–T12에는 각각 열 번째, 열한 번째, 열두 번째 갈비뼈와 관절을 이루는 전체 갈비오목이 있으며 보통 T11, T12에는 갈비가로돌기관절이 존재하지 않는다(그림 2.7).

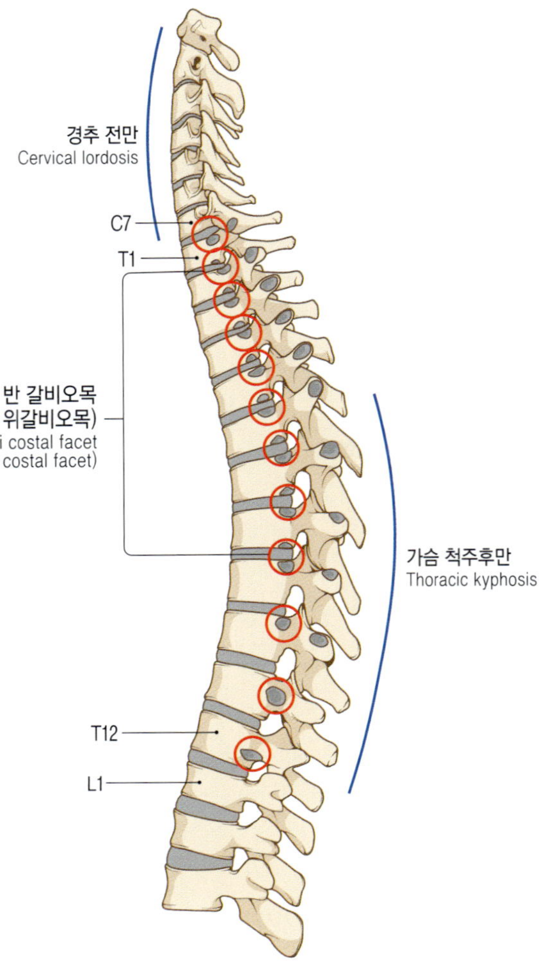

그림 2.6 전체 등뼈(갈비오목에 주목)

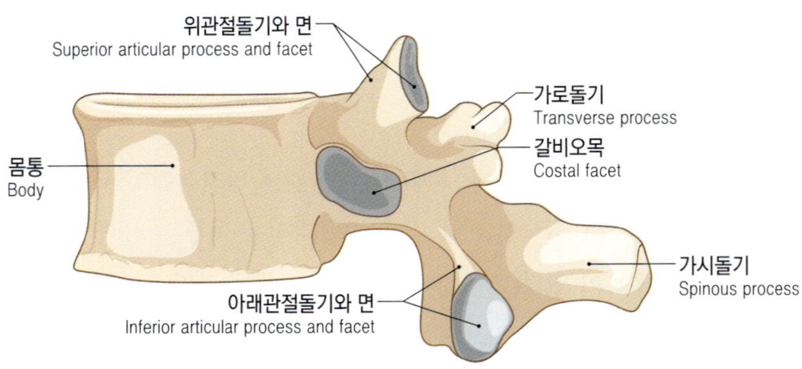

그림 2.7 등뼈 12번(비전형적인 등뼈)

③ 갈비뼈 Rib

열두쌍의 갈비뼈가 가슴우리를 이루고 있으며, 등뼈와 함께 갈비몸통관절과 갈비가로돌기관절을 이룬다. 두 관절은 갈비뼈의 뒤쪽을 해당 척추뼈에 고정하는 역할을 한다. 갈비뼈의 앞쪽은 복장뼈와 연결되는 편평한 유리연골인 갈비연골로 이루어져 있다(그림 2.8). 1–7번 갈비뼈의 갈비연골들은 7개의 복장갈비관절(흉늑관절, sternocostal articulation)을 통해 복장뼈의 가쪽모서리에 직접 부착된다. 따라서, 1–7번 갈비뼈들은 참갈비뼈(진성늑골, true rib)라고 불린다. 8–10번 갈비뼈의 갈비연골들은 바로 위쪽의 갈비뼈의 갈비연골과 융합되어 복장뼈에 부착된다. 따라서, 8–10번 갈비뼈들은 거짓갈비뼈(가성늑골, false rib)라고 불린다. 11–12번 갈비뼈는 복장뼈에 부착되지 않으며 가쪽 배근육들에 의해 고정되어 있다. 따라서 11–12번 갈비뼈는 뜬갈비뼈(부유늑골, floating rib)라고 불린다.

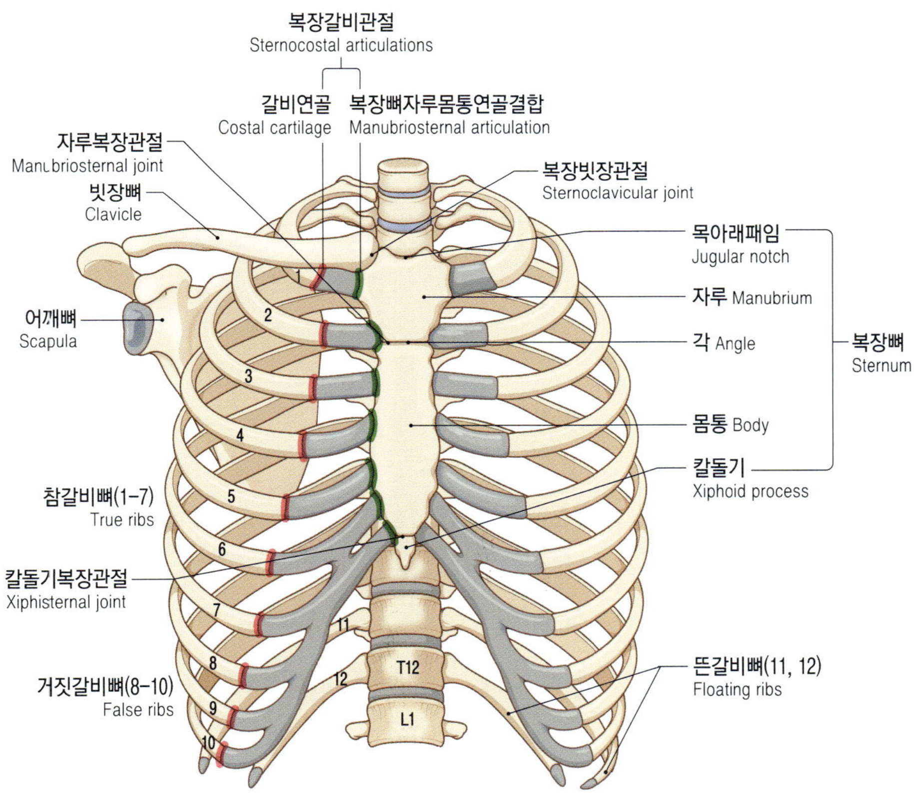

그림 2.8 복장갈비관절

(2) 관절

① 몸통사이관절 Intervertebral Joint

인접한 두 등뼈의 몸통과 그 사이에 있는 척추사이원반(intervertebral disc)이 만나 형성되는 관절이다(그림 2.4B). 이 관절에서 굽힘, 폄, 돌림, 가쪽굽힘이 발생한다.

② 갈비가로돌기관절 Costotransverse Joint

등뼈의 가로갈비오목과 갈비뼈의 관절결절이 갈비가로돌기관절을 이룬다(그림 2.1). 이 관절에서 위/아래쪽 미끄러짐과 앞/뒤 돌림이 발생한다.

③ 갈비척추관절 Costovertebral Joint

전형적인 등뼈의 경우, 갈비뼈의 갈비뼈머리와 한 등뼈의 위갈비오목 그리고 그 위등뼈의 아래갈비오목이 갈비척추관절을 형성한다(그림 2.1). 비전형적인 등뼈의 경우에는 갈비뼈의 갈비뼈머리와 한 등뼈의 전체 갈비오목이 관절을 형성한다. 이 관절에서는 축돌림의 움직임이 발생한다.

④ 돌기사이관절 Facet Joint

한 등뼈의 위관절돌기의 관절면과 그 위등뼈의 아래관절돌기의 관절면이 등뼈의 돌기사이관절을 형성한다(그림 2.5). 등뼈의 관절돌기면은 목뼈와는 다르게 가로면과 이마면의 사이 15°의 비스듬한 면에 위치한다(그림 2.9). 이 관절에서는 돌림과 바깥굽힘 움직임을 가능하게 한다.

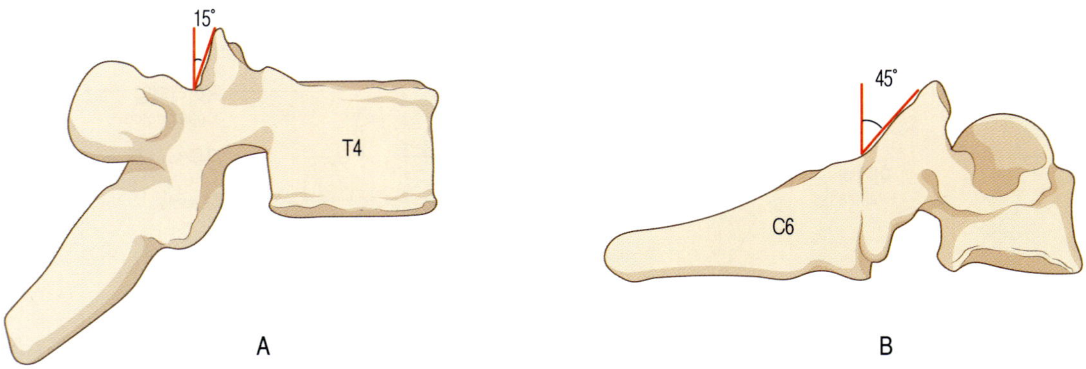

그림 2.9 등뼈와 목뼈의 돌기사이관절 비교. A: 등뼈, B: 목뼈

⑤ 복장갈비관절 Sternocostal Articulation

1–7번 갈비뼈들의 앞쪽연골 끝 부위와 복장뼈의 가쪽면들이 복장갈비관절을 형성한다. 이 부위에 위치한 연골 때문에 복장갈비관절은 구조적으로 갈비연골(늑연골, costal cartilage)과 복장뼈자루몸통연골결합(흉골병연골결합, manubriosternal articulation)으로 나뉜다(그림 2.8).

(3) 근육

등뼈의 동작을 정상적으로 수행하기 위해 작용하는 여러 등뼈 주위 근육들이 있다. 이 근육들은 등뼈의 움직임뿐만 아니라 목, 허리뼈, 사지의 움직임에 관여한다. 이 장에서는 여러 등뼈 주위 근육 중, 호흡에 관여하는 가로막과 갈비사이근 그리고 등뼈를 펴하는 척주세움근(척주기립근, erector spinae)과 가로돌기가시근군(횡돌기극군, transversospinalis group)의 기능해부를 기술한다.

① 가로막 Diaphragm

이는곳
- 가슴우리, 복장뼈 그리고 척추(L1-L3)의 안쪽 면

닿는곳
- 가로막의 중심널힘줄

작용
- 배호흡을 통해 가슴안 부피를 증가시킴

신경지배
- 가로막신경(C3-C5)

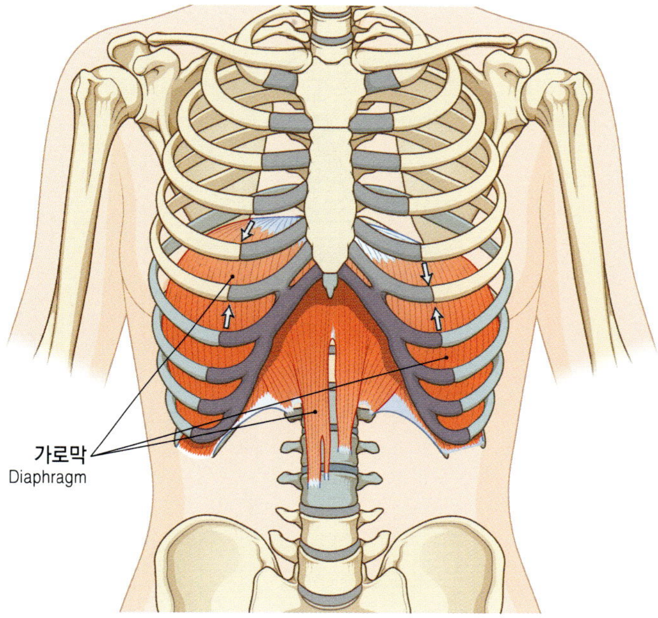

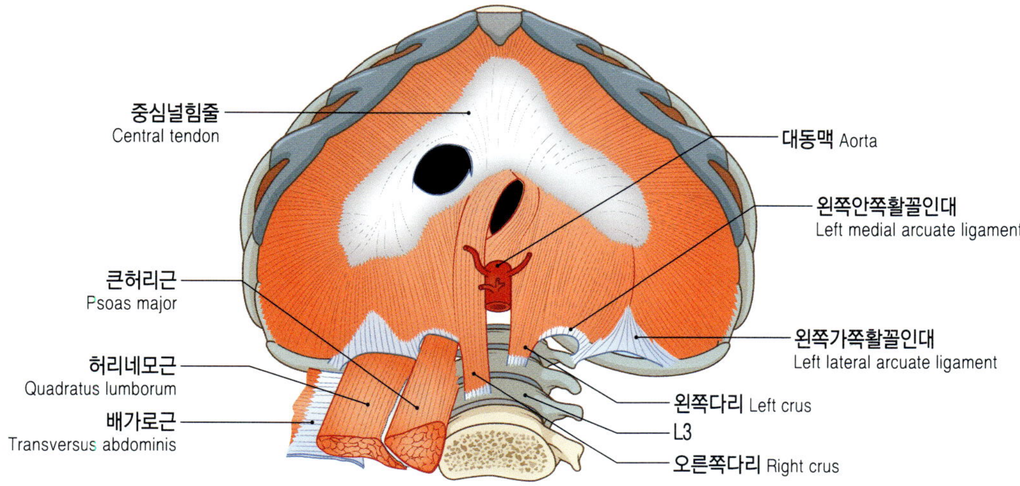

그림 2.10 가로막. A: 앞쪽, B: 아래쪽

② 바깥갈비사이근 External Intercostals

부착점

- 1-12번 갈비뼈사이공간

작용

- 복장갈비관절과 갈비척추관절에서 2-12번 갈비뼈를 들어 올림
- 들숨 시에 관여

신경지배

- 갈비사이신경

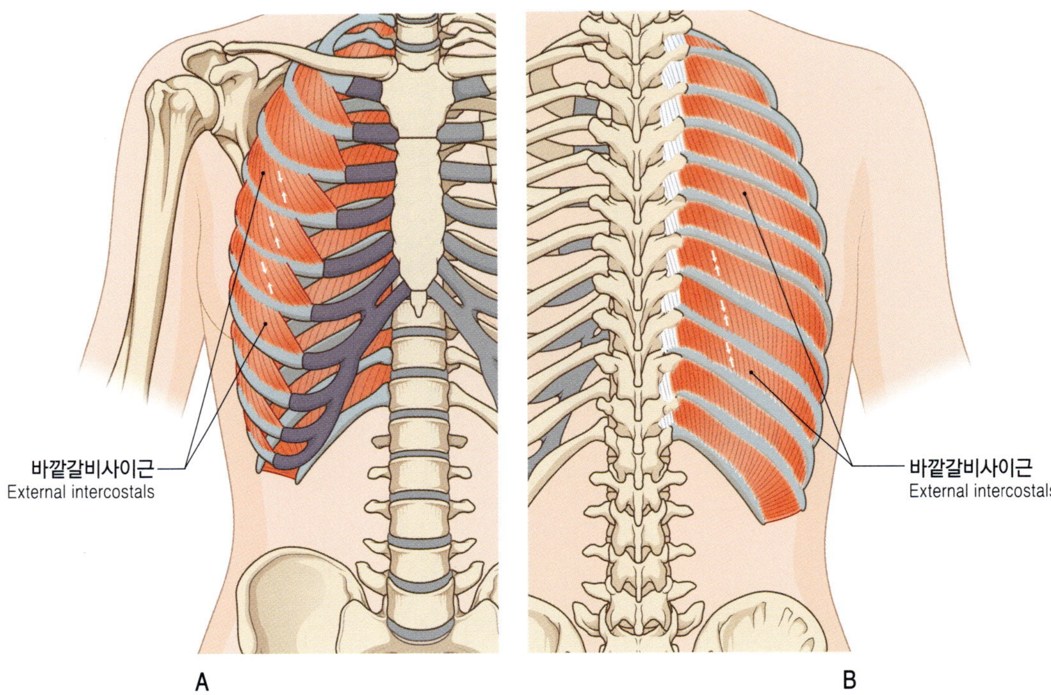

그림 2.11 바깥갈비사이근

③ 속갈비사이근 Internal Intercostals

부착점
- 1-12번 갈비뼈사이공간

작용
- 복장갈비관절과 갈비척추관절에서 2-12번 갈비뼈를 들어 올림
- 날숨 시에 관여

신경지배
- 갈비사이신경

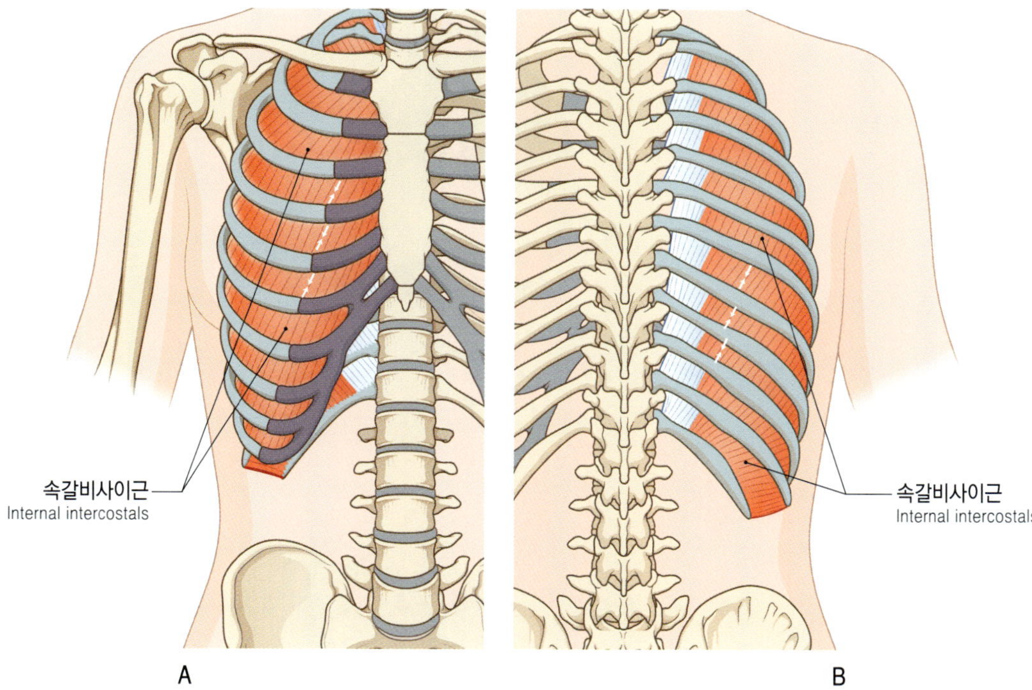

그림 2.12 속갈비사이근

④ 등엉덩갈비근Iliocostalis Thoracis

엉덩갈비근, 가장긴근, 가시근은 척주세움근에 속한다.

이는곳
- 6-12번째 갈비뼈각

닿는곳
- 1-6번째 갈비뼈각과 C7 가로돌기

작용
- 척추관절에서 몸통과 목을 폄, 가쪽굽힘, 같은쪽 돌림

신경지배
- 척수신경(아래 목, 등, 위 허리 척수신경의 등쪽가지)

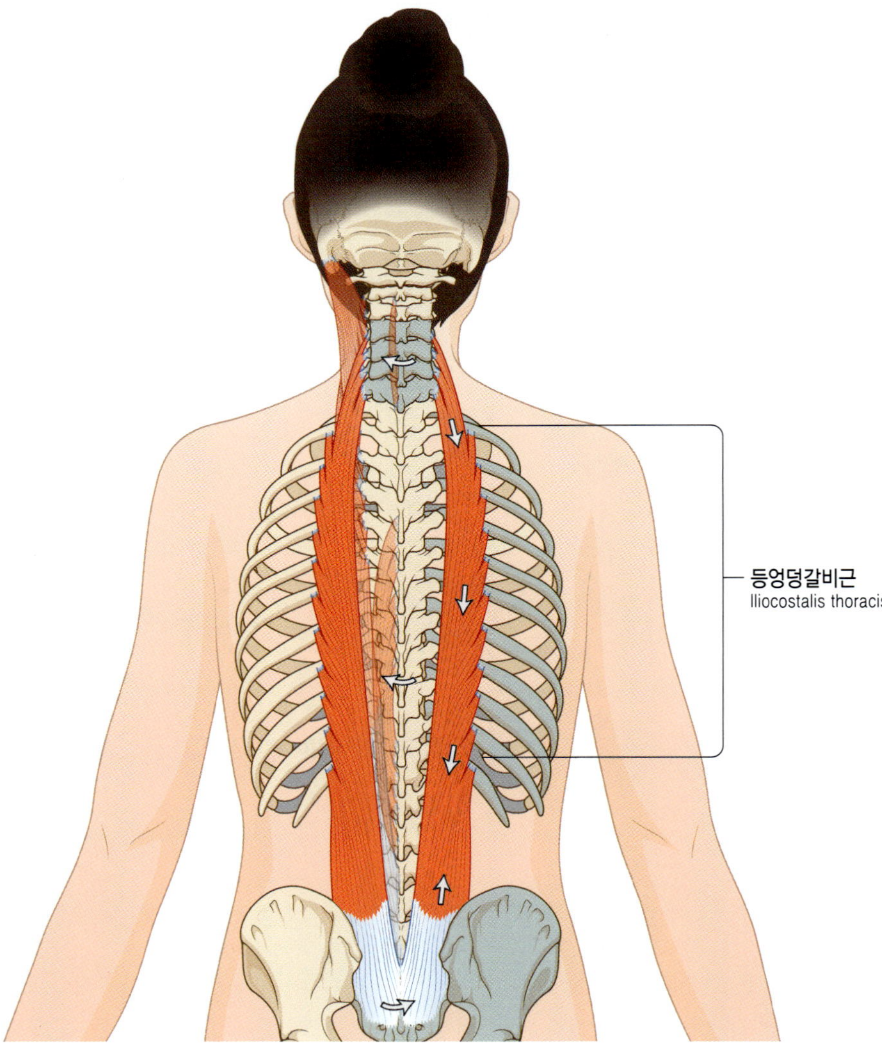

그림 2.13 등엉덩갈비근

⑤ 등가장긴근 Longissimus Thoracis

이는곳
- 안쪽 엉덩뼈능선, 뒤쪽 엉치뼈 그리고 L1–L5의 가로돌기와 가시돌기

닿는곳
- 모든 등척추뼈의 가로돌기와 아래쪽 아홉 개의 갈비뼈

작용
- 척추관절에서 몸통과 목을 폄, 가쪽굽힘, 같은쪽 돌림

신경지배
- 척수신경(아래 목, 등, 허리 척수신경의 등쪽가지)

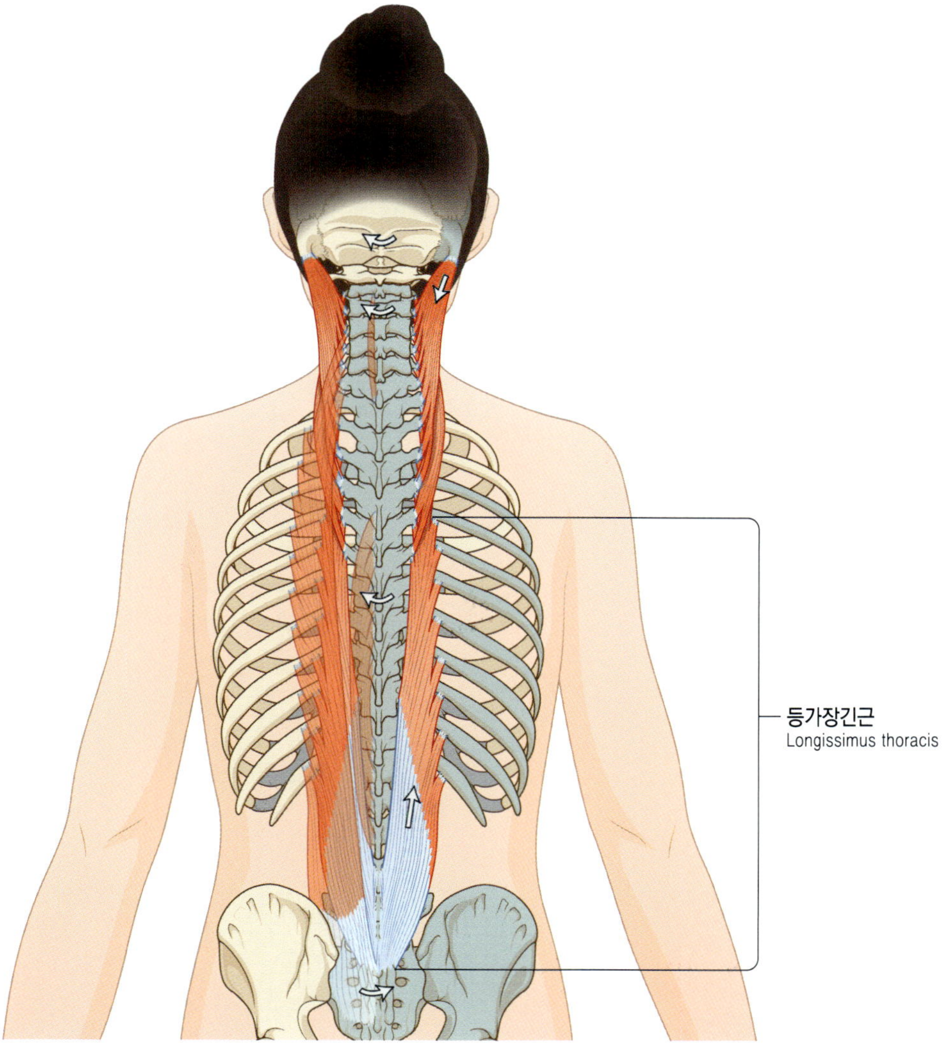

그림 2.14 등가장긴근

⑥ 등가시근 Spinalis Thoracis

이는곳
- T11–L2의 가시돌기

닿는곳
- T4–T8의 가시돌기

작용
- 척추관절에서 몸통과 목을 폄, 가쪽굽힘

신경지배
- 척수신경(아래 목, 등 척수신경의 등쪽가지)

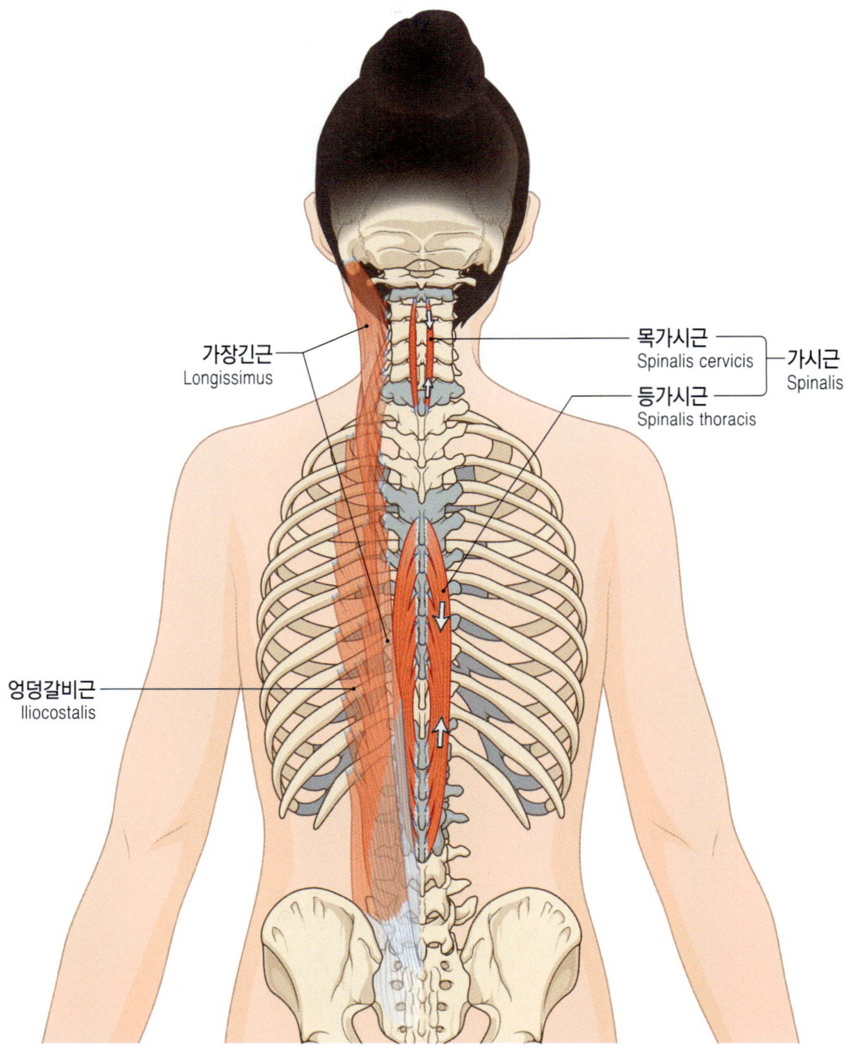

그림 2.15 등가시근

⑦ 등반가시근 Semispinalis Thoracis

반가시근, 돌림근, 뭇갈래근은 가로돌기가시근군에 속한다.

이는곳
- T6-T10의 가로돌기

닿는곳
- C6-T4의 가시돌기

작용
- 척추관절에서 몸통과 목을 폄, 가쪽굽힘, 반대쪽 돌림

신경지배
- 척수신경(목, 등 척수신경의 등쪽가지)

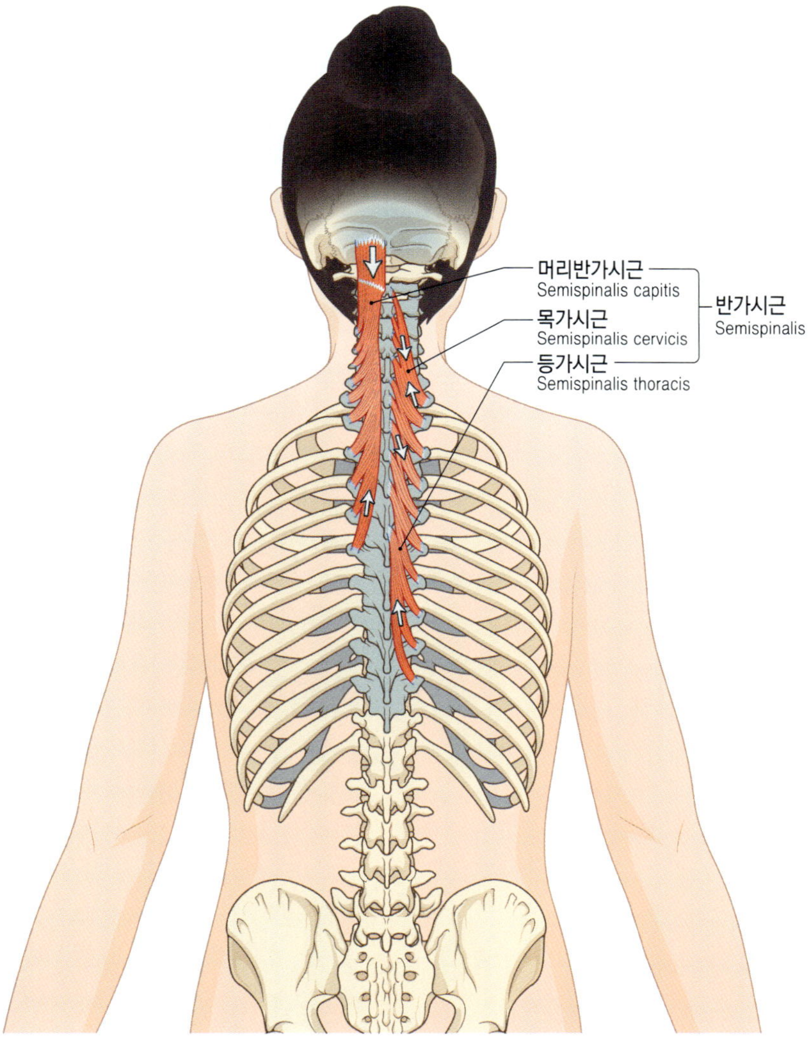

그림 2.16 등반가시근

⑧ 등뭇갈래근 Multifidus Thoracis

이는곳
- 등뼈의 모든 가로돌기

닿는곳
- 이는곳보다 세 번째~네 번째 수준 위 척추뼈의 가시돌기

작용
- 척추관절에서 몸통과 목을 폄, 가쪽굽힘, 반대쪽 돌림

신경지배
- 척수신경(목, 등, 허리 척수신경의 등쪽가지)

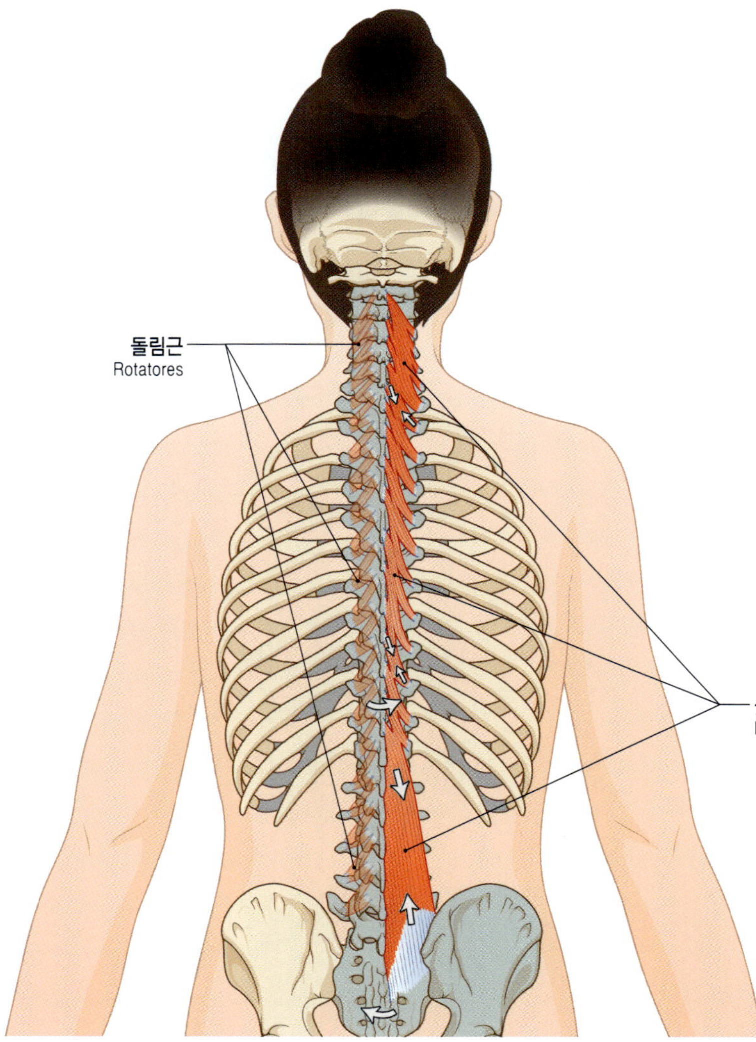

그림 2.17 등뭇갈래근

⑨ 돌림근 Rotatores

이는곳
- 가로돌기

닿는곳
- 이는곳보다 첫 번째~두 번째 수준 위 척추뼈의 고리판

작용
- 척추관절에서 몸통과 목을 반대쪽 돌림, 폄, 가쪽굽힘

신경지배
- 척수신경(목, 등, 허리 척수신경의 등쪽가지)

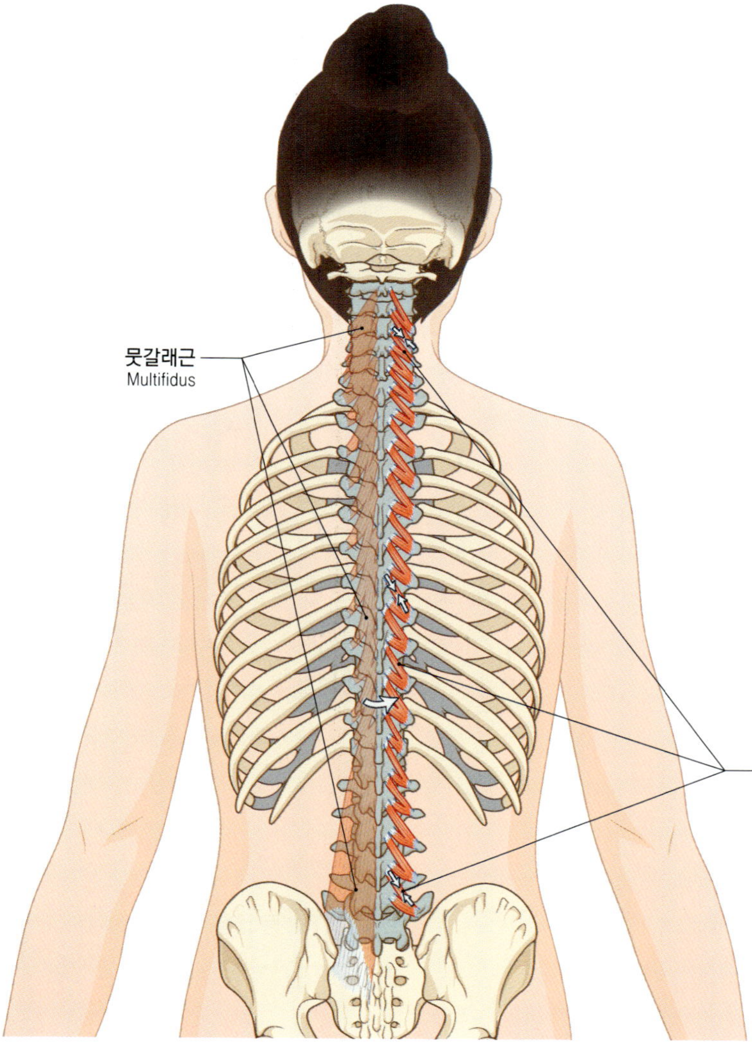

그림 2.18 돌림근

2) 운동학

등의 정상적인 운동(움직임)을 위해서는 최적의 관절운동형상학과 뼈운동형상학이 요구된다. 등뼈의 운동학은 등뼈 영역과 갈비뼈 영역으로 나누어 설명된다.

(1) 등 굽힘 Thoracic Flexion

① 등뼈 Thoracic Spine

등뼈의 운동은 돌기관절의 관절면이 향하고 있는 면에 따라서 나타난다. 등 굽힘은 위쪽 척추뼈의 아래관절면이 아래쪽 척추뼈의 위관절면에 대해 위쪽과 약간 앞쪽으로 미끄러지면서 일어난다. 돌기사이관절의 관절면이 이마면과 가로면 사이의 형태로 기울어 있으므로 등 굽힘과 폄이 쉽게 일어나는 형태를 가지고 있다(그림 2.19).

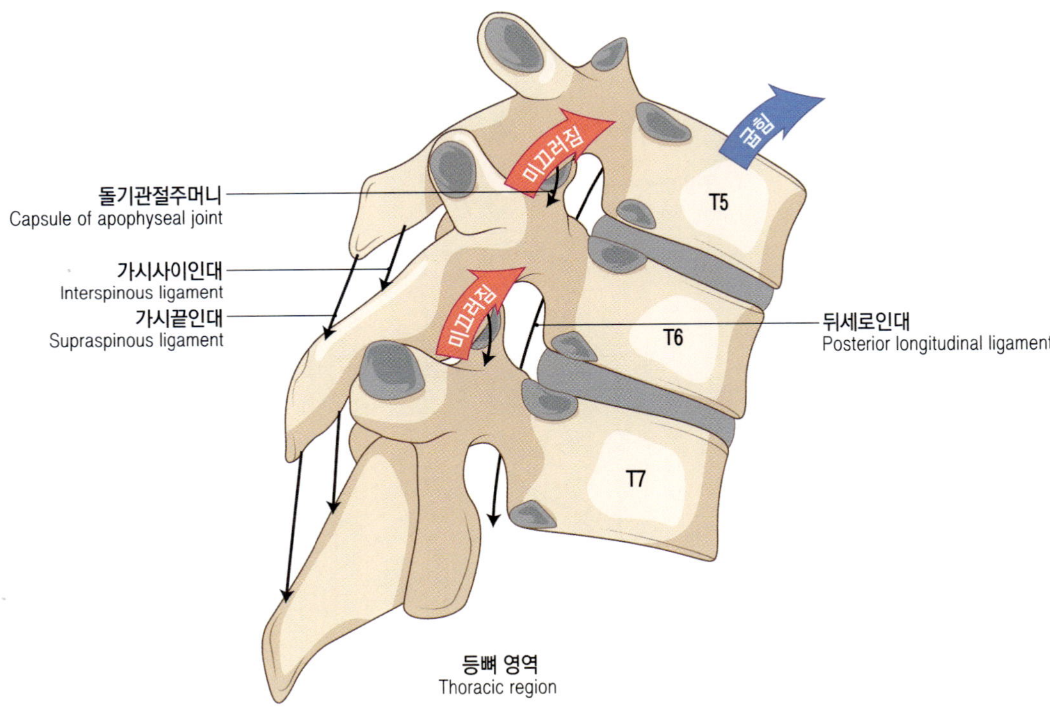

그림 2.19 등 굽힘

② 갈비뼈 Rib

등 굽힘 동안, 갈비뼈는 앞쪽돌림하게 되며 앞쪽면은 아래쪽으로, 뒤쪽면은 위쪽으로 이동한다. 동시에 갈비가로돌기관절에서는 갈비뼈가 가로돌기에 대해서 위쪽으로 미끄러진다(그림 2.20).

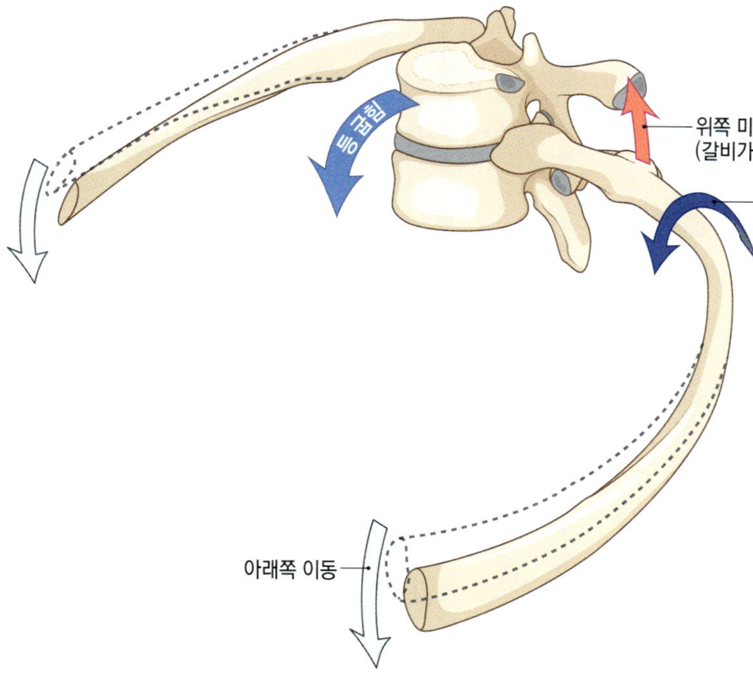

그림 2.20 등 굽힘 시 갈비뼈의 움직임

(2) 등 폄 Thoracic Extension

① 등뼈 Thoracic Spine

등 폄은 등 굽힘의 반대로 일어난다. 폄 동안, 위쪽 척추뼈의 아래관절면이 아래쪽 척추뼈의 위관절면에 대해서 아래쪽과 약간 뒤쪽으로 미끄러진다. 자유롭게 떠 있는 가장 아래쪽 갈비뼈와 좀 더 시상면 쪽으로 기울어 있는 돌기관절면의 방향 때문에, 등 폄과 굽힘은 아래쪽 영역에서 좀 더 크게 나타난다(그림 2.21).

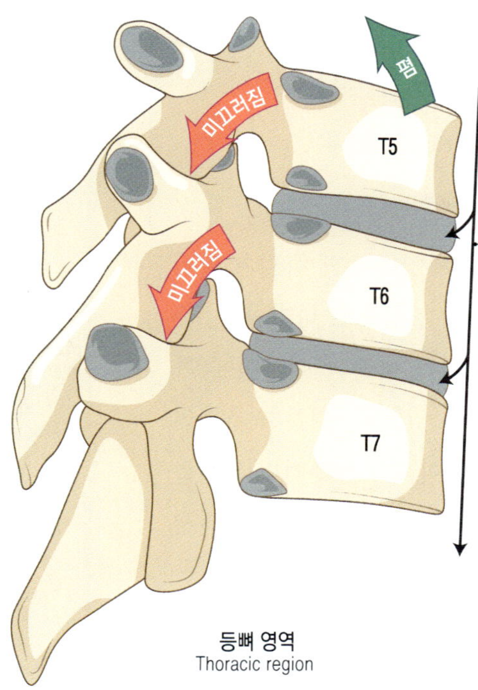

그림 2.21 등 폄

② 갈비뼈 **Rib**

등 펌 동안, 갈비뼈는 뒤쪽돌림하게 되며 앞쪽면은 위쪽으로, 뒤쪽면은 아래쪽으로 이동한다. 동시에 갈비가로돌기관절에서는 갈비뼈가 가로돌기에 대해서 아래쪽으로 미끄러진다(그림 2.22).

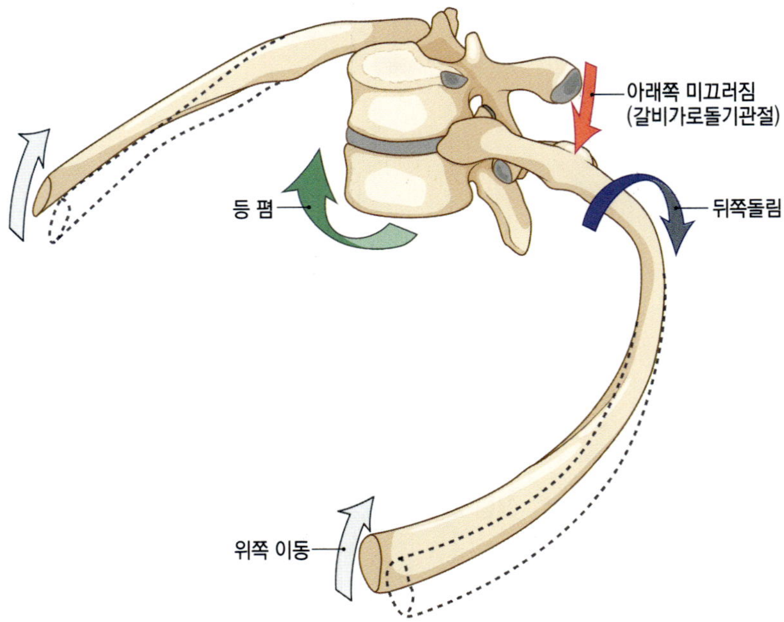

그림 2.22 등 폄 시 갈비뼈의 움직임

(3) 등 돌림 Thoracic Rotation

① 등뼈 **Thoracic Spine**

등 돌림은 등뼈 영역 전체에 걸쳐 일어나는 축돌림의 결합으로 나타난다. 등뼈의 돌기관절면은 거의 이마면에 가깝게 정렬되어 있으며, 위쪽 척추뼈의 아래관절면이 아래쪽 척추뼈의 위관절면에 대해 짧은 거리를 미끄러지면서 등 돌림이 일어난다(그림 2.23).

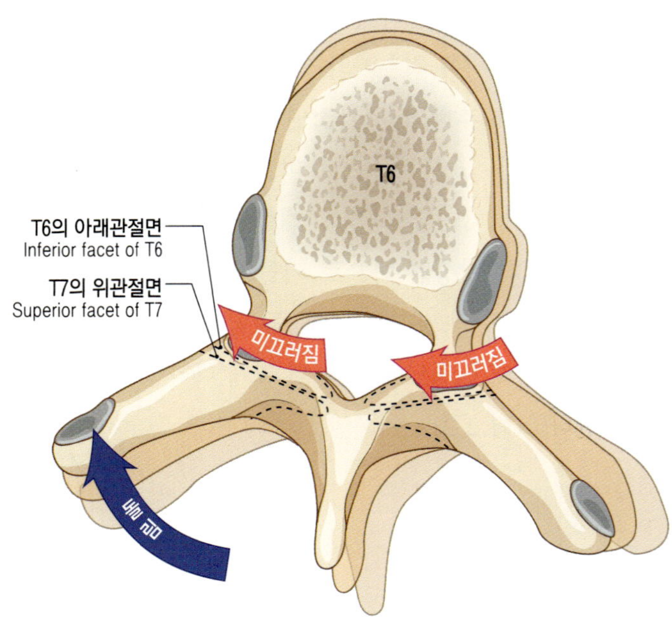

그림 2.23 등 돌림

② 갈비뼈 Rib

오른쪽 등 돌림 동안, 왼쪽 갈비뼈는 앞쪽돌림하게 되며 뒤바깥쪽 병진(translation)이 함께 나타난다. 동시에 오른쪽 갈비뼈는 뒤쪽돌림하게 되며 앞 중앙쪽 전위가 나타난다(그림 2.24).

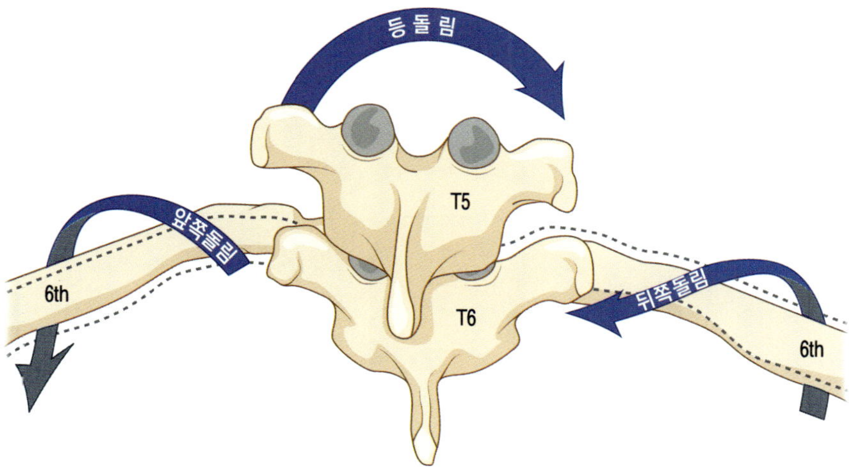

그림 2.24 등 돌림 시 갈비뼈의 움직임

(4) 등 가쪽굽힘 Thoracic Lateral Flexion

① 등뼈 Thoracic Spine

등 가쪽굽힘은 위쪽 척추뼈의 아래 관절면이 가쪽굽힘의 반대쪽에서는 아래쪽 척추뼈의 위관절면에 대해 위쪽으로 미끄러지고 가쪽굽힘의 같은쪽에서는 아래쪽으로 미끄러지며 일어난다(그림 2.25). 등뼈의 돌기관절면은 대부분 이마면을 향하고 있으므로 형태학적으로 자유롭게 가쪽굽힘이 일어날 수 있지만 가슴우리와 연결된 구조적 특성 때문에 제한된다.

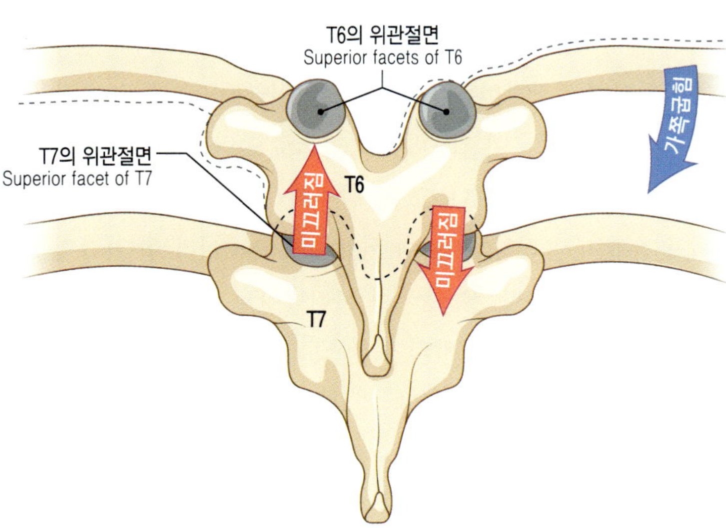

그림 2.25 등 가쪽굽힘

② 갈비뼈 Rib

오른쪽의 등 가쪽굽힘 동안, 오른쪽 갈비뼈들은 서로 가까워지며, 동시에 왼쪽 갈비뼈들은 서로 분리된다. 보통 갈비뼈는 등뼈의 가쪽굽힘이 시작되고 나서 움직인다(그림 2.26).

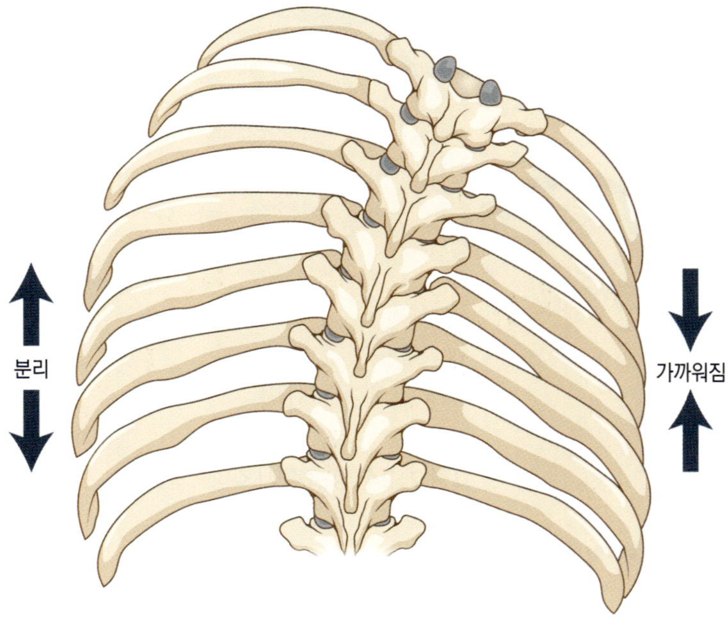

그림 2.26 등 가쪽굽힘 시 갈비뼈의 움직임

(5) 호흡 Breathing

호흡하는 동안 등뼈와 갈비뼈의 움직임은 가슴우리의 앞–뒤쪽, 안–가쪽의 지름 변화를 만든다. 들숨(흡기, inspiration)하는 동안, 갈비몸통관절과 갈비가로돌기관절의 돌림축에 대해 갈비뼈의 위쪽 이동 및 바깥쪽 돌림 운동이 갈비뼈를 직각의 경로로 올림시키고 가슴우리의 앞–뒤쪽, 안–가쪽의 지름을 증가시킨다(그림 2.27). 동시에 복장갈비관절에서는 갈비연골들의 비틀림이 발생한다(그림 2.27B).

들숨하는 동안, 갈비뼈의 몸통이 위–바깥 방향으로 올라가는 움직임을 양동이 손잡이 움직임(bucket handle motion)이라 한다(그림 2.28A). 또한, 갈비뼈가 위로 올라가면서 복장뼈가 위–앞 방향으로 올라가는 움직임을 펌프 손잡이 움직임(pump handle motion)이라 한다(그림 2.28B). 강제 들숨 동안 갈비뼈들의 움직임은 등뼈의 폄과 결합하여 동시에 나타난다.

날숨(호기, exhalation) 동안, 가로막의 이완으로 갈비뼈와 복장뼈가 이전의 위치로 돌아가면서 가슴의 앞–뒤쪽, 안–가쪽의 지름을 감소시킨다. 강제 날숨 동안 갈비뼈들의 움직임은 등뼈의 굽힘과 결합하여 동시에 나타난다.

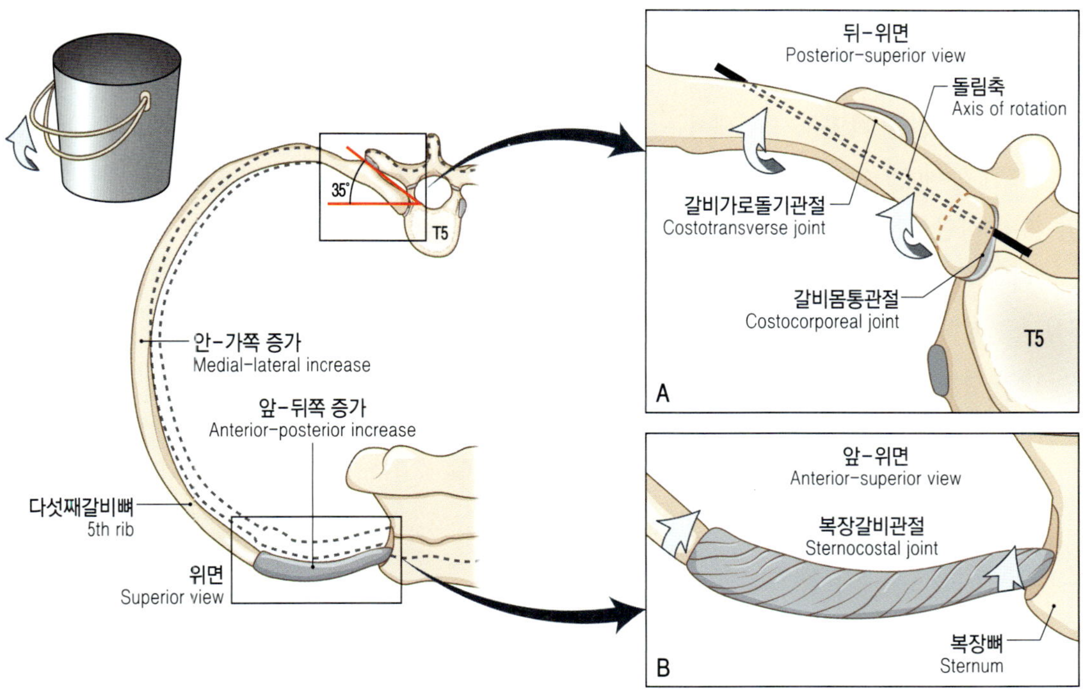

그림 2.27 들숨하는 동안 갈비가로돌기관절, 갈비몸통관절, 복장갈비관절의 움직임

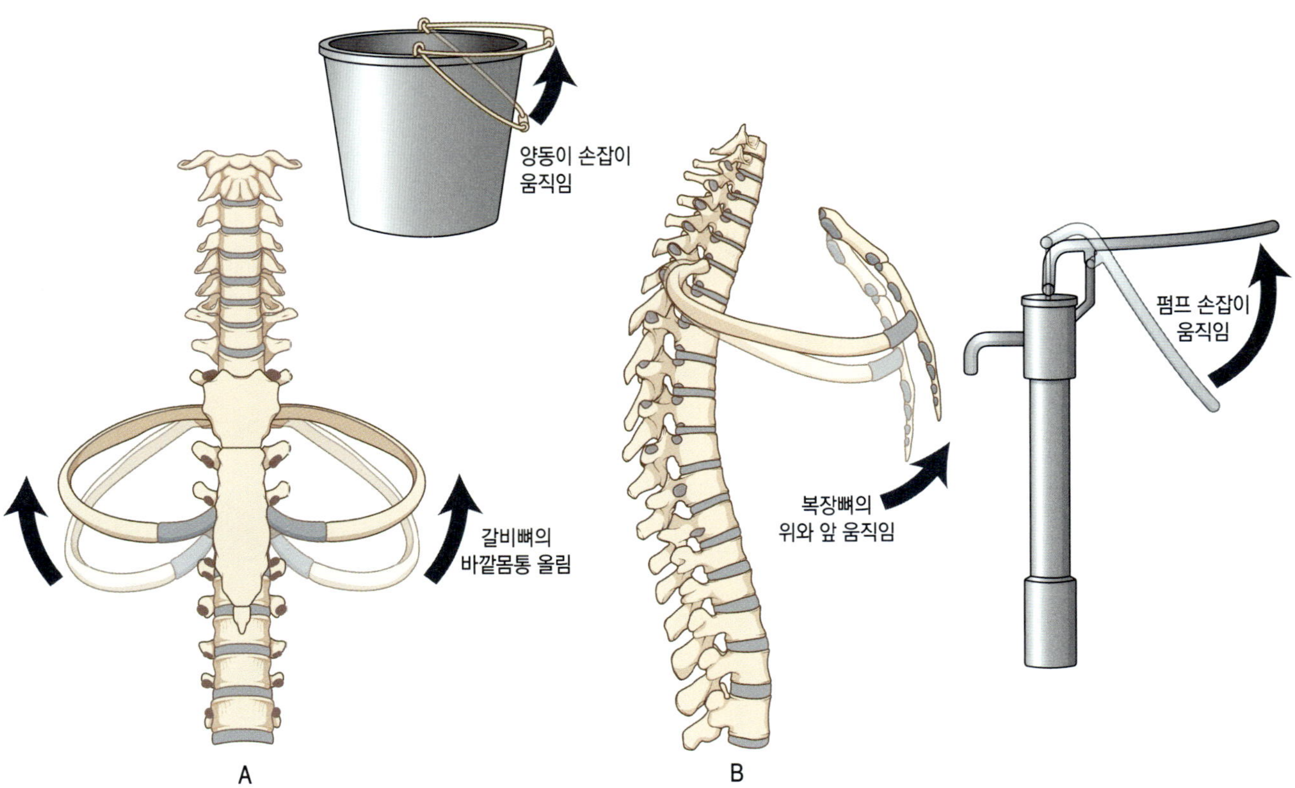

그림 2.28 들숨 시 호흡 기전. **A:** 양동이 손잡이 움직임, **B:** 펌프 손잡이 움직임

3. 촉진

1) 가시돌기 Spinous Process

등뼈의 위치와 정렬을 확인하기 위해서는 가시돌기의 촉진이 필요하다. 목뼈에서 뒤쪽으로 가장 돌출된 가시돌기가 7번 목뼈(C7)이고, 이를 따라 아래로 촉진하면 1번 등뼈(T1)부터 차례로 촉진할 수 있다. 일반적인 정렬을 가진 사람들은 어깨뼈(견갑골, scapula)의 위각의 평행한 위치에서 2번 등뼈 가시돌기를 확인할 수 있고, 아래각의 위치에서 7번 등뼈 가시돌기를 확인할 수 있다(그림 2.29). 12번 갈비뼈의 바깥쪽 끝에서 신체 중심선을 향해 따라 올라간다. 검사자의 손의 위치가 신체 중심선에 위치한 이후에 1/2~1분절 아래를 촉진하면 12번 등뼈 가시돌기를 확인할 수 있다(그림 2.30).

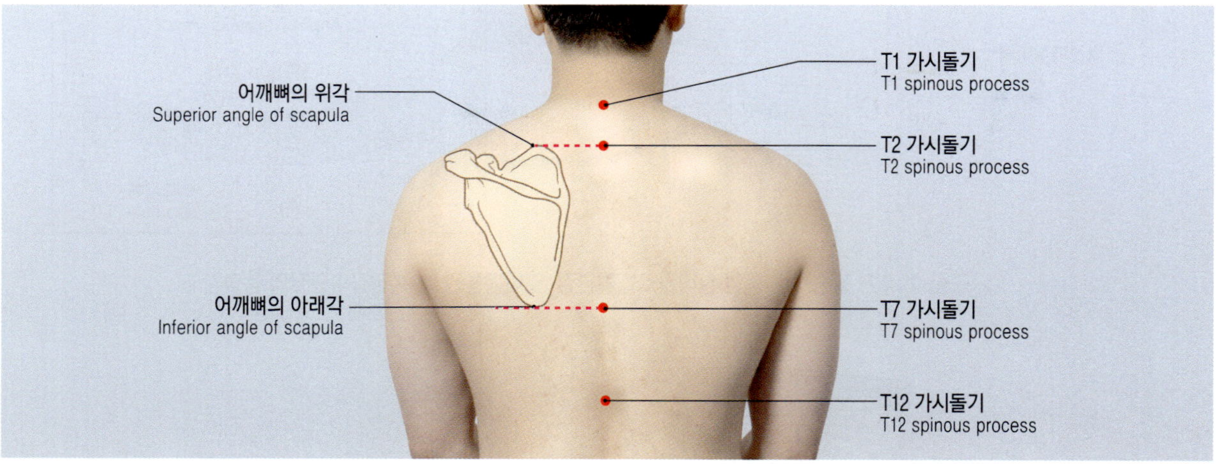

그림 2.29 어깨뼈 위치에 따른 등뼈 가시돌기

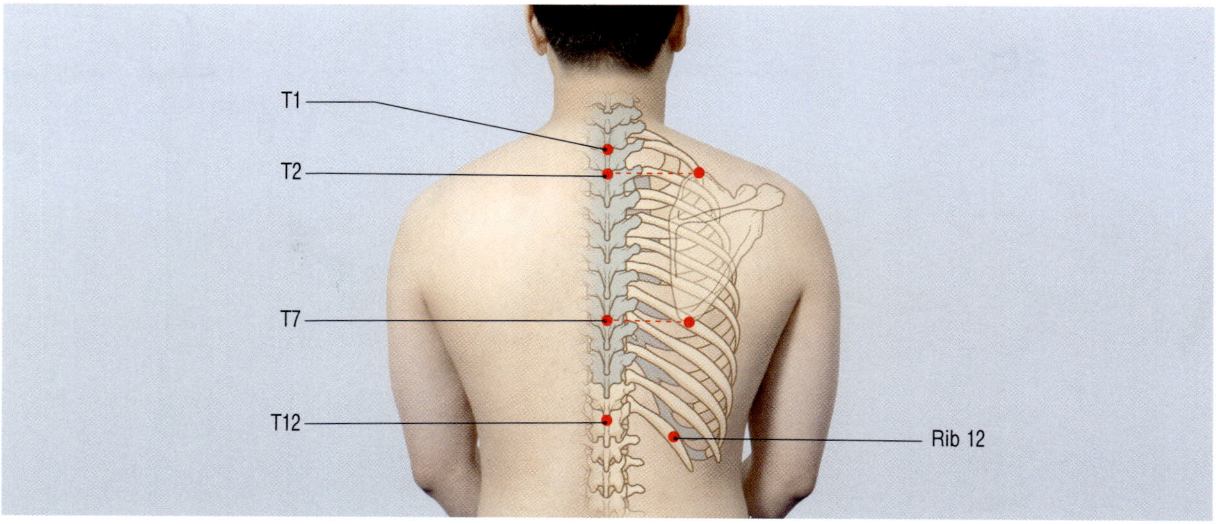

그림 2.30 12번 갈비뼈 위치에 따른 등뼈 가시돌기

2) 가로돌기 Transverse Process

등뼈 분절의 돌림 움직임 등을 증가시키기 위한 중재를 위해 가로돌기의 촉진이 필요하다. 하지만 가로돌기는 척주세움근에 덮혀 있으므로 정확하게 촉진하기 어려울 수 있다. 등뼈 가로돌기 촉진규칙을 따라 가시돌기를 기준으로 가로돌기를 촉진한다면 간접적으로 촉진할 수 있다. 등뼈 가로돌기 촉진규칙은 표 2.1과 같다(표 2.1, 그림 2.31).

표 2.1 등뼈의 가시돌기와 가로돌기 사이의 위치

가시돌기 위치	가로돌기 위치
T1-T3	가시돌기와 동일한 높이
T4-T6	가시돌기의 1/2 위 높이
T7-T9	가시돌기의 1 위 높이
T10-T11	가시돌기의 1/2 위 높이
T12	가시돌기와 동일한 높이

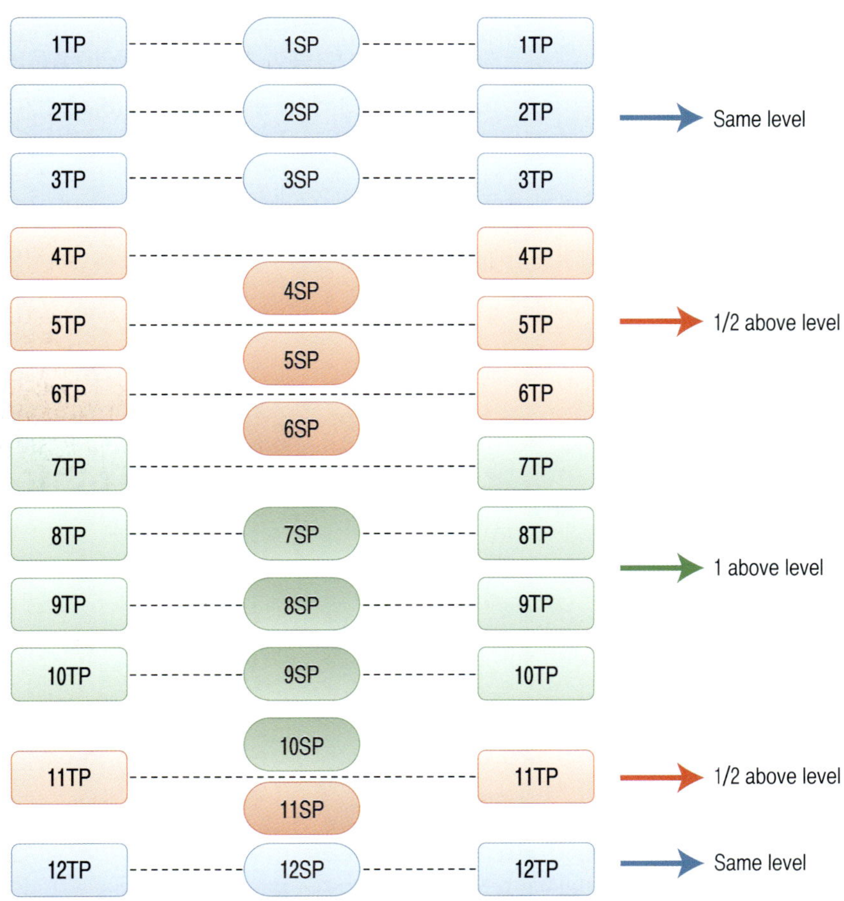

그림 2.31 등뼈 가시돌기와 가로돌기 위치의 모식도
TP: transverse process, SP: spinous process

3) 갈비가로돌기관절 Costotransverse Joint

갈비가로돌기관절은 호흡 시에 위쪽, 아래쪽 미끄러짐을 한다. 들숨 시 갈비뼈는 뒤쪽돌림을 하면서 갈비가로돌기관절의 아래쪽 미끄러짐을 만든다. 날숨 시 갈비뼈는 앞쪽돌림을 하면서 갈비가로돌기관절의 위쪽 미끄러짐을 한다. 오른쪽의 갈비가로돌기 관절의 움직임을 평가하기 위하여 검사자의 왼손 엄지는 평가하고자 하는 위치의 가로돌기를 촉진하고(촉진이 어려울 경우 가시돌기), 오른손 엄지는 갈비뼈의 가로돌기 결절 그리고 검지는 해당 위치의 갈비뼈를 촉진한다(그림 2.32).

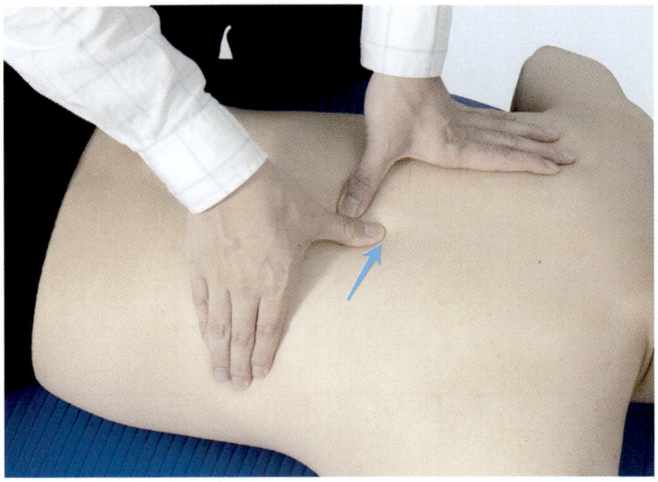

그림 2.32 갈비가로돌기관절 움직임의 촉진 방법

4) 복장갈비관절 Sternocostal Articulation

갈비뼈와 복장뼈가 연결되는 복장갈비관절의 갈비연골은 유리연골(hyaline cartilage)로 이루어져 있다. 개인의 자세에 따라 유리연골이 느슨해지거나(laxity) 뻣뻣해질 수 있다. 특정 부위 또는 특정 관절에 앞-뒤 방향으로 압박하거나(그림 2.33A), 전체 관절을 압박하여 느슨함의 정도를 평가한다(그림 2.33B).

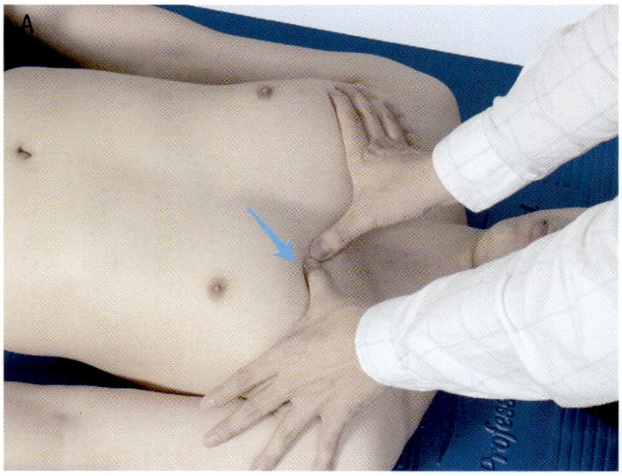

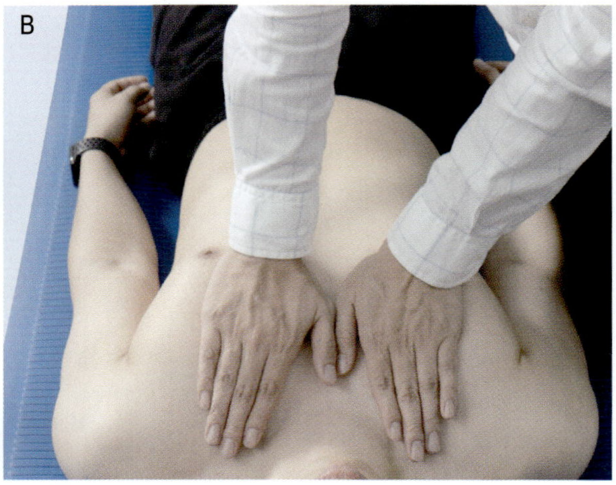

그림 2.33 갈비연골 느슨함 촉진. A: 선택적인 관절 검사, B: 전체 관절 검사

4. 정렬 검사

1) 정상 정렬과 손상된 정렬

(1) 선 자세의 등뼈 정렬 Standing Thoracic Vertebra Alignment

정상 등뼈 정렬은 이마면에서 일직선이며, 시상면에서 약간 뒤쪽으로 볼록하고 균등하게 굽힘되어 있고 이것을 척주뒤굽음이라고 한다. 정상 척주뒤굽음은 흉부 X선 검사를 통한 Cobb 각도가 시상면에서 20~40° 사이라고 보고된다(그림 2.34). 뒤쪽이 조금 더 두꺼운 쐐기모양의 등뼈 형태가 등뼈 몸통뒤굽음 정렬에 영향을 미친다. 이마면에서 Cobb 각도가 10° 이상이면 척주옆굽음증(척주측만증, scoliosis)으로 정의되며, 이것은 척추 정렬의 이마면, 시상면, 횡단면 모두에 영향을 미칠 수 있다(그림 2.35). 시상면에서 Cobb 각도가 40° 이상이면 과도한 척주뒤굽음(척주후만, hyperkyphosis)으로 정의된다.

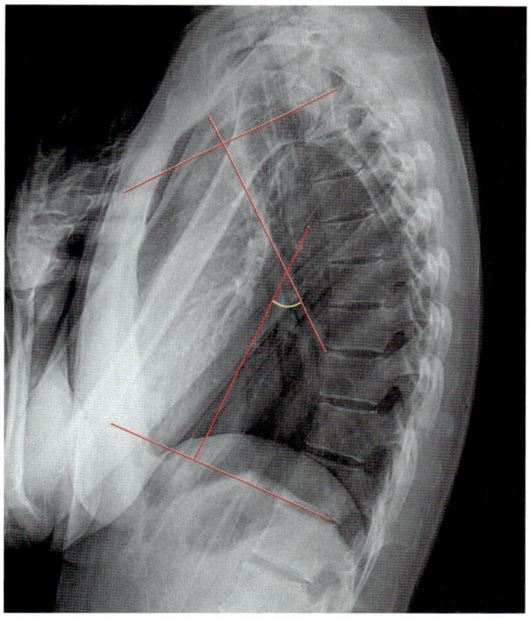

그림 2.34 시상면에서의 등뼈 뒤굽음 Cobb 각도

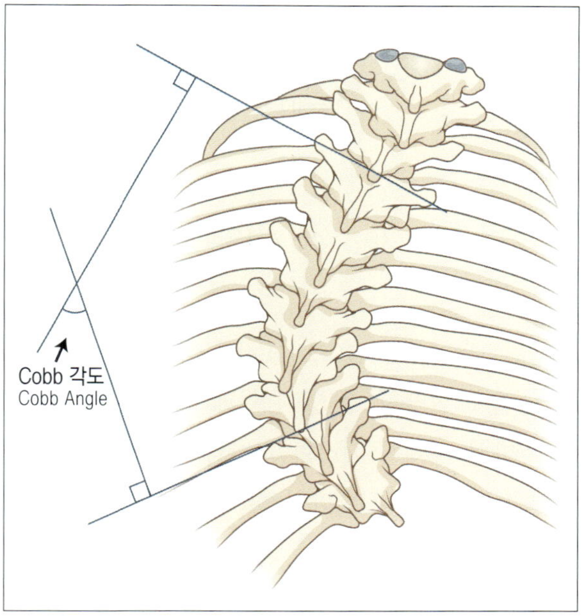

그림 2.35 이마면에서의 등뼈 옆굽음 Cobb 각도

(2) 가슴우리 정렬 Rib Cage Alignment

정상 가슴우리 정렬은 둘레가 약간 둥근 형태이고 좌우가 대칭이다. 가슴우리 모양은 갈비뼈의 길이, 등뼈 정렬과 복장뼈-갈비뼈의 연결 모양으로 결정된다. 가슴우리 정렬 손상은 가슴우리 둘레의 변화 또는 비대칭적 정렬로 다양하게 나타난다(그림 2.36).

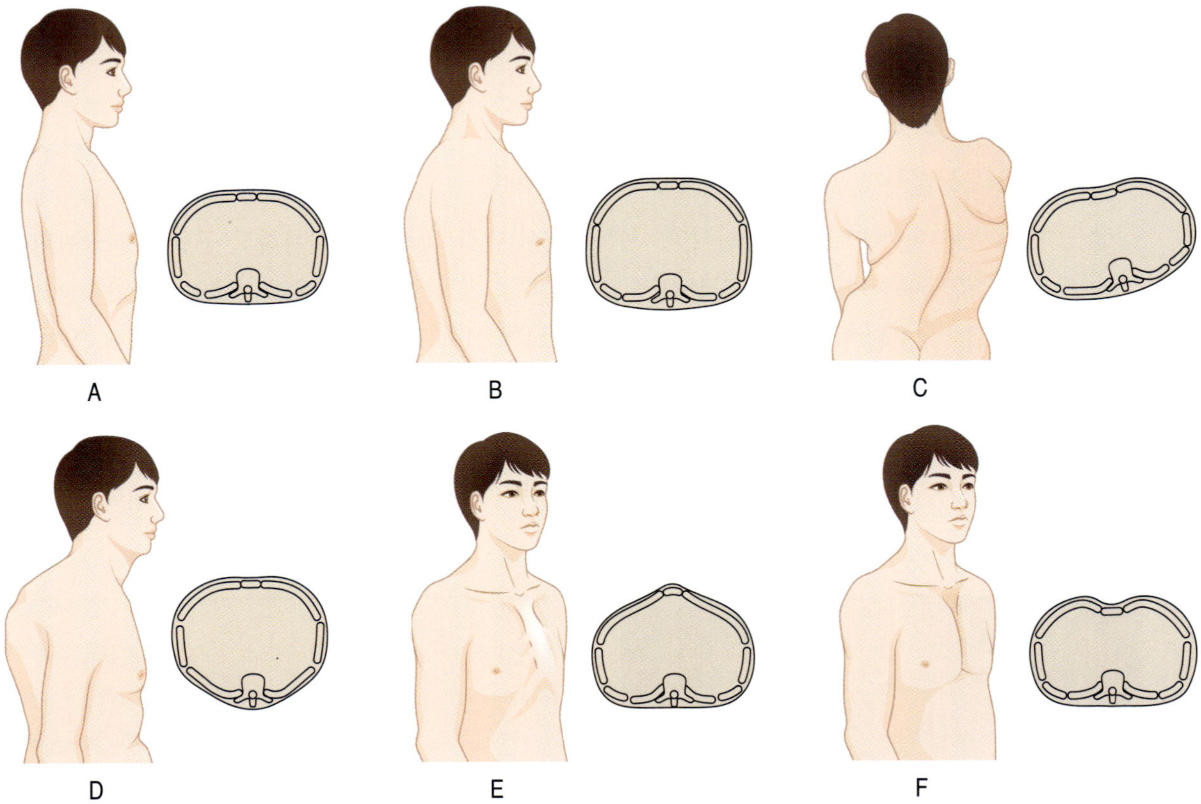

그림 2.36 다양한 가슴우리 모양. A: 정상, B: 술통형 가슴, C: 척주옆굽음증, D: 척주뒤굽음증, E: 새가슴, F: 함몰가슴

술통형 가슴(barrel chest)은 노화로 인해서 자연스럽게 발생할 수 있지만 폐기종(emphysema)과 같은 만성 폐쇄성 폐질환 대상자에게서 많이 관찰된다. 술통형 가슴은 호흡의 효율성을 떨어뜨려 호흡주기를 짧게 만든다. 또한, 술통형 가슴은 갈비우리의 갈비뼈를 수평 방향으로 위치시키고 앞톱니근의 힘선을 변경시켜 어깨뼈 내밈근의 과활성화를 일으킨다(그림 2.37).

함몰 가슴(pectus excavatum)은 하부 가슴이 함몰된 형태로 깔대기 가슴(funnel chest)으로도 불린다. 남자아이에게서 주로 관찰되며 심각한 경우 심장이나 폐의 기능에 영향을 미칠 수 있다. 함몰 가슴을 가지고 있는 대상자는 보통 과도한 척주뒤굽음이나 복근과 갈비 사이 근육의 단축이 함께 관찰된다.

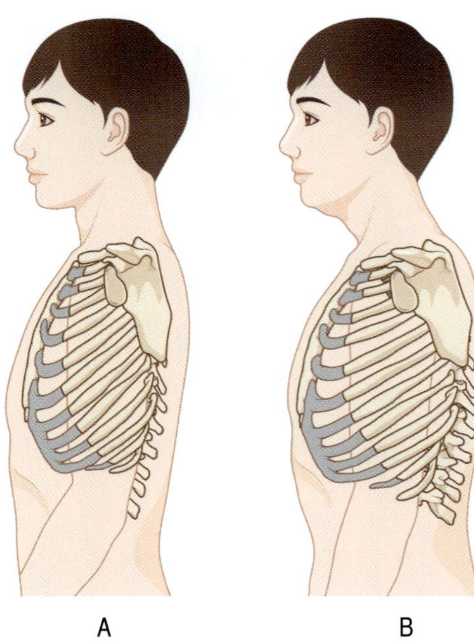

그림 2.37 술통형 가슴의 갈비뼈 정렬 변형.
A: 정상, B: 술통형 가슴

(3) 갈비밑부위 Hypochondriac Region

7–10번 갈비뼈 가장자리를 따라 형성된 부분으로 칼돌기를 중심점으로 양쪽 갈비뼈 가장자리가 이루는 각을 명치각(흉골하각, infrasternal angle)이라고 한다(그림 2.38). 이상적인 명치각은 약 90°이며, 이것은 배속빗근(내복사근, internal abdominal oblique)과 배바깥빗근(외복사근, external abdominal oblique) 사이의 균형을 의미한다.

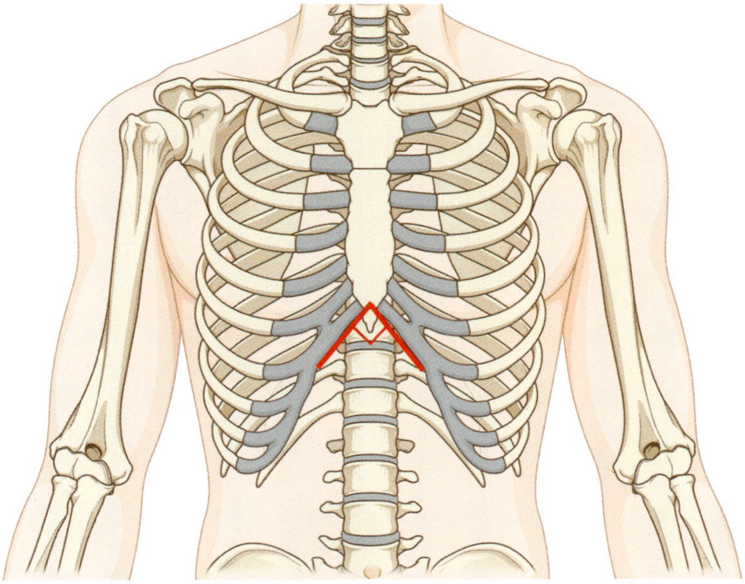

그림 2.38 명치각

(4) 앉은 자세의 등뼈 정렬 Sitting Thoracic Vertebra Alignment

이상적인 앉은 자세는 선자세에 비해 골반이 약간 뒤쪽돌림되는 것이고, 이것은 허리뼈를 편평한 자세로 만들지만 등뼈나 목뼈의 정렬에는 영향을 주지 않아야 한다. 의자에 등뼈를 지지하고 발바닥을 바닥에 지지하여 앉는 것이 이상적이지만 개인마다 자세와 인체 계측치의 차이 때문에 모든 사람에게 적합한 의자는 존재하기 어렵다. 예를 들어, 성인과 아이에게 적합한 의자가 다르듯 신체 크기에 따라서 적합한 의자가 다르다(그림 2.39). 자세 정렬이 손상되어 과도한 척주뒤굽음을 가진 자세로 앉게 되면 목과 허리 정렬도 손상될 수 있다. 또한, 의자의 종류나 작업 자세와 같은 환경에 의해서도 등뼈 정렬은 손상된다. 예를 들어, 치과 의사가 진료 및 치료를 할 때 대상자를 바라보며 굽히는 자세 혹은 대상자의 어느 방향에 앉는지에 따라 등뼈의 굽힘과 돌림이 발생한다(그림 2.40). 이렇게 이상적인 정렬에서 벗어나는 움직임을 반복적으로 수행하게 되면, 앉은 자세 정렬의 손상을 만들게 될 것이고, 연관 조직의 손상이 동반될 것이다.

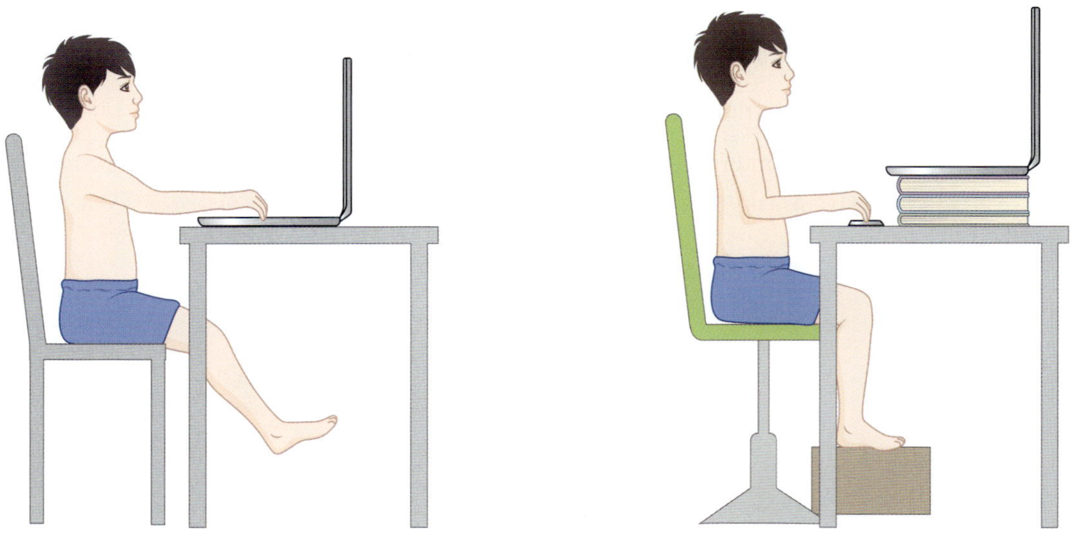

A B

그림 2.39 아이에게 맞는 의자 환경.
A: 아이의 키에 맞지 않는 의자, B: 아이의 키에 맞게 고려된 의자 환경(발 받침, 모니터 높이)

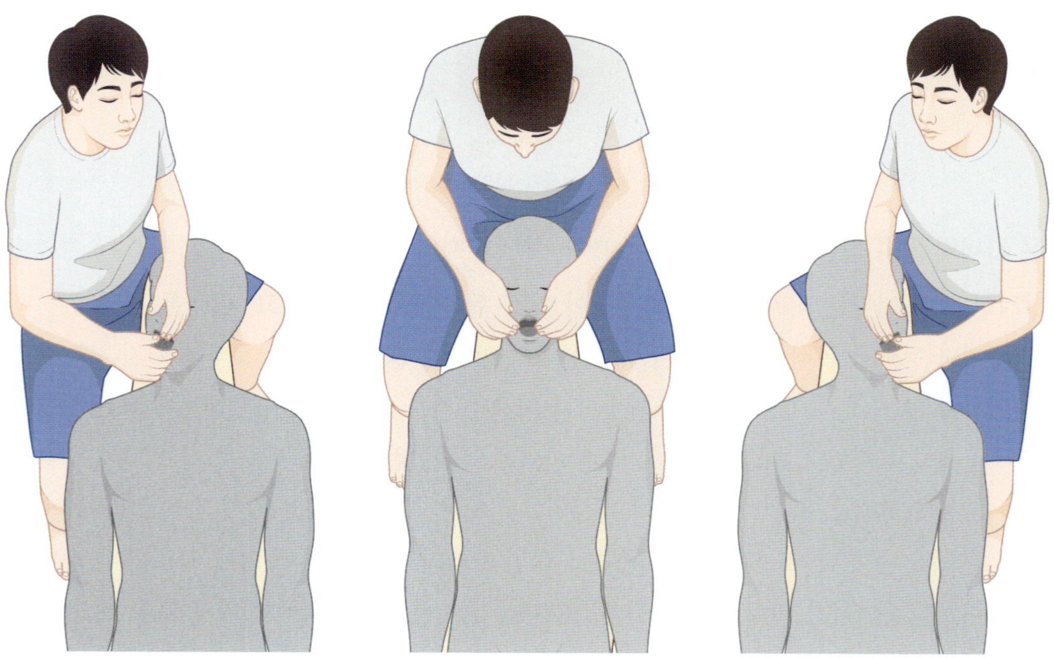

A B C

그림 2.40 치과 치료 시 앉은 자세.
A: 환자의 오른쪽에 앉은 자세, B: 환자의 머리 위에 앉은 자세, C: 환자의 왼쪽에 앉은 자세

2) 옆에서 보는 검사

(1) 척주뒤굽음 각도 검사 Kyphotic Angle Test

① 목적

척주뒤굽음 각도를 측정하기 위한 검사이다.

② 방법

대상자가 바로 선 자세에서, 검사자는 두 개의 중력 각도계를 각각 T1−T2와 T12−L2 위치에 올려놓는다(그림 2.41). 이때 두 개의 중력 각도계에서 나타내는 각도를 합한 값이 척주뒤굽음 각도이다.

③ 정상 정렬

등뼈가 이루는 척주뒤굽음은 사람마다 차이를 보이지만, 평균 20~40°로 나타난다.

④ 임상적 의의

척주뒤굽음 각도가 40° 이상일 경우 과도한 척주뒤굽음, 20° 이하일 경우 감소된 척주뒤굽음으로 정의한다. 척주뒤굽음 각도의 부정렬은 등뿐만 아니라 목이나 허리의 정렬에 영향을 미치고 근골격계 문제를 야기할 수 있다. 정확한 척주뒤굽음각의 측정을 위해서는 가슴 X선 촬영이 필요하지만, 중력 각도계를 이용하여 측정하는 방법도 타당도와 신뢰도가 입증되었다.

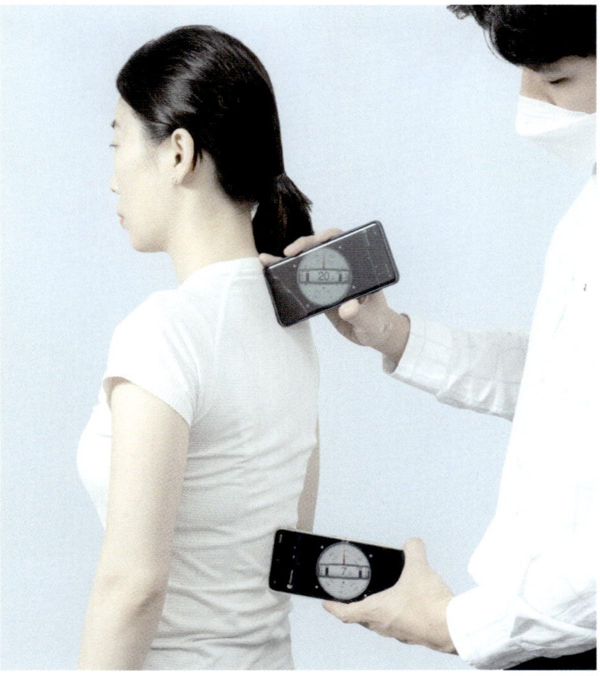

그림 2.41 중력 각도계를 이용한 척주뒤굽음각 측정

(2) 복장뼈 하강 검사 Sternal Depression Test

① 목적

복장뼈의 하강 여부를 확인하기 위한 검사이다.

② 방법

대상자는 바로 서고 검사자는 손바닥을 대상자의 복장뼈몸통에 올려놓는다. 이때 손바닥이 지면과 이루는 방향을 확인한다(그림 2.42).

③ 정상 정렬

검사자의 손바닥이 지면과 수직한 방향을 이루는 것이 이상적이며, 손바닥이 지면과 수직을 이루지 않고 칼돌기가 아래/뒤쪽으로 향해 있는 경우 본 검사의 양성반응이다.

④ 임상적 의의

손바닥이 이루는 각도는 복장뼈의 정렬을 나타내며 대상자의 등 굽힘 정렬의 여부를 확인할 수 있는 검사이다. 평상시에 등 굽힘 자세를 오래 유지하는 사람들에게서 양성반응이 자주 관찰된다.

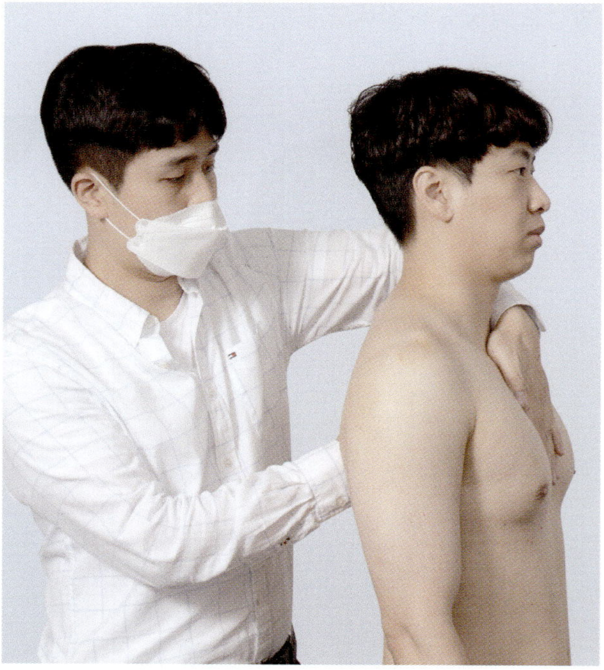

그림 2.42 복장뼈 하강 검사

3) 앞/뒤에서 보는 검사

(1) 명치각 검사 Infrasternal Angle Test

① 목적

칼돌기를 중심으로 양쪽 갈비뼈가 이루는 각도(명치각)를 측정하기 위한 검사이다.

② 방법

대상자는 배꼽과 칼돌기가 일직선이 되도록 바로 서고, 검사자는 칼돌기와 양쪽 갈비뼈의 중간부위를 촉진한다. 칼돌기를 중심으로 양쪽 갈비뼈의 중간 점을 이은 선이 이루는 각도를 확인한다.

③ 정상 정렬

배꼽과 수직선 위에 있는 칼돌기를 기준으로 양쪽 명치각이 각 45° 정도로, 총 약 90°를 나타내는 것이 이상적이다(그림 2.43).

④ 임상적 의의

양쪽 명치각의 각도가 비대칭일 때, 이것은 복근의 비대칭으로 해석할 수 있다. 상대적으로 한쪽이 약 45° 이하의 각도가 관찰된다면 같은 쪽의 배바깥빗근 단축을 의심할 수 있고, 반대로 약 45° 이상의 각도가 관찰된다면 같은쪽의 배바깥빗근 약화 배속빗근 단축을 의심할 수 있다.

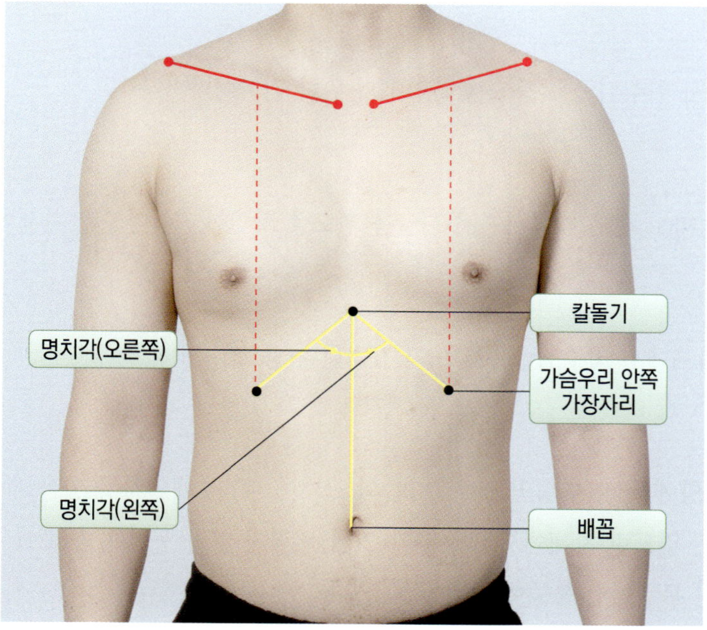

그림 2.43 명치각의 측정

(2) 가슴 비대칭 검사 Thorax Asymmetry Test

① 목적

가슴 부위의 비대칭을 확인하기 위한 검사이다.

② 방법

대상자는 바로 서고 검사자가 앞에서 관찰하여 유두, 어깨, 손이 같은 높이를 가졌는지 확인한다. 검사자가 뒤에서 관찰하였을 때에는 척주세움근의 대칭성, 등뼈의 가쪽굽힘이나 돌림이 발생하였는지 확인한다.

③ 정상 정렬

정상이라면 양쪽 유두, 어깨, 손의 높이가 같아야 하며, 등뼈의 가쪽굽힘이나 돌림이 발생하지 않고 척주세움근의 대칭성을 가져야 한다.

④ 임상적 의의

만약 높이가 다르거나 비대칭성이 발생한다면, 등뼈의 정렬 손상, 등뼈 주변 근육의 비대칭성을 의심할 수 있다.

4) 엎드려누운 자세 검사

(1) 엎드린 자세 검사 Prone Position Test

① 목적

엎드린 자세에서 척주뒤굽음 정도를 확인하기 위한 검사이다.

② 방법

먼저 대상자가 바로 선 상태에서 척주뒤굽음 정도를 확인한 후, 엎드린 자세에서 다시 확인한다.

③ 정상 정렬

엎드려 누운 자세에서 척주뒤굽음 정도가 감소한다(등 폄 증가).

④ 임상적 의의

가슴우리의 모양에 따라(여성의 경우, 가슴의 크기에 따라) 개인차가 있을 수 있지만, 과도한 척주뒤굽음을 가진 사람은 엎드린 자세에서도 등뼈가 거의 폄되지 않아 등뼈의 돌출이 확인된다. 또한 뒤쪽으로 가장 높게 돌출된 부위에서 통증이 나타날 수 있다.

5. 근육 검사

1) 등 폄근 근력 검사 Thoracic Extensor Strength Test

자세

- 엎드려누운 자세(침대 가장자리 또는 폼롤러)

방법

- 대상자는 양손을 머리 위에 올려놓고 등뼈를 굽히고 이완시킴
- 등뼈의 폄에 집중하여 굽혀진 몸통을 천천히 들어 올림

확인사항

- 선택적인 등뼈의 폄 가동범위가 나타나는지 확인함

주의사항

- 보상적인 허리뼈의 폄만이 발생하지 않도록 주의함
- 보상적인 허리뼈의 폄이 동시에 발생하지 않도록 주의함

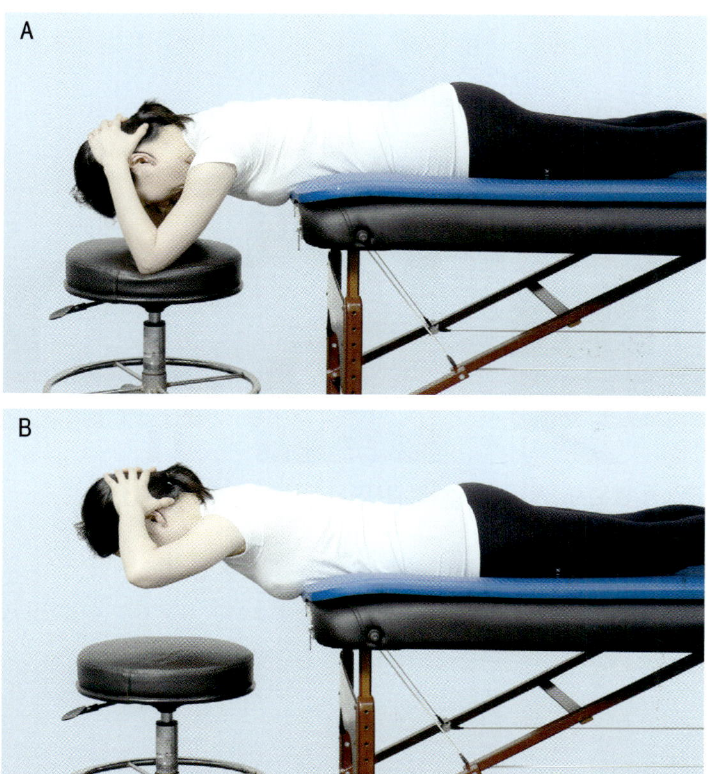

그림 2.44 등 폄 근력 검사. A: 치료 침대에서 검사 준비 자세, B: 등뼈 폄 자세

등허리(흉요, thoracolumbar) 폄의 약 40° 움직임 중 등뼈는 약 25° 폄이 일어난다. 하지만, 대부분 허리 폄만을 이용해서 척추를 폄하는 경우가 많다. 따라서 등의 폄 근력이 약해지는 경우가 많다. 등의 폄 근력을 선택적으로 확인하기 위하여 해당 검사가 고안되었다.

등 폄 근력 검사를 위하여 대상자의 칼돌기 위치를 치료 침대의 가장자리 혹은 폼롤러 가장자리에 위치시켜 엎드려 눕는다(그림 2.44A). 이 자세는 준비 자세 시 등뼈를 굽힘한 후, 폄 동작 수행 시 등 폄에 집중할 수 있도록 하는 자세이다. 검사자는 대상자에게 양손을 머리 위에 올려놓은 위의 자세에서 등뼈의 폄에 집중하여 몸통을 들어 올리라고 지시한다(그림 2.44B). 과도한 허리 폄 없이 등뼈의 폄 동작을 수행할 수 있는지 확인한다. 대표적인 잘못된 움직임으로 허리만 폄되는 동작을 수행하거나, 등뼈와 허리뼈가 동시에 폄 되는 동작을 수행하는 경우를 볼 수 있다.

잘못된 움직임이 나타나는 경우, 교정하여 평가하기 위해, 위의 준비 자세에서 검사자가 한 손으로 대상자의 6-7번 등뼈의 중간부위를 고정하고 다른 손으로는 대상자의 팔꿈치를 감싼다(그림 2.45A). 검사자는 대상자가 수동적으로 등 폄을 할 수 있도록 팔꿈치를 감싼 팔을 등 폄 방향으로 들어 올린다(그림 2.45B). 선택적인 등 폄의 가동범위까지 움직임을 만든 후, 검사자는 지지를 제거하고 대상자는 이 자세를 유지할 수 있는지 확인한다. 이 방법은 선택적인 등 폄의 근력 강화를 위해서도 사용될 수 있다.

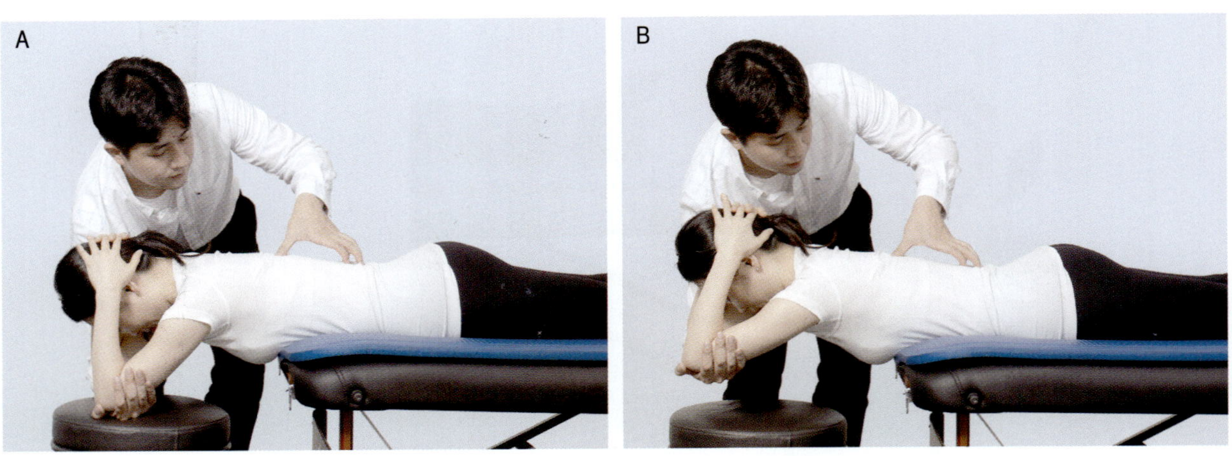

그림 2.45 선택적인 등 폄 검사. A: 준비 자세, B: 검사자의 지지를 이용한 등뼈 폄

2) 몸통 돌림근 근력 검사 Trunk Rotator Strength Test

자세

- 바로누운 자세, 엎드린 자세

방법

- 대상자는 능동적으로 몸통의 축돌림 45° 시킴
- 검사자는 반대 방향으로 저항함

확인사항

- 대상자가 저항에 대하여 축돌림 45° 자세를 능동적으로 유지하는지 확인함

주의사항

- 보상적인 가쪽굽힘이 발생하지 않도록 주의함(목 고정)

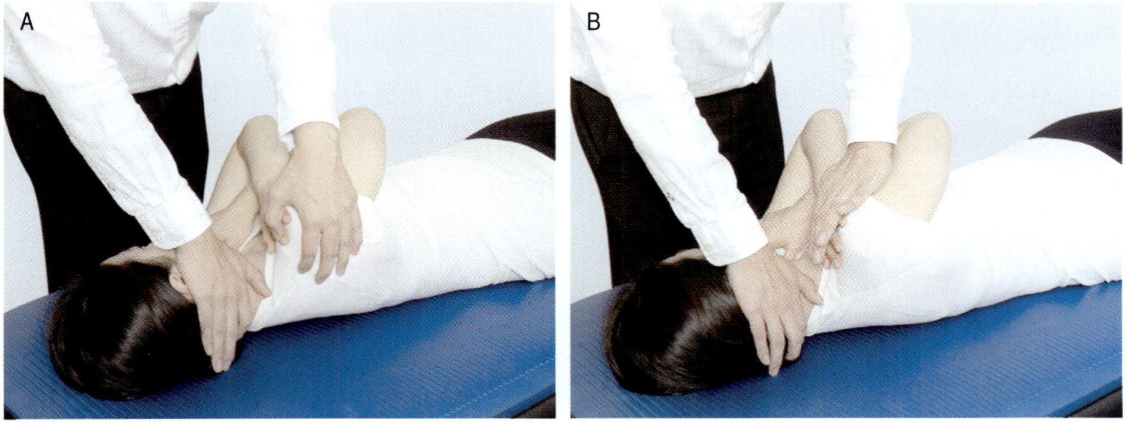

그림 2.46 몸통 돌림근 근력 검사. **A:** 바로누운 자세에서 몸통 45° 축돌림, **B:** 검사자의 반대쪽 돌림 저항

등 돌림을 하는 국소 근육에는 가로돌기가시근육들, 갈비올림근(늑골거근, levatores costarum), 갈비사이근, 위뒤톱니근(상후거근, serratus posterior superior), 아래뒤톱니근(하후거근, serratus posterior inferior)이 있다. 등뼈를 돌림하는 전체 근육은 엉덩갈비근, 가장긴근, 가시근의 척주세움근군이다.

검사를 하는 자세는 돌림하려고 하는 방향에 따라 바로 눕거나 엎드리도록 한 후 대상자의 목을 검사하는 쪽으로 돌림시킨다(그림 2.46). 대상자는 몸통 축을 45° 돌림하고, 이 자세를 유지하는 동안 검사자가 반대 방향으로 힘을 가하였을 때 자세를 유지할 수 있는지를 확인한다. 자세를 유지하지 못한다면 몸통 돌림근 기능 저하를 확인할 수 있다.

3) 가로막 긴장 및 근력 검사 Diaphragm Tension and Strength Test

자세

- 바로누운 자세

방법

- 검사자는 갈비밑부위인 7–10번 갈비뼈 가장자리를 감싸 쥠(긴장 및 근력 검사)
- 검사자는 편 손바닥의 중지를 칼돌기 아래에, 손바닥을 배에 위치시킴(근력 검사)
- 대상자는 들숨을 시행함

확인사항

- 들숨 시 손가락 및 손바닥을 밀어낼 수 있는지 확인함

주의사항

- 보상적인 가슴호흡이 발생하지 않도록 주의함

가로막은 가슴안(흉강, thoracic cavity)과 배안(복강, abdominal cavity)을 분리하는 사이의 칸막이 역할을 한다. 가로막은 기본적으로 지붕 모양을 하고 있으며, 수축할 때 배안공간에 대하여 아래로 떨어지면서 가슴안의 수직 길이가 증가하여 폐에 공기가 채워지게 한다. 그러므로 호흡의 주요한 역할을 하는 근육이다. 또한, 수축할 때 배안공간도 강하게 압박시켜 코어의 안정성을 향상한다. 이것은 아래 가슴우리와 등뼈 그리고 허리–골반 부위까지 안정화한다.

가로막의 긴장 및 근력 검사를 위해서 바로누운 자세를 취한다. 검사자는 한쪽 7–10번 갈비뼈 가장자리를 네 손가락으로 감싸 쥔다(그림 2.47). 이때 대상자에게 들숨을 지시하였을 때 검사자의 손가락을 밀어낼 수 있는지 확인한다. 밀어낼 수 있다면 정상 가로막의 기능을 수행하고 있음을 확인할 수 있다. 조금 더 높은 근력 검사를 위해 검사자는 손바닥을 배 공간에 올려놓고 중지를 칼돌기에 위치시킨다(그림 2.48). 손바닥이 배 공간에 잠길 정도로 눌러 압박한 뒤 대상자에게 들숨을 지시한다. 이때 손바닥의 압력에 대항하여 밀어낼 수 있다면(약 40kg의 압력) 정상적인 가로막의 근력을 가지고 있다고 평가한다.

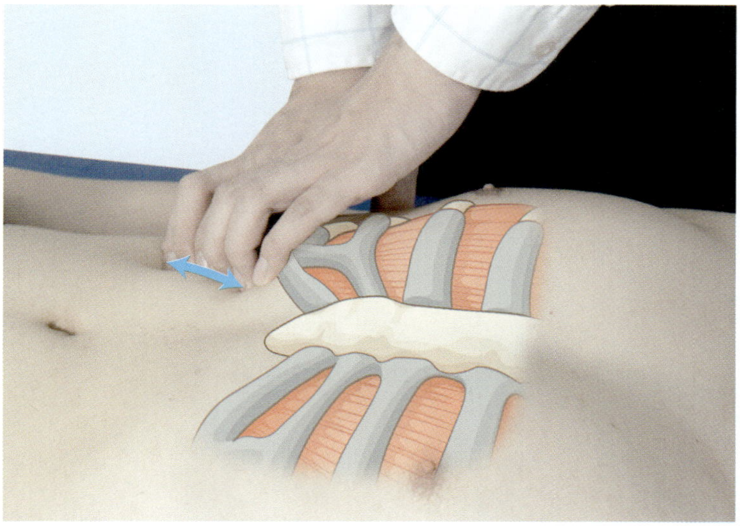

그림 **2.47** 가로막 긴장 및 근력 검사

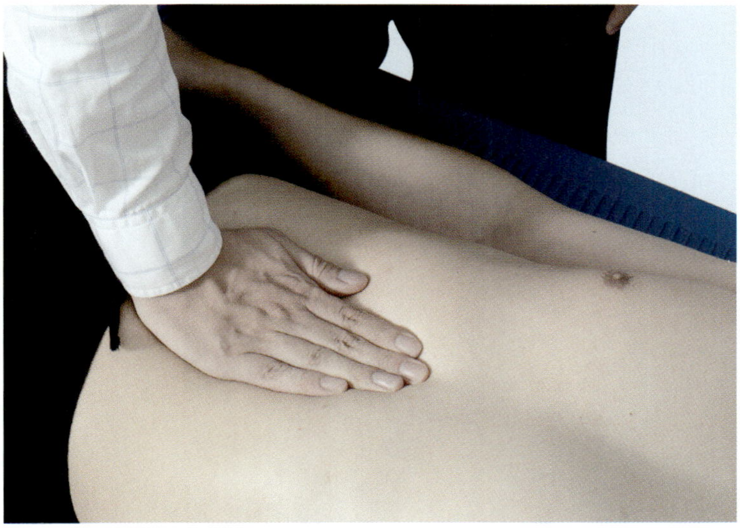

그림 **2.48** 가로막 근력 검사

4) 갈비사이근 길이 검사 Intercostal Muscle Length Test

자세

- 옆으로누운 자세

방법

- 검사자는 대상자 가슴우리 측면의 갈비뼈 사이에 손을 위치시킴
- 대상자는 최대로 들숨을 시행함

확인사항

- 들숨 시 갈비뼈 사이가 멀어지는 움직임을 동반하는지 확인함

주의사항

- 다른 구조물의 간섭이 없는 위치에서 검사함

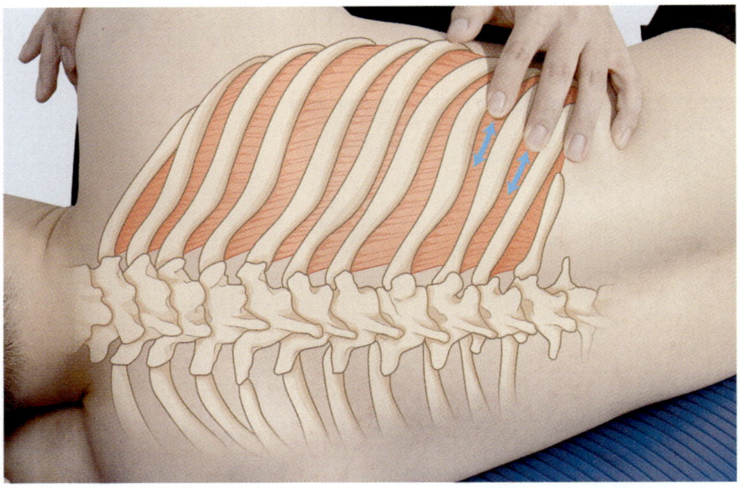

그림 2.49 갈비사이근 촉진

갈비뼈 사이에는 갈비사이근이 위치한다. 들숨 시 갈비뼈 사이가 벌어지는 움직임이 나타나면서 갈비사이근이 이완해야 하는데, 이 근육이 단축되어 있거나 뻣뻣한 경우 갈비뼈 사이가 벌어지는 움직임이 나타나지 못한다. 검사자는 갈비뼈와 갈비뼈 사이에 손을 올려놓고 들숨을 지시한다(그림 2.49). 이때 갈비뼈의 벌어짐이 느껴지는지 확인하여 상대적인 갈비사이근의 길이를 확인해 볼 수 있다.

6. 관절가동범위 검사

1) 등 굽힘과 폄 Thoracic Flexion and Extension

(1) 부위 관절가동범위 Regional Range of Motion

자세

- 선 자세 또는 앉은 자세

방법

- 대상자의 팔을 가슴 앞에서 교차시킴
- 검사자의 양손으로 대상자의 갈비뼈 아래 허리를 고정함
- 대상자는 허리를 고정한 상태로 등뼈를 굽히고 폄

확인사항

- 굽힘 35~40°, 폄 20~25°인지 확인함

주의사항

- 보상적인 허리의 굽힘과 폄이 발생하지 않도록 주의함
- 특정 분절에서 과도한 굽힘 또는 폄이 발생하는지 확인함

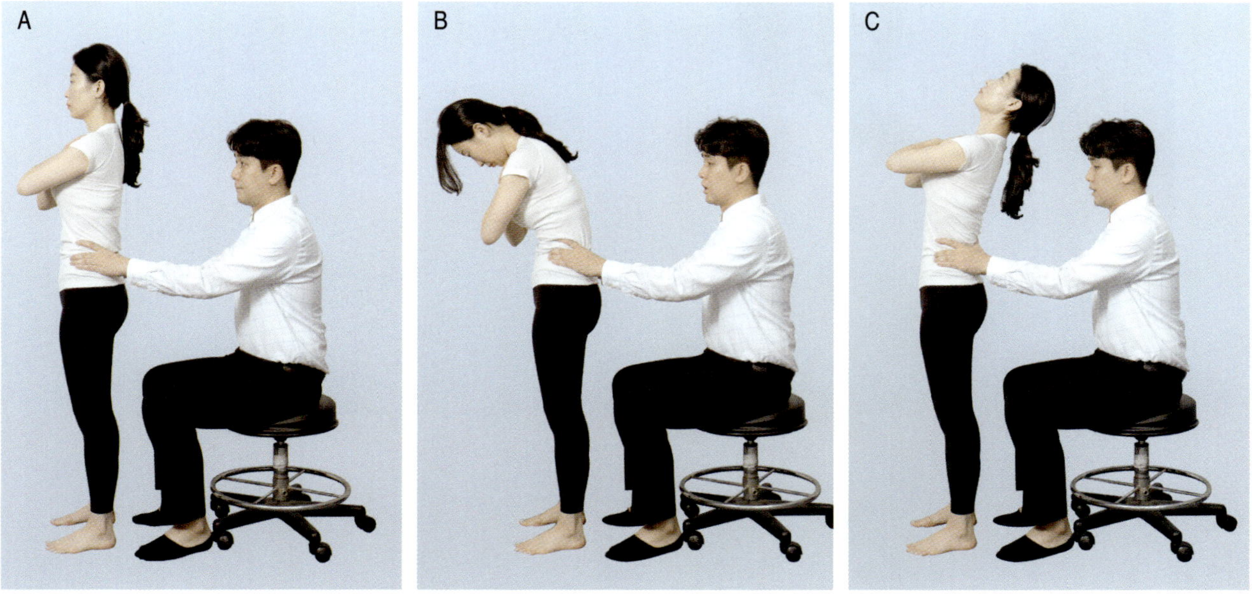

그림 2.50 등 굽힘과 폄 부위 관절가동범위 검사. A: 준비 자세, B: 굽힘, C: 폄

(2) 분절 관절가동범위 Segmental Range of Motion

자세

- 선 자세 또는 앉은 자세

방법

- 전체 검사에서 손상된 움직임이 나타나는 특정 분절을 확인함
- 대상자는 팔을 가슴 앞으로 교차시킴
- 특정 분절의 가로돌기 위치에 검사자의 엄지와 검지로 촉진함
- 대상자의 등 굽힘과 폄(허리는 고정하도록 지시함)

확인사항

- 확인하는 분절의 대칭적이고 균등한 굽힘이 일어나는지 확인함(두 손가락의 벌어짐 정도로 확인)

주의사항

- 보상적인 허리의 굽힘과 폄이 발생하지 않도록 주의함

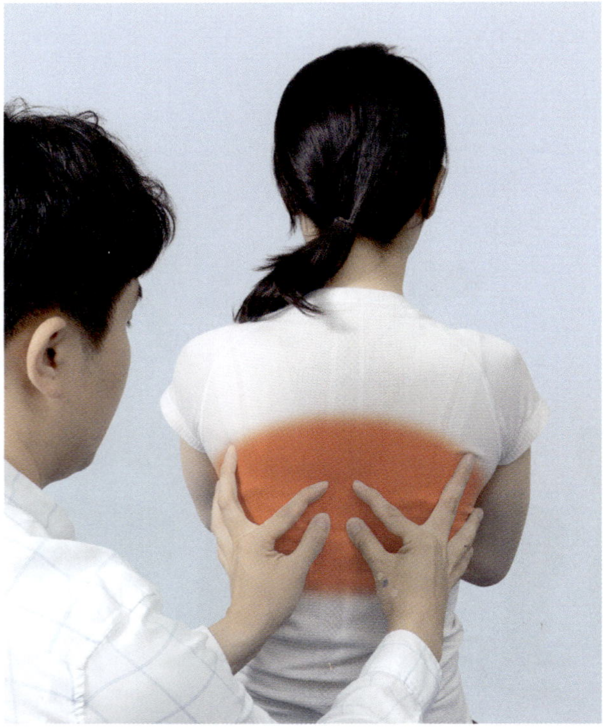

그림 2.51 등 굽힘과 폄 분절 관절가동범위 검사 준비 자세

일반적으로 등허리 굽힘은 80~90° 발생하며, 그 중 등뼈는 30~40° 굽힘된다. 등뼈가 굽힘될 때 아래등뼈의 위돌기관절면에 대하여 위등뼈의 아래돌기관절면이 위쪽과 약간 앞쪽으로 미끄러진다. 또한, 등 굽힘의 끝 범위는 돌기관절주머니, 가시끝인대(극상인대, supraspinous ligament)와 뒤세로인대(후종인대, posterior longitudinal ligament) 등의 결합조직의 장력에 의하여 움직임이 제한된다.

등허리 폄은 일반적으로 35~40° 발생하며 등뼈는 20~25° 폄된다. 등뼈가 폄될 때 아래등뼈의 위돌기관절면에 대하여 위등뼈의 아래돌기관절면이 아래쪽과 약간 뒤쪽으로 미끄러진다. 또한, 등 폄의 끝 범위는 앞세로인대의 장력과 가시돌기 그리고 고리판 사이의 충돌 때문에 움직임이 제한된다.

등 굽힘과 폄을 검사하기 위하여 대상자는 팔을 가슴 앞으로 고정하고, 검사자는 갈비뼈를 피해 대상자의 허리를 양 손바닥으로 고정한다. 대상자는 허리는 고정하여 움직이지 않는 상태로 등뼈를 굽히고 펴는 것을 검사자에게 교육받고 검사를 수행한다(그림 2.50). 굽힘과 폄의 전체 범위인 50~65°의 각도가 나타나는지, 전체 분절이 균등하게 일어나는지 확인한다.

등뼈 굽힘/폄 움직임 시에 순수한 등뼈 굽힘/폄이 일어나지 않고 가쪽굽힘 또는 돌림이 동반되는 움직임 손상이 나타난다면 분절에 대한 검사를 시행한다. 검사자는 전체 검사에서 손상된 움직임이 나타난 위, 아래 분절의 가로돌기를 엄지와 검지로 촉진하고, 대상자는 등뼈의 굽힘과 폄을 실시한다(그림 2.51). 이상적으로 등 굽힘 시 촉진한 양손의 엄지와 검지는 양쪽이 균등하게 멀어지고, 등 폄 시 균등하게 가까워진다. 하지만 손상된 움직임이 나타나면 양쪽의 멀어지고 가까워지는 움직임이 비대칭적으로 나타난다.

2) 등 가쪽굽힘 Thoracic Lateral Flexion

자세

- 선 자세

방법

- 대상자의 팔을 가슴 앞으로 교차시킴
- 검사자의 양손으로 대상자의 갈비뼈 아래 허리를 고정함
- 대상자는 허리를 고정한 상태로 등뼈를 가쪽굽힘함

확인사항

- 가쪽굽힘 25~30°인지 확인함

주의사항

- 보상적인 허리의 가쪽굽힘이 발생하지 않도록 주의함
- 특정 분절에서 과도한 가쪽굽힘이 발생하는지 확인함

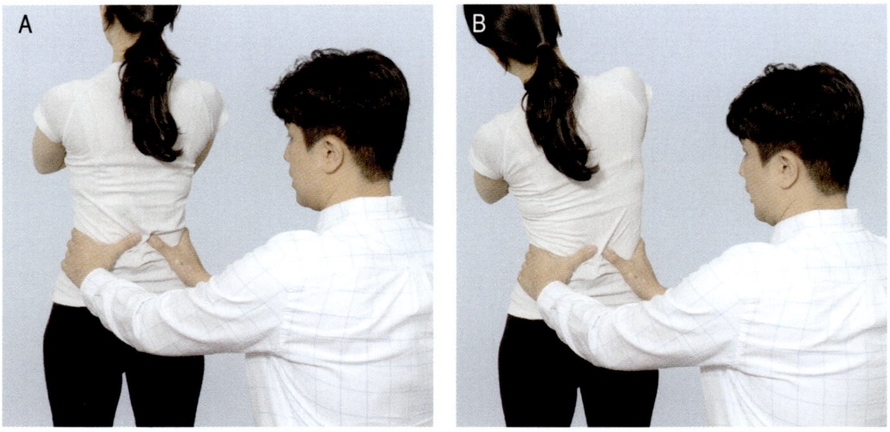

그림 2.52 등 가쪽굽힘 검사. A: 준비 자세, B: 가쪽굽힘

등허리 가쪽굽힘은 일반적으로 45~50°가 발생하며, 그 중 등뼈는 25~30°가 가쪽굽힘된다. 등뼈가 가쪽굽힘될 때 아래 등뼈의 오른쪽 위관절돌기면에 대하여 위 등뼈의 오른쪽 아래돌기관절면이 아래쪽으로 미끄러지고, 아래 등뼈의 왼쪽 위관절돌기면에 대하여 위 등뼈의 왼쪽 아래돌기관절면이 위쪽으로 미끄러진다.

등 가쪽굽힘을 검사하기 위하여 대상자는 팔을 가슴 앞으로 고정하고, 검사자는 갈비뼈를 피해 대상자의 허리를 양손으로 고정한다(그림 2.52A). 대상자는 고정된 허리는 움직이지 않고 등뼈를 가쪽으로 굽히는 것을 검사자에게 교육받고 검사를 수행한다(그림 2.52B). 가쪽굽힘의 전체 범위인 25~30°의 각도가 나타나는지, 전체 분절이 균등하게 일어나는지 확인한다.

3) 등 축돌림 Thoracic Axial Rotation

자세

- 선 자세

방법

- 대상자의 팔을 가슴 앞으로 교차시킴
- 검사자의 양손으로 대상자의 갈비뼈 아래 허리를 고정함
- 대상자는 허리를 고정한 상태로 등뼈를 축돌림함

확인사항

- 축돌림 약 35°인지 확인함

주의사항

- 보상적인 허리의 축돌림이 발생하지 않도록 주의함
- 특정 분절에서 과도한 축돌림이 발생하는지 확인함

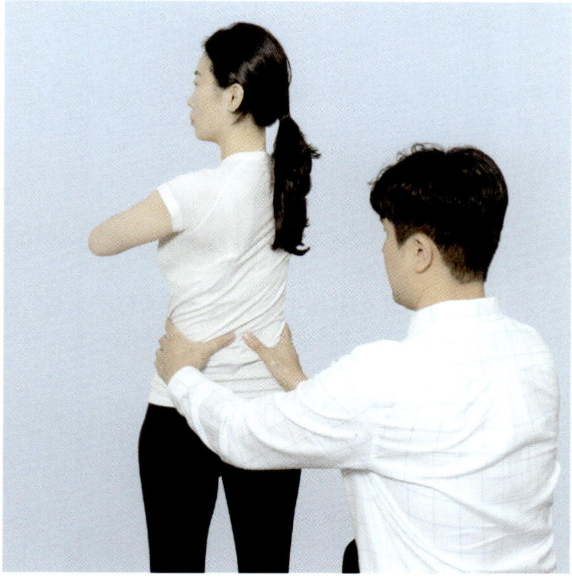

그림 2.53 등 축돌림 검사

등허리 축돌림은 일반적으로 40°가 발생하며, 그 중 등뼈는 35°가 축돌림된다. 등 축돌림을 검사하기 위하여 대상자는 팔을 가슴 앞으로 고정하고, 검사자는 갈비뼈를 피해 대상자의 허리를 양손으로 고정한다. 대상자는 고정된 허리는 움직이지 않고 등뼈를 축돌림하는 것을 검사자에게 교육받고 검사를 수행한다(그림 2.53). 등 축돌림의 전체 범위인 35°의 각도가 나타나는지, 전체 분절이 균등하게 일어나는지 확인한다.

7. 움직임 검사

1) 뒤쪽락킹 검사 Backward Rocking Test

자세

- 네발기기 자세

방법

- 네발기기 자세에서 엉덩관절을 굽히며 몸통을 뒤로 움직임

음성

- 보상적 움직임 없이 뒤쪽락킹할 수 있음

양성

- 등 굽힘 발생
- 허리 굽힘 발생
- 엉덩관절 굽힘 제한

참고 정상적일 때 네발기기 자세에서 엉덩관절 굽힘 시 척주의 정렬을 유지하면서 일직선으로 뒤로 가는 움직임을 나타냄. 하지만 등 굽힘 유형을 가지고 있는 사람의 경우 등 굽힘의 보상작용을 이용하여 움직임을 수행함. 허리 굽힘 유형이나 허리 굽힘의 잘못된 움직임을 가지고 있는 경우에는 허리 굽힘이 동반됨.

참고 네발기기 자세에서 뒤쪽락킹 검사를 수행하기 위해 어깨 90°, 엉덩관절 90° 그리고 척주의 중립을 유지하는 네발기기 자세를 취함. 엉덩관절을 굽히며 몸통을 뒤로 움직일 때 척주가 중립을 유지하면서 내려가는지 확인함.
이때 등뼈와 허리뼈의 굽힘 움직임을 확인하여, 어떤 분절에서 굽힘 움직임의 보상작용이 발생하는지 관찰함. 등 굽힘의 잘못된 움직임을 가지고 있는 경우나, 허리 굽힘과 엉덩관절 굽힘의 과도한 제한이 있는 경우 동작 수행 시 등 굽힘을 보임

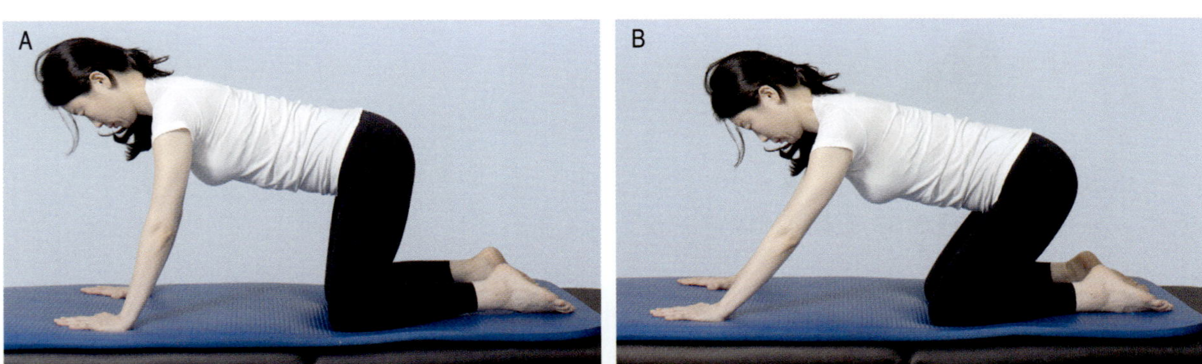

그림 2.54 네발기기 자세에서 뒤쪽락킹 검사. A: 준비 자세, B: 뒤쪽락킹

2) 네발기기 자세에서 한 팔 들기 검사 Quadruped One Arm Lifting Test

자세

- 네발기기 자세

방법

- 등뼈 분절에 막대기를 올려놓음
- 어깨 굽힘(90° → 180°)을 실시함

음성

- 보상적 움직임 없이 어깨 굽힘할 수 있음

양성

- 등 돌림 증가
- 허리골반 돌림 증가
- 어깨 굽힘 감소

참고 정상적인 경우 척추의 돌림 없이 어깨 굽힘 동작을 수행할 수 있음. 하지만 체간의 안정성이 떨어지거나 어깨 굽힘이 제한된 경우, 어깨 굽힘 동안 척추의 돌림이 발생할 수 있음

참고 본 검사를 위하여 네발기기 자세를 취함. 그리고 척추의 돌림이 발생하는지 확인하고 싶은 등뼈의 분절에 막대기를 올려놓은 후 어깨 굽힘을 시행하여 등뼈에서 돌림이 발생하는지 확인함.
또한, 등뼈 분절에서 많은 돌림이 발생한다면, 검사자가 등 돌림을 막고 어깨 굽힘을 시행해 볼 수 있음.
이때 어깨 굽힘이 제한되는지 확인함

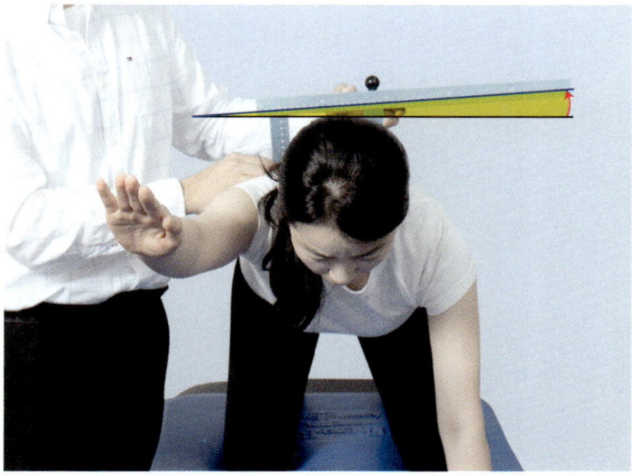

그림 2.55 네발기기 자세에서 한 팔 들기 검사

3) 몸통 앞쪽굽힘 검사 Forward Bending Test

자세

- 선 자세

방법

- 손을 아래 방향으로 뻗어 몸통을 앞쪽으로 굽힘
- 손의 최종 위치는 정강이 높이

음성

- 엉덩관절 → 허리뼈관절 → 등뼈관절 순서로 움직일 수 있음

양성

- 검사 초기 등 굽힘 증가
- 순서에 맞지 않은 움직임 발생
- 특정 분절의 불균등한 움직임 발생

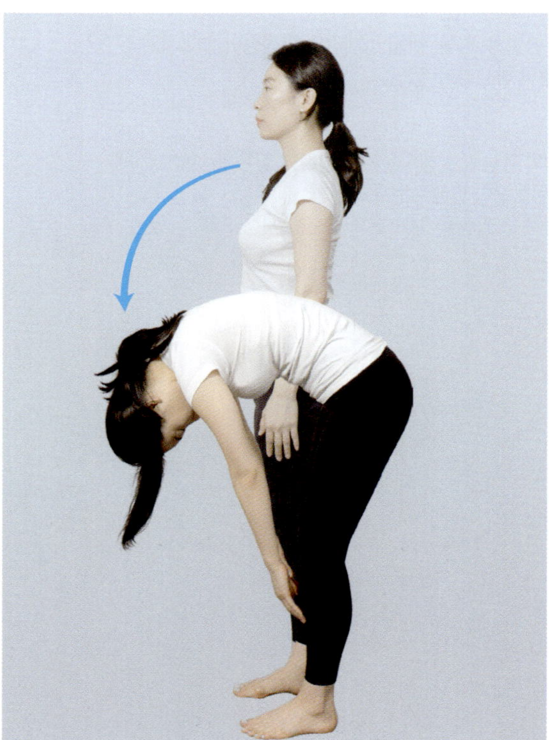

그림 2.56 몸통 앞쪽굽힘 검사

4) 몸통 앞쪽굽힘에서 돌아오기 검사 Return from Forward Bending Test

자세

- 몸통 앞쪽굽힘 자세

방법

- "몸통 앞쪽굽힘 검사"의 마지막 자세에서 시작
- 선 자세로 돌아옴

음성

- 엉덩관절 → 허리뼈관절 → 등뼈관절 순서로 움직일 수 있음

양성

- 검사 초기 등 굽힘 증가
- 순서에 맞지 않은 움직임 발생
- 특정 분절의 불균등한 움직임 발생

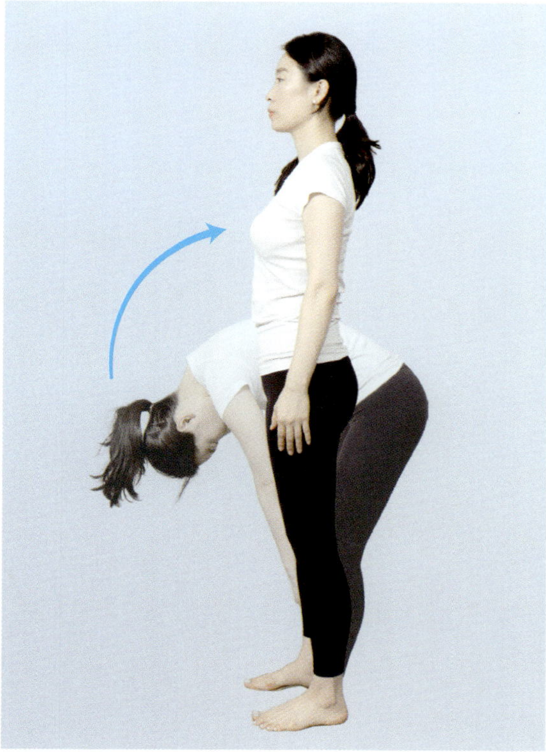

그림 2.57 몸통 앞쪽굽힘에서 돌아오기 검사

5) 한쪽 어깨 굽힘 검사 One Shoulder Flexion Test

자세

- 선 자세 또는 앉은 자세

방법

- 한쪽 어깨 굽힘

음성

- 보상적 움직임 없이 전체 가동범위에서 어깨 굽힘할 수 있음

양성

- 등 폄 증가
- 등 돌림 증가
- 통증 발생
- 명치각의 변화(비대칭)

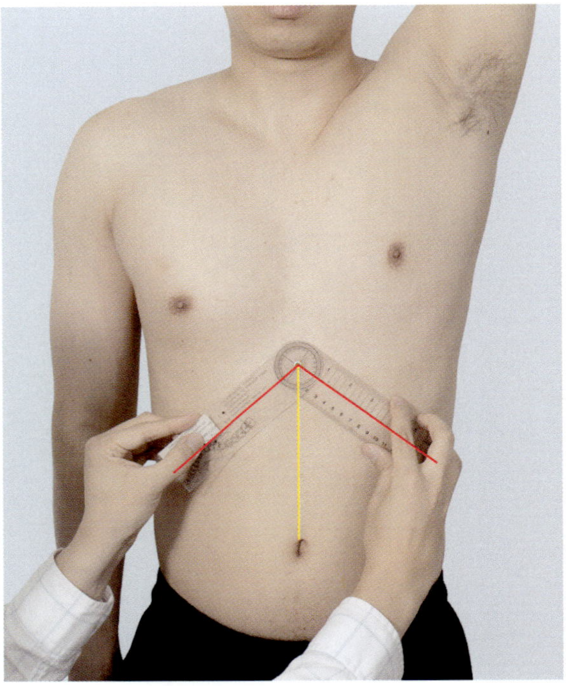

그림 2.58 한쪽 어깨 굽힘 검사

6) 등 축돌림 기능 검사 Thoracic Axial Rotator Function Test

자세

- 바로누운 자세, 엎드린 자세

방법

- 검사자가 수동적으로 대상자의 몸통을 45° 축돌림시킴
- 대상자가 능동적으로 이 자세를 유지함

음성

- 보상적 움직임 없이 축돌림 45° 자세를 능동적으로 유지할 수 있음

양성

- 자세를 유지하지 못하고 중력 방향으로 떨어짐

참고 등 축돌림 기능 검사는 등뼈의 축돌림을 하는 국소 근육과 전체 근육의 합동능력을 검사함. 등뼈의 돌림을 하는 국소 근육과 전체 근육은 "5. 2) 몸통 돌림근 검사" 내용에 기술되어 있음. 검사를 하는 자세는 돌림하려고 하는 방향에 따라 바로 눕거나 엎드려 눕고, 대상자는 검사하는 쪽으로 목을 돌림시켜 누움. 검사자는 수동적으로 대상자의 몸통을 45° 축돌림시키고, 대상자는 능동적으로 이 자세를 유지함. 이때 해당 자세를 유지할 수 있다면, 국소 근육과 전체 근육의 합동이 잘 된다고 평가할 수 있음

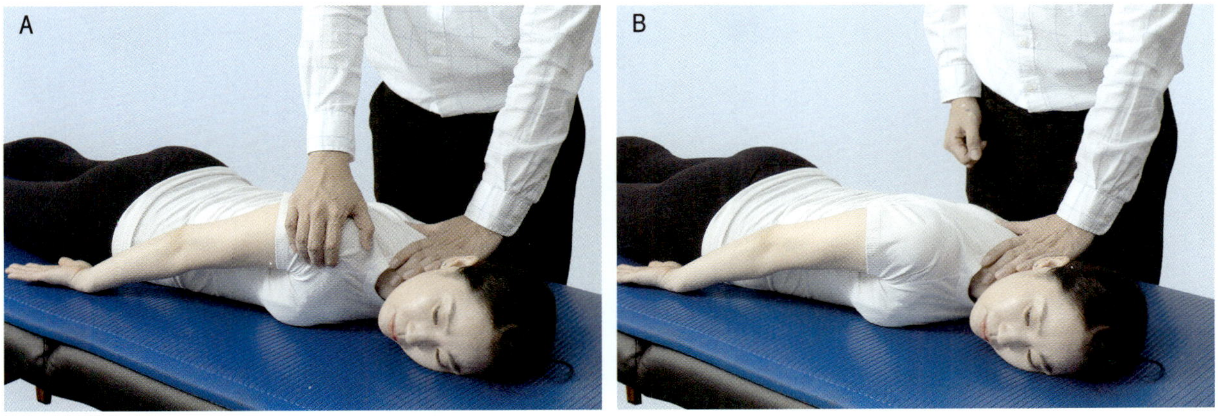

그림 2.59 등 축돌림 기능 검사. A: 엎드린 자세에서 몸통 45° 축돌림, B: 대상자가 축돌림 자세를 유지

7) 호흡 검사 Breathing Test

자세

- 바로누운 자세

방법

- 검사자는 칼돌기 높이에서 양옆 가슴우리를 엄지손가락과 손바닥으로 감싸 쥠
- 갈비뼈의 움직임을 느끼기 위해 가슴우리 안쪽으로 약간의 압박을 가함
- 대상자는 최대 들숨과 날숨을 수행함

음성

- 보상적 움직임 없이 양동이 및 펌프 손잡이 움직임(좌우, 앞뒤 확장)을 함께 할 수 있음

양성

- 양동이 손잡이 움직임의 감소/부재
- 어깨 올림 움직임의 증가

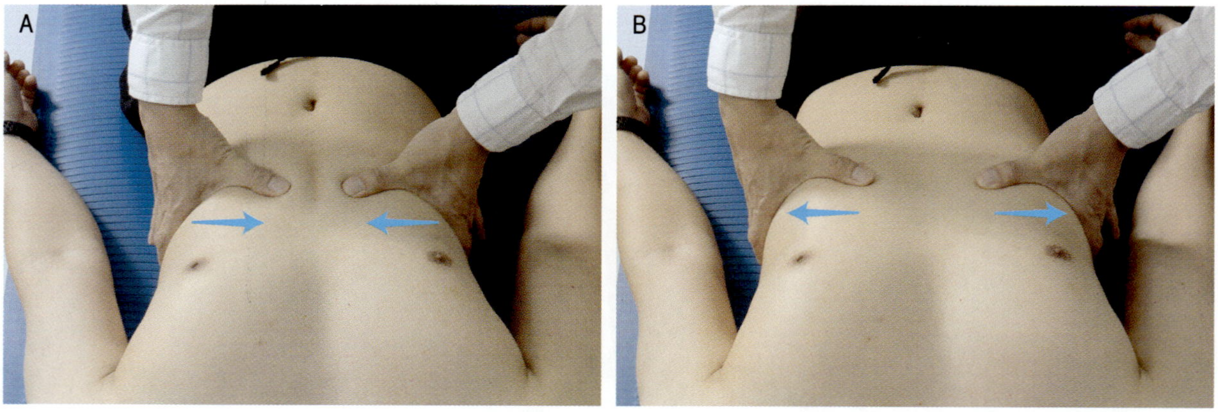

그림 2.60 호흡 검사. A: 날숨, B: 들숨

8) 머리떨구기 검사 Head Hang Test

자세

- 앉은 자세

방법

- 턱이 복장뼈 머리에 닿도록 고개를 떨굼

음성

- 보상적 움직임 없이 목 굽힘할 수 있음

양성

- 등 굽힘 증가

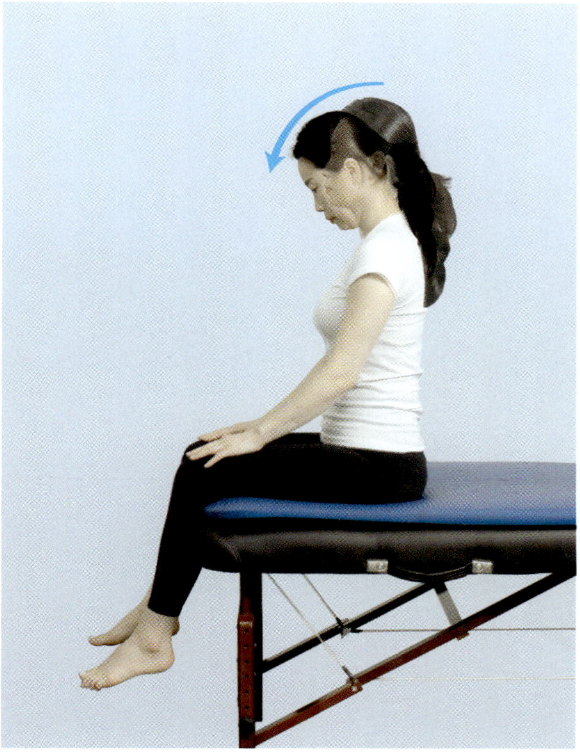

그림 2.61 머리떨구기 검사

9) 머리들기 검사Head Raise Test

자세

- 앉은 자세

방법

- "머리떨구기 검사"의 마지막 자세에서 시작
- 머리를 들어 목의 중립 자세로 위치

음성

- 보상적 움직임 없이 목 폄하여 중립 자세로 위치할 수 있음

양성

- 등 폄 증가

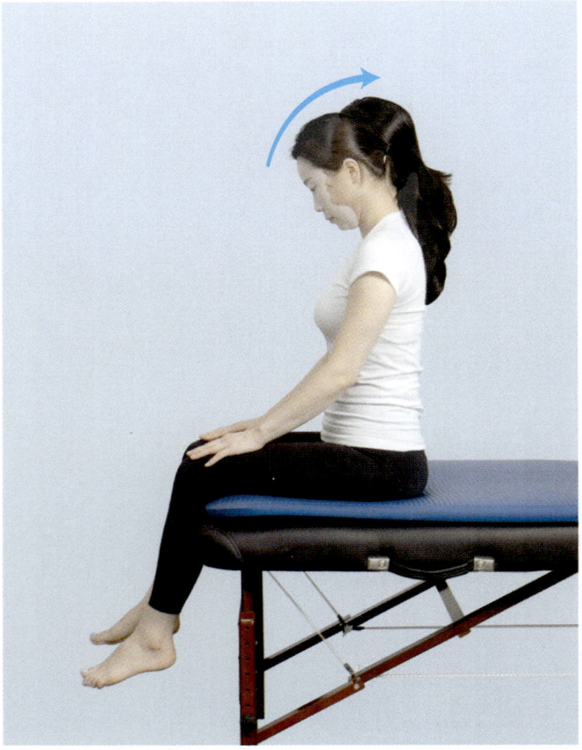

그림 2.62 머리들기 검사

10) 위팔 수평 모음/벌림 검사 Upper Arm Horizontal Adduction/Abduction Test

자세

- 옆으로누운 자세 또는 앉은 자세

방법

- 시작 자세에서 팔을 앞으로 뻗어 어깨 굽힘 90° 자세에서 시작
- 위팔 수평 모음 45° 또는 벌림 90°를 수행

음성

- 보상적 움직임 없이 위팔 수평 모음/벌림할 수 있음

양성

- 등 돌림 증가

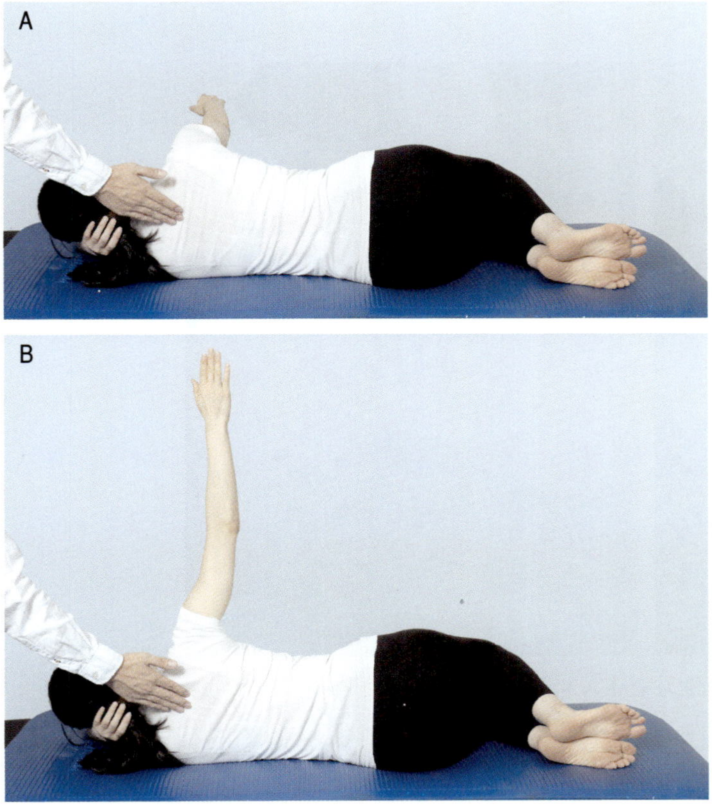

그림 2.63 위팔 수평 모음/벌림 검사. A: 시작 자세, B: 위팔 수평 벌림

11) 형태잠김 검사 Form Closure Test

(1) 가슴 검사

자세

- 바로누운 자세 또는 엎드린 자세

방법

- 복장갈비관절 부위에 검사자의 손바닥을 올림(엎드린 자세의 경우 갈비가로돌기 부위)
- 왼쪽 또는 오른쪽을 중력 방향으로 압박함

음성

- 좌/우 가슴에 느껴지는 저항의 차이가 균등함

양성

- 좌/우 저항 차이가 불균등함

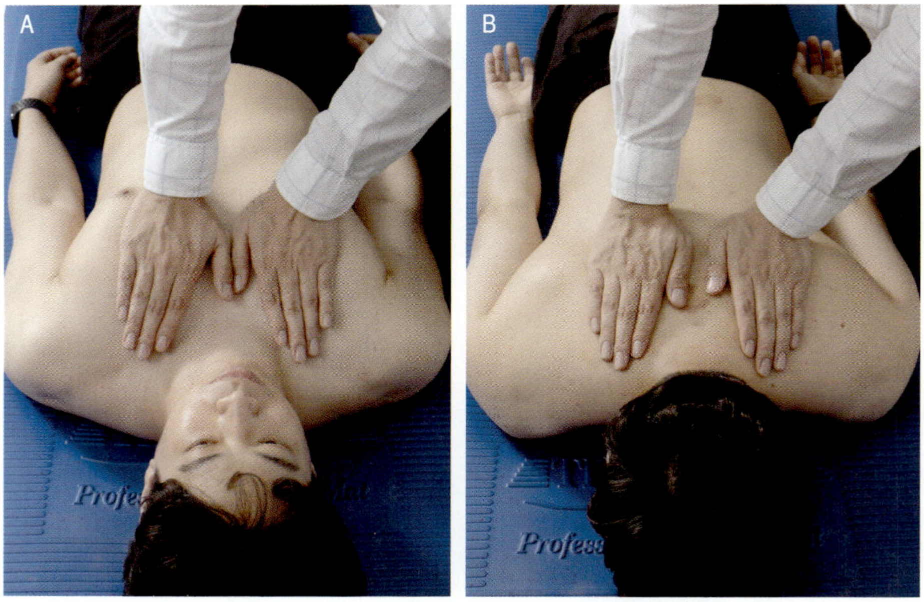

그림 2.64 가슴 부위의 형태잠김 검사. A: 바로누운 자세, B: 엎드린 자세

(2) 등허리 검사

자세

- 바로누운 자세 또는 앉은 자세

방법

- 치료사의 한 손은 칼돌기 높이의 가슴 옆면, 다른 한 손은 반대편 골반에 위치함
- 골반은 고정하고 가슴에 있는 손을 척추 방향으로 압력을 가해 밀어줌

음성

- 좌/우 이동거리가 균등함
- 과도하지 않은 이동거리(4.5cm 이하)

양성

- 좌/우 이동거리가 불균등함
- 한쪽의 이동거리가 4.5cm 이상

참고 등뼈 관절은 엉치엉덩관절과 유사하게 형태잠김과 힘잠김 기전에 의해 안정성이 확보됨. 형태잠김은 수동적 구조물에 의해 안정성을 강화시키는 기전이며, 힘잠김은 근육의 수축에 의해 안정성을 강화시키는 기전임(이 기전에 대한 자세한 설명은 엉치엉덩관절의 형태잠김과 힘잠김 파트를 참고). 이를 평가하기 위한 등뼈 관절의 형태잠김 · 힘잠김 검사는 가슴과 등허리 검사로 나뉘며, 좌우의 균등성과 이동 범위를 이용하여 평가함

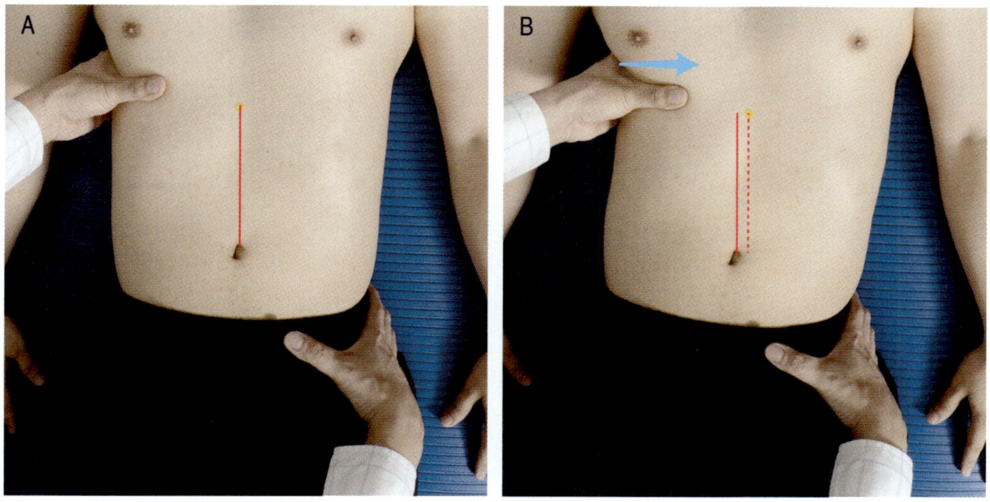

그림 2.65 등-허리이음부의 형태잠김 검사. A: 시작 자세, B: 검사 자세

12) 힘잠김 검사 Force Closure Test

자세

- "형태잠김 검사"와 동일

방법

- "형태잠김 검사"와 동일
- 검사자가 압력을 가하기 전, 대상자는 전체 몸통에 등척성 수축을 함

음성

- "형태잠김 검사" 시와 비교하여 움직임 감소

양성

- "형태잠김 검사" 시와 비교하여 움직임 변화 없음

13) 뻗은 다리 올림 검사 Straight Leg Raise Test

자세

- 바로누운 자세

방법

- 검사자의 손가락으로 확인하려고 하는 등뼈 분절을 촉진함
- 무릎을 편한 상태로 45° 엉덩관절 굽힘(뻗은 다리 올림)

음성

- 보상적 움직임 없이 등 돌림할 수 있음

양성

- 등 돌림 증가
- 허리골반 돌림 증가

참고 바로누운 자세에서 뻗은 다리를 올리는 엉덩관절의 굽힘 시 척추의 안정성이 확보되어 있지 않거나 잘못된 움직임을 가지고 있는 경우 척추의 돌림이 발생할 수 있음. 대부분 엉덩관절의 굽힘 시 골반의 돌림이 나타나는 것을 관찰하여 잘못된 움직임을 평가하는데, 등뼈의 안정성이 감소되어 있거나 관련된 구조물들의 손상이 있는 경우에 등뼈의 돌림이 발생할 수 있으므로 등뼈 돌림 여부를 확인함

참고 뻗은 다리 올림 검사를 위하여 바로누운 자세를 취함. 그리고 검사자는 척추의 돌림을 관찰하고 싶은 등뼈의 가시돌기를 촉진함. 이후 무릎은 펴고 엉덩관절을 굽히는 뻗은 다리 올림을 실시하고 등뼈에서 돌림이 발생하는지 확인함. 또한 등뼈 분절에서 많은 돌림이 발생한다면, 검사자가 등 돌림을 막고 뻗은 다리 올림을 시행해 볼 수 있음. 뻗은 다리 올림 시 엉덩관절 굽힘의 각도가 제한되는지 확인함

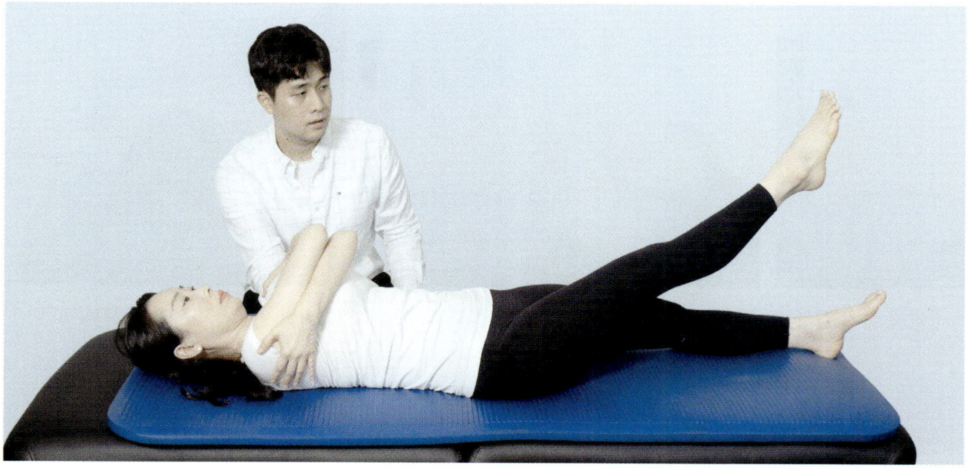

그림 2.66 뻗은 다리 올림 검사

14) 바깥쪽 닿기 검사 Lateral Reach Test

자세

- 바로누운 자세

방법

- 대상자는 검사하는 쪽의 팔을 옆으로 나란히 벌림
- 검사자는 반대쪽 골반의 위앞엉덩뼈가시를 압박하여 움직임 시 골반의 돌림을 제한함
- 반대쪽 손(검사하지 않는 쪽의 손)이 검사하는 쪽 팔을 따라 손목까지 닿기 위해 몸통을 돌림함

음성

- 보상적 움직임 없이 반대쪽 손의 중지가 검사하는 쪽의 손목까지 닿을 수 있음

양성

- 반대쪽 손의 중지가 검사하는 쪽의 손목까지 닿지 못함
- 몸통 가쪽굽힘 증가

참고 등허리뼈에서 돌림 움직임이 부족한 경우, 골반의 돌림과 가쪽굽힘을 이용하여 보상작용을 함. 따라서, 보상작용을 통제하고 등허리 돌림의 기능을 확인하기 위해 바깥쪽 닿기 검사가 고안됨. 바깥쪽 닿기 검사를 위하여 바로누운 자세를 취함. 그리고 대상자는 검사하려는 쪽의 팔을 옆으로 벌리고 반대쪽 손은 검사하는 쪽 손을 따라 손목까지 가기 위해 몸통을 돌림함. 동시에 검사자는 반대쪽 골반의 위앞엉덩뼈가시를 압박하여 골반이 돌림하는 것을 막음. 또한 대상자가 검사를 수행하는 동안 검사자는 가쪽굽힘이 나타나는지 확인하고 통제함. 이때 몸통이 돌림하는 정도는 검사하려는 쪽의 손목까지 반대쪽 중지가 닿는 범위로 확인함

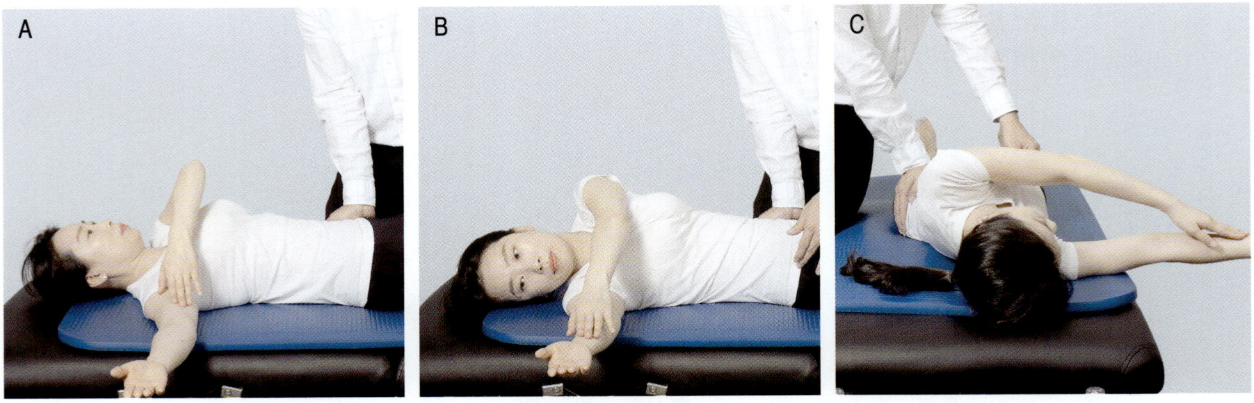

그림 2.67 바깥쪽 닿기 검사. A: 준비 자세, B: 바깥쪽 닿기 검사 실시 자세(옆면), C: 바깥쪽 닿기 검사 실시 자세(윗면)

15) 가슴우리 올림 검사 Rib Cage Elevation Test

자세

- 앉은 자세

방법

- 대상자의 팔을 가슴 앞으로 교차함
- 검사자는 무릎을 굽히고 대상자의 뒤에 위치함
- 대상자의 팔꿈치를 손바닥에 잡고 위팔을 끌어안아 가슴우리 전체를 지지함
- 검사자의 무릎을 피면서 대상자의 상체와 가슴우리를 위쪽으로 들어 올림

음성

- 등뼈의 통증 감소

양성

- 등뼈의 통증에 변화 없음

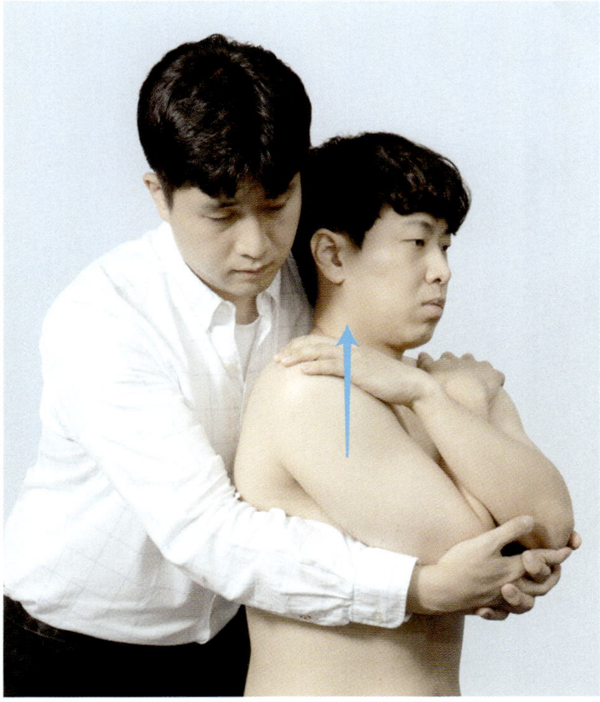

그림 2.68 가슴우리 올림 검사

16) 교감신경 기능 검사 Sympathetic Function Test

(1) 피부 들어올림 검사

자세

- 엎드린 자세

방법

- 등뼈 가로돌기 위치의 피부를 들어 올림

음성

- 피부 조직에서 느껴지는 긴장도 낮음
- 통증 없음

양성

- 피부 조직에서 느껴지는 긴장도가 높아 두껍게 잡히거나 잘 잡히지 않음
- 심한 통증 발생

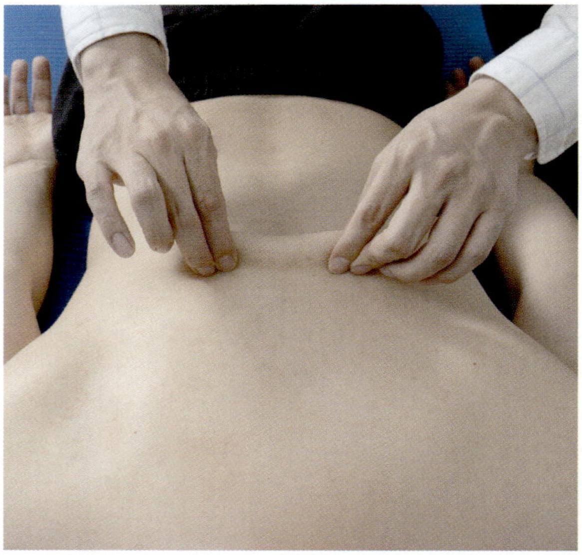

그림 2.69 피부 들어올림 검사

(2) 피부 롤링(자극) 검사

자세

- 엎드린 자세

방법

- 등뼈 가로돌기 위치의 피부를 롤링함(위 → 아래 혹은 아래 → 위)

음성

- 피부 조직에서 느껴지는 긴장도 낮음
- 통증 없음
- 발적의 지속시간 짧음

양성

- 피부 조직에서 느껴지는 긴장도가 높아 롤링이 잘 이루어지지 않음
- 심한 통증 발생
- 발적의 지속시간 김

참고

등뼈의 잘못된 자세는 척추 감각-운동 경로 내에 있는 교감신경절을 자극할 수 있음. 이런 교감신경계 항진 상태를 검사하기 위해 교감신경 기능 검사를 수행함. 교감신경 기능 검사는 피부들어올림 검사와 피부 롤링 검사로 나뉘며, 자극에 대한 과도한 과민 반응, 발적, 통증 등의 증상으로 평가할 수 있음

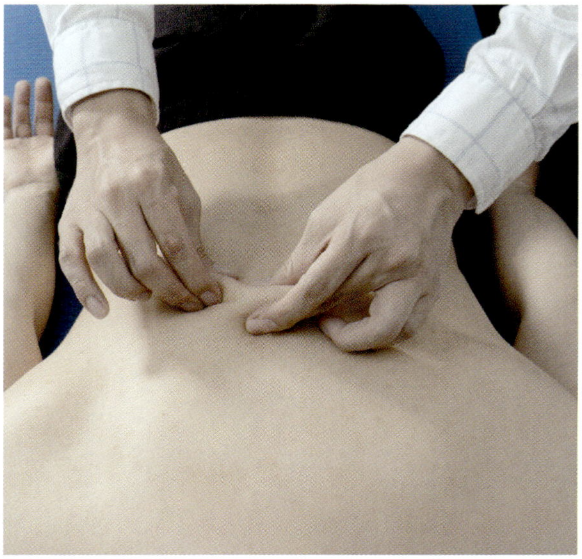

그림 2.70 피부 롤링(자극) 검사

8. 등 KEMA 진단 분류

등의 운동장애는 등 굽힘, 폄, 돌림, 폄-돌림, 굽힘-돌림 유형으로 분류된다(그림 2.71).

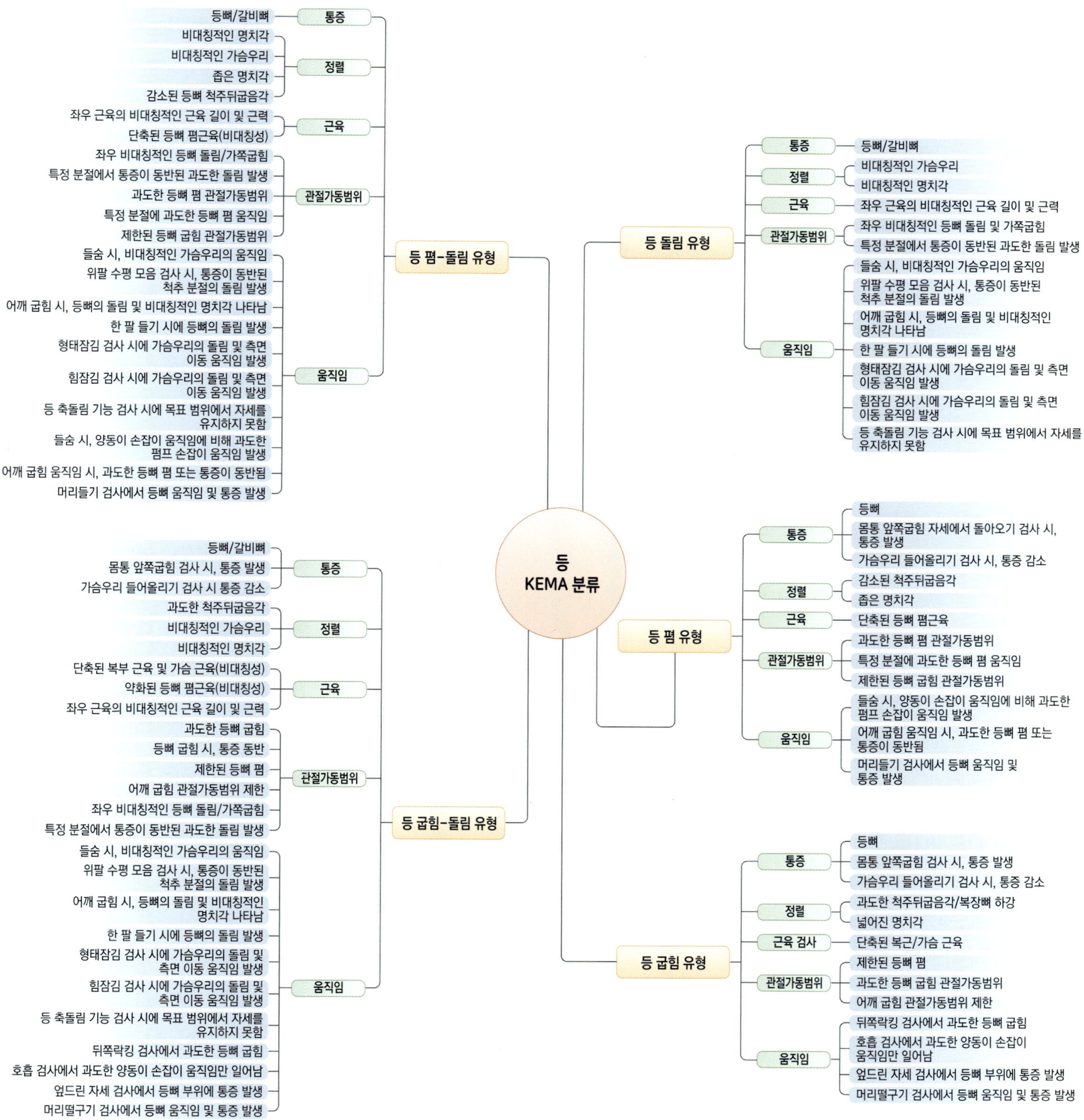

그림 2.71 등 KEMA 분류 체계

1) 분류 기준

(1) 통증 및 증상

등뼈와 갈비뼈에 의해 형성되는 가슴우리 부분의 통증 양상은 등뼈 및 갈비뼈의 정렬 상태에 따라 다르게 나타난다. 등 굽힘 유형의 경우에는 등뼈 굽힘 또는 장시간 동안 굽힘된 자세를 취했을 때에 통증이 발생되며, 오랜 시간 굽힘 자세를 취하다가 등을 펴는 경우에도 등뼈 부위에서 통증이 발생될 수 있다. 반면에 등 폄 유형을 가지고 있는 사람들은 등뼈 폄을 하거나, 등뼈 폄이 동반되는 움직임을 수행할 때, 등뼈 부위에서 통증이 발생된다.

등 굽힘 및 폄 유형에서 통증이 발생되는 부위는 움직임이 가장 많이 일어나는 과다 굽힘 또는 과다 폄된 분절이다. 등 굽힘 및 폄 유형의 통증 범위(분포)에는 차이가 있다. 통증의 범위는 등 굽힘 유형에 비해 등 폄 유형은 척추 1-2 분절에 국한된 좁은 범위에서만 통증이 발생되는 특징을 가지고 있다. 등뼈와 갈비뼈의 가쪽굽힘이 동반된 돌림 유형은 몸통 돌림을 하거나, 등뼈 돌림이 동반되는 움직임을 수행할 때, 등뼈 부위에서 통증이 발생된다. 전체 등뼈에서 통증이 발생되기 보다는 과도한 돌림이 일어나는 특정 2-3개 분절에서 통증이 발생된다. 또한, 등뼈의 돌림과 동반한 갈비뼈의 비대칭적인 돌림이 일어난다. 갈비뼈와 갈비뼈 사이의 근접으로 인해 갈비뼈 사이에 있는 갈비사이신경을 압박하여 갈비뼈 주행 방향(가로 방향)으로 통증이 나타나는 특징을 가지고 있다. 지속적이고 비대칭적인 돌림 스트레스는 교감신경계의 활성화를 일으켜 내장계통의 통증뿐만 아니라, 움직임 또는 자세와 관계없이 지속적인 통증이 가슴우리 전체에 일어나는 특징을 가진다.

등뼈와 갈비뼈에 의해 형성된 가슴우리는 심장 및 폐와 같은 주요 신체 장기를 보호하는 안정적인 역할을 하고 있으며 신경학적으로 연결되어 있어 내부 장기의 손상 및 통증 등이 신체 표면 또는 특정 부위에 통증으로 나타날 수 있다(예: 심장의 기능/구조의 문제가 발생하는 경우 어깨 통증을 통반함, 담도 폐색 또는 담낭의 기능/구조의 손상 시, 가슴우리 아래 부분에 통증을 동반함). 이와 같은 문제를 효과적으로 감별 진단하기 위해서는 통증의 지속시간, 양상, 움직임/자세 등과 동반되어 통증이 증가/감소되는지를 정확히 파악해야 한다. 일반적으로 내장기관과 관련된 연관통은 통증이 24시간 지속되며, 움직임/자세와 관계없이 지속적으로 통증이 나타나는 특징 등을 보이게 된다. 이와 같은 경우에는 정밀한 의학적 평가 및 진단을 의뢰해야 한다.

(2) 정렬 검사

등뼈의 정상적인 정렬은 이마면에서 일직선이며, 시상면에서 약간 뒤쪽으로 볼록하고 균등하게 굽힘되어 있다. 정상적인 척주뒤굽음은 흉부 X선 검사를 통한 Cobb 각도가 시상면에서 20~40° 사이라고 보고된다. 등뼈 뒤쪽에 있는 연부조직의 두께 그리고 등뼈의 가시돌기 형태 때문에 뒤쪽에서 촉진 시에 등뼈의 정렬 상태를 정확하게 측정하는 것은 어렵다. 따라서 앞쪽 부위에 있는 복장뼈의 수직 정렬 상태를 확인하는 것이 필요하다. 전반적으로 등뼈 부위의 뒤쪽 굽음 곡선은 균등한 형태를 가지고 있다. 전반적으로 굽음 곡선이 과도하게 굽힘되어 있거나 특정 분절에서 과도하게 굽힘되어 있는 경우에 등 굽힘 유형에 해당된다. 반대로 등뼈의 곡선이 거의 편평한 형태를 이루거나 특정 분절에서 과도하게 폄되어 있는 정렬은 등 폄 유형의 특징에 해당된다.

등뼈와 결합되어 가슴우리의 형태를 만드는 갈비뼈의 정렬은 개인적 차이가 있지만, 대체적으로 앞뒤보다 좌우가 더 넓은 타원형에 가까운 좌우 대칭적인 형태를 보인다. 등 돌림 유형의 경우에는 가슴우리 또는 등뼈의 좌우 비대칭적인 돌림 및 가쪽굽힘 등의 부정렬을 확인할 수 있다. 또한 비대칭적인 좌우 명치각 정렬을 보인다. 등 굽힘-돌림 및 폄-돌림 유형은 각각 결합된 굽힘과 돌림, 폄과 돌림 정렬의 문제점을 가지게 된다.

(3) 관절가동범위 검사

등뼈에 대한 관절가동범위 검사는 등뼈 굽힘, 폄, 가쪽굽힘 및 돌림 등을 확인한다. 전체적인 관절가동범위가 정상범위에 도달하는 것을 확인하는 것뿐만 아니라, 특정 분절에서 과도한 굽힘, 폄, 가쪽굽힘 및 돌림이 일어나는 것을 반드시 확인해야 한다. 일반적으로 등 굽힘 유형에서는 정상범위를 넘어서 과도한 굽힘과 제한된 등뼈 폄을 가지게 된다. 전체 관절가동범위는 정상이지만 특정한 분절에서만 과도한 등뼈 굽힘이 일어나는 것도 등 굽힘 유형의 특징이다.

등 폄-돌림 유형 또한 정상범위의 등뼈 폄/돌림의 가동범위를 가지고 있는지에 대한 확인과 함께 특정 분절에서 과도한 등뼈 폄-돌림 움직임이 발생하는지를 확인해야 한다. 등 굽힘-돌림 유형과 폄-돌림 유형은 각각 결합된 굽힘과 돌림, 폄과 돌림 가동범위의 문제점을 가지게 된다. 등뼈의 움직임은 갈비뼈의 움직임과 동반되어 일어난다. 등뼈 관절면 사이의 움직임의 제한과 함께 갈비뼈의 움직임이 적절하게 일어나지 않는 경우(등뼈의 움직임과 동반된 갈비뼈의 앞쪽/뒤쪽돌림 움직임이 일어나지 않음), 전반적인 등뼈 굽힘, 폄, 가쪽굽힘 및 돌림 가동범위의 제한이 발생하게 된다. 따라서 등 굽힘 유형의 경우에는 등뼈 폄 움직임 시에 갈비뼈의 움직임(뒤쪽돌림)이 제한되어 있음을 확인할 수 있다. 등 폄 유형을 가진 대상자들의 경우에는 등뼈 굽힘 움직임 시에 갈비뼈의 움직임(앞쪽돌림)이 제한되어 있음을 확인할 수 있다. 등뼈 돌림이 정상적으로 일어나기 위해서는 돌림되는 방향 쪽으로는 갈비뼈의 뒤쪽돌림, 반대편 갈비뼈에서는 갈비뼈의 앞쪽돌림이 일어나야 한다. 등 돌림 유형을 가지고 있는 사람들은 일반적으로 한쪽 방향으로는 돌림이 잘 일어나지만 반대편 방향으로는 돌림이 제한된 특징을 가지고 있다. 좌우 갈비뼈의 비대칭적 돌림 가동범위를 확인할 수 있다. 등 굽힘-돌림 유형과 폄-돌림 유형은 각각 결합된 굽힘과 돌림, 폄과 돌림 가동범위의 문제점을 가지게 된다.

(4) 근육 검사

등뼈 부위의 근육 검사는 등뼈 굽힘근, 폄근, 가쪽굽힘근 및 돌림근의 근력을 개별적으로 검사하게 된다. 등 굽힘 유형에서는 등뼈 폄근의 근력 저하, 등 폄 유형에서는 등뼈 굽힘근의 근력 저하, 등 돌림 유형에서는 좌우의 비대칭적인 등뼈 돌림 및 가쪽굽힘 근육들(복부 및 등 폄근)의 근력 상태를 확인할 수 있다. 등뼈 돌림 근육들을 검사 시에 등뼈의 축돌림에 관여하는 국소(local) 근육과 전체(global) 근육의 협응이 잘 이뤄지는가를 확인하여 한다. 등 돌림 유형이 있는 경우에 국소근육과 전체근육의 협응능력이 저하되어 있음을 확인할 수 있다.

근육 길이에 대한 각 유형의 특징은 다음과 같다. 등 굽힘 유형에서는 과도한 복근 및 앞쪽 가슴 근육들의 단축 또는 및 뻣뻣함의 특성을 가지며, 뒤쪽에서는 늘어난 등뼈 폄근육 길이 상태를 확인할 수 있다. 등 폄 유형에서는 과도한 등뼈 폄근의 단축 또는 뻣뻣함이 확인된다. 등 돌림 유형에서는 비대칭적인 돌림 또는 가쪽굽힘 등으로 인해 좌우 몸통 근육 길이의 비대칭성을 보인다. 이러한 비대칭적인 근육 길이 변화는 등뼈의 움직임과 정렬 상태에 영향을 미치기 때문에 정상적인 근력과 근육 길이 또는 장력조합(tensegrity)을 회복하는 것이 매우 중요하다. 등 굽힘-돌림 유형과 폄-돌림 유형은 각각 결합된 굽힘 유형과 돌림 유형, 폄 유형과 돌림 유형에서 나타나는 근력 및 근육 길이 변화의 문제점을 가지게 된다.

(5) 움직임 검사

등뼈에서 발생되는 움직임 문제점을 확인하기 위한 검사는 크게 두 가지로 분류된다. 첫 번째, '등뼈의 움직임이 정상적인 움직임 순서에 따라 움직이는가?' '관절 중심축을 유지하면서 일어나는가?' '주변 신체 부위와 올바른 움직임 순서를 가지고 움직이는가?'와 같은 움직임의 정확성에 대한 검사이다. 두 번째, 팔-다리의 움직임 또는 불안정한 환경에서 발생되는 부하에 대하여 등뼈 부위를 안정화시킬 수 있는 능력에 대한 검사로 구분될 수 있다.

몸통 앞쪽굽힘 검사 시에 등뼈의 과도한 등뼈 굽힘 가동범위 또는 특정 분절에서 과도한 등뼈 굽힘을 보이는 경우에 등 굽힘 유형으로 분류될 수 있다. 이와는 반대로 등뼈의 굽힘이 거의 일어나지 않은 편평한 상태를 보이는 경우에는 등 폄 유형으로 분류될 수 있다. 몸통 앞쪽굽힘 검사를 하는 동안 굽힘과 비대칭적인 돌림 및 가쪽굽힘이 일어나는 경우에는 등 굽힘-돌림 유형으로 분류할 수 있다. 몸통 앞쪽굽힘에서 돌아오기 검사 시에 엉덩관절의 움직임보다 등뼈 폄이 먼저 일어나거나 등뼈 폄이 과도하게 일어나는 경우 등 폄 유형으로 분류할 수 있다. 검사를 하는 동안 과도한 등뼈 폄과 비대칭적인 등뼈 돌림 및 가쪽굽힘 일어나는 경우에는 등 폄-돌림 유형으로 분류할 수 있다. 등뼈 부위의 안정성을 검사하기 위해 시행되는 검사들은 네발기기에서 한 팔 들기, 똑바로 누운 상태에서 한 발 들기 등의 검사들이 시행된다. 비대칭적인 체중부하를 등뼈 부위에 부과한 상태에서도 등뼈가 안정성 유지 능력을 평가하게 된다. 이와 같은 검사 시에 등뼈의 돌림 또는 가쪽굽힘이 발생된다면 등 돌림 유형으로 분류할 수 있다.

(6) 기타 검사

등뼈와 관련된 문제점을 확인하기 위해서 추가적으로 신경역동학 검사가 필요할 수 있다. 잘못된 움직임의 원인이 근육, 관절 및 움직임 검사를 통해서 명확하게 확인되지 않는 경우에 신경역동학 검사를 통해 움직임 제한 원인을 확인할 수 있다. 일반적인 슬럼프 검사 시에 추가적으로 등뼈의 굽힘/폄/가쪽굽힘/돌림 움직임을 시행했을 때 통증, 움직임, 신경 장력에 어떠한 영향을 주는지를 확인한다.

9. 등 굽힘 유형

등 굽힘 유형(thoracic flexion type)은 과도한 척주뒤굽음각을 가지고 있으며, 다양한 신체 움직임을 하는 동안 등뼈 굽힘 움직임이 우선되거나 과도한 등뼈 굽힘 움직임이 나타나는 특성을 가진다. 쐐기 모양의 등뼈 형태(앞쪽보다 뒤쪽이 더 높은 형태)와 주변 신체 구조물들(머리, 어깨, 가슴우리)에 의해 형성되는 굽힘 모멘트로 인해 등뼈는 굽힘되는 경향을 가지고 있기 때문에 쉽게 등 굽힘 유형이 발생될 수 있다. 따라서, 등뼈 굽힘 모멘트를 가속화시키는 요인을 감소시켜 주고 굽힘 모멘트에 대항할 수 있는 능동적 · 수동적 힘을 회복(또는 증진)하는 것이 중요하다. 추가적으로 다양한 움직임을 하는 동안, 정상적인 움직임 순서에서 벗어난 등뼈 굽힘이 우선되거나 과도한 등뼈 굽힘 움직임이 일어나지 않도록 움직임 조절 또는 교정이 필요하다.

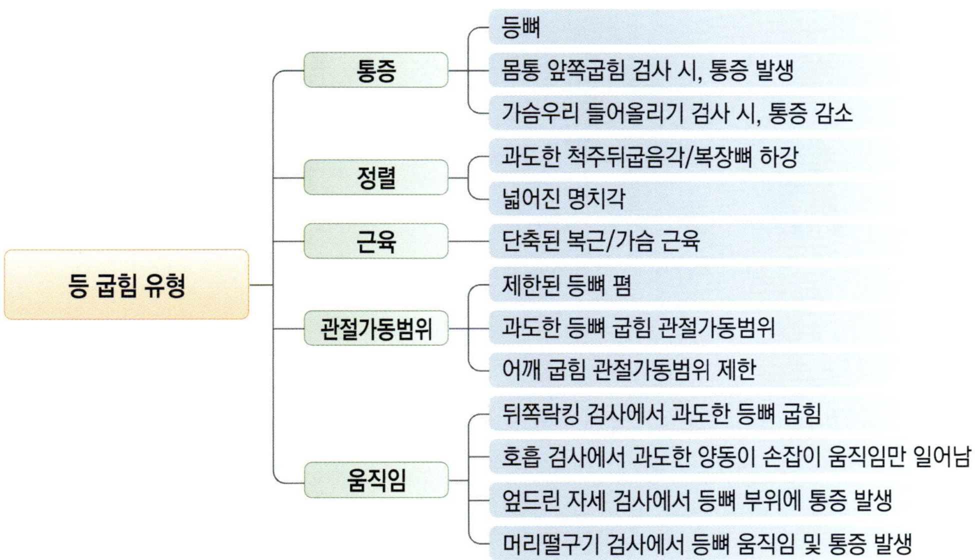

그림 2.72 등 굽힘 유형 진단 분류

1) 분류 기준

(1) 통증 및 증상

등 굽힘 유형을 가지고 있는 사람들은 등뼈 굽힘을 하거나 등뼈 굽힘이 포함되는 움직임을 수행할 때, 등뼈 부위에서 통증이 발생된다. 또한 오랜 시간 굽힘 자세를 취하다가 등을 펴는 경우에도 등뼈 부위에서 통증이 발생될 수 있다. 등뼈의 굽힘을 교정하기 위한 치료적 중재 시, 초기에 일시적으로 통증이 증가할 수 있다. 심각한 등뼈 굽힘을 가지고 있는 척주뒤굽음증 대상자들은 굽힘된 등뼈의 정렬 상태에 적응한 상태여서 등뼈 굽힘이 통증을 유발하지 않는다. 오히려 등뼈 굽힘을 교정하는 치료 시에 통증이 발생하게 된다. 일반적으로 등 굽힘 유형 대상자들의 경우에 등뼈 굽힘을 감소시키거나 정렬 상태를 교정하게 되면 통증이 감소하게 된다.

(2) 정렬 검사

과도한 등뼈 굽힘과 몸통의 뒤쪽 이동을 확인할 수 있다(그림 2.73).

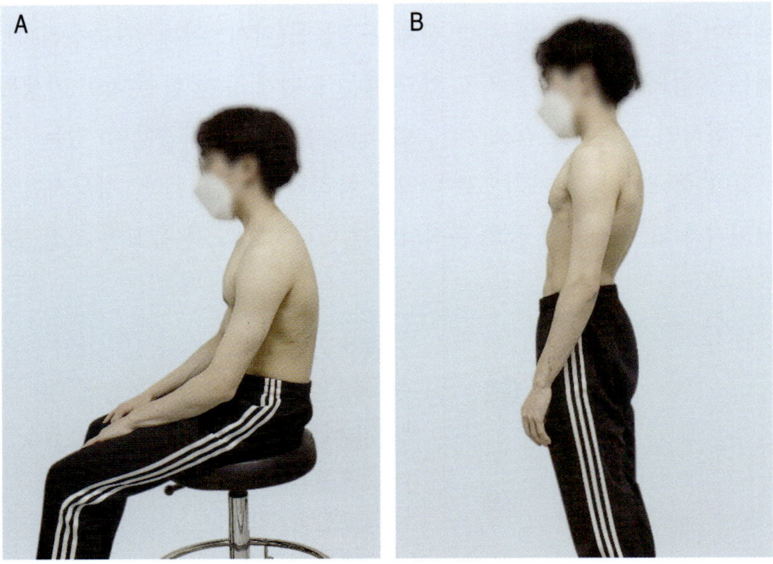

그림 2.73 등 굽힘 유형 정렬 상태. A: 앉은 자세, B: 선 자세

(3) 관절가동범위 검사

허리뼈 부위의 움직임을 최소화시킨 상태에서 등뼈 부위의 관절가동범위를 선택적으로 측정하기 위해 12번째 갈비뼈 아래를 양손으로 고정한 상태에서 등뼈의 굽힘, 폄, 가쪽굽힘, 돌림을 측정한다. 과도하게 굽힘된 등뼈 정렬 상태로 인해 등뼈 폄 움직임이 제한될 수 있다(그림 2.74).

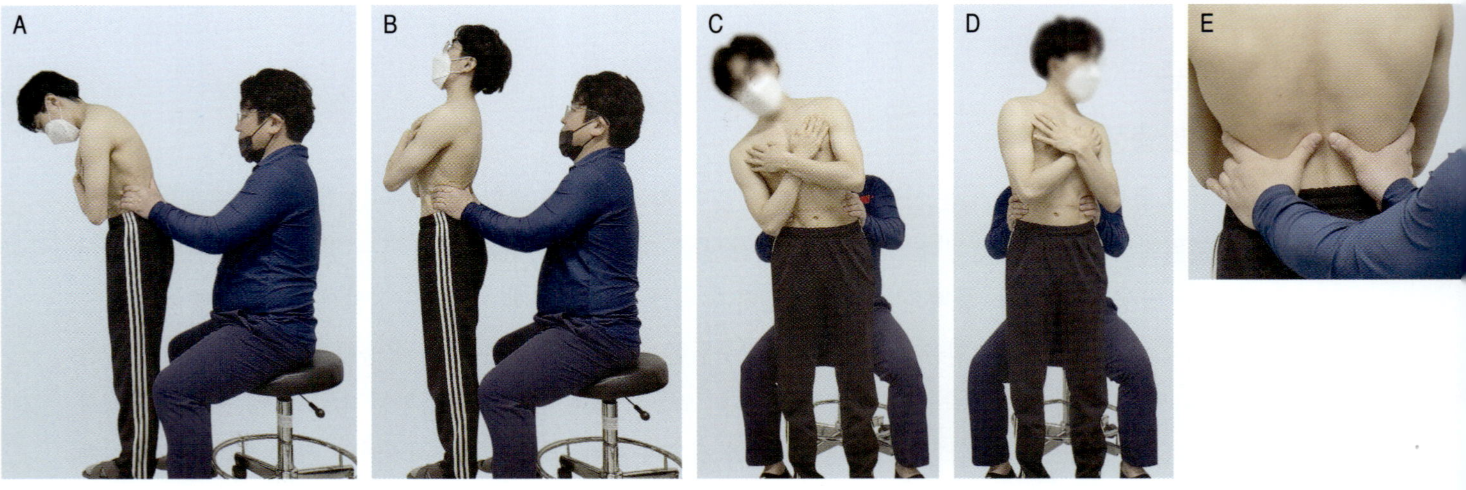

그림 2.74 등뼈 관절가동범위 검사. A: 등뼈 굽힘, B: 등뼈 폄, C: 등뼈 가쪽굽힘, D: 등뼈 돌림, E: 가동범위 측정 시에 검사자의 손 위치

(4) 근육 검사

앞쪽에 위치한 큰가슴근 및 배곧은근, 배속빗근 등의 근육 단축이 확인되며 뒤쪽에 위치한 등세모근, 마름근, 척추 주위 근육들은 과도하게 늘어남을 확인할 수 있다. 앞쪽 근육들의 단축으로 인해 등뼈 폄 움직임에 제한을 보이게 된다. 반면에 뒤쪽 부위의 등뼈 폄 근육들은 과도하게 늘어남으로 인해 등뼈굽힘 움직임이 쉽게 일어날 수 있다. 등뼈 굽힘으로 인한 굽힘은 명치각의 정렬에도 영향을 준다. 정상 범위(좌우 90°)보다 넓어진 명치각은 배바깥빗근의 늘어남, 배속빗근의 단축을 의미한다(그림 2.75).

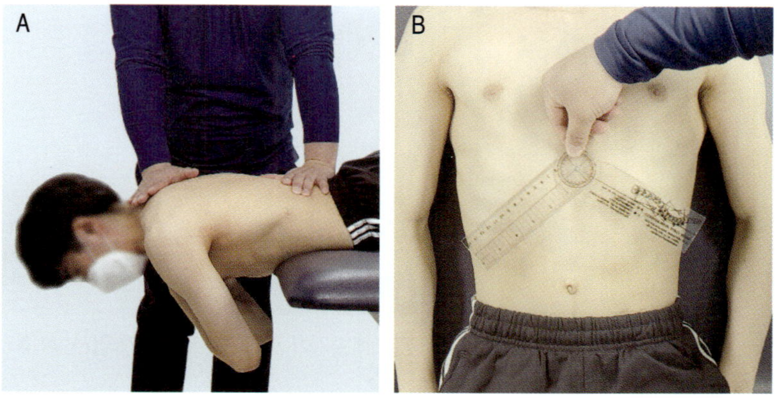

그림 2.75 근육 검사. A: 등뼈 폄근육 검사 시에 약화된 등뼈 폄근육 상태를 확인할 수 있음, B: 명치각의 넓어짐은 부착된 근육 길이의 변화를 발생시킴

(5) 움직임 검사

① 몸통 앞쪽굽힘 검사 Forward Bending Test

과도한 등뼈 굽힘을 보이며 통증이 동반될 수 있다(그림 2.76).

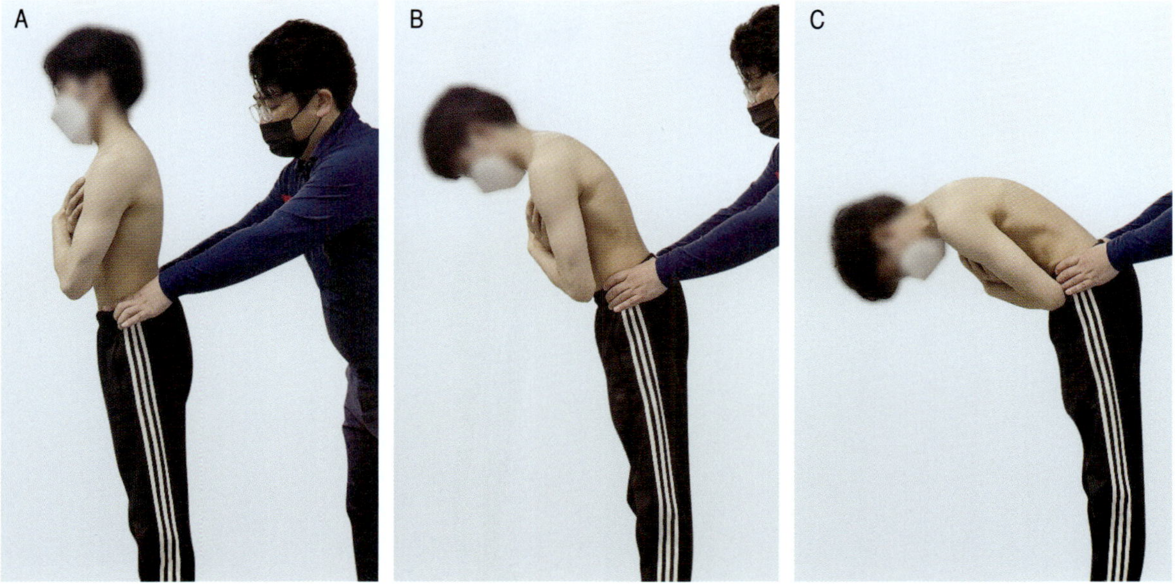

그림 2.76 몸통 앞쪽굽힘 검사. A: 검사의 시작 위치, B: 검사의 중간 위치, C: 검사의 끝 위치

② 뒤쪽락킹 검사 Backword Rocking Test

과도한 등뼈 굽힘을 보이며 통증이 동반될 수 있다(그림 2.77).

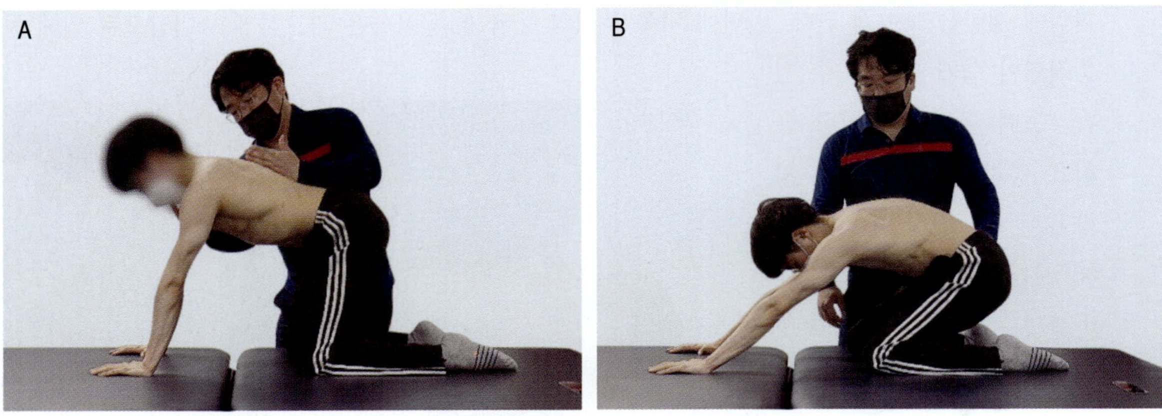

그림 2.77 네발기기 자세에서 뒤쪽락킹 검사. A: 검사의 시작 위치, B: 검사의 끝 위치

③ 한쪽 어깨 굽힘 검사 One Shoulder Flexion Test

과도한 등뼈 굽힘으로 인해 어깨 굽힘 관절가동범위의 제한을 보인다(그림 2.78).

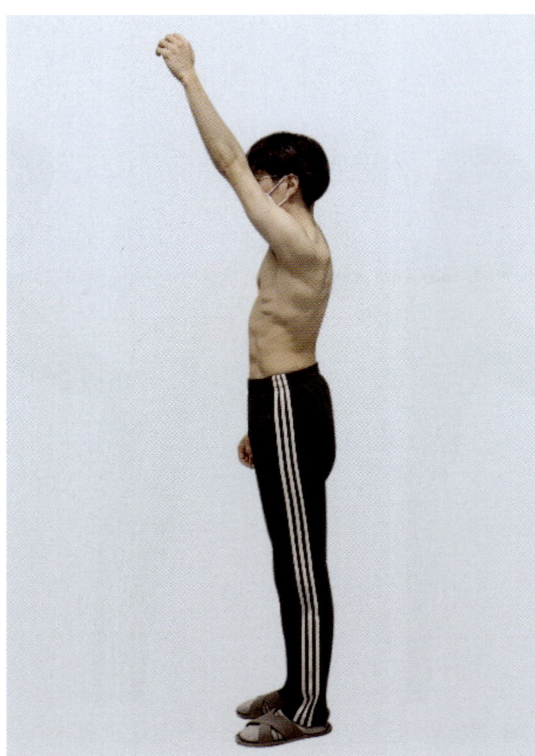

그림 2.78 한쪽 어깨 굽힘 검사

④ 가슴우리 올림 검사 Rib Cage Elevation Test

가슴우리를 올려주면 등뼈 부위의 통증이 감소된다(그림 2.79).

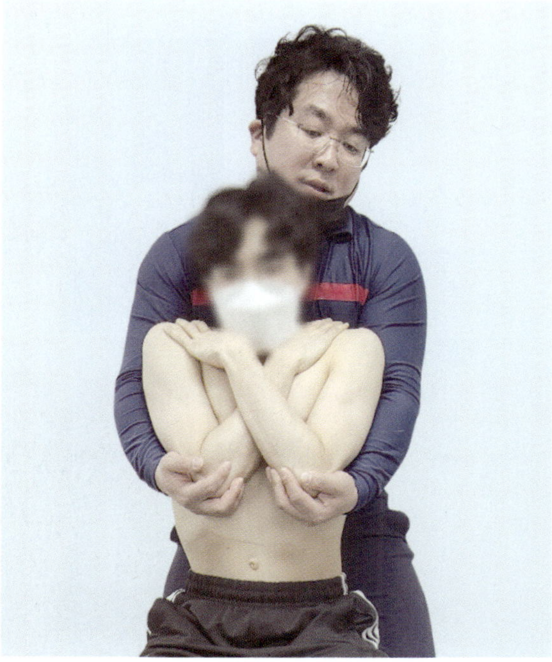

그림 2.79 가슴우리 올림 검사

⑤ 엎드린 자세 검사 Prone Position Test

과도한 등뼈 굽힘 형태를 보이며, 뒤쪽으로 가장 높게 돌출된 부위에서 통증이 나타날 수 있다(그림 2.80).

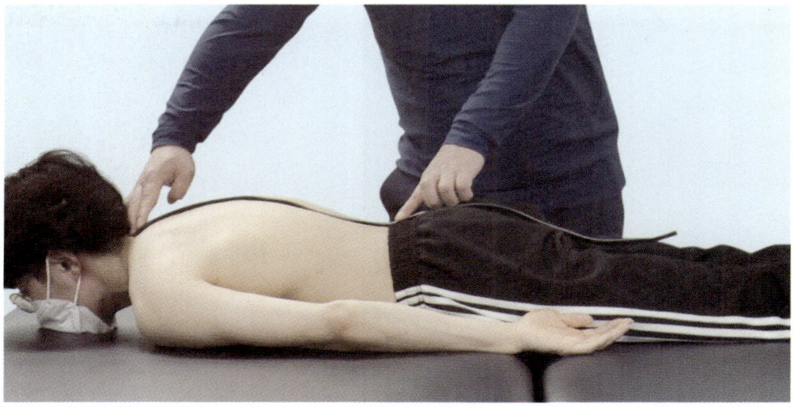

그림 2.80 엎드린 자세 검사

⑥ 호흡 검사 Breathing Test

들숨 시에 펌프 손잡이 움직임은 거의 발생하지 않고 과도한(또는 상대적으로 우세한) 양동이 손잡이 움직임이 주로 일어난다(그림 2.81).

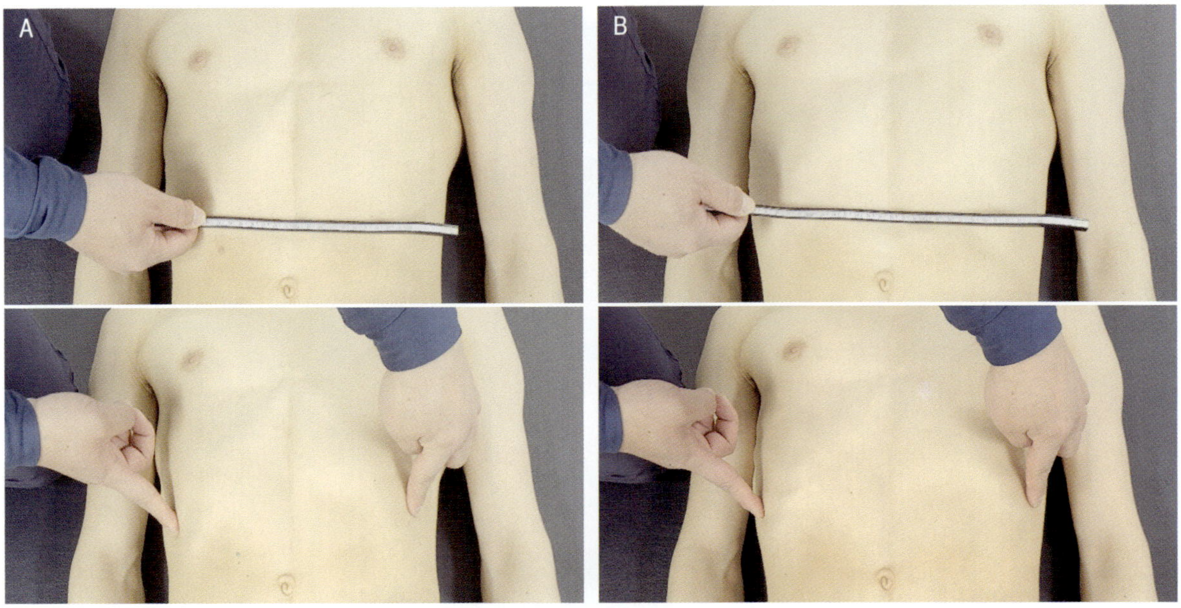

그림 2.81 호흡 검사. A: 들숨 전, B: 들숨 후

⑦ 머리떨구기 검사 Head Hang Test

머리 굽힘 시에 등뼈 위쪽 분절에서 과도한 움직임(분절간)이 발생한다(그림 2.82).

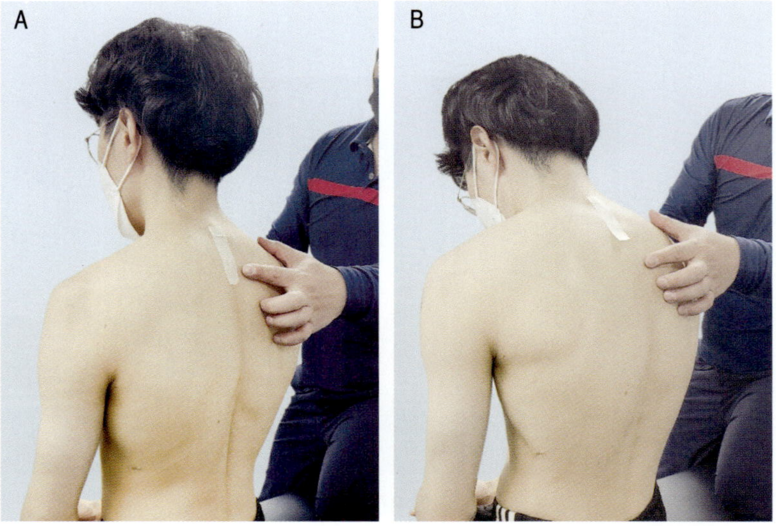

그림 2.82 머리떨구기 검사. A: 시작 자세(중립적인 머리 위치), B: 머리 굽힘된 자세

2) 분류

(1) 등 굽힘 유형 진단 분류

등 굽힘 유형의 기여 요인으로는 통증, 정렬, 관절가동범위, 근육, 움직임 등이 있다. 평가항목 6개 중 4개 이상 양성이면(60% 이상) 등 굽힘 유형으로 분류한다(표 2.2).

표 2.2 등 굽힘 유형 진단 분류표

기여 요인	검사 내용	반응
통증	등뼈 굽힘 움직임 시, 통증	양성/음성
정렬	과도한 척주뒤굽음각(40° 이상)	양성/음성
근육	등뼈 폄근의 근육 약화(G등급 이하)	양성/음성
관절가동범위	과도한 등뼈(전체/분절) 굽힘 관절가동범위	양성/음성
움직임	호흡 검사 시, 과도한 양동이 손잡이 움직임 발생	양성/음성
	몸통 앞쪽 굽힘 검사 시, 과도한 등뼈 굽힘/등뼈 움직임이 먼저 발생함	양성/음성

(2) 진단에 따른 중증도 평가

등 굽힘 유형으로 분류된 경우에, 등 굽힘 유형의 중증도 분류를 위해 등 굽힘 유형 중증도 평가가 수행된다. 통증 요인(20점)은 시각상사척도(visual analogue scale, VAS)를 이용한다. 해당되는 통증 점수 영역에 따라 등급이 부여된다. 정렬 요인(35점)은 척주뒤굽음각(kyphotic angle), 복장뼈 하강(sternal depression), 명치각(infrasternal angle)에 따라 구분된다. 근육 요인(10점)은 근육 길이 및 근력 검사를 통해 정상적 문제점을 확인한다. 관절가동범위 요인(10점)은 전체 분절에서 일어나는 전체 관절가동범위(regional ROM)와 특정 분절에서 과도한 굽힘 여부를 알아보는 분절 관절가동범위(segmental ROM)를 확인한다. 움직임 요인(25점)은 아래표에 제시된 움직임 검사의 결과(양성/음성)에 따라 각각 점수가 부여된다. 진단에 따른 중증도 평가는 중재 전후에 실시하여 환자 상태의 변화를 확인한다(표 2.3).

표 2.3 등 굽힘 유형의 진단에 따른 중증도 평가표

<table>
<tr><th>기여 요인</th><th colspan="3">통증 점수(VAS)</th><th>점수</th></tr>
<tr><td rowspan="3">통증
(20)</td><td colspan="3">1~3</td><td>10</td></tr>
<tr><td colspan="3">4~7</td><td>15</td></tr>
<tr><td colspan="3">8~10</td><td>20</td></tr>
<tr><td rowspan="5">정렬
(35)</td><td colspan="3">정렬 상태</td><td>점수</td></tr>
<tr><td colspan="2">척주뒤굽음각</td><td>40° 이상</td><td>10</td></tr>
<tr><td colspan="3">복장뼈 하강/복장뼈가 지면과 수직하지 못하고 칼돌기가 뒤쪽으로 향해 있는 경우</td><td>10</td></tr>
<tr><td colspan="3">명치각(90° 이상)</td><td>10</td></tr>
<tr><td colspan="2">엎드려누운 자세</td><td>과도한 등뼈 굽힘 및 통증</td><td>5</td></tr>
<tr><td rowspan="2">근육
(10)</td><td>근육</td><td>검사</td><td>검사의 양성반응</td><td>점수</td></tr>
<tr><td>등뼈 폄근</td><td>근력 검사</td><td>G등급 이하</td><td>10</td></tr>
<tr><td rowspan="2">관절가동범위
(10)</td><td colspan="3">분류</td><td>점수</td></tr>
<tr><td colspan="2">등뼈 굽힘 가동범위 (전체/부위)</td><td>30° 이상/특정 분절 과다 굽힘</td><td>10</td></tr>
<tr><td rowspan="6">움직임
(25)</td><td colspan="2">검사</td><td>양성반응</td><td>점수</td></tr>
<tr><td colspan="2">한쪽 어깨 굽힘 검사</td><td>어깨 굽힘 관절가동범위 제한</td><td>5</td></tr>
<tr><td colspan="2">네발기기 자세에서 뒤쪽락킹 검사</td><td>과도한 등뼈 굽힘 및 통증 발생</td><td>5</td></tr>
<tr><td colspan="2">호흡 검사</td><td>들숨 시에 과도한 양동이 손잡이 움직임 발생</td><td>5</td></tr>
<tr><td colspan="2">몸통 앞쪽굽힘 검사</td><td>과도한 등뼈 굽힘/등뼈 굽힘 움직임이 먼저 발생함</td><td>5</td></tr>
<tr><td colspan="2">머리떨구기 검사</td><td>위쪽 등뼈 분절에서 굽힘 움직임 발생
(목뼈 굽힘 움직임 초기에 발생)</td><td>5</td></tr>
<tr><td colspan="4">총점</td><td>100</td></tr>
</table>

3) 중재

(1) 움직임 교육

① 앉은 자세

허리 부위의 과도한 굽힘과 골반의 뒤쪽돌림에 대한 교정이 우선적으로 이루어져야 한다. 이후에 과도하게 굽힘 또는 앞쪽으로 기울어져 있는 등 부위의 정렬을 교정해야 한다. 허리 및 골반 부위의 올바른 정렬 상태는 골반을 이루고 있는 엉치뼈가 지면과 수직이 되도록 하며, 허리뼈 부위는 일직선 상태를 유지한다. 등 부위의 정렬은 연부조직의 두께 등으로 인해 올바른 정렬 상태를 확인하는 것이 어려울 수 있기 때문에 앞쪽에 위치한 복장뼈가 지면에 대하여 수직 상태로 정렬을 유지하게 한다(그림 2.83). 작업대 또는 책상의 높이가 너무 낮아 등뼈 굽힘을 유발하는 경우에는 책상의 높이를 높이거나 의자의 높이를 낮추는 환경적인 개선은 과도한 등뼈 굽힘 정렬을 개선시키는데 도움이 된다.

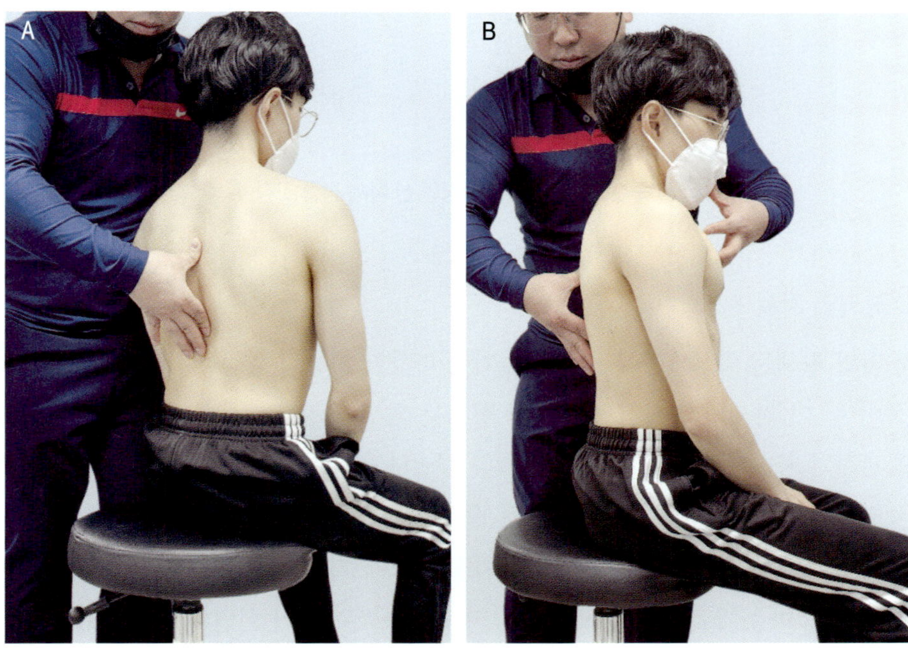

그림 2.83 등 굽힘 유형의 앉은 자세 정렬 교정. A: 후측면, B: 측면

② 선 자세

선 자세의 정렬 교정을 위해 우선적으로 교정할 부분은 신체 중심축에 대해 뒤쪽으로 이동된 체간이동이다. 앞쪽으로 내밀어진 골반 및 엉덩관절 부분을 신체 중심선 쪽으로 이동시키고 과도하게 구부려진 등 부위의 정렬은 앞쪽에 위치한 복장뼈를 지면에 대해 수직 상태로 정렬하게 한다(그림 2.84).

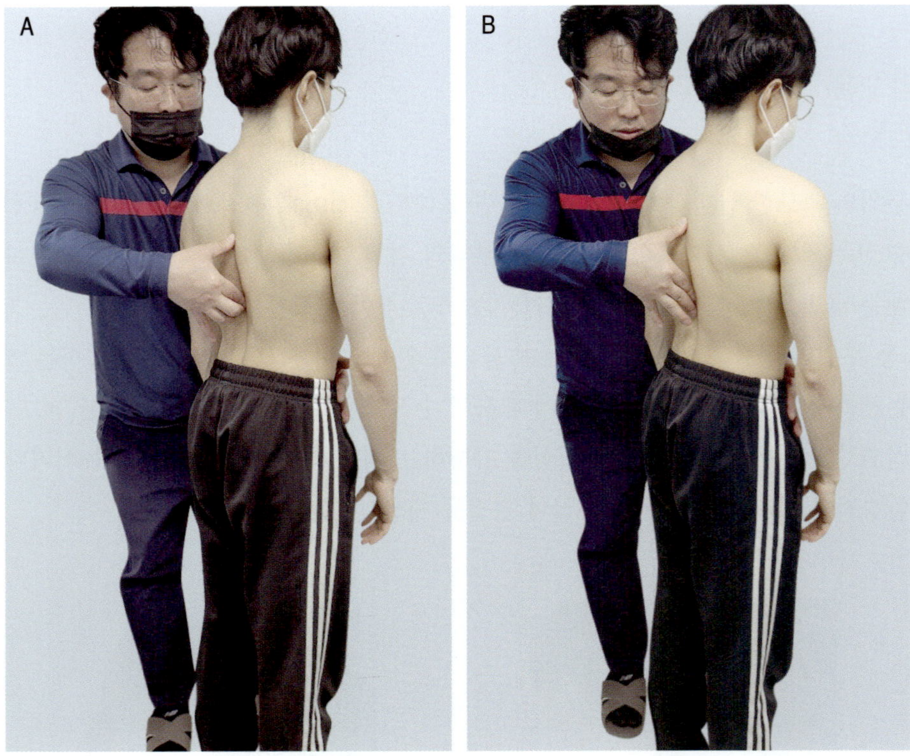

그림 2.84 등 굽힘 유형의 선 자세 정렬 교정. A: 후측면, B: 측면

③ 쪼그려 앉기 자세

쪼그려 앉기 자세는 일상활동에 물건을 들거나 다양한 기능적 활동들을 위해 자세를 낮추기 위해 사용되는 활동이며, 이 자세의 정상적인 움직임 형태는 척추의 정렬 상태는 일직선 상태를 유지하며 엉덩관절과 무릎관절의 굽힘과 폄을 이용하여 앉았다 일어나기 동작을 수행하게 된다. 등 굽힘 유형을 가진 대상자들은 쪼그려 앉기 움직임 초기에 과도한 등뼈 굽힘 또는 등뼈 굽힘이 시작되는 문제점을 가지게 된다. 훈련 초기에 대상자에게 엉덩관절과 무릎 관절을 쓰게 지시를 한다고 해도 등뼈를 굽힘하는 움직임 패턴을 가지고 있기 때문에 정상적인 쪼그려 앉기 자세를 유지하기 어렵다. 이를 위해 120cm 이상 되는 막대기를 이용하여 머리부터 꼬리뼈 사이에 지면과 수직이 되도록 막대기를 위치하게 하고 양손을 이용하여 각각 머리쪽과 꼬리뼈 사이에 막대를 고정하게 한다. 이와 같은 방법은 쪼그려 앉기 움직임 초기에 일어나는 등뼈 굽힘 움직임의 시작과 과도한 등뼈 굽힘을 조절하기 위함이다. 대상자에게 머리부터 꼬리뼈까지 부착된 막대를 쪼그려 앉기 동작을 하는 동안 계속 부착하게 함으로써 등뼈를 비롯한 척추뼈의 정렬을 일직선 상태로 유지하게 한다(그림 2.85).

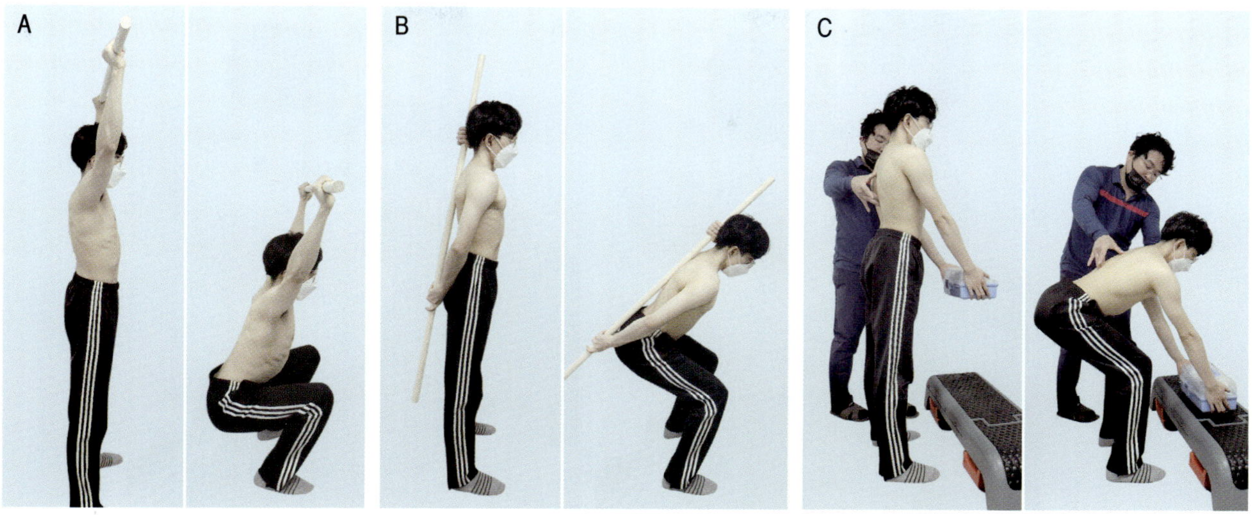

그림 2.85 등 굽힘 유형의 앉은 자세 정렬 교정.
A: 막대를 든 상태에서 스쿼트, **B:** 막대를 목/등/허리에 위치하고 스쿼트, **C:** 중립적인 등뼈 정렬을 유지한 상태에서 엉덩관절을 이용한 물건 내려놓기 훈련

(2) 움직임 개선을 위한 도수 관리

① 관절가동화 기법

등 굽힘 유형을 가진 대상자들은 일반적으로 등뼈 폄 관절가동범위에 제한을 가지게 된다. 다양한 치료적 도구들을 이용할 수 있으며 등뼈 폄 가동범위 개선을 위해 제공되는 관절가동화 기법의 적용 위치는 각 분절마다 적용되어야 한다. 특정 분절의 폄 가동범위를 증가시키기 위해서는 분절을 이루는 두 개의 척추뼈 중에 아래부위에 위치한 척추뼈에 힘을 가하게 된다. 각 분절의 후관절의 형태에 따라 힘을 주는 방향이 조금씩 달라질 수 있지만, 대체적으로 앞-위쪽 방향으로 힘을 적용하면서 척추뼈를 가동화시킨다.

i) 등뼈 폄 관절가동범위 개선을 위한 관절가동화 기법

대상자를 치료대 끝에 다리를 벌려 앉게 한 다음 양손은 목 뒤쪽으로 깍지를 끼게 한 상태에서 어깨를 앞쪽으로 내밀게 한다. 치료사는 대상자의 측면에서 무릎을 약간 구부리고 선다. 한 손은 가동하고자 하는 분절의 아래쪽 척추뼈 위치하고 다른 한쪽 팔은 대상자의 양쪽 겨드랑이 사이에 위치하여 몸통을 안정화시킨다. 이후에 치료사는 무릎을 펴면서 대상자의 척추 견인을 발생시킨다. 대상자와 함께 등뼈 폄을 시행하면서 가동화를 시키는 치료사의 손은 척추 움직임 변화에 따라 힘을 주는 방향도 변화시켜야 한다. 초기에는 힘을 주는 방향이 앞-위쪽이지만 등뼈 폄의 끝 부위에서는 힘을 주는 방향이 위쪽 방향(수직 방향)으로 향하게 된다(그림 2.86).

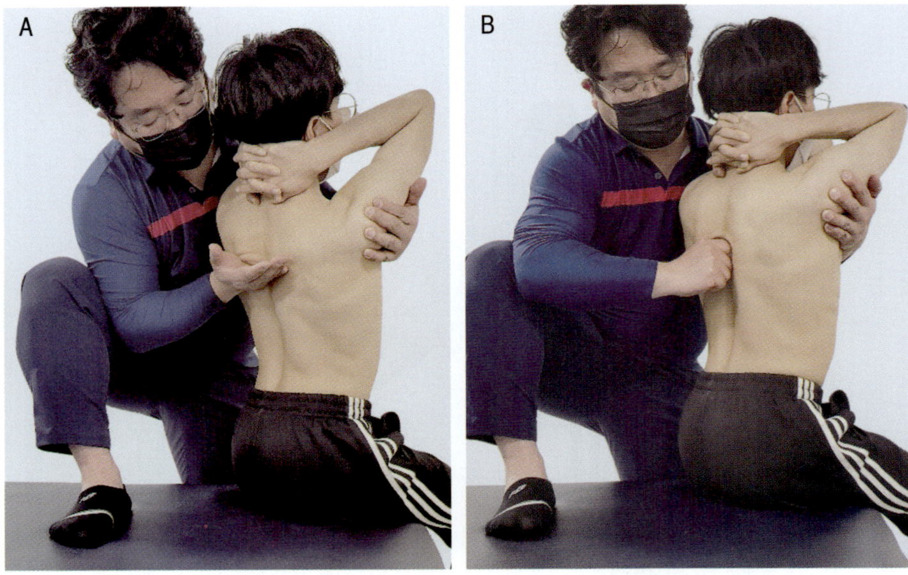

그림 2.86 등뼈 폄 관절가동범위 개선을 위한 관절가동화 기법. A: 새끼손가락 측면을 이용한 방법, B: 엄지와 검지를 이용한 방법

ii) 등뼈 폄 관절가동범위 개선을 위한 벨트를 이용한 자가 관절가동화 기법

비탄력 재질의 벨트를 폄 가동범위를 증가시키고자 하는 분절의 아래쪽 척추뼈에 위치하게 한다. 벨트는 양손을 이용하여 앞-위쪽 방향으로 당기는 힘을 일정하게 유지하면서 등뼈 폄을 함께 시행한다. 초기에는 힘을 주는 방향이 앞-위쪽이지만 등뼈 폄의 끝 부위에서는 힘을 주는 방향이 위쪽 방향(수직 방향)으로 향하게 한다(그림 2.87).

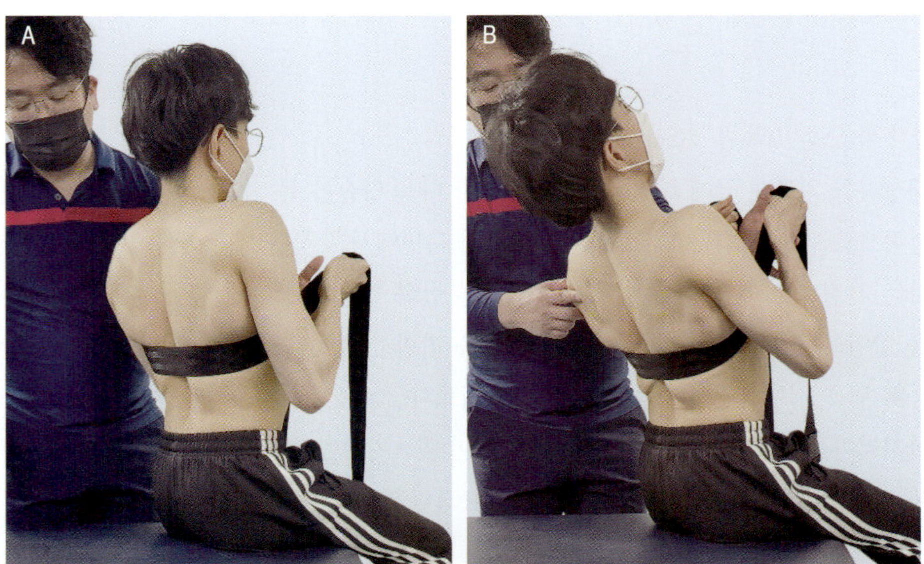

그림 2.87 등뼈 폄 관절가동범위 개선을 위한 자가 관절가동화 기법. A: 치료의 시작 위치, B: 치료의 끝 위치

iii) 폼롤러 또는 땅콩볼을 이용한 방법

폼롤러는 폄 가동범위를 증가시키고자 하는 분절의 아래쪽 척추뼈에 위치하게 한다. 양손을 이용하여 목 부위를 지지하게 한다(목 부위의 지지를 하는 동안, 목을 앞쪽으로 당기지 않도록 주의해야 함). 시작 자세에서 등뼈 폄 방향으로 운동을 시행한다. 이때 중요한 것은 허리 폄이 제한된 상태에서 등뼈 폄이 일어나야 하기 때문에 복근의 수축을 이용하여 칼돌기(xiphoid process)와 두덩결합(symphysis pubis) 간의 거리를 유지하면서 운동을 시행한다. 땅콩볼을 이용하는 경우에는 땅콩볼을 폄 가동범위를 증가시키고자 하는 분절의 아래쪽 척추뼈에 위치하게 한다. 이후의 운동 과정은 폼롤러를 이용한 방법과 동일하다. 운동 초기에는 폼롤러를 이용한 등뼈 폄 운동을 시행하고 등뼈에 가해지는 압력에 익숙해진 이후에는 땅콩볼을 이용하는 것이 적합하다(땅콩볼을 이용하는 경우에 좁은 면적에 높은 압력이 가해져 통증을 유발할 수 있다)(그림 2.88).

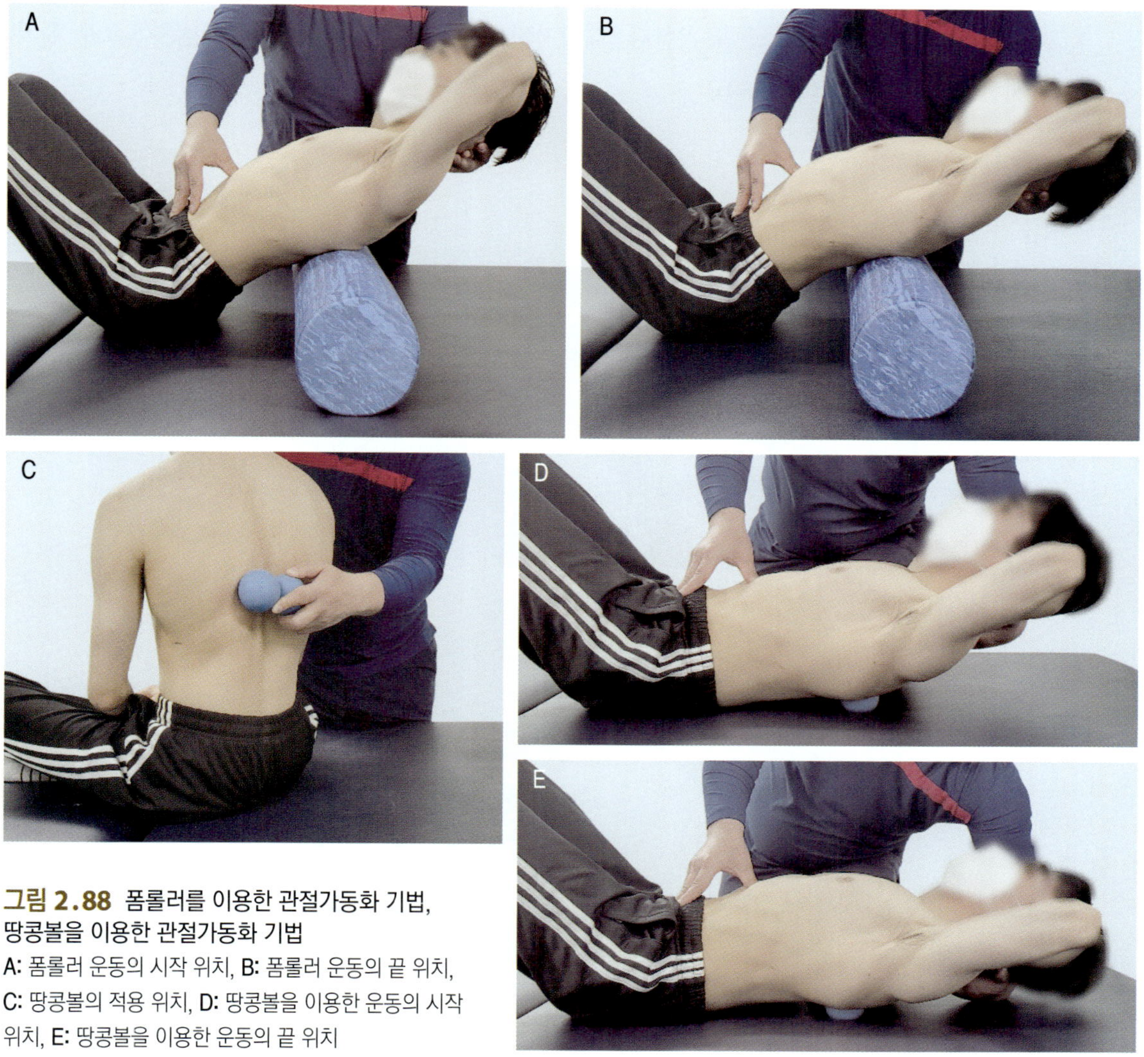

그림 2.88 폼롤러를 이용한 관절가동화 기법, 땅콩볼을 이용한 관절가동화 기법
A: 폼롤러 운동의 시작 위치, B: 폼롤러 운동의 끝 위치, C: 땅콩볼의 적용 위치, D: 땅콩볼을 이용한 운동의 시작 위치, E: 땅콩볼을 이용한 운동의 끝 위치

② 근육 교정 운동

i) 등뼈 폄근 강화 운동

등뼈 폄근육을 강화시키는 운동방법에서 가장 중요한 것은 허리 폄근육의 수축을 최대한 억제하면서 등뼈 폄근육의 수축을 촉진하는 것이다. 따라서, 일반적인 몸통 폄근 강화 방법보다는 다음과 같은 방법들을 적용하는 것이 효율적으로 등뼈 폄근육 강화를 시킬 수 있는 방법이다.

a. 테이블에서 엎드린 상태의 등뼈 폄근 강화 운동

테이블 모서리에 칼돌기를 위치하고 양손은 목 뒤쪽 편에서 깍지를 끼게 한 상태에서 등뼈 부위는 구부린 자세를 유지한다. 치료사는 대상자의 등뼈-허리뼈 접합부위를 한 손으로 고정하고 다른 한 손으로는 대상자의 양 팔꿈치를 잡고 치료사에 의해 수동적인 등뼈 폄을 시행한다. 등뼈 폄의 범위는 지면과 평행 또는 약간 폄 상태까지 이르게 한다. 대상자에게 이 자세를 유지하게 하고 팔꿈치를 지지해 주었던 치료사의 손은 떼지만 등뼈-허리뼈 접합부에 위치한 손은 지속적으로 지지해 준다. 대상자는 이 자세를 20초 동안 동안 유지한다. 대상자가 견딜 수 있는 정도에 따라 점차적으로 유지할 수 있는 시간을 늘려준다(그림 2.89).

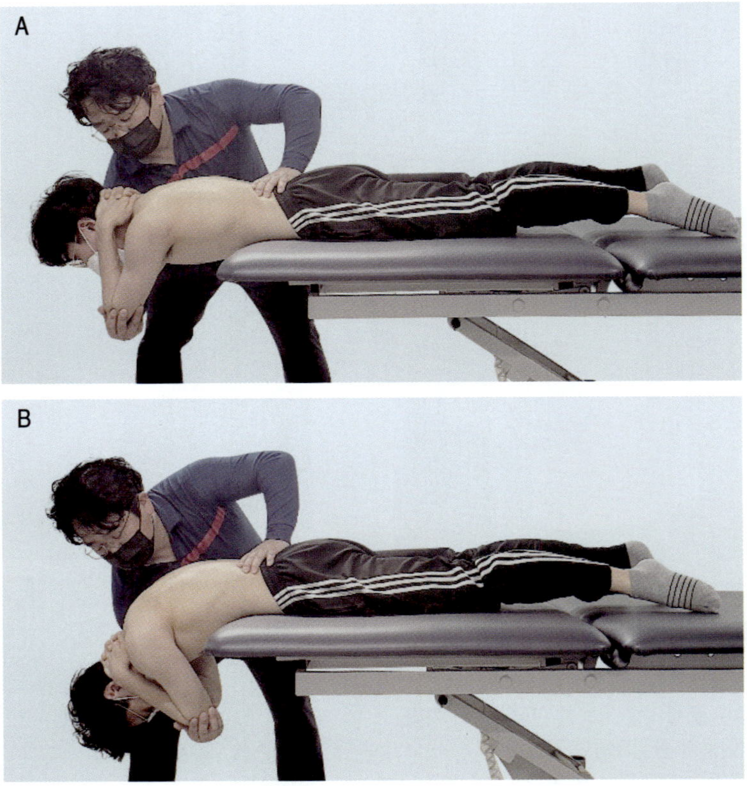

그림 2.89 테이블에서 엎드린 상태의 선택적 등뼈 폄근 강화 운동. A: 운동의 시작 위치, B: 운동의 끝 위치

ii) 배곧은근 및 배속빗근 스트레칭 운동

등 굽힘 유형을 가진 사람들에게서 복근의 단축은 특징적 손상이며, 이는 과도한 등뼈 굽힘의 요인이 된다. 배곧은근과 배속빗근에서 주로 단축 또는 근육 긴장이 일어나며, 정상적인 근육 길이 회복을 위해서 스트레칭 또는 근육 이완이 필요하다. 정상적인 정렬을 가진 사람들과 달리 등 굽힘 유형을 가진 사람들에게 복근의 스트레칭을 위해서 등뼈 폄 방향으로 움직임을 시행하게 되면, 과도한 스트레스가 척추 주변에 부과된다. 복부쪽 근육에 직접 압력을 가해 늘리는 방법은 복부쪽에 과도한 압력을 일으킬 수 있기 때문에 다음과 같은 방법으로 복근들의 정상적인 길이 교정을 하도록 한다.

a) 팔꿈치로 기댄 엎드린 상태에서 호흡을 이용한 근육 이완 방법

양쪽 팔꿈치와 골반 부위를 지면에 부착한 자세를 취한다. 이후에 복부를 이용하여 숨을 들이마신다. 복부가 부풀어 오른 상태를 5~10초 동안 유지한다. 이후에 천천히 숨을 내쉬도록 한다(그림 2.90).

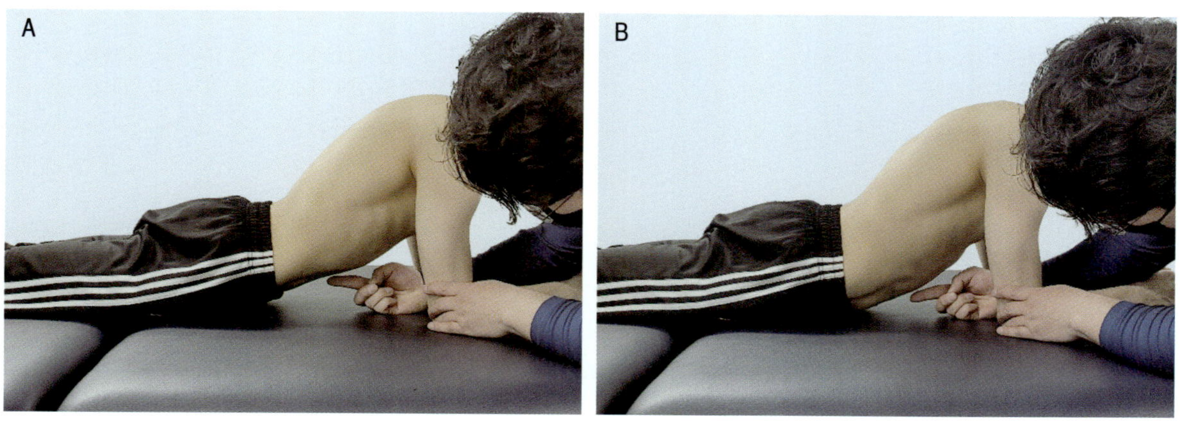

그림 2.90 엎드린 상태에서 배곧은근/배속빗근 이완 또는 스트레칭 운동. A: 운동의 시작 위치, B: 운동의 끝 위치

(3) 움직임 개선을 위한 테이핑

등 굽힘 유형을 가진 대상자들에게 등뼈 폄을 촉진시키기 위한 방법으로 적용될 수 있다. 탄력성을 가진 테이핑을 적용하는 경우에 일반적으로 근육이 최대 길이가 늘어난 자세에서 적용하게 된다. 근육의 최대 길이 또는 늘어난 자세에서 적용하는 방법은 주로 신체 표면 또는 피부 조직간의 물리적 공간을 발생시켜 조직에 과해진 스트레스를 감소시키는 방법이다. 반면에 단축된 자세에서 적용하는 테이핑 적용 방법은 등뼈 굽힘을 제한하며, 약해진 등뼈 폄근을 보조하며 등뼈 폄을 일정하게 유지시킬 수 있다. 따라서, 등뼈의 폄된 상태 또는 근육 길이가 단축된 자세에서 적용하는 것이 도움이 된다(그림 2.91).

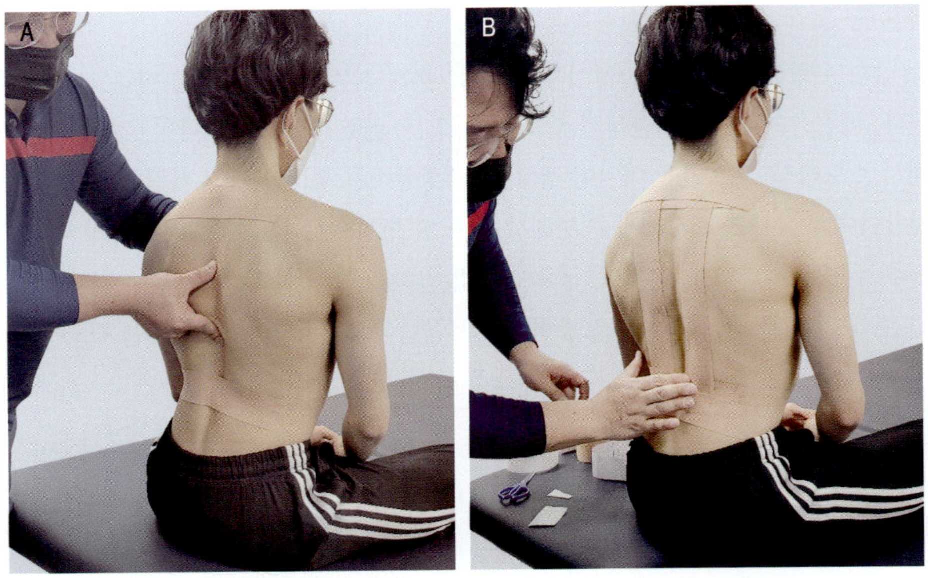

그림 2.91 등 굽힘 유형에 적용된 테이핑 기법. **A:** 등뼈 폄된 상태를 유지하는 과정, **B:** 등뼈 폄이 유지된 상태의 테이핑 적용 완료

4) KEMA 관리

표 2.4 등 굽힘 유형 요약

잘못된 정렬	손상	KEMA 관리
• 과도한 등뼈 굽힘 • 몸통의 뒤쪽 이동	• 과도하게 늘어나고 약해진 등뼈 폄근 • 단축된 가슴 및 복부 근육 • 감소된 등뼈 폄 범위 • 과도하게 커진 복장뼈 아래각	• 등뼈 폄근의 정상적인 길이 및 근력 회복(강화) • 가슴 및 복부 근육의 스트레칭 • 등뼈 폄 가동범위 증가를 위한 관절가동화 기법 • 낮은 작업대 또는 책상에 대한 환경적 개선: 의자 높이를 낮추거나 책상/작업대의 높이를 높여줌 • 과도한 등뼈 굽힘을 유발하는 몸통 뒤쪽 이동 자세 교정: 거울 등을 이용한 올바른 자세 유지 훈련

10. 등 폄 유형

등 폄 유형(thoracic extension type)은 곧은 자세를 유지하려고 하는 습관, 척추뼈 변형(등뼈 폄이 쉽게 일어나기 쉬운 형태) 등으로 발생할 수 있다. 지속적으로 등뼈를 폄하는 자세 또는 습관으로 인해 등뼈 뒤쪽 부위의 근육의 단축 또는 뻣뻣함이 발생된다. 등뼈 뒤쪽 부위 근육의 단축 또는 뻣뻣함은 등뼈 굽힘 움직임을 제한하고 등뼈 폄 방향으로 움직임이 쉽게 일어나게 한다. 등뼈 폄이 우선되거나 과도한 등뼈 폄을 유지하는 습관과 등뼈 폄근의 단축은 등뼈 뒤쪽 부위 구조물들(척추돌기사이관절의 충돌/가시돌기 간의 충돌)에 과도한 압박을 일으켜 통증을 발생시킨다. 이와 같은 문제를 해결하기 위해서는 정상적인 등뼈 척주뒤굽음각을 회복하기 위한 치료적 중재 및 움직임/자세 개선 훈련이 필요하다.

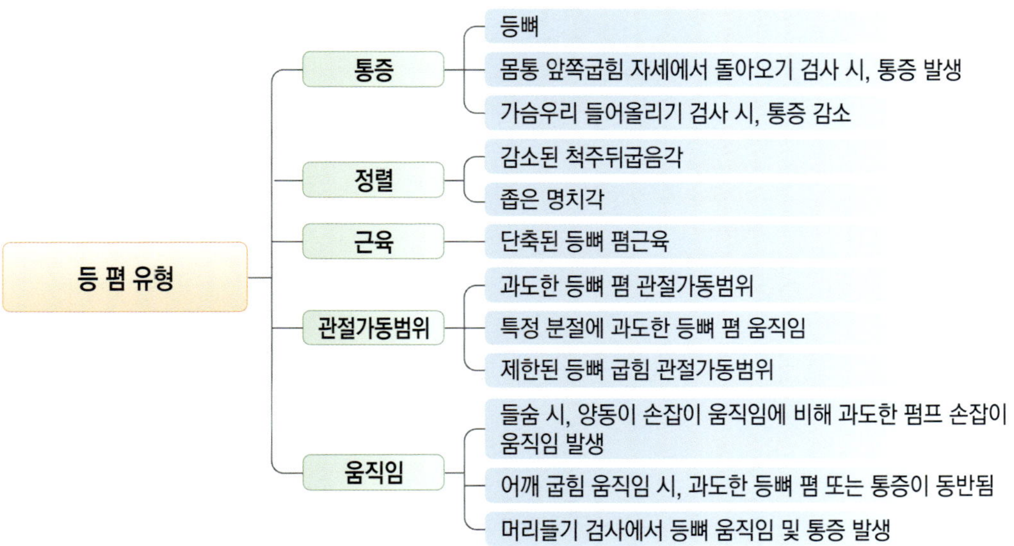

그림 2.92 등 폄 유형 진단 분류

1) 분류 기준

(1) 통증 및 증상

등 폄 유형을 가지고 있는 사람들은 등뼈 폄을 하거나, 등뼈 폄이 동반되는 움직임을 수행할 때, 등뼈 부위에서 통증이 발생된다. 앉은 자세에서 일어나는 동작, 위를 쳐다보는 동작 및 물건을 들어 올리는 동작을 수행할 때 과도한 등뼈 폄이 일어나며 통증이 동반되는 특징을 가지고 있다. 깊은 들숨 시에 과도한 등뼈 폄을 보이며 통증이 동반된다. 주된 통증 호소 부위는 등뼈와 허리뼈가 만나는 등허리 결합부(thoracolumbar junction)이다. 등 폄 유형을 가진 사람들은 앉은 자세 또는 선 자세에서 과도하게 등뼈 폄 자세를 유지하는 경향이 있다. 통증의 범위는 등 굽힘 유형에 비해 척추 1-2 분절에 국한된 좁은 범위에서만 통증이 발생되는 특징을 가지고 있다. 등뼈 폄을 감소시켜 주거나 정상적인 정렬로 자세 변화를 주게 되면 통증이 감소되는 경향을 보인다.

(2) 정렬 검사

등뼈 부위를 과도하게 폄된 자세를 유지하고 있다. 이로 인해 등뼈 부위의 척주뒤굽음 각도가 감소된 상태를 보인다(그림 2.93).

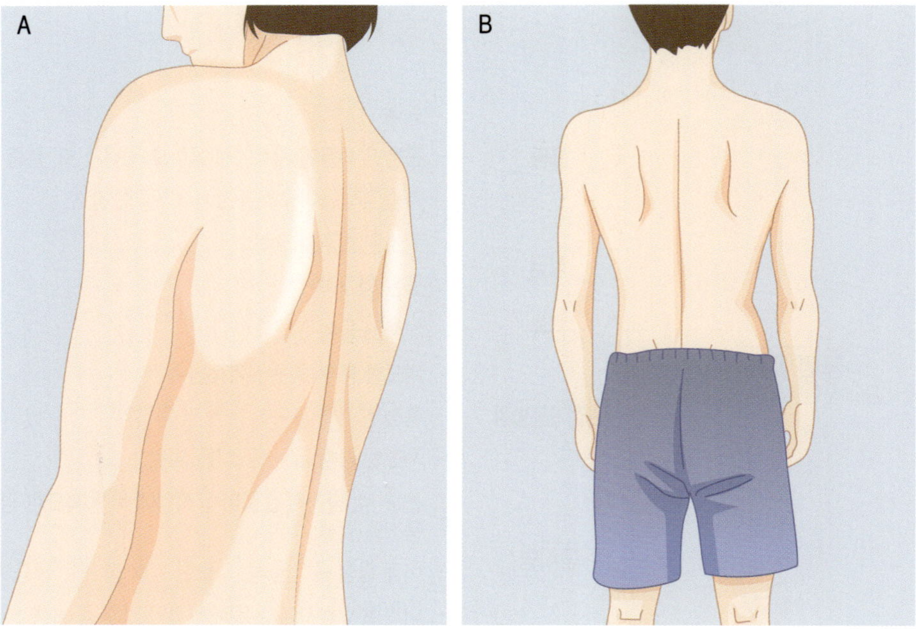

그림 2.93 등 폄 유형 정렬 상태. **A:** 앉은 자세, **B:** 선 자세

(3) 관절가동범위 검사

허리뼈 부위의 움직임을 최소화시킨 상태에서 등뼈 부위의 관절가동범위를 선택적으로 측정하기 위해 12번째 갈비뼈 아래를 양손으로 고정한 상태에서 굽힘, 폄, 가쪽굽힘, 돌림을 측정한다. 정상적인 등뼈 굽힘 움직임에 비해 현저히 저하된 등뼈 굽힘을 보이며 등뼈 폄에서는 등뼈 폄 정상범위를 넘어선 관절가동범위를 보이며, 끝 범위에서 통증이 발생될 수 있다(그림 2.94).

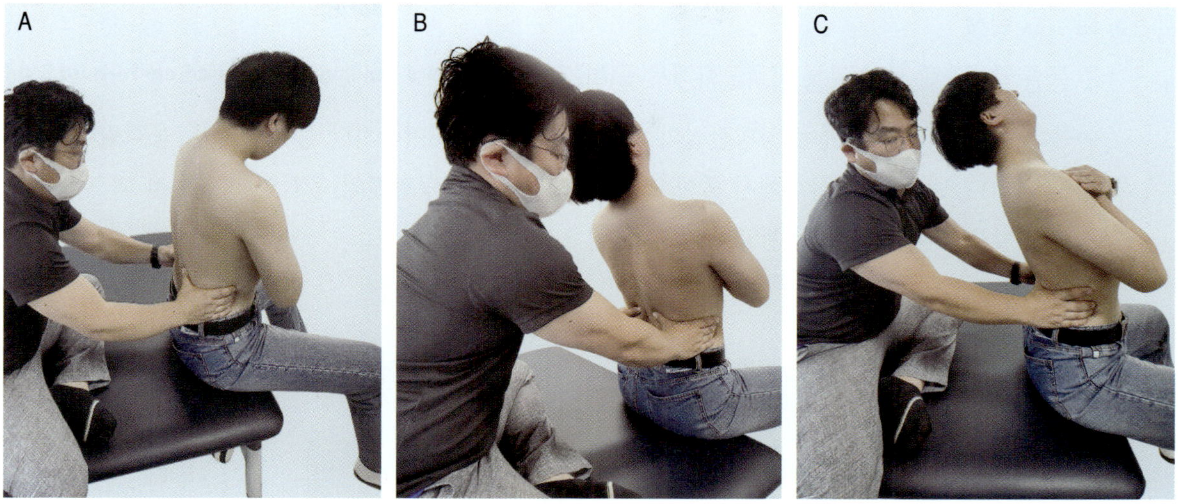

그림 2.94 등뼈 폄 가동범위. A: 등뼈 굽힘 제한, B, C: 과도한 등뼈 폄

(4) 근육 검사

앞쪽에 위치한 큰 가슴근 및 배곧은근, 배바깥빗근 등의 근육들은 정상길이보다 늘어난 상태를 보일 수 있으며, 뒤쪽에 위치한 등세모근, 마름근, 척추 주위 근육들은 단축된 상태를 확인할 수 있다. 등뼈 폄근 단축으로 인해 등뼈 굽힘 움직임에 제한을 보이게 된다. 또한, 앞쪽 바깥빗근의 단축으로 인해 정상범위보다 좁아진 명치각을 확인할 수 있다. 정상 범위(좌우 90°)보다 좁아진 명치각은 배바깥빗근의 단축, 배속빗근의 늘어남을 의미한다. 이와 같은 변화는 척추 또는 몸통 안정화에 매우 중요한 역할을 하고 있는 복부 근육 기능 저하를 유발한다(그림 2.95).

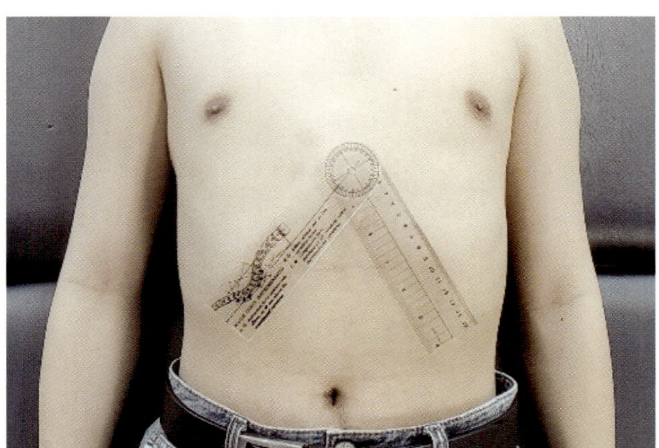

그림 2.95 배바깥빗근의 단축으로 인한 좁아진 명치각

(5) 움직임 검사

① 몸통 앞쪽굽힘 검사/몸통 앞쪽굽힘에서 돌아오기 검사 Forward Bending Test/Return from Forward Bending Test

몸통 앞쪽굽힘 검사 시에는 엉덩관절의 움직임은 원활히 일어나지만 등뼈의 굽힘 움직임이 제한되는 특징을 가진다. 몸통 앞쪽굽힘에서 돌아오기 검사 시에는 엉덩관절의 움직임에 앞서서 과도한 등뼈 폄 움직임이 발생되며, 통증이 동반될 수 있다(그림 2.96).

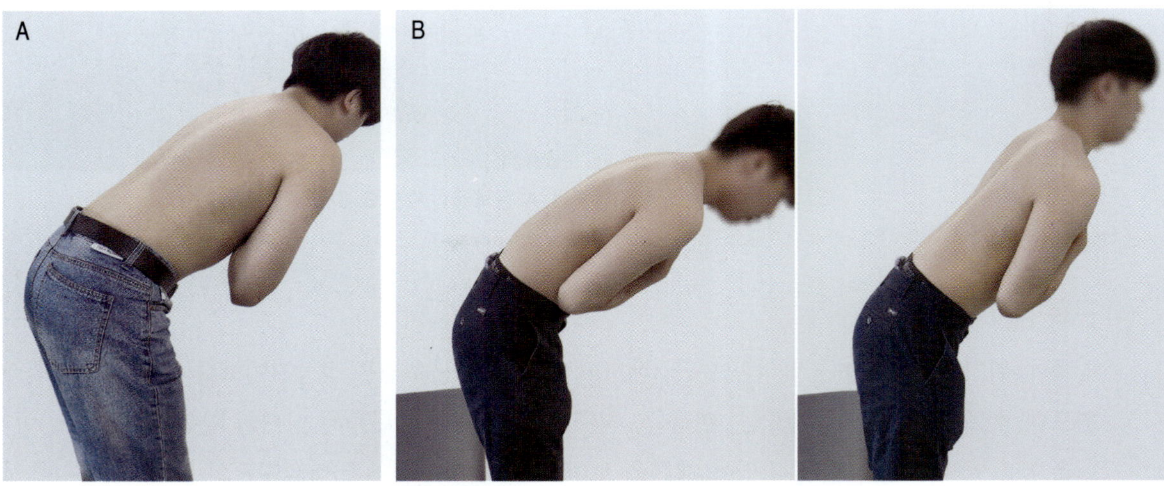

그림 2.96 몸통 앞쪽굽힘 검사/몸통 앞쪽굽힘에서 돌아오기 검사.
A: 몸통 앞쪽굽힘 검사에서 감소된 등뼈 굽힘이 나타남, B: 몸통 앞쪽굽힘에서 돌아오기 검사에서 과도한 등뼈 폄이 먼저 일어남

② 가슴우리 올림 검사 Rib Cage Elevation Test

가슴우리를 올려주면 등뼈 부위에 있는 통증이 감소된다(그림 2.97).

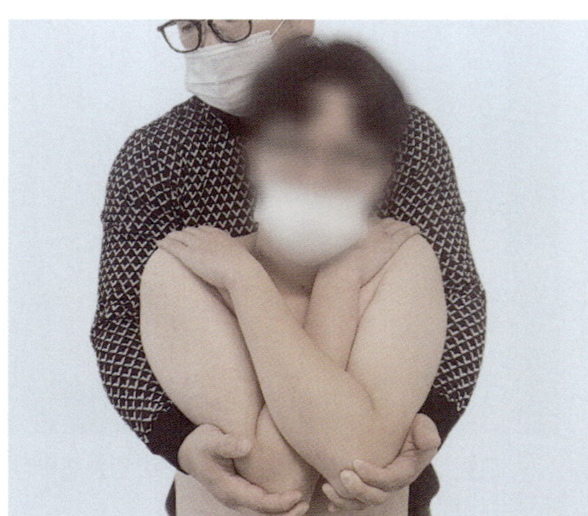

그림 2.97 가슴우리 올림 검사

③ 교감신경 기능 검사 Sympathetic Function Test

등뼈 주위 근육들의 과도한 근수축과 함께 등뼈 폄이 지속된 자세를 취하게 되면 등뼈 부위에 과도한 스트레스가 유발되며, 척추 감각–운동 경로내에 있는 교감신경절을 자극시키게 되어 자극에 대한 과도한 과민 반응, 근육긴장, 충혈 및 통증 등의 교감신경성 반응이 나타나게 된다. 검사하는 방법은 등뼈 부위의 피부를 들어올려, 피부 조직에서 느껴지는 긴장도 차이를 검사하게 된다(근육의 긴장이 동반된 통증이 있는 부위 VS. 근육의 긴장이 없고 통증이 없는 부위/등뼈 부위에 근육긴장 및 통증 있는 사람 VS. 근육긴장 및 통증이 없는 사람). 정상적인 정렬을 가진 사람들 또는 근육의 긴장과 통증이 없는 부위에 비해 피부 들어올리기가 어렵거나 과도한 통증을 유발한다. 또 하나의 검사 방법은 양쪽 피부 조직을 아래에서 위로 또는 위에서 아래로 피부 조직을 자극하는 방법을 2~3차례 시행하면 정상적인 정렬을 가진 사람들 또는 근육의 긴장과 통증이 없는 부위에 비해 교감신경계 항진으로 인해 과도한 발적이 지속되는 특징을 가지고 있다(그림 2.98).

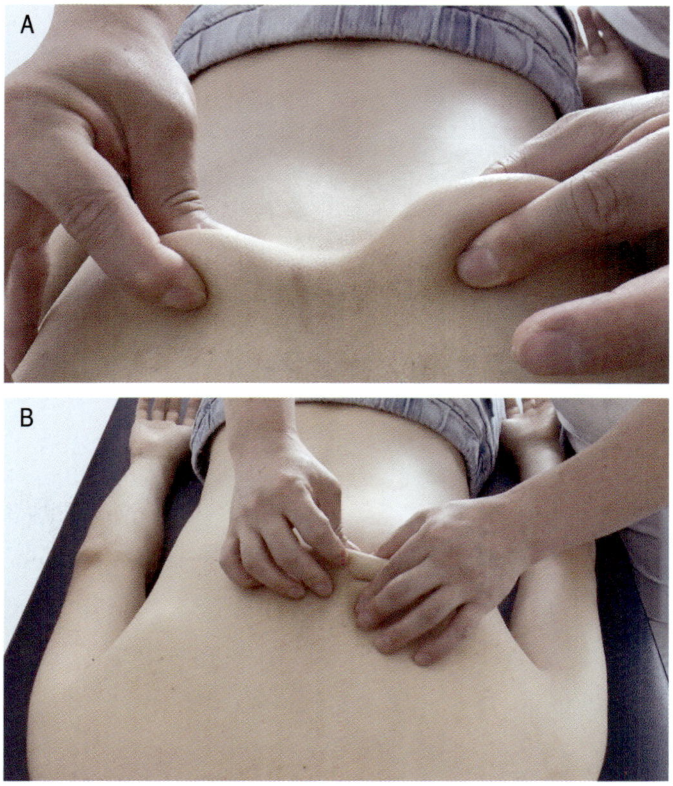

그림 2.98 교감신경 기능 검사. A: 피부 들어올림 검사, B: 피부 롤링(자극) 검사

2) 분류

(1) 등 폄 유형 진단 분류

등 폄 유형의 기여 요인으로는 통증, 정렬, 관절가동범위, 근육, 움직임 등이 있다. 평가항목 5개 중 3개 이상 양성이면(60% 이상) 등 폄 유형으로 분류한다(표 2.5).

표 2.5 등 폄 유형 진단 분류표

기여 요인	검사 내용	반응
통증	등뼈 폄 움직임 시, 통증	양성/음성
정렬	감소된 척주뒤굽음각(20° 미만)	양성/음성
근육	등뼈 폄근 길이 검사(등뼈 굽힘 20° 미만)	양성/음성
관절가동범위	과도한 등뼈(전체/분절) 폄 관절가동범위	양성/음성
움직임	호흡 검사 시에 과도한 등뼈 폄과 통증이 동반되는 경우/ 양동이 손잡이 움직임보다 펌프 손잡이 움직임이 우세하게 발생	양성/음성
	몸통 앞쪽굽힘 검사 시 등뼈 굽힘이 발생하지 않고 몸통 앞쪽굽힘에서 돌아오기 검사 시에 과도한 등뼈 폄 또는 등뼈 폄 움직임이 가장 먼저 일어남	양성/음성

(2) 진단에 따른 중증도 평가

등 폄 유형으로 분류된 경우에, 등 폄 유형의 중증도 분류를 위해 등 폄 유형 중증도 평가가 수행된다. 통증 요인(20점)은 시각상사척도를 이용한다. 해당되는 통증 점수 영역에 따라 등급이 부여된다. 정렬 요인(20점)은 척주뒤굽음 각도에 따라 구분된다. 근육 요인(10점)은 근육 길이 및 근력 검사를 통해 정상적 문제점을 확인한다. 전체 분절에서 일어나는 전체 관절가동범위와 특정 분절에서 과도한 폄 여부를 알아보는 분절 관절가동범위 및 등뼈 굽힘 관절가동범위 제한 여부로 구분된다(30점). 움직임 요인(20점)은 아래 표에 제시된 움직임 검사의 결과(양성/음성)에 따라 각각 점수가 부여된다(표 2.6).

표 2.6 등 폄 유형 진단에 따른 중증도 평가표

<table>
<tr><th>기여 요인</th><th colspan="3">통증 점수(VAS)</th><th>점수</th></tr>
<tr><td rowspan="3">통증
(20)</td><td colspan="3">1~3</td><td>10</td></tr>
<tr><td colspan="3">4~7</td><td>15</td></tr>
<tr><td colspan="3">8~10</td><td>20</td></tr>
<tr><td rowspan="3">정렬
(20)</td><td colspan="3">정렬 상태</td><td>점수</td></tr>
<tr><td colspan="2" rowspan="2">척주뒤굽음각</td><td>20° 미만</td><td>10</td></tr>
<tr><td>10° 미만</td><td>20</td></tr>
<tr><td rowspan="2">근육
(10)</td><td>근육</td><td>검사</td><td>검사의 양성반응</td><td>점수</td></tr>
<tr><td>등뼈 폄근</td><td>근육 길이 검사</td><td>단축</td><td>10</td></tr>
<tr><td rowspan="3">관절가동범위
(30)</td><td colspan="3">분류</td><td>점수</td></tr>
<tr><td colspan="2">등뼈 폄 관절가동범위(전체/분절)</td><td>과도한 등뼈 폄
관절가동범위(전체/특정 분절)</td><td>15</td></tr>
<tr><td colspan="2">등뼈 굽힘 관절가동범위</td><td>등뼈 굽힘 운동 범위가 20° 미만</td><td>15</td></tr>
<tr><td rowspan="6">움직임
(20)</td><td colspan="2">검사</td><td>양성반응</td><td>점수</td></tr>
<tr><td colspan="2">호흡 검사</td><td>들숨 시, 등뼈 폄이 과도하게 발생되며 통증이 동반/양동이 손잡이 움직임보다 펌프 손잡이 움직임이 우세하게 발생</td><td>5</td></tr>
<tr><td colspan="2">한쪽 어깨 굽힘 검사</td><td>한쪽 어깨 굽힘 검사 시, 과도한 등뼈 폄 또는 통증이 동반되는 경우</td><td>5</td></tr>
<tr><td colspan="2">정렬 교정 검사</td><td>과도하게 폄된 등뼈 부위를 약간 굽힘 했을 때, 통증의 감소가 일어남</td><td>5</td></tr>
<tr><td colspan="2">몸통 앞쪽굽힘 검사
/몸통 앞쪽굽힘에서 돌아오기 검사</td><td>몸통 앞쪽굽힘 검사 시, 등뼈 굽힘 움직임이 발생되지 않거나 약간만 일어남/몸통 앞쪽굽힘에서 돌아오기 검사 시에는 등뼈 폄이 가장 먼저 일어나며 통증이 동반됨</td><td>5</td></tr>
<tr><td colspan="2">가슴우리 올림 검사</td><td>가슴우리 올림을 통해 등뼈의 통증이 감소/가슴우리에 수직 방향으로 압력을 주었을 때 통증이 증가 또는 발생</td><td>5</td></tr>
<tr><td colspan="4">총점</td><td>100</td></tr>
</table>

3) 중재

(1) 움직임 교육

① 앉은 자세

등의 정상적인 정렬을 회복하기 위해서는 등뼈 정렬 상태에 영향을 줄 수 있는 인접 부위의 정상적인 정렬 회복이 필요하다. 허리-골반 부위의 과도한 앞기울임에 대한 교정이 우선적으로 이뤄져야 한다. 그리고 의자의 끝 부분에 걸터 앉지 않고 허리-골반 부위를 지면과 수직 상태로 유지할 수 있게 한다. 자세 교정 초기에는 의도적인 복근 수축을 통해 등뼈 부위를 약간 굽힘하는 자세를 시행하게 한다. 등 부위의 정렬은 연부조직의 두께 등으로 인해 올바른 정렬 상태를 확인하는 것이 어려울 수 있기 때문에 앞쪽에 위치한 복장뼈가 지면에 대하여 수직 상태 정렬을 유지하는지를 확인한다(그림 2.99).

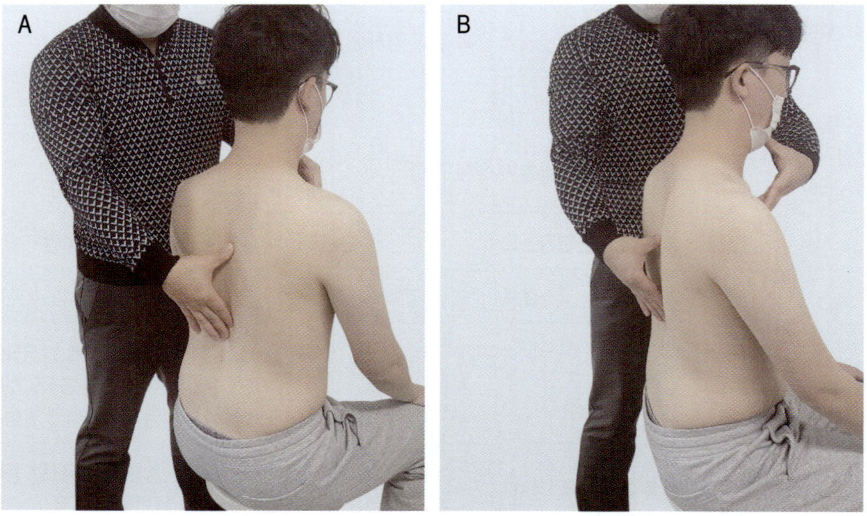

그림 2.99 등 폄 유형의 앉은 자세 정렬 교정. A: 후측면, B: 측면

② 선 자세

선 자세에서 나타나는 과도한 등뼈 폄은 과도하게 등을 폄하는 습관 또는 환경에서 발생한다. 과도하게 등뼈 폄을 유지하는 습관에 대한 개선이 필요하다. 또한, 목뼈 위쪽 분절의 앞쪽돌림이 동반된 전방 머리 자세가 과도한 등뼈 폄을 유발할 수 있는 원인으로 작용한다. 따라서, 머리와 목의 정상적인 정렬 유지에 대한 자세 교육이 매우 중요하다. 머리 위에서 팔을 올리고 하는 작업 형태 또는 위쪽을 반복적으로 쳐다보는 움직임 등이 과도한 등뼈 폄을 일으키고 통증과 등뼈 정렬 변화를 일으키는 원인이 된다. 이와 같은 문제를 해결하기 위해서는 계단 또는 사다리 등을 이용한 작업 위치 변경 등을 통해 과도한 등뼈 폄 발생을 감소시켜 준다. 또한 높은 곳을 봐야 하는 경우에도 계단 또는 사다리를 이용하고, 불가능할 경우에는 등뼈 폄이 최소화될 수 있도록 뒤쪽에서 바라볼 수 있게 한다(그림 2.100).

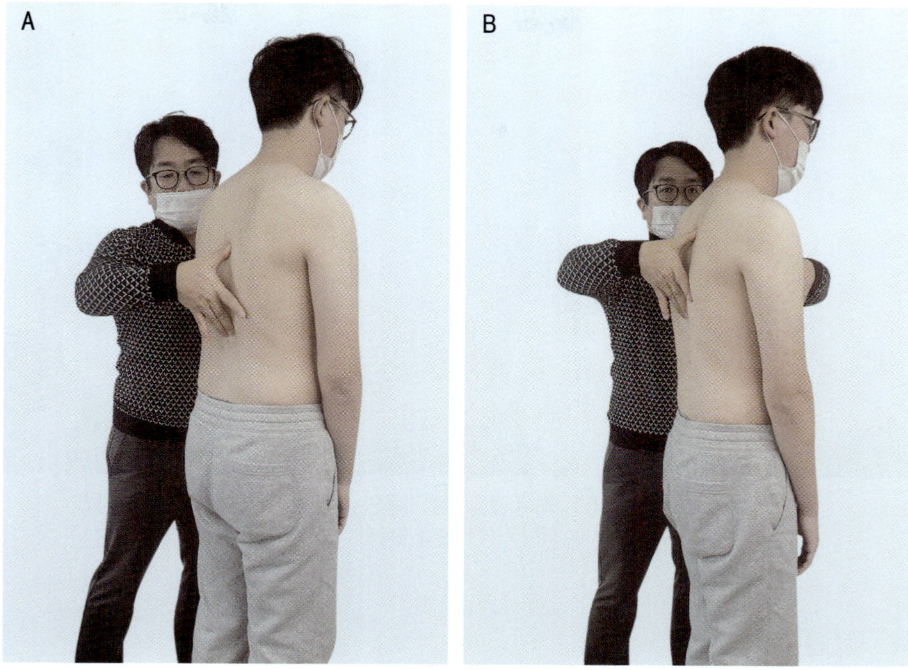

그림 2.100 등 폄 유형의 선 자세 정렬 교정. A: 후측면, B: 측면

(2) 움직임 개선을 위한 도수 관리

① 관절가동화 기법

i) 등뼈 굽힘 증가를 위한 관절가동화 기법

대상자를 치료대 끝에 다리를 벌려 앉게 한 다음 양손은 목 뒤쪽으로 깍지를 끼게 한 상태에서 어깨를 앞쪽으로 내밀게 한다. 치료사는 대상자의 측면에서 무릎을 약간 구부리고 선다. 치료사의 한 손은 가동하고자 하는 분절의 위쪽 척추뼈 위치하고 다른 한 쪽 팔은 대상자의 양쪽 겨드랑이 사이에 위치하여 몸통을 안정화시킨다. 이후에 치료사는 무릎을 펴면서 대상자의 척추 견인을 발생시킨다. 대상자와 함께 등뼈 굽힘을 시행하면서 가동화를 시키는 치료사의 손은 척추 움직임 변화에 따라 힘을 주는 방향도 변화시켜야 한다. 초기에는 힘을 주는 방향이 앞-위쪽이지만 등뼈 굽힘 끝 부위에서는 힘을 주는 방향이 앞쪽 방향(수평 방향)으로 향하게 된다(그림 2.101A).

ii) 등뼈 굽힘 증가를 위한 벨트를 이용한 관절가동화 기법

비탄력 재질의 벨트를 굽힘 가동범위를 증가시키고자 하는 분절의 위쪽 척추뼈에 위치하게 한다. 벨트는 양손을 이용하여 앞-위쪽 방향으로 당기는 힘을 일정하게 유지하면서 등뼈 굽힘을 함께 시행한다. 초기에는 힘을 주는 방향이 앞-위쪽이지만 등뼈 굽힘 끝 부위에서는 힘을 주는 방향이 앞쪽 방향(수평 방향)으로 향하게 된다(그림 2.101B).

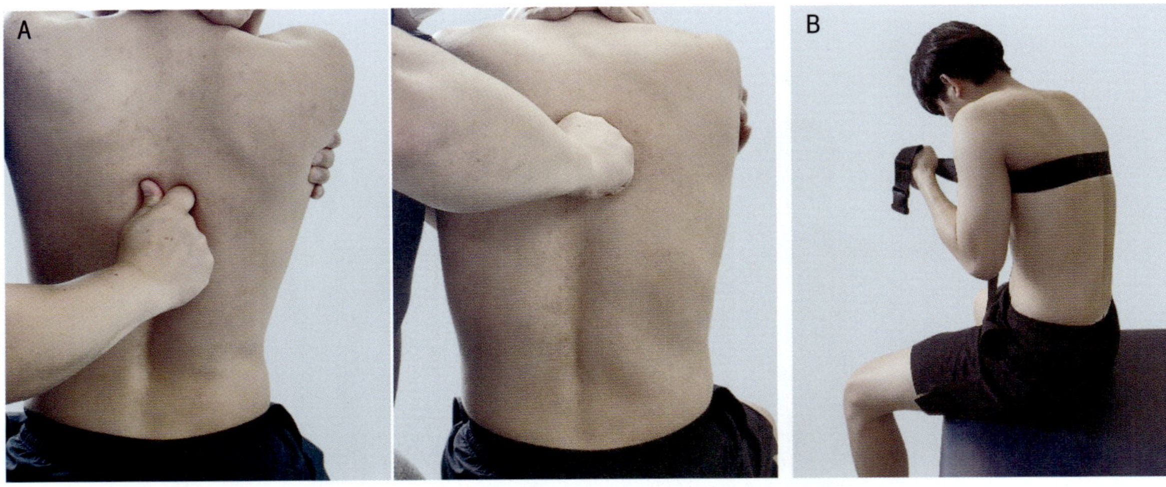

그림 2.101 등뼈 굽힘 관절가동범위 개선을 위한 관절가동화 기법.
A: 치료사에 의해 시행된 관절가동화 기법, B: 자가 관절가동화 기법

② 근육 교정 운동

i) 등뼈 굽힘 범위 증가를 위한 근막이완 치료 또는 IASTM Instrument Assisted Soft Tissue Mobilization

근막이완 치료 또는 IASTM 기법 모두 과도하게 긴장된 등뼈 폄을 일으키는 근육들(등뼈 폄근, 등세모근, 마름근 등)을 이완시키고 근육의 가동성을 증가시키기 위해 적용된다. 근막이완 치료 적용 방법은 이완하고자 하는 근육 위에 양손을 교차시킨 상태로 접촉한다. 각각의 손을 근육의 이는곳과 닿는곳 방향으로 서로 멀어지게 한다. 치료사에 의해 가해지는 압력 또는 힘은 매우 부드럽게 적용하며 대상자의 호흡 및 반응에 따라 압력 또는 힘의 크기를 조절하는 것이 매우 중요하다. IASTM 적용 방법 또한 마찰을 줄이기 위해 크림 또는 오일을 적용 부위에 바른 이후에 치료도구를 이용하게 가벼운 압박이 동반된 상태에서 피부 윤곽을 따라 적용할 수 있다(그림 2.102).

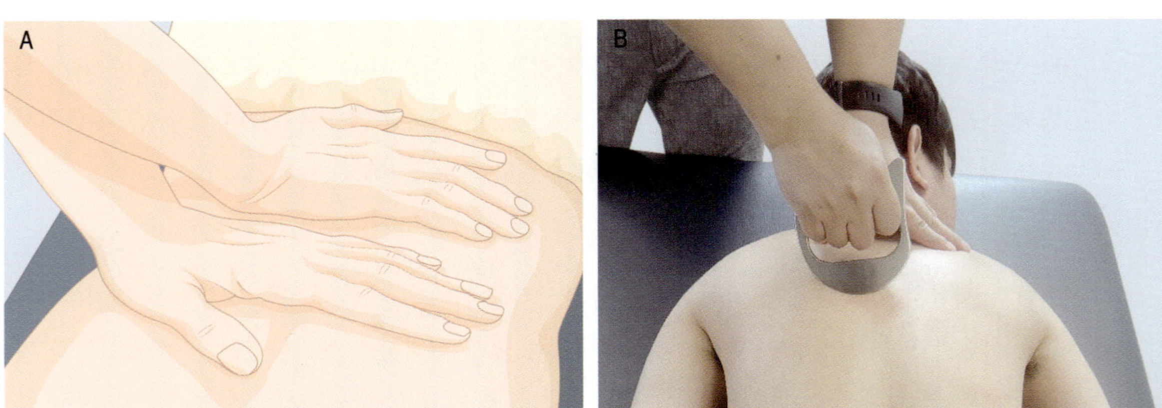

그림 2.102 등뼈 굽힘 가동성 증가를 위한 치료 기법. A: 근막이완 기법, B: IASTM 기법

ii) 등뼈 굽힘 범위 증가를 위한 근에너지 기법

대상자를 테이블에 앉게 한 상태에서 양손은 목 뒤편에서 깍지를 끼도록 한다. 치료사의 한쪽 팔은 대상자의 팔꿈치 위쪽과 반대편 어깨를 고정시키도록 한다. 천천히 제한되는 범위까지 몸통을 굽히도록 한다. 정상 등뼈 굽힘 범위에 이르기 전에 대상자가 움직임의 제한을 느끼게 된다. 이 위치에서 약간 뒤로 폄하게 한 후에 대상자에게 스스로 등뼈 폄을 하게 한다. 이때 대상자가 등뼈 폄을 하는 힘의 크기는 대략적으로 본인이 최대 등뼈 폄할 수 있는 힘의 10~20% 수준이다. 근에너지 기법의 일반적인 근육 수축의 형태는 등척성 수축이므로, 치료사는 대상자의 등뼈 부위의 움직임이 일어나지 않도록 양손을 이용하여 대상자의 몸통을 고정한다. 대상자가 등뼈 폄을 유지하는 시간은 10초 정도 유지하게 한다. 가능하다면 근 수축을 유지하는 동안, 숨을 참는 것이 더 도움이 될 수 있다. 등뼈 폄 방향으로 등척성 수축이 끝난 후에 대상자에게 숨을 들이마시고 내쉬면서 몸을 이완하도록 한다. 처음 제한이 있던 범위를 넘어서 정상 굽힘 범위로 대상자의 등뼈를 굽힘하도록 한다. 정상 범위까지 도달한다면 치료를 종료한다. 하지만, 정상 범위에 이르지 못하는 경우에는 다시 전체 과정을 반복하도록 한다.

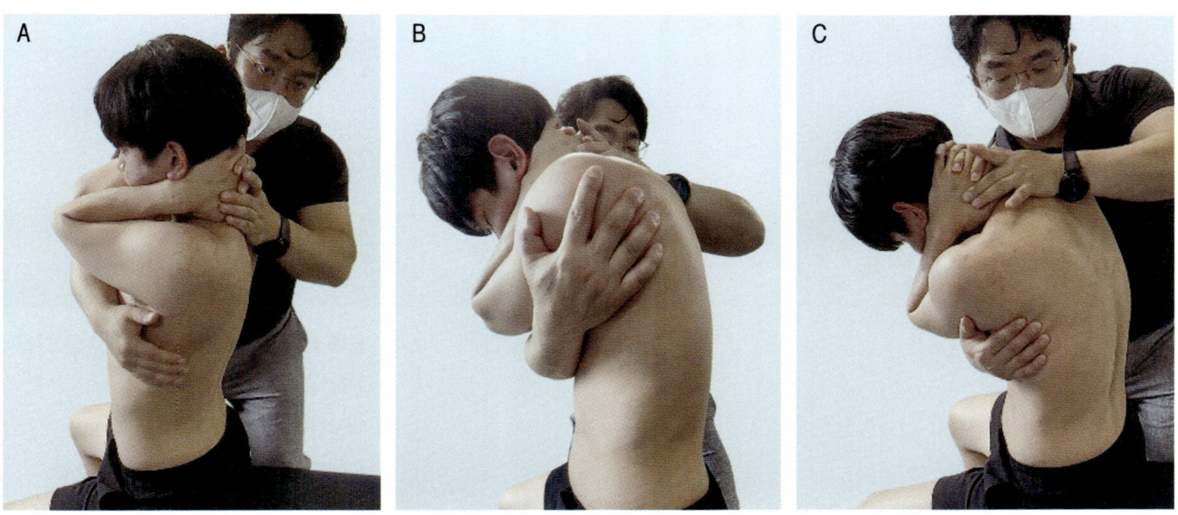

그림 2.103 등뼈 굽힘 가동성 증가를 위한 근에너지 기법. A: 운동의 시작 위치, B: 운동 적용 중간 위치, C: 운동의 끝 위치

(3) 안정화 운동

① 벽에 몸통을 지지한 상태에서 한 팔 들기(등뼈 과다 폄 조절을 위한 훈련)

벽에 몸통을 지지한 상태에서 팔 들기를 시행한다. 벽에 지지한 상태는 불필요한 몸통의 과다 폄을 제한시켜주기 위해 복부 근육의 수축을 수행한 상태에서 팔 들기를 한다. 팔 들기 움직임 초반에 발생하는 등뼈 폄과 팔 들기 전체 과정에서 일어날 수 있는 과도한 등뼈 폄을 제한해야 한다. 운동 초기에는 능동적

으로 등뼈 과다 폄을 조절할 수 없으므로(복부 근육의 수축만으로 제어할 수 없기 때문에) 벽에 몸통을 지지한 상태에서 진행하고 팔 들기 움직임 시에 등뼈의 폄을 조절할 수 있는 능력을 획득한 이후에는 벽에 몸통을 지지하지 않은 상태에서 팔 들기를 시행한다.

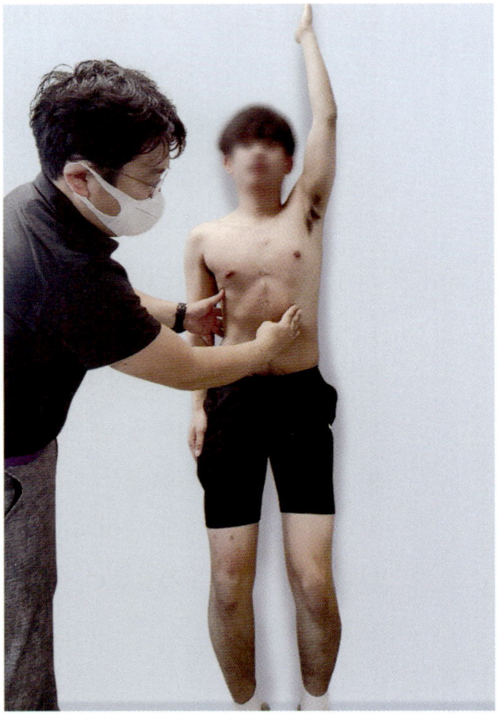

그림 2.104
한 팔 들기 시에 발생하는 등뼈 과다 폄 조절을 위한 안정화 운동

4) KEMA 관리

표 2.7 등 폄 유형 요약

잘못된 정렬	손상	KEMA 관리
• 과도하게 폄된 등뼈 부위(감소된 척주뒤굽음각)	• 등뼈 폄근의 과도한 긴장 • 전반적인 척주뒤굽음각 감소 또는 특정 분절에서 과도하게 과다 폄 • 팔을 머리 위로 올리는 동작 시에 등뼈 폄이 우선적으로 일어나거나 과도한 등뼈 폄이 일어남	• 등뼈 폄근의 과도한 긴장 완화 및 정상적인 근육 길이 회복 • 정상적인 등뼈의 척주뒤굽음각 회복(약간의 등뼈 굽힘된 정렬 상태를 유지하게 함) • 어깨 또는 위팔의 움직임에 대하여 등뼈 부위를 안정화시킬 수 있는 능력 회복
		• 높은 의자의 끝에 걸터 앉은 습관 개선: 등받이에 등과 엉덩이 끝 부분을 밀착하는 앉는 자세 유지 • 과도한 등 폄 자세/머리 위 작업 또는 반복적으로 위쪽을 쳐다보는 작업 방식 개선: 등 부위 근육의 과도한 긴장 완화/계단 및 사다리 이용, 뒤쪽에서 바라보기

11. 등 돌림 유형

등 돌림 유형(thoracic rotation type)은 비대칭적인 몸통 돌림 자세 및 움직임으로 발생되며 이로 인해 좌우 몸통 근육의 길이뿐만 아니라 근육 동원의 비대칭을 확인할 수 있다. 등 돌림 유형을 가진 대상자들의 등뼈 전체 부위와 특정 부위에서 과도한 등뼈 돌림 움직임/관절가동범위를 확인할 수 있다. 통증은 등뼈 부위뿐만 아니라, 등뼈 돌림으로 인해 갈비뼈의 정렬 상태에도 영향을 주게 되어 갈비뼈 주행 방향으로도 통증을 발생시키는 특징을 가진다. 이와 같은 문제를 해결하기 위해서는 대칭적인 정렬 회복과 근육 길이 및 동원을 대칭적으로 만드는 치료적 중재 및 움직임/자세 개선이 중요하다.

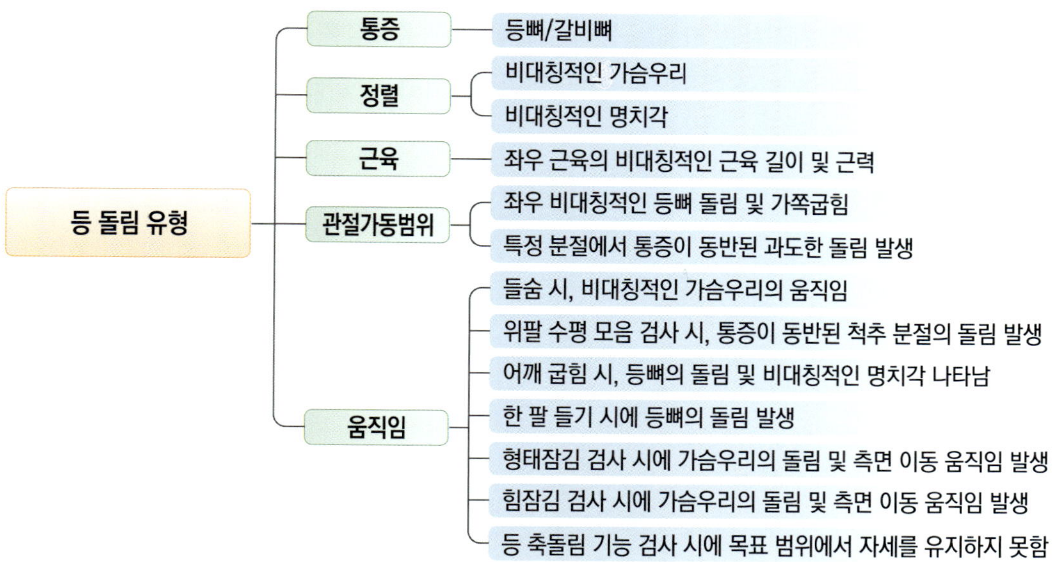

그림 2.105 등 돌림 유형 진단 분류

1) 분류 기준

(1) 통증 및 증상

등 돌림 유형은 몸통 돌림을 하거나, 등뼈 돌림이 동반되는 움직임을 수행할 때, 등뼈 부위에서 통증이 발생되는 특징을 가진다. 돌림된 등뼈로 인하여 가슴우리를 이루고 있는 갈비뼈의 비대칭적인 돌림이 발생된다. 이로 인해 갈비뼈와 갈비뼈 사이의 근접이 발생하면서 갈비뼈 사이에 있는 갈비사이신경을 압박하여 갈비뼈 주행 방향으로 통증이 동반되는 특징을 가지고 있다. 지속적이고 비대칭적인 스트레스는 교감신경계의 활성화를 일으켜 내장계통의 통증 발생뿐만 아니라, 움직임 및 자세와 관계없이 지속적인 통증이 가슴우리 전체에 나타나는 특징을 가진다. 통증은 전체 등뼈 부위에서 나타나기보다는 특정 분절에서 일어나며, 통증이 일어나는 부위에서는 분절의 불안정성 및 과운동성이 동반되어 나타난다.

(2) 정렬 검사

① 앉은 상태 검사

- 앉은 상태에서 신체의 이동 없이 신체의 중심에서 떨어져 있는 전화기, 파일 그리고 컴퓨터를 사용하기 위해 몸통을 돌림 또는 가쪽굽힘하는 자세(돌림 또는 가쪽굽힘이 일어나기 쉬운 자세)
- 돌림이나 가쪽굽힘이 반복될 수밖에 없는 작업환경 또는 일상 생활 자세
- 의자 또는 소파의 팔걸이 부분에 한쪽을 기대는 자세 또는 다리를 꼬은 상태로 앉은 자세(그림 2.106A)

② 선 상태

비대칭적으로 체중을 지지하는 자세는 등뼈의 돌림 및 가쪽굽힘을 일으킨다. 발은 지지면에 고정한 상태에서 반복적으로 체간을 한쪽 방향으로 돌림 및 가쪽굽힘된 자세 습관을 가진다(그림 2.106B).

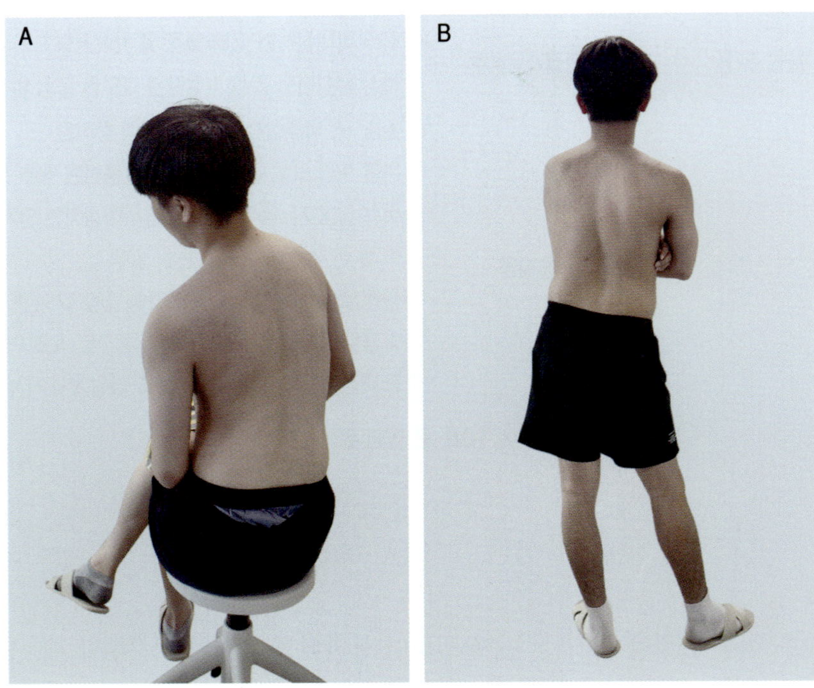

그림 2.106 등 돌림 유형 정렬. A: 앉은 자세, B: 선 자세

(3) 관절가동범위 검사

허리뼈 부위의 움직임을 최소화시킨 상태에서 등뼈 부위의 관절가동범위를 선택적으로 측정하기 위해 12번째 갈비뼈 아래를 양손으로 고정한 상태에서 굽힘, 폄, 가쪽굽힘, 돌림을 측정한다. 전체적인 등뼈 돌림 가동범위와 특정 분절에서 과도한 가동범위를 나타내는지를 확인한다. 등뼈의 움직임과 동반된 갈

비뼈 움직임도 함께 확인해야 한다. 등뼈의 오른쪽 돌림 시에 오른쪽 갈비뼈는 뒤쪽돌림, 왼쪽 갈비뼈는 앞쪽돌림을 하게 된다(그림 2.107).

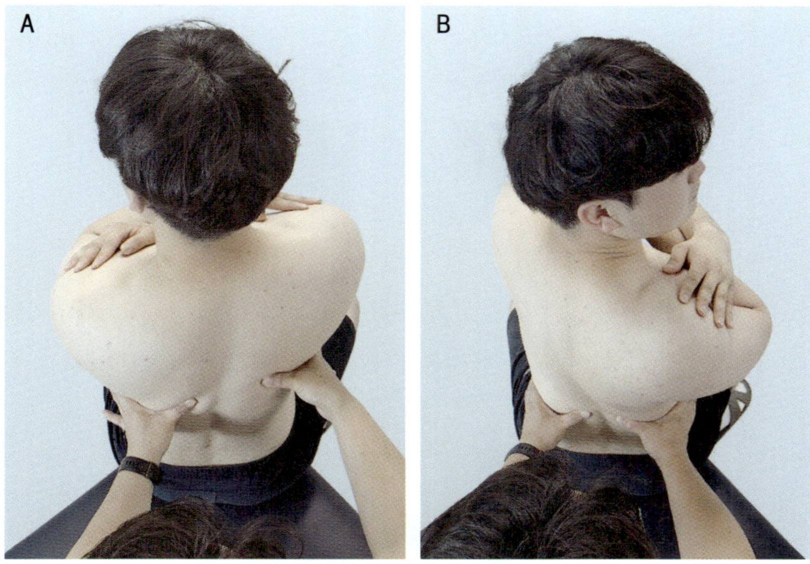

그림 2.107 비대칭적인 등뼈 돌림. A: 등뼈의 왼쪽돌림/왼쪽 갈비뼈의 뒤쪽돌림/오른쪽 갈비뼈의 앞쪽돌림이 제한됨, **B:** 정상 범위를 초과하여 오른쪽 등뼈 돌림/오른쪽 갈비뼈 뒤쪽돌림/왼쪽 갈비뼈 앞쪽돌림이 발생됨.

(4) 근육 검사

앞/뒤의 몸통 좌우 근육 길이와 근력의 비대칭성을 확인할 수 있다. 좌우 명치각의 비대칭성을 통해 복부 근육의 길이 및 근력 변화를 확인할 수 있으며, 근육 길이의 비대칭에 대한 문제는 들숨 시에 명치각 벌어짐의 차이를 통해 추가적으로 확인할 수 있다(그림 2.108).

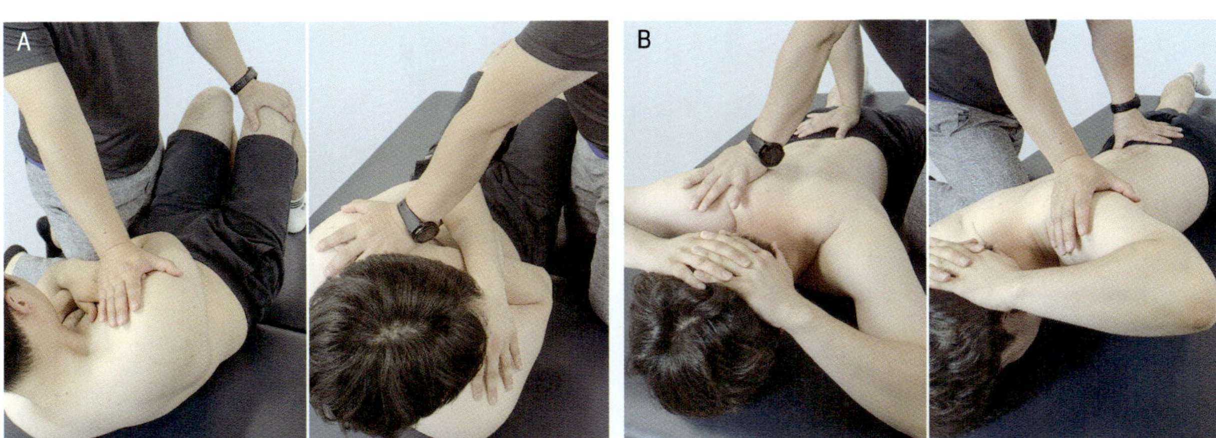

그림 2.108 근력 검사. A: 좌우 앞쪽 몸통 돌림근 검사, **B:** 좌우 뒤쪽 몸통 돌림근 검사

(5) 움직임 검사

① 한쪽 어깨 굽힘 검사 One Shoulder Flexion Test

한쪽 어깨 굽힘 시에 한쪽 방향 또는 부위에서 몸통 돌림과 한쪽 명치각의 바깥쪽 벌어짐이 확인된다(그림 2.109).

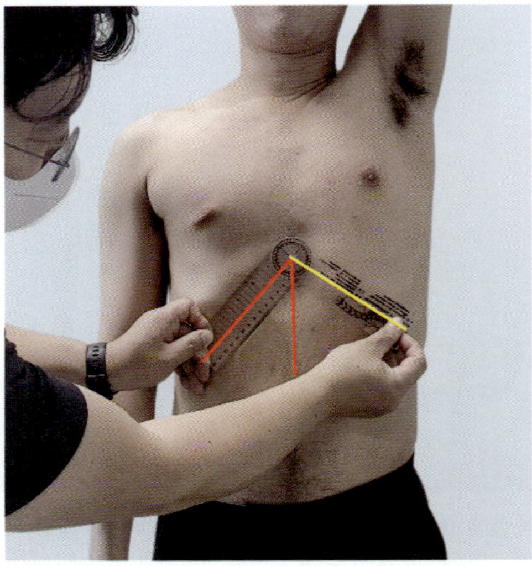

그림 2.109 한쪽 어깨 굽힘 검사 시(왼쪽), 몸통 돌림과 왼쪽 복장뼈 아래 사이각이 바깥쪽으로 벌어짐

② 네발기기 자세에서 한 팔 들기 검사 Quadruped One Arm Lifting Test

한 팔 들기 시에 등뼈 부위에서 돌림이 발생된다(그림 2.110).

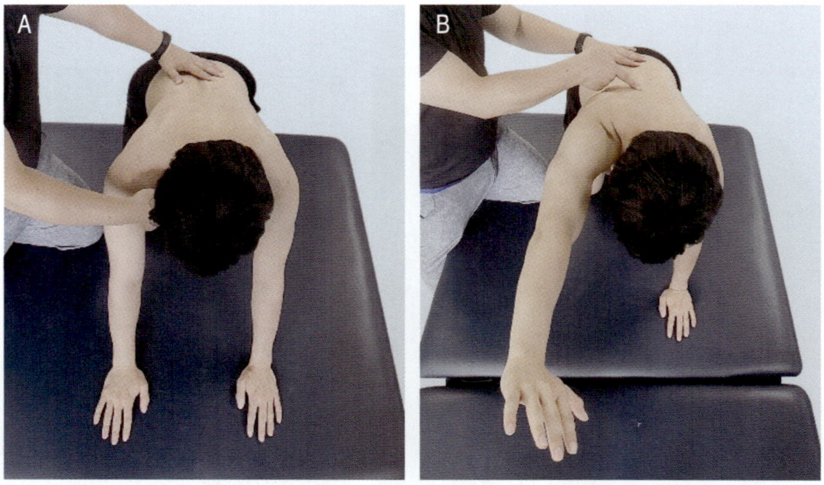

그림 2.110 네발기기 자세에서 한 팔 들기 검사 시(오른팔), 오른쪽으로 몸통 돌림이 나타남

③ 위팔 수평 모음/벌림 검사 Upper Arm Horizontal Adduction/Abduction Test

위팔 수평 모음/벌림 시에 등뼈의 특정 분절에서 돌림과 함께 통증이 발생될 수 있다(그림 2.111).

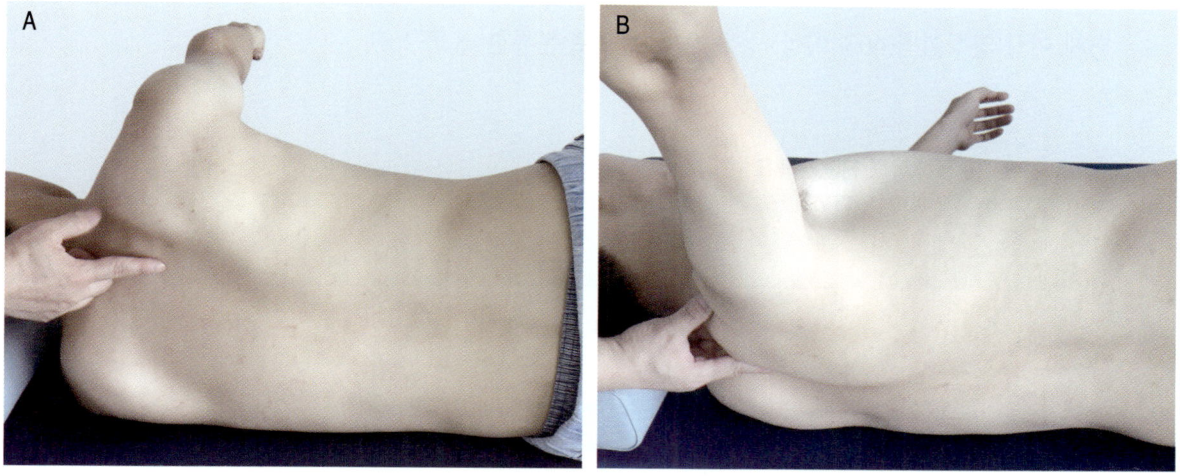

그림 2.111 위팔 수평 모음/벌림 시에 나타나는 등뼈의 회전 움직임 검사. A: 수평 모음, B: 수평 벌림

④ 호흡 검사 Breathing Test

들숨 시, 비대칭적인 가슴우리의 움직임(비정상적인 양동이 손잡이 움직임)을 확인할 수 있다(그림 2.112).

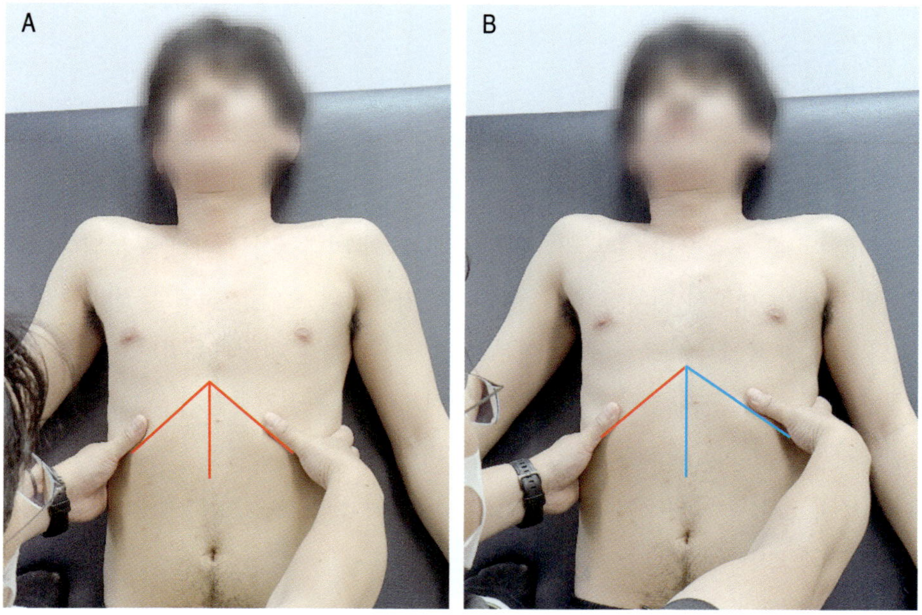

그림 2.112 들숨 시에 나타나는 비대칭적인 가슴우리의 움직임 및 명치각. A: 들숨 전, B: 들숨 이후 비대칭적인 가슴우리 움직임

2) 분류

(1) 등 돌림 유형 진단

등 돌림 유형의 기여 요인으로는 통증, 정렬, 관절가동범위, 근육 및 움직임 등이 있다. 평가항목 5개 중 3개 이상 양성이면(60% 이상) 등 돌림 유형으로 분류한다(표 2.8).

표 2.8 등 돌림 유형 진단 분류표

기여 요인	검사 내용	반응
통증	등뼈 돌림 움직임 시, 통증	양성/음성
정렬	가슴우리 좌우 비대칭/비대칭적인 명치각	양성/음성
근육	등뼈 돌림근(앞/뒤)의 좌우 비대칭적인 근력 또는 근육 길이	양성/음성
관절가동범위	비대칭적인 돌림 관절가동범위(전체/분절)	양성/음성
움직임	호흡 검사 시에 비대칭적인 가슴우리 움직임	양성/음성
	네발기기 자세에서 한 팔 들기 검사	양성/음성

(2) 진단에 따른 중증도 평가

등 돌림 유형으로 분류된 경우에, 등 돌림 유형의 중증도 분류를 위해 등 돌림 유형 중증도 평가가 수행된다. 통증 요인(20점)은 시각상사척도를 이용한다. 해당되는 통증 점수 영역에 따라 등급이 부여된다. 정렬 요인(20점)은 가슴우리 좌우 비대칭성, 명치각의 비대칭성에 따라 구분된다. 근육 요인(20점)은 근육 길이와 근력의 대칭성 여부를 검사한다. 관절가동범위 요인은 전체 분절에서 일어나는 전체 관절 가동범위와 특정 분절에서 과도한 돌림 여부를 알아보는 분절 관절가동범위로 구분된다. 비대칭적인 돌림에 대한 검사를 위해 전체 분절에서 일어나는 전체 돌림 관절가동범위(regional rotational ROM)와 분절 돌림 관절가동범위(segmental rotation ROM) 비대칭성/돌림 움직임 시 통증 여부를 확인하는 검사를 시행한다(20점). 움직임 요인(20점)은 아래 표에 제시된 움직임 검사의 결과(양성/음성)에 따라 각각 점수가 부여된다(표 2.9).

표 2.9 등 돌림 유형 진단에 따른 중증도 평가표

<table>
<tr><th>기여 요인</th><th colspan="3">통증 점수(VAS)</th><th>점수</th></tr>
<tr><td rowspan="3">통증
(20)</td><td colspan="3">1~3</td><td>10</td></tr>
<tr><td colspan="3">4~7</td><td>15</td></tr>
<tr><td colspan="3">8~10</td><td>20</td></tr>
<tr><td rowspan="3">정렬
(20)</td><td colspan="3">정렬 상태</td><td>점수</td></tr>
<tr><td colspan="2">가슴 비대칭 검사</td><td>비대칭</td><td>10</td></tr>
<tr><td colspan="2">명치각 검사</td><td>비대칭</td><td>10</td></tr>
<tr><td rowspan="3">근육
(20)</td><td>근육</td><td>검사</td><td>검사의 양성반응</td><td>점수</td></tr>
<tr><td>등뼈 돌림근</td><td>근육 길이 검사</td><td>비대칭</td><td>15</td></tr>
<tr><td>등뼈 돌림근(앞/뒤)</td><td>근력 검사</td><td>비대칭</td><td>15</td></tr>
<tr><td rowspan="2">관절가동범위
(20)</td><td colspan="3">분류</td><td>점수</td></tr>
<tr><td colspan="2">등뼈 돌림 관절가동범위(전체/분절)</td><td>좌우 비대칭/돌림 움직임 시 통증</td><td>10</td></tr>
<tr><td rowspan="8">움직임
(20)</td><td colspan="2">검사</td><td>양성반응</td><td>점수</td></tr>
<tr><td colspan="2">호흡 검사</td><td>비대칭적인 가슴우리의 움직임</td><td>5</td></tr>
<tr><td colspan="2">위팔 수평 모음/벌림 검사</td><td>통증 및 등뼈 돌림 발생</td><td>5</td></tr>
<tr><td colspan="2">한쪽 어깨 굽힘 검사</td><td>비대칭적인 가슴우리 및 복장뼈 아래 사이각 나타남</td><td>5</td></tr>
<tr><td colspan="2">네발기기 자세에서 한 팔 들기 검사</td><td>등뼈의 돌림 발생</td><td>5</td></tr>
<tr><td colspan="2">형태잠김 검사</td><td>동일한 저항 또는 압력에 대한 몸통 부위의 비대칭적인 좌우 끝느낌 또는 움직임</td><td>5</td></tr>
<tr><td colspan="2">힘잠김 검사</td><td>동일한 저항 또는 압력에 대한 몸통 부위의 비대칭적인 좌우 끝느낌 또는 움직임</td><td>5</td></tr>
<tr><td colspan="2">등 축돌림 기능 검사</td><td>대상자의 몸통이 자세를 유지하지 못하거나 또는 가쪽굽힘된 자세로 위치가 변함</td><td>5</td></tr>
<tr><td colspan="4">총점</td><td>100</td></tr>
</table>

3) 중재

(1) 움직임 교육

① 앉은 자세

가능한 기능적/일상 활동들을 수행할 때 대칭적인 형태로 수행하도록 한다. 한 손으로 운전대를 잡는 자세, 자동차 콘솔 박스로 몸통을 기대는 자세, 좌우 골반의 높이를 비대칭적으로 만드는 다리 꼬기, 한 다리만 의자 위에 올리고 앉는 자세 등의 비대칭적인 자세에서 대칭적 형태로 앉는 일상적 습관의 변화가 필요하다(그림 2.113).

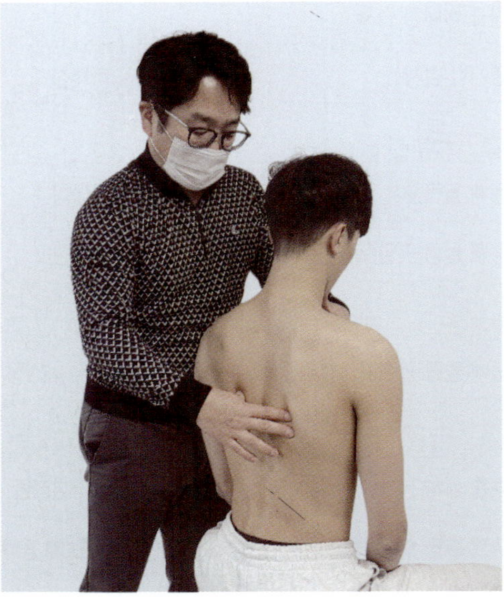

그림 2.113 등 돌림 유형의 앉은 자세 정렬 교정

② 선 자세

한쪽으로 몸을 기울이는 비대칭적인 체중지지 자세(짝다리 등) 등의 교정이 필요하다. 물건을 한쪽에서 다른 쪽으로 옮기는 작업 시에 몸통을 돌림하는 것이 아닌 하지를 이용하여 방향을 전환한 상태에서 물건을 옮기는 작업 형태 전환이 필요하다(그림 2.114).

(2) 움직임 교육을 위한 도수/운동 관리

① 관절가동화 기법

대상자는 팔은 몸통의 옆에 편하게 둔 상태에서 엎드린 자세를 취한다. 치료사는 아래 손가락의 법칙(rule of lower finger)에 따라 분절의 돌림을 증가시키고 싶다면 한 손가락은 위쪽 척추의 가로돌기에 다른 한 손가락은 반대편 아래쪽 척추의 가로돌기에 위치한다(손가락의 모양을 'V'자 형태로 함). 치료사의 다른 한 손은 이 두 손가락 위에 손의 측면을 접촉한 이후에 앞쪽 또는 앞-위쪽 방향으로 힘을 적용한다.

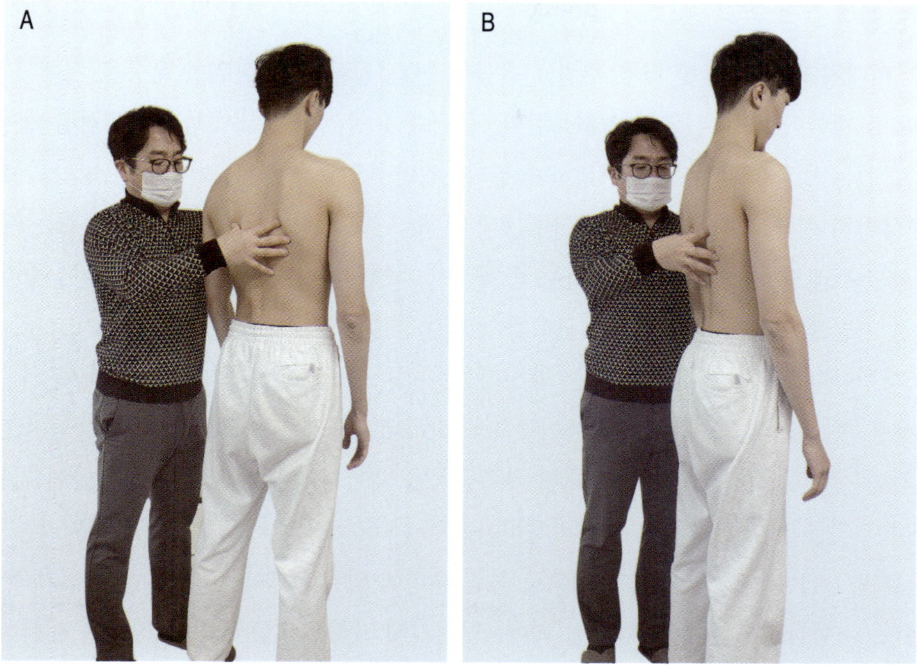

그림 2.114 등 돌림 유형의 선 자세 정렬 교정. A: 후측면, B: 측면

힘의 크기는 대상자가 견딜 수 있는 범위 내에서 적용한다(등뼈 6-7번 관절 사이에서 왼쪽 돌림을 증가시키고 싶다면 치료사의 왼손 3번째 손가락은 등뼈 6번 오른쪽 가로돌기에 2번째 손가락은 등뼈 7번 왼쪽 가로돌기에 위치한 이후에 오른쪽 손을 이용하여 두 손가락에 앞쪽 또는 앞-위쪽 방향으로 힘을 적용한다)(그림 2.115).

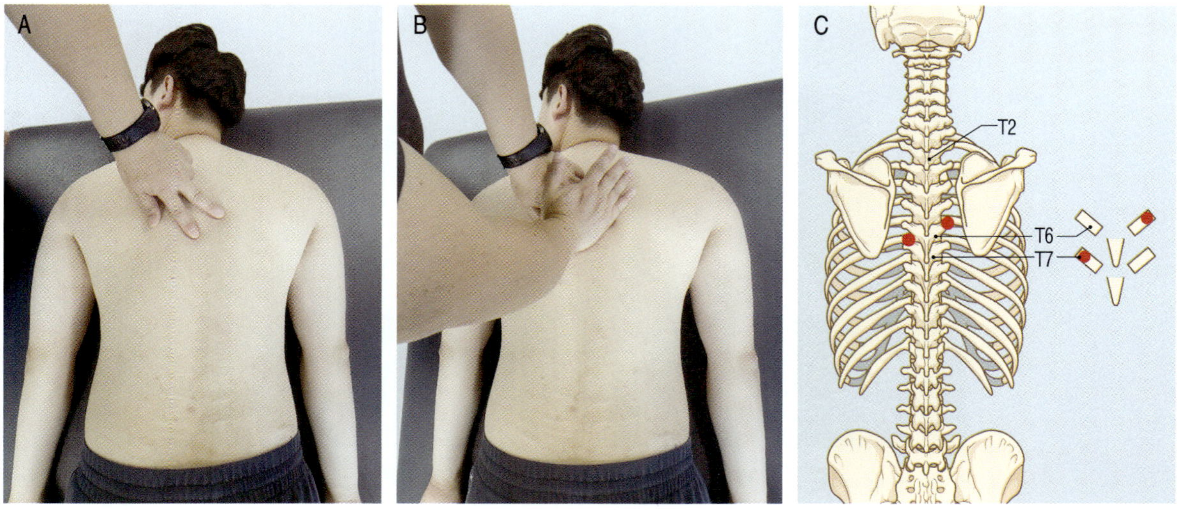

그림 2.115 등뼈 돌림 관절가동범위 개선을 위한 관절가동화 기법. A: 적용할 위치 찾기, B: 관절가동화 기법 적용, C: 관절가동화 기법 적용 위치

② 근육 길이 교정 운동

좌/우 비대칭적인 복근 및 척추 주변 근육들에 근육 길이 교정을 위한 운동을 시행하기 위해서는 어떠한 방향으로 제한이 있는지를 확인해야 한다. 돌림축을 유지한 상태에서 좌/우 몸통 돌림을 비교하고 제한 범위가 있는 방향에서 운동을 시행하게 된다. 일반적으로 돌림 유형이 있는 방향의 돌림은 정상범위 또는 정상범위 이상으로 움직임이 일어나는데 반해, 반대쪽 부위의 몸통 돌림 범위는 제한을 가지게 된다. 수동적 스트레칭을 적용하는 것보다는 근에너지 기법을 이용한 방법이 몸통 돌림 증가에 효과적이다. 근에너지 기법을 이용하여 몸통 돌림근육들의 비대칭성을 교정하는 방법은 그림 2.116, 2.117과 같은 방법으로 시행한다. 등 돌림 유형이 있는 대상자들은 몸통 돌림의 비대칭과 함께 좌/우의 몸통 가쪽굽힘의 비대칭성을 가지고 있다. 주로 갈비사이근육과 허리네모근의 단축으로 인해 발생되며 단축된 또는 긴장된 갈비사이근육 및 허리네모근의 반대편 가쪽굽힘을 제한하게 된다. 좌/우 가쪽굽힘 가동범위 검사를 통해 단축된 부위를 확인할 수 있다. 갈비사이근육의 단축(등뼈의 가쪽굽힘 제한)을 선별적으로 확인하는 방법은 그림 2.117과 같다. 대체적으로 등 돌림 유형이 있는 방향과 반대 방향에서 가쪽굽힘의 제한을 가지게 된다. 가쪽굽힘 제한이 확인되면 벽에 등을 기대고(불필요한 돌림 움직임을 제한하기 위하여) 늘리고자 하는 부위의 골반과 반대편 12번째 갈비뼈 아래를 고정한 상태에서 제한된 가쪽굽힘 방향 쪽으로 몸통을 가쪽굽힘한다.

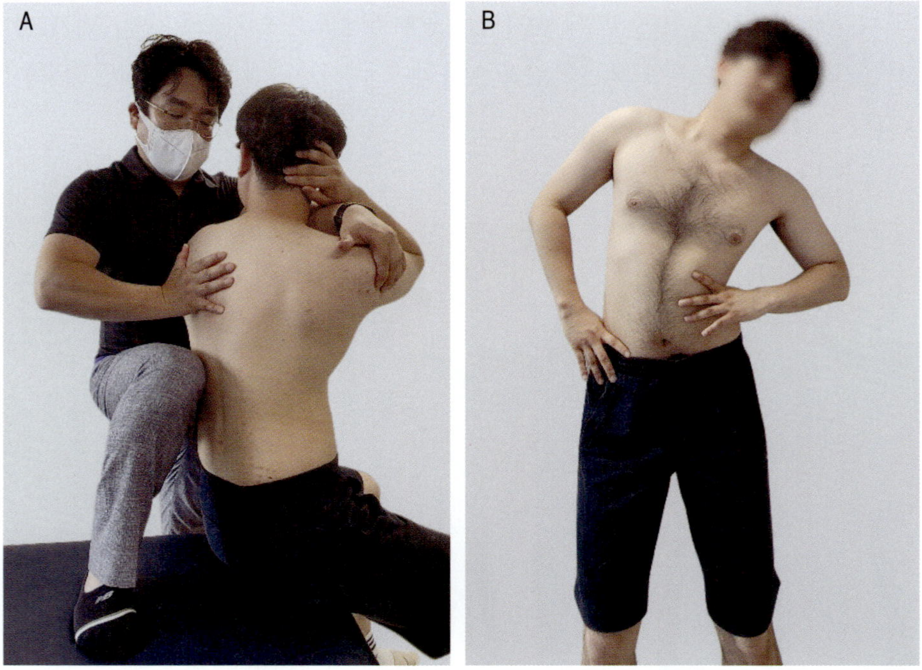

그림 2.116 비대칭적인 등뼈 돌림/가쪽굽힘에 대한 근육 길이 교정 운동.
A: 등뼈 돌림 근육의 대칭성을 위한 근에너지 기법, B: 등뼈 가쪽굽힘근 길이의 대칭성을 위한 스트레칭 운동

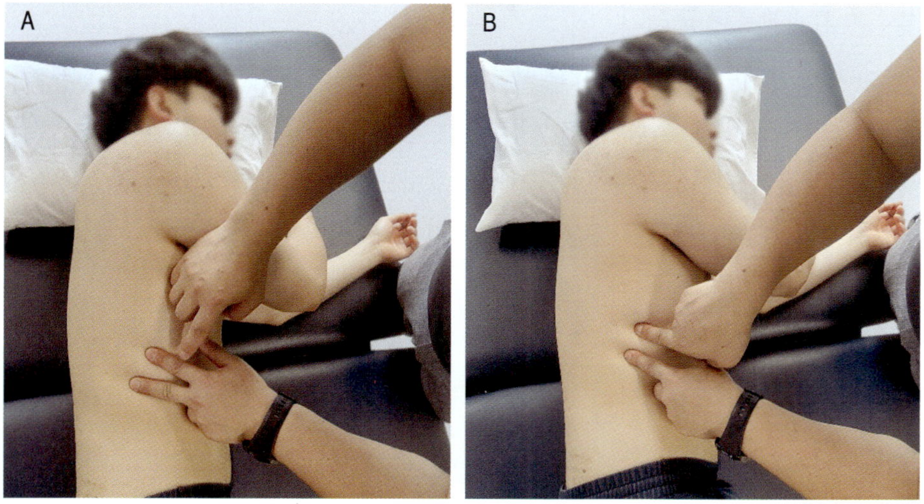

그림 2.117 갈비사이근육의 길이 단축을 확인하는 검사.
A: 들숨 시, 갈비뼈 사이 벌어지는 정도를 확인, B: 갈비뼈 사이 근육의 긴장도 검사

(3) 안정화 운동

① 벽에 몸통을 지지한 상태에서 한 팔 들기

벽에 몸통을 지지한 상태에서 한 팔 들기를 시행한다. 벽에 지지한 상태는 불필요한 몸통의 돌림을 제한시켜 주기 위해 복부 근육의 수축을 수행한 상태에서 팔 들기를 한다. 초기에는 불필요한 몸통의 돌림 제한을 복부 근육의 수축만으로 제어할 수 없기 때문에 벽에 몸통을 지지한 상태에서 진행하고 팔 들기 움직임 시에 몸통의 돌림을 제한할 수 있는 능력을 획득한 이후에는 벽에 몸통을 지지하지 않은 상태에서 복부 및 몸통 근육의 제어를 한 상태에서 팔 들기를 시행한다(그림 2.118).

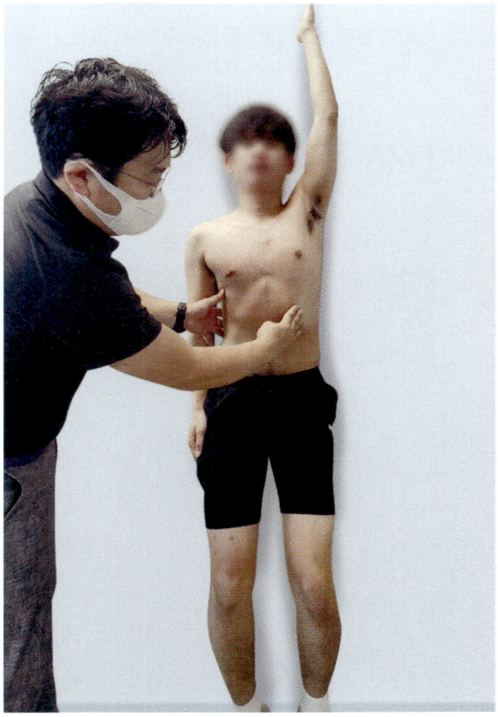

그림 2.118
몸통의 돌림을 제한하기 위한 등뼈 부위 안정화 운동

② 네발기기 자세에서 한 팔 들기

운동 시작 자세는 네발기기 자세이다. 시작 자세에서 한 팔 들기를 하게 되면 몸통의 돌림이 발생하게 된다. 한 팔 들기 시에 몸통 돌림이 일어나지 않는 범위까지 뒤쪽락킹을 한다. 이 위치에서 몸통 근육의 수축을 통해 몸통을 안정화하고 한 팔 들기를 시행하면서 몸통의 안정화를 유지할 수 있도록 훈련한다. 한 팔 들기 시에도 몸통의 돌림이 발생하지 않으면 점차 시작 자세 위치로 조금씩 앞쪽락킹을 시행하면서 팔들기 운동을 시행한다(그림 2.119).

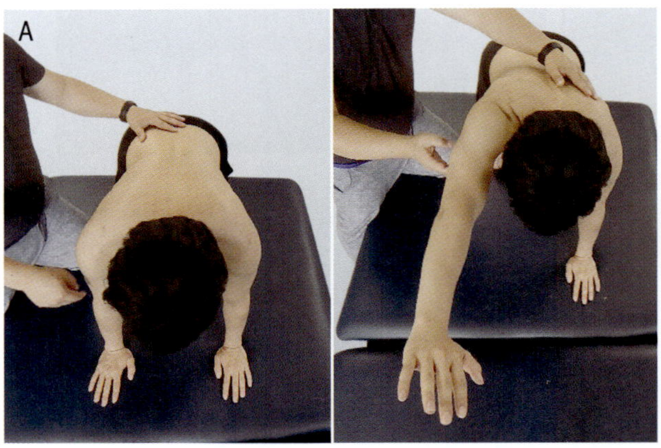

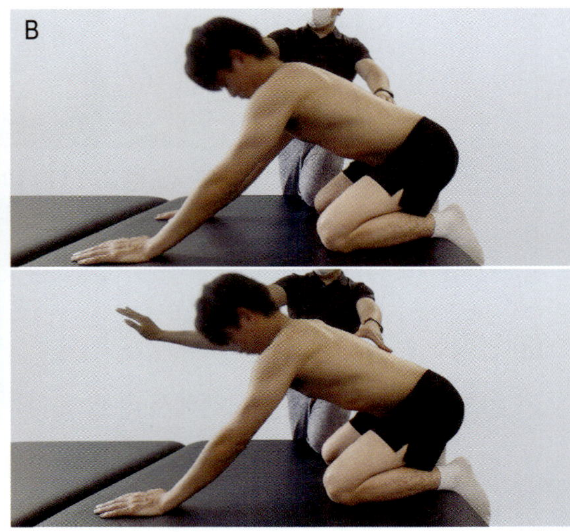

그림 2.119 네발기기 자세에서 등뼈 부위 안정화 운동. A: 등뼈의 돌림 발생, B: 뒤쪽락킹한 이후에 한 팔 들기 시에는 등뼈 돌림 발생하지 않음

4) KEMA 관리

표 2.10 등 돌림 유형 요약

잘못된 정렬	손상	KEMA 관리
• 비대칭적인 등뼈 또는 가슴우리의 돌림 또는 가쪽굽힘 • 비대칭적인 명치각	• 비대칭적인 좌우의 복근/등 근육 길이 및 근력 • 팔/다리의 움직임과 동반된 등뼈 및 가슴우리의 비정상적인 돌림 및 가쪽굽힘 • 호흡 시, 비대칭적인 가슴우리의 움직임	• 좌우 대칭적인 근육 길이 및 근력 회복 • 등뼈 부위의 안정화 능력 회복 • 대칭적인 가슴우리의 움직임 회복
		• 비대칭적인 몸통 돌림(다리 꼬기, 한 손으로 운전대 잡기, 한쪽으로 기대는 자세) 취하지 않기: 대칭적인 자세 유지 훈련 • 짝다리/몸통 돌림을 이용한 물건 옮기기: 대칭적인 자세 유지 훈련/하지를 이용하여 방향 전환 및 물건 옮기는 작업 방식 변경

12. 등 폄-돌림 유형

등 폄–돌림 유형(thoracic extension–rotation type)은 반복적으로 등뼈 폄–돌림이 결합된 움직임(팔을 머리 위로 위치하는 작업 자세 및 스포츠 활동 등) 및 자세(수면 자세, 앉는 자세 등)로 인해 발생될 수 있다. 어깨 관절가동범위가 제한된 경우에 팔을 머리 위로 위치하기 위해 과도한 등뼈 폄–돌림이 결합된 움직임을 반복적으로 수행하는 경우에 등 폄–돌림 유형이 나타난다. 비대칭적인 가슴우리, 명치각 및 갈비뼈 돌출과 같은 척주옆굽음증(scoliosis) 형태를 확인할 수 있다. 이와 같은 문제를 해결하기 위해서는 대칭적인 정렬, 근육 길이, 근력 및 동원을 대칭적으로 만드는 치료적 중재 및 움직임/자세 개선이 중요하다.

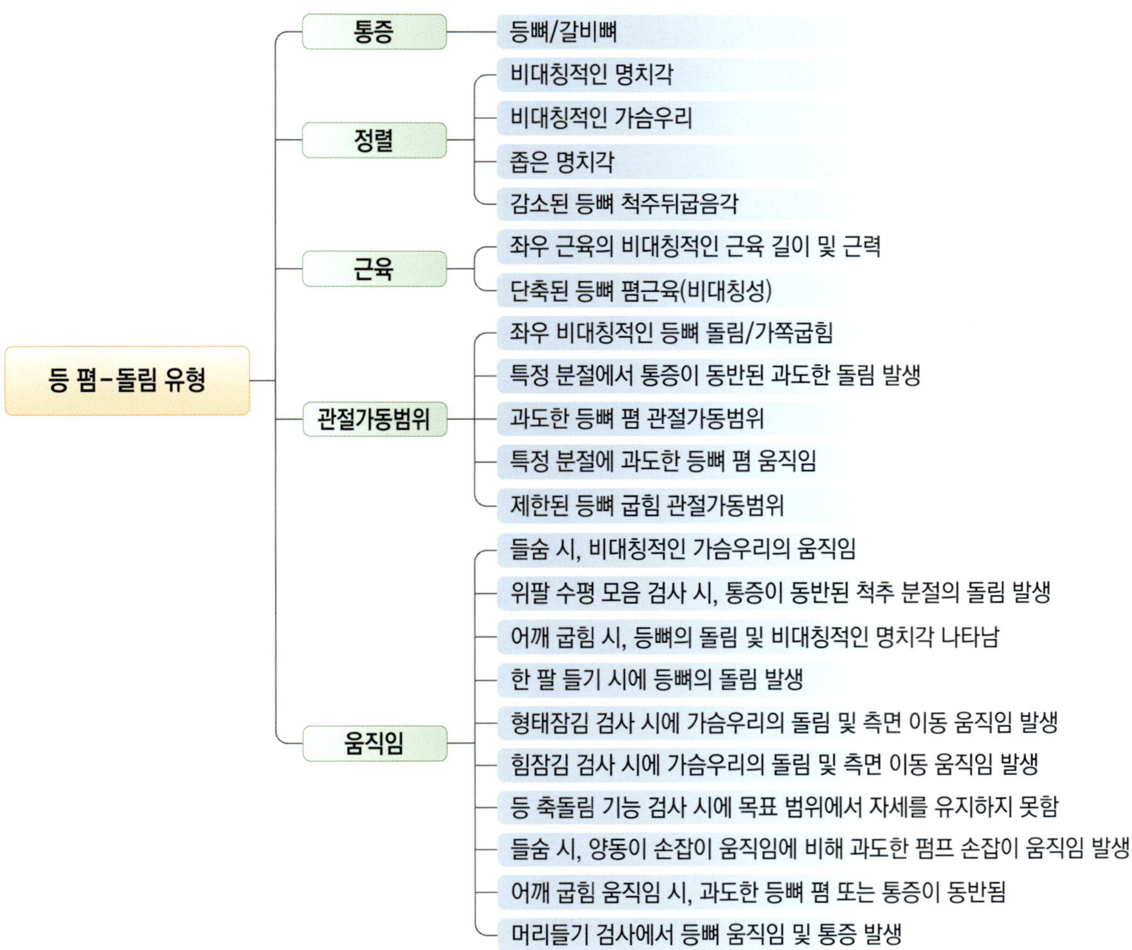

그림 2.120 등 폄-돌림 유형 진단 분류

1) 분류 기준

(1) 통증 및 증상

등뼈 부위의 폄-돌림이 동반된 움직임 시에 등뼈 부위와 가슴우리의 측면, 전면 또는 복부 부위로 통증이 나타날 수 있다. 등뼈 폄과 돌림이 결합된 정렬 자세 이외에도 몸통의 돌림 및 폄이 함께 요구되는 스포츠 활동, 작업 활동으로 인해 통증이 유발된다. 대표적으로 라켓 스포츠에서 서브 또는 골프에서 공을 치기 위한 스윙 동작 시에 발생되는 등뼈의 폄과 돌림이 동반되는 움직임으로 인해 등 폄-돌림 유형이 나타날 수 있다. 또한, 어깨관절의 움직임 제한 가지고 있는 오십견 또는 동결견 환자에게서 감소된 어깨 관절 움직임을 보상하기 위한 반복적인 등뼈 폄 및 돌림이 등 폄-돌림 유형의 원인이 될 수 있다(그림 2.121).

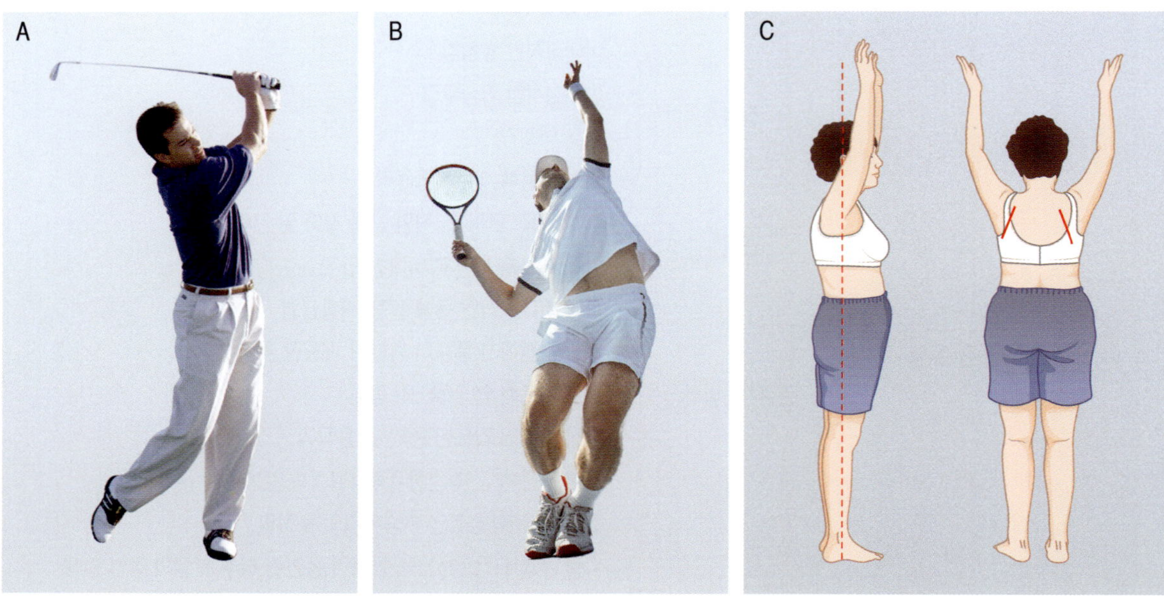

그림 2.121 **등 폄-돌림 유형이 유발되는 활동 및 병변.** **A:** 골프 스윙, **B:** 테니스의 서브, **C:** 동결견 환자에게서 나타나는 어깨 굽힘 제한

(2) 정렬 검사

① 앉은 상태

위쪽 등뼈 부위에서 주로 편평등 형태를 보이며, 한쪽 방향으로 돌림 및 가쪽굽힘된 정렬 상태로 인해 비대칭적인 가슴우리 또는 몸통 형태를 확인할 수 있다.

② 선 상태

앉은 상태처럼 위쪽 등뼈 부위에서 편평등 형태를 보이며 등뼈 부위의 돌림 및 가쪽굽힘으로 인하여 비대칭적인 정렬 형태를 확인할 수 있다. 아래쪽 등뼈 부위에서는 상대적으로 과도한 척주뒤굽음증 형태를 나타낼 수 있다(그림 2.122).

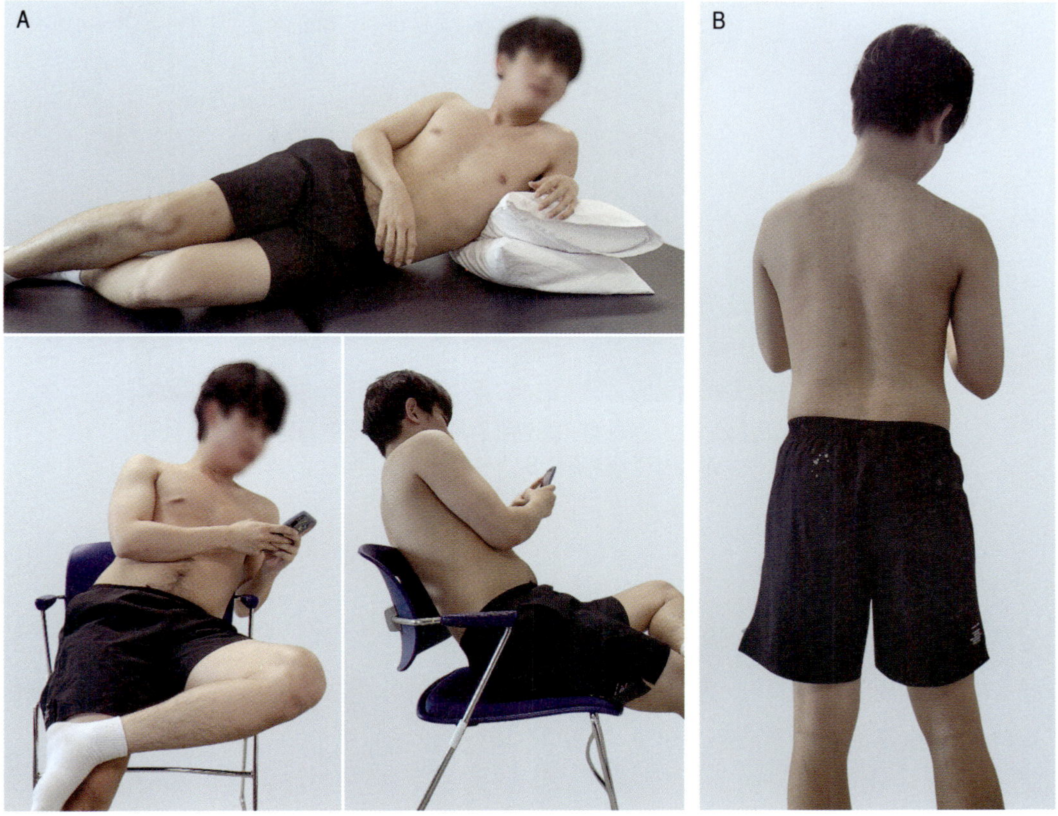

그림 2.122 등 폄–돌림 유형 정렬. A: 앉은 자세, B: 선 자세

(3) 관절가동범위 검사

허리뼈 부위의 움직임을 최소화시킨 상태에서 등뼈 부위의 관절가동범위를 선택적으로 측정하기 위해 12번째 갈비뼈 아래를 양손으로 고정한 상태에서 굽힘, 폄, 가쪽, 굽힘, 돌림을 측정한다. 정상적인 등뼈 굽힘 움직임에 비해 현저히 저하된 등뼈 굽힘을 보이며, 등뼈 폄에서는 등뼈 폄 범위를 넘어선 관절가동범위를 보이고, 끝 범위에서 통증이 발생될 수 있다. 전체적인 등뼈 돌림 가동범위와 특정 분절에서 과도한 가동범위를 보이는지에 대해서도 확인한다. 등뼈의 움직임과 동반된 갈비뼈 움직임도 함께 확인해야 한다. 등 폄–돌림 유형을 가진 사람들은 등뼈 폄 검사 시에 폄과 돌림이 동반된 움직임이 나타나는 특징을 가진다. 돌림된 방향의 갈비뼈 움직임(뒤쪽돌림)은 정상적 또는 과도하게 움직임이 일어나지만, 반대편에서는 등뼈의 돌림 감소와 함께 갈비뼈의 뒤쪽돌림 움직임이 상대적으로 감소되어 있음을 확인할 수 있다(그림 2.123).

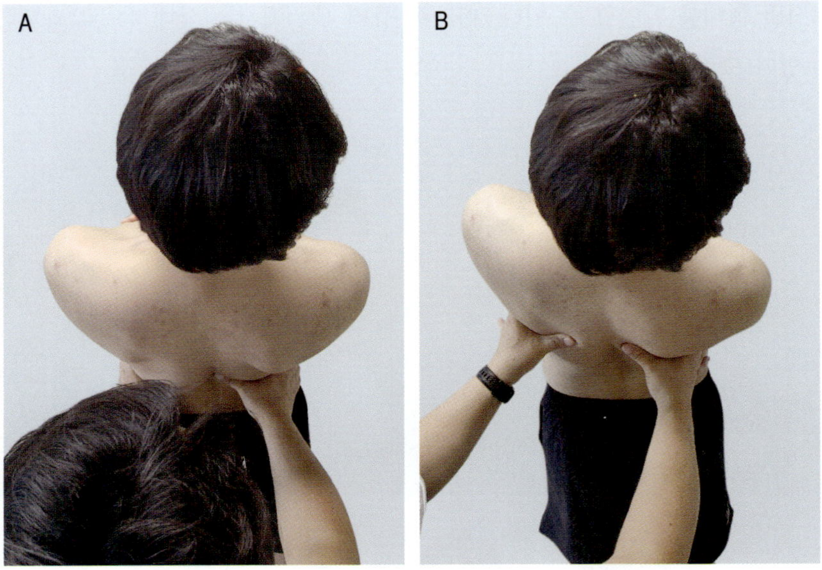

그림 2.123 등뼈 폄 가동범위 검사 시, 등뼈 폄과 돌림이 동반된 움직임
A: 검사의 시작 위치, B: 등뼈 폄-돌림이 나타난 검사의 끝 위치

(4) 근육 검사

앞/뒤의 몸통 좌우 근육 길이와 근력의 비대칭성을 확인할 수 있다. 좌우 명치각의 비대칭성을 통해 복부 근육의 길이 및 근력 변화를 확인할 수 있으며 근육 길이의 비대칭에 대한 문제는 들숨 시에 명치각 벌어짐의 차이를 통해 추가적으로 확인할 수 있다(그림 2.124).

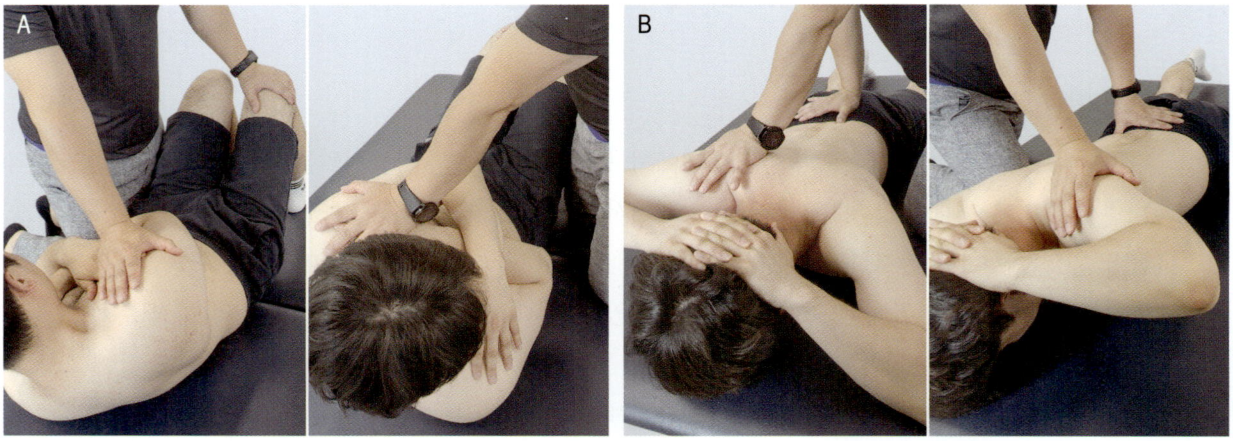

그림 2.124 근력 검사. A: 좌우 앞쪽 몸통 돌림근 검사, B: 좌우 뒤쪽 몸통 돌림근 검사

(5) 움직임 검사

① 몸통 앞쪽굽힘 검사/몸통 앞쪽굽힘에서 돌아오기 검사 Forward Bending Test/Return from Forward Bending Test

몸통 앞쪽굽힘 시에는 엉덩관절의 움직임은 원활히 일어나지만 척추의 움직임이 제한적으로 나타나는 특징을 가진다. 몸통 앞쪽굽힘에서 돌아오기 검사 시에는 엉덩관절의 움직임에 앞서 과도한 등뼈 폄–돌림 움직임이 발생되며, 통증이 동반될 수 있다(그림 2.125).

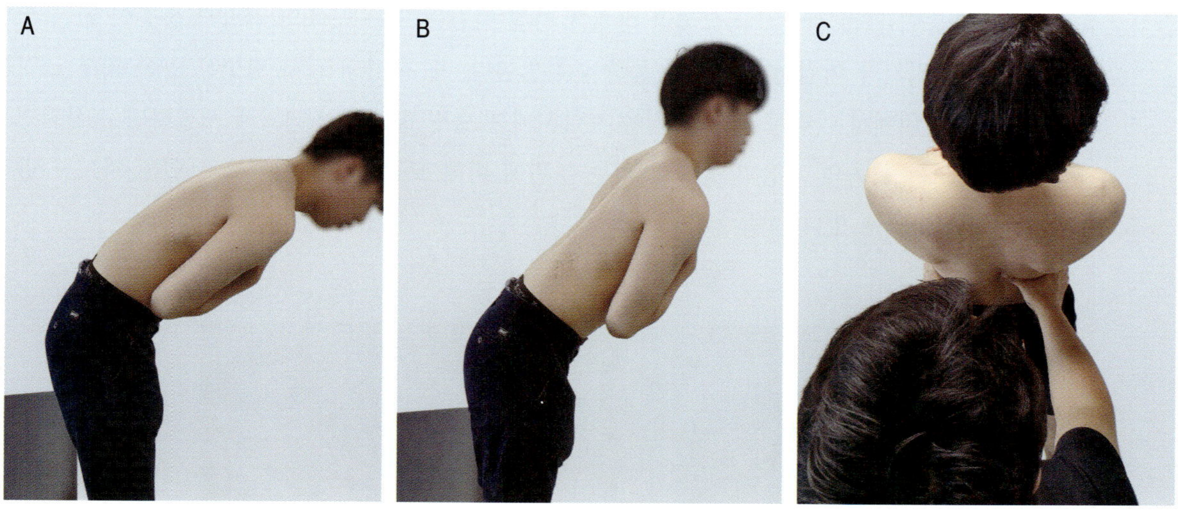

그림 2.125 몸통 앞쪽굽힘에서 돌아오기 검사. A: 몸통 앞쪽굽힘 검사의 끝 위치에서 상대적으로 감소된 등뼈 굽힘이 나타남, B: 검사의 시작 단계에서 엉덩관절의 움직임에 비해 등뼈 폄이 우선적으로 일어남, C: 검사의 끝 부분에서 등뼈 폄과 돌림이 동반됨

② 가슴우리 올림 검사 Rib Cage Elevation Test

가슴우리를 올려주면 등뼈 부위에 있는 통증이 감소된다(그림 2.126).

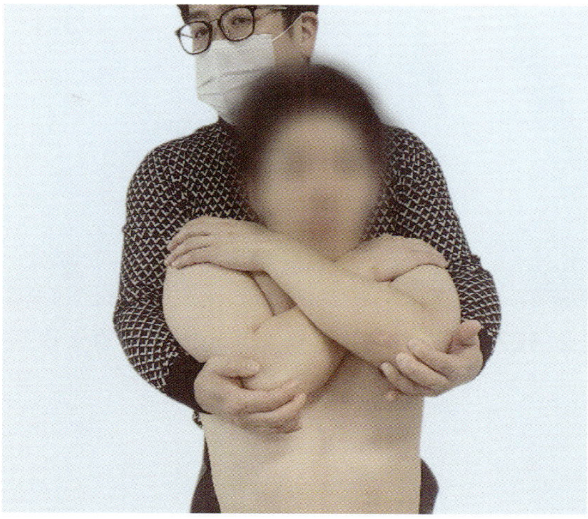

그림 2.126 가슴우리 올림 검사

③ 교감신경 기능 검사 Sympathetic Function Test

등뼈 주위 근육들의 과도한 근수축과 함께 등뼈 폄이 지속된 자세를 취하게 되면 등뼈 부위에 과도한 스트레스가 유발되며, 척추 감각-운동 경로내에 있는 교감신경절을 자극시키게 되어 자극에 대한 과도한 과민 반응, 근육긴장, 충혈 및 통증 등의 교감신경성 반응이 나타나게 된다. 검사하는 방법은 등뼈 부위의 피부를 들어올려, 피부 조직에서 느껴지는 긴장도 차이를 검사하게 된다(근육의 긴장이 동반된 통증이 있는 부위 VS. 근육의 긴장이 없고 통증이 없는 부위/등뼈 부위에 근육긴장 및 통증 있는 사람 VS. 근육 긴장 및 통증이 없는 사람). 정상적인 정렬을 가진 사람들 또는 근육의 긴장과 통증이 없는 부위에 비해 피부 들어올리기가 어렵거나 과도한 통증을 유발한다. 또 하나의 검사 방법은 양쪽 피부 조직을 아래에서 위로 또는 위에서 아래로 피부 조직을 자극시키는 롤링 방법을 2~3차례 시행하면 정상적인 정렬을 가진 사람들 또는 근육의 긴장과 통증이 없는 부위에 비해 교감신경계 항진으로 인해 과도한 발적이 지속되는 특징을 가지고 있다(그림 2.127).

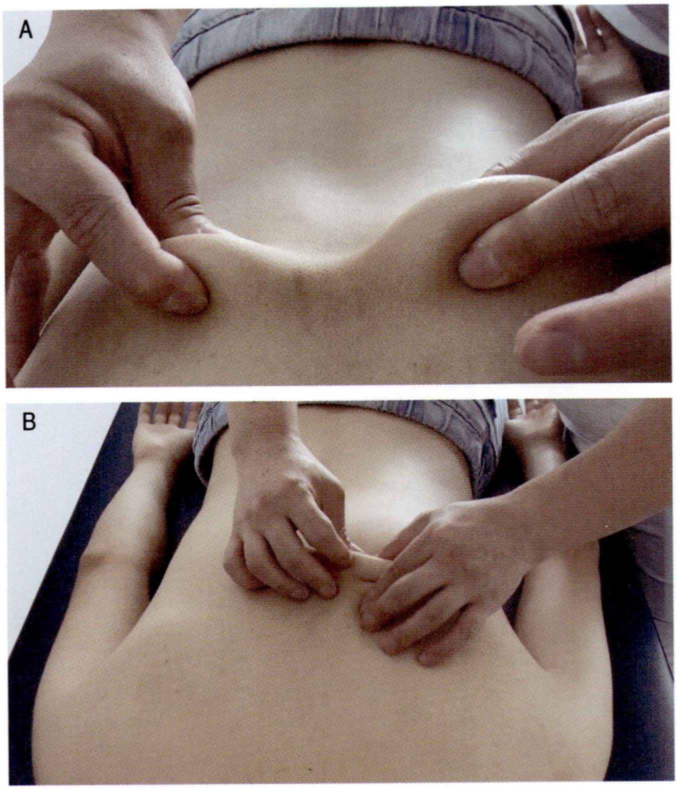

그림 2.127 교감신경 기능 검사. A: 피부 들어올림 검사, B: 피부 롤링(자극) 검사

④ 한쪽 어깨 굽힘 검사 One Shoulder Flexion Test

한쪽 어깨 굽힘 시에 한쪽 방향 또는 부위에서 몸통 돌림과 한쪽 명치각의 바깥쪽 벌어짐이 확인된다(그림 2.128).

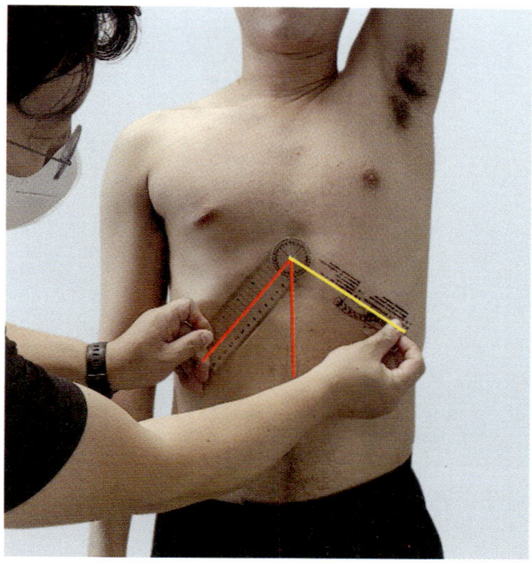

그림 2.128 한쪽 어깨 굽힘 검사 시(왼쪽), 몸통 돌림과 왼쪽 복장뼈 아래 사이각이 바깥쪽으로 벌어짐

⑤ 네발기기 자세에서 한 팔 들기 검사 Quadruped One Arm Lifting Test

한 팔 들기 시에 등뼈 부위에서 돌림이 발생된다(그림 2.129).

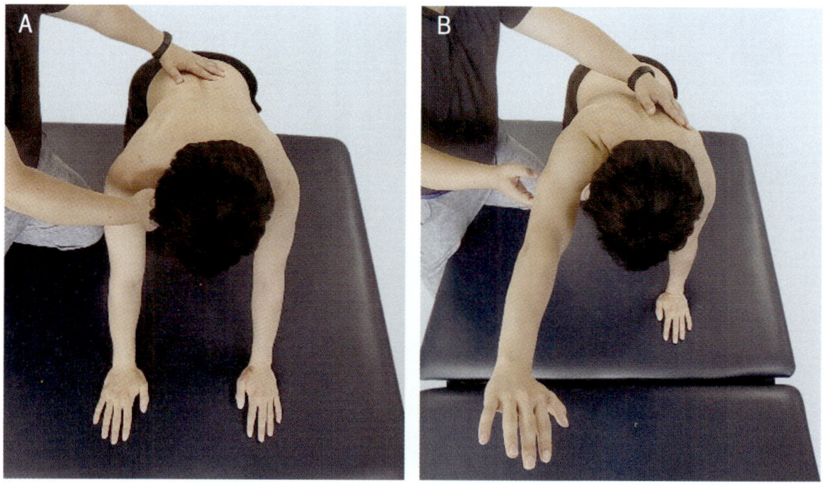

그림 2.129 네발기기 자세에서 한 팔 들기 검사 시(오른팔), 오른쪽으로 몸통의 돌림이 나타남
A: 검사의 시작 위치, B: 등뼈의 돌림이 나타나는 검사의 끝 위치

⑥ 위팔 수평 모음/벌림 검사Upper Arm Horizontal Adduction/Abduction Test

위팔 수평 모음/벌림 시에 등뼈의 특정 분절에서 돌림과 함께 통증이 발생될 수 있다(그림 2.130).

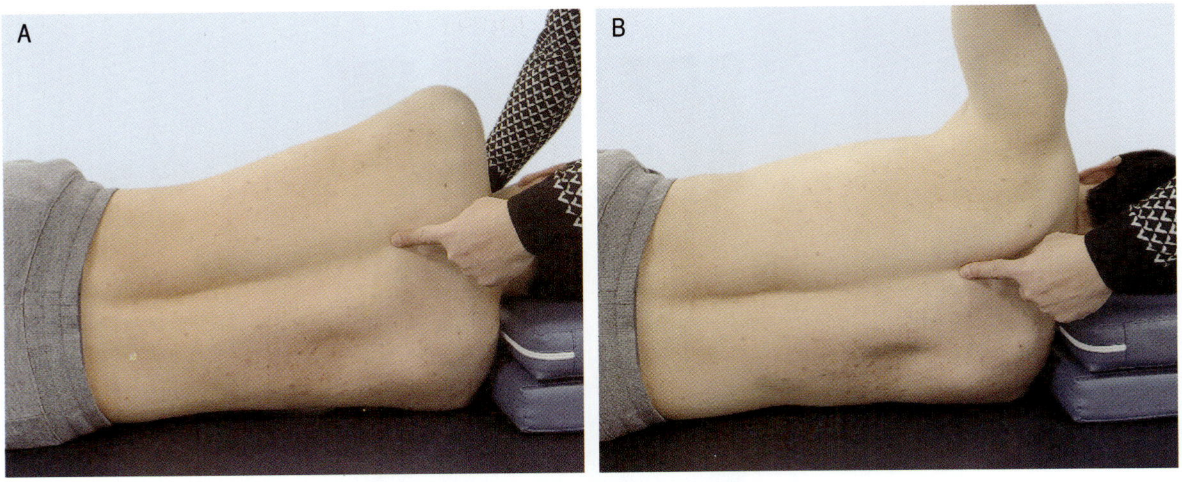

그림 2.130 위팔 수평 모음/벌림 시에 나타나는 등뼈의 돌림 움직임 검사. A: 수평 모음, B: 수평 벌림

⑦ 호흡 검사Breathing Test

들숨 시, 비대칭적인 가슴우리의 움직임(비대칭적인 양동이 손잡이 움직임)을 확인할 수 있다(그림 2.131).

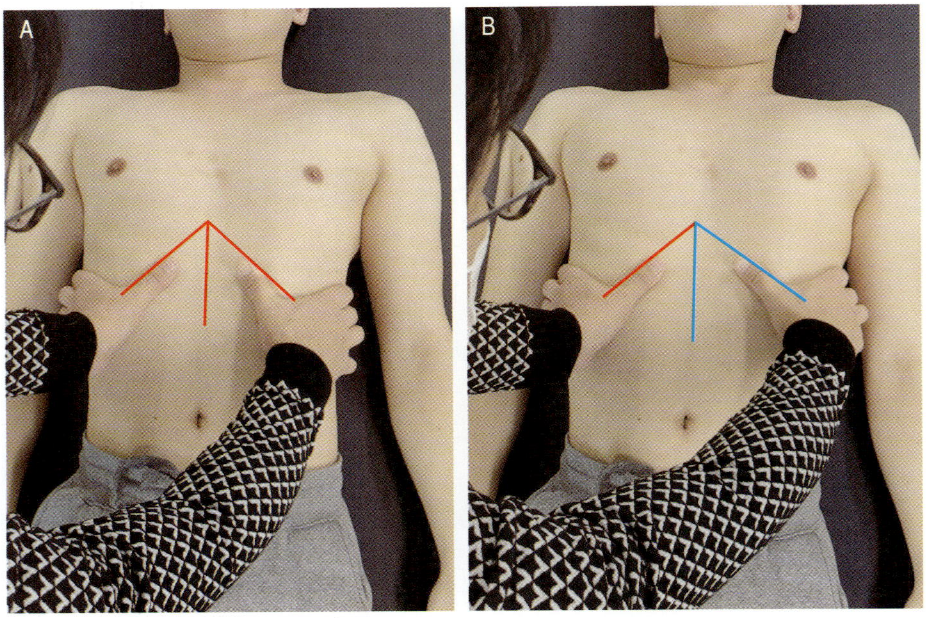

그림 2.131 들숨 시에 나타나는 비대칭적인 가슴우리의 움직임 및 명치각. A: 들숨 전, B: 들숨 이후 비대칭적인 가슴우리 움직임

2) 분류

(1) 등 폄-돌림 유형 진단

등 폄-돌림 유형의 기여 요인으로는 통증, 정렬, 관절가동범위, 근육 및 움직임 등이 있다. 평가항목 10개 중 6개 이상 양성이면(60% 이상) 등 폄-돌림 유형으로 분류한다(표 2.11).

표 2.11 등 폄-돌림 유형 진단 분류표

기여 요인	검사 내용	반응
통증	등뼈 폄-돌림이 동반된 움직임 시, 통증	양성/음성
정렬	가슴 비대칭을 동반한 감소된 척주뒤굽음각(20° 미만)	양성/음성
	비대칭적인 명치각	양성/음성
근육	비대칭적인 몸통 근육의 길이 및 근력	양성/음성
관절가동범위	과도한 등뼈(전체/분절) 폄 관절가동범위	양성/음성
	비대칭적인 돌림 관절가동범위(전체/분절)	양성/음성
움직임	호흡 검사 시, 비대칭적인 가슴우리 움직임	양성/음성
	호흡 검사 시에 과도한 등뼈 폄이 동반됨(비대칭적)	양성/음성
	몸통 앞쪽굽힘 검사 시, 과도한 등뼈 굽힘/등뼈 움직임이 먼저 발생함	양성/음성
	몸통 앞쪽굽힘에서 돌아오기 검사 시에 과도한 등뼈 폄 또는 등뼈 폄 움직임이 가장 먼저 일어남	양성/음성

(2) 진단에 따른 중증도 평가

등 폄-돌림 유형으로 분류된 경우에, 등 폄-돌림 유형의 중증도 분류를 위해 등 폄-돌림 유형 중증도 평가가 수행된다. 통증 요인(10점)은 시각상사척도를 이용한다. 해당되는 통증 점수 영역에 따라 등급이 부여된다. 정렬 요인(20점)은 가슴우리의 비대칭이 동반된 과도한 척주뒤굽음각, 비대칭적인 명치각에 따라 구분된다. 근육 요인(10점)은 근력 검사와 근육 길이 검사를 통해 비대칭성을 확인한다. 관절가동범위 요인(20점)은 전체 분절에서 일어나는 전체 관절가동범위와 특정 분절에서 분절 관절가동범위의 비정상적인 증가/감소와 좌우 비대칭성을 확인한다. 움직임 요인(30점)은 아래 표에 제시된 움직임 검사의 결과(양성/음성)에 따라 각각 점수가 부여된다(표 2.12).

표 2.12 등 폄-돌림 유형 진단에 따른 중증도 평가표

기여 요인	통증 점수(VAS)			점수
통증 (10)	1~3			4
	4~7			7
	8~10			10
정렬 (20)	정렬 상태			점수
	대칭성/척추뒤굽이 각도		가슴 비대칭이 동반된 감소된 척추뒤굽이 각도	10
	복장뼈 아래 사이각 검사		비대칭	10
근육 (10)	근육	검사	검사의 양성반응	점수
	몸통 근육(앞/뒤)	근육 길이 검사	비대칭	5
	몸통 근육(앞/뒤)	근력 검사	비대칭	5
관절가동범위 (20)	분류			점수
	등뼈 돌림 관절가동범위(전체/분절)		좌우 비대칭/돌림 움직임 시 통증	10
	등뼈 폄 관절가동범위(전체/분절)		과도한 등뼈 폄 관절가동범위(전체/분절)/폄 움직임 시에 등뼈 돌림이 동반됨	10
움직임 (30)	검사		양성반응	점수
	호흡 검사		비대칭적인 가슴우리의 움직임/들숨 시 과도한 등뼈 폄/양동이 손잡이 움직임보다 펌프 손잡이 움직임이 우세하게 발생	3
	위팔 수평 모음/벌림 검사		등뼈 분절에서 돌림 움직임 발생	3
	한쪽 어깨 굽힘 검사		비대칭적인 가슴우리 및 복장뼈 아래 사이각 나타남 과도한 등뼈 폄-돌림 또는 통증이 동반되는 경우	3
	네발기기 자세에서 한 팔 들기 검사		등뼈의 폄-돌림 발생	3
	형태잠김 검사		동일한 저항 또는 압력에 대한 몸통 부위의 비대칭적인 좌우 끝느낌 또는 움직임	3
	힘잠김 검사		동일한 저항 또는 압력에 대한 몸통 부위의 비대칭적인 좌우 끝느낌 또는 움직임	3
	등 축돌림 기능 검사		대상자의 몸통이 자세를 유지하지 못하거나 또는 가쪽굽힘된 자세로 위치가 변함	3
	정렬 교정 검사		과도하게 폄된 등뼈 부위를 약간 굽힘했을 때, 통증의 감소가 일어남	3
	몸통 앞쪽굽힘 검사/몸통 앞쪽굽힘에서 돌아오기 검사		몸통 앞쪽굽힘 검사 시, 등뼈 굽힘 움직임이 발생되지 않거나 약간만 일어남/몸통 앞쪽굽힘에서 돌아오기 검사 시에는 등뼈 폄-돌림이 가장 먼저 일어나며 통증이 동반됨	3
	가슴우리 올림 검사		가슴우리 올림을 통해 등뼈의 통증이 감소/가슴우리에 수직 방향으로 압력(compression)을 주었을 때 통증이 증가 또는 발생	3
총점				100

3) 중재

(1) 움직임 교육

① 앉은 자세

비대칭적인 등뼈 돌림과 동반된 과도한 등뼈 폄된 자세를 가지고 있다. 대표적인 등 폄-돌림 유형의 앉은 자세는 높은 의자의 끝 부분에 걸터 앉아 몸통을 비대칭적으로 돌림 또는 한쪽으로 기울이는 자세 및 엎드려 자는 자세이다. 기능적/일상 활동 시에 몸통을 대칭적인 자세를 취할 수 있도록 올바른 자세에 대한 교정 훈련 및 습관 개선이 필요하다. 의자 끝 부분에 걸터 앉지 않고 골반, 허리, 등을 등받이에 지지한다. 추가적으로 과다 폄된 등뼈 정렬 자세를 가지고 있기 때문에 등 부위를 약간 앞으로 구부려 앉은 자세를 의도적으로 취하게 한다(그림 2.132).

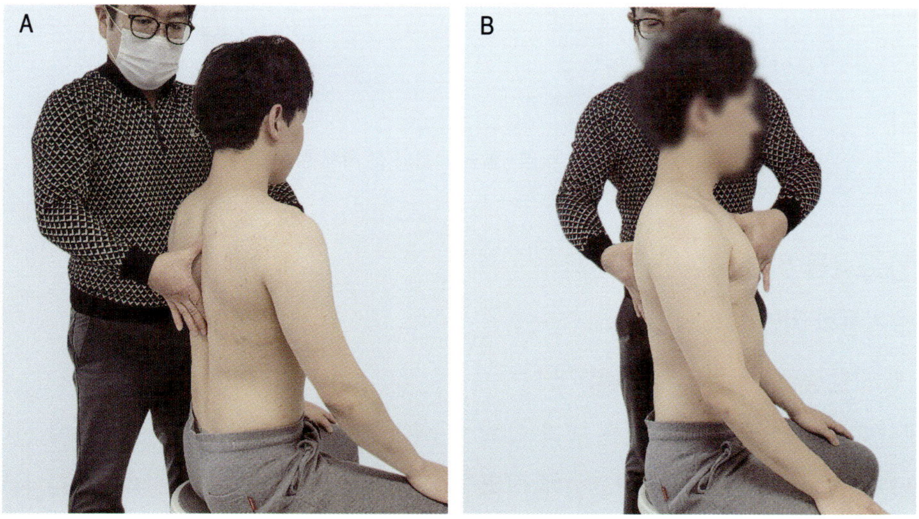

그림 2.132 등 폄-돌림 유형의 앉은 자세 정렬 교정. A: 후측면, B: 측면

② 선 자세

선 자세에서 발생하는 등뼈 폄과 돌림이 동반되는 이유는 한쪽으로 몸을 기울이는 비대칭적인 체중지지 자세(짝다리 등), 등뼈 폄-돌림이 동반되는 스포츠 활동, 어깨관절 굽힘 움직임의 제한을 보상하기 위해 반복적인 등뼈의 폄-돌림, 엎드려 자는 자세 등이 영향을 주게 된다. 이와 같은 문제를 해결하기 위해서는 대칭적인 자세 유지에 대한 훈련, 등뼈 폄-돌림이 유발되는 활동 및 운동 최소화, 어깨 관절가동범위 제한 해소, 계단 또는 사다리 등을 이용하여 등뼈 폄-돌림의 발생 빈도를 감소시켜 주는 방법들이 있다(그림 2.133).

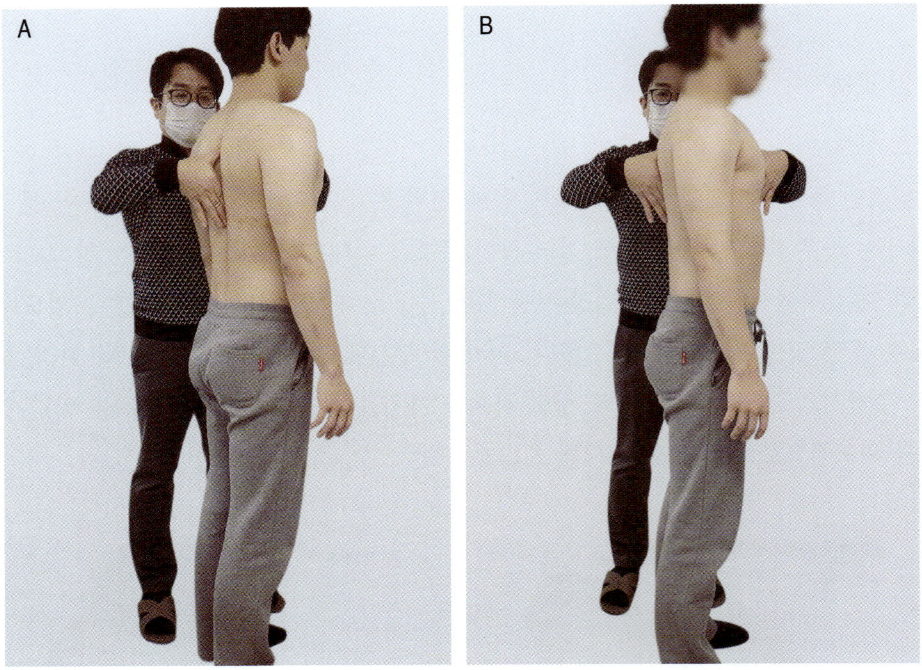

그림 2.133 등 폄-돌림 유형의 선 자세 정렬 교정. A: 후측면, B: 측면

(2) 움직임 교육을 위한 도수/운동 관리

① 관절가동화 기법

i) 등뼈 굽힘 증가를 위한 관절가동화 기법

대상자를 치료대 끝에 다리를 벌려 앉게 한 다음 양손은 가슴 앞에서 교차하게 한다. 가동화시키고자 하는 등뼈 분절의 위쪽에 견고하게 여러 장을 감아놓은 수건을 위치한다. 치료사는 대상자 뒤쪽에 약간 무릎을 구부리고 위치한다. 대상자의 양쪽 팔꿈치를 치료사 쪽으로 최대한 잡아당긴다. 대상자와 치료사의 몸통을 최대한 밀착시켜 수건이 빠지지 않도록 고정시킨다. 치료사는 대상자의 양쪽 팔꿈치에 양손을 위치한다. 대상자의 머리는 굽힘된 상태를 유지한 채로 깊게 숨을 들이마시고 내쉬도록 한다(등뼈 굽힘이 발생됨). 대상자의 등뼈 굽힘된 상태를 유지한 상태에서 치료사의 양손은 뒤쪽-위쪽 방향으로 팔꿈치를 당겨준다. 10~20초 동안 등뼈 굽힘된 상태를 유지하는 동안, 대상자는 가볍게 호흡을 하게 한다. 관절가동화 이후에 등뼈 굽힘 각도를 측정하고 정상적인 범위에 이르지 못한다면 다시 등뼈 굽힘 가동화 기법을 적용한다(그림 2.134).

만약 대상자가 관절가동화 기법 수행 시에 불편감 및 통증을 호소한다면, 그림 2.101과 같은 방법을 적용할 수 있다.

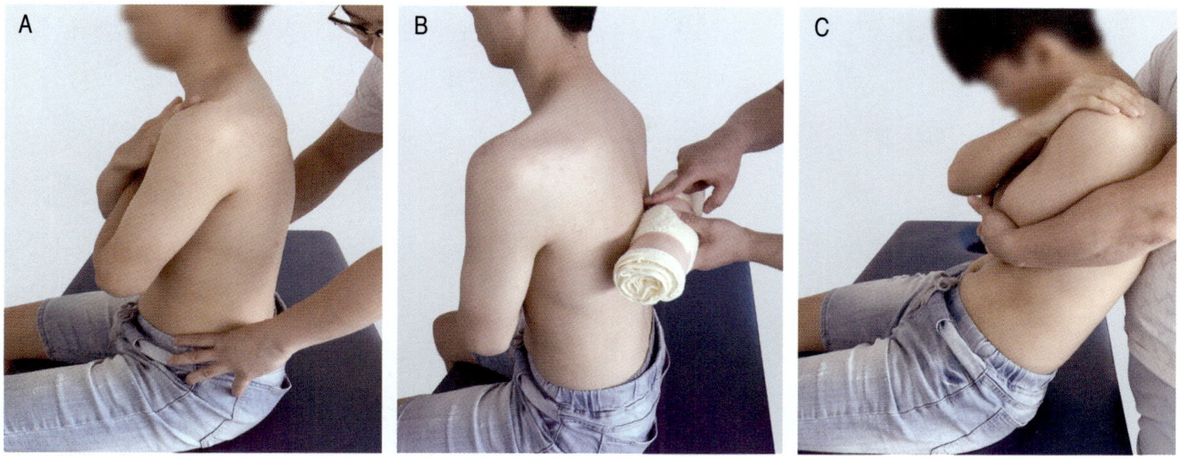

그림 2.134 등뼈 굽힘 관절가동범위 개선을 위한 관절가동화 기법. A: 시작 자세, B: 수건의 위치(가동화시키고자 하는 분절), C: 대상자가 들숨을 들이마시게 한 이후에 등뼈 굽힘된 위치에서 관절가동화 기법 적용

ii) 등뼈 굽힘 증가를 위한 벨트를 이용한 관절가동화 기법

등 굽힘 유형에서 다루어진 운동방법 및 그림 2.87을 참고한다.

iii) 등뼈 돌림 관절가동범위 개선을 위한 관절가동화 기법

등 돌림 유형에서 다루어진 운동방법 및 그림 2.115를 참고한다.

② 근육 교정 운동

i) 비대칭적인 좌우 몸통 근육 길이 교정을 위한 몸통 돌림근 스트레칭 운동

양쪽 팔꿉관절을 구부리고 위팔을 몸통에 붙인 상태에서 돌림이 가능한 의자에 앉는다. 두 다리를 모음한 상태에서 발 받침대에 발을 올려놓는다. 감소된 돌림 관절가동범위를 가진 부위에 적용되며, 최대한 양쪽 어깨와 테이블을 잡은 손은 시작 위치를 유지하게 한 상태에서 아래쪽 위치한 허리–골반–다리를 제한된 돌림 범위까지 움직인다. 몸통 근육의 뻣뻣함 또는 긴장감을 느끼게 된다. 이 위치를 유지한 상태에서 천천히 몇 차례 호흡한다. 몇 차례 호흡한 후에 처음 느꼈던 뻣뻣함 또는 긴장감이 사라지게 되면 제한범위를 넘어서 돌림 움직임을 시행한다. 정상 범위(약 50°)에 도달할 때까지 반복적으로 스트레칭 운동을 시행한다(그림 2.135).

ii) 비대칭적인 좌우 몸통 근육 길이 교정을 위한 몸통 가쪽굽힘근 스트레칭 운동

벽에 등을 지지한 상태에서 무릎을 약간 굽힘하고 어깨너비로 발을 벌리고 선다. 양손은 가슴 앞에 팔을 교차한 상태로 위치한다. 감소된 가쪽굽힘 부위에 적용되며, 골반의 움직임이나 몸통의 이동 움직임이 일어나지 않도록 주의해야 한다. 가쪽굽힘을 하는 동안, 제한 범위에 가까워지면 가쪽굽힘의 반

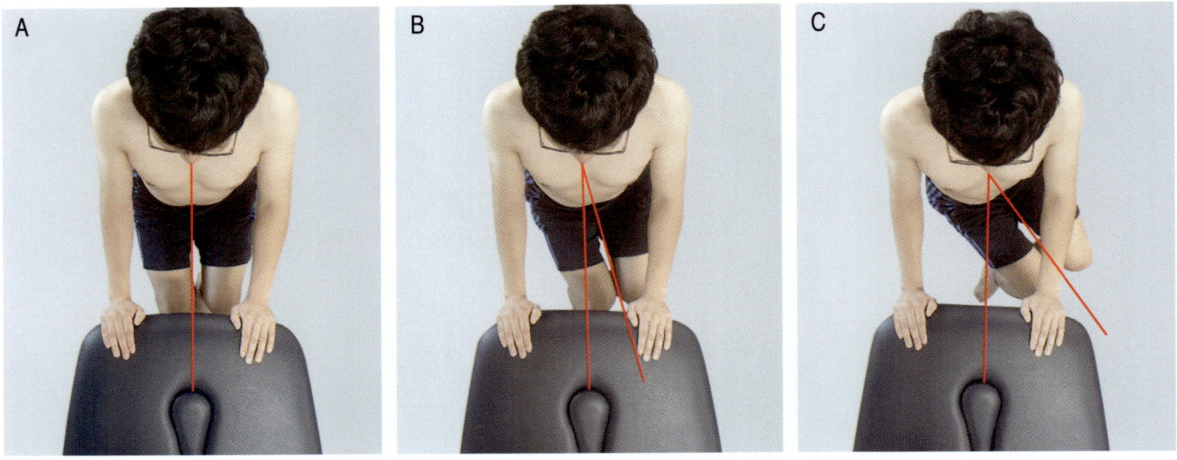

그림 2.135 **몸통 돌림근 스트레칭 운동.** **A:** 운동 시작 위치, **B:** 근육의 뻣뻣함 또는 긴장감을 느끼게 되는 제한 범위에서 몇 차례 호흡을 실시, **C:** B과정 이후에 더 증가된 돌림 범위

대쪽 부위에서 몸통 측면 근육의 뻣뻣함 또는 긴장감을 느끼게 된다. 이 위치를 유지한 상태에서 천천히 몇 차례 호흡한다. 몇 차례 호흡 이후에 처음 느꼈던 뻣뻣함 또는 긴장감이 사라지게 되면 제한 범위를 넘어서 가쪽 움직임을 시행한다. 정상 범위(약 45°)에 도달할 때까지 반복적으로 스트레칭 운동을 시행한다(그림 2.136).

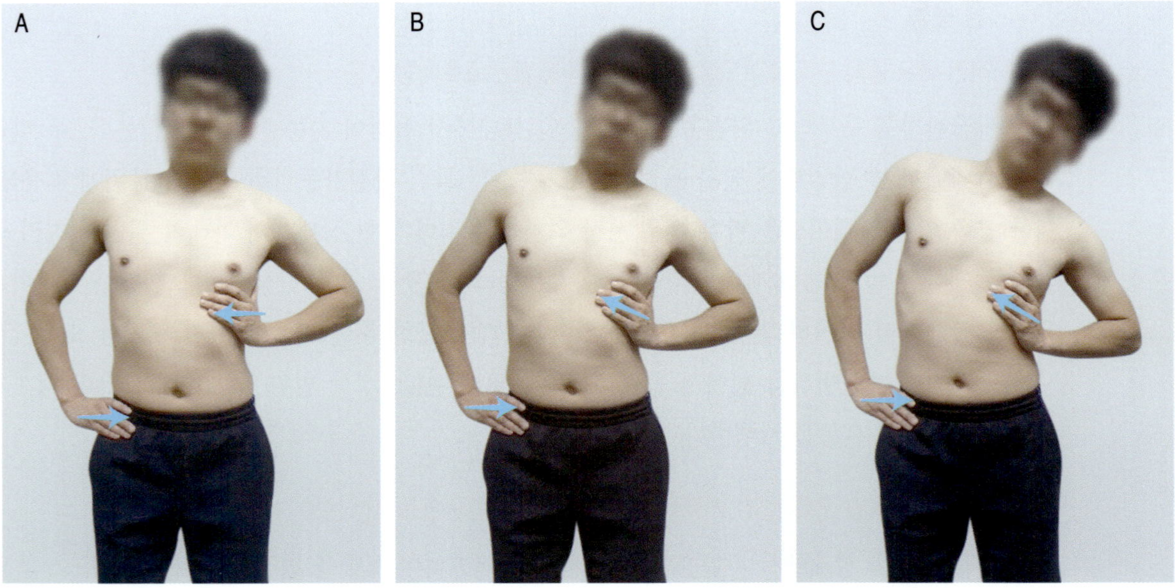

그림 2.136 **몸통 가쪽굽힘근 스트레칭 운동.** **A:** 운동 시작 위치, **B:** 근육의 뻣뻣함 또는 긴장감을 느끼게 되는 제한 범위에서 몇 차례 호흡을 실시, **C:** B과정 이후에 더 증가된 가쪽굽힘 범위

iii) 등뼈 굽힘 범위 증가를 위한 근막이완 치료 또는 IASTMInstrument Assisted Soft Tissue Mobilization

등 굽힘 유형에서 다루어진 운동방법 및 그림 2.102를 참고한다.

iv) 등뼈 굽힘 범위 증가를 위한 근에너지 기법

등 굽힘 유형에서 다루어진 운동방법 및 그림 2.103을 참고한다.

(3) 안정화 운동

① 벽에 등을 지지한 상태에서 등뼈 부위 안정화 운동

벽에 등을 지지한 상태에서 무릎을 약간 굽힘하고 어깨너비로 발을 벌리고 선다. 신체 중심선에 대해 이동되어 있는 가슴우리 부위의 측면에 한 손을 위치하고 반대편 골반에 다른 한 손을 위치한다. 이동되어 있는 가슴우리에 위치한 손을 신체 중심선 방향으로 밀어준다. 골반 쪽에 위치한 손은 골반이 바깥쪽으로 이동하지 않도록 신체 중심선 방향으로 밀어준다. 앞쪽에 위치한 거울을 통해 신체 정렬이 대칭이 되면 몸통 근육의 등척성 수축(10~20초)을 통해 정렬 대칭 상태를 유지하도록 지시한다(그림 2.137).

② 벽에 몸통을 지지한 상태에서 한 팔 들기

등 돌림 유형에서 다루어진 운동방법 및 그림 2.118을 참고한다.

③ 네발기기 자세에서 한 팔 들기

등 돌림 유형에서 다루어진 운동방법 및 그림 2.119를 참고한다.

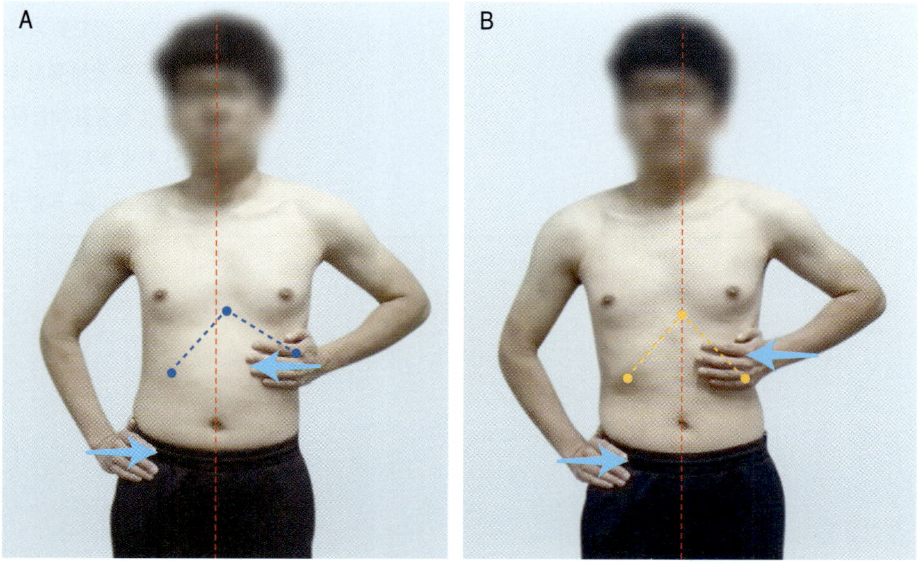

그림 2.137 벽에 등을 지지한 상태에서 등뼈 부위 안정화 운동. A: 운동 시작 자세, B: 등뼈 및 가슴우리의 중립적인 정렬 상태를 교정한 이후에 몸통 근육의 등척성 수축을 통한 등뼈 및 가슴우리의 정렬 유지

4) KEMA 관리

표 2.13 등 폄-돌림 유형 요약

잘못된 정렬	손상	KEMA 관리
• 과도한 등뼈 폄과 동반된 비대칭적인 등뼈 또는 가슴우리의 돌림 또는 가쪽굽힘	• 비대칭적인 좌우의 복근/등 근육 길이 및 근력 • 팔다리의 움직임과 동반된 등뼈 및 가슴우리의 비정상적인 돌림 및 가쪽굽힘 • 호흡 시, 비대칭적인 가슴우리의 움직임 • 비대칭적인 등뼈 폄근의 과도한 긴장 • 전반적인 척주뒤굽음각 감소 또는 특정 분절에서 과도하게 과다 폄과 돌림/측면굽힘이 동반됨 • 팔을 머리 위로 올리는 동작 시에 등뼈 폄과 돌림, 가쪽굽힘이 일어남	• 좌우 대칭적인 근육 길이 및 근력 회복 • 등뼈 부위의 안정화 능력 회복 • 대칭적인 가슴우리의 움직임 회복 • 등뼈 폄근의 과도한 긴장 완화 및 정상적인 근육 길이 회복 • 정상적인 등뼈의 척주뒤굽음각 회복(약간의 등뼈 굽힘된 정렬 상태 유지하게 함) • 어깨 또는 위팔의 움직임에 대하여 등뼈 부위를 안정화시킬 수 있는 능력 회복
		• 높은 의자의 끝에 걸터 앉은 습관 개선: 등받이에 등과 엉덩이 끝 부분을 밀착하여 앉는 자세 유지 • 과도한 등 폄 자세/머리 위 작업 또는 반복적으로 위쪽을 쳐다보는 작업 방식 개선: 등 부위 근육의 과도한 긴장 완화, 계단 및 사다리 이용, 뒤쪽에서 바라보기 • 비대칭적인 몸통 돌림(다리 꼬기, 한 손으로 운전대 잡기, 한쪽으로 기대는 자세) 취하지 않기: 대칭적인 자세 유지 훈련 • 짝다리/몸통 돌림을 이용한 물건 옮기기: 대칭적인 자세 유지 훈련/하지를 이용하여 방향 전환 및 물건 옮기는 작업 방식 변경

13. 등 굽힘-돌림 유형

등 굽힘–돌림 유형(thoracic flexion–rotation type)은 과도한 등뼈 척주뒤굽음증과 돌림된 등뼈 및 갈비뼈의 정렬을 확인할 수 있다. 등뼈는 굽힘되기 쉬운 굽힘 모멘트를 가지고 있으며, 굽힘된 등뼈의 척추사이관절의 간격이 넓어져 돌림 움직임이 쉽게 발생할 수 있다. 주로 등뼈 굽힘–돌림이 결합되어 반복되는 스포츠 활동(조정, 스쿼시, 골프 등) 및 작업 자세 등이 등 굽힘–돌림 유형의 원인이 된다. 노년층에서 등 굽힘–돌림 유형 발생 빈도가 높은 이유는 장시간의 굽힘–돌림 움직임 또는 자세로 인해 등뼈의 구조적 변화가 발생되었기 때문이다. 통증의 발생 부위는 등뼈와 갈비뼈 주행 방향에서 나타난다. 이와 같은 문

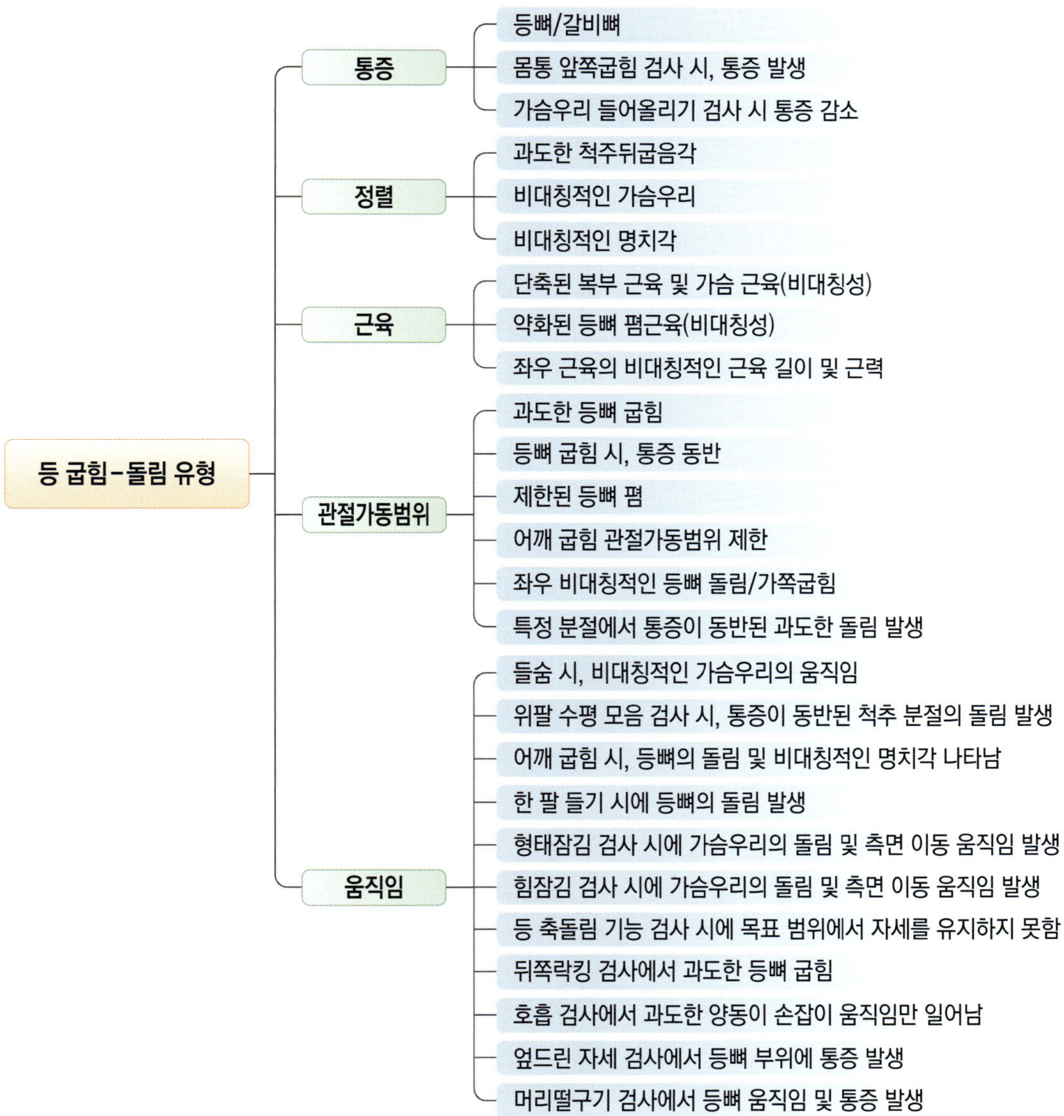

그림 2.138 등 굽힘–돌림 유형 진단 분류

제를 해결하기 위해서는 대칭적인 정렬, 근육 길이, 근력 및 동원을 대칭적으로 만드는 치료적 중재 및 움직임/자세 개선이 중요하다.

1) 분류 기준

(1) 통증 및 증상

등 굽힘-돌림 유형은 등 굽힘 유형과 등 돌림 유형에서 나타나는 통증 부위가 결합된 특징을 가지고 있다. 등뼈 부위의 통증과 함께 가슴우리의 앞면, 측면 그리고 복부 부위까지 통증이 발생될 수 있다. 통증이 발생되는 부위의 형태는 등 폄-돌림 유형과 비슷한 형태를 보인다. 돌림으로 인해 발생된 비대칭적인 정렬은 등뼈 및 가슴우리 부위의 관절 부위에 과도한 스트레스를 유발할 뿐만 아니라, 갈비뼈 사이에 있는 갈비사이신경을 압박하여 일반적인 통증 양상 이외의 신경학적 증상 등이 나타날 수 있다.

(2) 정렬 검사

① 앉은 상태

과도한 등뼈 척주뒤굽음증과 비대칭적인 가슴우리 정렬 상태를 보이며, 앞쪽 및 뒤쪽에서 정렬 상태를 관찰할 때, 비대칭적인 정렬 상태를 쉽게 확인할 수 있다. 또한 등뼈 및 가슴우리의 돌림으로 인해 어깨뼈의 비대칭적인 정렬 상태를 확인할 수 있다(그림 2.139A).

② 선 상태

엉덩관절보다 등뼈 및 가슴우리 부위가 뒤쪽으로 이동되어 있는 뒤쪽 몸통 이동(posterior trunk sway)

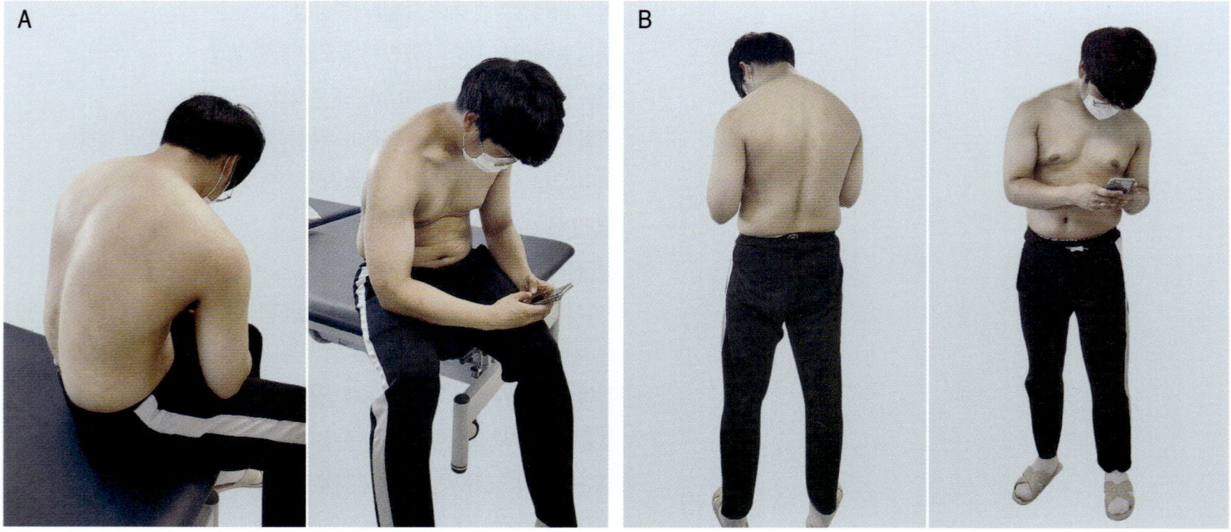

그림 2.139 등 굽힘-돌림 유형 정렬. A: 앉은 자세, B: 선 자세

또는 척주뒤굽음증 형태를 보이고 있다. 앞쪽과 뒤쪽에서 비대칭적인 정렬(돌림된 등뼈 및 가슴우리) 상태를 확인할 수 있다(그림 2.139B).

(3) 관절가동범위 검사

허리뼈 부위의 움직임을 최소화시킨 상태에서 등뼈 부위의 관절가동범위를 선택적으로 측정하기 위해 12번째 갈비뼈 아래를 양손으로 고정한 상태에서 굽힘, 폄, 가쪽굽힘, 돌림을 측정한다. 과도하게 굽힘된 등뼈 정렬 상태로 인해 등뼈 폄 움직임 제한과 전체적인 등뼈 돌림 가동범위 비대칭성과 특정 분절에서 과도한 돌림 발생 여부를 확인해야 한다. 등 굽힘-돌림 유형의 가동범위 검사에서 특징적인 부분은 등뼈 굽힘 관절가동범위 검사에서 굽힘과 돌림이 동반된 움직임 형태를 보인다. 등뼈의 움직임과 동반된 갈비뼈 움직임도 함께 확인해야 한다. 돌림된 방향의 갈비뼈 움직임(뒤쪽돌림)은 정상적 또는 과도하게 움직임이 일어나지만, 반대편에서는 등뼈의 돌림 감소와 함께 갈비뼈의 뒤쪽돌림 움직임이 상대적으로 감소되어 있음을 확인할 수 있다(그림 2.140).

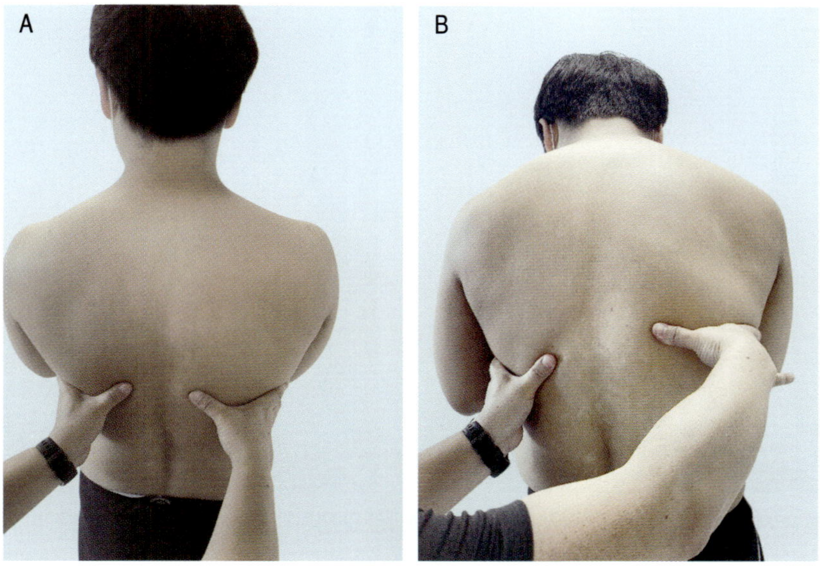

그림 2.140 등뼈 굽힘 가동범위 검사 시, 등뼈 굽힘과 돌림이 동반된 움직임. A: 검사의 시작 위치, B: 검사의 끝 위치

(4) 근육 검사

앞/뒤의 몸통 좌우 근육 길이와 근력의 비대칭성을 확인할 수 있다(그림 2.141). 좌우 복장뼈 아래 사이각의 비대칭성을 통해 복부 근육의 길이 및 근력 변화를 확인할 수 있으며, 근육 길이의 비대칭에 대한 문제는 들숨 시에 명치각 벌어짐의 차이를 통해 추가적으로 확인할 수 있다(그림 2.142).

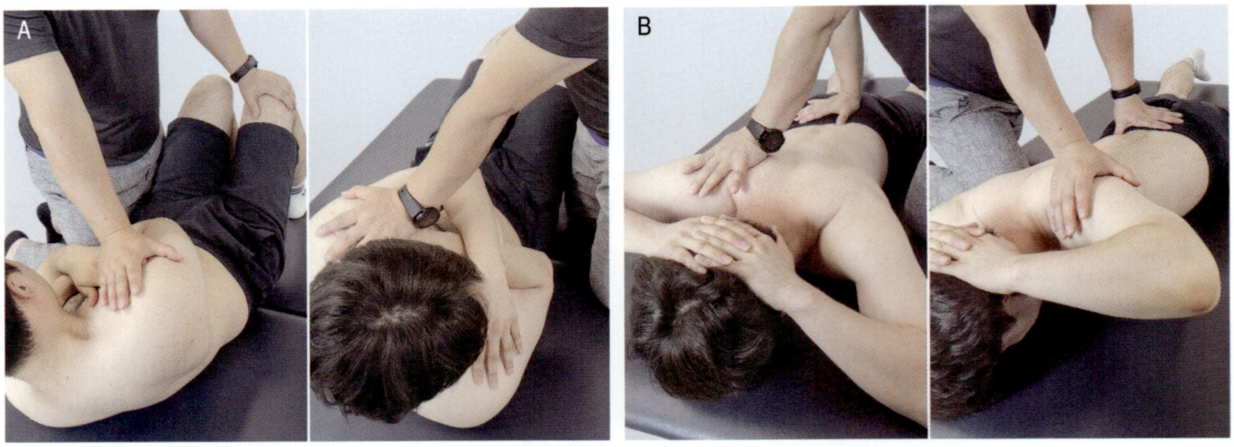

그림 2.141 근력 검사. A: 좌우 앞쪽 몸통 돌림근 검사, B: 좌우 뒤쪽 몸통 돌림근 검사

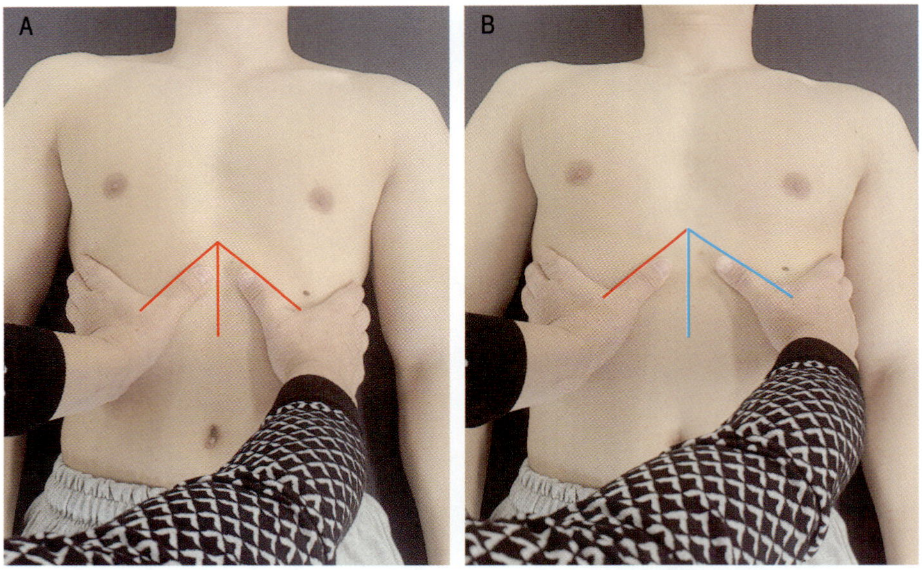

그림 2.142 들숨 시에 나타나는 비대칭적인 가슴우리의 움직임 및 명치각. A: 들숨 전, B: 들숨 이후 비대칭적인 가슴우리 움직임

(5) 움직임 검사

① 몸통 앞쪽굽힘 검사 Forward Bending Test

과도한 등뼈 굽힘을 보이며 통증이 동반될 수 있다(그림 2.143).

② 뒤쪽락킹 검사 Backward Rocking Test

과도한 등뼈 굽힘을 보이며 통증이 동반될 수 있다(그림 2.144).

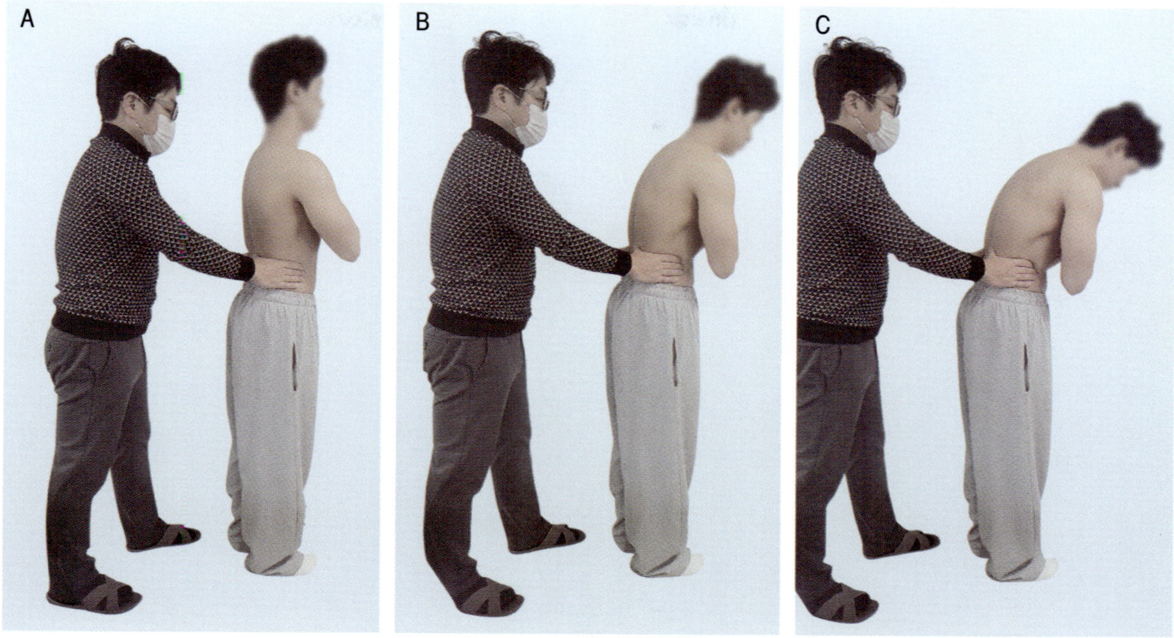

그림 2.143 몸통 앞쪽굽힘 검사. A: 검사의 시작 위치, B: 검사의 중간 위치, C: 검사의 끝 위치

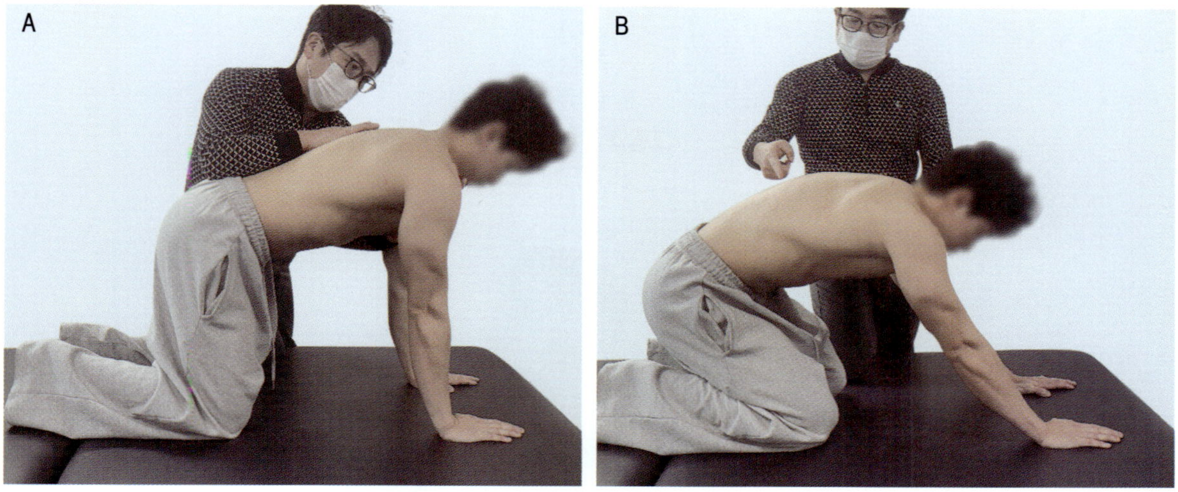

그림 2.144 네발기기 자세에서 뒤쪽락킹 검사. A: 검사의 시작 위치, B: 검사의 끝 위치

③ 한쪽 어깨 굽힘 검사 One Shoulder Flexion Test

과도한 등뼈 굽힘으로 인해 어깨 굽힘 관절가동범위의 제한을 보인다(그림 2.145).

④ 가슴우리 올림 검사 Rib Cage Elevation Test

가슴우리를 올려주면 등뼈 부위에 있는 통증이 감소된다(그림 2.146).

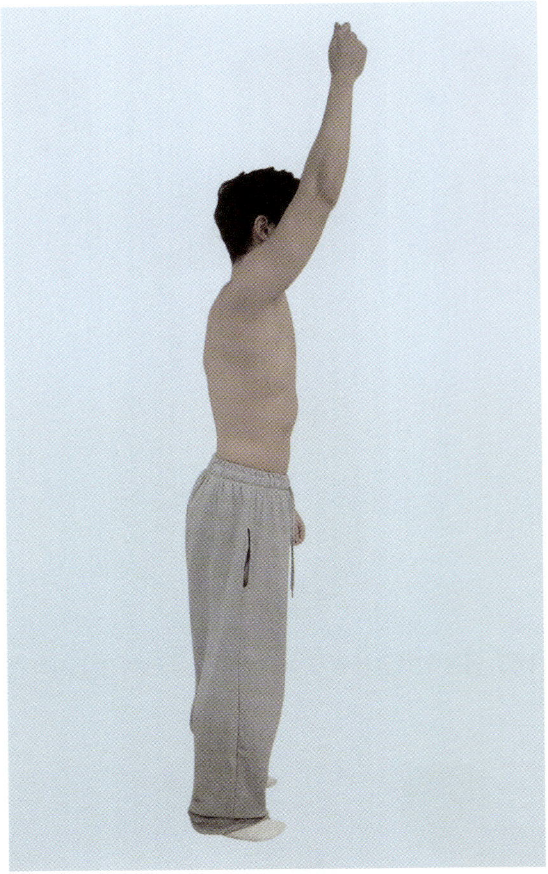

그림 2.145 한쪽 어깨 굽힘 검사

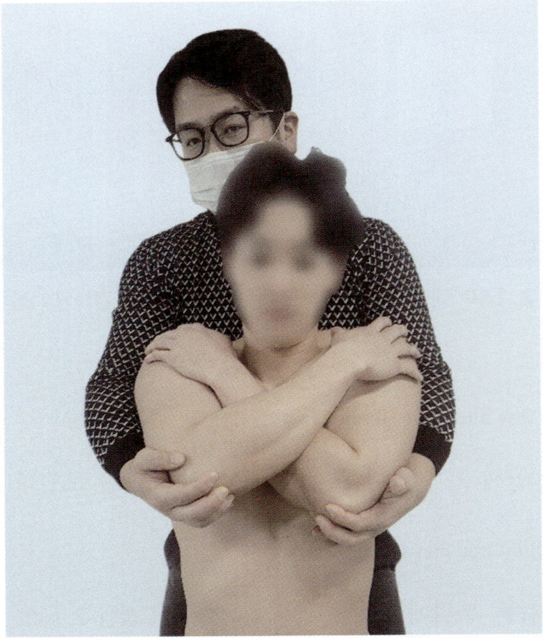

그림 2.146 가슴우리 올림 검사

⑤ 엎드린 자세 검사 Prone Position Test

과도한 등뼈 굽힘 형태를 보이며, 뒤쪽으로 가장 높게 돌출된 부위에서 통증이 나타날 수 있다(그림 2.147).

⑥ 호흡 검사 Breathing Test

들숨 시에 펌프 손잡이 움직임은 거의 발생하지 않고 과도한 양동이 손잡이 움직임이 주로 일어난다(그림 2.148).

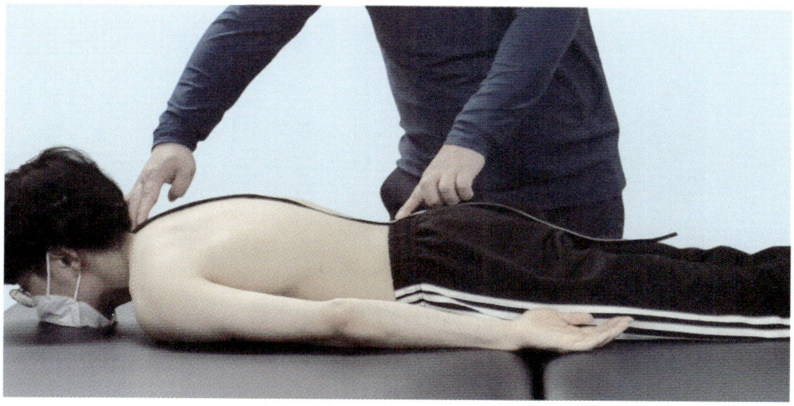

그림 2.147 엎드린 자세 검사

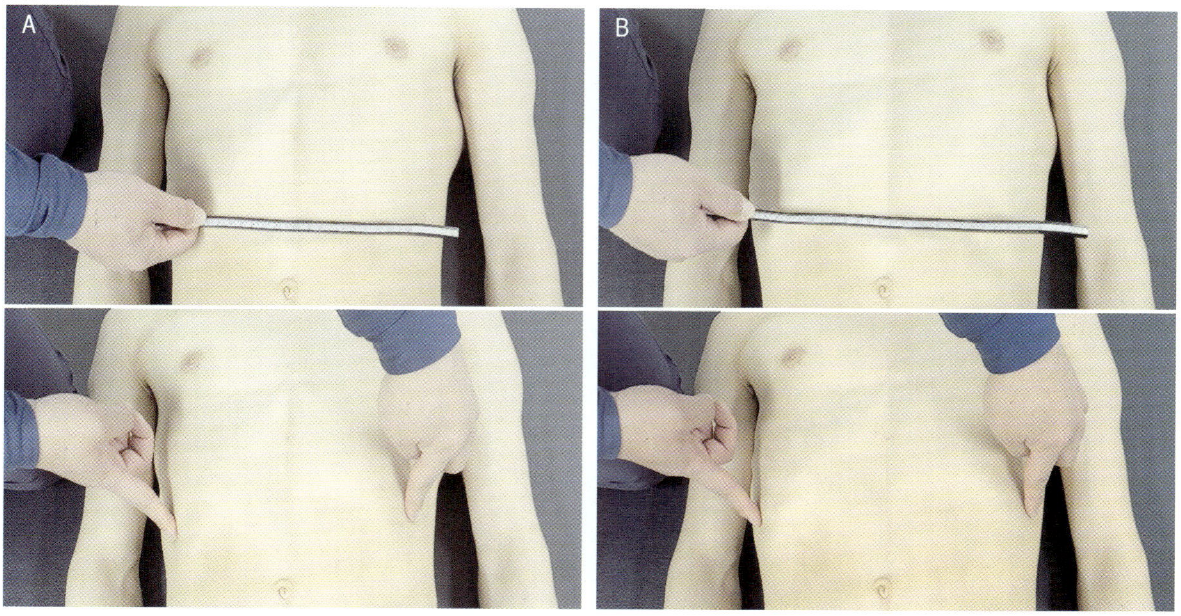

그림 2.148 호흡 검사. A: 들숨 전, B: 들숨 후

⑦ 머리떨구기 검사 Head Hang Test

머리 굽힘 시에 등뼈 위쪽 분절에서 분절간에 과도한 움직임이 발생한다(그림 2.149).

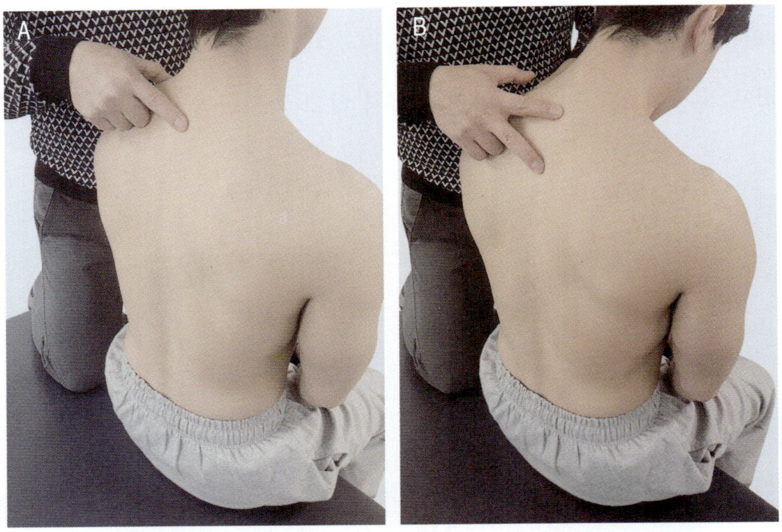

그림 2.149 머리떨구기 검사. **A:** 중립 자세, **B:** 머리 굽힘된 자세

⑧ 한쪽 어깨 굽힘 검사 One Shoulder Flexion Test

한쪽 어깨 굽힘 시에 한쪽 방향 또는 부위에서 몸통 돌림과 명치각의 바깥쪽 벌어짐이 확인된다(그림 2.150).

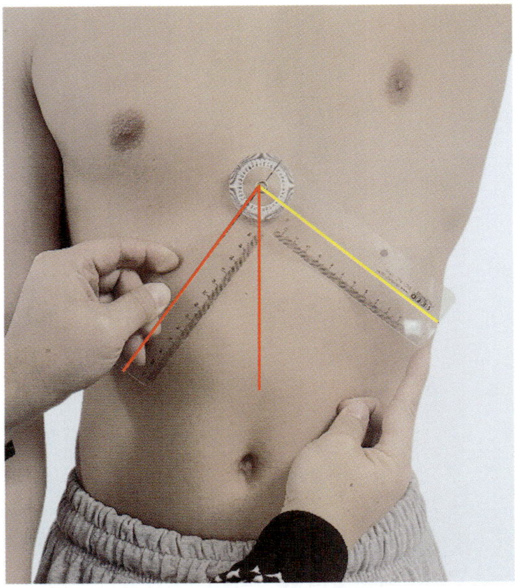

그림 2.150 한쪽 어깨 굽힘 검사 시(왼쪽), 몸통 돌림과 왼쪽 복장뼈 아래 사이각이 바깥쪽으로 벌어짐

⑨ 네발기기 자세에서 한 팔 들기 검사 Quadruped One Arm Lifting Test

한 팔 들기 시에 등뼈 부위에서 돌림이 발생된다(그림 2.151).

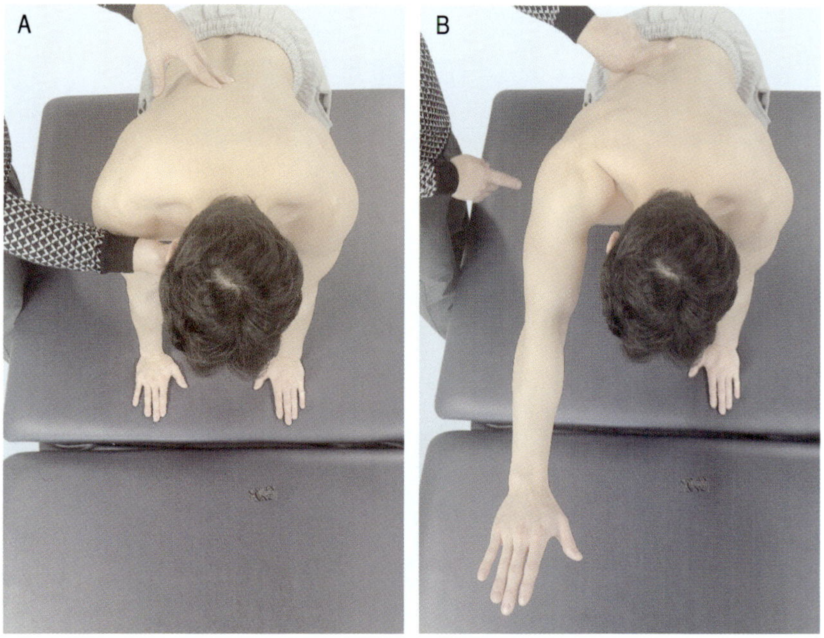

그림 2.151 네발기기 자세에서 한 팔 들기 검사 시(오른팔), 등뼈 돌림이 발생함

⑩ 위팔 수평 모음/벌림 검사 Upper Arm Horizontal Adduction/Abduction Test

위팔 수평 모음/벌림 시에 등뼈의 특정 분절에서 돌림과 함께 통증이 발생될 수 있다(그림 2.152).

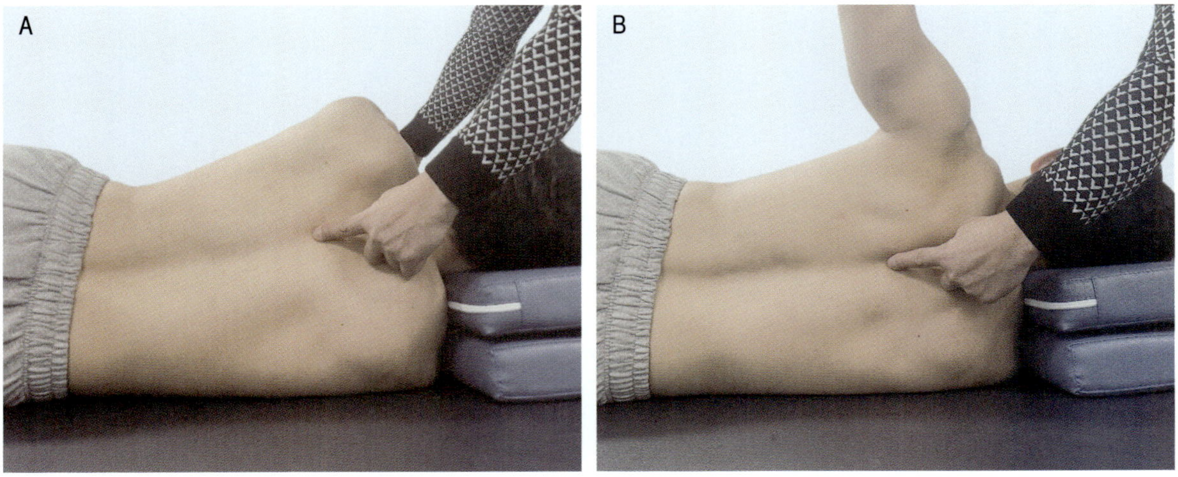

그림 2.152 위팔 수평 모음/벌림 시에 나타나는 등뼈의 돌림 움직임 검사. A: 수평 모음, B: 수평 벌림

⑪ 호흡 검사 Breathing Test

들숨 시, 비대칭적인 가슴우리의 움직임(비정상적인 양동이 손잡이 움직임)을 확인할 수 있다(그림 2.153).

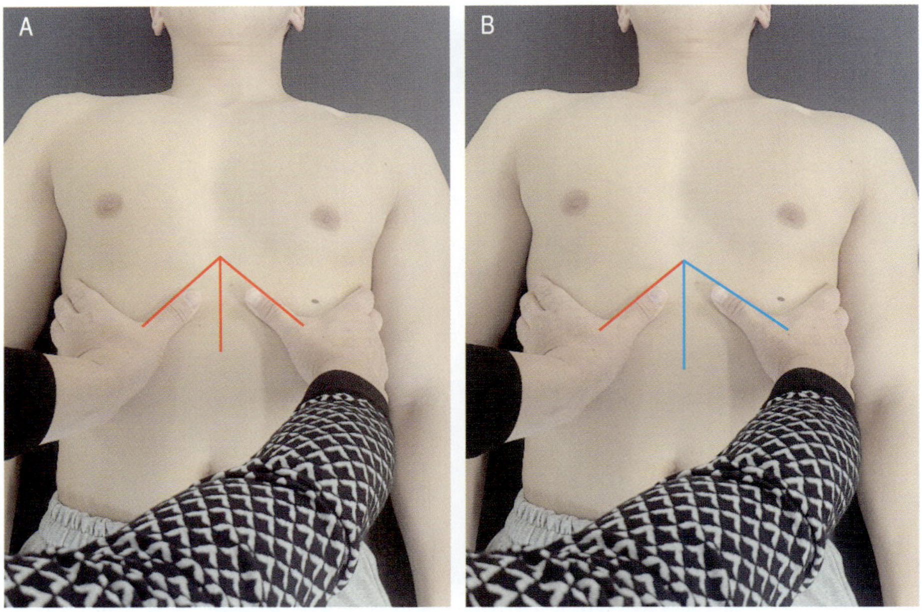

그림 2.153 들숨 시에 나타나는 비대칭적인 가슴우리의 움직임 및 명치각. A: 들숨 전, B: 들숨 이후 비대칭적인 가슴우리 움직임

2) 분류

(1) 등 굽힘-돌림 유형 진단

등 굽힘-돌림 유형의 기여 요인으로는 통증, 정렬, 관절가동범위, 근육, 움직임 등이 있다. 평가항목 10개 중 6개 이상 양성이면(60% 이상) 등 굽힘-돌림 유형으로 분류한다(표 2.14).

표 2.14 등 굽힘-돌림 유형 진단 분류표

기여 요인	검사 내용	반응
통증	등뼈 굽힘과 돌림이 동반된 움직임 시 통증	양성/음성
정렬	가슴 비대칭이 동반된 과도한 척주뒤굽음각(40° 이상)	양성/음성
	가슴 비대칭이 동반된 명치각	양성/음성
근육	비대칭적인 몸통 근육의 길이 및 근력	양성/음성
관절가동범위	과도한 등뼈(전체/분절) 굽힘 관절가동범위	양성/음성
	비대칭적인 돌림 관절가동범위(전체/분절)	양성/음성
움직임	네발기기 자세에서 뒤쪽락킹 검사 시에 통증/과도한 등뼈 굽힘 발생	양성/음성
	호흡 검사 시에 과도한 양동이 손잡이 움직임 및 비대칭적인 움직임 발생	양성/음성
	몸통 앞쪽굽힘 검사 시, 과도한 등뼈 굽힘/등뼈 움직임이 먼저 발생함	양성/음성
	몸통 앞쪽굽힘 검사 시에 등뼈 굽힘과 돌림이 동반	양성/음성

(2) 진단에 따른 중증도 평가

등 굽힘-돌림 유형으로 분류된 경우에, 등 굽힘-돌림 유형의 중증도 분류를 위해 등 굽힘-돌림 유형 중증도 평가가 수행된다. 통증 요인(10점)은 시각상사척도를 이용한다. 해당되는 통증 점수 영역에 따라 등급이 부여된다. 정렬 요인(20점)은 가슴우리의 비대칭이 동반된 과도한 뒤척추굽음 각도, 복장뼈 하강, 비대칭적인 명치각에 따라 구분된다. 근육 요인(10점)은 근력 검사와 근육 길이 검사를 통해 비대칭성을 확인한다. 관절가동범위 요인(20점)은 전체 분절에서 일어나는 전체 관절가동범위와 특정 분절에서 분절 관절가동범위의 비정상적인 증가/감소와 좌우 비대칭성을 확인한다. 움직임 요인(30점)은 아래 표에 제시된 움직임 검사의 결과(양성/음성)에 따라 각각 점수가 부여된다(표 2.15).

표 2.15 등 굽힘-돌림 유형 진단에 따른 중증도 평가표

<table>
<tr><th>기여 요인</th><th colspan="3">통증 점수(VAS)</th><th>점수</th></tr>
<tr><td rowspan="3">통증
(10)</td><td colspan="3">1~3</td><td>4</td></tr>
<tr><td colspan="3">4~7</td><td>7</td></tr>
<tr><td colspan="3">8~10</td><td>10</td></tr>
<tr><td rowspan="3">정렬
(20)</td><td colspan="3">정렬 상태</td><td>점수</td></tr>
<tr><td colspan="2">대칭성/척주뒤굽음각</td><td>가슴 비대칭이 동반된 과도한 척주뒤굽음각</td><td>10</td></tr>
<tr><td colspan="2">명치각 검사</td><td>비대칭</td><td>10</td></tr>
<tr><td rowspan="3">근육
(10)</td><td>근육</td><td>검사</td><td>검사의 양성반응</td><td>점수</td></tr>
<tr><td>몸통 근육(앞/뒤)</td><td>근육 길이 검사</td><td>비대칭</td><td>5</td></tr>
<tr><td>몸통 근육(앞/뒤)</td><td>근력 검사</td><td>비대칭</td><td>5</td></tr>
<tr><td rowspan="3">관절가동범위
(20)</td><td colspan="3">분류</td><td>점수</td></tr>
<tr><td colspan="2">등뼈 돌림 관절가동범위(전체/분절)</td><td>좌우 비대칭/돌림 움직임 시 통증</td><td>10</td></tr>
<tr><td colspan="2">등뼈 굽힘 관절가동범위(전체/분절)</td><td>과도한 등뼈 굽힘 관절가동범위(전체/분절)/
등뼈 굽힘 움직임 시에 등뼈 돌림이 동반됨</td><td>10</td></tr>
<tr><td rowspan="11">움직임
(30)</td><td colspan="2">검사</td><td>양성반응</td><td>점수</td></tr>
<tr><td colspan="2">호흡 검사</td><td>비대칭적인 가슴우리의 움직임/들숨 시 과도하고 비대칭적인
양동이 손잡이 움직임 우세하게 발생</td><td>3</td></tr>
<tr><td colspan="2">위팔 수평 모음/벌림 검사</td><td>등뼈 분절의 돌림 움직임 발생</td><td>3</td></tr>
<tr><td colspan="2">한쪽 어깨 굽힘 검사</td><td>비대칭적인 가슴우리 및 복장뼈 아래 사이각이 나타남
/어깨 굽힘 관절가동범위 제한</td><td>3</td></tr>
<tr><td colspan="2">네발기기 자세에서 한 팔 들기 검사</td><td>등뼈의 돌림 발생</td><td>3</td></tr>
<tr><td colspan="2">형태잠김 검사</td><td>동일한 저항 또는 압력에 대한 몸통 부위의 비대칭적인
좌우 끝느낌 또는 움직임</td><td>3</td></tr>
<tr><td colspan="2">힘잠김 검사</td><td>동일한 저항 또는 압력에 대한 몸통 부위의 비대칭적인
좌우 끝느낌 또는 움직임</td><td>3</td></tr>
<tr><td colspan="2">등 축돌림 기능 검사</td><td>대상자의 몸통이 자세를 유지하지 못하거나 또는 가쪽굽힘된
자세로 위치가 변함</td><td>3</td></tr>
<tr><td colspan="2">정렬 교정 검사</td><td>과도하게 굽힘된 등뼈 부위를 약간 폄했을 때, 통증의 감소가
일어남</td><td>3</td></tr>
<tr><td colspan="2">몸통 앞쪽굽힘 검사</td><td>몸통 앞쪽굽힘 검사 시, 등뼈 돌림이 동반된 과도한 등뼈 굽힘
움직임 발생/등뼈 굽힘 움직임이 가장 먼저 나타남</td><td>3</td></tr>
<tr><td colspan="2">가슴우리 올림 검사</td><td>가슴우리 올림을 통해 등뼈의 통증이 감소/가슴우리에
수직 방향으로 압력을 주었을 때 통증이 증가 또는 발생</td><td>3</td></tr>
<tr><td colspan="4">총점</td><td>100</td></tr>
</table>

3) 중재

(1) 움직임 교육

① 앉은 자세

과도한 등뼈 굽힘과 동반된 비대칭적인 등뼈 돌림을 확인할 수 있다. 일반적으로 앉은 자세에서 등뼈 굽힘이 쉽게 취할 수 있는 자세이며, 굽힘된 자세에서 비대칭적으로 몸통의 돌림 및 한쪽으로 기대는 자세가 유지 또는 반복되는 경우, 등뼈의 정렬이 굽힘-돌림된 형태로 변화하게 된다. 대표적인 자세로는 등이 굽힘된 상태에서 한 손으로 운전하는 자세, 자동차 콘솔 박스에 몸통을 기대는 자세, 좌우 골반의 높이를 비대칭적으로 만드는 다리 꼬기, 한 다리만 의자 위에 올리는 비대칭적인 자세들이다. 등뼈 폄-돌림은 주로 젊은 연령층에서 잘 나타나며, 등뼈 굽힘-돌림은 노년층에서 흔히 나타나는 척추의 변형이다. 과도한 굽힘과 동반된 비대칭적인 등뼈의 돌림 또는 가쪽굽힘된 자세와 움직임은 척추의 특정부위에 과도한 스트레스를 집중시켜 척추의 구조적 변형을 일으킨다. 이러한 척추의 구조 자체의 변형은 수술적 방법을 제외하고는 정상적인 구조 또는 정렬 상태로 회복은 불가하다. 정상적인 정렬에 대한 치료사에 의한 교정으로 정렬의 변화를 가져올 수 있다면(자세적 변형이라면) 기능적/일상 활동 시에 자세교정을 통해 자세 정렬 교정 효과를 확인할 수 있다. 대칭적인 자세를 유지하게 하며, 등을 등받이에 지지하여 앉은 자세 습관을 가지게 한다(그림 2.154).

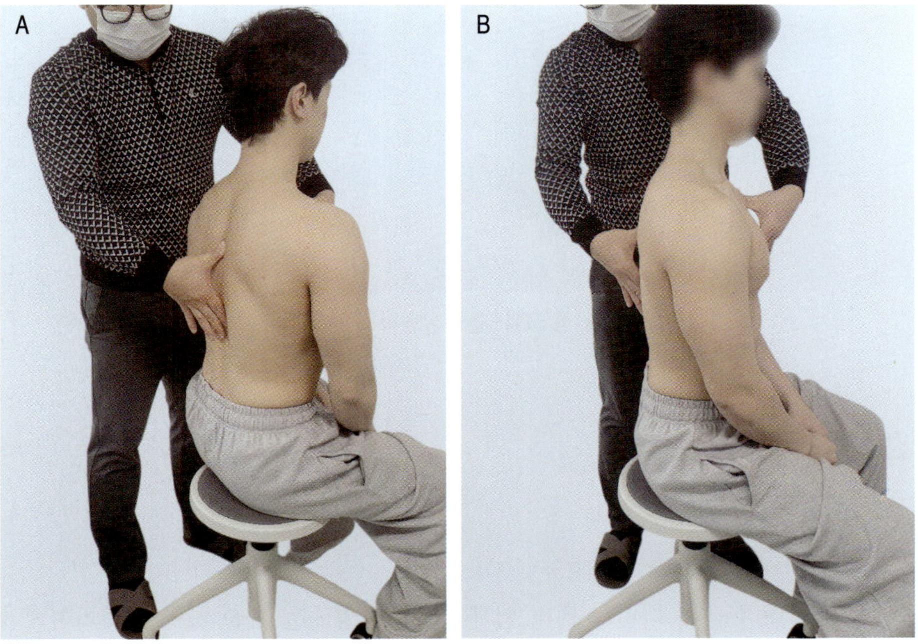

그림 2.154 등 굽힘-돌림 유형의 앉은 자세 정렬 교정. A: 후측면, B: 측면

② 선 자세

선 자세의 정렬 교정에서 우선적으로 시행되어야 할 부분은 신체중심축에 대해 뒤쪽으로 이동된 체간이 동이다. 앞쪽으로 내밀어진 골반 및 엉덩관절 부분을 신체 중심선 쪽으로 이동시키고 과도하게 구부려진 등 부위의 정렬은 앞쪽에 위치한 복장뼈를 지면에 대해 수직 상태로 정렬하게 한다. 비대칭적인 돌림에 대한 교정으로 한쪽으로 몸을 기울이는 비대칭적인 체중지지 자세(짝다리 등) 등의 교정이 필요하다. 물건을 한 쪽에서 다른 쪽으로 옮기는 작업 시에 몸통을 돌림하는 것이 아닌 하지를 이용하여 방향을 전환한 상태에서 물건을 옮기는 작업 형태로 전환이 필요하다(그림 2.155).

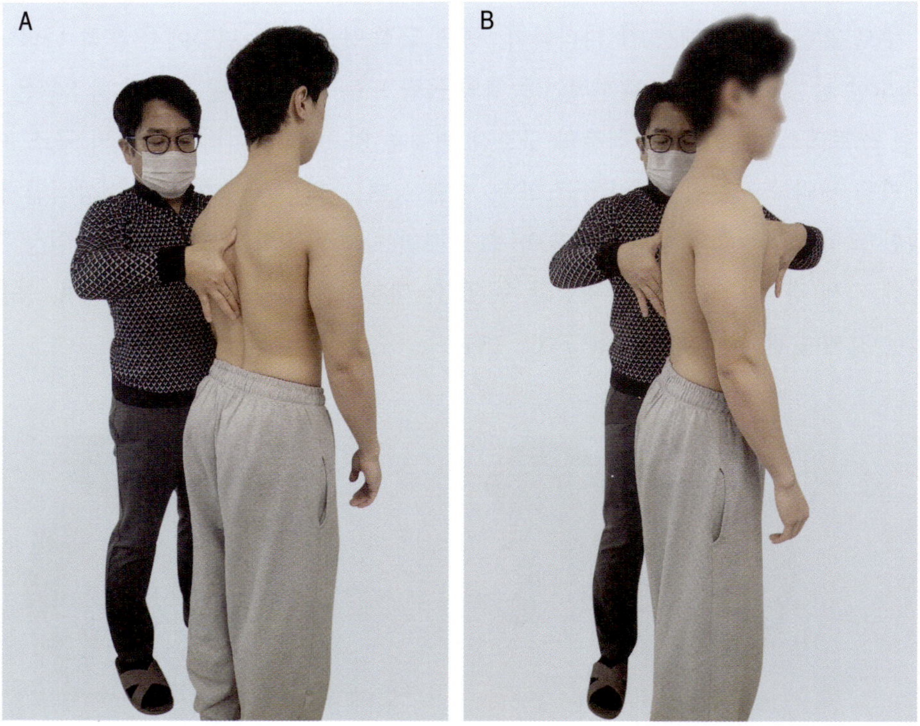

그림 2.155 등 굽힘-돌림 유형의 선 자세 정렬 교정. A: 후측면, B: 측면

(2) 움직임 개선을 위한 도수 관리

① 관절가동화 기법

i) 등뼈 폄 관절가동범위 개선을 위한 관절가동화 기법

대상자를 치료대 끝에 다리를 벌려 앉게 한 다음 양손은 가슴 앞에서 교차하게 한다. 가동화시키고자 하는 등뼈 분절의 아래쪽에 견고하게 여러 장을 감아놓은 수건을 위치한다. 치료사는 대상자 뒤쪽

에 약간 무릎을 구부리고 위치한다. 대상자의 양쪽 팔꿈치를 치료사 쪽으로 최대한 잡아당긴다. 대상자와 치료사의 몸통을 최대한 밀착시켜 수건이 빠지지 않도록 고정시킨다. 대상자의 머리는 치료사의 한쪽 어깨에 기댄 상태를 유지한 채로 깊게 숨을 들이마시도록 한다(등뼈 폄이 발생됨). 대상자의 등뼈 폄 된 상태를 유지한 상태에서 치료사의 양손은 뒤쪽-위쪽 방향으로 팔꿈치를 당겨준다. 10~20초 동안 등뼈 폄된 상태를 유지하는 동안, 대상자는 가볍게 호흡한다. 관절가동화 이후에 등뼈 폄 각도를 측정하고 정상 범위(20°)에 이르지 못한다면 다시 등뼈 폄 가동화 기법을 적용한다(그림 2.156). 만약 대상자가 관절가동화 기법 수행 시에 불편감 및 통증을 호소한다면 그림 2.86과 같은 방법을 적용할 수 있다.

ii) 등뼈 폄 관절가동범위 개선을 위한 벨트를 이용한 자가 관절가동화 기법

등 굽힘 유형에서 다루어진 운동방법 및 그림 2.87을 참고한다.

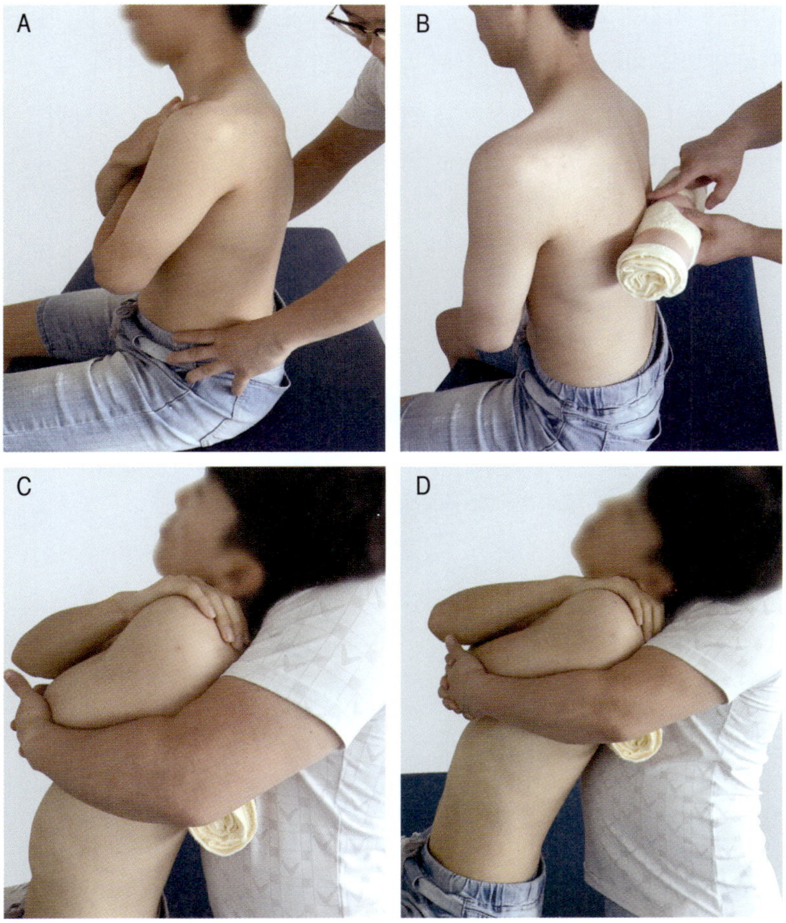

그림 2.156 **등뼈 폄 관절가동범위 개선을 위한 관절가동화 기법.** A: 시작 자세, B: 수건의 위치(가동화시키고자 하는 분절), C: 대상자가 들숨을 들이마시게 한 이후에 등뼈 폄된 위치에서 고정, D: 관절가동화 기법 적용

iii) 폼롤러 또는 땅콩볼을 이용한 방법

등 굽힘 유형에서 다루어진 운동방법 및 그림 2.88을 참고한다.

iv) 등뼈 돌림 관절가동범위 개선을 위한 관절가동화 기법

등 돌림 유형에서 다루어진 운동방법 및 그림 2.115를 참고한다.

② 근육 교정 운동

i) 등뼈 폄근 강화 운동

등뼈 폄을 강화시키는 운동방법에서 가장 중요한 것은 허리 폄 근육의 수축을 최대한 억제하면서 등뼈 폄 근육의 수축을 촉진하는 것이다. 따라서, 일반적인 몸통 폄근 강화 방법보다는 다음과 같은 방법들을 적용하는 것이 등뼈 폄근육을 효율적으로 강화시킬 수 있다.

a) 앉은 상태에서 등뼈 폄 강화 운동

팔을 테이블에 지지하고 칼돌기는 테이블에 부착한 상태에서 등뼈 및 허리뼈를 구부린 자세를 취한다. 시작 자세를 유지한 상태에서 등뼈 부위만 폄을 천천히 시행한다. 운동 끝 범위에서 대상자는 이 자세를 20초 동안 유지한다. 대상자가 견딜 수 있는 정도에 따라 점차적으로 유지할 수 있는 시간을 늘려준다(그림 2.157).

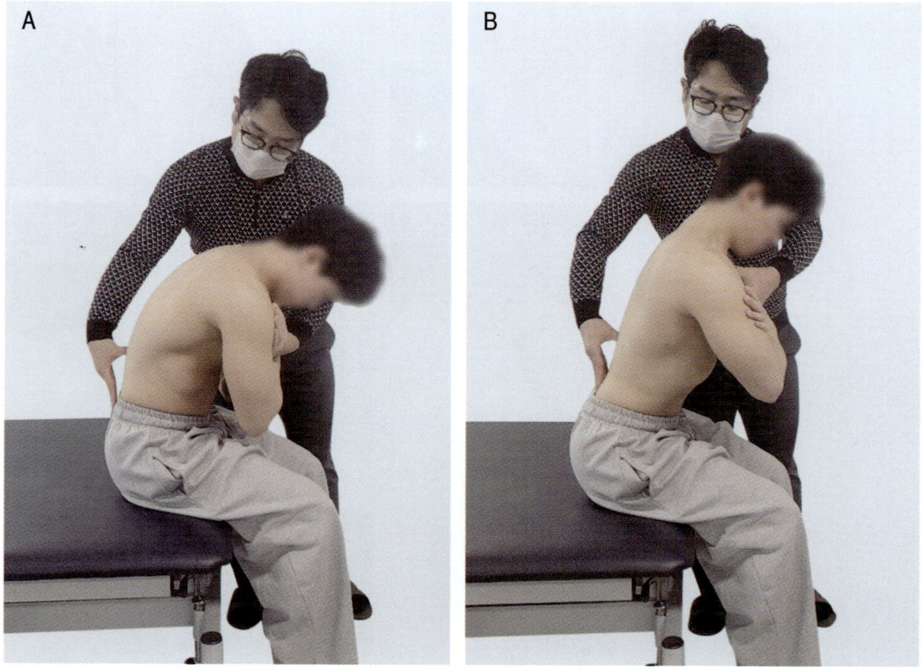

그림 2.157 앉은 자세에서 선택적 등뼈 폄근 강화 운동. A: 운동의 시작 위치, B: 운동의 끝 위치

ii) 배곧은근 및 배속빗근 스트레칭 운동

등 굽힘–돌림 유형을 가진 사람들에게서 복근의 단축 및 좌우 길이의 비대칭은 특징적 손상이며, 이는 등 굽힘–돌림 유형을 유발하는 주요한 요인이 된다. 근육길이 대칭성 확보와 함께 단축된 근육들의 정상적인 길이 회복이 매우 중요하다. 척추 정렬 상태를 대칭적인 상태로 유지한 상태에서 단축된 복근을 늘이는 치료적 중재가 필요하다. 환자가 운동 자세를 잘 유지하지 못하는 경우에는 등 굽힘 유형에서 사용된 운동방법 및 그림 2.90과 같은 방법을 적용할 수 있다.

a) 네발기기 자세에서 호흡을 이용한 근육 이완 방법

대상자에게 네발기기 자세를 취하게 한다. 척추는 가능한 일직선 상태 및 좌우 대칭적인 상태를 유지하도록 한다. 이후에 복부를 이용하여 숨을 들이마신다. 복부가 부풀어 오른 상태를 5~10초 동안 유지한다(그림 2.158).

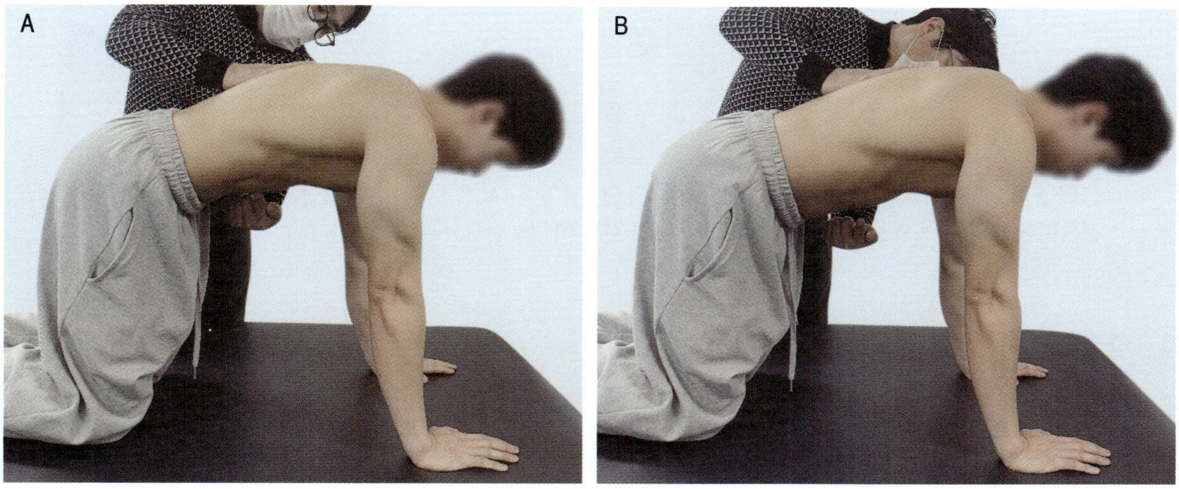

그림 2.158 네발기기 상태에서 배곧은근/배속빗근 이완 또는 스트레칭 운동. **A:** 운동의 시작 위치, **B:** 운동의 끝 위치

(3) 안정화 운동

① 벽에 손을 지지한 상태에서 등뼈 부위 안정화 운동

벽에 양손을 지지한 상태에서 어깨너비로 발을 벌리고 선다. 최대한 등을 펌한 상태에서 치료사는 대상자의 돌림, 가쪽굽힘 및 측면 이동되어 있는 몸통 부위의 정렬을 대칭적으로 교정한다. 몸통 근육의 등척성 수축(10~20초)을 통해 유지하도록 지시한다(그림 2.159).

② 벽에 몸통을 지지한 상태에서 한 팔 들기

등 돌림 유형에서 다루어진 운동방법 및 그림 2.118을 참고한다.

③ 네발기기 자세에서 한 팔 들기

등 돌림 유형에서 다루어진 운동방법 및 그림 2.119를 참고한다.

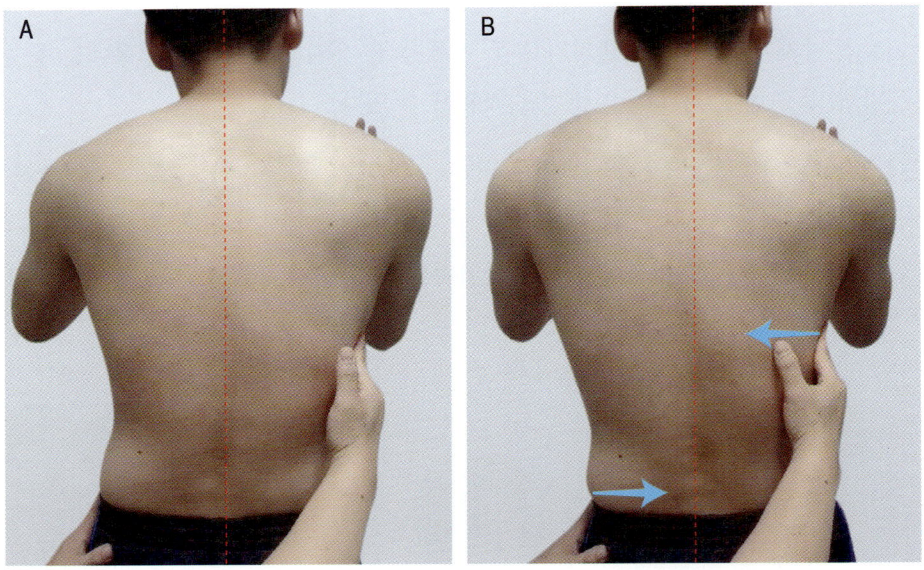

그림 2.159 벽에 손을 지지한 상태에서 등뼈 부위 안정화 운동. A: 운동 시작 자세, B: 등뼈 및 가슴우리의 중립적인 정렬 상태를 교정한 이후에 몸통 근육의 등척성 수축을 통한 등뼈 및 가슴우리의 정렬 유지

4) KEMA 관리

표 2.16 등 굽힘-돌림 유형 요약

잘못된 정렬	손상	KEMA 관리
• 과도한 등뼈 폄과 동반된 비대칭적인 등뼈 또는 가슴우리의 돌림 또는 가쪽굽힘	• 비대칭적인 좌우의 복근/등 근육 길이 및 근력 • 팔다리의 움직임과 동반된 등뼈 및 가슴우리의 비정상적인 돌림 및 가쪽굽힘 • 호흡 시 비대칭적인 가슴우리의 움직임	• 좌우 대칭적인 근육 길이 및 근력 회복 • 등뼈 부위의 안정화 능력 회복 • 대칭적인 가슴우리의 움직임 회복 • 등뼈 폄근의 정상적인 길이 및 근력 회복(강화) • 가슴 및 복부 근육의 스트레칭 • 등뼈 폄 가동범위 증가 위한 관절가동화 기법
		• 등뼈가 굽힘된 자세에서 비대칭적인 몸통 돌림 및 한쪽으로 기대는 자세 취하지 않기: 등받이에 등을 지지한 상태에서 좌우 대칭적인 자세 유지

참고문헌

1. Barrett E, Lenehan B, O'sullivan K, Lewis J, McCreesh, K. Validation of the manual inclinometer and flexicurve for the measurement of thoracic kyphosis. Physiother Theory Pract. 2018; 34(4); 301-308.
2. Comerford M, Mottram S. Kinetic control-e-book: The management of uncontrolled movement. Elsevier Health Sciences. 2012.
3. Daniels L, Hislop H J, Montgomery J, Worthingham C. Daniels and Worthingham's muscle testing: techniques of manual examination. Saunders/Elsevier. 2007.
4. Geelhoed MA, McGaugh J, Brewer PA, Murphy D. A new model to facilitate palpation of the level of the transverse processes of the thoracic spine. J Orthop Sports Phys Ther. 2006; 36(11); 876-881.
5. Ha SM, Jung SH, Kim JH, Gwak GT. Selective Activation of Thoracic Extensor Muscles during 3 Different Trunk Extensor Strengthening Exercise. J Musculoskelet Sci Technol. 2017; 1(1); 31-35.
6. Jung SH, Ha SM, Kim JH, Gwak GT, Kim SJ. Reliability of Axial-Thoracolumbar Spine Rotation Range Measurements. J Musculoskelet Sci Technol. 2018; 2(1); 20-23.
7. Jung SH, Hwang UJ, Kim JH, Ha SM, Kwon OY. Correlation among Non-radiological Measurements for Thoracic Kyphosis. J Musculoskelet Sci Technol. 2020; 4(1); 1-5.
8. Jung SH, Kwon OY, Yi CH, Cho SH, Jeon HS, Weon JH, Hwang UJ. Predictors of dysfunction and health-related quality of life in the flexion pattern subgroup of patients with chronic lower back pain: The STROBE study. Medicine. 2018; 97(29).
9. Lee D. The Thorax: an integrated approach. OPTP. 2003.
10. Mitchell FL, Moran PS, Pruzzo NA. An Evaluation and Treatment Manual of Osteopathic Muscle Energy Procedures Valley Park. MO: Mitchell, Moran & Pruzzo Assoc. 1979.
11. Muscolino JE. The muscular system manual-E-Book: The skeletal muscles of the human body. Elsevier Health Sciences. 2016.
12. Neumann DA. Kinesiology of the musculoskeletal system-e-book: Foundations for rehabilitation. Elsevier Health Sciences. 2013.
13. Sahrmann S. Diagnosis and treatment of movement impairment syndromes. Elsevier Health Sciences. 2001.
14. Sahrmann S. Movement system impairment syndromes of the extremities, cervical and thoracic spines. Elsevier Health Sciences. 2010.

CHAPTER

3

어깨

Shoulder

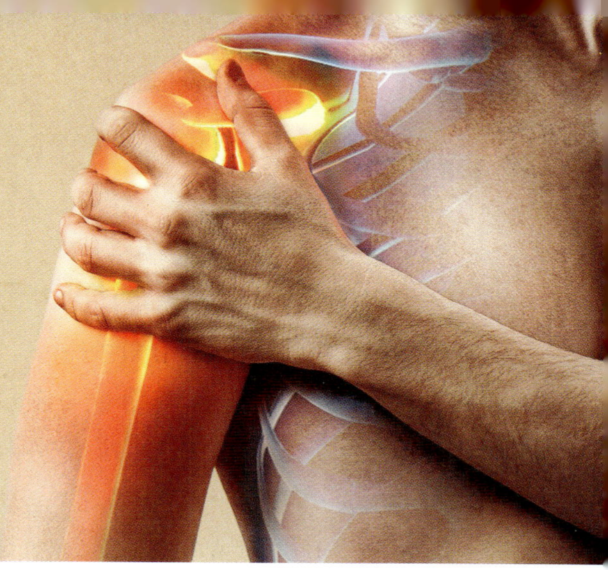

1. 서론

어깨관절은 무릎관절이나 엉덩관절과 달리 안정성을 얻기 힘든 관절이다. 어깨관절은 삼차원적으로 움직임이 발생하며 중간 운동 범위에서는 안정성에 기여하는 인대가 느슨하고 수축성 조직인 근육들이 단단하게 관절을 지탱해주어야 한다. 어깨의 구조적인 특성상 역학적으로 안정성을 잘 유지하면서 다른 관절보다 더 큰 운동 범위를 얻어야 하는 관절이 바로 어깨관절이다.

운동성에 비해 안정성이 상대적으로 낮은 어깨관절의 특성 때문에 많은 사람이 어깨 통증을 호소한다. 하지만, 어깨 통증은 상당히 복잡하며 통증이 발생하는 원인은 다양하다. 어깨관절 통증은 어깨관절질환으로 발생하는 경우도 있지만, 목뼈(경추, cervical spine), 등뼈(흉추, thoracic spine)와 같은 척추나 자세 관련으로도 발생하며 내장기로부터 기원할 수도 있다. 어깨 통증에 대한 일반적인 문제점들은 부딪힘증후군, 굳은어깨, 불안정성 등과 같은 여러 진단으로 설명하고 있지만, 이러한 진단은 기능장애를 평가하고 치료하기에 명확하다고 말할 수 없다. 어깨 통증과 기능장애에 관한 문제점을 진단하는 것은 이처럼 어렵고 복잡한 과정이다.

어깨 복합체에서는 개별 근육들이 독립적으로 작용하는 것은 거의 없다. 어깨근육은 상호 협력적이고 때로는 상반되는 기능을 하면서 다양한 움직임을 만들어 내기 때문에, 어깨 통증이 발생했을 때 관련된 근육을 찾아내기가 상당히 어렵다.

많은 임상가는 어깨 통증과 기능장애 문제를 해결하기 위해 개별 근육의 근력 검사, 가동범위 검사, 스트레칭 운동, 근력 강화 방법 등의 지식을 토대로 어깨 통증과 기능장애에 대한 진단과 치료를 하였다. 하지만, 통증과 비정상적인 움직임은 개별 근육에서의 문제점도 있지만 움직임이라는 측면에서 볼 때, 다양한 근육과 관절들이 함께 작용하게 된다.

어깨의 완전한 위쪽돌림(상방회전, upward rotation)은 위팔뼈머리(상완골두, humeral head)가 어깨뼈봉우리(견봉, acromion) 아래에서 발생하는 부딪힘(충돌, impingement)을 막아준다. 완전한 위쪽돌림은 어깨 주위 근육들의 상호작용을 통해 일어난다. 하지만, 어깨 축이 틀어져 있거나 근육 조절이 잘 되지 않을 경우, 위쪽돌림이 불완전하게 발생되어 어깨 통증과 기능장애가 발생한다.

많은 연구가는 어깨 통증과 기능장애를 진단하기 위해서는 어깨뼈에 대한 움직임 평가와 위팔뼈에 대한 움직임 평가가 중요하다고 주장하고 있다. Kibler와 McMullen(2003)은 어깨 운동 조절 결함에 대해 어깨뼈 운동기능이상(scapular dyskinesia) 방법을 통해 임상적으로 분류하였고, Sahrmann(2002)은 어깨 기능장애에 대한 통증과 움직임 손상을 어깨뼈 손상과 위팔뼈 손상으로 분류하여 움직임 손상에 대한 진단 및 운동 방법을 소개하였다. 또한, 다른 연구가들은 조절되지 않는 운동(uncontrolled movement, UCM)의 부위와 방향에 의한 기능장애의 분류를 제안하였다(Mottram, 2003; Comerford & Mottram, 2011).

이처럼 어깨 부딪힘과 불안정성의 문제점이 있는 어깨를 지닌 사람들의 경우 어깨뼈의 과도한 올림, 내림, 벌림, 모음과 같은 움직임과 어깨뼈 아래쪽돌림(하방회전, downward rotation), 앞기울임(전방경사, anterior tilt), 날개어깨뼈(익상견갑골, scapular winging) 등의 움직임들이 발생한다. 움직임의 조절은 어깨에 나타나는 여러 가지 증상과 기능장애를 효과적으로 다루기 위해 필요하다.

2. 해부학 및 운동학

1) 해부학

(1) 뼈

어깨는 위팔뼈(상완골, humerus), 어깨뼈(견갑골, scapula), 빗장뼈(쇄골, clavicle), 복장뼈(흉골, sternum)의 상호작용을 통해 어깨 복합체를 만든다. 어깨 복합체는 3 자유도를 지니고 있으며, 어깨 움직임을 위해서는 근육들의 작용이 필수적이다. 단일 근육의 약화나 짧아짐으로 인해 자연스러운 어깨 움직임에 제한을 받게 된다.

① 위팔뼈 Humerus

위팔뼈의 해부학적인 구조를 살펴보면 가장 위쪽에 위팔뼈머리가 있다. 이 부분은 볼록한 공 모양으로 되어 있어 오목위팔관절(glenohumeral joint)을 만든다. 위팔뼈머리는 위팔뼈몸통(상완골체, humeral shaft)의 긴 축에 대해 약 130~135° 경사각(angle of inclination)을 형성한다(그림 3.1). 위팔뼈 아래에 있는 안-가쪽 위관절융기(내-외 상과, medial-lateral epicondyle)의 축에 수평면 내에서 30° 정도 뒤쪽으로 비틀림되어 있는데, 이것을 뒤경사(후방경사, retroversion)라고 한다(그림 3.2).

위팔뼈머리 바로 아래에는 해부목(해부경, anatomic neck)이라는 부위가 있는데 몸쪽 위팔뼈몸통과 볼록한 위팔뼈머리의 관절면을 분리하는 경계선 부분이다. 해부목 아래쪽에는 두 개의 결절부위가 있는

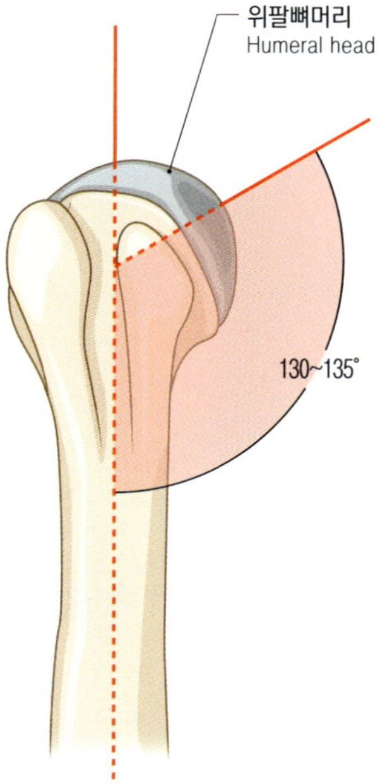

그림 3.1 위팔뼈의 경사각

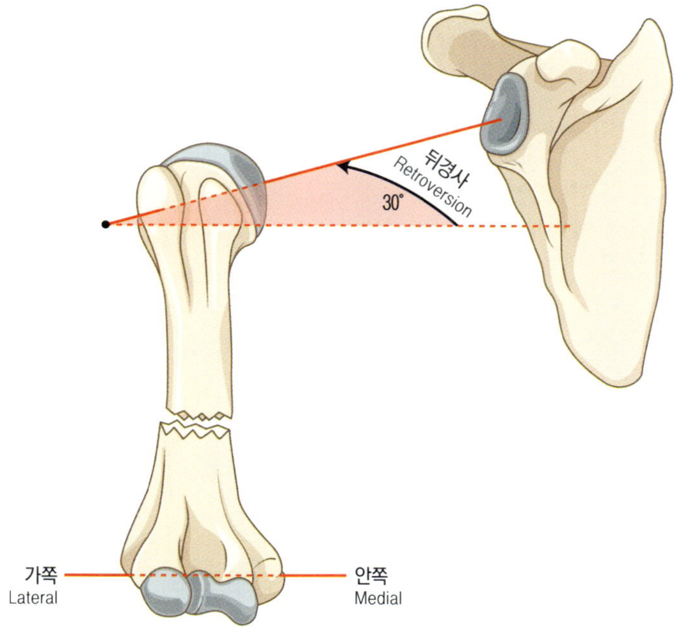

그림 3.2 위팔뼈의 뒤경사

데, 위팔뼈 몸쪽 끝의 앞쪽에는 작은결절(소결절, lesser tubercle)이 있고, 가쪽에는 큰결절(대결절, greater tubercle)이 있다. 작은결절은 어깨밑근(견갑하근, subscapularis)이 부착하는 곳으로 큰결절보다는 조금 더 뾰족하고 앞쪽으로 돌출되어 있다. 큰결절은 크고 둥근 형태를 보이고 위면(upper facet), 중간면(middle facet), 아래면(lower facet)이 있는데 위면에는 가시위근(극상근, supraspinatus), 중간면에는 가시아래근(극하근, infraspinatus), 아래면에는 작은원근(소원근, teres minor)이 부착된다.

큰결절과 작은결절 앞면을 따라 각각 아래쪽으로 내려가면 큰결절능선(대결절능, crest of greater tubercle)과 작은결절능선(소결절능, crest of lesser tubercle)이 있는데 큰결절능선 부위에는 큰가슴근(대흉근, pectoralis major)이 부착하고, 작은결절능선 부위에서는 큰원근(대원근, teres major)이 부착한다.

큰결절능선과 작은결절능선 사이 혹은 큰결절과 작은결절 사이를 결절사이고랑(결절간구, intertubercular groove) 또는 두갈래근고랑(이두구, bicipital groove)이라 한다. 이 부위로 위팔두갈근 긴갈래(상완이두근 장두, long head of biceps) 힘줄이 지나간다. 넓은등근(광배근, latissimus dorsi)은 결절사이고랑 아래쪽에 부착하며 위팔두갈래근 힘줄보다는 앞쪽에 위치한다. 어깨세모근(삼각근, deltoid)이 부착되는 어깨세모근 거친면(삼각근 조면, deltoid tuberosity)은 결절사이고랑의 가장 아래쪽에서 가쪽 방향에 위치한다.

위팔뼈 뒷면을 사선으로 가로지르는 부위를 노신경고랑(요골신경구, radial groove) 또는 나선고랑(spiral groove)이라 하는데, 이 부위에서 위팔세갈래근(상완삼두근, triceps)의 가쪽갈래와 안쪽갈래가 분리되어 부착한다(그림 3.3).

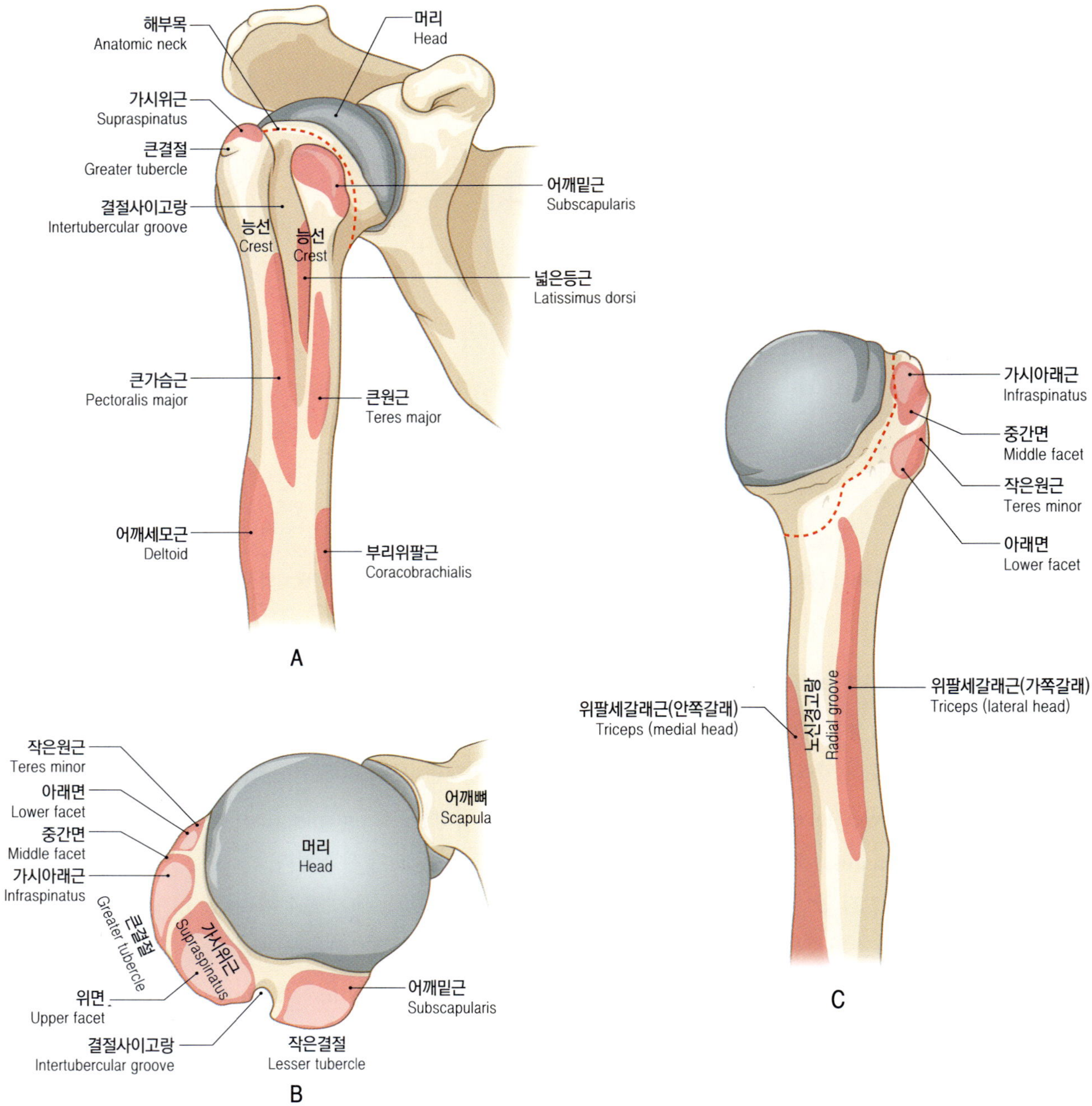

그림 3.3 위팔뼈의 구조. A: 앞면, B: 위면, C: 뒷면

② 어깨뼈 Scapula

어깨뼈는 해부학적 자세에서 가슴우리(흉곽, rib cage)의 두 번째에서 일곱 번째 갈비뼈 사이에 위치하고 있다. 어깨뼈는 세 개의 각과 세 개의 면이 있다. 세 개의 각으로는 위각(상각, superior angle), 아래각(하각, inferior angle), 가쪽각(외측각, lateral angle)이 있으며, 일반적으로 위각과 아래각은 촉진을 통해

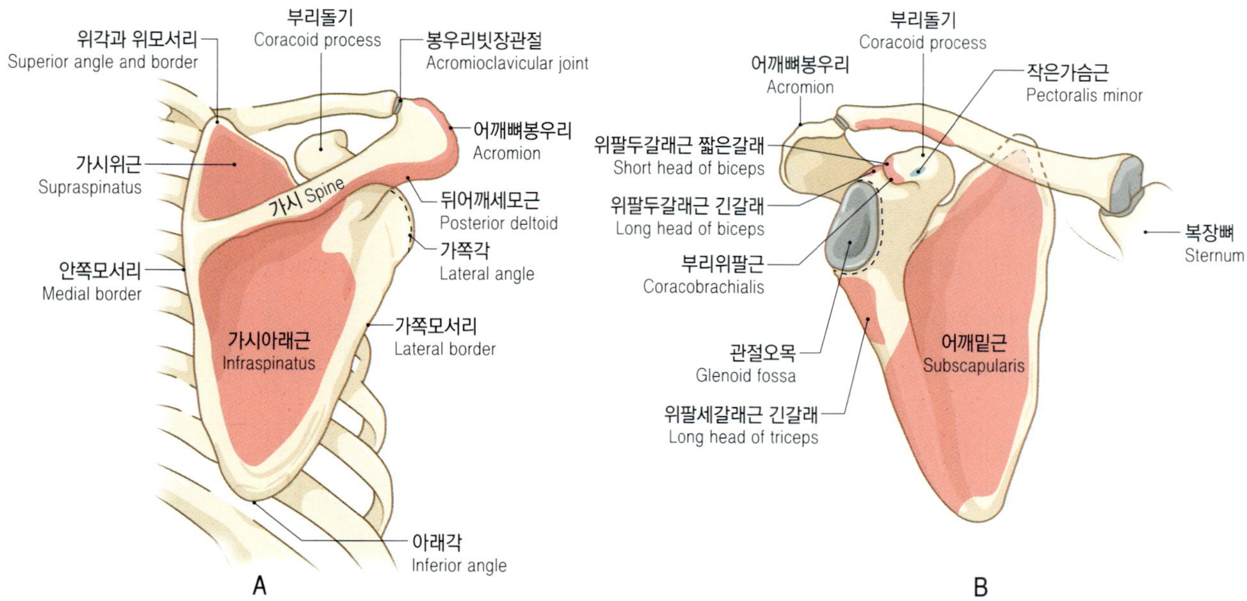

그림 3.4 어깨뼈의 구조. A: 뒷면, B: 앞면

찾을 수 있다. 세 개의 면 중에서 안쪽모서리(내측연, medial border) 또는 척추모서리(척추연, vertebral border)는 척추와 평행하게 위치하고 있으면 촉진이 가능하다. 어깨뼈의 아래각에서 가쪽각까지 뻗어있는 부분을 가쪽모서리(외측연, lateral border) 또는 겨드랑모서리(액와연, axillary border)라고 하며 이 부분도 촉진이 가능하다. 위모서리(superior border)는 위각에서 부리돌기까지 뻗어 있다(그림 3.4A).

어깨뼈 뒷면에는 가시처럼 돌출된 부위가 있는데 이 부위를 어깨뼈가시(견갑극, spine of the scapula)라고 한다. 어깨뼈가시 위쪽에 있는 오목한 부분을 가시위오목(극상와, supraspinatus fossa)이라고 하고, 아래쪽에 오목한 부분을 가시아래오목(극돌기하와, infraspinatus fossa)이라고 한다. 가시위오목에는 가시위근이 있고, 가시아래오목에는 가시아래근이 있다. 어깨뼈의 가시 안쪽부위를 따라가면 가시의 끝부분에 어깨뼈가시의 뿌리(root)가 있고, 가시 가쪽을 따라가면 끝 부분에 넓고 돌출된 형태의 어깨뼈봉우리가 있다. 어깨뼈봉우리에 있는 빗장관절면(쇄골면, clavicular facet)은 봉우리빗장관절(견쇄관절, acromioclavicular joint)을 형성한다. 어깨뼈 앞쪽에도 오목하게 들어간 부위가 있는데, 이곳을 어깨뼈밑오목(견갑하와, subscapular fossa)이라고 하며 여기에 어깨밑근이 있다(그림 3.4B).

어깨뼈에는 오목위팔관절을 형성하는 오목한 부위인 관절오목(관절와, glenoid fossa)이 있다. 안정상태에서 어깨뼈는 가슴(흉곽, thorax)의 뒤-가쪽에 위치하는데, 이 자세에서 관절오목은 이마면(시상면, frontal plane)에 대해 약 30~40° 정도 앞쪽을 향하고 있다(그림 3.5). 이러한 안정 자세에서 어깨뼈의 관절오목이 향하는 방향을 보고 어깨뼈면(scapular plane)이라고 한다. 이러한 이유로 어깨뼈면에서 팔을 들어 올리는 것이 인체 다른 면(plane)에서 올리는 것보다 더 편하고 기능적인 동작이라 말할 수 있다.

관절오목에서 위쪽에 있는 결절 부위를 오목위결절(관절와상결절, supraglenoid tubercle)이라 하고, 아래쪽 결절 부위를 오목아래결절(관절와하결절, infraglenoid tubercle)이라 한다. 오목위결절에는 위팔두갈래근의 긴갈래가 부착하고, 오목아래결절에는 위팔세갈래근의 긴갈래(상완삼두근 장두, long head of triceps)가 부착한다.

어깨뼈에서 돌기처럼 돌출된 부위인 부리돌기(오훼돌기, coracoid process)가 있는데, 여기에는 작은가슴근(소흉근, pectoralis minor), 위팔두갈래근 짧은갈래(상완이두근 단두, short head of biceps)와 부리위팔근(오훼완근, coracobrachialis)이 부착한다.

③ 빗장뼈 Clavicle

빗장뼈는 S자 모양의 형태로 되어 있는 뼈로서 빗장뼈의 가쪽 끝 부분에는 타원형의 봉우리관절면(견봉면, acromial facet)이 있다. 이 부분이 어깨뼈와 관절하여 봉우리빗장관절을 형성한다. 빗장뼈의 안쪽 끝 부분에는 갈비관절면(늑골면, costal facet)이 있는데, 복장뼈의 관절면과 만나 복장빗장관절을 형성해서 팔과 몸통뼈대를 연결하는 중요한 역할을 한다. 빗장뼈의 긴 축은 수평면에 대해 약간 위쪽을 향하고 있고, 이마면에 대해서는 약 20° 정도 뒤쪽을 향한다(그림 3.5).

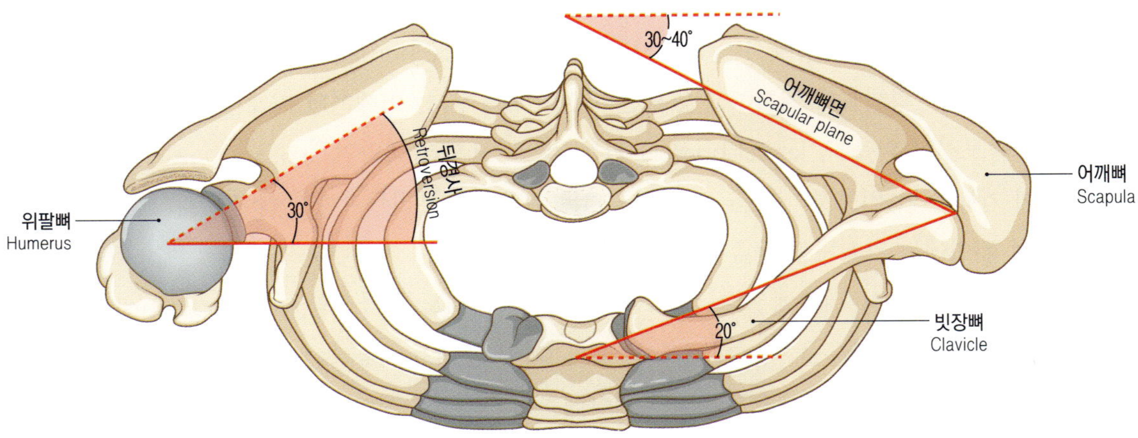

그림 3.5 해부학적 위치에서 양 어깨의 위면

④ 복장뼈 Sternum

복장뼈는 복장뼈자루(흉골병, manubrium), 복장뼈몸통(흉골체, body of sternum), 칼돌기(검상돌기, xiphoid process)로 구성되어 있다. 복장뼈자루에는 타원형으로 된 빗장관절면이 있어 빗장뼈와 관절을 이룬다. 복장뼈의 빗장관절면은 세로 지름이 약간 오목하고, 가로 지름은 약간 볼록하다. 복장뼈자루의 가쪽 가장자리 부위에 위치한 갈비관절면은 첫째, 둘째 갈비뼈가 부착된다(그림 3.6).

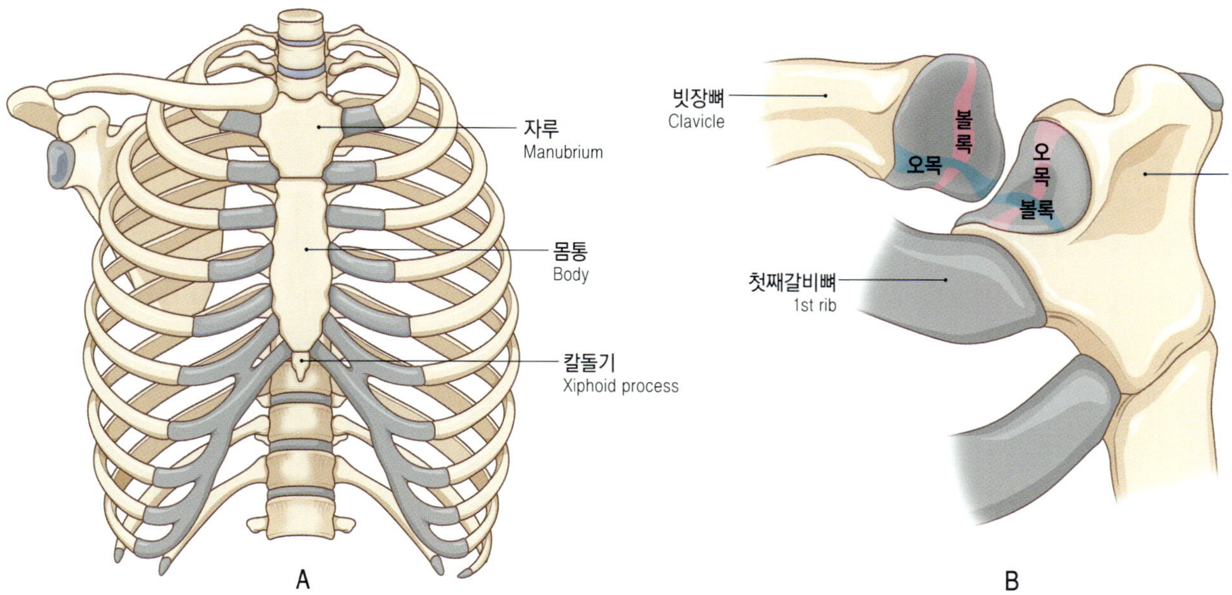

그림 3.6 복장뼈의 구조. A: 앞면, B: 복장빗장관절

(2) 관절

① 복장빗장관절 Sternoclavicular Joint

복장빗장관절(흉쇄관절, sternoclavicular joint)은 빗장뼈의 아래쪽면에 있는 갈비관절면과 복장뼈자루의 빗장뼈 패임(쇄골절흔, clavicular notch of the manubrium)에 의해 형성된다. 이 관절은 팔을 몸통뼈대와 연결시키고 상당히 많은 팔의 움직임을 조절한다. 복장빗장관절은 안장관절의 형태로 한 관절에 오목면과 볼록면을 동시에 가진다. 이 관절은 세 개의 축으로 삼축성관절로 분류한다.

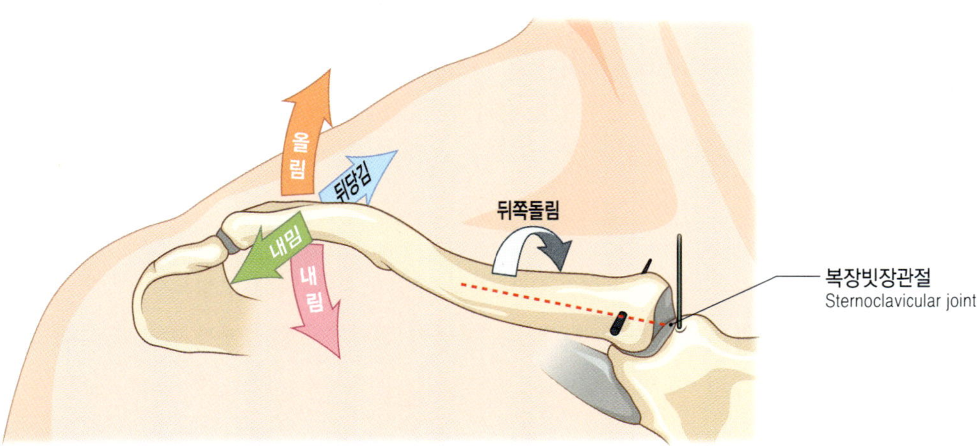

그림 3.7 복장빗장관절 움직임

해부학적으로 복장빗장관절에서 빗장뼈는 가로로 놓여 있으며 이마면에 대해 약 20° 정도 뒤쪽으로 위치하고 있다. 관절 움직임을 보면 수직축에 대해 빗장뼈의 내밈과 뒤당김 움직임이 발생하고, 앞뒤축에 대해서는 빗장뼈의 올림과 내림이 발생한다. 마지막으로 안가쪽 축을 중심으로 빗장뼈의 위쪽돌림과 아래쪽돌림이 발생한다(그림 3.7).

② 봉우리빗장관절 Acromioclavicular Joint

봉우리빗장관절(견봉쇄골관절, acromioclavicular joint)은 빗장뼈의 먼쪽 끝단과 어깨뼈의 어깨뼈봉우리에 의해 형성된 관절이다(그림 3.8). 어깨뼈봉우리의 관절면은 안-위쪽을 향하여 빗장뼈의 어깨뼈봉우리 관절면과 대응하여 적합성을 제공한다. 이 관절의 주된 동작은 빗장뼈와 어깨뼈 사이의 독립적인 움직임을 만들어 준다. 만약 이 관절이 없다면 빗장뼈와 어깨뼈는 고정된 상태로 함께 움직임이 일어날 것이다. 봉우리빗장관절에서 일어나는 운동은 어깨뼈의 위쪽돌림과 아래쪽돌림 운동이 발생한다.

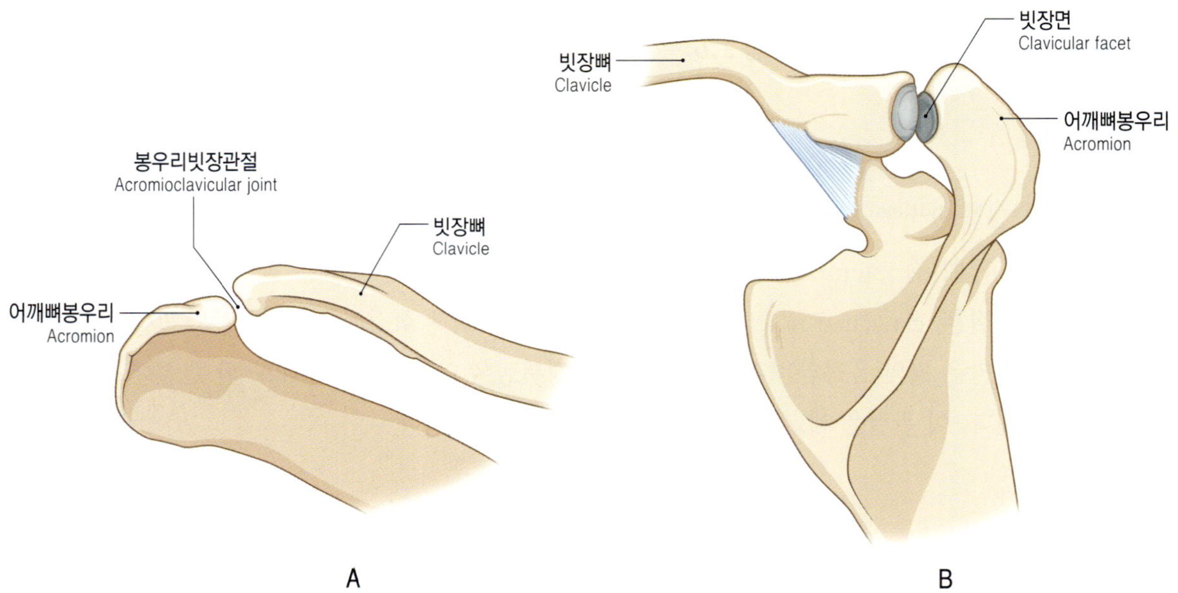

그림 3.8 봉우리빗장관절. A: 앞면, B: 뒷면

③ 어깨가슴관절 Scapulothoracic Joint

어깨가슴관절은 실제 해부학적 관절은 아니지만 결합조직에 의해 형성되어 어깨 움직임에 필수적인 부분이다. 따라서, 이 관절은 기능학적인 관절로 분류가 된다. 이 관절에서 발생되는 움직임은 가슴우리에 대해 어깨뼈의 올림과 내림, 내밈과 뒤당김, 위쪽돌림과 아래쪽돌림 움직임이 발생한다(그림 3.9).

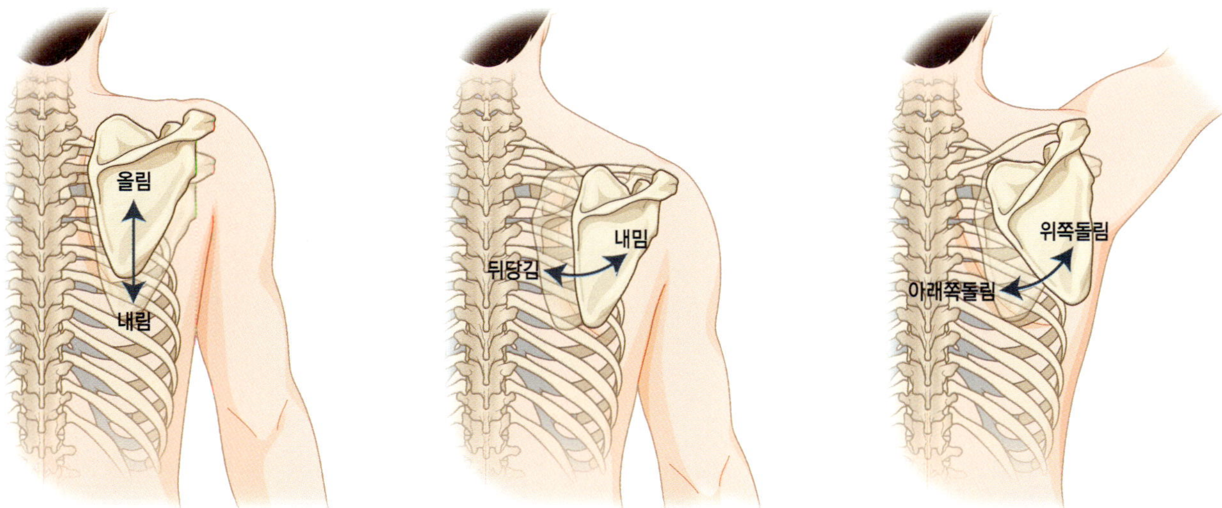

그림 3.9 어깨뼈의 움직임

④ 오목위팔관절 Glenohumeral Joint

오목위팔관절은 위팔뼈의 커다란 볼록면을 지닌 위팔뼈머리와 어깨뼈의 오목하게 되어 있는 관절오목에 의해 형성된 관절이다(그림 3.10). 이 관절은 움직임에 대한 3개의 모든 운동면에서 움직임이 일어나기 때문에 다른 관절보다 운동성이 더 크다. 이러한 관절의 안정성을 제공하기 위해서는 주변 근육들의 힘이 필수적이다. 어깨 안정성을 위해서는 돌림근 띠 근육(회전근개 근육, rotator cuff muscles)의 역할이 중요하다. 이 관절은 삼축성 관절로 분류되며 굽힘과 폄, 벌림과 모음, 가쪽돌림과 안쪽돌림이 일어난다.

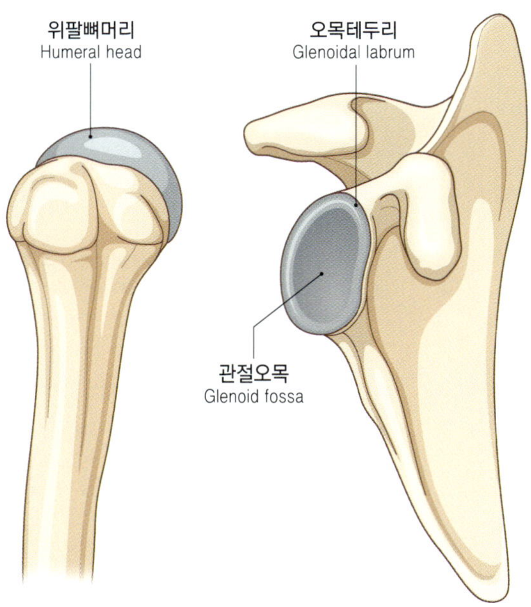

그림 3.10 오목위팔관절

(3) 근육

어깨근육은 크게 세 부분의 근육군으로 나눌 수 있는데, 가슴어깨(흉곽견갑, thoracoscapular)근육, 어깨위팔(견갑상완, scapulohumeral)근육, 가슴위팔(흉곽상완, thoracohumeral)근육으로 나눈다.

① 가슴어깨근육 Thoracoscapular Muscle

가슴어깨근육에는 등세모근(승모근, trapezius), 앞톱니근(전거근, serratus anterior), 어깨올림근(견갑거근, levator scapulae), 마름근(능형근, rhomboid), 작은가슴근이 있다.

i) 등세모근 Trapezius

이는곳
- 위: 바깥뒤통수뼈융기(외후두융기, external occipital protuberance), 위목덜미선(상항선, superior nuchal line)의 안쪽 1/2, 목덜미인대(C1–C6), C7 가시돌기
- 중간: T1–T5 가시돌기
- 아래: T6–T12 가시돌기

닿는곳
- 위: 빗장뼈(쇄골, clavicle)의 가쪽 1/3, 어깨뼈봉우리
- 중간: 어깨뼈봉우리와 어깨뼈가시
- 아래: 어깨뼈가시

작용
- 위: 어깨뼈 올림, 위쪽돌림, 한쪽 작용 시 머리와 목의 같은쪽 가쪽굽힘 및 반대쪽 돌림, 양측 작용 시 머리와 목의 폄
- 중간: 어깨뼈 뒤당김
- 아래: 어깨뼈 내림과 위쪽돌림

신경지배
- 척수더부신경(척수부신경, spinal accessory nerve)

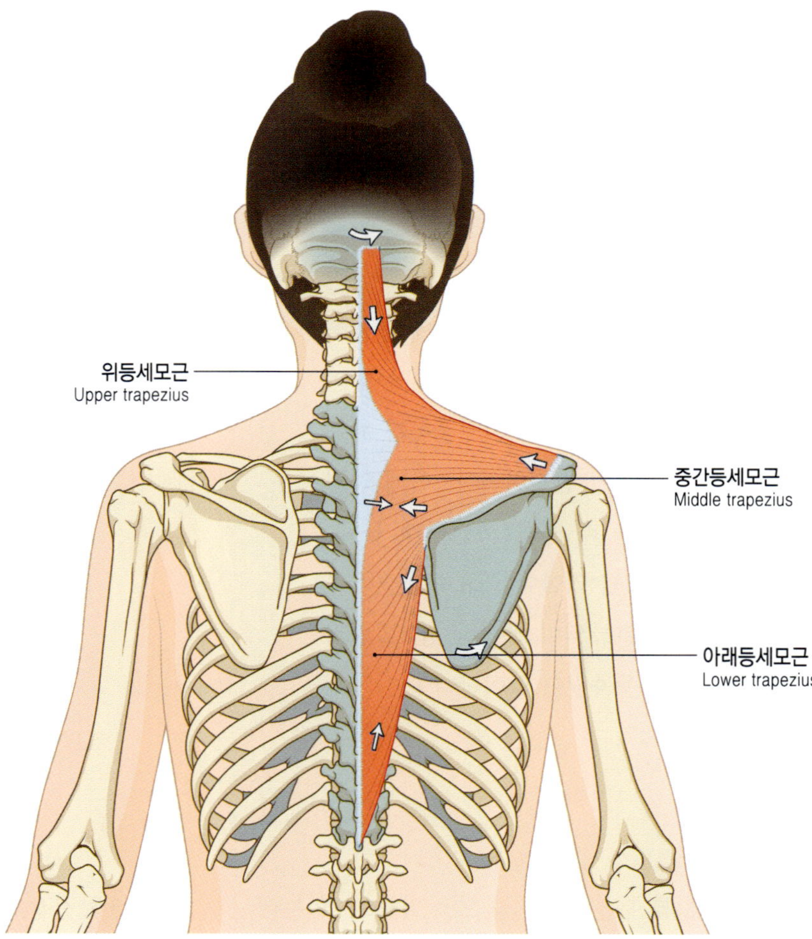

그림 3.11 등세모근

ii) 앞톱니근 Serratus Anterior

이는곳
- 1-9번 갈비뼈 앞가쪽

닿는곳
- 어깨뼈 안쪽모서리 앞쪽 면

작용
- 어깨뼈 내밈과 위쪽돌림

신경지배
- 긴가슴신경(장흉신경, long thoracic nerve)

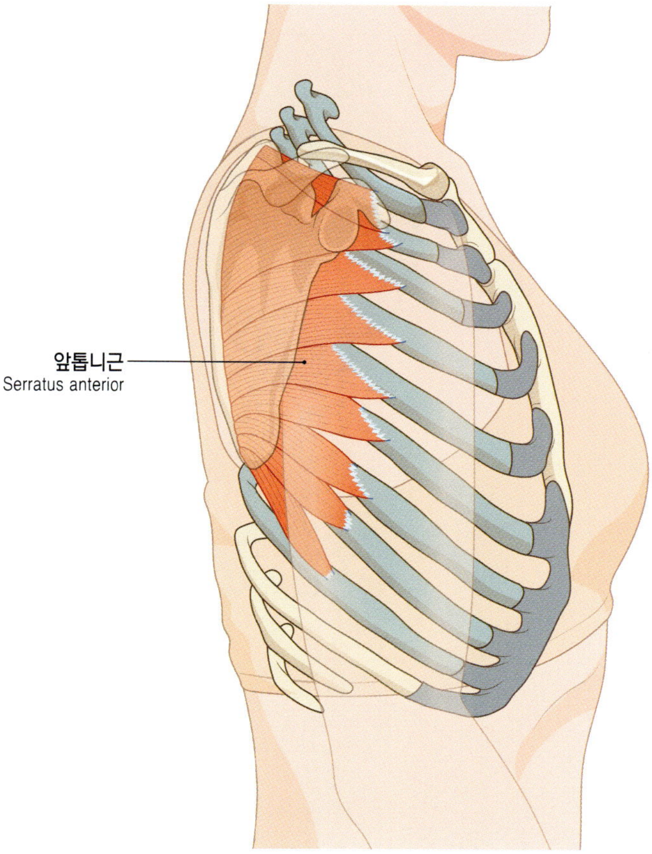

그림 3.12 앞톱니근

iii) 어깨올림근 Levator Scapulae

이는곳
- C1–C4 가로돌기(횡돌기, transverse process)

닿는곳
- 어깨뼈 위각

작용
- 어깨뼈 올림, 아래쪽돌림
- 한쪽 작용 시 같은 쪽으로 목의 가쪽굽힘과 돌림
- 양측 작용 시 목의 폄

신경지배
- 등쪽어깨신경(견갑배신경, dorsal scapular nerve)

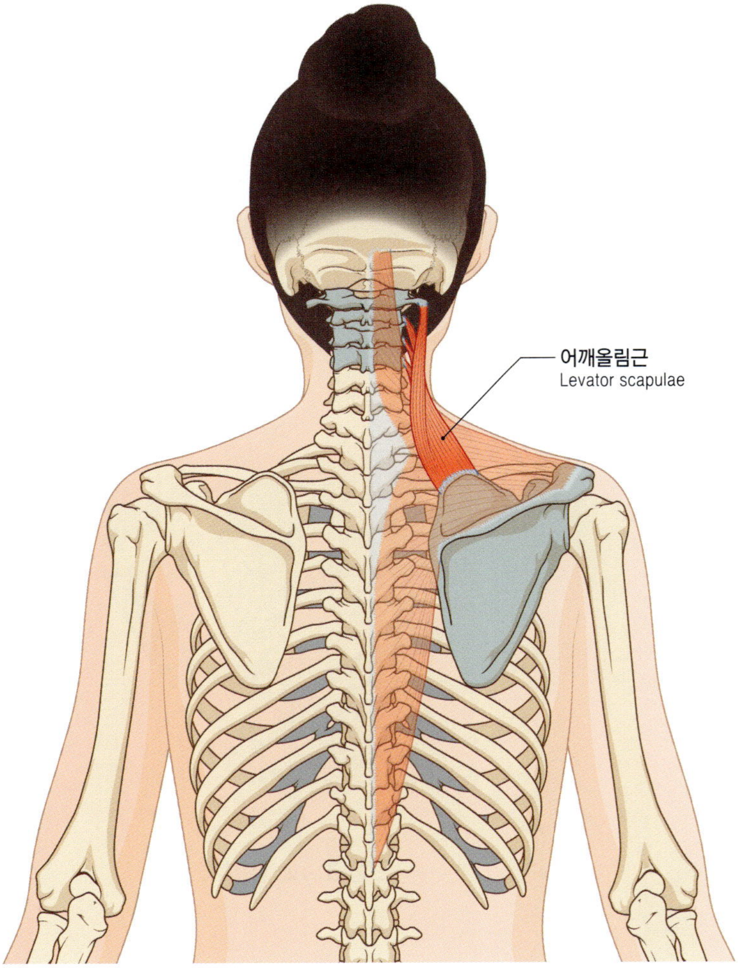

그림 3.13 어깨올림근

iv) 마름근 Rhomboid

이는곳
- 작은마름근: C7–T1 가시돌기
- 큰마름근: T2–T5 가시돌기

닿는곳
- 작은마름근: 어깨뼈의 안쪽모서리 중간 부분
- 큰마름근: 어깨뼈의 아래각 사이에 있는 어깨뼈의 안쪽모서리

작용
- 어깨뼈 뒤당김, 올림, 아래쪽돌림

신경지배
- 척수더부신경

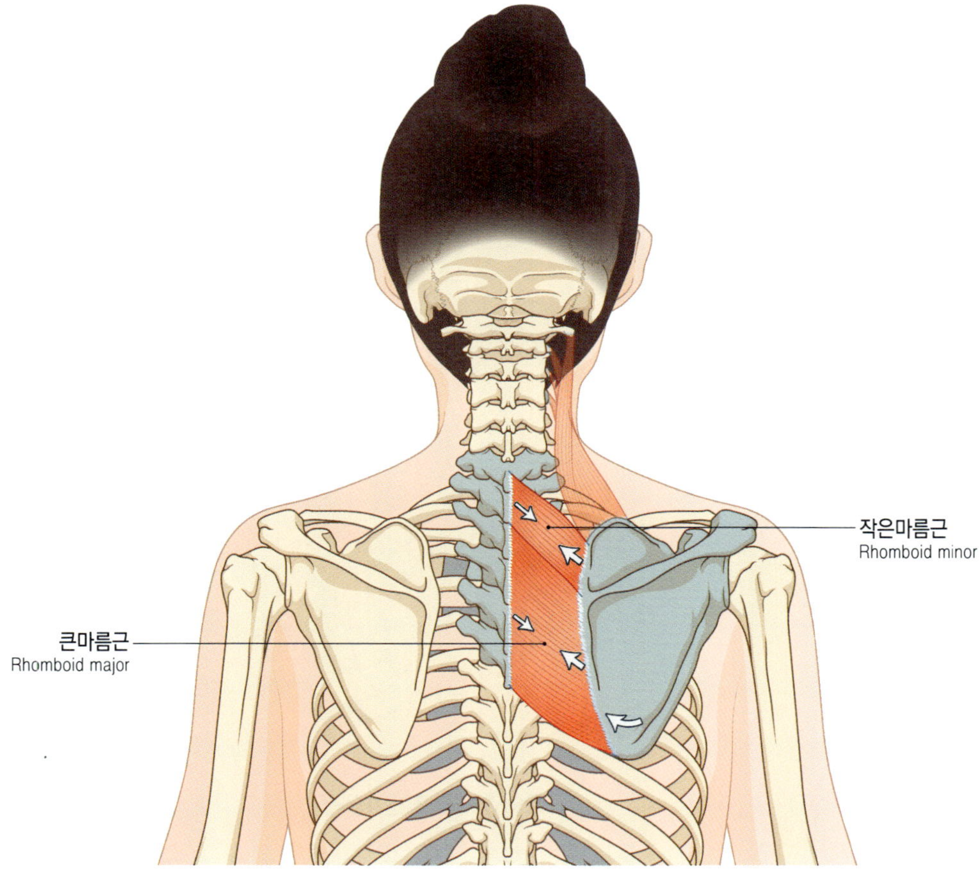

그림 3.14 마름근

v) 작은가슴근 Pectoralis Minor

이는곳
- 3-5번 갈비뼈

닿는곳
- 어깨뼈의 부리돌기

작용
- 어깨뼈의 내밈과 내림, 아래쪽돌림
- 3-5번 갈비뼈 올림

신경지배
- 안쪽과 가쪽 가슴근신경
  (내측과 외측 흉근신경, medial and lateral pectoral nerves)

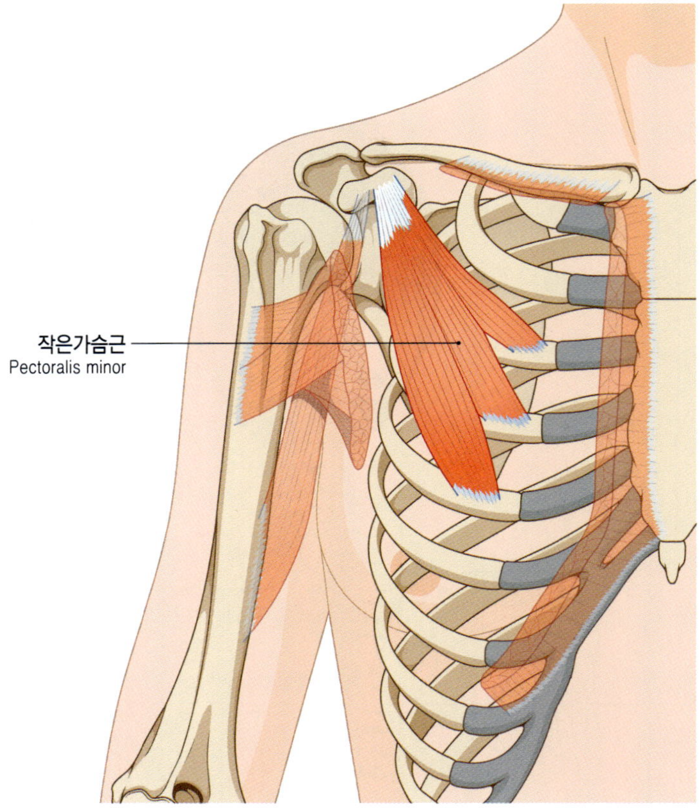

그림 3.15 작은가슴근

② 어깨위팔근육 Scapulohumeral Muscle

어깨위팔근육에는 가시위근, 가시아래근, 작은원근, 큰원근, 어깨밑근, 어깨세모근이 있다.

i) 가시위근 Supraspinatus

이는곳
- 어깨뼈의 가시위오목

닿는곳
- 위팔뼈의 큰결절

작용
- 팔 벌림

신경지배
- 어깨위신경(견갑상신경, suprascapular nerve)

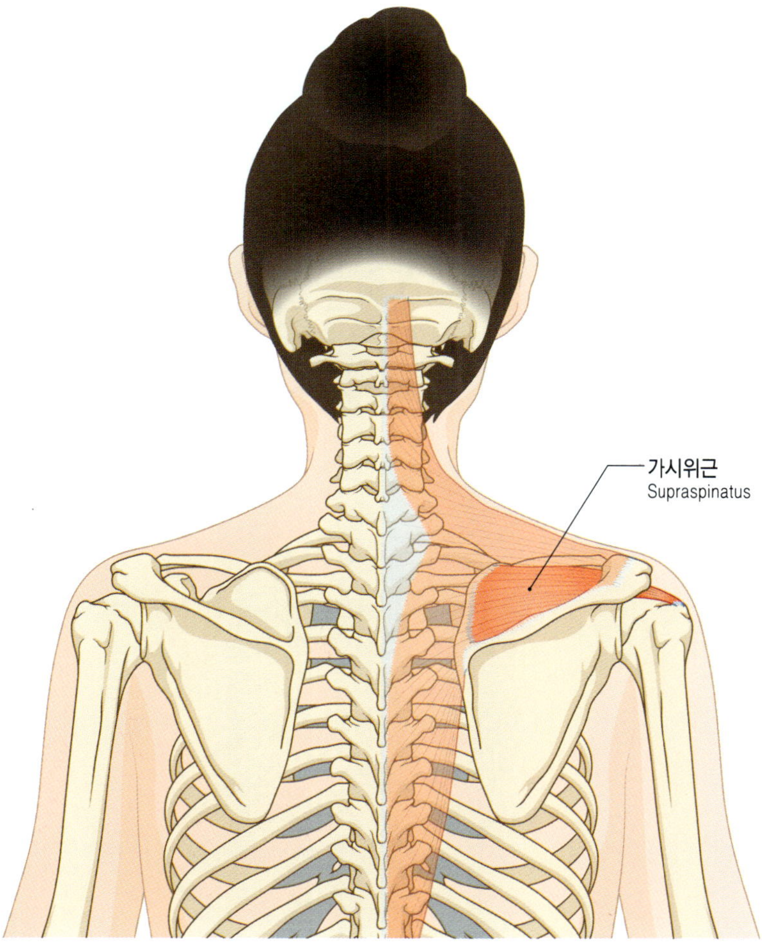

그림 3.16 가시위근

ii) 가시아래근Infraspinatus

이는곳
- 어깨뼈의 가시아래오목

닿는곳
- 위팔뼈의 큰결절

작용
- 위팔 가쪽돌림

신경지배
- 어깨위신경

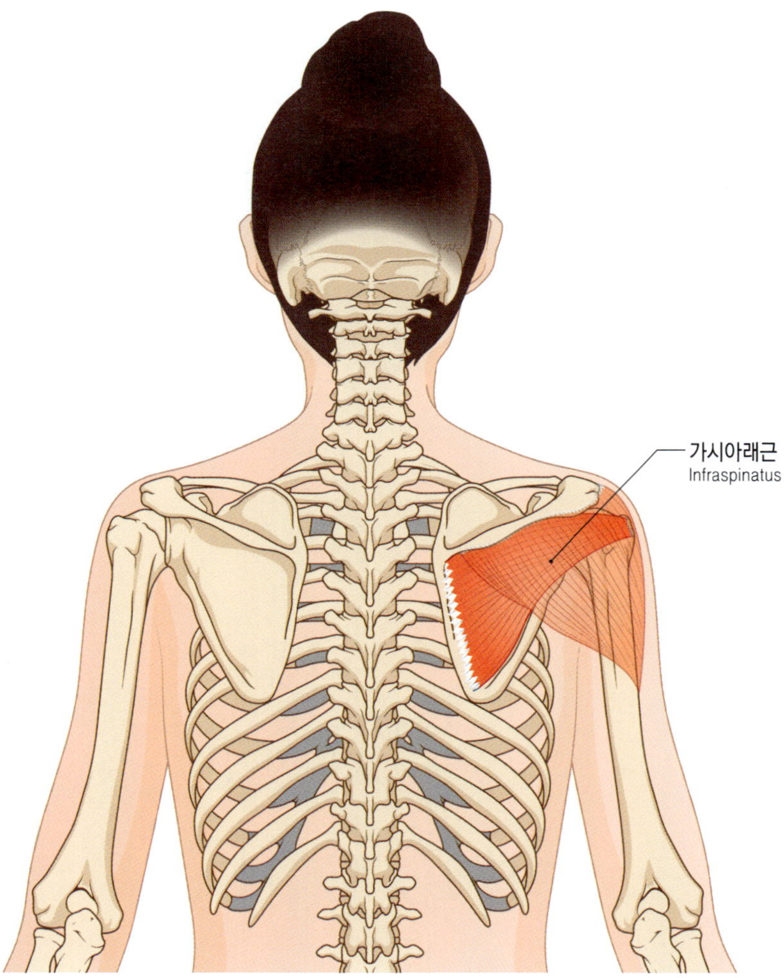

그림 3.17 가시아래근

iii) 작은원근 Teres Minor

이는곳
- 어깨뼈의 가쪽 가장자리 위쪽

닿는곳
- 위팔뼈의 큰결절

작용
- 위팔 가쪽돌림

신경지배
- 겨드랑신경(액와신경, axillary nerve)

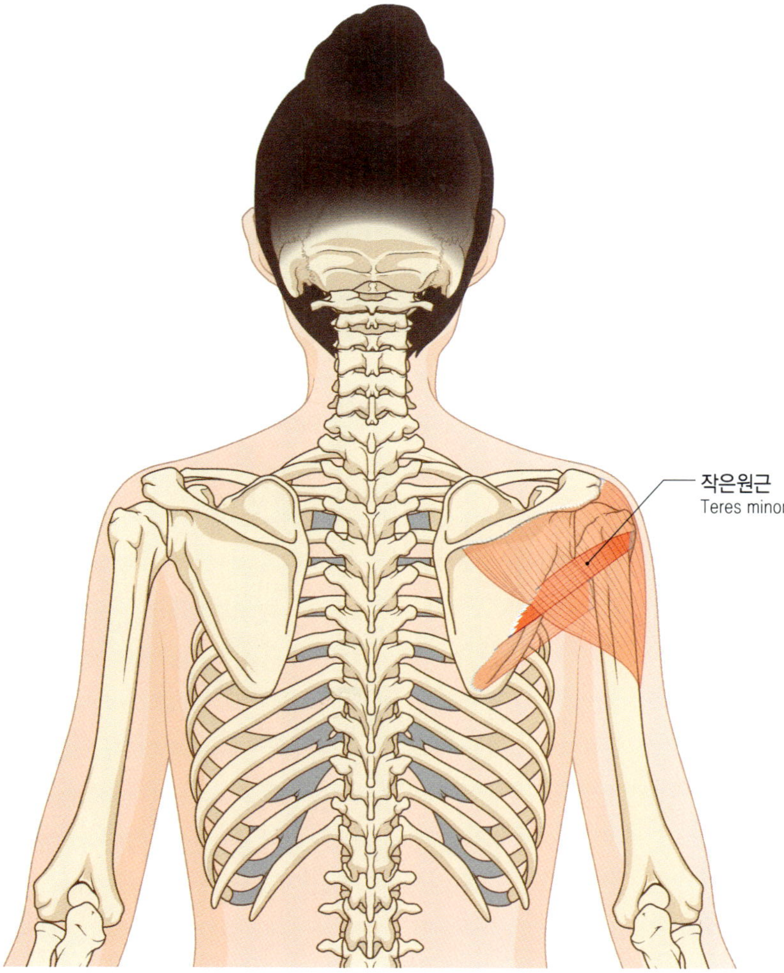

그림 3.18 작은원근

iv) 큰원근 Teres Major

이는곳
- 어깨뼈의 아래각과 가쪽 가장자리의 아래쪽

닿는곳
- 위팔뼈의 두갈래근고랑의 안쪽선(medial lip)

작용
- 팔의 폄, 모음, 안쪽돌림

신경지배
- 어깨밑신경(견갑하신경, subscapular nerve)

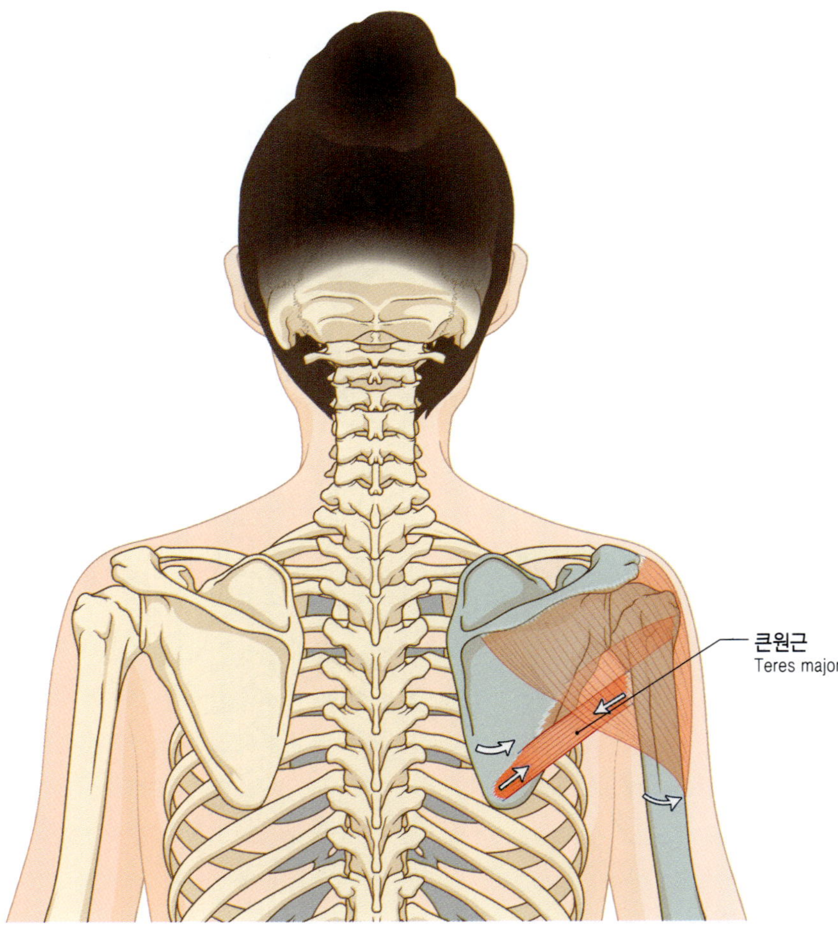

그림 3.19 큰원근

v) 어깨밑근 Subscapularis

이는곳
- 어깨뼈의 어깨뼈밑오목

닿는곳
- 위팔뼈의 작은결절

작용
- 위팔 안쪽돌림

신경지배
- 어깨밑신경

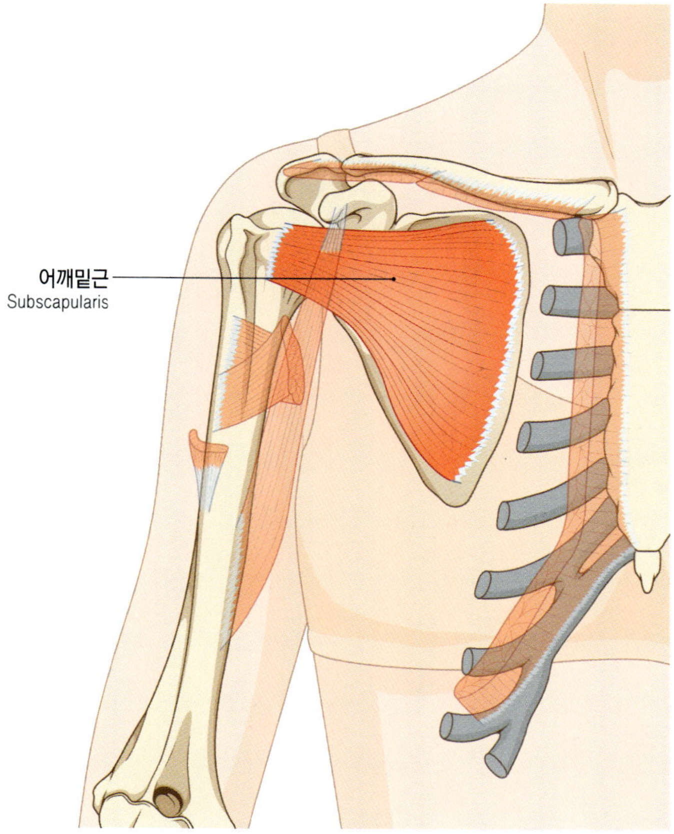

그림 3.20 어깨밑근

vi) 어깨세모근 Deltoid

이는곳
- 앞: 빗장뼈의 가쪽 1/3
- 중간: 어깨뼈봉우리
- 뒤: 어깨뼈의 가시

닿는곳
- 위팔뼈의 어깨세모근 거친면

작용
- 앞: 팔 굽힘, 안쪽돌림, 수평으로 굽힘
- 중간: 팔 벌림
- 뒤: 팔 폄, 가쪽돌림, 수평으로 폄

신경지배
- 겨드랑신경

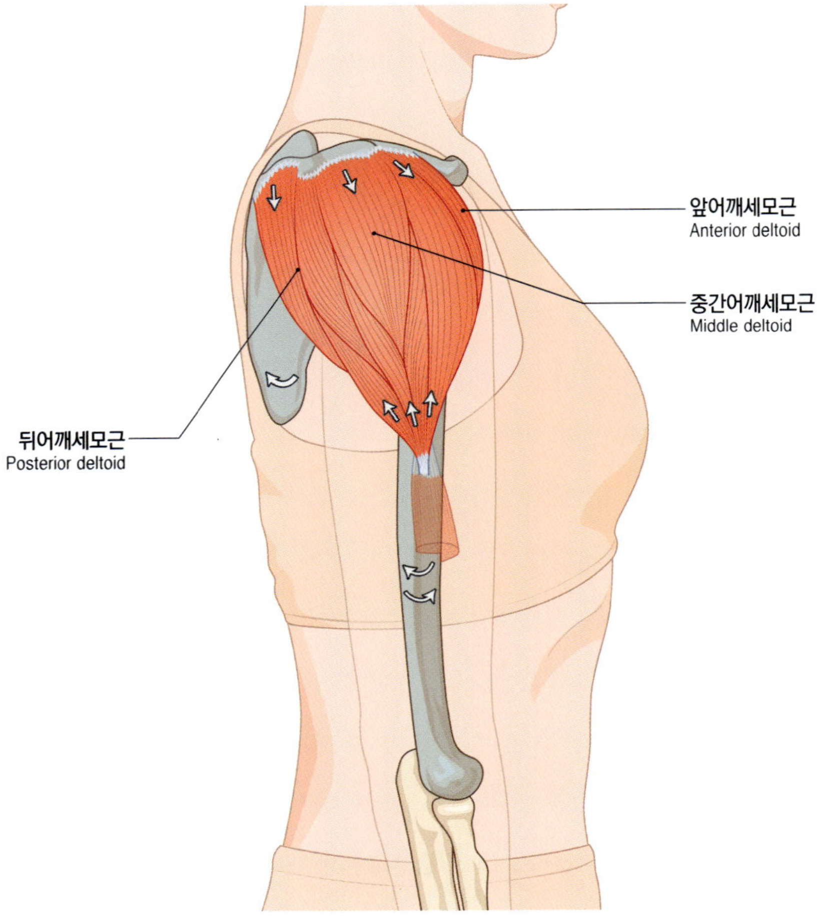

그림 3.21 어깨세모근

③ 가슴위팔근육 Thoracohumeral Muscle

가슴위팔근육에는 큰가슴근, 넓은등근이 있다.

i) 큰가슴근 Pectoralis Major

이는곳

- 빗장뼈의 안쪽, 복장뼈 그리고 1-7번 갈비뼈의 갈비연골(늑연골, costal cartilage)

닿는곳

- 위팔뼈의 두갈래근고랑의 가쪽선(lateral lip)

작용

- 전체 근육 작용으로는 팔의 모음과 안쪽돌림
- 빗장갈래: 팔의 굽힘
- 복장갈비갈래: 팔을 폄

신경지배

- 안쪽과 가쪽 가슴근신경

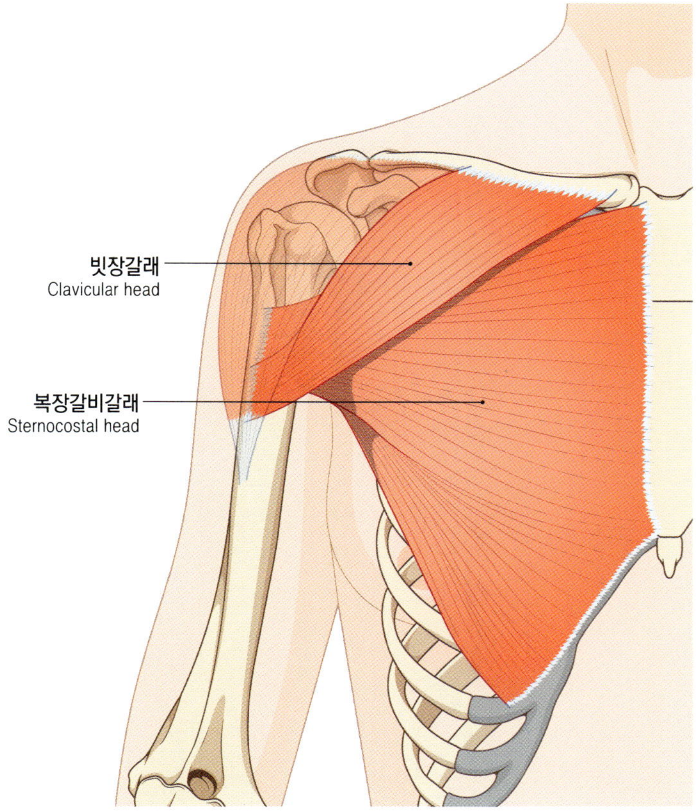

그림 3.22 큰가슴근

ii) 넓은등근 Latissimus Dorsi

이는곳
- 어깨뼈의 아래각
- T7–L5 가시돌기
- 엉치뼈 뒤쪽과 뒤쪽 엉덩뼈능선(장골능선, iliac crest)

닿는곳
- 위팔뼈의 두갈래근고랑의 안쪽선

작용
- 팔 폄, 모음, 안쪽돌림

신경지배
- 가슴등신경(흉배신경, thoracodorsal nerve)

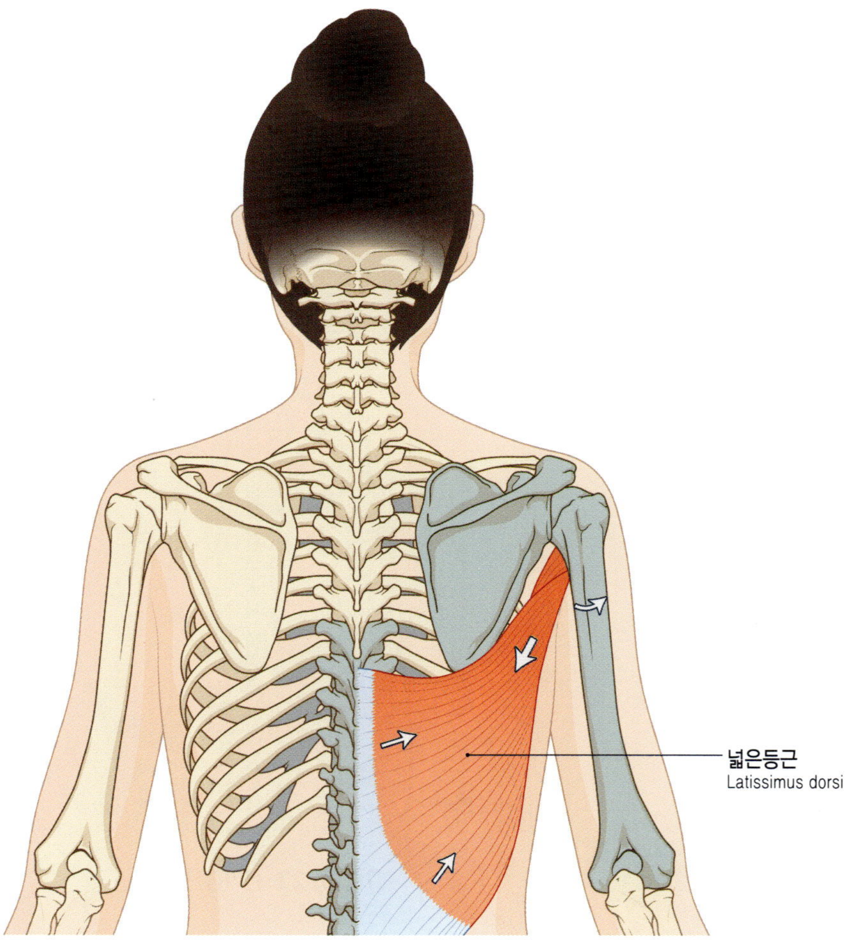

그림 3.23 넓은등근

2) 운동학

운동학에서는 어깨뼈 움직임과 오목위팔관절의 움직임에 대해 설명한다.

(1) 어깨뼈 움직임

① 올림과 내림

어깨뼈의 올림은 어깨를 으쓱하는 동작에서 발생한다. 어깨뼈 올림은 복장빗장관절의 올림과 봉우리빗장관절에서의 아래쪽돌림이 결합되어 일어나는 동작이다. 어깨뼈의 내림은 올림에서 설명했던 동작의 반대 동작으로 일어난다(그림 3.24). 어깨뼈 올림 시 복장빗장관절에서는 볼록한 빗장뼈의 관절면이 오목한 복장뼈의 관절면에 대해 위쪽 구르기와 아래쪽 미끄러짐 작용이 일어난다. 어깨뼈 내림 시에는 복장빗장관절에서 빗장뼈의 내림이 동반된다. 이때에는 볼록한 빗장뼈의 관절면이 오목한 복장뼈의 관절면에 대해 아래쪽 구르기와 위쪽 미끄러짐 작용에 의해 어깨뼈 내림이 함께 일어난다(그림 3.25).

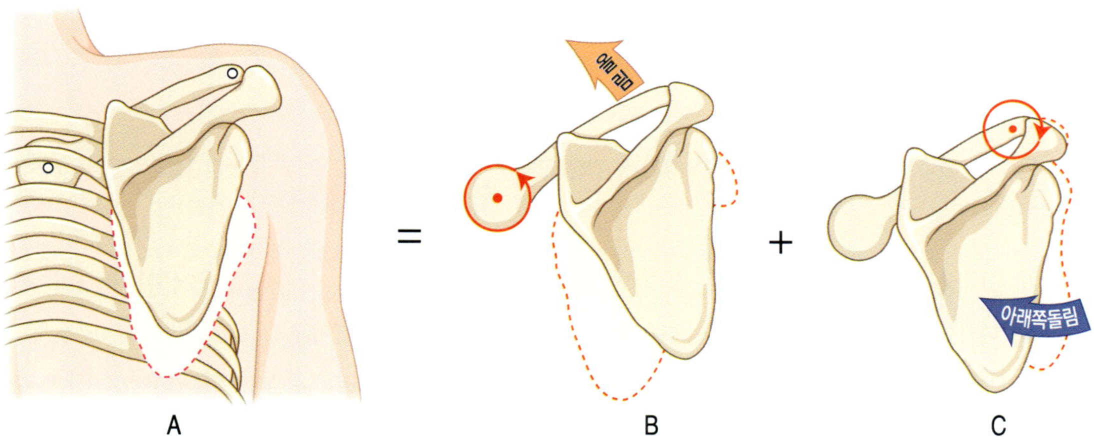

그림 3.24 어깨뼈의 올림. A: 어깨가슴관절 올림, B: 복장빗장관절 올림, C: 봉우리빗장관절 아래쪽돌림

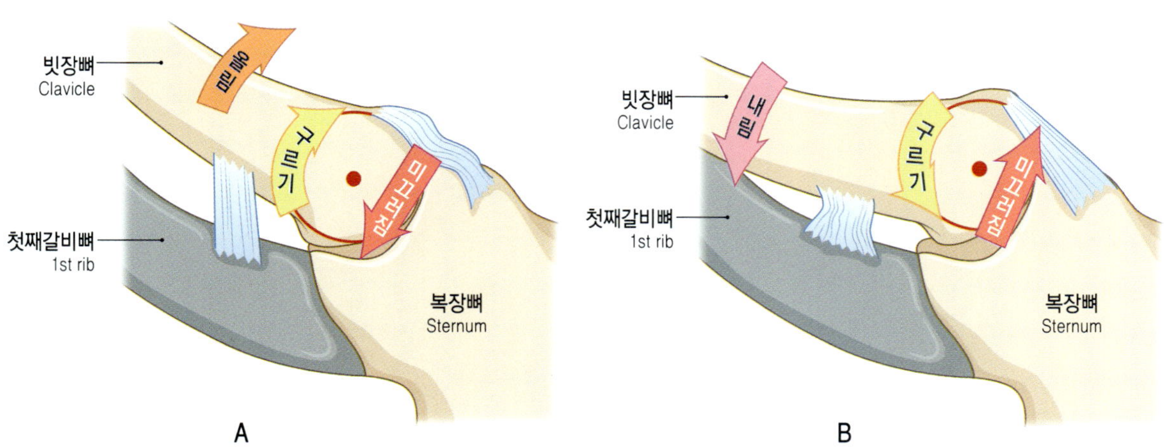

그림 3.25 복장빗장관절에서 빗장뼈의 올림과 내림. A: 올림, B: 내림

② 내밈과 뒤당김

어깨뼈의 내밈과 뒤당김은 복장빗장관절과 봉우리빗장관절의 수평면에서 발생되는 돌림 운동의 결합으로 일어난다(그림 3.26). 어깨뼈의 내밈은 복장빗장관절에서 빗장뼈가 앞으로 나가는(내밈) 경로를 따라 함께 일어나고, 봉우리빗장관절에서는 어깨뼈의 안쪽돌림이 함께 일어나는 동작이다. 어깨뼈 뒤당김은 반대 동작으로 발생한다.

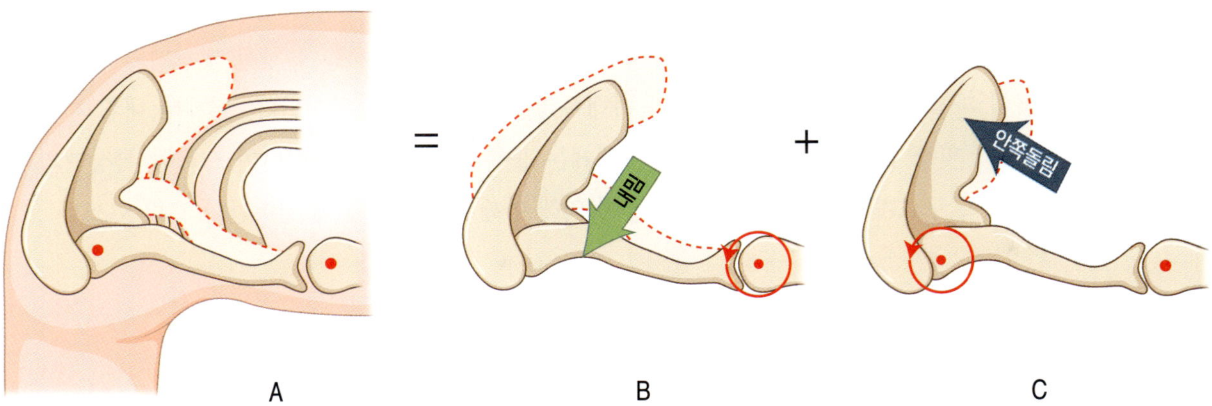

그림 3.26 어깨뼈의 내밈. A: 어깨가슴관절 내밈, B: 복장빗장관절 내밈, C: 봉우리빗장관절 안쪽돌림

복장빗장관절에서 발생되는 관절역학을 보면 빗장뼈의 내밈과 뒤당김은 복장뼈의 가로 지름을 따라 일어난다(그림 3.6B). 어깨뼈 뒤당김이 일어나는 복장빗장관절에서의 뒤당김 동작은 빗장뼈의 오목 관절면이 복장뼈의 볼록관절면에 대해 뒤쪽으로 구르면서 동시에 미끄러짐이 일어난다(그림 3.27). 어깨뼈 내밈이 일어나는 복장빗장관절에서의 내밈 동작은 운동이 앞쪽 방향으로 일어나는 것을 제외하면 뒤당김의 관절역학적인 면이 같다.

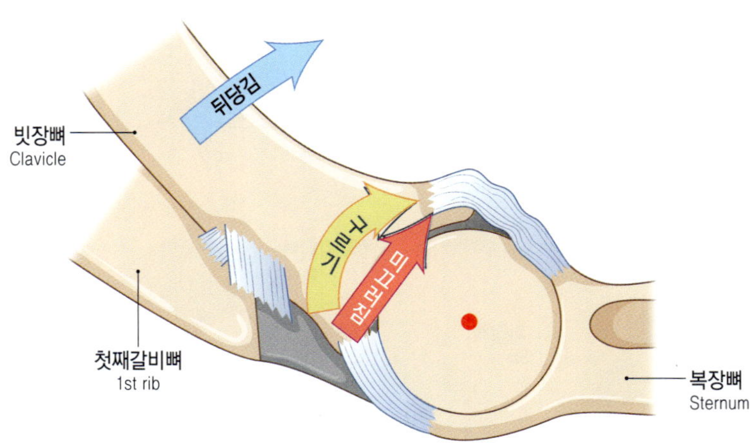

그림 3.27 복장빗장관절에 대한 빗장뼈의 뒤당김 동안 구르기와 미끄러짐의 관절운동형상학(위에서 본 모습)

③ 앞기울임과 뒤기울임

어깨뼈의 앞-뒤기울임은 봉우리빗장관절의 안-가쪽 축 혹은 어깨뼈가시에 평행한 축에서 일어난다(그림 3.28). 어깨뼈 앞기울임은 어깨뼈 아래각이 뒤-머리쪽으로 움직이고 부리돌기는 앞-꼬리쪽으로 움직이는 동작이다. 이와 반대로, 뒤기울임은 어깨뼈 아래각이 앞-꼬리쪽으로 움직이고 부리돌기는 뒤-머리쪽으로 움직이는 동작이다.

④ 안쪽돌림과 가쪽돌림

어깨뼈 안-가쪽돌림은 봉우리빗장관절의 수직축에서 일어난다(그림 3.28). 쉽게 설명하자면 어깨뼈의 안쪽돌림은 수직축에 대해 어깨뼈가 벌어지면서 회전하는 모습이고, 가쪽돌림은 어깨뼈가 모아지면서 회전하는 모습이다. 즉, 어깨뼈의 가쪽모서리와 척추모서리가 수직축에 대해 돌림하는 모습을 생각해보면 쉽다. 어깨뼈 안쪽돌림 시 어깨뼈의 가쪽모서리는 앞-안쪽으로 움직이고, 척추모서리는 뒤-가쪽으로 움직인다. 반대로, 어깨뼈 가쪽돌림에서는 어깨뼈의 가쪽모서리는 뒤-가쪽으로 움직이고, 척추모서리는 앞-안쪽으로 움직인다.

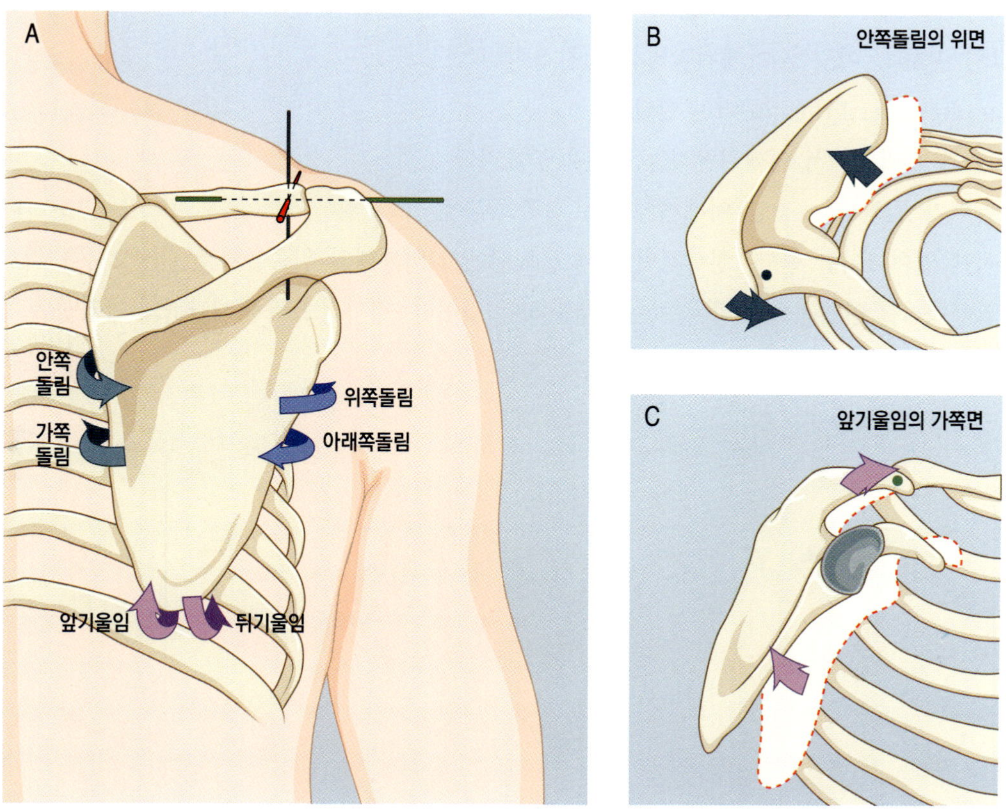

그림 3.28 어깨뼈의 앞-뒤기울임과 안-가쪽돌림. A: 봉우리빗장관절 뒷면, B: 안쪽돌림의 위면, C: 앞기울임의 가쪽면

어깨뼈 안쪽돌림은 어깨뼈의 벌림 동작을 할 때 복장빗장관절에서의 내밈 동작과 함께 일어난다. 가쪽돌림은 어깨뼈 모음 동작을 할 때 복장빗장관절의 뒤당김 동작과 함께 일어난다.

(2) 어깨위팔리듬 Scapulohumeral Rhythm

어깨의 움직임에서 정상적으로 팔은 180°까지 벌림이나 굽힘을 할 수 있다. 180° 벌림에 대한 움직임 살펴보면 오목위팔관절에서 120°의 벌림이 발생하며 어깨뼈의 위쪽돌림이 60° 일어난다. 결과적으로 오목위팔관절과 어깨뼈의 위쪽돌림이 동시에 조화롭게 일어나야만 정상적인 180°의 벌림이 일어나는 것이다(그림 3.29). 어깨의 벌림에 대한 움직임을 분석해보면 오목위팔관절에서 2° 벌림이 일어날 때마다 어깨뼈의 위쪽돌림이 1° 일어난다. 즉, 비율적으로 보면 오목위팔관절의 벌림과 어깨뼈의 위쪽돌림은 2 : 1 비율로 움직임이 발생하는 것이다(그림 3.30). 이것을 어깨위팔리듬(견갑상완리듬, scapulohumeral rhythm)이라 한다.

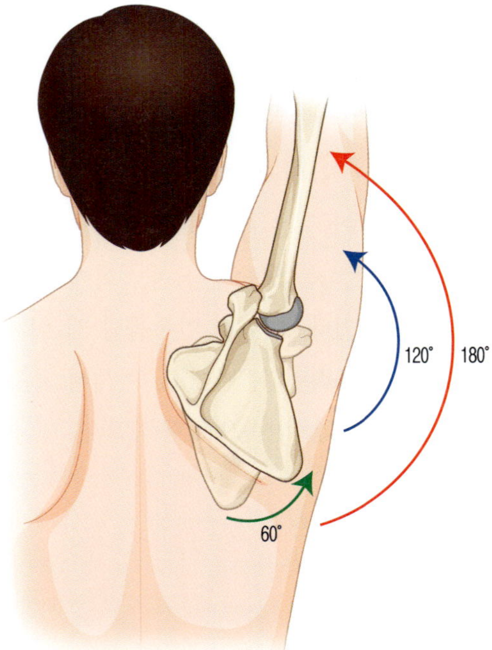

그림 3.29 어깨위팔리듬

어깨 움직임에서 어깨위팔리듬은 매우 중요하다. 위팔뼈가 벌림하는 동안 어깨뼈에서는 위쪽돌림이 동시에 일어나야만 한다. 정상적인 어깨 움직임에서 어깨뼈의 위쪽돌림은 관절오목을 위로 향하게 하여 위팔뼈머리를 안정적으로 받쳐주는 역할을 하는 것이다. 결과적으로 어깨관절의 안정성을 강화시켜 준다.

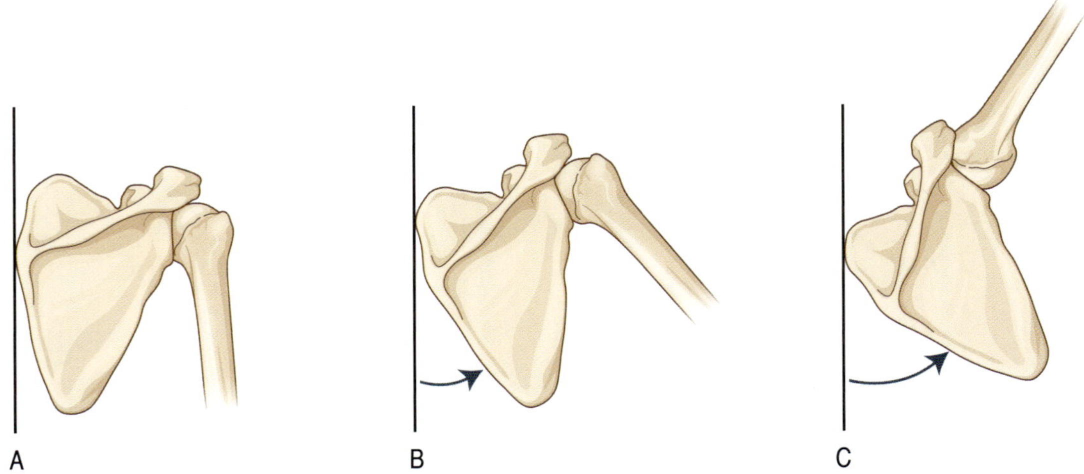

그림 3.30 어깨위팔리듬. A~C: 어깨 벌림을 하는 동안 발생하는 정상 어깨위팔리듬

(3) 순간돌림중심경로 Path of Instantaneous Center of Rotation

순간돌림중심(instantaneous center of rotation)은 어떤 순간에 뼈와 같은 단단한 체절체(segment)가 돌림할 때의 중심축을 의미한다. 순간돌림중심경로란 운동하는 동안 순간돌림중심의 경로로써 능동운동을 하는 동안 정교하고 균형화된 운동을 평가하기 위한 기준으로 순간돌림중심경로를 관찰한다.

인체관절에서 순간돌림중심경로를 관찰하기 위해서는 방사선 방법을 이용할 수 있다. 다른 관절과 달리 어깨가슴관절과 오목위팔관절의 순간돌림중심경로는 눈으로 관찰할 수 있지만, 쉽게 양적화하기는 어렵다(그림 3.31). 관절가동범위와 순간돌림중심경로에 대한 이해는 움직임에 대한 판단과 관찰의 기준을 제공해주며, 순간돌림중심경로의 관찰은 평가자가 관절 운동의 정상과 비정상을 판단하는 지침이 된다.

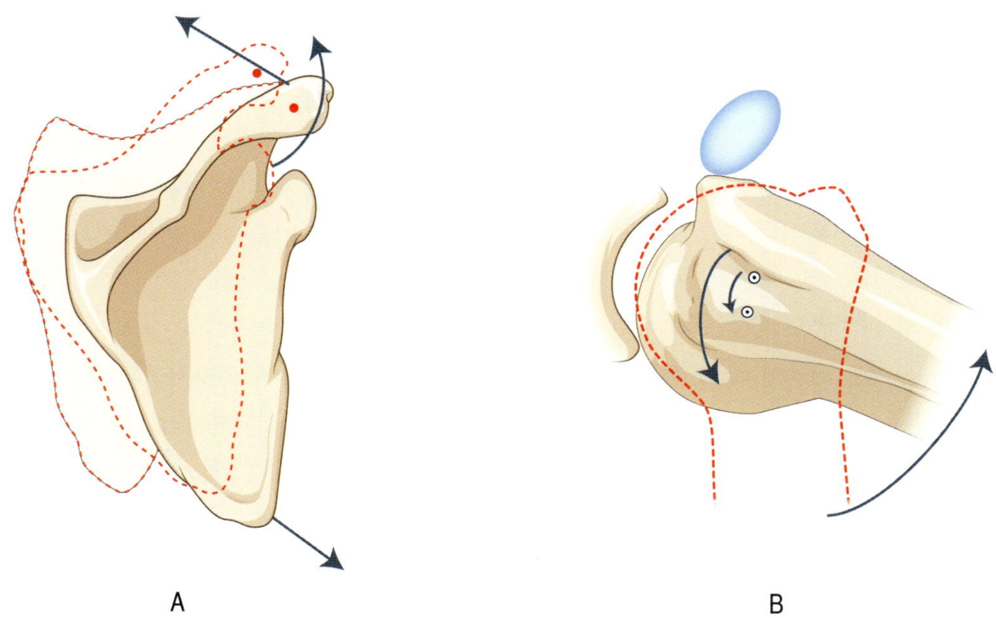

그림 3.31 순간돌림중심경로. A: 어깨가슴관절, B: 오목위팔관절

3. 촉진

1) 어깨뼈

(1) 위각 Superior Angle

위각은 어깨뼈가시에서 위쪽으로 2.5cm(1inch) 정도 위치에 있으며, 이 부위를 찾기 위해서는 안쪽모서리의 위쪽을 만져보면 알 수 있다. 앉은 자세, 선 자세 및 엎드린 자세에서 촉진이 가능하다. 검사자는 손가락 끝을 이용하여 안쪽모서리 가장 위쪽을 찾아 꼭지점처럼 볼록한 부위를 확인할 수 있다.

(2) 아래각 Inferior Angle

아래각은 어깨뼈 가장 아래쪽에 위치하며 안쪽모서리와 가쪽모서리가 만나는 지점이다. 앉은 자세, 선 자세 및 엎드린 자세에서 촉진이 가능하다. 이 부위를 확인하기 위해 검사자는 엄지와 검지를 이용하여 엄지 끝부분을 안쪽모서리의 끝지점에 놓고, 검지 끝부분을 가쪽모서리 끝지점에 위치한다. 이때, 엄지와 검지는 양쪽 모서리를 잡을 때 조금 벌어진 집게 모양에서 점차 아래각에 도달할 때쯤이면 손가락 끝 모양은 처음 벌어져 있던 모양에서 점차 좁아져 집게로 집는 듯한 형태가 된다. 아래각을 잡는 마지막 지점에 도달하면 엄지 손가락 끝 하나만 이용하여 정확한 아래각 지점을 찾을 수 있다.

(3) 어깨뼈가시 Spine of the Scapula

어깨뼈가시는 손바닥으로 어깨뼈 뒷면을 만졌을 때 능선처럼 뼈가 돌출되어 있어 쉽게 찾을 수 있다. 위치는 위각과 아래각 사이에 있는데 좀 더 위쪽에 위치한다. 앉은 자세, 선 자세 및 엎드린 자세에서 촉진이 가능하다. 검사자는 손 끝을 이용하여 대상자의 어깨뼈 뒷면에서 위각과 아래각 중간보다는 약간 더 위쪽에서 얕게 돌출된 뼈 지점을 찾을 수 있다. 이 부위를 따라서 가쪽으로 가면 어깨뼈봉우리가 있고, 안쪽으로 가면 안쪽모서리가 있는 지점까지 연결된다. 어깨뼈가시가 어깨뼈에 있는 구조물을 촉진하기 위한 기준점이 되는 중요한 부위이다.

(4) 안쪽모서리 Medial Border

안쪽모서리는 척추와 평행하게 위치하며 어깨뼈의 테두리를 형성한다. 안쪽모서리는 앞톱니근과 마름근의 부착지점을 제공한다. 앉은 자세, 선 자세 및 엎드린 자세에서 촉진이 가능하다. 검사자는 손가락 끝을 이용하여 척추와 평형하게 위치한 어깨뼈의 안쪽 테두리를 따라 만져본다. 위각과 아래각의 양끝을 연결하는 부위이다.

(5) 가쪽모서리 Lateral Border

가쪽모서리는 아래각에서 가쪽인 겨드랑이쪽을 향해 위쪽으로 확장된 부위이다. 앉은 자세, 선 자세 및 엎드린 자세에서 촉진이 가능하다. 검사자는 손끝으로 아래각을 먼저 확인한 후 가쪽으로 어깨뼈면을 따라 만질 수 있다. 겨드랑이 방향으로 올라갈수록 근육 때문에 명확하게 촉진할 수 없다.

(6) 어깨뼈봉우리 Acromion

어깨뼈봉우리는 어깨 뒷면에 있는 어깨뼈가시의 가장 가쪽에 위치한다. 앉거나 선 자세에서 촉진이 가능하다. 검사자는 손가락 끝을 이용하여 어깨뼈가시를 먼저 찾는다. 어깨뼈가시를 따라 최대한 가쪽으로 가면 가쪽면과 앞쪽으로 둥글게 돌출된 뼈를 만질 수 있다. 어깨뼈봉우리의 앞쪽과 가쪽을 확인하기 위해서는 총 방아쇠를 당기는 모양으로 검사자의 검지를 굽혀서 어깨뼈봉우리 앞쪽과 가쪽면을 촉진할 수 있다.

(7) 가시위오목 Supraspinatus Fossa

가시위오목은 어깨뼈가시의 위쪽에 오목하게 들어간 부위이다. 앉은 자세, 선 자세 및 엎드린 자세에서 촉진이 가능하다. 이 부위는 크기는 작지만 손가락으로 누르면 약간 들어갈 정도의 깊이를 가진다. 가시위오목에는 가시위근의 근육이 부착된다. 해부학적으로 가시위근 위에 등세모근이 덮고 있지만, 이 부위는 쉽게 찾을 수 있다.

(8) 가시아래오목 Infraspinatus Fossa

가시아래오목은 우선 어깨뼈가시를 찾는다. 가시 아래쪽에 오목하게 들어간 부위가 바로 가시아래오목이다. 앉은 자세, 선 자세 및 엎드린 자세에서 촉진이 가능하다. 가시아래오목 부위는 가시아래근이 부착되는 지점으로 어깨뼈가시, 안쪽모서리, 가쪽모서리 지점이 합쳐진 삼각형 모양을 취한다. 검사자는 손가락 끝으로 삼각형 부위 안쪽에 있는 가시아래오목 부위를 촉진할 수 있다.

(9) 부리돌기 Coracoid Process

부리돌기는 빗장뼈의 몸통 바로 아래쪽에서 찾을 수 있는 부리(beak) 모양을 한 돌출된 뼈 부위이다. 선 자세, 앉은 자세 및 바로누운 자세에서 촉진이 가능하다. 엄지 손가락 끝은 빗장뼈의 가쪽 몸통에 위치한다. 손가락 끝을 이용하여 빗장뼈에서 2.5cm(1inch) 아래쪽 가슴 부위를 누르면서 부리돌기의 정점부를 촉진한다.

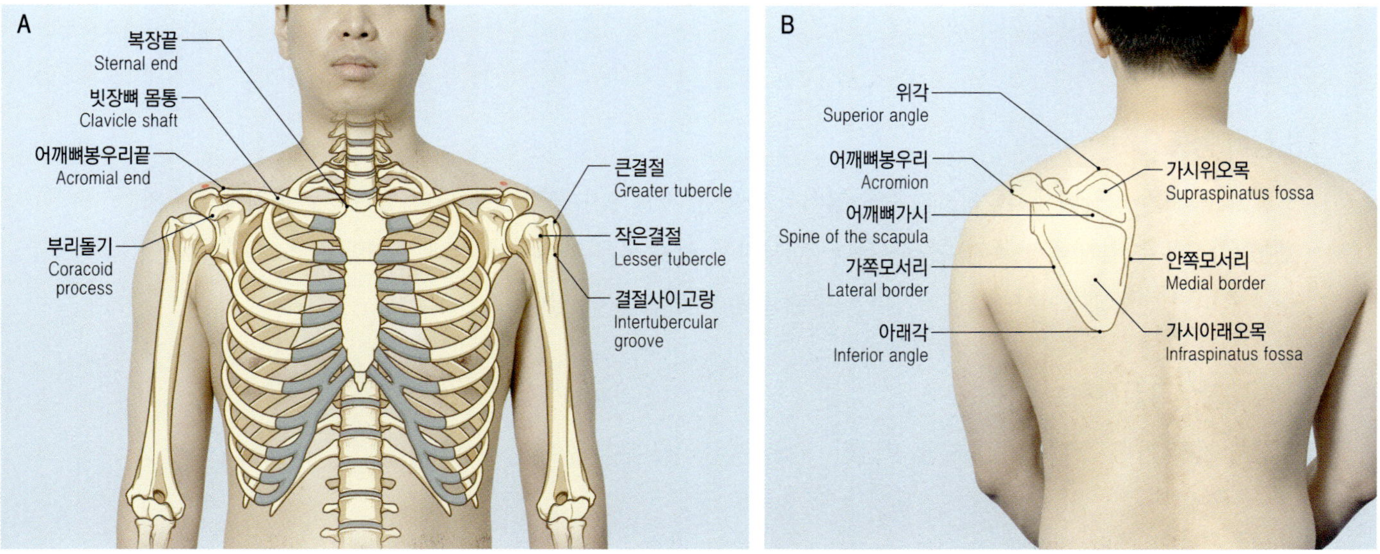

그림 3.32 어깨뼈 촉진. A: 앞면, B: 뒷면

2) 위팔뼈

(1) 결절사이고랑 Intertubercular Groove

위팔뼈 촉진에서는 결절사이고랑이 큰결절과 작은결절 사이에 있으므로 여기를 먼저 찾으면 큰결절과 작은결절을 촉진하기 쉽다. 결절사이고랑을 직접 만지기보다 이 사이를 지나는 위팔두갈래근의 긴갈래 힘줄을 찾으면 이 부위가 바로 결절사이고랑이 있는 지점이다. 앉거나 선 자세 또는 바로누운 자세에서 촉진이 가능하다. 대상자의 팔꿈치를 90°로 굽힌 다음 검사자는 대상자의 위팔뼈머리 아래쪽에 손가락 끝을 놓는다. 대상자는 이 자세에서 위팔뼈를 가쪽돌림시킨다. 이때 검사자의 손끝에서 '툭툭' 튕기는 느낌이 들 것이다. 이 튕기는 느낌이 바로 위팔두갈래근 긴갈래 힘줄이다. 손가락 끝에 너무 힘을 주면 통증이 발생할 수 있으므로 손가락 끝에 너무 많은 힘을 주지 않는 것이 좋다.

(2) 큰결절과 작은결절 Greater Tubercle & Lesser Tubercle

큰결절과 작은결절은 결절사이고랑 찾는 방법을 이용하면 찾기가 쉽다. 대상자를 앉거나 선 자세 혹은 바로누운 자세에서 찾을 수 있다. 결절사이고랑을 기준으로 가쪽에서 만져지는 것이 큰결절이고, 손가락을 안쪽으로 이동하면 작은결절을 찾을 수 있다.

큰결절은 앞서 설명한 결절사이고랑 찾는 방법을 이용하는 방법이 있고, 또 다른 방법으로는 손을 열중쉬어 자세를 취한다. 이 자세에서는 위팔뼈가 안쪽으로 돌림되면서 가쪽에 위치하고 있던 큰결절이 어깨 정면에 위치하게 된다. 따라서, 두 가지 방법 중 검사나 치료 목적에 필요한 방법을 사용하면 될 것이다.

3) 빗장뼈

(1) 빗장뼈 몸통 Clavicle Shaft

빗장뼈 몸통은 빗장뼈에서 가슴 위쪽에 위치하는 얇은 뼈로 S자 모양으로 되어 있다. 앉은 자세, 선 자세 및 바로누운 자세에서 촉진이 가능하다. 검사자는 엄지와 두 번째, 세 번째 손가락 끝을 이용하여 빗장뼈를 따라 안쪽과 가쪽으로 옮겨가며 빗장뼈 몸통을 촉진할 수 있다.

(2) 어깨뼈봉우리끝 Acromial End

빗장뼈 가장 가쪽으로 가면 마지막 지점인 어깨뼈봉우리끝 부분을 만질 수 있다.

(3) 복장끝 Sternal End

위와 같은 방법으로 손가락을 안쪽으로 이동하여 복장뼈와 만나는 복장끝을 촉진할 수 있다.

4. 정렬 검사

어깨 정렬에 대한 평가는 앞, 뒤, 옆, 위쪽에서 평가할 수 있다. 우선 옆에서 본 이상적인 자세는 귓볼과 봉우리를 연결한 선이 일직선상에 있어야 한다(그림 3.33). 하지만, 앞쪽머리자세(전방두부자세, forward head posture)나 등뼈 뒤굽음증(흉추후만증, thoracic kyphosis)이 있는 사람들의 경우처럼 자세 변화가 발생하게 되면 귓볼과 어깨뼈봉우리를 연결하는 중력중심선은 일직선에 놓이지 않는다.

해부학적 위치에서 양쪽 어깨의 윗면을 보면 어깨뼈, 빗장뼈, 위팔뼈 각도를 관찰할 수 있다(그림 3.5). 이마면을 기준으로 어깨뼈는 약 35° 어깨뼈면을 이루고 있으며, 위팔뼈는 30° 뒤굽음되어 있다. 빗장뼈는 이마면에 대해 뒤쪽으로 20° 방향을 이루고 있다.

어깨 앞쪽에서는 어깨 높이 차이, 빗장뼈 각도 변화, 복장빗장관절이 대칭인지 혹은 비대칭인지 평가할 수 있다. 뒤쪽에서는 어깨뼈의 위치를 평가한다.

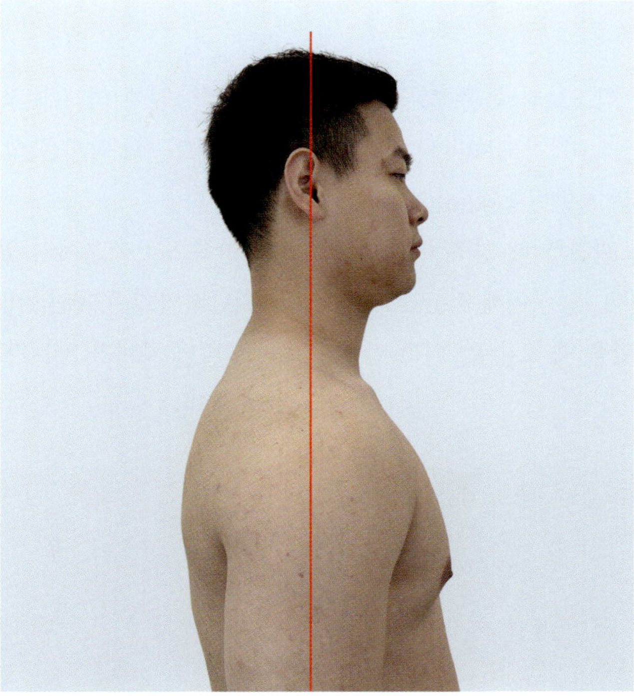

그림 3.33 이상적 어깨 정렬

4.1 어깨뼈 검사 Scapula Test

1) 앞에서 보는 검사

(1) 어깨 높이 검사 Shoulder Level Test

① 목적

양쪽 어깨가 수평인지 한쪽으로 기울어져 있는지를 확인한다.

② 방법

대상자를 똑바로 서게 하고 검사자는 대상자 앞에 서서 각도기를 이용하여 빗장뼈 각도를 측정한다.

③ 정상 정렬

복장빗장관절의 수평면에 대해 복장빗장관절과 봉우리빗장관절을 연결한 선에 의해 형성된 각을 측정한다. 이 각은 10°를 이룬다(그림 3.34).

④ 임상적 의의

빗장뼈의 높이가 10° 각도보다 높은 경우 위등세모근의 짧아짐에 의해 빗장뼈를 포함한 전체적인 어깨 높이가 올라간다. 만약, 10° 각도보다 낮은 경우에는 위등세모근의 약화를 의심할 수 있다. 봉우리빗장관절의 탈구가 있는 경우 계단변형(step deformity)이 확인된다.
앞쪽면에서 대상자를 관찰할 때 양쪽 어깨가 수평인지 한쪽으로 기울어져 있는지를 확인한다. 앞쪽머리자세 혹은 거북목 자세, 둥근어깨(round shoulder), 위팔뼈의 안쪽돌림, 빗장뼈의 높이 차이가 있는지 관찰한다. 앞쪽에서 봤을 때 오른쪽, 왼쪽 어깨 근육들의 발달 차이가 있는지도 확인해야 한다.

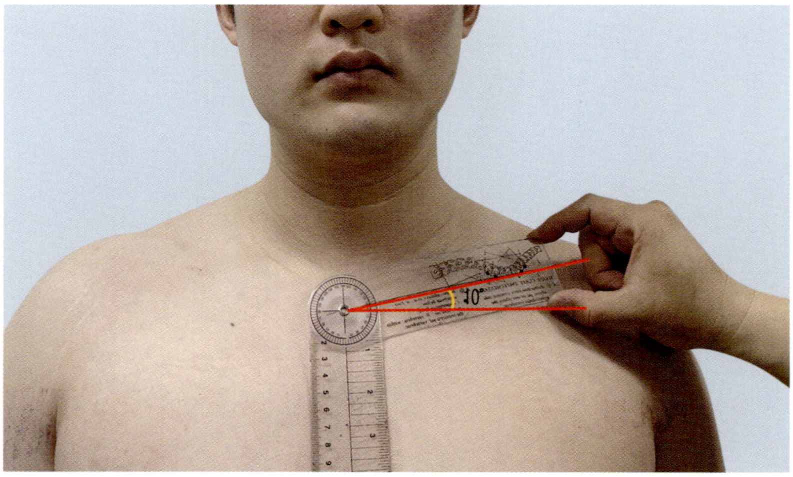

그림 3.34 빗장뼈 각도 측정

2) 뒤에서 보는 검사

(1) 어깨뼈 정렬 검사 Scapular Alignment Test

① 목적

어깨뼈 정렬이 정상인지 혹은 위치 변화가 있는지를 확인한다.

② 방법

검사자는 대상자의 뒤쪽에 서서 자를 이용하여 척추뼈로부터 어깨뼈 안쪽모서리까지의 거리를 측정하고, 어깨뼈 위각과 아래각의 위치는 촉진이나 방사선 사진을 찍어 평가한다.

③ 정상 정렬

어깨뼈는 두 번째 등뼈에서 일곱 번째 등뼈 사이에 위치하며, 척추뼈로부터 어깨뼈 안쪽모서리까지의 거리는 약 7~10cm(2.5~3inch) 떨어져 있다(그림 3.35).

④ 임상적 의의

어깨뼈 정렬 검사를 통해 어깨뼈의 아래쪽돌림, 내림, 올림, 모음, 벌림, 안쪽돌림, 가쪽돌림, 날개어깨뼈 등의 정렬 이상을 평가할 수 있다.

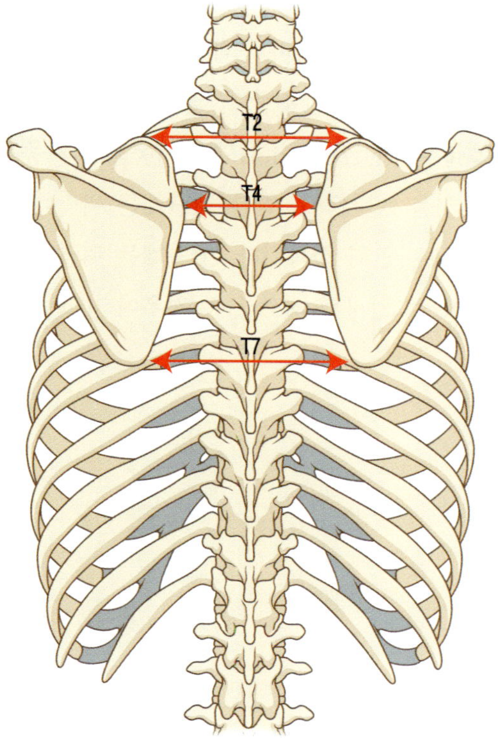

그림 3.35 어깨뼈의 정상 위치

4.2 오목위팔관절 검사 Glenohumeral Test

1) 앞에서 보는 검사

(1) 위팔뼈 정렬 검사 Humeral Alignment Test

① 목적

위팔뼈머리가 관절오목 중앙에 잘 위치하고 있는지 확인한다.

② 방법

검사자는 대상자 뒤에 서서 한 손으로 빗장뼈와 어깨뼈 위에서 어깨관절을 고정한다. 다른 한 손으로는 위팔뼈머리를 잡는다. 엄지는 위팔뼈머리의 뒤쪽을 잡고 손가락은 위팔뼈머리 앞쪽을 잡는다. 검사자는 위팔뼈가 관절오목에 대해 어디에 자리해 있는지를 확인하기 위해 위팔뼈머리를 앞, 뒤쪽으로 움직여 본다(그림 3.36).

③ 정상 정렬

위팔뼈머리와 관절오목의 축이 일치한다면 위팔뼈머리의 앞쪽 이동은 가능하나 뒤쪽 이동은 거의 없다.

④ 임상적 의의

위팔뼈머리의 앞쪽 이동에 대해서는 사람마다 매우 다양하지만, 위팔뼈머리의 직경에 대해 앞쪽으로 25%나 그 이하의 이동은 정상으로 간주한다. 앞쪽 이동에 대한 정도를 등급으로 나누어 살펴보면 위팔뼈머리가 관절오목테두리(glenoid rim)까지 이동되며 자동적으로 정복이 되면서 위팔뼈머리 이동이 25~50%까지 되는 것을 I단계라고 한다. II단계는 위팔뼈머리 이동이 50%를 넘으며 위팔뼈머리가 관절오목 주변에 있고 자연히 정복된다. III단계는 위팔뼈머리가 관절오목 주변을 넘어간 느낌(위팔뼈머리 이동이 50%)으로 탈구된 채로 있는 경우이다(그림 3.37).

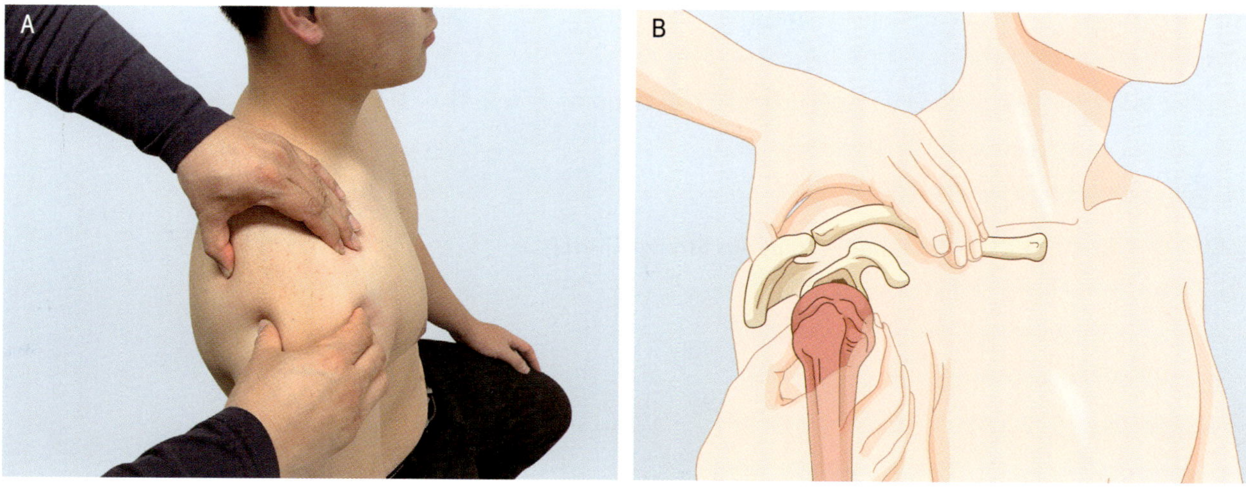

그림 3.36 위팔뼈 정렬 검사.
A: 검사자의 한 손은 빗장뼈와 어깨를 고정하고 다른 한 손으로 위팔뼈머리의 앞, 뒤를 잡음, B: 어깨뼈와 관련된 검사자의 손 위치

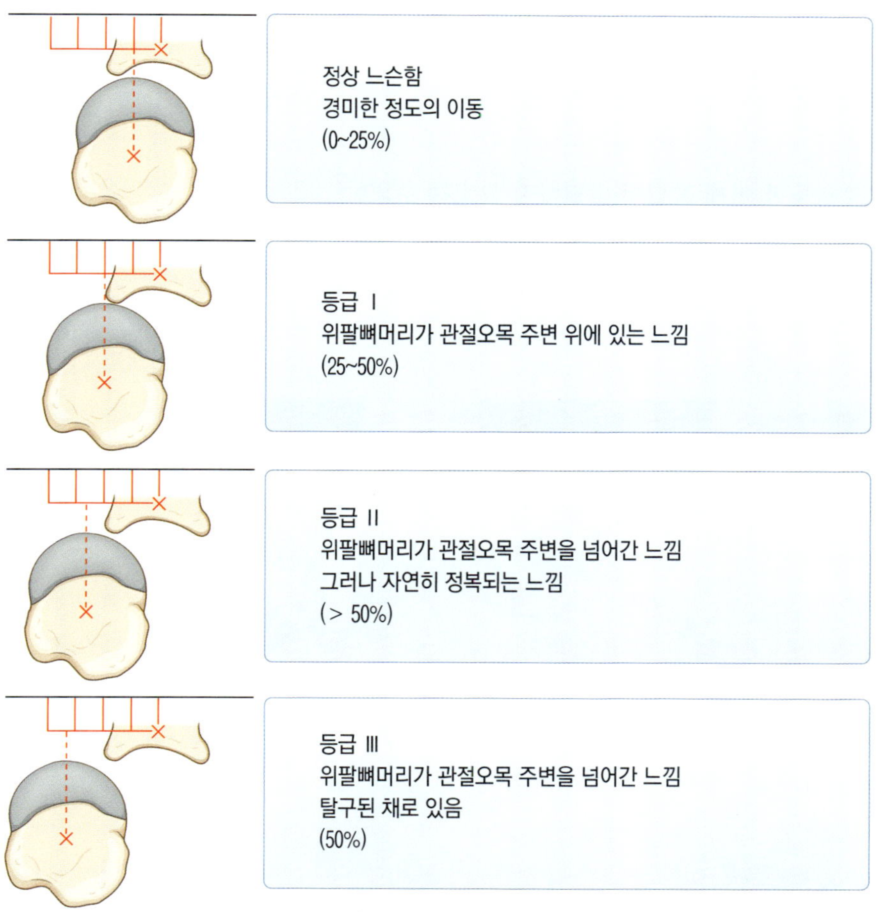

그림 3.37 오목위팔관절에서 위팔뼈머리의 앞쪽 이동 등급

5. 근육 검사

위등세모근에 대한 근력 검사와 길이 검사는 1장 목 pp.55~56을 참고한다.

1) 중간등세모근 Middle Trapezius

(1) 중간등세모근 근력 검사 Middle Trapezius Strength Test

자세

- 엎드린 자세

방법

- 대상자는 양팔을 벌려 L 모양으로 취함
- 저항은 대상자의 위팔뼈에 줌
- 한쪽 어깨 검사 시 한 손은 허리를 고정하고 다른 한 손으로 위팔뼈에 저항을 줌

확인사항

- 저항에 잘 버틸 수 있는지 확인함

주의사항

- 저항에 대해 과도한 어깨 올림이 발생하지 않도록 주의함
- 위팔뼈의 앞쪽 미끄러짐(anterior gliding)이 발생하지 않도록 주의함
- 한쪽 어깨 근력 검사 시 등뼈 돌림이 발생되지 않도록 주의함

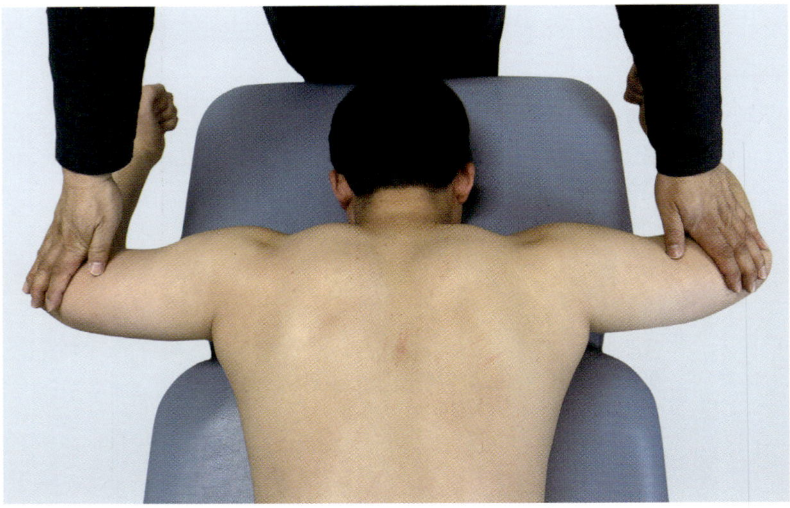

그림 3.38 중간등세모근 근력 검사

2) 아래등세모근 Lower Trapezius

(1) 아래등세모근 근력 검사 Lower Trapezius Strength Test

자세

- 엎드린 자세

방법

- 대상자는 엎드린 자세에서 양팔을 150° 벌림
- 위팔뼈를 가쪽돌림한 상태에서 양팔을 들어 올림
- 검사자는 대상자의 손목에 저항을 가함
- 한쪽 어깨 검사 시 같은 방법으로 시행함

확인사항

- 아래등세모근의 작용으로 어깨뼈에서 모음, 내림과 뒤당김이 발생되는지 확인함
- 저항에 잘 버틸 수 있는지 확인함

주의사항

- 위팔뼈의 과도한 움직임으로 어깨뼈 위쪽돌림이 불완전하게 발생되지 않도록 주의함
- 위등세모근이 긴장된 경우 어깨뼈 올림이 발생되지 않도록 주의함
- 한쪽 어깨 근력 검사 시 등뼈 돌림이 발생되지 않도록 주의함

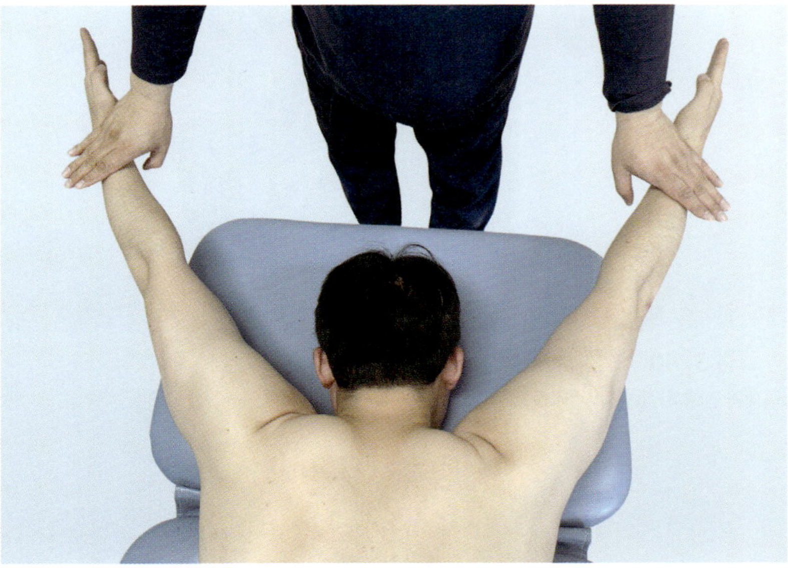

그림 3.39 아래등세모근 근력 검사

3) 앞톱니근 Serratus Anterior

(1) 앞톱니근 근력 검사 Serratus Anterior Strength Test

① 네발기기 자세에서 앞쪽락킹 검사

자세

- 네발기기 자세

방법

- 네발기기 자세에서 앞쪽락킹함

확인사항

- 앞쪽락킹하는 동안 날개어깨뼈가 발생되는 지점을 확인함

주의사항

- 검사 시 날개어깨뼈가 발생되면 뒤쪽락킹(backward rocking)시켜 날개어깨뼈가 사라지는 지점을 확인하는 것이 중요함

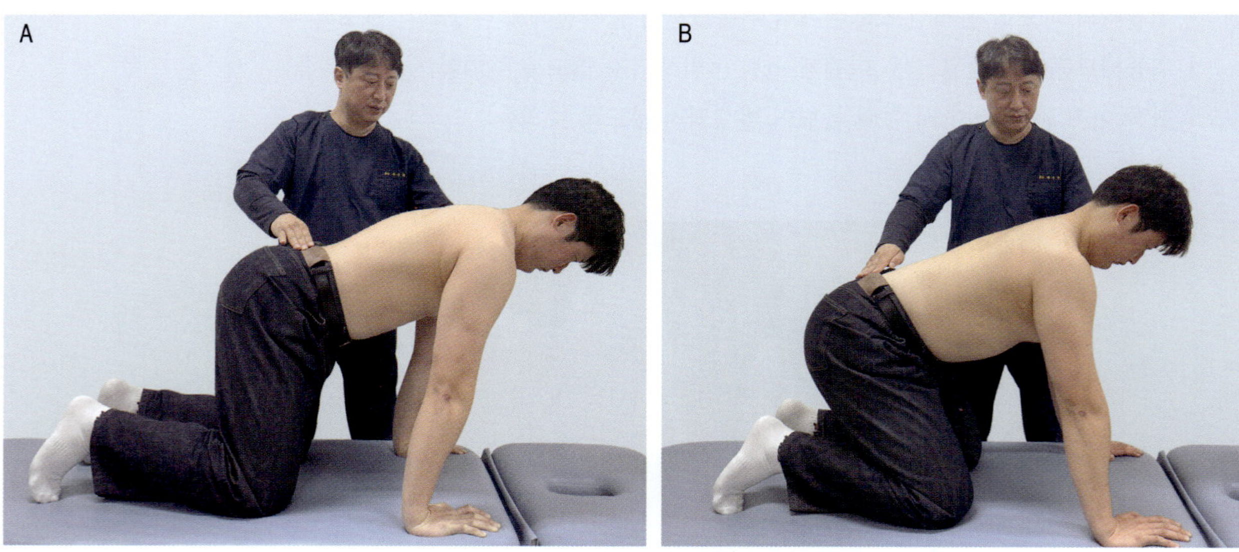

그림 3.40 네발기기 자세에서 앞쪽락킹 검사.
A: 앞쪽락킹으로 날개어깨뼈 발생 지점을 확인, B: 뒤쪽락킹으로 날개어깨뼈가 사라지는 지점을 확인

② 네발기기 자세에서 팔 들기 검사

자세

- 네발기기 자세

방법

- 대상자는 네발기기 자세에서 한쪽 팔을 귀까지 올림
- 검사자는 팔 올림 각도와 몸통 움직임을 확인함
- 다음으로 검사자는 손으로 대상자의 골반과 어깨를 고정함
- 골반과 어깨를 고정시킨 상태에서 대상자에게 팔을 올리라고 지시함

확인사항

- 두 검사 모두 몸통 이동 없이 안정적으로 팔을 귀까지 올릴 수 있는지 확인함

주의사항

- 팔을 들어 올릴 때 척추는 지속적으로 안정적인 자세를 유지해야 함
- 몸통이 반대쪽으로 이동되지 않도록 주의함
- 골반과 어깨를 고정했을 때 팔 올림 제한이 있는지 확인하는 것이 중요함

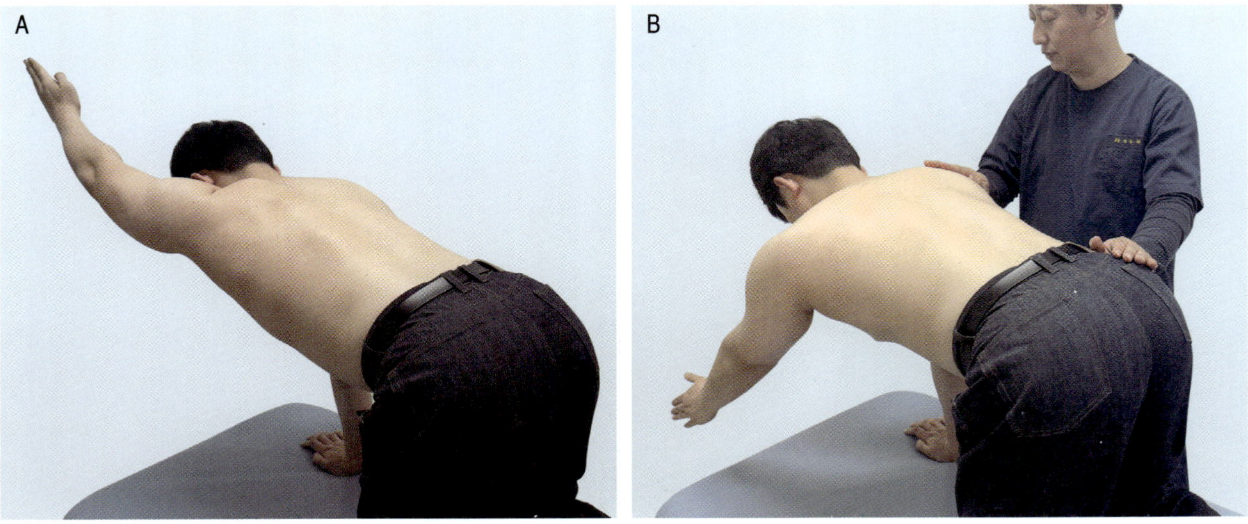

그림 3.41 네발기기 자세에서 팔 들기 검사.
A: 팔이 귀까지 올라감, B: 골반과 어깨 고정 후 팔 올림에 제한이 발생

③ 벽 밀기 검사

자세

- 바로선 자세

방법

- 대상자는 팔을 90°로 올리고 손바닥을 벽에 위치함
- 검사자는 대상자에게 손바닥으로 벽을 밀라고 지시함

확인사항

- 벽을 밀 때 날개어깨뼈가 발생하는지 확인함

주의사항

- 등뼈 뒤굽음이 발생하지 않도록 주의함
- 날개어깨뼈가 발생하지 않도록 주의함
- 날개어깨뼈가 발생한다면 팔 올림 각도를 증가시켜 날개어깨뼈가 사라지는 지점을 확인하는 것이 중요함
- 벽을 밀 때 큰가슴근이 작용하지 않도록 주의함

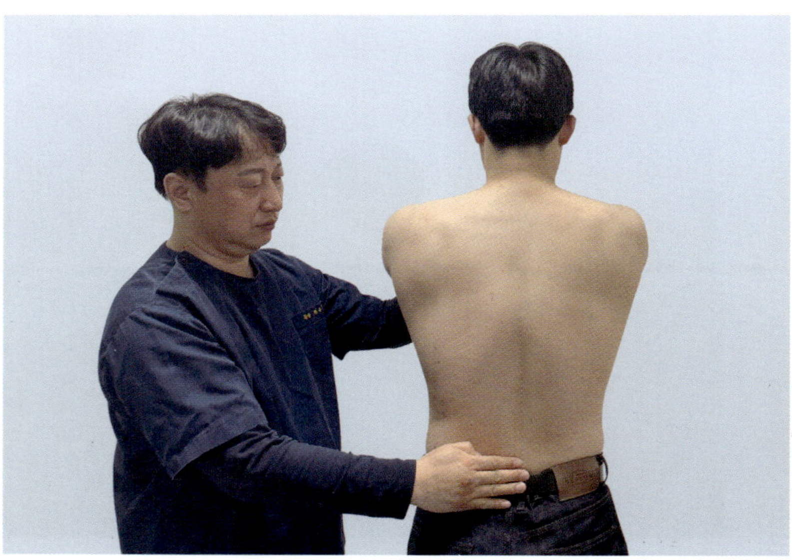

그림 3.42 벽 밀기 검사

4) 어깨올림근 Levator Scapulae

(1) 어깨올림근 길이 검사 Levator Scapulae Length Test

① 뒤쪽락킹 검사

자세

- 네발기기 자세

방법

- 대상자는 네발기기 자세에서 턱을 가볍게 당기고 등과 허리는 똑바로 폄
- 검사자는 대상자에게 천천히 뒤쪽락킹하라고 지시함

확인사항

- 목 폄, 돌림, 가쪽굽힘 없이 뒤쪽락킹을 할 수 있는지 확인함
- 검사 동안 등과 허리는 시작 자세를 유지하는지 확인함

주의사항

- 뒤쪽락킹 동안 목 폄이 발생하면 어깨올림근의 단축을 의미
- 목 가쪽굽힘이나 돌림이 발생하면 오른쪽, 왼쪽 어깨올림근의 길이 차이가 있음을 의미
- 등과 허리에서 굽힘이 발생되지 않도록 주의함

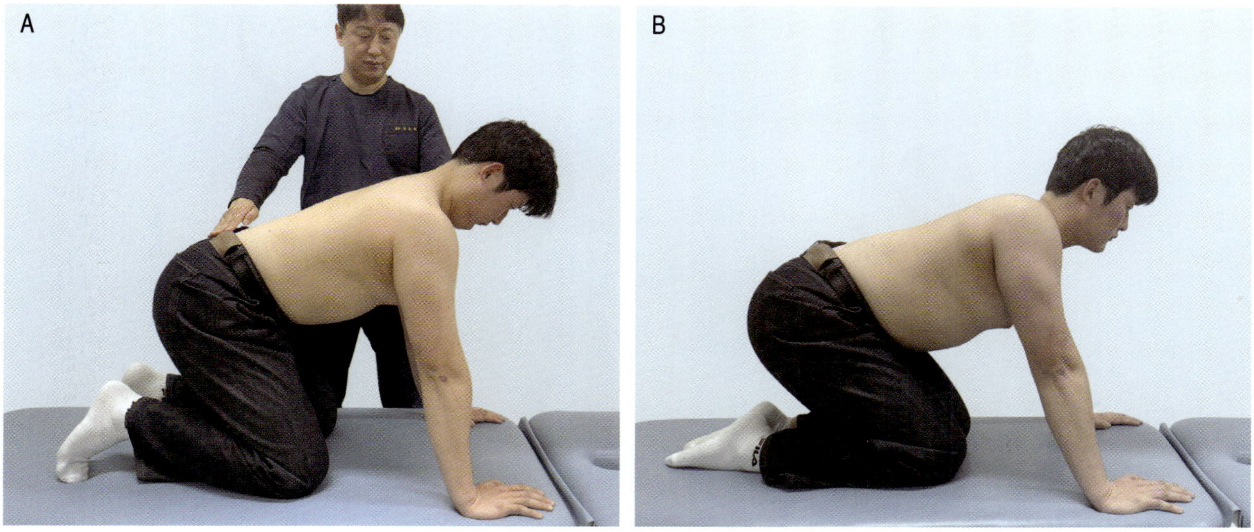

그림 3.43 뒤쪽락킹 검사.
A: 어깨올림근이 정상인 경우, B: 어깨올림근이 짧아진 경우 목 폄 발생

② 어깨 벌림 검사

자세

- 서거나 앉은 자세

방법

- 대상자에게 두 번의 팔 벌림을 시행함
- 먼저 앉은 자세에서 대상자에게 턱을 가볍게 당기게 한 후 팔을 벌려 귀까지 올리게 함
- 검사자는 귀까지 팔 벌림이 가능한지, 목의 가쪽굽힘 혹은 돌림이 발생하는지 확인함
- 다음으로 대상자의 목을 반대쪽으로 돌려 턱이 반대쪽 빗장뼈에 닿도록 목을 굽힘함 (목의 반대쪽 돌림과 가쪽굽힘)
- 검사자는 대상자에게 팔을 귀까지 올리도록 지시하고 팔 올림 각도를 확인함

확인사항

- 바른 자세에서 팔을 올릴 때 목 돌림과 가쪽굽힘 없이 팔을 귀까지 올릴 수 있는지 확인함
- 반대쪽 목 돌림과 가쪽굽힘 자세에서 팔을 귀까지 올릴 수 있는지 확인함

주의사항

- 어깨올림근이 짧아진 경우 팔 벌림을 완전히 수행할 수 없음

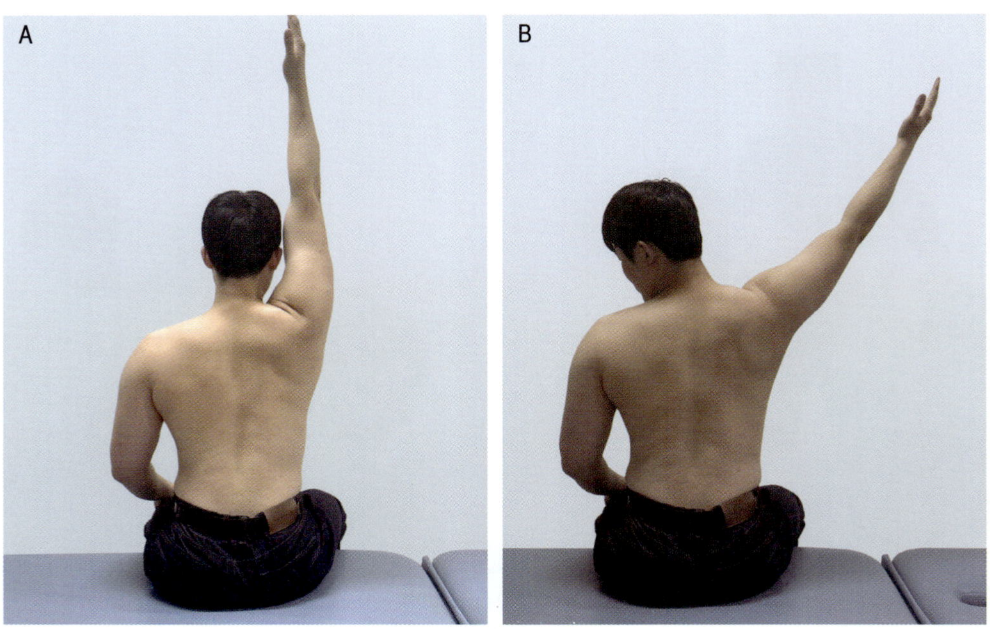

그림 3.44 어깨 벌림 검사.
A: 어깨올림근이 정상인 경우 팔이 귀까지 올라감, B: 어깨올림근이 짧아진 경우 완전한 팔 벌림을 할 수 없음

5) 마름근 Rhomboid

(1) 마름근 근력 검사 Rhomboid Strength Test

자세

- 엎드린 자세

방법

- 대상자는 엎드린 자세에서 머리를 검사하려는 어깨쪽으로 돌림
- 대상자의 팔꿈치를 굽힌 후 위팔뼈를 약간의 폄과 가쪽돌림시킴
- 어깨뼈는 모음과 올림되도록 위치시킴
- 대상자의 반대편 팔꿉관절을 굽혀 어깨를 90° 벌림
- 검사자의 한 손은 대상자의 팔꿈치에 놓고 다른 한 손은 어깨에 위치함
- 팔꿈치에 위치한 손은 어깨뼈의 벌림 방향으로 저항을 가하고, 어깨쪽에 위치한 손은 어깨가 내림되도록 저항을 줌

확인사항

- 저항에 대해 검사 자세를 유지하는지 확인함

주의사항

- 검사 시 몸통 돌림이 발생되지 않도록 주의함
- 위팔뼈머리에서 앞쪽 미끄러짐이 발생되지 않도록 주의함

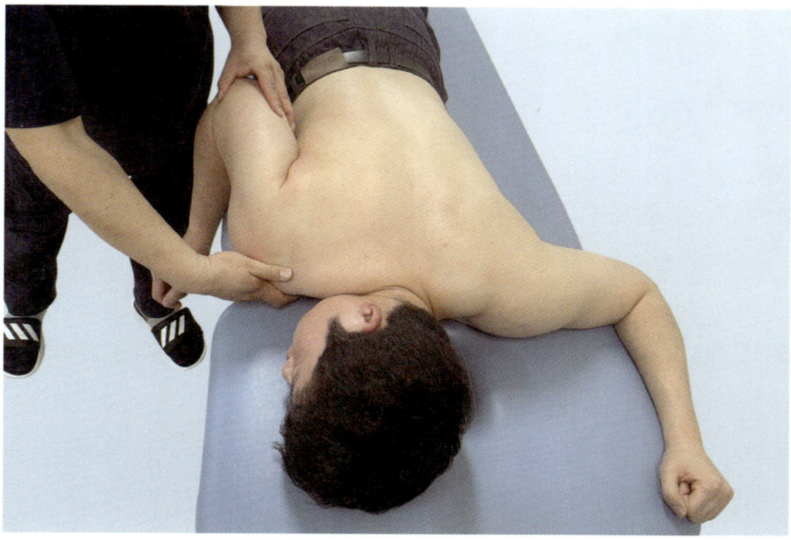

그림 3.45 마름근 근력 검사

6) 작은가슴근 Pectoralis Minor

(1) 작은가슴근 길이 검사 Pectoralis Minor Length Test

자세

- 바로누운 자세

방법

- 대상자는 바로누운 자세를 취하고 검사자는 대상자 머리쪽에 위치함
- 검사자의 눈높이를 대상자의 어깨 높이와 일치시켜 양쪽 어깨 높이의 차이가 있는지 확인함

확인사항

- 어깨 뒤쪽이 바닥에서 떨어지지 않고 양쪽 어깨 높이 차이가 없어야 함
- 대상자는 어깨뼈를 모음시키지 않고 어깨를 바닥에 밀착시킬 수 있는지 확인함

주의사항

- 대상자의 허리 폄이 발생되지 않도록 허리와 가슴우리를 잘 고정하는 것이 중요함
- 작은가슴근이 짧아진 경우 어깨가 바닥에서 떨어짐
- 대상자가 어깨를 바닥에 밀착시키려고 할 때 어깨뼈의 모음이 발생되지 않도록 주의함

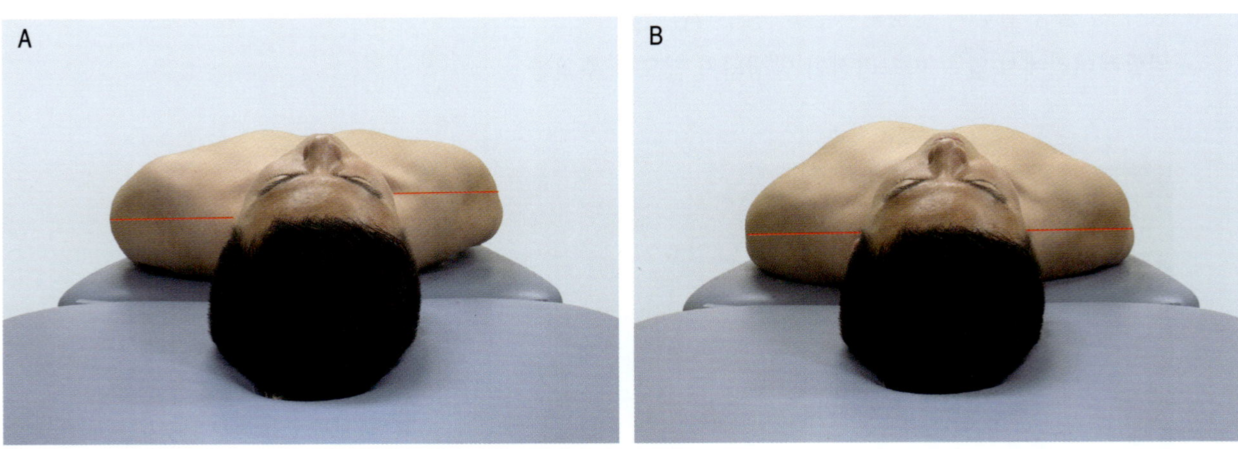

그림 3.46 작은가슴근 길이 검사.
A: 오른쪽 작은가슴근이 짧아져 바닥에서 떨어진 상태, **B:** 정상인 경우 대상자는 양쪽 어깨를 모음시키지 않고 어깨를 바닥에 밀착시킬 수 있음

7) 가시위근 Supraspinatus

(1) 가시위근 근력 검사 Supraspinatus Strength Test

자세

- 바로선 자세

방법

- 대상자는 선 자세에서 어깨뼈면에 대해 팔을 30° 벌림함
- 검사자는 대상자 뒤에 위치함
- 대상자의 위팔뼈를 안쪽돌림과 가쪽돌림시킨 자세에서 위팔뼈에 저항을 줌

확인사항

- 저항에 대해 팔 벌린 자세를 유지하는지 확인함

주의사항

- 가시위근이 약할 경우 팔 벌림 자세를 유지하기 어려움
- 어깨뼈 올림과 몸통 기울어짐이 발생되지 않도록 주의함

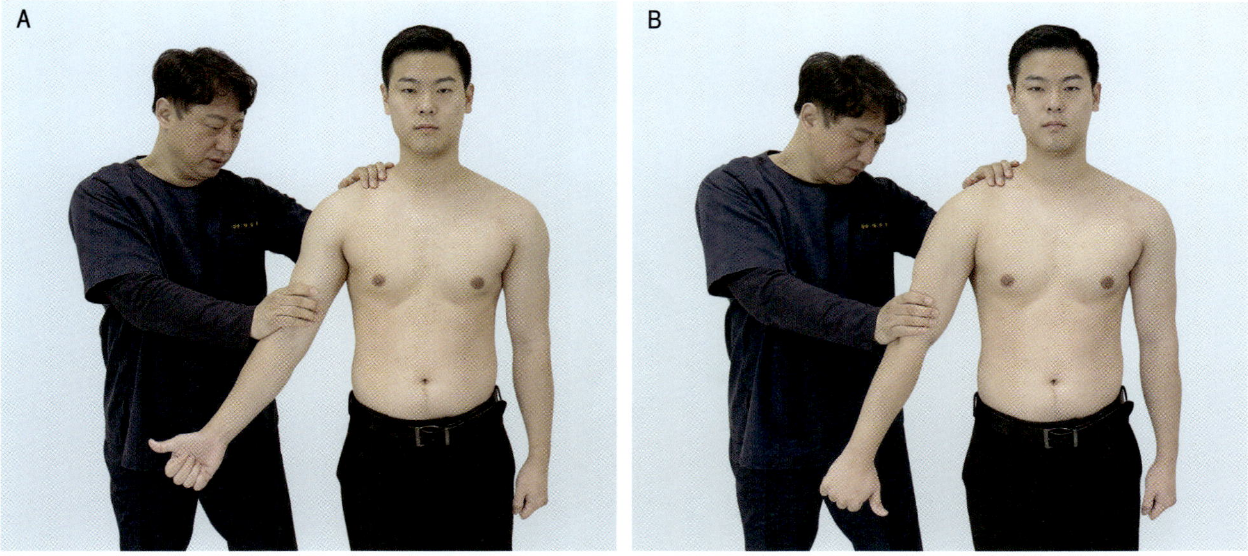

그림 3.47 가시위근 근력 검사.
A: 위팔뼈 가쪽돌림 상태에서 가시위근 검사, B: 위팔뼈 안쪽돌림 상태에서 가시위근 검사

8) 가시아래근, 작은원근 Infraspinatus, Teres Minor

(1) 가시아래근, 작은원근 근력 검사 Infraspinatus, Teres Minor Strength Test

자세

- 옆으로누운 자세

방법

- 대상자는 옆으로누운 자세에서 아래쪽 손으로 위쪽 위팔뼈를 받쳐 줌
- 대상자의 어깨와 팔꿉관절을 90° 굽힘함
- 검사자의 한 손은 어깨를 고정하고 다른 한 손은 대상자의 손목에 위치함
- 검사자는 대상자에게 위팔뼈 가쪽돌림 자세를 유지하게 하고 손목에 저항을 줌

확인사항

- 저항에 대해 가쪽돌림 자세를 유지하는지 확인함

주의사항

- 검사 동안 몸통과 어깨뼈는 안정된 자세를 유지하는 것이 중요함
- 가시아래근과 작은원근의 근력이 약한 경우 뒤어깨세모근이 보상작용함

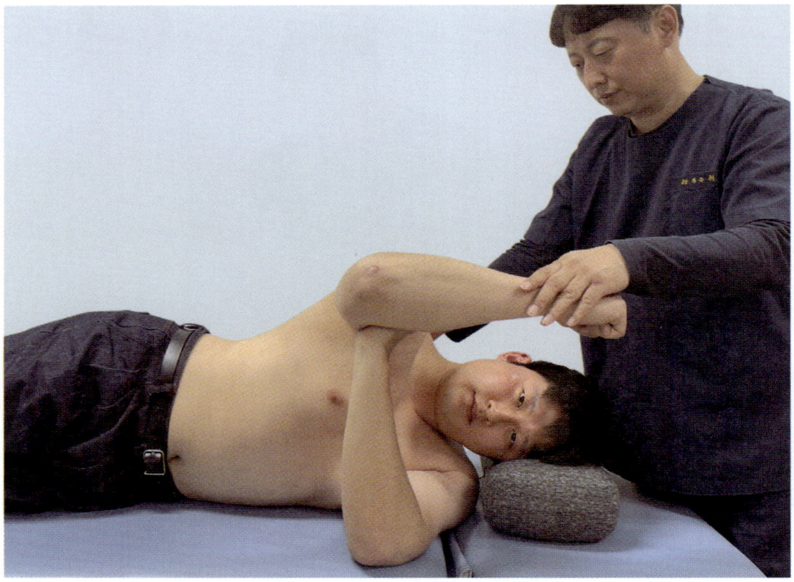

그림 3.48 가시아래근, 작은원근 근력 검사

(2) 가시아래근, 작은원근 길이 검사 Infraspinatus, Teres Minor Length Test

자세

- 바로누운 자세

방법

- 대상자는 팔꿉관절을 90° 굽히고, 어깨관절을 90° 벌림
- 검사자의 한 손은 대상자의 팔꿉관절 아래를 잡고 다른 한 손은 위팔뼈머리에 놓음
- 검사자는 대상자의 위팔뼈를 안쪽돌림시킴

확인사항

- 위팔뼈의 안쪽돌림이 70°가 되는지 확인함

주의사항

- 어깨뼈와 등뼈의 움직임이 발생되지 않게 주의함
- 70° 안쪽돌림 동안 위팔뼈머리의 앞쪽 미끄러짐이 발생되지 않도록 주의함

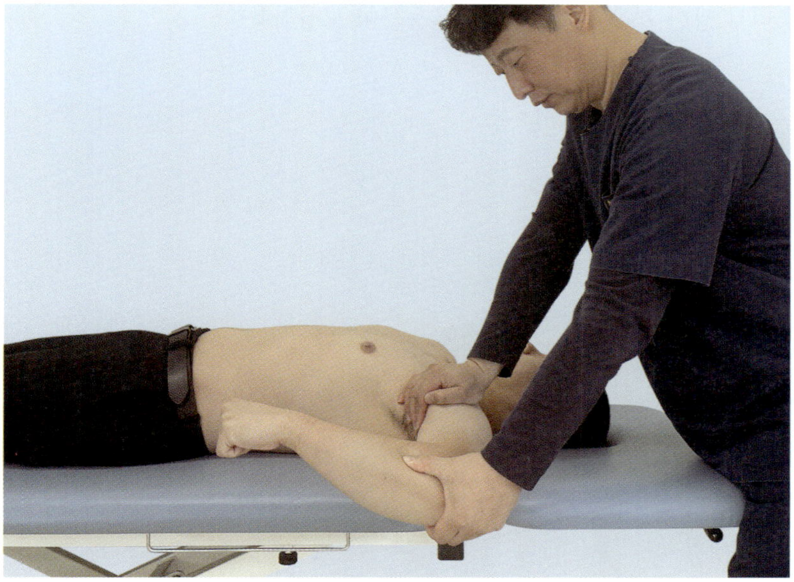

그림 3.49 가시아래근, 작은원근 길이 검사

9) 어깨밑근 Subscapularis

(1) 어깨밑근 근력 검사 Subscapularis Strength Test

자세

- 엎드린 자세

방법

- 대상자의 어깨관절을 90° 벌리고 아래팔은 테이블에 걸쳐 아래쪽을 향하게 위치함
- 대상자는 위팔뼈를 45° 안쪽돌림함
- 검사자의 한 손은 위팔뼈머리 아래에 두고 다른 한 손은 손목에 위치함
- 검사자는 대상자의 손목에 저항을 줌

확인사항

- 저항에 대해 위팔뼈머리의 앞쪽 미끄러짐 없이 안쪽돌림 자세를 유지하는지 확인함

주의사항

- 검사 동안 어깨뼈는 안정된 위치를 유지하는 것이 중요함
- 어깨밑근이 약하거나 저항이 너무 강한 경우, 큰원근과 넓은등근이 보상작용함

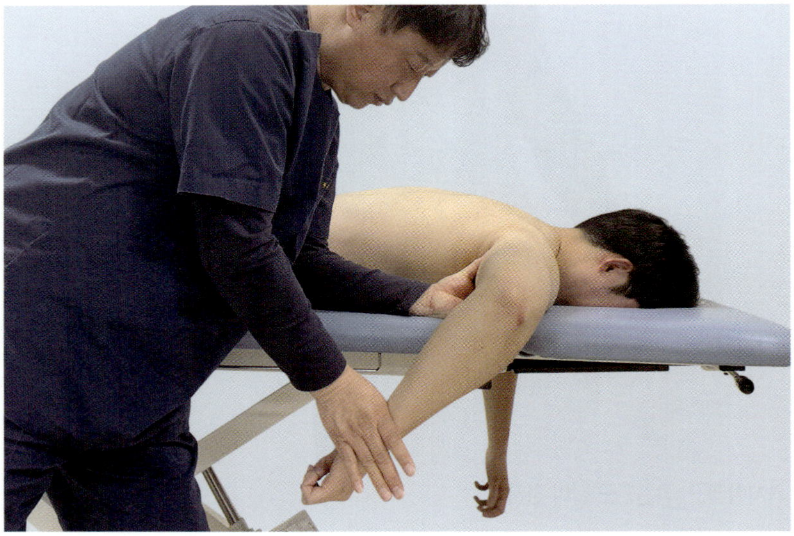

그림 3.50 어깨밑근 근력 검사

10) 큰원근 Teres Major

(1) 큰원근 길이 검사 Teres Major Length Test

자세

- 바로누운 자세

방법

- 대상자의 어깨와 팔꿉관절을 90° 굽힘
- 검사자의 한 손은 어깨뼈 가쪽모서리를 고정하고 다른 한 손으로 팔꿉관절을 잡음
- 검사자는 대상자의 위팔뼈를 완전하게 가쪽돌림시켜 팔을 올림

확인사항

- 팔이 150°까지 올라가는지 확인함

주의사항

- 어깨뼈가 중간 겨드랑이선(mid-axillary line)을 넘지 않도록 주의함
- 검사 시 위팔뼈를 완전히 가쪽돌림시키는 것이 중요함

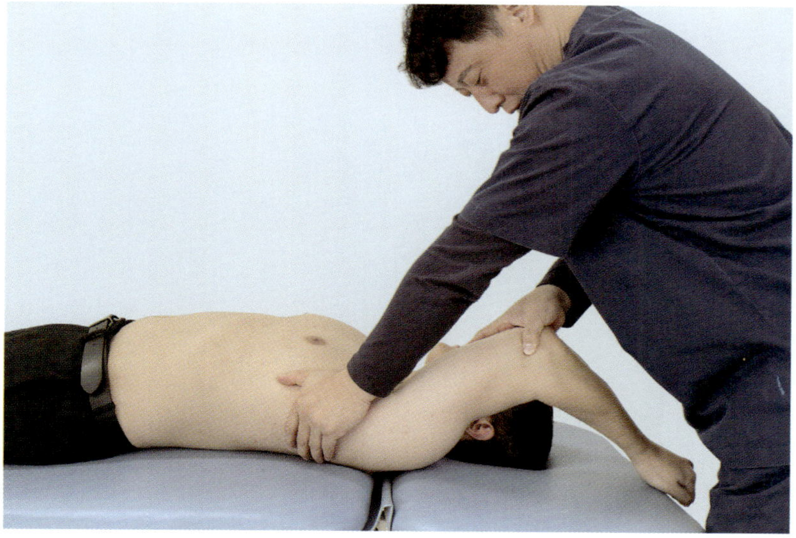

그림 3.51 큰원근 길이 검사

11) 앞어깨세모근 Anterior Deltoid

(1) 앞어깨세모근 근력 검사 Anterior Deltoid Strength Test

자세

- 앉은 자세

방법

- 대상자의 손이 코 높이까지 오도록 위치함(굽힘 100°, 수평 모음 30°)
- 위팔뼈는 약간 안쪽돌림 자세를 유지함
- 검사자의 한 손은 어깨뼈를 고정하고, 다른 한 손은 손목에 위치함
- 검사자는 대상자의 손목에 저항을 줌

확인사항

- 저항에 대해 자세를 유지하는지 확인함

주의사항

- 위등세모근의 작용으로 어깨뼈 올림이 발생되지 않도록 주의함

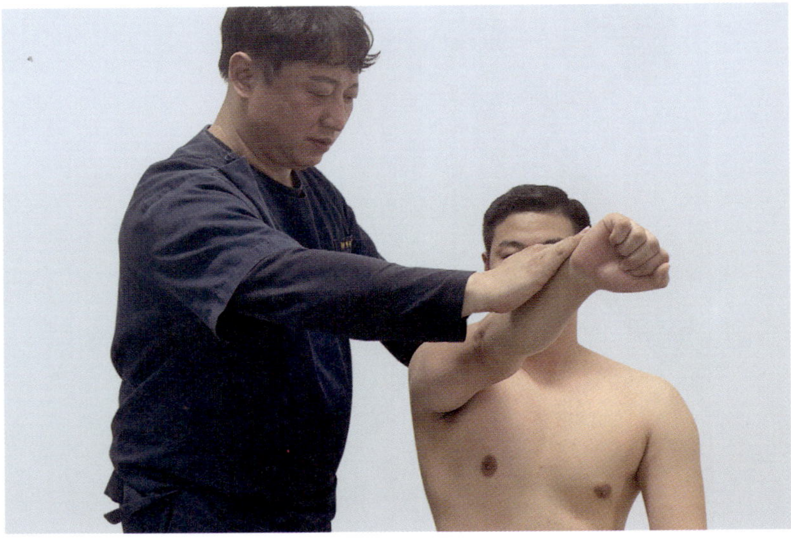

그림 3.52 앞어깨세모근 근력 검사

12) 중간어깨세모근 Middle Deltoid

(1) 중간어깨세모근 길이 검사 Middle Deltoid Length Test

자세

- 바로선 자세

방법

- 검사자는 선 자세를 취함
- 검사자는 대상자의 뒤에 서서 한 손은 어깨를 고정하고 다른 한 손은 어깨뼈 뒤에 위치시킴
- 검사자는 수동적으로 대상자의 어깨뼈를 재정렬시킴

확인사항

- 어깨뼈를 재정렬할 때 팔 벌림 발생 없이 검사 자세가 잘 유지되는지 확인함

주의사항

- 중간어깨세모근이 짧아진 경우 위팔뼈 벌림이 발생함

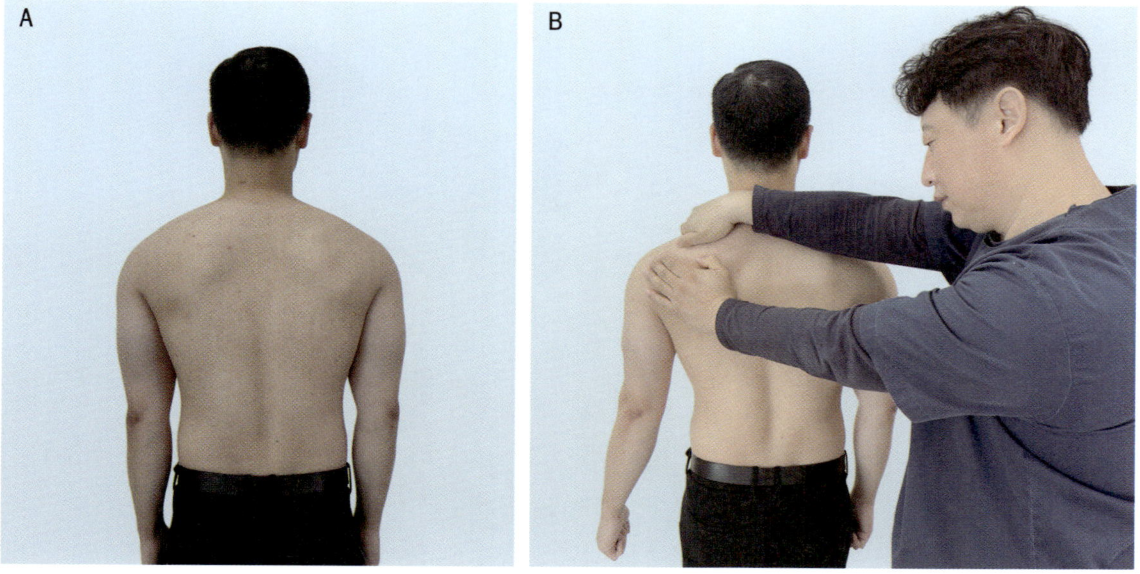

그림 3.53 중간어깨세모근 길이 검사.
A: 가만히 서 있을 때, B: 중간어깨세모근이 짧아진 경우 어깨뼈를 재정렬시키면 왼쪽 위팔뼈 벌림 증가

13) 뒤어깨세모근 Posterior Deltoid

(1) 뒤어깨세모근 길이 검사 Posterior Deltoid Length Test

자세

- 바로누운 자세

방법

- 대상자는 팔꿉관절을 굽힌 상태에서 어깨를 90° 굽힘
- 검사자의 한 손은 어깨뼈 가쪽모서리를 고정하고 다른 한 손은 팔꿉관절을 잡음
- 검사자는 대상자의 팔꿉관절을 코 위치까지 도달하게 함

확인사항

- 대상자의 팔꿉관절이 코까지 도달하는지 확인함(수평 모음 45°)

주의사항

- 검사 시 어깨뼈 가쪽모서리가 중간 겨드랑이선을 넘지 않도록 주의함
- 뒤어깨세모근이 짧아진 경우 팔꿉관절이 코 위치까지 도달하지 않음

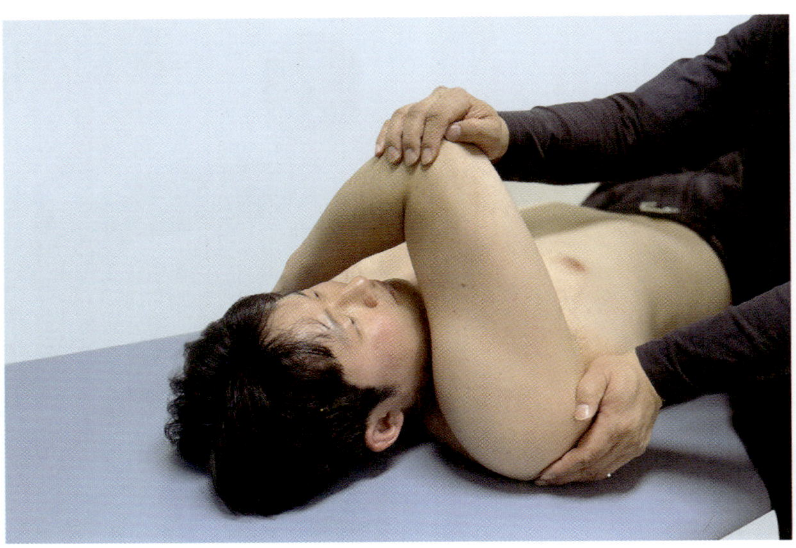

그림 3.54 뒤어깨세모근 길이 검사

14) 큰가슴근 Pectoralis Major

(1) 큰가슴근 길이 검사 Pectoralis Major Length Test

① 빗장머리 Clavicular Head

자세

- 바로누운 자세

방법

- 대상자는 바로누운 자세를 취함
- 검사자의 한 손은 위팔뼈머리에 위치하고, 다른 한 손은 대상자의 손목을 잡음
- 검사자는 대상자의 팔을 가쪽돌림시켜 90° 올린 후 팔을 수평 벌림 방향으로 천천히 내림

확인사항

- 팔이 테이블 끝까지 내려가는지 확인함

주의사항

- 검사 시 위팔뼈머리의 앞쪽 미끄러짐이 발생되지 않게 주의함
- 큰가슴근의 빗장머리 부분이 짧아졌을 경우 팔이 테이블 끝까지 내려가지 않음

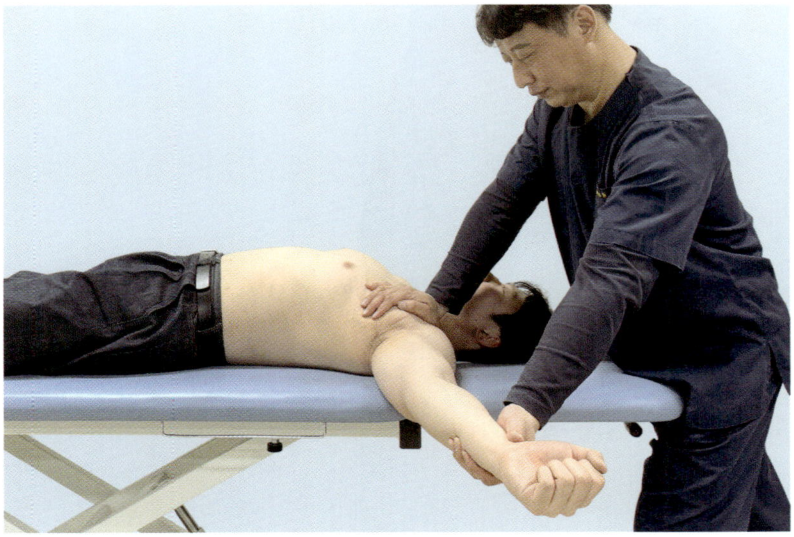

그림 3.55 큰가슴근 길이 검사-빗장머리

② 복장머리 Sternal Head

자세

- 바로누운 자세

방법

- 대상자는 바로누운 자세를 취함
- 검사자의 한 손은 가슴우리에 위치하고, 다른 한 손은 대상자의 위팔뼈를 잡음
- 검사자는 대상자의 팔을 가쪽돌림시켜 135° 올린 후, 팔을 수평 벌림 방향으로 천천히 내림

확인사항

- 팔이 테이블 끝까지 내려가는지 확인함

주의사항

- 검사 시 위팔뼈를 가쪽돌림시키는 것이 중요함
- 큰가슴근의 복장머리 부분이 짧아졌을 경우 팔이 테이블 끝까지 내려가지 않음

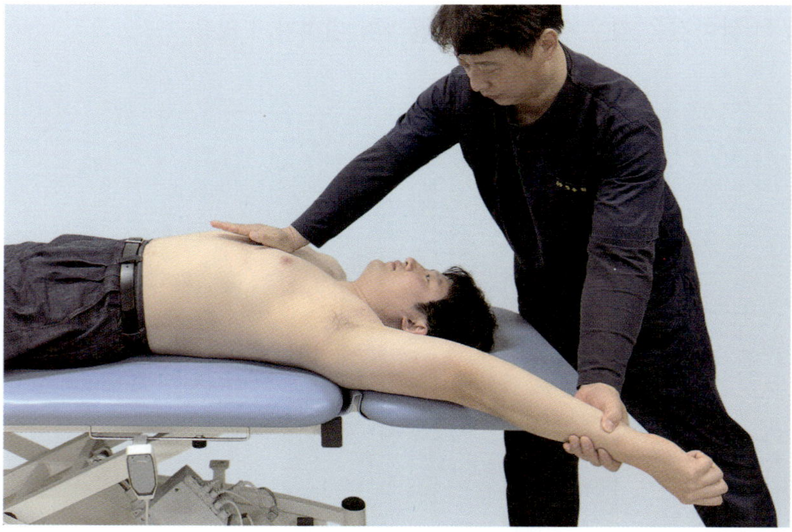

그림 3.56 큰가슴근 길이 검사-복장머리

15) 넓은등근 Latissimus Dorsi

(1) 넓은등근 길이 검사 Latissimus Dorsi Length Test

자세

- 바로누운 자세

방법

- 대상자는 똑바로 누운 자세에서 무릎을 굽힘
- 팔을 굽힘 방향으로 올림
- 팔을 완전히 굽힘 방향으로 올리는 동안 허리뼈는 편평하게 유지해야 함

확인사항

- 허리를 편평하게 유지하면서 팔을 완전히 올릴 수 있는지 확인함

주의사항

- 팔을 올릴 때 허리 폄이 발생되지 않도록 주의함
- 검사 시 허리 폄이 발생하면 넓은등근의 짧아짐을 의미함

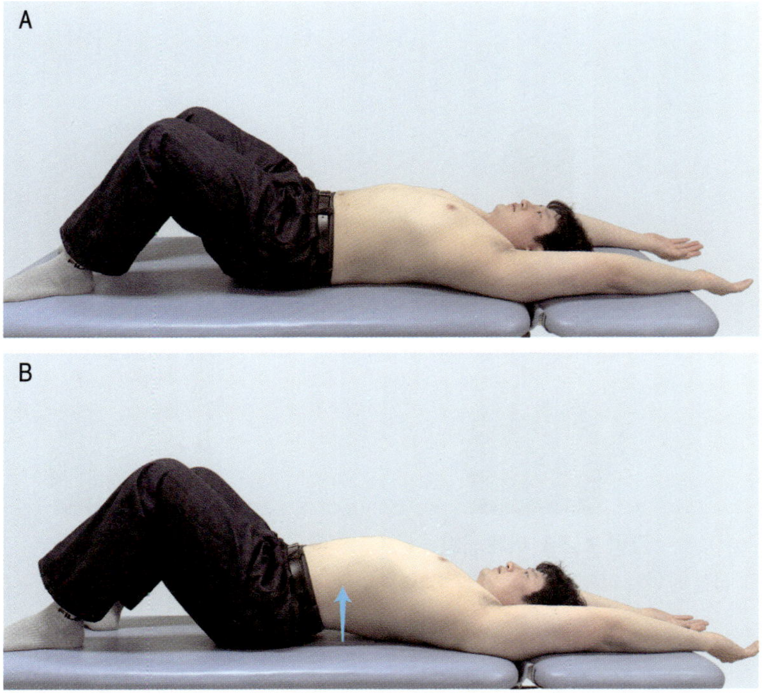

그림 3.57 넓은등근 길이 검사.
A: 정상적인 경우 대상자는 허리 폄의 발생 없이 완전한 팔 올림 가능, B: 넓은등근이 짧아진 경우 허리 폄 발생

6. 관절가동범위 검사

1) 어깨 굽힘 Shoulder Flexion

자세

- 바로선 자세 또는 앉은 자세

방법

- 대상자는 선 자세에서 팔을 최대한 굽힘

확인사항

- 180° 어깨 굽힘이 발생하는지 확인함
- 어깨위팔리듬이 정상적으로 일어나는지 확인함
- 굽힘 동안 다양한 각도에서 어깨뼈 움직임 확인함

주의사항

- 목과 몸통을 안정적으로 유지하는 것이 중요함
- 날개어깨뼈, 불완전한 어깨뼈 위쪽돌림이 발생되지 않도록 주의함

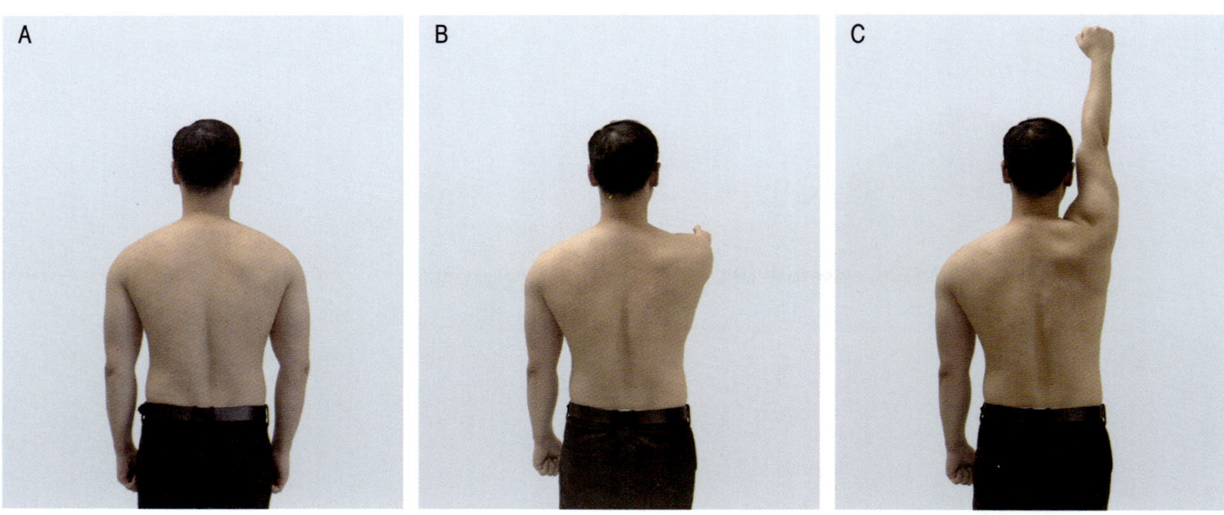

그림 3.58 어깨 굽힘.
A: 시작 자세에서 어깨뼈 관찰, B: 굽힘 90°에서 어깨뼈 움직임 관찰, C: 굽힘 마지막 범위에서 어깨뼈 움직임 관찰

2) 어깨 폄 Shoulder Extension

자세

- 바로선 자세

방법

- 대상자는 선 자세에서 최대한 팔을 폄

확인사항

- 50~60° 어깨 폄이 발생하는지 확인함

주의사항

- 폄 동안 어깨뼈 올림과 모음이 발생되지 않도록 주의함
- 위팔뼈머리의 앞쪽 미끄러짐이 발생되지 않도록 주의함

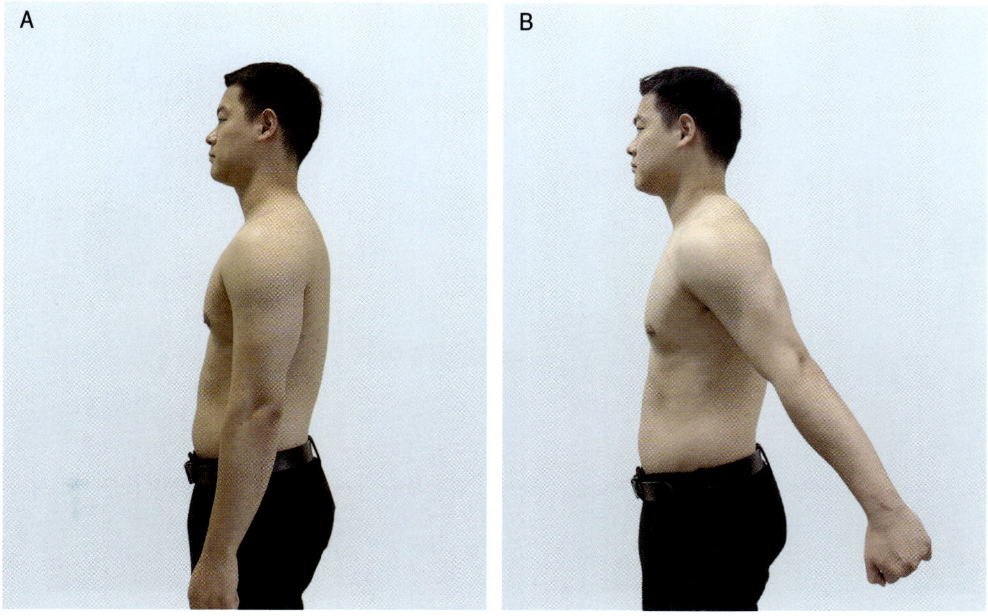

그림 3.59 어깨 폄.
A: 시작 자세, B: 어깨 폄 동안 어깨뼈와 위팔뼈머리의 움직임 관찰

3) 어깨 벌림 Shoulder Abduction

자세

- 바로선 자세 또는 앉은 자세

방법

- 대상자는 선 자세에서 팔을 최대한 벌림

확인사항

- 180° 어깨 벌림이 발생하는지 확인함
- 어깨위팔리듬이 정상적으로 일어나는지 확인함
- 벌림 동안 다양한 각도에서 어깨뼈 움직임을 확인함

주의사항

- 목과 몸통을 안정적으로 유지하는 것이 중요함
- 날개어깨뼈, 불완전한 어깨뼈 위쪽돌림이 발생되지 않도록 주의함

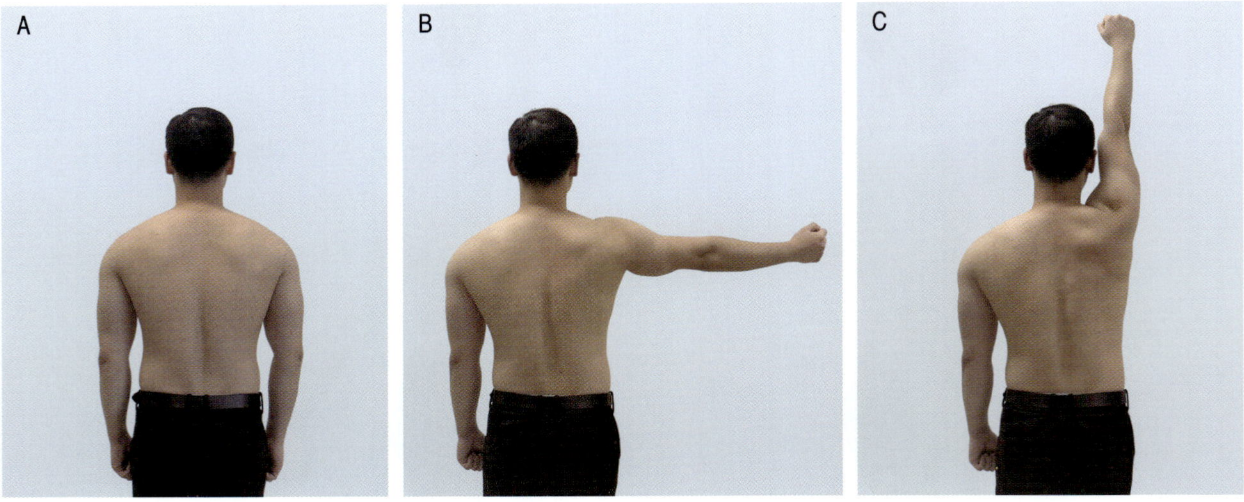

그림 3.60 어깨 벌림.
A: 시작 자세에서 어깨뼈 관찰, B: 벌림 90°에서 어깨뼈 움직임 관찰, C: 벌림 마지막 범위에서 어깨뼈 움직임 관찰

4) 어깨 수평 벌림 Shoulder Horizontal Abduction

자세

- 바로선 자세 또는 앉은 자세

방법

- 대상자는 팔을 90° 굽힌 자세에서 수평 벌림함

확인사항

- 90° 어깨 수평 벌림이 발생하는지 확인함

주의사항

- 수평 벌림 동안 어깨뼈의 올림과 모음이 발생되지 않도록 주의함
- 몸통 돌림이 발생되지 않도록 주의함

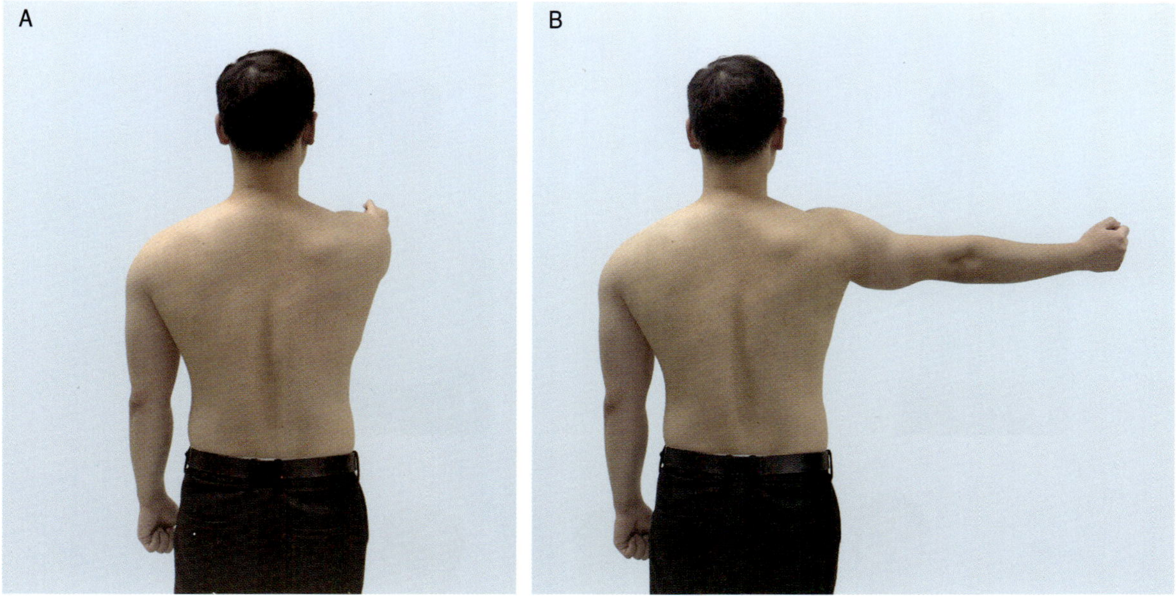

그림 3.61 어깨 수평 벌림.
A: 시작 자세, B: 수평 벌림 동안 어깨뼈 움직임 관찰

5) 어깨 수평 모음 Shoulder Horizontal Adduction

자세

- 바로선 자세

방법

- 대상자는 팔을 90° 벌린 상태에서 수평 모음함

확인사항

- 45° 어깨 수평 모음이 발생하는지 확인함

주의사항

- 수평 모음 동안 날개어깨뼈가 발생되지 않도록 주의함
- 검사 동안 어깨뼈가 끌려가지 않도록 주의함
- 몸통 돌림이 발생되지 않도록 주의함

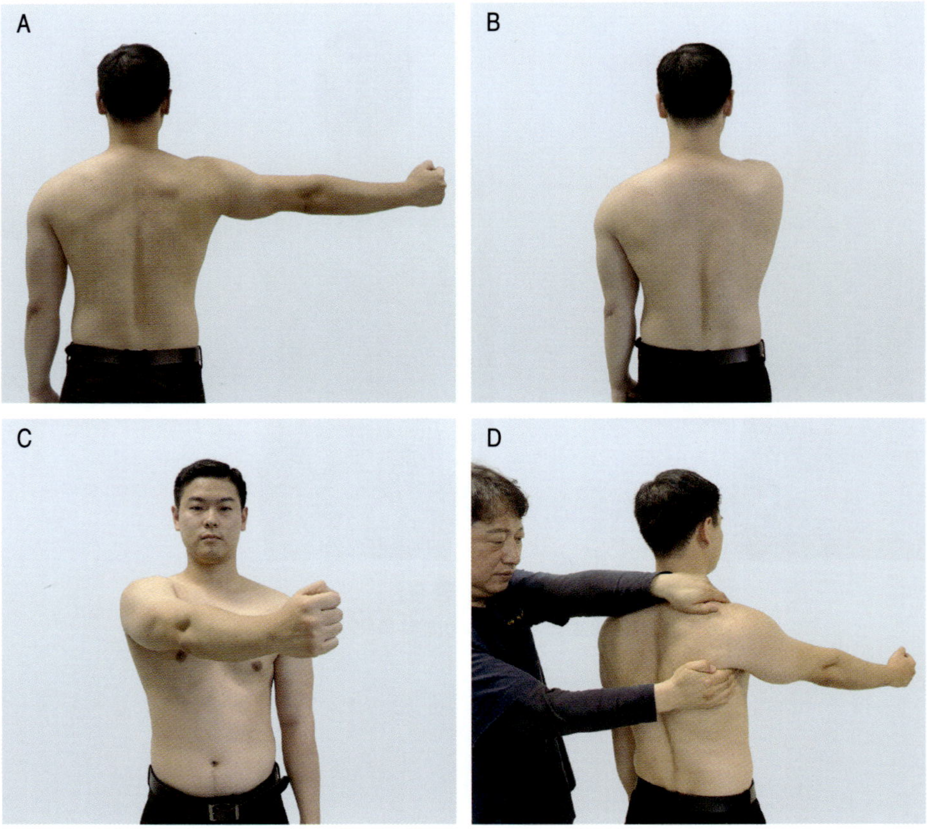

그림 3.62 어깨 수평 모음.
A: 시작 자세에서 어깨뼈 관찰, B: 뒤쪽에서 어깨뼈 움직임 관찰, C: 앞쪽에서 수평 모음 모습, D: 어깨뼈 고정 후 수평 모음 각도 감소

6) 어깨 가쪽돌림 Shoulder External Rotation

자세

- 바로선 자세 또는 앉은 자세

방법

- 대상자는 팔을 90° 벌린 자세에서 팔꿉관절을 굽힌 후 위팔뼈를 가쪽돌림함

확인사항

- 90° 어깨 가쪽돌림이 발생하는지 확인함

주의사항

- 어깨뼈 움직임이 발생되지 않도록 주의함
- 어깨 올림 또는 내림이 발생되지 않도록 주의함

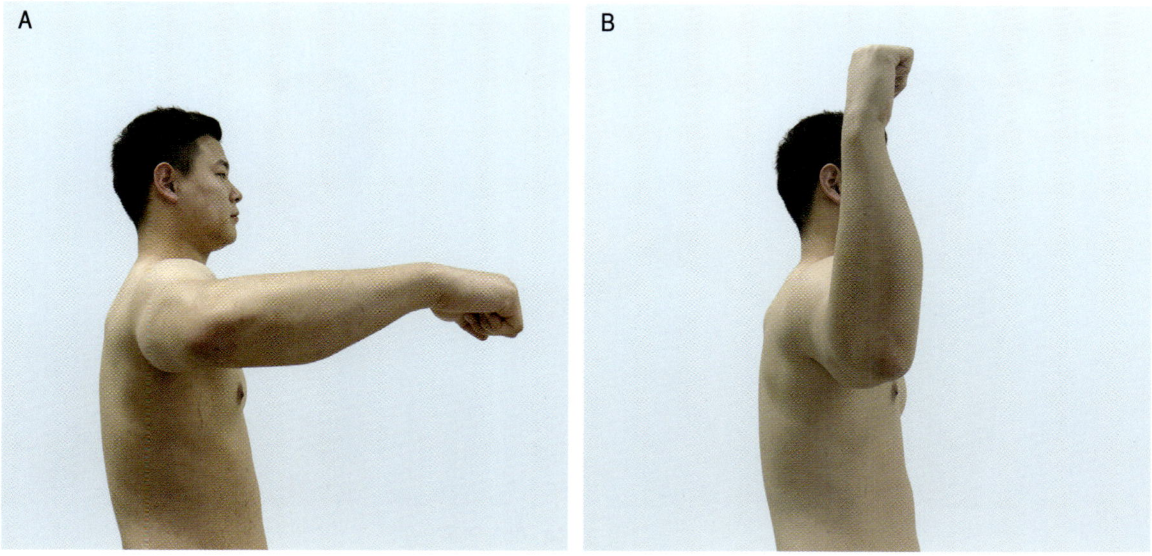

그림 3.63 어깨 가쪽돌림.
A: 시작 자세, B: 어깨뼈 움직임 없이 위팔뼈 가쪽돌림이 가능한지 관찰

7) 어깨 안쪽돌림 Shoulder Internal Rotation

자세

- 바로선 자세 또는 앉은 자세

방법

- 대상자는 팔을 90° 벌린 자세에서 팔꿉관절을 굽힌 후 위팔뼈를 안쪽돌림함

확인사항

- 70° 어깨 안쪽돌림이 발생하는지 확인함

주의사항

- 어깨뼈 움직임이 발생되지 않도록 주의함
- 어깨 올림 또는 내림이 발생되지 않도록 주의함

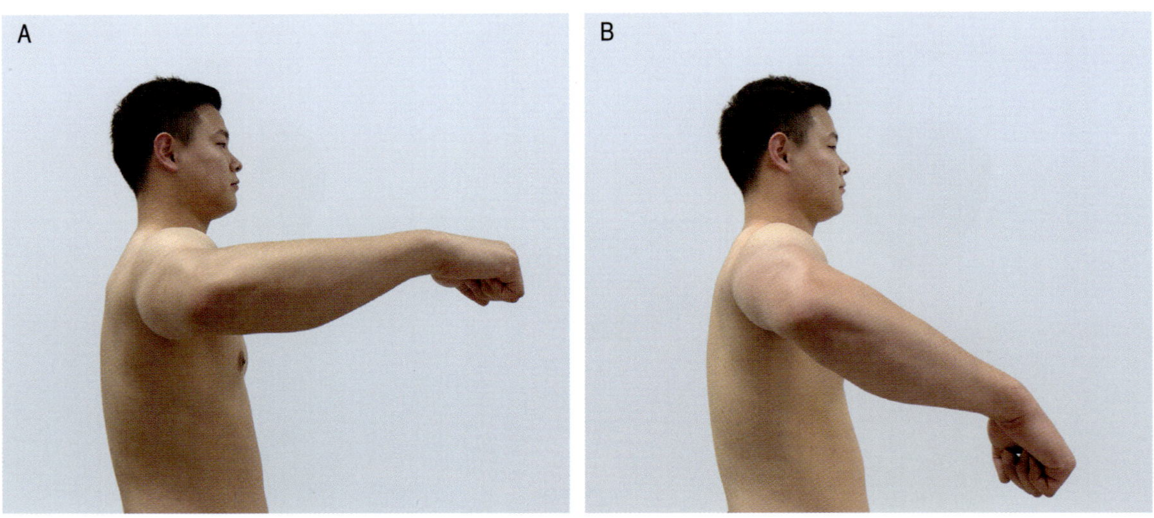

그림 3.64 어깨 안쪽돌림.
A: 시작 자세, B: 어깨뼈 움직임 없이 위팔뼈 안쪽돌림이 가능한지 관찰

7. 움직임 검사

1) 어깨뼈 위쪽돌림 검사 Scapular Upward Rotation Test

자세

- 바로선 자세

방법

- 검사자는 엄지와 검지를 이용하여 대상자의 어깨뼈 아래각을 촉진함
- 대상자는 팔을 천천히 들어 올림
- 검사자는 어깨뼈 위쪽돌림이 시작하는 시점을 확인함

음성

- 대상자는 보상적 움직임 없이 어깨 굽힘 60° 전에 어깨뼈 위쪽돌림이 가능함
- 대상자는 보상적 움직임 없이 어깨 벌림 30° 전에 어깨뼈 위쪽돌림이 가능함 (위쪽돌림되는 각도는 개인차에 따라 매우 다양함)
- 대상자는 보상적 움직임 없이 굽힘과 벌림 150°에서 어깨뼈의 내림, 모음, 뒤기울임이 가능함
- 굽힘과 벌림 150°에서 아래각은 중간 겨드랑이선까지 도달할 수 있음

양성

- 정상적이지 못한 어깨위팔리듬 발생(과도한 어깨뼈 올림, 벌림, 날개어깨뼈 등)
- 머리와 목의 가쪽굽힘 발생

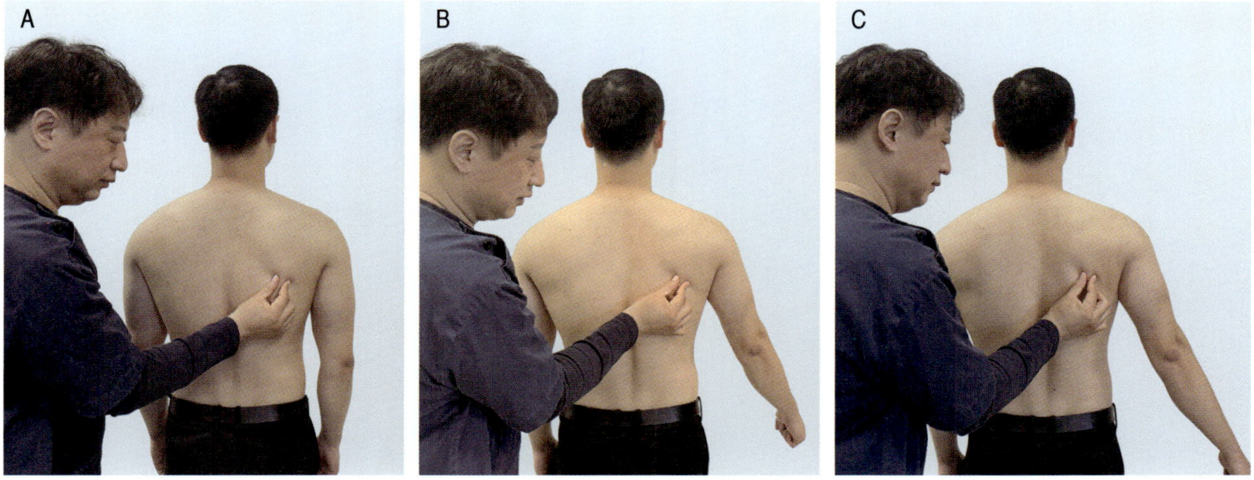

그림 3.65 어깨뼈 위쪽돌림 검사.
A: 시작 자세, 엄지와 검지로 아래각을 잡음, B: 어깨 굽힘 동안 계속적으로 아래각 움직임을 촉진, C: 벌림 동안 아래각 움직임 촉진

2) 양쪽 어깨 굽힘 검사 Bilateral Shoulder Flexion Test

자세

- 바로선 자세

방법

- 대상자는 벽 앞에 서서 양손을 최대한 올림(이마와 양손은 벽에 닿도록 함)
- 검사자는 대상자의 어깨뼈에 양손을 위치함
- 대상자에게 벽에서 손을 떼라고 지시함

음성

- 대상자는 보상적 움직임 없이 팔 올림의 마지막 범위에서 약간의 어깨뼈 모음, 내림, 뒤기울임을 수행할 수 있음

양성

- 마지막 범위에서 불충분한 어깨뼈 모음, 내림과 뒤기울임
- 어깨뼈 올림 발생
- 어깨뼈 아래쪽돌림 발생
- 어깨뼈 앞기울임 발생
- 날개어깨뼈 발생

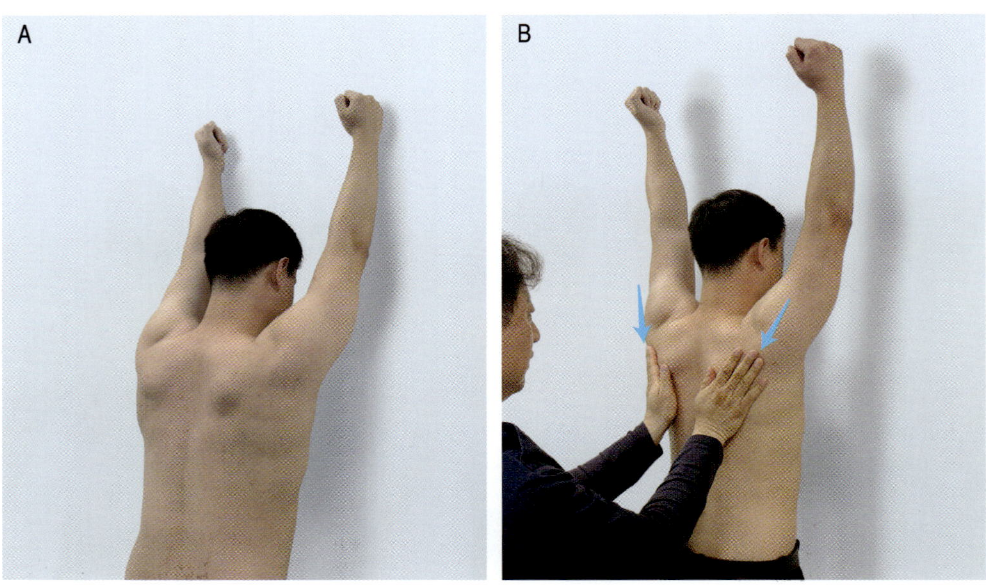

그림 3.66 양쪽 어깨 굽힘 검사.
A: 시작 자세, B: 벽에서 손을 들 때 검사자는 어깨뼈 모음, 내림과 뒤기울임이 일어나는지 확인함

3) 어깨 굽힘 검사 Shoulder Flexion Test

자세

- 바로선 자세

방법

- 대상자는 선 자세에서 한쪽 팔의 굽힘을 실시함

음성

- 대상자는 보상적 움직임 없이 굽힘 동안 정상적인 어깨위팔리듬이 가능함

양성

- 어깨뼈 아래쪽돌림 발생
- 어깨뼈 올림과 모음 발생
- 어깨뼈 내밈 발생
- 어깨뼈 앞기울임 발생
- 날개어깨뼈 발생
- 머리와 목의 돌림이나 가쪽굽힘 발생

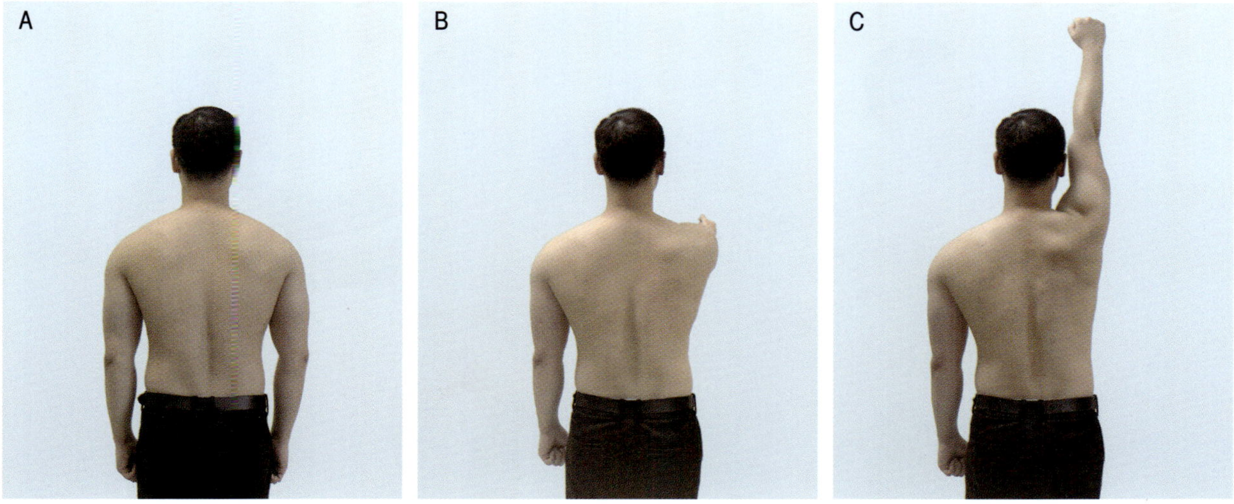

그림 3.67 어깨 굽힘 검사.
A: 시작 자세, B: 굽힘 90°에서 어깨뼈 움직임 확인, C: 굽힘 마지막 범위에서 어깨뼈 움직임 확인

4) 어깨 폄 조절 검사 Shoulder Extension Control Test

자세

- 바로선 자세

방법

- 대상자에게 두 번의 팔 폄을 실시함
- 먼저 선 자세에서 능동적으로 어깨 폄을 15°까지 실시함
- 두 번째는 검사자 손으로 대상자의 어깨뼈를 고정한 후 15° 폄을 실시함
- 두 검사 동안 검사자는 대상자의 어깨뼈 움직임을 확인함

음성

- 대상자는 보상적 움직임 없이 15° 어깨 폄을 수행할 수 있음

양성

- 어깨뼈의 과도한 뒤당김과 앞쪽 기울임 발생
- 위팔뼈머리의 앞쪽 미끄러짐 발생
- 어깨뼈 고정 시 폄 각도 감소

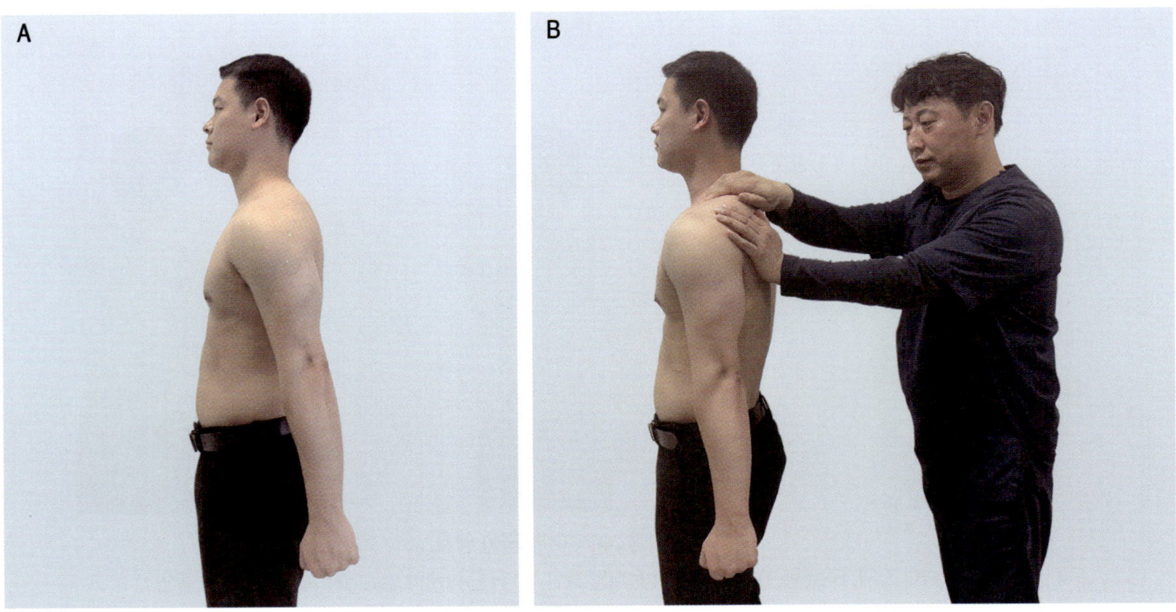

그림 3.68 어깨 폄 조절 검사.
A: 어깨 폄 15° 전에 어깨뼈 뒤당김과 앞쪽 기울임이 발생되는지 확인, B: 어깨뼈 고정 후 팔 폄 각도 감소

5) 편심성 팔 내림 검사 Eccentric Lowering Test

자세

- 바로선 자세

방법

- 대상자는 선 자세에서 아령(2kg 정도)을 들고 팔을 올렸다 내리는 동작을 실시함

음성

- 대상자는 보상적 움직임 없이 팔 내림을 수행할 수 있음

양성

- 날개어깨뼈 발생

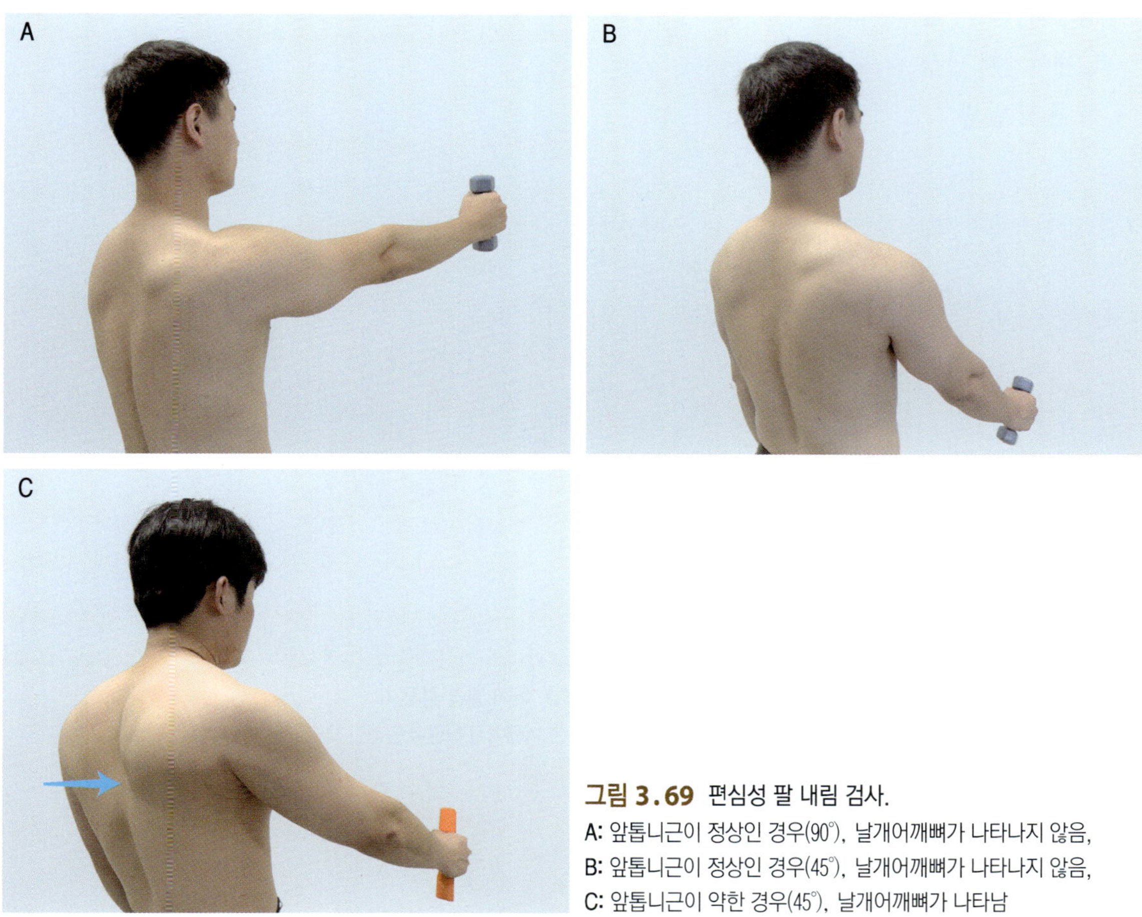

그림 3.69 편심성 팔 내림 검사.
A: 앞톱니근이 정상인 경우(90°), 날개어깨뼈가 나타나지 않음,
B: 앞톱니근이 정상인 경우(45°), 날개어깨뼈가 나타나지 않음,
C: 앞톱니근이 약한 경우(45°), 날개어깨뼈가 나타남

6) 어깨 벌림 검사 Shoulder Abduction Test

자세

- 바로선 자세 또는 앉은 자세

방법

- 대상자는 팔꿉관절을 90° 굽혀서 앉음
- 팔꿉관절을 굽힌 상태에서 90° 팔 벌림을 실시함

음성

- 대상자는 보상적 움직임 없이 어깨 벌림이 가능함

양성

- 벌림 60° 전에 과도한 어깨 올림이나 모음이 발생
- 위팔뼈머리의 앞쪽 미끄러짐 발생
- 날개어깨뼈 발생
- 목 돌림 발생

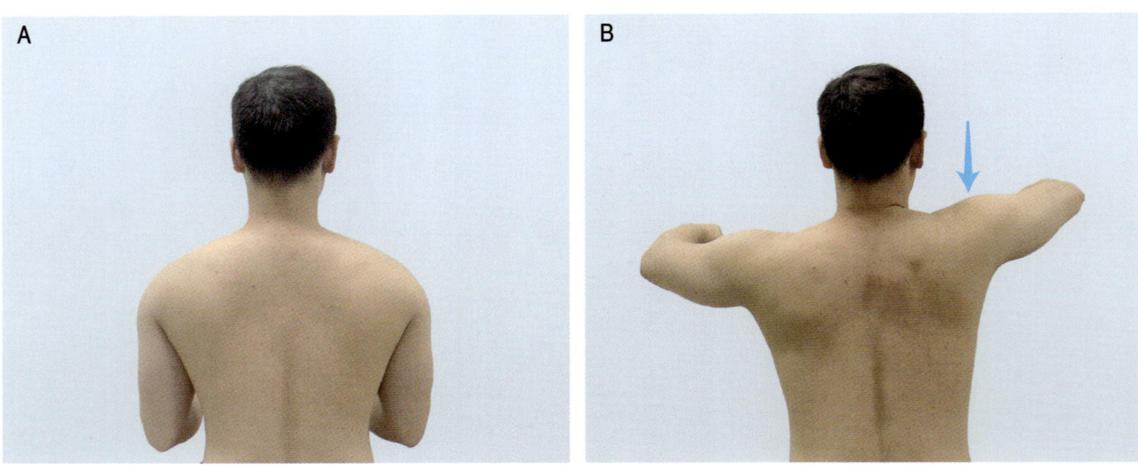

그림 3.70 어깨 벌림 검사.
A: 시작 자세, B: 오른쪽 어깨에서 올림이 발생한 모습

7) 어깨 수평 모음 검사 Shoulder Horizontal Adduction Test

자세

- 바로선 자세 또는 앉은 자세

방법

- 대상자는 팔을 90° 벌린 후 세 가지 수평 모음 동작을 실시함
- 첫 번째 방법으로 대상자는 능동 수평 모음을 함
- 검사자는 어깨뼈 벌림, 날개어깨뼈가 발생하는지 혹은 위등뼈(T1−T5)의 가시돌기가 끌려가는지 확인함
- 두 번째 방법으로 검사자가 어깨뼈를 고정했을 때 수평 모음 각도가 정상인지 확인함
- 세 번째 방법으로 검사자가 위등뼈 가시돌기를 고정했을 때 수평 모음 각도가 정상인지 확인함

음성

- 대상자는 보상적 움직임 없이 수평 모음이 가능함
- 어깨뼈를 고정한 상태에서 수평 모음이 45°까지 가능함
- 수평 모음 동안 척추는 안정적으로 유지함

양성

- 어깨뼈 벌림과 위등뼈 가시돌기의 끌림이 발생
- 날개어깨뼈 발생
- 어깨뼈를 고정했을 때 수평 모음 각도가 감소
- 위등뼈를 고정했을 때 수평 모음 각도가 감소

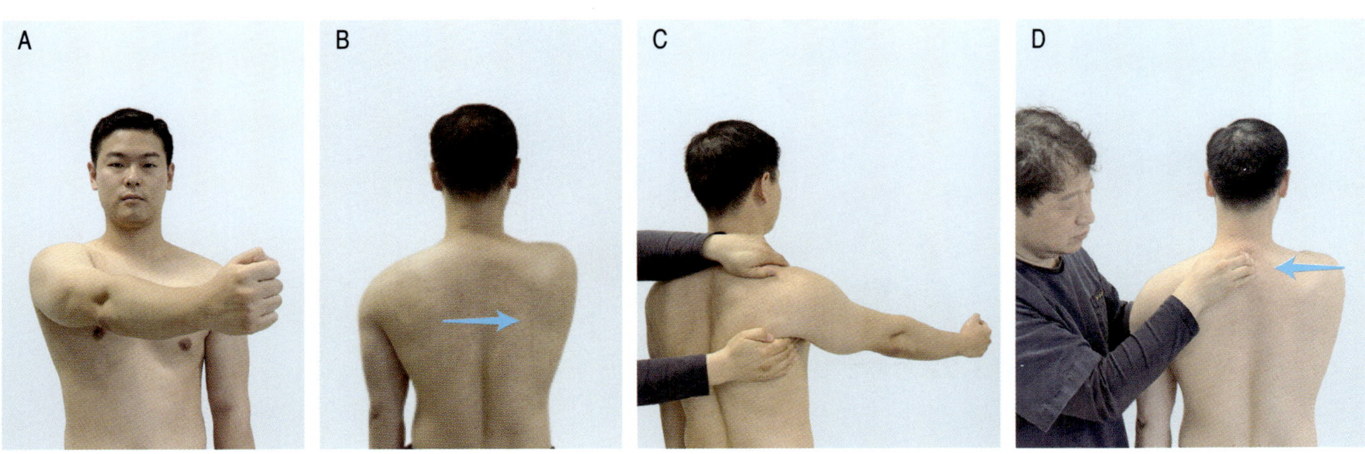

그림 3.71 **어깨 수평 모음 검사.** **A:** 수평 모음 시 팔이 정상 범위까지 움직인 것처럼 보임, **B:** 뒤쪽에서 보면 어깨뼈가 끌려간 모습(벌림) 확인, **C:** 어깨뼈 고정 후 팔의 수평 모음 감소, **D:** 수평 모음 시 검사자가 위등뼈 가시돌기의 끌림을 촉진을 통해 확인

8) 선 자세 가쪽돌림 검사 Standing Lateral Rotation Test

자세

- 바로선 자세

방법

- 검사자의 한 손은 위팔뼈 앞에 두고 다른 한 손은 어깨뼈에 위치함
- 대상자는 선 자세에서 팔꿈치를 90° 굽히고 위팔뼈를 45° 가쪽돌림함

음성

- 대상자는 보상적 움직임 없이 위팔뼈 45° 가쪽돌림을 수행할 수 있음

양성

- 어깨뼈 모음이 너무 빨리 발생
- 어깨뼈 모음이 너무 늦게 발생하거나 발생하지 않고 위팔뼈에서 과도한 가쪽돌림 발생 (위팔뼈머리의 앞쪽 미끄러짐 발생)
- 어깨 폄 발생
- 위팔뼈가 앞쪽, 위쪽으로 이동

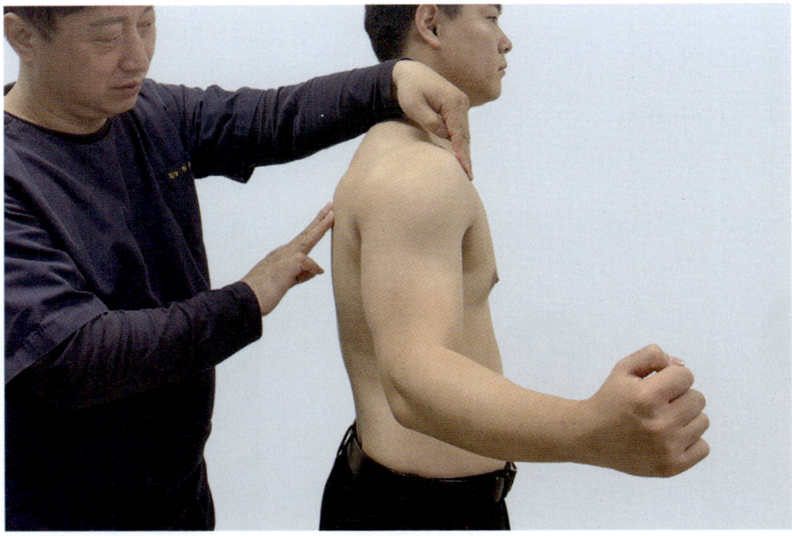

그림 3.72 선 자세 가쪽돌림 검사

9) 엎드린 자세에서 가쪽돌림 검사 Prone Lateral Rotation Test

자세

- 엎드린 자세

방법

- 대상자는 엎드려 누운 자세에서 팔을 벌려 아래팔이 바닥을 향하게 위치함
- 검사자의 한 손은 어깨뼈, 다른 한 손은 위팔뼈머리 앞쪽에 놓고 대상자에게 가쪽돌림을 시킴
- 가쪽돌림하는 동안 검사자는 어깨뼈가 끌려 나오는지 혹은 위팔뼈머리에서 앞쪽 미끄러짐이 발생하는지 확인함

음성

- 대상자는 보상적 움직임 없이 위팔뼈 45° 가쪽돌림을 수행할 수 있음

양성

- 어깨뼈 벌림 발생
- 어깨뼈 내림 발생
- 위팔뼈머리의 앞쪽 미끄러짐 발생

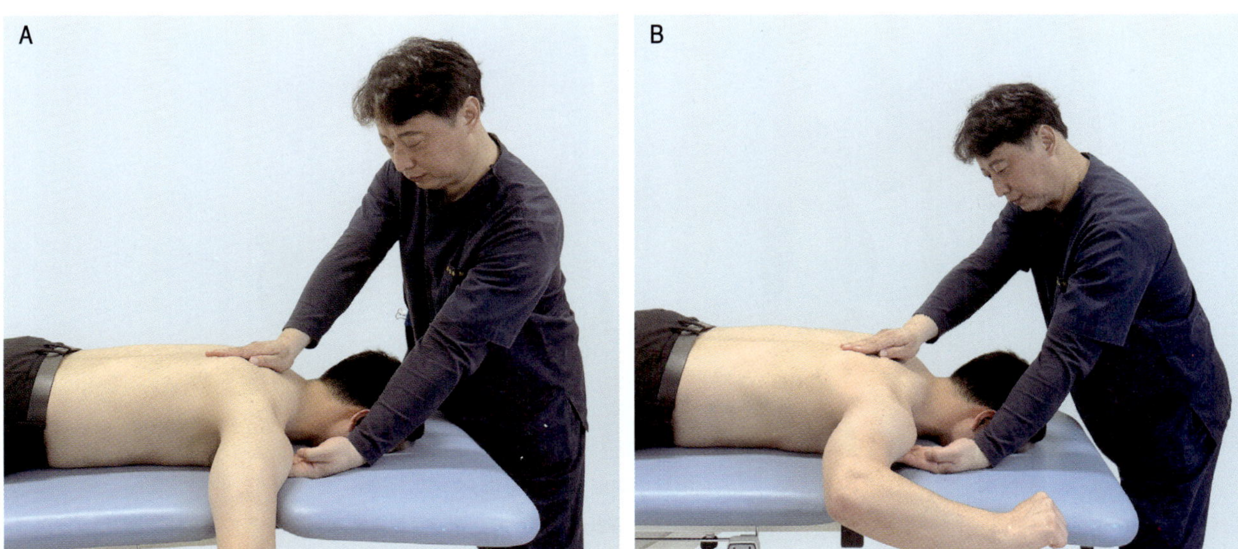

그림 3.73 엎드린 자세에서 가쪽돌림 검사.
A: 검사자의 손은 어깨뼈와 위팔뼈머리 앞쪽에 놓음, B: 위팔뼈 돌림 시 어깨뼈의 움직임과 위팔뼈머리의 앞쪽 미끄러짐이 발생하는지 확인

10) 선 자세에서 위팔뼈 안쪽돌림 검사 Standing Humeral Internal Rotation Test

자세

- 바로선 자세

방법

- 검사자의 엄지와 검지를 이용하여 한 손으로는 큰가슴근의 힘살(muscle belly)을 잡고, 다른 한 손으로는 큰원근 또는 어깨밑근의 힘살을 잡음

음성

- 대상자는 보상적 움직임 없이 어깨밑근을 사용하여 안쪽돌림을 수행할 수 있음

양성

- 큰가슴근이나 큰원근이 작용할 경우 위팔뼈머리의 앞쪽 미끄러짐 발생

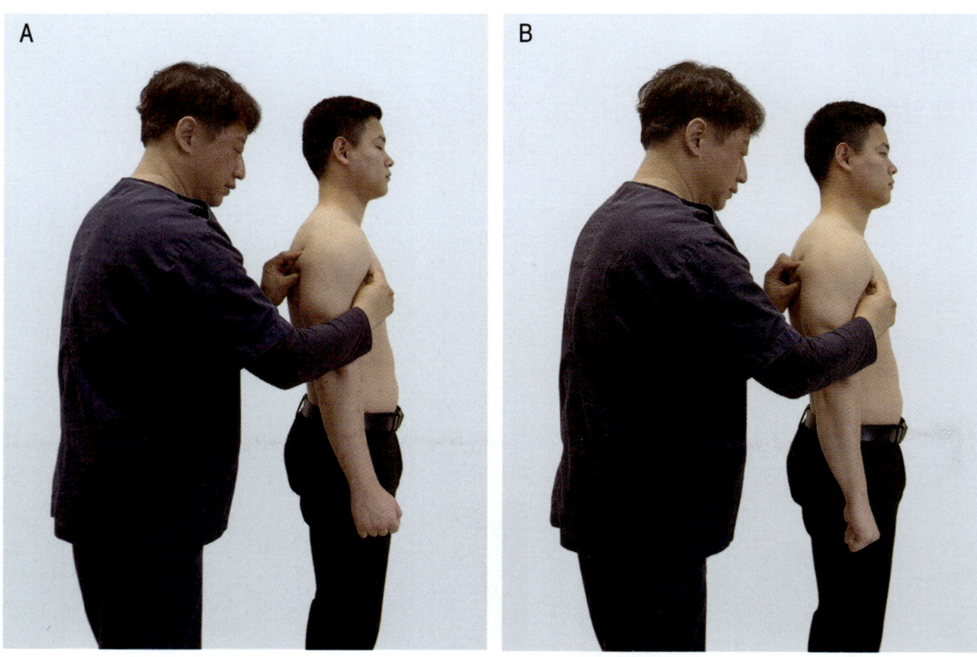

그림 3.74 선 자세에서 위팔뼈 안쪽돌림 검사.
A: 검사자는 큰가슴근과 큰원근(또는 어깨밑근)의 힘살을 잡음, B: 위팔뼈 안쪽돌림 동안 큰가슴근과 큰원근이 작용하는지 확인

11) 순간돌림중심경로 검사 Path of the Instantaneous Center of Rotation Test

자세

- 바로선 자세 또는 앉은 자세

방법

- 대상자는 선 자세에서 팔꿈치를 90° 굽히고 어깨를 90° 벌림
- 대상자에게 위팔뼈를 안쪽돌림과 가쪽돌림을 연속적으로 실시함

음성

- 대상자는 보상적 움직임 없이 팔꿈치 축의 흔들림을 최소화해서 연속적으로 안쪽돌림과 가쪽돌림을 수행할 수 있음

양성

- 연속적으로 안쪽돌림과 가쪽돌림을 하는 동안 팔꿈치 축의 과도한 흔들림 발생

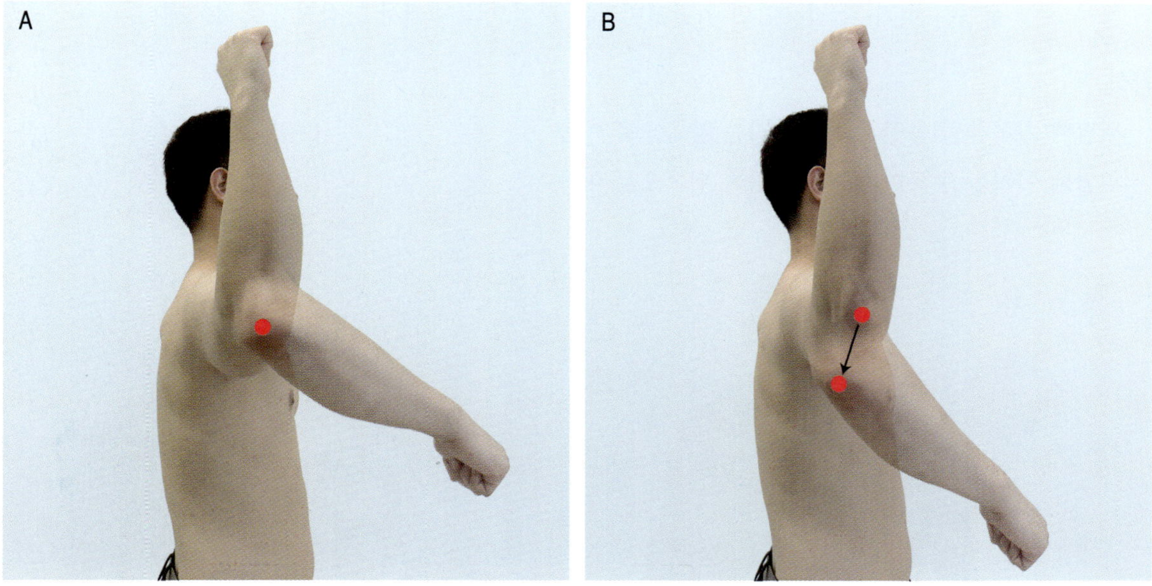

그림 3.75 순간돌림중심경로 검사.
A: 검사하는 동안 팔꿈치 축의 흔들림이 적음, B: 검사하는 동안 팔꿈치 축의 흔들림이 많음

12) 돌림 안정성 검사 Dynamic Rotary Stability Test

자세

- 앉은 자세

방법

- 검사자는 대상자의 팔을 통증이나 불편한 위치, 굽힘과 벌림의 다양한 위치에 두고 검사함
- 검사자의 한 손은 위팔뼈머리에 놓고(엄지는 위팔뼈머리 뒤, 손가락은 위팔뼈머리 앞) 다른 한 손은 대상자의 손목을 잡음
- 어깨 안쪽돌림과 가쪽돌림 동작을 능동적으로 먼저 시행하고, 다음으로 수동적, 저항을 주는 방법 순으로 진행함
- 검사자는 손목에 가벼운 저항을 가해 돌림근 띠의 등척성 수축을 일으키게 하고, 다음으로 등장성(동심성 또는 편심성) 수축을 일으킴(저항 강도는 가벼운 저항부터 중간 정도까지 줌)
- 검사자는 검사를 진행하는 동안 위팔뼈머리의 이동이 발생되는지 확인함

음성

- 대상자는 보상적 움직임 없이 안쪽돌림과 가쪽돌림 동작을 수행할 수 있음
- 검사 동안 돌림근 띠가 잘 작용하면 위팔뼈머리는 관절오목 내에서 안정적으로 유지됨

양성

- 위팔뼈 가쪽돌림 동안 위팔뼈머리는 앞쪽으로 이동
- 위팔뼈 안쪽돌림 동안 위팔뼈머리는 뒤쪽으로 이동

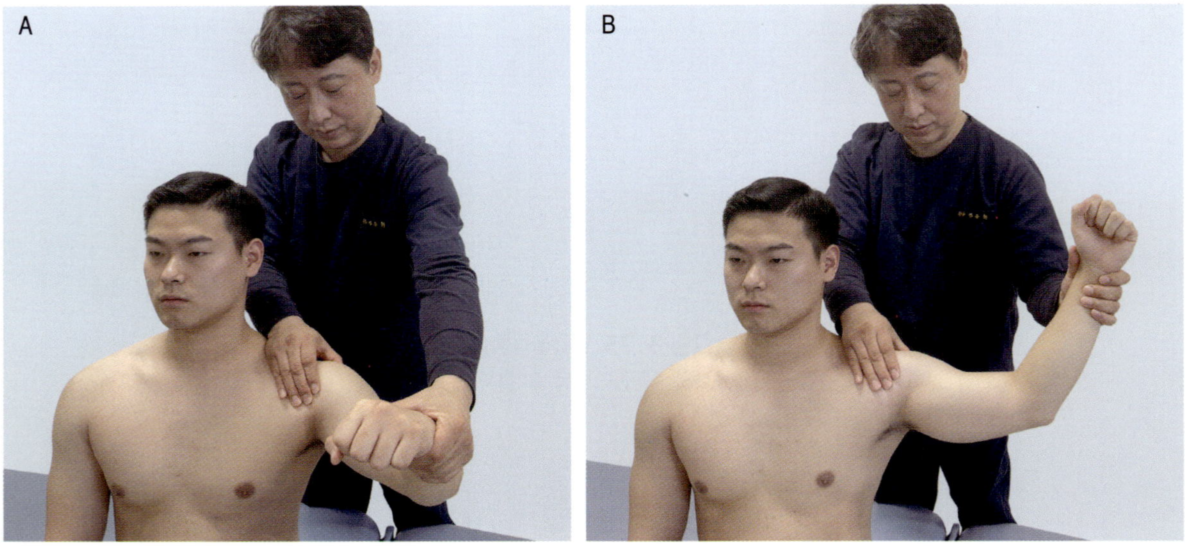

그림 3.76 돌림 안정성 검사.
A: 안쪽돌림할 때 위팔뼈머리의 움직임 확인, B: 가쪽돌림할 때 위팔뼈머리의 움직임 확인

PART 1 어깨뼈

8. 어깨뼈 KEMA 진단 분류

어깨뼈의 KEMA 진단 분류는 어깨뼈 내림, 올림, 안쪽돌림, 앞기울임, 바깥돌림-모음 그리고 날개어깨뼈 유형으로 분류된다.

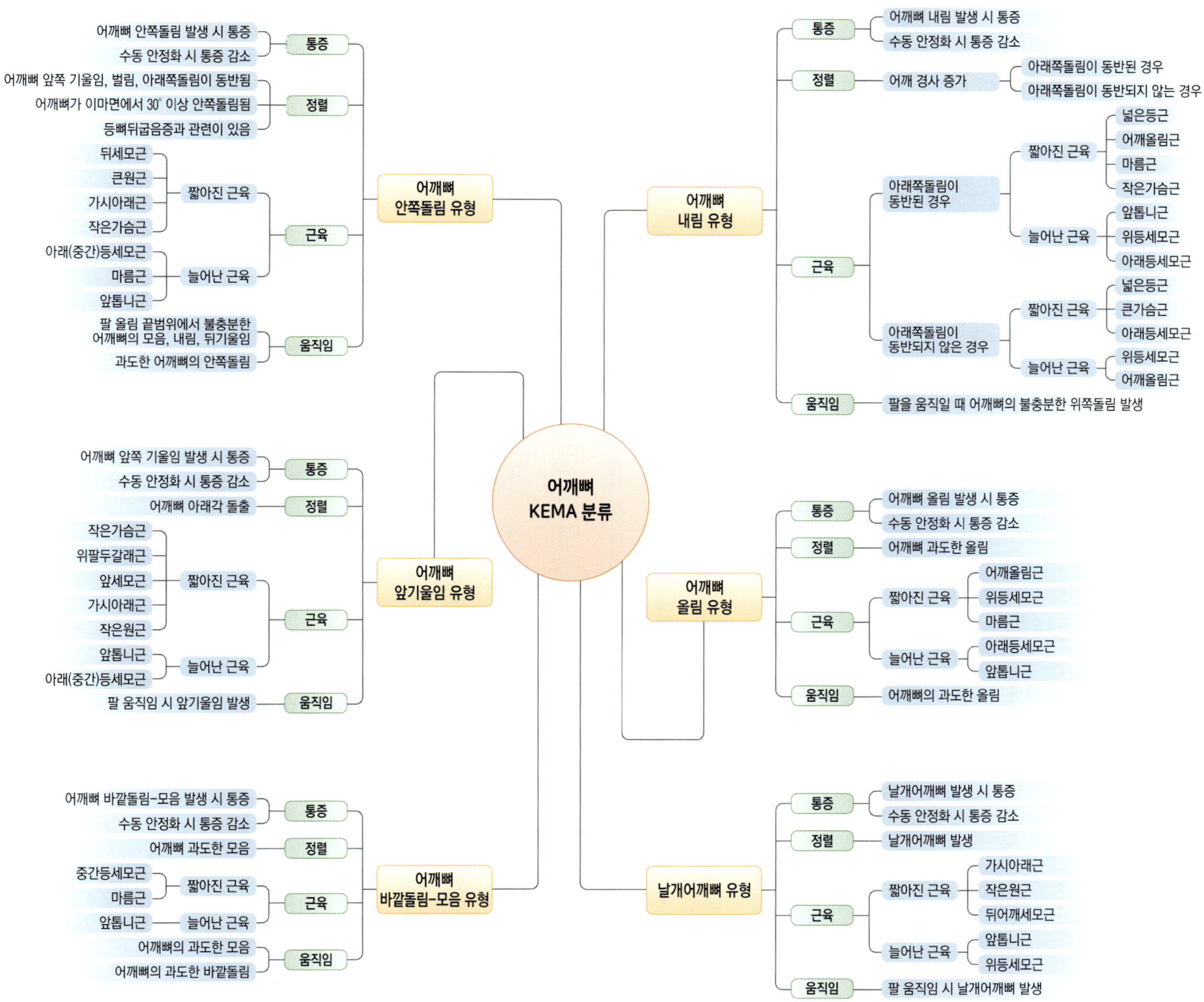

그림 3.77 어깨뼈 KEMA 분류 체계

1) 분류 기준

어깨뼈의 KEMA 분류 체계에서 생각해야 할 일차적인 문제는 어깨뼈의 운동 손상이다. 종종 어깨뼈의 운동 손상은 위팔뼈 동작의 손상과 관계가 있거나 원인이 된다. 대상자가 능동적인 운동을 수행하는 동안 치료사가 어깨뼈 움직임 손상(scapular movement impairment)을 교정시키거나 대상자가 어깨뼈 동작을 올바르게 수행했을 때 증상은 완화된다. 예를 들어 대상자가 어깨관절 굽힘을 할 때, 어깨뼈 위쪽돌림(upward rotation)이 불충분하다고 생각되면 치료사가 어깨뼈 위쪽돌림 움직임을 보조하는 것이다. 이런 교정은 통증을 감소시키거나 제거시키기 때문에, KEMA 관리에서는 이를 적극적으로 활용한다.

어깨뼈의 KEMA 분류 체계의 이름은 어깨뼈의 비정상 움직임과 관련된 증상이 있을 경우 이름을 붙인다. 예를 들어, 아래쪽돌림이 동반된 어깨뼈 내림 유형은 어깨가 굽힘/벌림되는 초기에 어깨뼈가 과도하게 아래쪽돌림되어 있고, 동작을 완료했을 때 운동학적 기준(kinesiologic standard)보다 위쪽돌림이 적은 상황일 때 이러한 이름이 명명된다.

(1) 통증 및 증상

통증에 대한 평가는 시각상사척도와 통증 행동에 사용된다. 시각상사척도는 어깨가 가장 아팠을 때와 관련된 결과만을 보고하고, 통증을 악화시키거나 완화시키는 동작이 무엇인지를 찾아내는 통증 행동에 대한 평가를 시행한다.

어깨뼈의 운동 손상으로 인한 통증은 주로 어깨뼈 운동의 타이밍이 부정확하고, 조절되지 않아 발생된다. 예를 들어, 가시위근 힘줄염(supraspinatus tendinitis) 또는 힘줄병증(tendinopathy)은 공통적인 통증 문제인데 특별한 경우에 팔을 과도하게 사용하여 발생하는 것보다 어깨의 변화된 생체역학(biomechanics)에 의한 충돌 또는 과사용에 기인하여 발생한다.

이러한 이유로 어깨뼈의 KEMA 분류 체계에서 통증 및 증상의 변화가 어깨뼈가 아닌 다른 부위에 나타난다는 것을 기억해야 하며, 어깨뼈의 운동손상과 주변 조직의 통증 및 증상 변화가 어떠한 인과관계가 있는지 살펴보아야 한다. 대체적으로 통증은 어깨뼈의 비정상 움직임을 교정해주면 감소되거나 사라진다.

(2) 정렬 검사

어깨뼈 정렬을 KEMA 분류에 반영하기 위해서는 우선적으로 어깨의 정상정렬에 대한 이해가 되어야 한다. 정렬 검사는 근육의 휴식 길이 변화와 관절 정렬에 대한 단서를 제공한다. 어깨 정렬 검사는 뒤쪽면, 위쪽면, 가쪽면에서 시행한다. 먼저 뒤쪽면에서는 척추뼈로부터 어깨뼈의 안쪽모서리가 약 7~10cm(2.5~3inch) 떨어져 있는지 확인하고 가슴우리로부터 어깨뼈의 아래각과 안쪽모서리가 잘 접촉해 있는지 확인한다. 위쪽 면에서는 빗장뼈가 20°, 어깨뼈가 30° 기울어져 있는지 확인한다. 앞장에서 언급한 어깨뼈의 정상정렬 기준으로 어깨뼈를 관찰하여 어깨뼈의 아래쪽돌림, 내림, 올림, 모음, 벌림, 안쪽돌림, 가쪽돌림, 날개어깨뼈 등이 관찰되는지 확인하여 KEMA 분류에 반영한다. 아울러 어깨뼈 경사도, 어깨뼈 회전, 빗장뼈 각도, 어깨뼈에 대한 위팔뼈 위치 검사를 시행한다.

KEMA 분류를 위해서 어깨뼈의 정렬과 운동손상의 관계는 다양하게 나타날 수 있다. 예를 들어, 정렬 검사에서 어깨뼈가 10° 아래쪽돌림되어 있다고 해도 오목위팔관절을 굽힘하는 동안 어깨뼈가 70° 위쪽돌림이 발생할 경우, 어깨뼈의 정렬 손상이 있지만 어깨뼈가 어깨관절 굽힘하는 동안 60°가 아닌 70° 위쪽돌림되었기에 어깨뼈 운동이 교정되어 오목위팔관절(glenohumeral joint)에 특별한 손상은 없게 된다.

어깨뼈의 정렬 손상은 종종 목의 통증과 관련되어 있다. 어깨뼈의 정렬을 교정하면 종종 목의 통증, 근막 스트레스(myofascial stress) 또는 신경뿌리병증(radiculopathy)으로부터 기인된 연관통증(referred pain)을 감소시킬 수 있다.

(3) 근육 검사

어깨뼈의 KEMA 분류를 하기 위해서는 어깨뼈의 비정상 정렬에 기인한 근육의 변화가 있는지 확인하여야 한다. 예를 들어 어깨뼈 아래쪽돌림을 동반한 내림 유형에서는 정렬의 변화가 근육의 변화에 영향을 주었는지 확인하기 위하여 어깨뼈를 아래쪽돌림하는 근육이 짧아져 우세해졌는지(dominant), 위쪽돌림하는 근육이 늘어나 약해졌는지 등을 확인해야 한다. 어깨뼈의 정렬이 확인되면 근육의 변화를 확인하여 평가와 동시에 치료를 준비해야 한다. 또한, 어깨뼈를 위쪽돌림하는 근육의 약화가 확인될 때, 이를 치료사가 수동적으로 보완하면 증상이 감소하는지 여부를 확인하여 분류를 확정할 수 있다.

(4) 움직임 검사

어깨뼈의 움직임 검사는 어깨관절의 굽힘과 벌림 시 어깨뼈의 움직임 손상을 확인한다. 어깨관절 굽힘 시 어깨위팔리듬에 의해 오목위팔관절에서 120°의 움직임이 발생하고, 어깨뼈에서 60°의 위쪽돌림이 발생하는지를 확인한다. 또한 팔을 올리고 내릴 때 어깨뼈에서 발생하는 날개어깨뼈, 어깨뼈 앞쪽 기울임 등 비정상적인 움직임이 있는지도 확인하여야 한다. 어깨관절의 안쪽돌림과 바깥돌림의 경우에도 어깨뼈의 벌림과 모음, 안쪽돌림과 바깥돌림의 운동손상이 있는지 확인한다. 어깨뼈 위쪽돌림 검사(scapular upward rotation test), 어깨 굽힘 검사(shoulder flexion test), 어깨 벌림 검사(shoulder abduction test), 편심성 팔 내림 검사(eccentric lowering test), 어깨 폄 조절 검사(shoulder extension control test), 어깨 가쪽돌림 검사(shoulder lateral rotation test), 어깨 안쪽돌림 검사(shoulder internal rotation test), 팔굽혀펴기(push up) 등을 통하여 어깨뼈의 운동손상을 검사한다.

(5) 기타 검사

어깨뼈의 KEMA 분류에서는 운동손상이 발생될 때 치료사가 수동적으로 어깨뼈의 움직임을 보조하면 증상이 감소된다. 이러한 방법으로 어깨뼈의 KEMA 분류를 확진할 수 있다.

9. 어깨뼈 내림 유형

어깨뼈 내림 유형(scapular depression type)은 정렬과 근육 검사에서 어깨뼈의 아래쪽돌림이 동반된 경우와 동반하지 않은 경우로 나누어 평가한다. 주로 어깨뼈 내림 유형은 어깨뼈의 아래쪽돌림을 동반한 경우가 많으며, 아래쪽돌림이 동반된 경우에는 어깨뼈 올림과 위쪽 돌림에 움직임이 불충분한지 모두 고려하여 평가해야 한다.

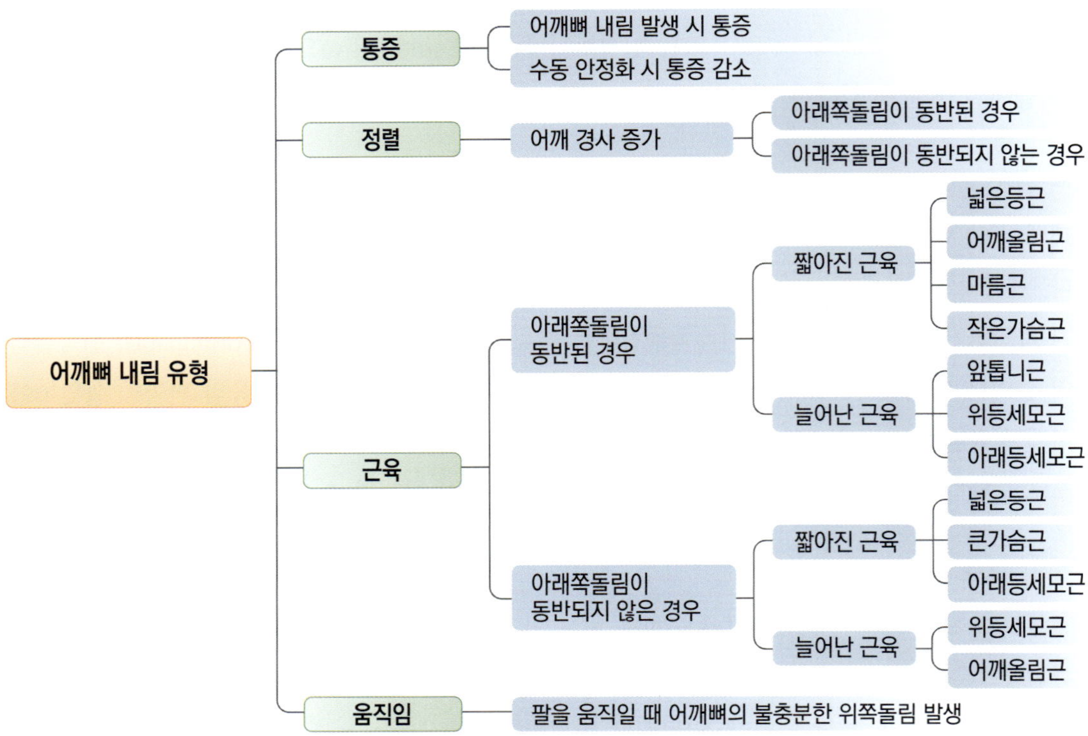

그림 3.78 어깨뼈 내림 유형 진단 분류

1) 분류 기준

(1) 통증 및 증상

어깨뼈 내림 유형과 관련된 통증 및 증상은 어깨뼈가 아닌 어깨 주위에 통증이 나타난다. 주로 어깨뼈의 불충분한 위쪽돌림이 동반되어 통증이 발생되고, 여러 임상 증상과 연관하여 생각해야 한다. 다음은 어깨뼈 내림 유형과 관련된 통증 발생을 의심할 수 있는 상황임을 기억하고 KEMA 분류를 시작한다.

① 가시위근 또는 어깨돌림근 띠 힘줄병증과 충돌 Supraspinatus or Rotator Cuff Tendinopathy & Impingement

위팔뼈머리와 어깨뼈봉우리(acromion) 사이에 어떤 구조가 찝히는(pinching) 것이 어깨 충돌(impingement)이며, 주로 윤활주머니(bursa), 어깨돌림근 띠 힘줄 또는 위팔두갈래근의 긴갈래가 찝히는 구조물이 된다. 의학적 관련 진단으로는 힘줄병증(tendinopathy), 윤활주머니염(bursitis) 그리고 미세한 어깨돌림근 띠 파열(minor rotator cuff tear) 또는 찢어짐(strain) 등이 있다. 날카롭고, 찝히는 통증은 어깨관절을 굽힘 또는 가쪽돌림하는 동안 어깨뼈봉우리의 앞면, 가쪽, 뒷면 주위에서 보통 나타난다. 종종, 이 통증은 어깨세모근의 닿는곳까지 전이된다.

② 어깨돌림근 띠 파열 Rotator Cuff Tear

어깨돌림근 띠 근육의 닿는곳 부위에 심부통증이 나타날 수 있다. 어깨뼈의 위쪽돌림과 보상적 오목위팔관절 동작은 어깨돌림근 띠 파열을 유발하는 미세외상(microtrauma)을 유발할 수 있다.

③ 가슴문증후군과 신경 포착 Thoracic Outlet Syndrome and Neural Entrapment

이 상태의 증상들은 아래팔과 손에, 특히 아래팔 자뼈쪽에 감각이 무디고 저린감각을 유발할 수 있다. 이 증상은 어깨뼈 내림과 아래쪽돌림 또는 앞쪽으로 기울임되었을 때 자주 발생한다.

④ 위팔뼈 아탈구 Humeral Subluxation

어깨뼈 내림으로 인한 어깨뼈의 위쪽돌림의 제한은 위팔뼈 아래쪽 아탈구의 유발요인이다.

⑤ 위팔뼈 불안정 Humeral Instability

어깨관절이 움직이는 동안 어깨뼈와 위팔뼈의 협응 운동이 불연속적으로 일어난다.

⑥ 목통증

등세모근(trapezius), 어깨올림근(levator scapularis), 상지의 무게에 의해 목신경얼기(cervical plexus) 또는 목뼈를 아래쪽 또는 비대칭적 돌림방향으로 당기기 때문에 발생한다.

⑦ 어깨올림근과 위등세모근의 통증

근육이 길어졌거나 늘어남에 의해 찢김으로 발생한다.

(2) 정렬 검사

어깨뼈 아래쪽돌림을 동반한/동반하지 않은 어깨뼈 내림 유형에 대한 정렬을 평가할 때 우선적으로 평가해야 할 것은 어깨의 경사각이 증가되었는지에 대한 문제이다. 어깨뼈의 내림으로 인해 어깨뼈는 어깨뼈 위치검사 결과 T2–T7 높이보다 낮게 위치하게 되며 이를 평가하여 어깨뼈 내림을 확인한다. 임상에서는 대상자의 탈의 등 복잡한 문제를 최소화하기 위하여 목에서 어깨로 연결되는 경사각을 검사할 수 있다.

목과 어깨가 만나는 점을 꼭지점으로 하여 수평선과 어깨선이 이루는 각도를 계산해 15° 이하이면 정상 범위로 하고, 20° 이상이면 처진 어깨로 분류하고 어깨의 경사각이 증가했다고 평가한다(그림 3.79).

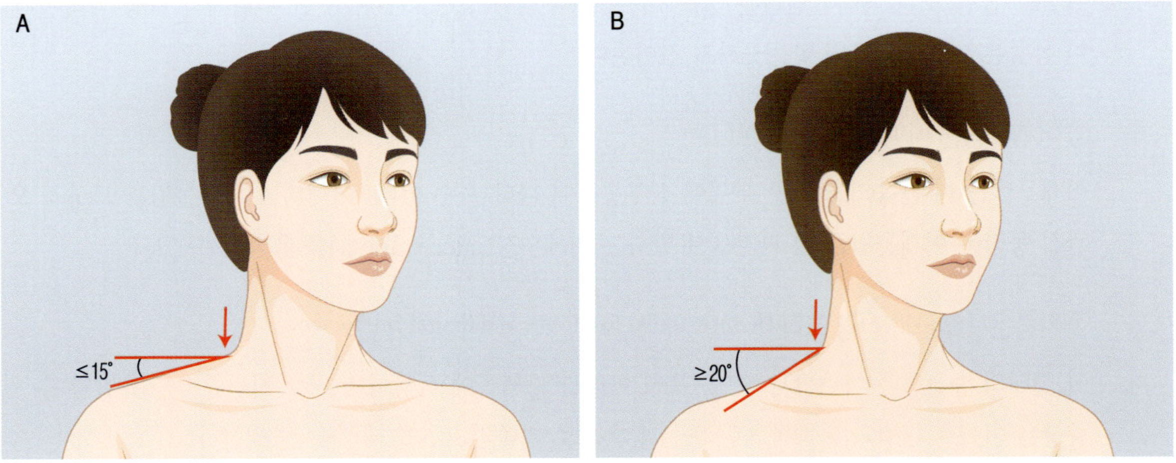

그림 3.79 어깨의 경사각. **A:** 정상 범위, **B:** 처진 어깨

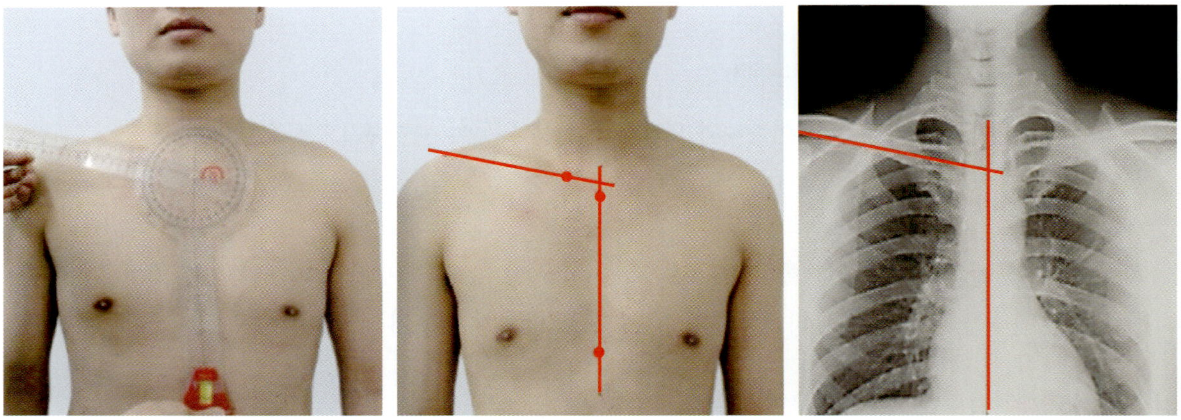

그림 3.80 빗장뼈 경사각 측정

또한 어깨뼈의 내림 정렬을 빗장뼈의 높이로 측정할 수 있다. 복장빗장관절의 수평면에 대하여 빗장뼈가 10°의 경사로 유지되어야 하며 이보다 낮은 경우 어깨뼈 내림을 의심할 수 있다(그림 3.80).

어깨뼈 내림 유형의 경우, 어깨뼈 내림과 함께 어깨뼈 아래쪽돌림이 동반되었는지 또는 동반되어 있지 않은지에 대한 평가를 실시해야 한다. 이를 구분하는 이유는 어깨뼈 내림이 되었다고 하더라도 어깨뼈 아래쪽돌림 여부에 따라 근육의 길이 변화가 다르게 나타나기 때문이다. 어깨뼈 아래쪽돌림의 여부는 어깨뼈 위각보다 아래각이 척추 중심선으로부터 더 가까워진 경우를 기준으로 평가한다(그림 3.81).

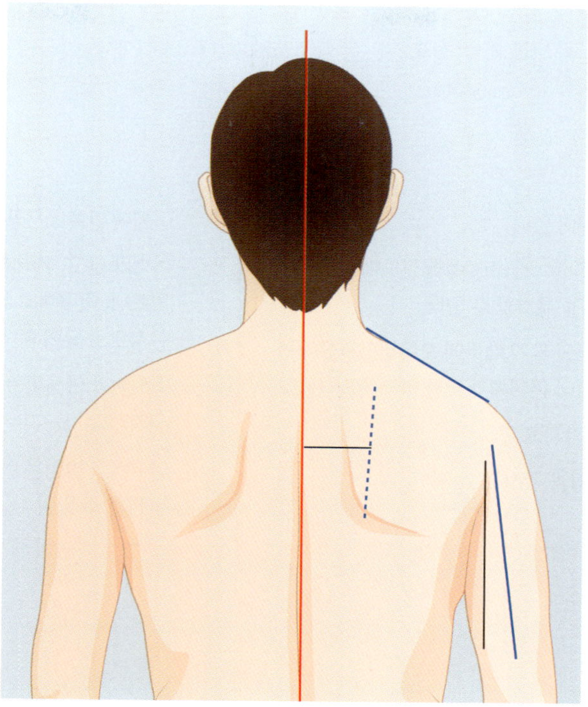

그림 3.81 어깨뼈 아래쪽돌림

어깨뼈 내림 유형에서는 어깨뼈 아래쪽돌림 여부에 따른 구조적 변형이나 후천적 손상 등이 정렬 검사 시 고려해야 할 사항이다. 다음은 어깨뼈 아래쪽돌림을 동반하지 않은 어깨뼈 내림 유형의 경우(Box 3.1)와 어깨뼈 아래쪽돌림을 동반한 어깨뼈 내림 유형(Box 3.2)의 구조적 변형과 후천적 손상의 예시이다.

Box 3.1 ‖ 어깨뼈 아래쪽돌림을 동반하지 않은 어깨뼈 내림 유형의 구조적 변형과 후천적 손상

구조적 변형

- 목이 길고 종종 좁은 어깨와 긴 팔과 관련이 있다.
- 몸통이 길고 전형적으로 키가 크고 마른 사람이 많다.
- 짧고 무거운 팔을 가지고 있다.
- 여성의 경우 큰 유방(large breasts)을 가지고 있다.

후천적 손상

- 빗장뼈가 수평하거나 안쪽보다 가쪽이 더 낮게 되어 있으면서 어깨복합체가 내림되어 있다.
- 어깨뼈 위각의 위치가 두 번째 등뼈보다 아래에 있다.
- 어깨뼈 안쪽모서리가 척추뼈와 평행하다.

Box 3.2 ▌ 어깨뼈 아래쪽돌림을 동반한 어깨뼈 내림 유형의 구조적 변형과 후천적 손상

구조적 변형

- 등뼈 뒤굽음과 관련이 있다.
- 척주옆굽음증의 굽이(curvature)의 정도에 따라 어깨뼈 아래쪽돌림을 유발할 수 있다.
- 넓은 가슴우리와 팔의 무게 때문에 오목위팔관절에서 위팔뼈 벌림과 더불어 어깨뼈가 보통 아래쪽돌림된다.
- 짧고 무거운 팔을 가지고 있다.
- 여성의 경우 큰 유방을 가지고 있다.

후천적 손상

- 어깨뼈 안쪽모서리가 척추뼈와 평행하지 않다.
- 어깨가 낮고, 어깨뼈봉우리 끝이 아래쪽으로 기울어져 있으나, 어깨뼈의 위각에 붙어있는 어깨올림근의 단축으로 목의 기저부에서는 더 높아 보일 수 있다.
- 어깨뼈가 아래쪽돌림되어 위각보다 아래각이 더 안쪽에 위치한다.
- 위팔뼈의 벌림은 어깨뼈 아래쪽돌림에 의해 이차적으로 발생할 수 있다.

(3) 근육 검사

① 어깨뼈 아래쪽돌림을 동반하지 않은 어깨뼈 내림 유형

위등세모근, 어깨올림근의 근력이 우(good) 등급 이하의 근력을 보이며 넓은등근, 큰가슴근, 아래등세모근은 단축되어 있다. 넓은등근의 단축은 어깨뼈를 내림시키고, 큰가슴근의 단축은 어깨복합체를 내림시키며 길어지고 약화된 위등세모근은 어깨복합체를 올림시키지 못한다. 어깨관절 운동 시 아래등세모근(어깨뼈 내림)이 위등세모근(어깨뼈 올림)보다 더 우세하게 작용한다.

② 어깨뼈 아래쪽돌림을 동반한 어깨뼈 내림 유형

앞톱니근, 위등세모근, 아래등세모의 근력이 우 등급 이하의 근력을 보이며 넓은등근, 어깨올림근, 마름근, 작은가슴근은 단축되어 있다. 넓은등근의 단축은 어깨복합체를 내림시키고, 마름근과 어깨올림근의 단축은 어깨뼈의 벌림 또는 위쪽돌림 모두의 범위를 제한할 수 있다. 작은가슴근의 단축은 어깨뼈가 앞쪽으로 기울어지게 하며, 그 결과 어깨관절 굽힘 동안 어깨뼈의 위쪽돌림을 막고, 끝범위에서 어깨뼈의 내림, 모음, 뒤쪽 기울임되는 것을 막는다. 만약, 어깨세모근과 가시위근에 단축이 있으면 팔꿈치가 몸으로부터 떨어져 어색한 벌림상태가 된다. 이를 대신하기 위하여 위팔뼈 전체가 몸에 가까워지게 할 수 있도록 어깨뼈를 아래쪽돌림시킨다. 이때 위 · 아래등세모근이 길어지거나 약화되어 있다면 어깨뼈를 위쪽돌림할 수 있는 충분한 장력을 발휘할 수 없다. 어깨관절 벌림 초기에 등세모근과 앞톱니근의 불충분한 위쪽돌림은 벌림 초기에 어깨세모근이 어깨뼈의 아래쪽돌림을 유발할 수 있다. 어깨를 굽힘하는 동안 어깨뼈를 위쪽돌림시키는 주동근인 등세모근과 앞톱니근의 작용이 불충분하면, 어깨뼈의 이상적인 60° 위쪽돌림이 발생하지 않는다.

(4) 움직임 검사

① 어깨뼈 위쪽돌림 검사 Scapular Upward Rotation Test

검사 시 정상 어깨위팔리듬을 생각하여 평가한다. 팔을 올리는 동안 정상적인 어깨뼈는 어깨관절 굽힘의 초기 60°, 어깨관절 벌림 초기 30° 동안은 어깨뼈 안정화(scapular setting) 상태가 유지되어야 한다. 어깨뼈의 초기 움직임은 개인차에 따라 매우 다양하게 나타나기 때문에 정상측과 비교하면 좀 더 명확하게 평가할 수 있다.

어깨뼈 아래쪽돌림을 동반한 어깨뼈 내림 유형 대상자는 어깨뼈가 정상적으로 위쪽돌림되는 대신 어깨관절이 굽힘/벌림되는 동안 어깨뼈는 아래쪽돌림된다. 특히 위팔뼈 올림 마지막 단계에서 올라갈 때 어깨뼈의 위쪽돌림 또는 어깨관절 올림(elevation) 또는 두 가지 모두가 불충분하다(어깨뼈에서 60° 돌림이 일어나지 않는다). 어깨뼈의 벌림과 위쪽돌림이 충분히 일어나지 않기 때문에 어깨를 완전하게 굽힘할 때 어깨뼈의 아래각이 가슴우리의 중간 겨드랑이 선에 도달하지 않는다.

② 어깨 굽힘/벌림 검사 Shoulder Flexion/Abduction Test

정상적인 어깨뼈는 어깨관절 굽힘의 초기 60° 동안 어깨뼈 안정화 상태가 유지되어야 하며, 어깨관절을 굽힘하는 동안 약간의 어깨 올림이 발생한다.

어깨뼈 아래쪽돌림을 동반하지 않은 어깨뼈 내림 유형 대상자는 팔을 올리는 시작자세에서 어깨뼈가 내림(depression)되어 있고, 오목위팔관절 굽힘 동안 충분하게 어깨뼈가 올림되지 않는다. 안정(resting) 시에 내림이 관찰되지 않는 경우에는 오목위팔관절 올림의 마지막 단계(90~180°) 또는 오목위팔관절 굽힘 초기 단계(0~90°)에서 발생한다.

(5) 확인 검사

① 어깨뼈 아래쪽돌림을 동반하지 않은 어깨뼈 내림 유형

어깨관절 굽힘을 하는 동안 치료사가 대상자의 어깨뼈를 능동-보조적으로 올림시켜 주면 대상자는 통증이 제거되거나 감소되고 치료사는 저항을 느낀다. 치료사가 수동적으로 양쪽 어깨복합체를 올려주고 대상자가 이완한다면 목 주위나 위등세모근, 어깨올림근을 따라 증상이 경감되는 것을 확인할 수 있다.

② 어깨뼈 아래쪽돌림을 동반한 어깨뼈 내림 유형

어깨관절 굽힘을 하는 동안 치료사가 대상자의 어깨뼈를 수동으로 위쪽돌림 및 올림시켜주면, 대상자는 통증이 제거되거나 감소되고 치료사는 저항을 느낀다. 치료사가 대상자의 어깨뼈를 지지하여 정렬을 교정해 주면 목 증상들의 경감과 더불어 목뼈의 돌림 운동 범위가 향상되는 것을 관찰할 수 있다.

2) 분류

(1) 어깨뼈 내림 유형 진단 분류

어깨뼈 내림 유형의 기여 요인으로는 통증, 정렬, 근육 및 움직임 검사의 결과 등이 있다. 어깨뼈 아래쪽돌림을 동반한/동반하지 않은 어깨뼈 내림 유형의 각각 평가항목 10개 중 6개 이상 양성이면(60% 이상) 어깨뼈 내림 유형으로 분류한다(표 3.1).

표 3.1 어깨뼈 내림 유형 진단 분류표

기여 요인	검사 내용	반응
통증	어깨뼈 내림과 연관된 통증	양성/음성
정렬	어깨뼈 내림(어깨뼈 아래쪽돌림 여부 확인)	양성/음성
근육	위등세모근 근력(G등급 이하)	양성/음성
	어깨올림근 근력(G등급 이하)	양성/음성
	앞톱니근 근력(G등급 이하)	양성/음성
	넓은등근 근길이 단축	양성/음성
	큰가슴근 근길이 단축	양성/음성
움직임	어깨뼈 위쪽돌림 검사	양성/음성
	어깨 굽힘 검사	양성/음성
	어깨 벌림 검사	양성/음성

(2) 진단에 따른 중증도 평가

어깨뼈 내림 유형으로 분류된 경우에 중증도 분류를 위해 수행된다. 통증 요인(20점)은 시각상사척도(visual analog scale, VAS)를 이용한다. 정렬 요인(20점)은 어깨뼈 정렬 검사 시 나타나는 비정상 정렬의 수에 따라 점수를 부여한다. 어깨뼈 내림과 관련된 근육들의 이상은 양성반응인 경우마다 각각 점수가 부여된다(30점). 움직임 요인(30점)은 아래 표에 제시된 움직임 검사의 결과에 따라 양성반응인 경우마다 각각 점수가 부여된다(표 3.2). 진단에 따른 중증도 평가는 중재 전후에 실시하여 환자 상태의 변화를 확인한다.

표 3.2 어깨뼈 내림 유형의 진단에 따른 중증도 평가표

<table>
<tr><th>기여 요인</th><th colspan="3">통증 점수(VAS)</th><th>점수</th></tr>
<tr><td rowspan="3">통증
(20)</td><td colspan="3">1~3</td><td>10</td></tr>
<tr><td colspan="3">4~7</td><td>15</td></tr>
<tr><td colspan="3">8~10</td><td>20</td></tr>
<tr><td rowspan="5">정렬
(20)</td><th colspan="3">정렬 상태</th><th>점수</th></tr>
<tr><td colspan="2">어깨뼈 내려감</td><td>척추 1분절 이상</td><td>6</td></tr>
<tr><td colspan="2">어깨뼈 아래쪽돌림</td><td>발생</td><td>6</td></tr>
<tr><td colspan="2">어깨 경사각</td><td>20° 이상</td><td>4</td></tr>
<tr><td colspan="2">빗장뼈 경사각</td><td>10° 이하</td><td>4</td></tr>
<tr><td rowspan="6">근육
(30)</td><th>근육</th><th>검사</th><th>검사의 양성반응</th><th>점수</th></tr>
<tr><td>위등세모근</td><td rowspan="3">근력 검사</td><td>G등급 이하</td><td>6</td></tr>
<tr><td>어깨올림근</td><td>G등급 이하</td><td>6</td></tr>
<tr><td>앞톱니근</td><td>G등급 이하</td><td>6</td></tr>
<tr><td>넓은등근</td><td rowspan="2">근육 길이 검사</td><td>단축</td><td>6</td></tr>
<tr><td>큰가슴근</td><td>단축</td><td>6</td></tr>
<tr><td rowspan="4">움직임
(30)</td><th colspan="3">검사의 양성반응</th><th>점수</th></tr>
<tr><td colspan="3">어깨뼈 위쪽돌림 검사</td><td>10</td></tr>
<tr><td colspan="3">어깨 굽힘 검사</td><td>10</td></tr>
<tr><td colspan="3">어깨 벌림 검사</td><td>10</td></tr>
<tr><th colspan="4">총점</th><td>100</td></tr>
</table>

3) 중재

(1) 움직임 교육

① 앉은 자세

어깨뼈가 아래로 내려가지 않도록 앉을 때 의자의 팔걸이와 책상 높이를 수평이 되게 맞추고, 팔은 팔걸이에 지지하고 앉게 교육한다(그림 3.82).

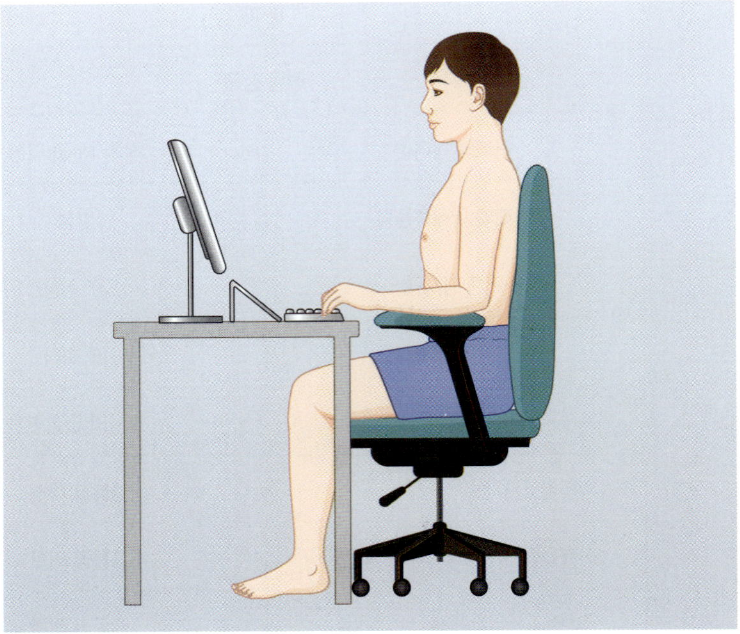

그림 3.82 앉은 자세 교육

어깨뼈의 내림과 함께 아래쪽돌림이 심한 경우에는 8자 보조기를 착용하거나(그림 3.83), 여성의 경우 스포츠 브래지어를 착용하는 것을 교육할 수 있다.

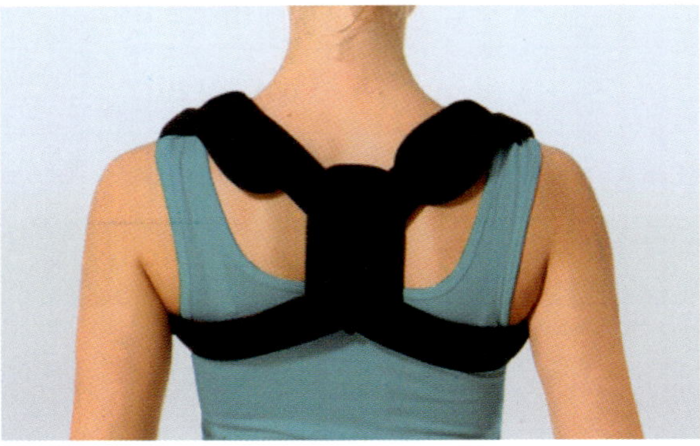

그림 3.83 8자 보조기

② 네발기기 자세

대상자는 네발기기 엎드리기 자세에서 어깨뼈의 위쪽돌림을 강조하면서 뒤쪽락킹을 실시한다(그림 3.84). 이때 머리가 폄된다면 어깨올림근의 단축을 의심할 수 있으며, 머리가 회전된다면 좌 · 우 어깨올림근의 길이 불균형이 있다고 생각한다. 뒤쪽락킹을 실시할 때는 머리를 몸과 수평하게 하고, 폄되지 않도록 교육한다.

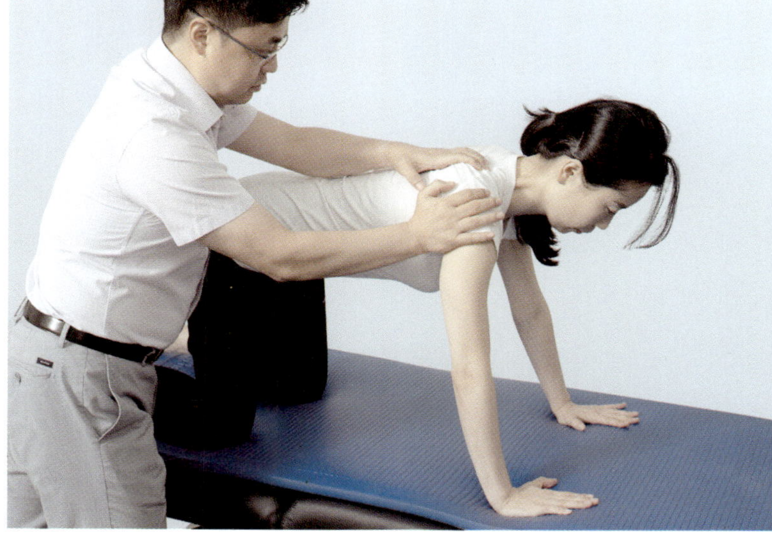

그림 3.84 어깨뼈 위쪽돌림을 강조한 뒤쪽락킹

③ 선 자세

선 자세에서는 어깨를 굽힘하거나 벌림할 때 과도한 어깨 올림이 일어나지 않게 교육하며, 위쪽돌림이 촉진될 수 있도록 치료사가 손으로 보조하며 교육할 수 있다(그림 3.85).

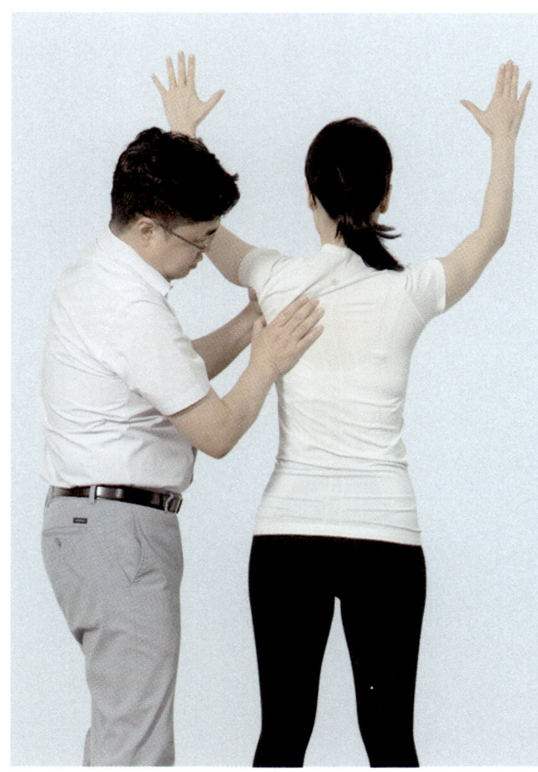

그림 3.85 어깨뼈 위쪽돌림 보조

벽에 등을 기대고 서게 하며, 대상자가 벽에 등을 붙인 채로 양팔을 귀에 붙이도록 벌림하는 움직임 교육은 필수적으로 추천할 수 있는 움직임 교육이다(그림 3.86).

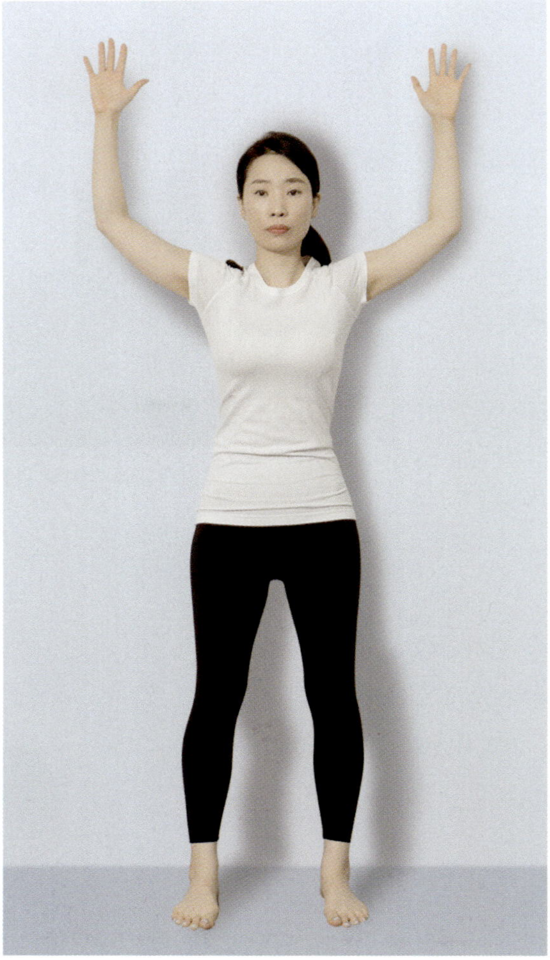

그림 3.86 벽에 기대어 팔 들어 올리기

(2) 움직임 교육을 위한 도수 관리

① 근육 스트레칭

i) 어깨뼈 아래쪽돌림을 동반하지 않은 경우 스트레칭

어깨뼈 아래쪽돌림을 동반하지 않은 어깨뼈 내림 유형 대상자에게 넓은등근, 큰가슴근, 중간어깨세모근을 스트레칭한다. 넓은등근은 대상자를 옆으로 눕게 한 후 치료사가 대상자의 팔을 바깥돌림시키며 벌림시킨다(그림 3.87). 이때 체간이 가쪽굽힘되지 않게 고정하는 것이 중요하다.

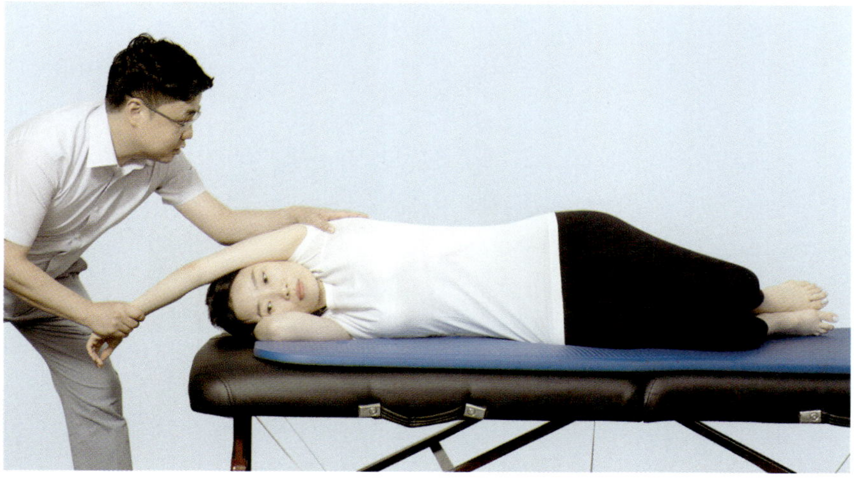

그림 3.87 넓은등근 스트레칭

큰가슴근은 바로누운 자세에서 대상자의 팔을 바깥돌림시키며 스트레칭한다(그림 3.88).

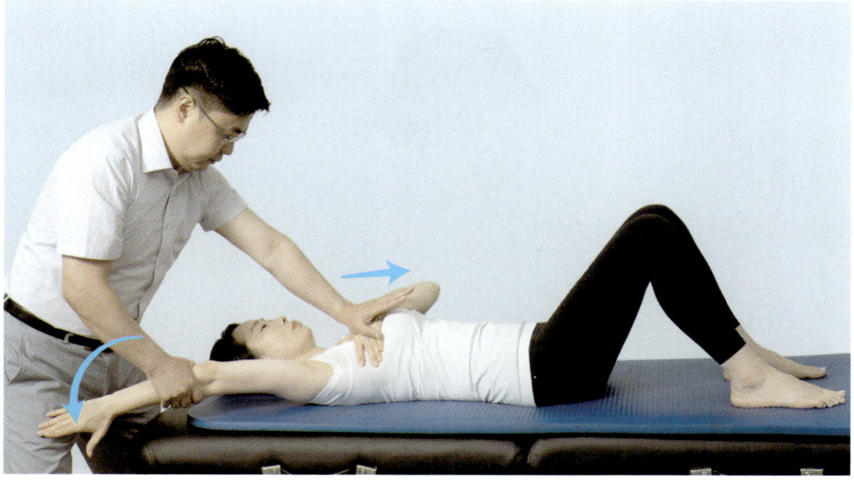

그림 3.88 큰가슴근 스트레칭

중간어깨세모근은 선 자세에서 대상자의 어깨뼈를 치료사가 고정하며 대상자의 다른 손으로 스트레칭 쪽 팔을 움직인다(그림 3.89).

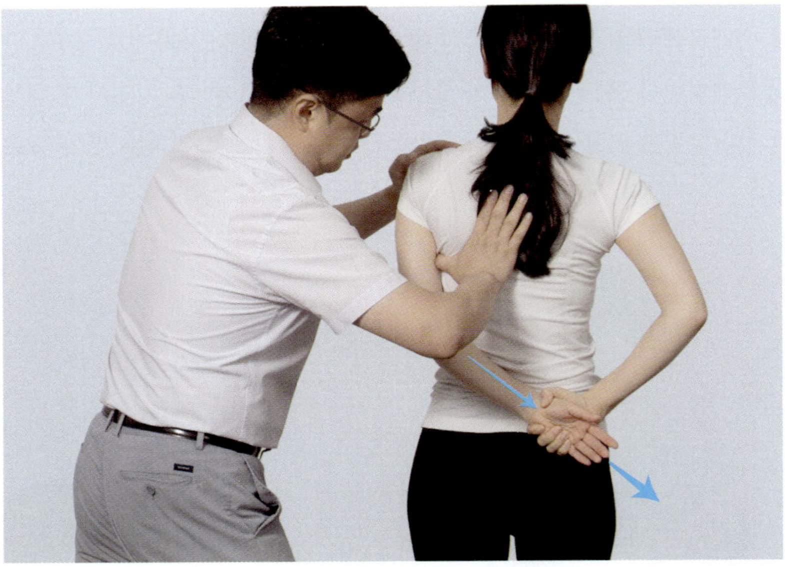

그림 3.89 중간어깨세모근 스트레칭

ii) 어깨뼈 아래쪽돌림을 동반한 경우 스트레칭

어깨뼈 아래쪽돌림을 동반한 어깨뼈 내림 유형 대상자에게 넓은등근, 어깨올림근, 마름근, 큰가슴근 스트레칭을 시행한다. 어깨올림근의 스트레칭은 대상자를 엎드려 눕힌 후 목을 반대쪽으로 돌린 다음 약간 굽히고, 어깨관절을 벌림시키고 치료사가 어깨뼈를 아래로 밀며 위쪽돌림시킨다(그림 3.90).

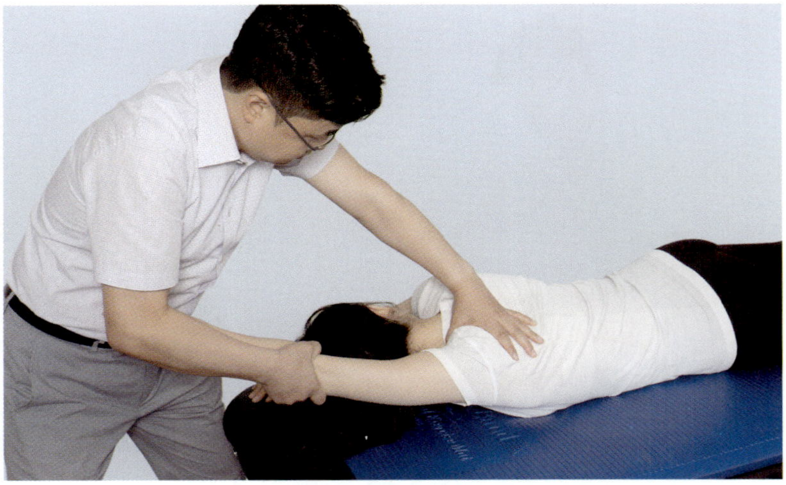

그림 3.90 어깨올림근 스트레칭

마름근은 같은 자세에서 어깨뼈를 고정한 후 치료사의 다른 손으로 마름근을 스트레칭한다(그림 3.91).

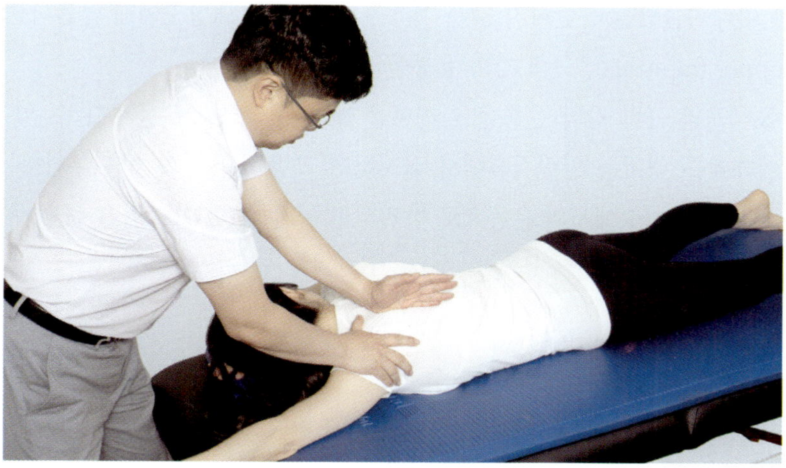

그림 3.91 마름근 스트레칭

어깨올림근의 경우 스트레칭 운동의 적용이 어렵기 때문에 다음과 같은 자가 운동도 추천할 수 있다. 대상자의 어깨에 벨트를 적용하여 어깨가 위로 올라가지 않게 하며 대상자의 목이 반대쪽 돌림 및 굽힘되게 대상자의 턱을 반대쪽 빗장뼈에 닿게 한다. 그 후 어깨관절의 벌림을 유도하여 어깨뼈의 위쪽돌림을 적용하며 스트레칭한다(그림 3.92).

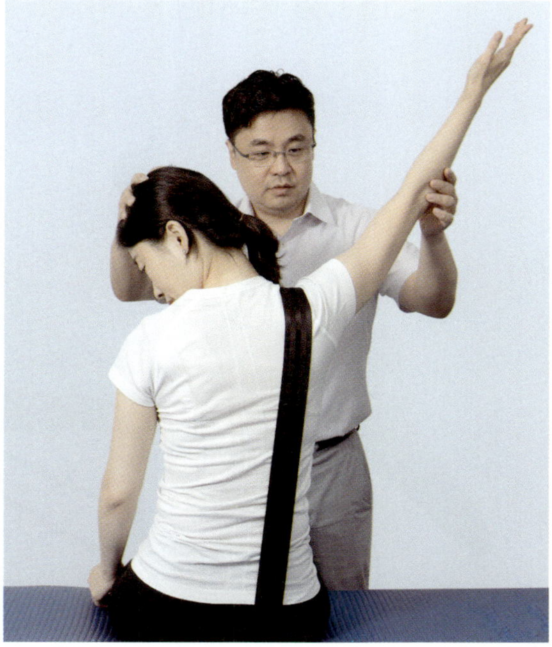

그림 3.92 어깨올림근 자가 스트레칭

② 근력 강화

i) 어깨뼈 아래쪽돌림을 동반하지 않은 경우 근력 강화 운동

어깨뼈 아래쪽돌림을 동반하지 않은 어깨뼈 내림 유형 대상자에게 앞톱니근(serratus anterior), 위등세모근(upper trapezius), 근력 강화 운동을 시행한다.

앞톱니근의 근력 강화 운동은 어깨뼈를 내밈 동작으로 운동시킬 수 있고 처음에는 바로누운 자세에서 어깨뼈를 내미는 열린사슬에서 실시하여(그림 3.93), 체중을 부하하는 푸쉬업 플러스(push-up plus) 같은 닫힌사슬에서의 운동으로 발전시켜 나갈 수 있다(그림 3.94).

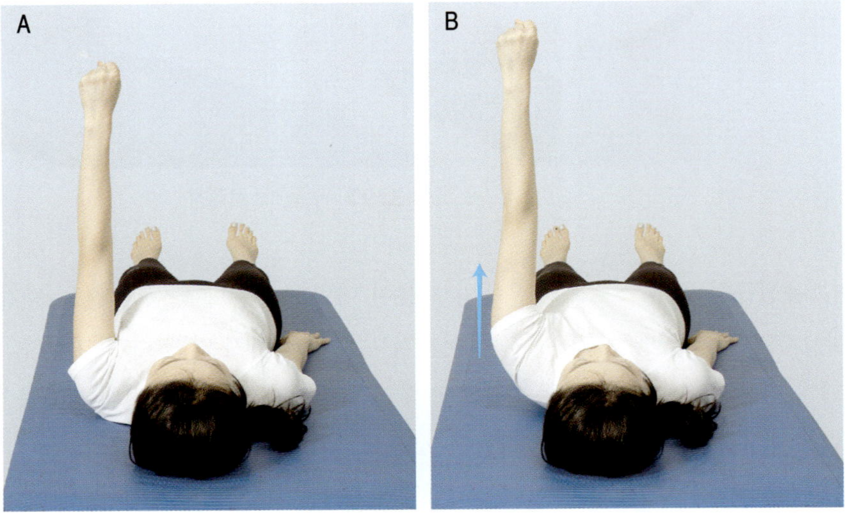

그림 3.93 어깨뼈 내밈. A: 시작 자세, B: 끝 자세

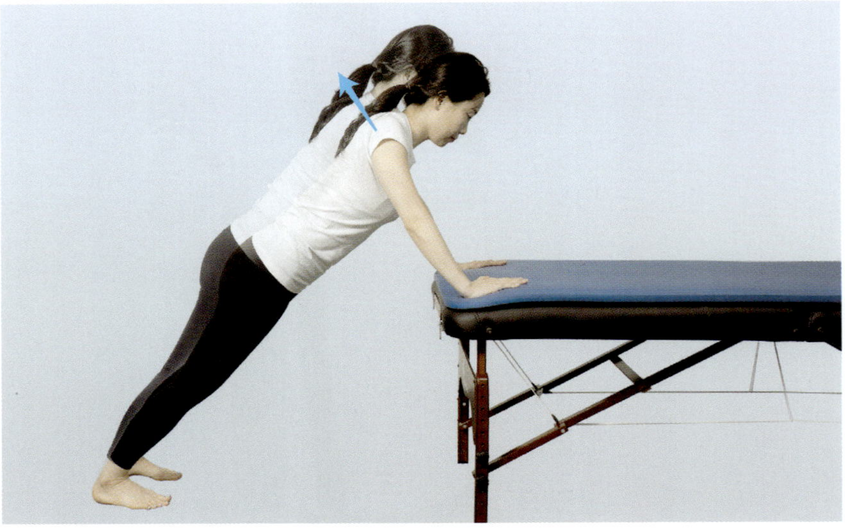

그림 3.94 푸쉬업 플러스

위등세모근은 어깨를 으쓱(shrug) 올리는 자세에서 운동보다는 위등세모근의 길이가 짧아진 자세에서의 운동을 추천한다. 선 자세에서 어깨관절을 완전 벌림한 후 위팔이 귀에 닿게 대상자의 힘으로 운동시킨다. 치료사는 저항을 주어 근력 강화 운동을 시킬 수 있다(그림 3.95).

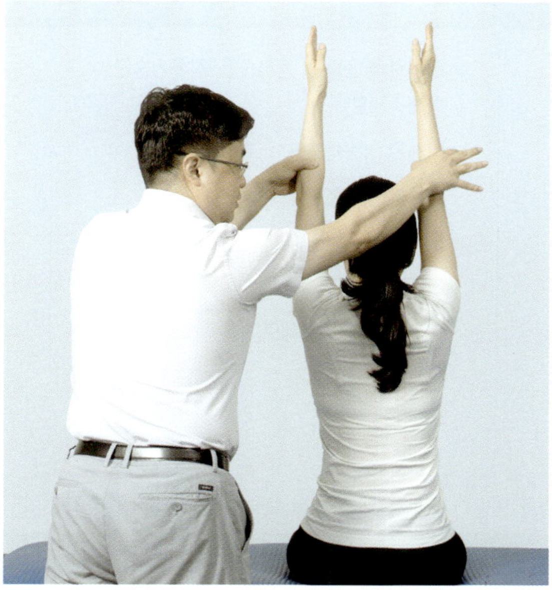

그림 3.95 위등세모근 강화 운동

ii) 어깨뼈 아래쪽돌림을 동반한 경우 근력 강화 운동

어깨뼈 아래쪽돌림을 동반한 어깨뼈 내림 유형 대상자에게 앞톱니근, 위등세모근, 아래등세모근 근력 강화 운동을 시행한다. 아래등세모근은 엎드린 자세에서 어깨관절 130° 벌림시킨 후 뒤쪽으로 들어 올리게 운동을 실시할 수 있다(그림 3.96).

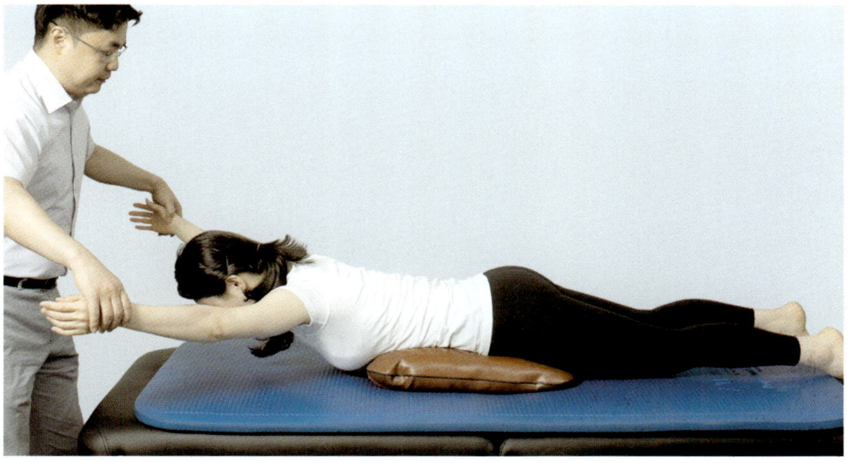

그림 3.96 아래등세모근 강화 운동

4) KEMA 관리

표 3.3 어깨뼈 아래쪽돌림을 동반하지 않은 어깨뼈 내림 유형 요약

잘못된 정렬	손상	KEMA 관리
• 어깨경사도 증가 • 낮은 어깨뼈 수준(level) • 어깨뼈 아래쪽돌림 없음	• 우세한 넓은등근, 큰가슴근, 작은가슴근, 아래등세모근 • 약화된 위등세모근, 어깨올림근 • 불충분한 어깨뼈 위쪽돌림 • 오목위팔관절 찝힘 • 목 통증 • 어깨올림근, 위등세모근 통증	• 작업 자세 교정 및 교육: 팔 지지 • 넓은등근, 큰가슴근, 작은가슴근 스트레칭 • 위등세모근, 어깨올림근 강화

표 3.4 어깨뼈 아래쪽돌림을 동반한 어깨뼈 내림 유형 요약

잘못된 정렬	손상	KEMA 관리
• 어깨경사도 증가 • 어깨뼈 아래쪽돌림	• 우세한 마름근, 어깨올림근, 넓은등근, 큰가슴근, 작은가슴근 • 약화된 위등세모근, 아래등세모근, 앞톱니근 • 불충분한 어깨뼈 위쪽돌림 • 어깨관절 찝힘 • 목 통증 • 어깨올림근, 위등세모근 통증	• 작업 자세 교정 • 돌림근 띠, 마름근, 넓은등근, 큰가슴근, 작은가슴근 스트레칭 • 위등세모근, 아래등세모근, 앞톱니근 강화 운동 • 운동 조절 훈련

10. 어깨뼈 안쪽돌림 유형

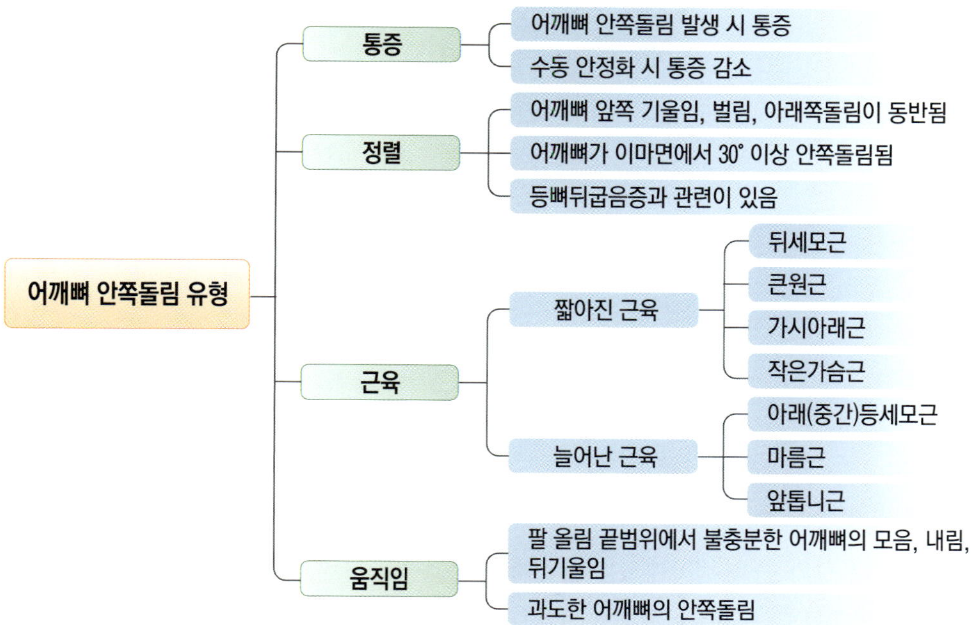

그림 3.97 어깨뼈 안쪽돌림 유형 진단 분류

1) 분류 기준

(1) 통증 및 증상

어깨뼈 안쪽돌림 유형(scapular internal rotation type)과 관련된 통증 및 증상은 어깨뼈가 아닌 어깨 주위에 통증이 나타난다. 어깨뼈가 안쪽돌림되어 어깨관절을 움직일 때 정상적인 어깨뼈의 움직임이 발생하지 않아 증상이 발생된다. 어깨뼈의 과벌림(hyper-abduction)이 주로 같이 발생되기 때문에 양쪽 어깨뼈 사이 통증이 발생할 수 있다. 또한 오목위팔관절 충돌증후군, 가슴문증후군, 봉우리빗장관절과 복장빗장관절의 과운동성에 의한 증상은 어깨뼈 안쪽돌림 유형과 관련된 통증 발생을 의심할 수 있다.

(2) 정렬 검사

구조적 변형에는 등뼈 뒤굽음(thoracic kyphosis), 가슴우리의 모양(shape of rib cage)의 변형이 있으며 이는 어깨뼈 안쪽돌림 손상에 기여한다. 후천적 변형은 휴식 시에 어깨뼈가 이마면에서 30° 이상 앞으로 돌림, 어깨뼈의 가쪽모서리(lateral border)가 앞안쪽(anteromedially) 그리고 어깨뼈의 안쪽모서리(medial border)가 뒤가쪽(posterolaterally)으로 이동했을 경우, 어깨뼈 앞쪽 기울임, 아래쪽돌림, 벌림이 동반되는 경우를 포함한다(그림 3.98).

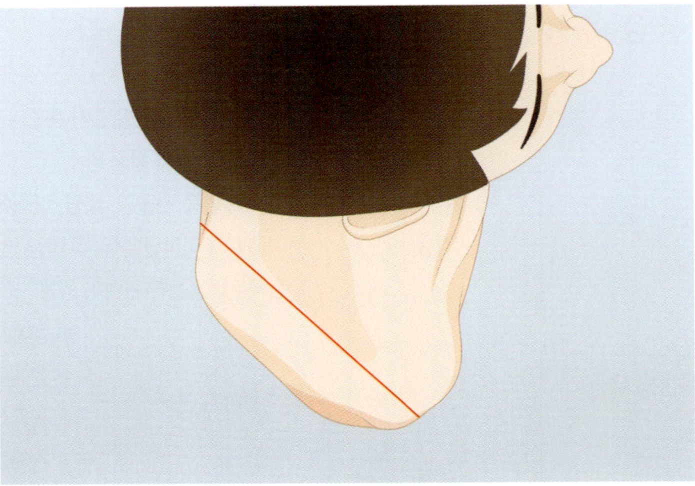

그림 3.98 어깨뼈 안쪽돌림

(3) 근육 검사

어깨뼈 안쪽돌림 유형의 근육 검사에서는 어깨뼈 안쪽돌림과 관련된 다음의 근육에 대한 길이 검사가 필요하다. 어깨뼈 안쪽돌림근은 뒤어깨세모근, 큰원근, 가시아래근, 작은가슴근 등이다. 안쪽돌림근은 주로 짧아져 우세해지는 근육에 속한다.

어깨뼈 가쪽돌림과 관련된 중간등세모근, 아래등세모근, 마름근, 앞톱니근 등은 늘어나 약해지는 근육에 속하기 때문에 근력 검사가 필요하다.

(4) 움직임 검사

양쪽 어깨 굽힘 검사(bilateral shoulder flexion test)를 시행하여 다음을 검사한다(그림 3.99). 정상적인 어깨뼈는 어깨관절 굽힘을 하는 동안 안쪽 또는 가쪽 돌림이 발생되지 않아야 하며, 어깨관절 굽힘의 끝범위에서 어깨뼈가 앞에서 이마면 쪽으로 10~20° 이동한다. 어깨뼈 안쪽돌림 유형 대상자의 경우, 어깨관절 굽힘 검사 시 끝범위에서 어깨뼈의 불충분한 모음, 내림, 뒤쪽 기울임이 발생한다.

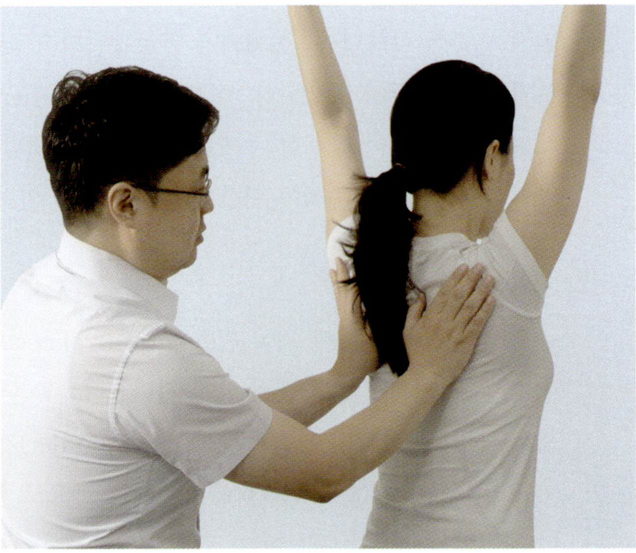

그림 3.99 양쪽 어깨 굽힘 검사

(5) 확인 검사

어깨관절을 굽힘하는 동안 치료사가 어깨뼈를 수동적으로 가쪽돌림을 시켜 주면, 대상자는 증상이 경감되며 치료사는 저항을 느낀다.

2) 분류

(1) 어깨뼈 안쪽돌림 유형 진단 분류

어깨뼈 안쪽돌림 유형의 기여 요인으로는 통증, 정렬, 근육 및 움직임 검사의 결과 등이 있다. 평가항목 8개 중 5개 이상 양성이면(60% 이상) 어깨뼈 안쪽돌림 유형으로 분류한다(표 3.5).

표 3.5 어깨뼈 안쪽돌림 유형 진단 분류표

기여 요인	검사 내용	반응
통증	어깨뼈 안쪽돌림이 동반된 움직임 시 통증	양성/음성
정렬	어깨뼈가 이마면에서 30° 이상 앞으로 돌림	양성/음성
근육	중간등세모근(G등급 이하)	양성/음성
	앞톱니근(G등급 이하)	양성/음성
	뒤어깨세모근 길이	양성/음성
	큰원근 길이	양성/음성
움직임	어깨 굽힘 검사	양성/음성
	양쪽 어깨 굽힘 검사	양성/음성

(2) 진단에 따른 증중도 평가

어깨뼈 안쪽돌림 유형으로 분류된 경우에 중증도 분류를 위해 수행된다. 통증 요인(10점)은 시각상사척도를 이용한다. 해당되는 통증 점수 영역에 따라 점수가 부여된다. 정렬 요인(20점)은 어깨뼈 정렬상태에 따라 구분하여 평가하며, 각각의 요인이 몇 개 확인되는지에 따라 점수가 부여된다. 어깨뼈 안쪽돌림 유형을 유발할 수 있는 근육들의 근력 및 근육 길이 검사 결과에 따라 양성반응인 경우마다 각각 점수가 부여된다(40점). 움직임 요인(30점)은 아래 표에 제시된 움직임 검사의 결과에 따라 양성반응인 경우마다 각각 점수가 부여된다(표 3.6).

표 3.6 어깨뼈 안쪽돌림 유형의 진단에 따른 중증도 평가표

기여 요인	통증 점수(VAS)			점수
통증 (10)	1~3			3
	4~7			5
	8~10			10
정렬 (20)	**정렬 상태**			**점수**
	안쪽돌림 30° 이상			15
	등뼈 뒤굽음			5
근육 (40)	**근육**	**검사**	**검사의 양성반응**	**점수**
	아래등세모근	근력 검사	G등급 이하	5
	중간등세모근		G등급 이하	5
	마름근		G등급 이하	5
	앞톱니근		G등급 이하	5
	뒤어깨세모근	근육 길이 검사	단축	5
	큰원근		단축	5
	가시아래근		단축	5
	작은가슴근		단축	5
움직임 (30)	**검사의 양성반응**			**점수**
	어깨 굽힘 검사			15
	양쪽 어깨 굽힘 검사			15
총점				100

3) 중재

(1) 움직임 교육

① 엎드린 자세

어깨뼈의 바깥돌림을 활성화시키기 위하여 엎드린 자세에서 중간등세모근(middle trapezius)을 강화시키도록 교육한다. 엎드린 자세에서 양팔을 L 모양으로 만든 뒤, 몸통 뒤쪽으로 수평 벌림하면 중간등세모근을 강화시킬 수 있다(그림 3.100).

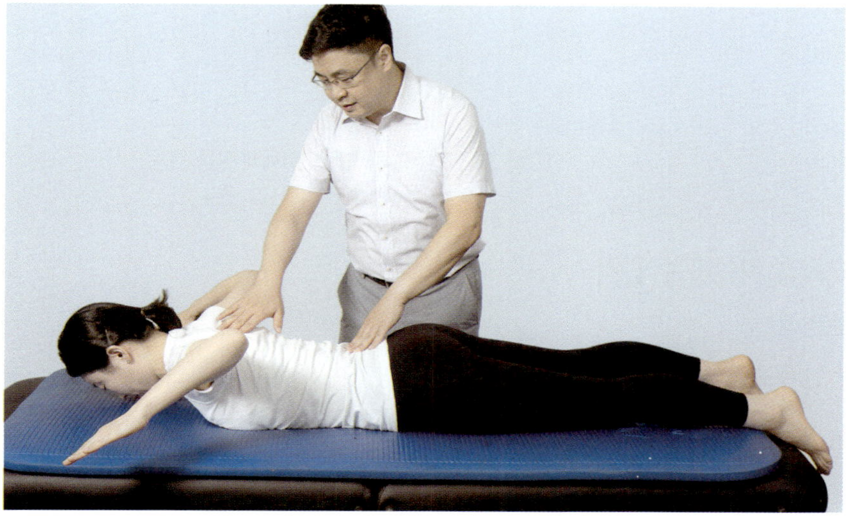

그림 3.100 중간등세모근 강화

② 앉은 자세

어깨뼈 안쪽돌림 유형은 등뼈뒤굽음증과 관련이 있기 때문에 앉은 자세에서 구부정한 자세(slouch posture)를 취하지 않도록 교육한다.

③ 선 자세

어깨뼈 안쪽돌림 증가에 영향을 미치는 등뼈뒤굽음증을 교정하기 위하여 등뼈 중립 자세를 유지하도록 교육한다.

대상자는 벽을 마주 보고, 벽에 자뼈(ulnar)쪽을 대고 팔꿈치관절을 굽힌한 자세에서 시작하여 팔꿈치관절이 폄되고 어깨관절 굽힘이 완료될 때까지 밀어 올린다. 마지막 범위에서 어깨뼈를 모음시켜서 벽으로부터 손을 이격시키며 들도록 교육한다(그림 3.101).

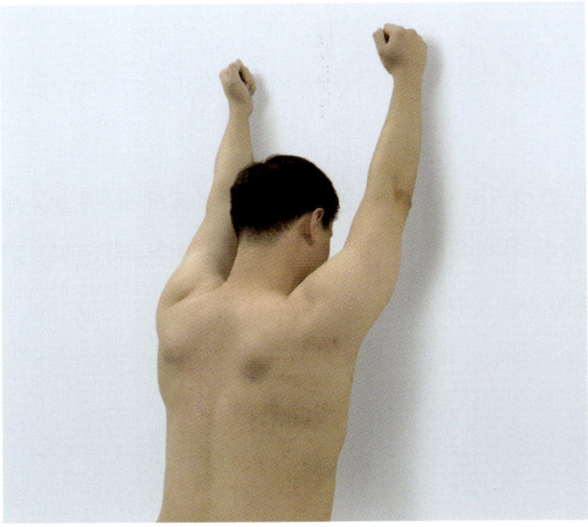

그림 3.101 벽을 이용한 어깨뼈 모음 운동

(2) 움직임 교육을 위한 도수 관리

① 근육 스트레칭

어깨뼈의 안쪽돌림에 관여하는 근육들을 스트레칭하여 어깨뼈의 과도한 안쪽돌림을 막는다.

i) 뒤어깨세모근Posterior Deltoid

대상자를 바르게 눕힌 후, 치료사는 대상자의 어깨뼈를 고정하고 대상자는 반대쪽 손으로 팔을 잡아 수평 모음 방향으로 움직여 스트레칭을 실시한다(그림 3.102).

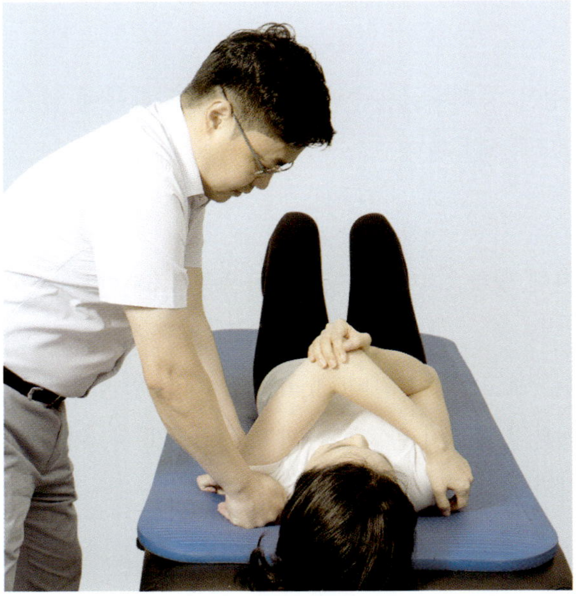

그림 3.102 뒤어깨세모근 스트레칭

ii) 큰원근 Teres Major

대상자를 바르게 눕힌 후 대상자의 어깨관절이 완전히 바깥회전되도록 치료사가 한쪽 손으로는 대상자의 팔을 잡고, 다른 손으로는 어깨뼈를 고정하여 스트레칭을 실시한다(그림 3.103).

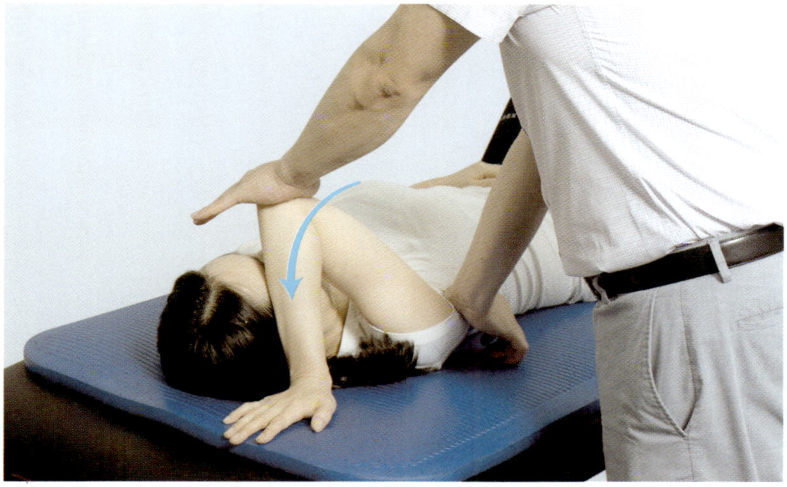

그림 3.103 큰원근 스트레칭

iii) 작은가슴근 Pectoralis Minor

대상자를 바르게 눕힌 후 치료사가 대상자의 어깨를 바닥에 닿도록 스트레칭한다. 이때 대상자의 가슴우리가 들리지 않도록 체간을 고정하는 것이 중요하다(그림 3.104).

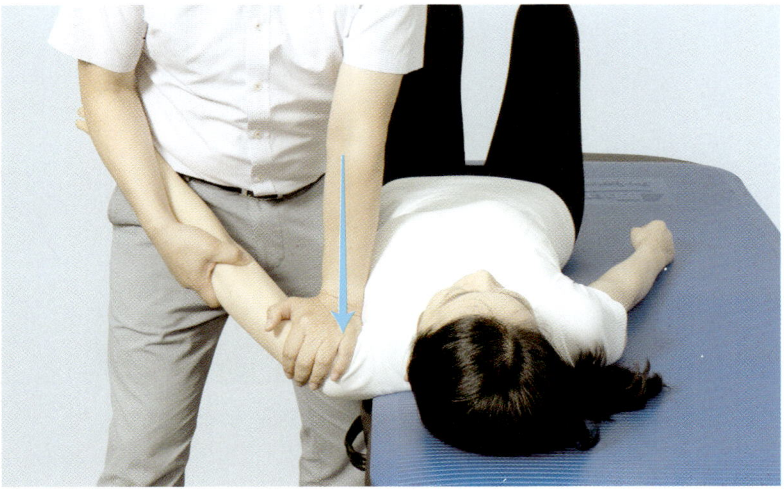

그림 3.104 작은가슴근 스트레칭

② 근력 강화

i) 아래등세모근, 중간등세모근 Lower Trapezius and Middle Trapezius

아래등세모근, 중간등세모근의 근력 강화 운동은 어깨뼈를 바깥돌림시켜 주기 때문에 어깨뼈 안쪽돌림 유형 대상자에게 적용할 수 있는 운동이다. 이 근육들의 근력을 강화할 때 엎드린 자세에서 실시하고, 대상자의 팔의 모양을 변화시키며 운동을 실시할 수 있다. 아래등세모근은 'V', 중간등세모근은 'L' 모양으로 대상자의 팔 모양을 변화시키며 운동을 실시할 수 있다(그림 3.105).

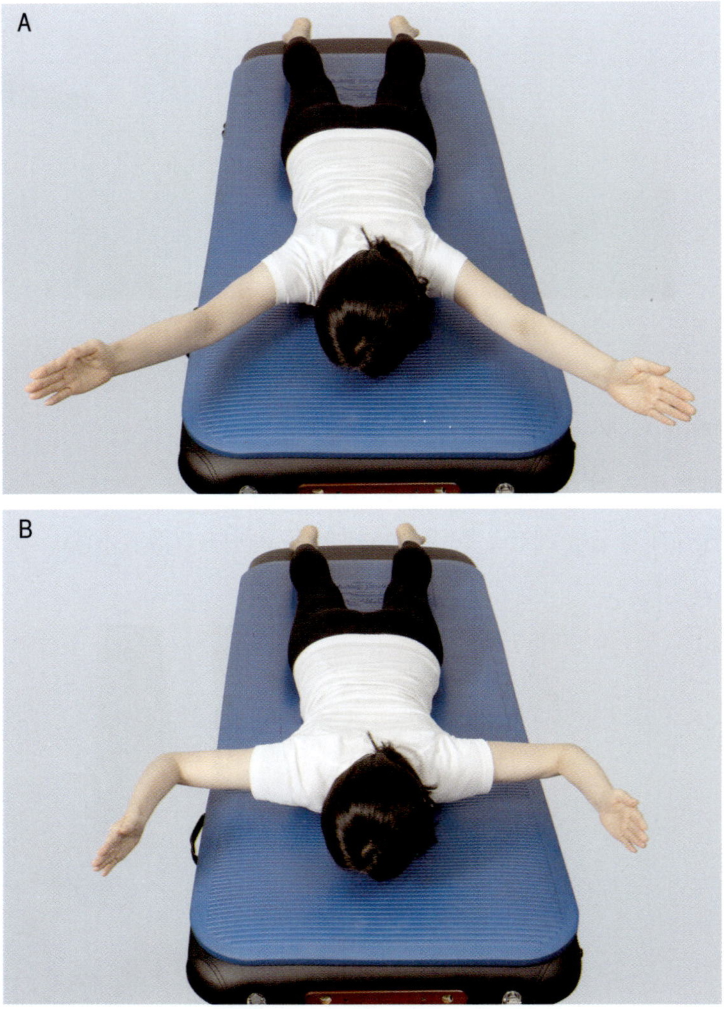

그림 3.105 A: 아래등세모근, B: 중간등세모근

ii) 앞톱니근 Serratus Anterior

앞톱니근 또한 근력 강화 운동을 실시한다. 앞톱니근은 기본적으로 푸쉬업 플러스 동작으로 근력 강화 운동을 실시할 수 있으며, 그림과 같이 슬링을 이용하여 팔을 앞으로 뻗게 하고 위등세모근과 큰가슴근의 작용을 최소화하며 정교한 운동을 실시할 수 있다(그림 3.106).

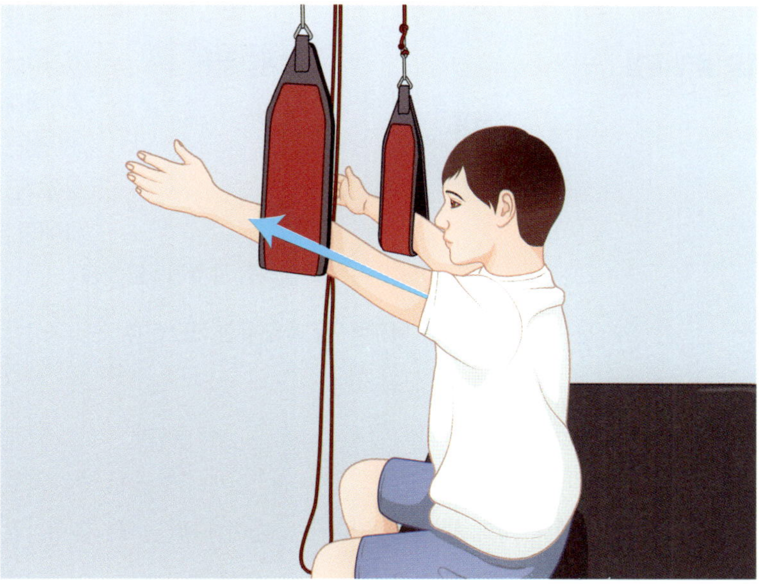

그림 3.106 슬링을 이용한 앞톱니근 운동

4) KEMA 관리

표 3.7 어깨뼈 안쪽돌림 유형 요약

잘못된 정렬	손상	KEMA 관리
• 증가된 어깨뼈 각도 • 등뼈뒤굽음증	• 우세한 작은가슴근, 큰가슴근, 큰원근, 가시아래근, 뒤어깨세모근 • 가슴근막(pectoral fascia) 단축 • 약화된 아래등세모근, 앞톱니근, 중간등세모근, 마름근 • 불충분한 어깨뼈 가쪽돌림 • 오목위팔관절 접힘	• 등뼈 뒤굽음증 교정 • 작은가슴근, 큰가슴근, 큰원근, 가시아래근,뒤어깨세모근 스트레칭 • 중간등세모근, 아래등세모근, 앞톱니근 강화 • 벽 마주 보고(face wall) 팔 올리기(arm lift) • L-운동

11. 어깨뼈 앞기울임 유형

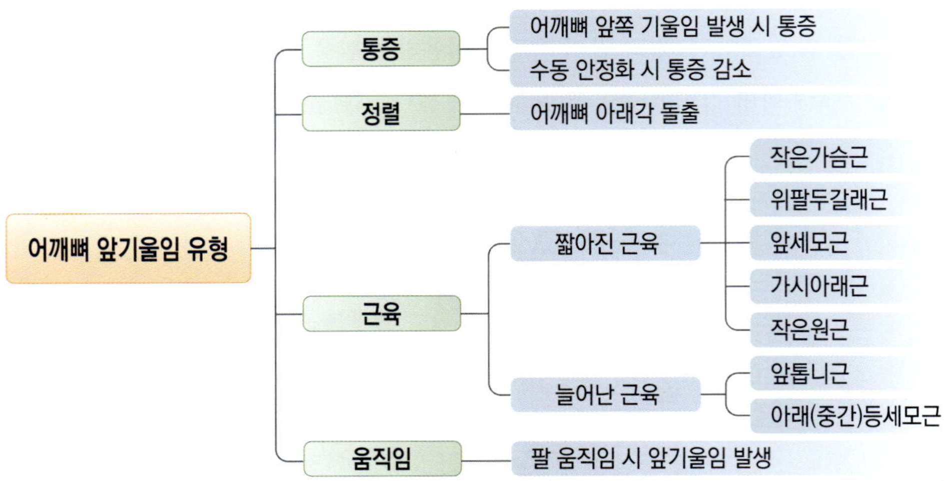

그림 3.107 어깨뼈 앞기울임 유형 진단 분류

1) 분류 기준

(1) 통증 및 증상

어깨관절의 움직임 시 어깨뼈의 아래각이 돌출되며 통증이 나타난다. 특히, 팔을 올리거나 내릴 때 어깨뼈의 운동이상으로 인해 통증이 발현되며 통증 부위는 어깨뼈가 아닌 어깨관절이나 주변 조직에 나타난다. 종종 앞쪽 오목위팔관절 충돌, 힘줄병증, 윤활주머니염, 돌림근 띠 파열, 가슴문증후군 등의 증상은 어깨뼈 앞기울임 유형(scapular anterior tilt type)과 관련된 통증 발생을 의심할 수 있다.

(2) 정렬 검사

어깨뼈의 아래각이 돌출된 비정상 정렬을 보인다. 구조적 변형은 등뼈 뒤굽음에 의한 등뼈 굽힘 기형(thoracic flexion deformity)이나 역도선수같이 무거운 팔을 가지고 있는 경우에 생길 수 있으며, 이는 어깨뼈를 앞으로 당기는 원인이 된다. 후천적 변형인 앞쪽어깨(forward shoulder)는 어깨뼈의 아래각이 돌출되면서 앞쪽으로 기울어지게 한다(그림 3.108).

(3) 근육 검사

어깨뼈를 앞으로 끌어 당겨 아래각이 돌출되도록 하는 근육들의 길이 검사가 중요하다. 작은가슴근, 위팔두갈래근, 앞어깨세모근, 가시아래근, 작은원근은 단축되어 있다. 어깨관절 굽힘 초기동작 동안 관찰되는 어깨뼈 앞쪽 기울임은 작은가슴근이 우세하게 작용한다는 것을 의미하며, 어깨 안쪽돌림 동안 관찰되는 어깨뼈 앞쪽 기울임은 어깨 가쪽돌림근 또는 뒤관절주머니(posterior capsule)의 단축 또는 뻣뻣함을 의미한다.

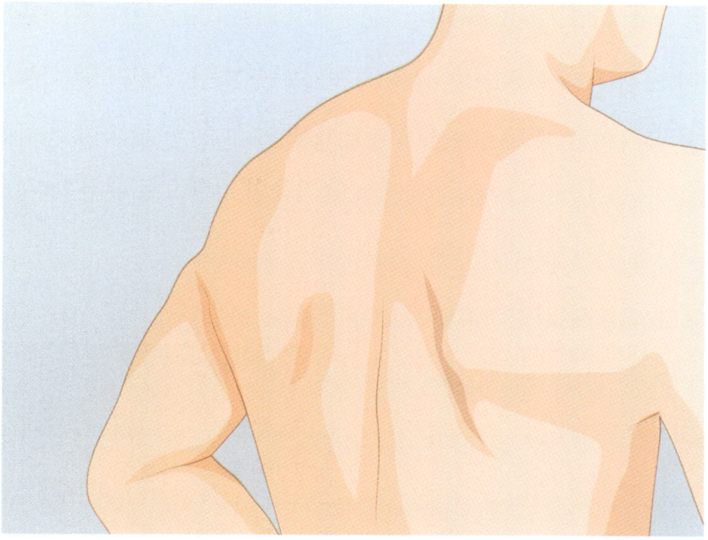

그림 3.108 어깨뼈 앞기울임

앞톱니근, 아래 및 중간 등세모근 근력이 우 등급 이하의 근력을 보이며 이에 대한 근력 검사가 필요하다.

(4) 움직임 검사

어깨 굽힘 검사(shoulder flexion test), 편심성 팔 내림 검사(eccentric lowering test), 어깨 안쪽돌림 검사(shoulder internal rotation test), 어깨 폄 조절 검사(shoulder extension control test), 어깨 안쪽돌림 검사(shoulder internal rotation test)를 시행하여 다음을 검사한다. 정상적인 어깨뼈는 어깨관절을 굽힘, 벌림, 편심성 팔 내리기 그리고 어깨관절을 폄하는 동안 어깨뼈에는 어떠한 날개뼈의 아래각 돌출도 나타나서는 안되며, 어깨 관절 굽힘 끝범위에서 약간의 뒤쪽 기울임이 발생해야 한다. 어깨뼈 앞쪽 기울임 대상자는 어깨관절 굽힘, 편심성 팔 내리기, 어깨관절 폄, 어깨관절 안쪽돌림하는 동안 어깨뼈가 앞쪽으로 기울어지는 것이 확인된다.

(5) 확인 검사

어깨관절을 굽힘, 편심성 팔 내리기, 어깨관절 안쪽돌림, 어깨관절 폄 하는 동안 어깨뼈의 앞쪽 기울임을 막기 위하여 치료사가 수동적으로 어깨뼈를 고정시키면, 대상자는 통증이 감소되거나 없어지며 치료사는 저항을 느낀다. 또한, 어깨관절 굽힘 자세로부터 원위치로 돌아오는 동안 팔꿈치관절 굽힘을 통해 팔의 지렛대 길이를 감소시키면 통증이 경감되는 것을 확인할 수 있다.

2) 분류

(1) 어깨뼈 앞기울임 유형 진단 분류

어깨뼈 앞기울임 유형의 기여 요인으로는 통증, 정렬, 근육 및 움직임 검사의 결과 등이 있다. 평가항목 10개 중 6개 이상 양성이면(60% 이상) 어깨뼈 앞기울임 유형으로 분류한다(표 3.8).

표 3.8 어깨뼈 앞기울임 유형 진단 분류표

기여 요인	검사 내용	반응
통증	앞쪽 기울임이 동반된 움직임 시 통증	양성/음성
정렬	어깨뼈 아래각 돌출	양성/음성
근육	앞톱니근(G등급 이하)	양성/음성
	아래등세모근(G등급 이하)	양성/음성
	작은가슴근 길이	양성/음성
	위팔두갈래근 길이	양성/음성
움직임	어깨 굽힘 검사	양성/음성
	편심성 팔 내림 검사	양성/음성
	어깨 안쪽돌림 검사	양성/음성
	어깨 폄 조절 검사	양성/음성

(2) 진단에 따른 중증도 평가

어깨뼈 앞기울임 유형으로 분류된 경우에 중증도 분류를 위해 수행된다. 통증 요인(10점)은 시각상사척도를 이용한다. 해당되는 통증 점수 영역에 따라 점수가 부여된다. 정렬 요인(10점)은 어깨뼈 아래각 돌출이 있는지로 구분하여 평가하며, 각각의 요인이 몇 개 확인되는지에 따라 점수가 부여된다. 어깨뼈 앞쪽 기울임 유형을 유발할 수 있는 근육들의 근력 및 근육 길이 검사 결과에 따라 양성반응인 경우마다 각각 점수가 부여된다(40점). 움직임 요인(40점)은 아래 표에 제시된 움직임 검사의 결과에 따라 양성반응인 경우마다 각각 점수가 부여된다(표 3.9).

표 3.9 어깨뼈 앞기울임 유형의 진단에 따른 중증도 평가표

<table>
<tr><th>기여 요인</th><th colspan="3">통증 점수(VAS)</th><th>점수</th></tr>
<tr><td rowspan="3">통증
(10)</td><td colspan="3">1~3</td><td>3</td></tr>
<tr><td colspan="3">4~7</td><td>5</td></tr>
<tr><td colspan="3">8~10</td><td>10</td></tr>
<tr><td rowspan="2">정렬
(10)</td><td colspan="3">정렬 상태</td><td>점수</td></tr>
<tr><td colspan="3">어깨뼈 아래각 돌출</td><td>10</td></tr>
<tr><td rowspan="6">근육
(40)</td><td>근육</td><td>검사</td><td>검사의 양성반응</td><td>점수</td></tr>
<tr><td>앞톱니근</td><td rowspan="3">근력 검사</td><td>G등급 이하</td><td>8</td></tr>
<tr><td>아래등세모근</td><td>G등급 이하</td><td>8</td></tr>
<tr><td>중간등세모근</td><td>G등급 이하</td><td>8</td></tr>
<tr><td>작은가슴근</td><td rowspan="2">근육 길이 검사</td><td>단축</td><td>8</td></tr>
<tr><td>위팔두갈래근</td><td>단축</td><td>8</td></tr>
<tr><td rowspan="5">움직임
(40)</td><td colspan="3">검사의 양성반응</td><td>점수</td></tr>
<tr><td colspan="3">어깨 굽힘 검사</td><td>10</td></tr>
<tr><td colspan="3">편심성 팔 내림 검사</td><td>10</td></tr>
<tr><td colspan="3">어깨 안쪽돌림 검사</td><td>10</td></tr>
<tr><td colspan="3">어깨 폄 조절 검사</td><td>10</td></tr>
<tr><td colspan="4">총점</td><td>100</td></tr>
</table>

3) 중재

(1) 움직임 교육

① 바로누운 자세

바로누운 자세에서 어깨가 앞으로 기울어지는 것을 막도록 교육한다. 특히, 이 자세에서 작은가슴근의 자가 스트레칭 교육을 실시할 수 있다(그림 3.109).

② 앉은 자세

앉은 자세에서 어깨가 앞으로 기울지 않도록 치료사는 대상자에게 어깨의 정상 정렬을 인지할 수 있도록 수동적으로 어깨뼈 뒤기울임을 실시한다(그림 3.110). 그 후, 스스로 앉은 자세에서 어깨가 앞으로 기울지 않도록 교육한다.

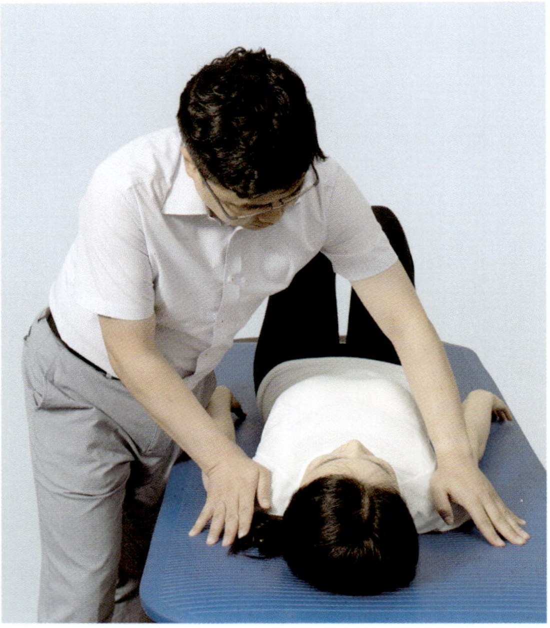

그림 3.109 수동적 어깨뼈 뒤기울임

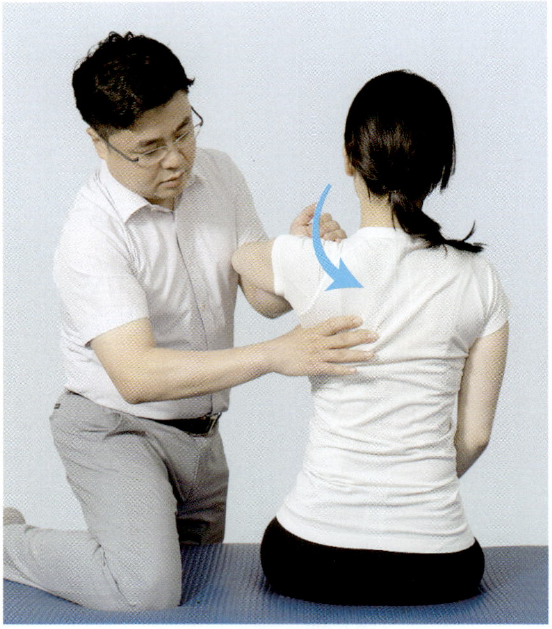

그림 3.110 치료사에 의한 어깨뼈 고정

③ 선 자세

대상자는 벽을 바라보고 벽에 팔을 미끄러지게 올리는 동안 어깨뼈 앞쪽 기울임이 발생하지 않도록 하며 아래등세모근을 강화시키기 위하여 마지막 범위에서 벽으로부터 손을 이격시키며 들도록 교육한다(그림 3.111).

팔을 올리고 내리는 동안 어깨뼈 아래각이 돌출되지 않도록 교육을 실시한다(그림 3.112).

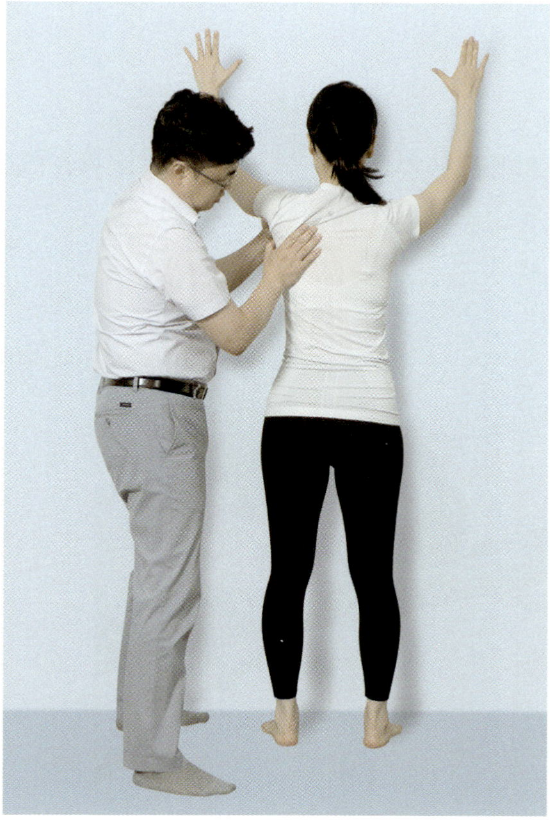

그림 3.111 어깨뼈 교정 운동

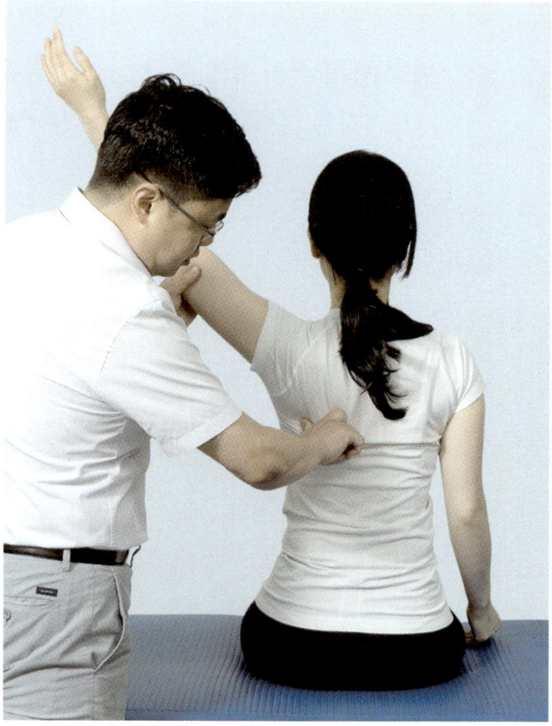

그림 3.112 어깨뼈 아래각 돌출을 막는 교육

(2) 움직임 교육을 위한 도수 관리

① 근육 스트레칭

i) 작은가슴근 스트레칭

작은가슴근 스트레칭은 대상자를 엎드려 눕힌 상태에서 스트레칭할 팔을 들어 올리고 치료사가 어깨뼈를 고정하며 실시할 수 있다(그림 3.113).

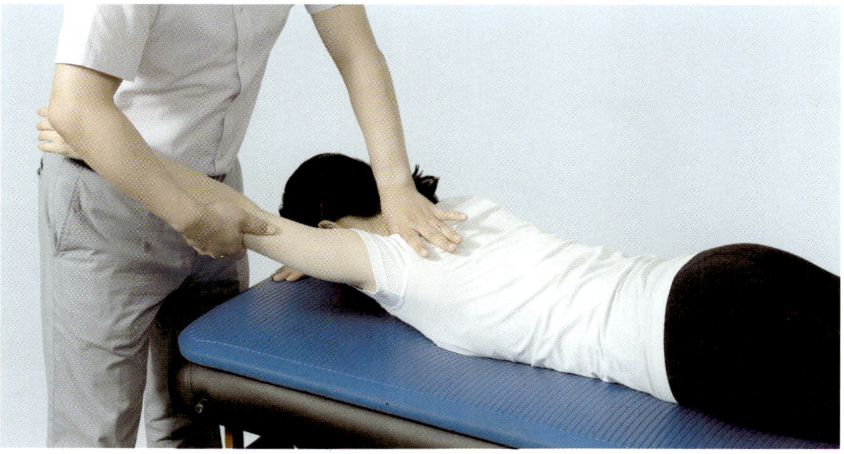

그림 3.113 작은가슴근 스트레칭

ii) 위팔두갈래근 스트레칭

위팔두갈래근의 길이 검사 단축이 발견된다면 이에 대한 스트레칭 운동을 실시한다. 위팔두갈래근의 스트레칭은 어깨관절 폄, 팔굽관절 폄, 아래팔 엎침 동작으로 적용한다(그림 3.114).

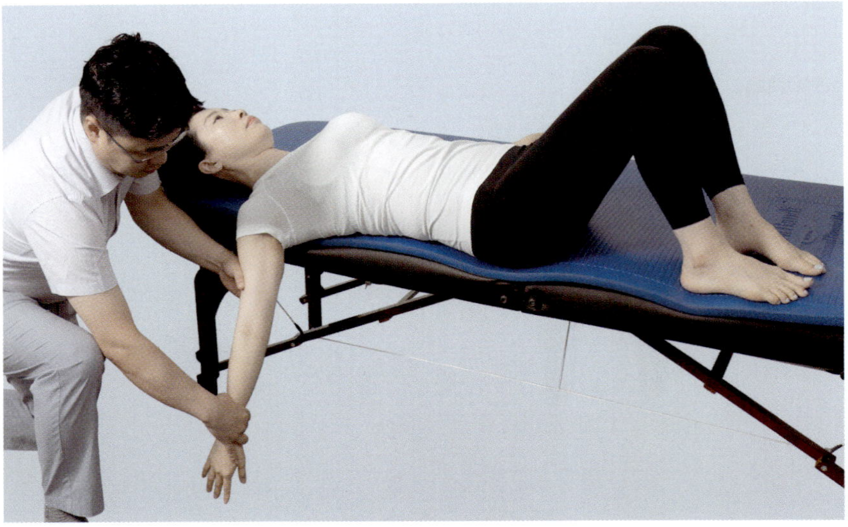

그림 3.114 위팔두갈래근 스트레칭

iii) 가시아래근 스트레칭

가시아래근과 뒤관절주머니는 바로누운 자세에서 스트레칭을 실시한다(그림 3.115). 베개를 베고 아래턱으로 오목위팔관절의 앞부분을 눌러 위팔뼈머리의 앞쪽 미끄러짐을 방지하며 반대쪽 손으로 손목을 잡고 아래로 누른다.

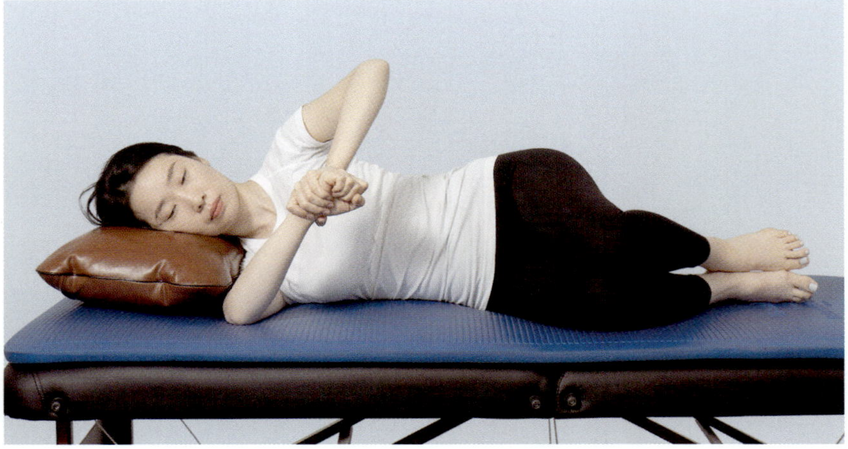

그림 3.115 가시아래근 스트레칭

② 근력 강화

아래등세모근 근력 강화 운동은 네발기기 자세에서 실시할 수 있다. 대상자는 한쪽 손을 주먹 쥐어서 바닥에 놓은 후 이마를 주먹에 닿게 하여 고정하고, 스트레칭할 팔을 135° 벌림 상태에서 폄 동작을 실시한다(그림 3.116). 선 자세에서도 실시할 수 있으며 벽을 마주 보고 실시한다.

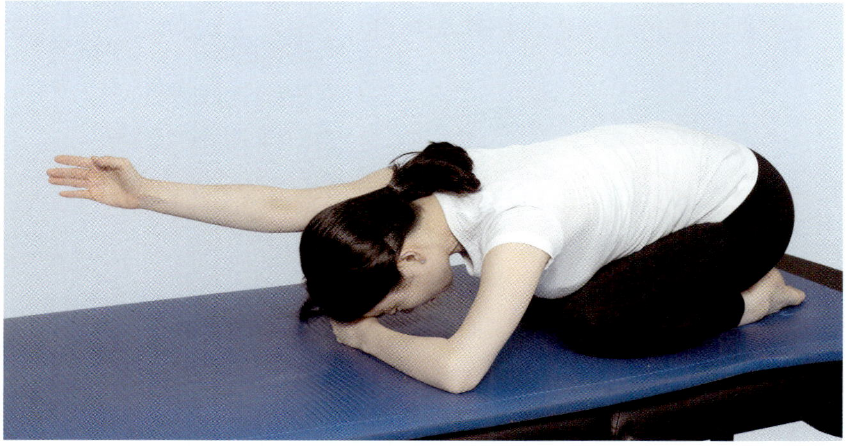

그림 3.116 아래등세모근 강화 운동

4) KEMA 관리

표 3.10 어깨뼈 앞기울임 유형 요약

잘못된 정렬	손상	KEMA 관리
• 어깨뼈 아래각 돌출(prominence)	• 우세한 작은가슴근, 가시아래근, 뒤관절주머니 • 약화된 아래등세모근, 앞톱니근 • 팔 내리는(arm lowering) 동안 어깨뼈 앞쪽 기울임 발생 • 오목위팔관절 찝힘	• 작은가슴근, 가시아래근, 뒤관절주머니 스트레칭 • 아래등세모근 강화 • 벽 마주 보고 팔 올리기

12. 어깨뼈 바깥돌림-모음 유형

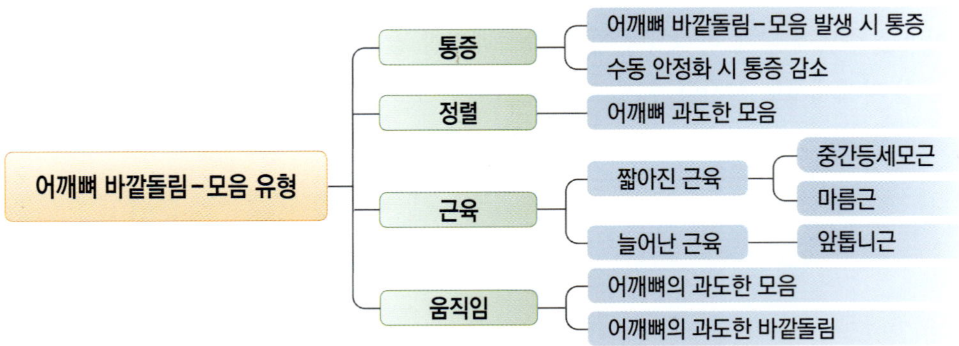

그림 3.117 어깨뼈 바깥돌림-모음 유형 진단 분류

1) 분류 기준

(1) 통증 및 증상

어깨뼈 바깥돌림-모음 유형(scapular external rotation-adduction type)은 주로 어깨뼈 사이 부위에 통증을 호소하는 경우가 많다. 어깨뼈가 과도하게 모음되어 마름근이나 중간등세모근의 근막통증이 발생할 수 있다. 또한 팔을 올리거나 내릴 때 과도한 어깨뼈 바깥돌림과 모음은 어깨뼈의 내밈과 위쪽돌림을 제한하여 오목위팔관절의 충돌을 유발하고, 이는 가시위근 또는 어깨돌림근 띠의 힘줄병증을 발생시킬 수 있다.

(2) 정렬 검사

어깨뼈 안쪽모서리와 척추의 중심선 사이의 거리가 7~10cm 미만이며, 어깨뼈 앞쪽면과 이마면 각도가 30° 미만, 빗장뼈가 20~25° 들임(retraction)된 경우이다(그림 3.118). 어깨뼈의 모음은 뒤쪽 이마면에서 검사하며 어깨뼈의 바깥돌림은 대상자를 앉힌 상태에서 수평면에서 검사한다. 어깨 바깥돌림-모음 유형을 유발시킬 수 있는 구조적 변형은 편평한 등뼈(flat thoracic spine)를 포함한다.

(3) 근육 검사

어깨뼈 모음에 작용하는 마름근과 중간등세모근은 길이 검사를 통해 단축 여부를 확인한다. 어깨뼈 모음과 관련하여 늘어난 근육인 앞톱니근은 근력 검사를 실시한다. 어깨관절 가쪽돌림, 벌림, 폄, 팔굽혀펴기 그리고 하중 훈련하는 동안 관찰되는 어깨뼈 바깥돌림-모음은 중간등세모근과 마름근이 우세하게 작용하고 앞톱니근의 활동이 불충분하다는 것을 나타낸다.

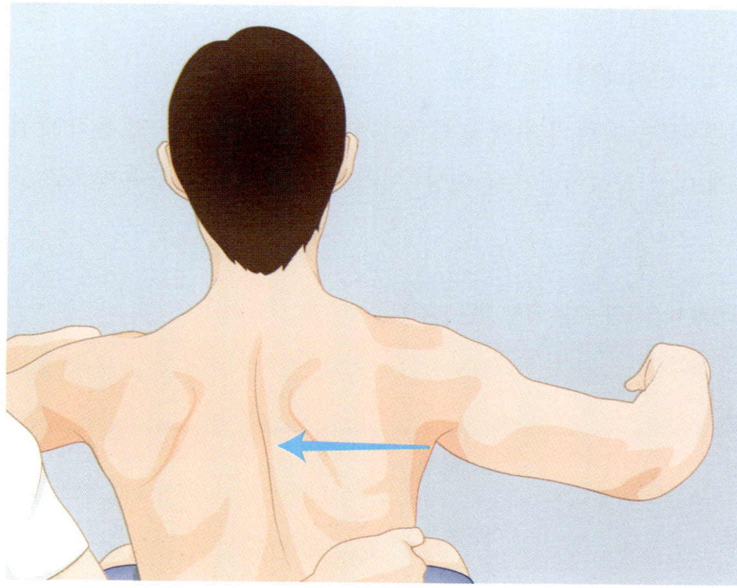

그림 3.118 어깨뼈 모음

(4) 움직임 검사

어깨 가쪽돌림 검사, 어깨 벌림 검사, 어깨 폄 조절 검사, 팔굽혀펴기를 시행하여 다음을 검사한다. 정상적인 어깨뼈는 어깨관절 벌림 초기 30° 동안은 어깨뼈 안정화 상태가 유지되어야 하며 그 이후로는 어깨위팔리듬에 의해 어깨뼈와 위팔뼈가 1 : 2 비율로 움직여야 한다. 위팔뼈를 최대로 벌림했을 때, 어깨뼈의 아래각이 가슴우리의 뒤가쪽 모서리를 넘어서 1.25cm(0.5inch) 이상 가쪽으로 튀어나와야 하며 중간 겨드랑이선(mid-axillary line)에 도달해야 한다. 그리고 어깨 움직임 끝범위에서 어깨뼈가 약간 내림, 뒤쪽 기울임, 모음이 되어야 한다. 어깨뼈 바깥돌림-모음 유형 대상자는 어깨관절 가쪽돌림, 벌림, 폄, 굽힘, 팔굽혀펴기를 하는 동안 어깨뼈의 바깥돌림-모음이 우세하게 나타나며 불충분한 어깨뼈 위쪽돌림 양상을 보인다.

(5) 확인 검사

어깨관절 가쪽돌림, 어깨관절 벌림, 어깨관절 폄을 하는 동안 어깨뼈의 바깥돌림-모음을 막기 위하여 치료사가 수동적으로 어깨뼈를 제한시키면, 대상자는 통증이 경감되며 치료사는 저항을 느낀다.

2) 분류

(1) 어깨뼈 바깥돌림-모음 유형 진단 분류

어깨뼈 바깥돌림-모음 유형의 기여 요인으로는 통증, 정렬, 근육 및 움직임 검사의 결과 등이 있다. 평가 항목 9개 중 5개 이상 양성이면(60% 이상) 어깨뼈 바깥돌림-모음 유형으로 분류한다(표 3.11).

표 3.11 어깨뼈 바깥돌림-모음 유형 진단 분류표

기여 요인	검사 내용	반응
통증	어깨뼈 바깥돌림-모음이 동반된 움직임 시 통증	양성/음성
정렬	어깨뼈 척추모서리와 중심선 사이가 7~10cm 미만	양성/음성
근육	앞톱니근(G등급 이하)	양성/음성
	중간등세모근 길이	양성/음성
	마름근 길이	양성/음성
움직임	어깨 바깥돌림 검사	양성/음성
	어깨 벌림 검사	양성/음성
	어깨 폄 조절 검사	양성/음성
	팔굽혀펴기 검사	양성/음성

(2) 진단에 따른 중증도 평가

어깨뼈 바깥돌림-모음 유형으로 분류된 경우에 중증도 분류를 위해 수행된다. 통증 요인(10점)은 시각상 사척도를 이용한다. 해당되는 통증 점수 영역에 따라 점수가 부여된다. 정렬 요인(20점)은 어깨뼈의 모음과 바깥돌림 정도에 따라 구분하여 평가하며, 각각의 요인이 몇 개 확인되는지에 따라 점수가 부여된다. 어깨뼈 바깥돌림-모음 유형을 유발할 수 있는 근육들의 근력 및 근육 길이 검사 결과에 따라 양성반응인 경우마다 각각 점수가 부여된다(30점). 움직임 요인(40점)은 아래 표에 제시된 움직임 검사의 결과에 따라 양성반응인 경우마다 각각 점수가 부여된다(표 3.12).

표 3.12 어깨뼈 바깥돌림-모음 유형의 진단에 따른 중증도 평가표

<table>
<tr><th>기여 요인</th><th colspan="3">통증 점수(VAS)</th><th>점수</th></tr>
<tr><td rowspan="3">통증
(10)</td><td colspan="3">1~3</td><td>3</td></tr>
<tr><td colspan="3">4~7</td><td>5</td></tr>
<tr><td colspan="3">8~10</td><td>10</td></tr>
<tr><td rowspan="3">정렬
(20)</td><th colspan="3">정렬 상태</th><th>점수</th></tr>
<tr><td colspan="3">어깨뼈 척추모서리와 중심선 사이 7cm 이하 1개</td><td>10</td></tr>
<tr><td colspan="3">어깨뼈가 이마면에서 뒷쪽으로 20° 이하/바깥돌림</td><td>10</td></tr>
<tr><td rowspan="4">근육
(30)</td><th>근육</th><th>검사</th><th>검사의 양성반응</th><th>점수</th></tr>
<tr><td>앞톱니근</td><td>근력 검사</td><td>G등급 이하</td><td>10</td></tr>
<tr><td>중간세모근</td><td rowspan="2">근육 길이 검사</td><td>단축</td><td>10</td></tr>
<tr><td>마름근</td><td>단축</td><td>10</td></tr>
<tr><td rowspan="5">움직임
(40)</td><th colspan="3">검사의 양성반응</th><th>점수</th></tr>
<tr><td colspan="3">어깨 바깥돌림 검사</td><td>10</td></tr>
<tr><td colspan="3">어깨 벌림 검사</td><td>10</td></tr>
<tr><td colspan="3">어깨 폄 조절 검사</td><td>10</td></tr>
<tr><td colspan="3">팔굽혀펴기 검사</td><td>10</td></tr>
<tr><th colspan="4">총점</th><td>100</td></tr>
</table>

3) 중재

(1) 움직임 교육

① 앉은 자세

대상자는 앉은 자세에서 어깨뼈가 모음되지 않도록 어깨뼈를 내밈하는 연습을 교육한다. 치료사는 대상자에게 양팔을 모으고 어깨뼈를 내밈할 수 있도록 교육한다(그림 3.119).

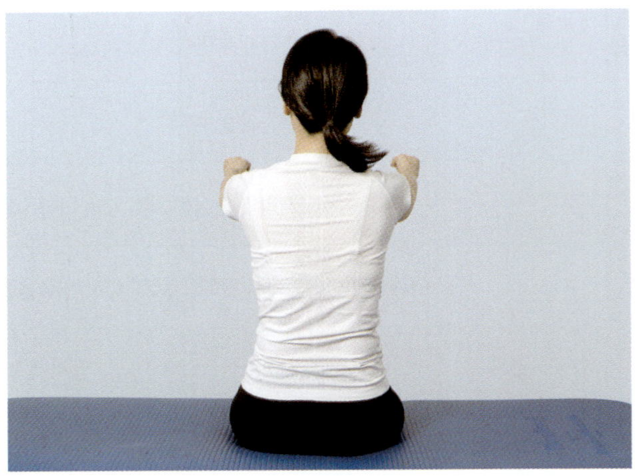

그림 3.119 어깨뼈 내밈 교육

② 선 자세

어깨뼈 바깥돌림-모음을 교정하기 위하여 대상자는 등뼈(thoracic spine)를 이완하는 것을 배우고 지속적으로 어깨뼈 모음근을 수축하는 습관을 교정한다. 특히, 어깨뼈 모음과 같은 잘못된 스트레칭 운동을 못하게 교육한다(그림 3.120).

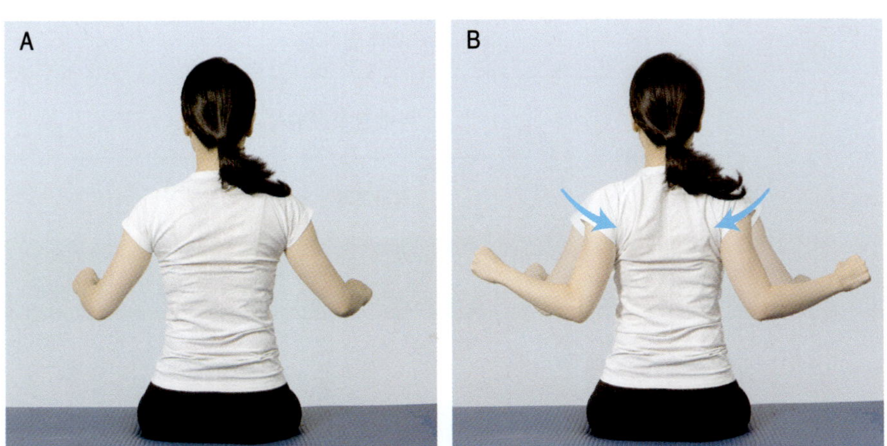

그림 3.120 어깨뼈 바깥돌림-모음 유형 대상자에게 적용되는 잘못된 스트레칭 운동. **A:** 시작 자세, **B:** 끝 자세

어깨관절을 벌림 또는 바깥돌림하는 동안 어깨뼈 모음이 발생되지 않도록 움직임 패턴을 교정한다. 어깨관절 바깥돌림 초기 30° 동안 어깨뼈가 모음되지 않게 교육한다. 작업을 하거나 운동을 하는 동안 어깨뼈 들임/모음하는 대신에 몸통을 돌리도록 교육한다.

(2) 움직임 교육을 위한 도수 관리

① 관절가동술

어깨뼈 모음된 대상자에게 어깨뼈 벌림을 위해 멀리건의 팔 움직임과 함께하는 척추 가동술(spinal mobilization)을 적용할 수 있다. 대상자를 똑바로 앉힌 후 대상자에게 수평 모음의 팔 움직임을 유도하며 치료사는 움직임의 반대 방향으로 등뼈를 활주시킨다(그림 3.121).

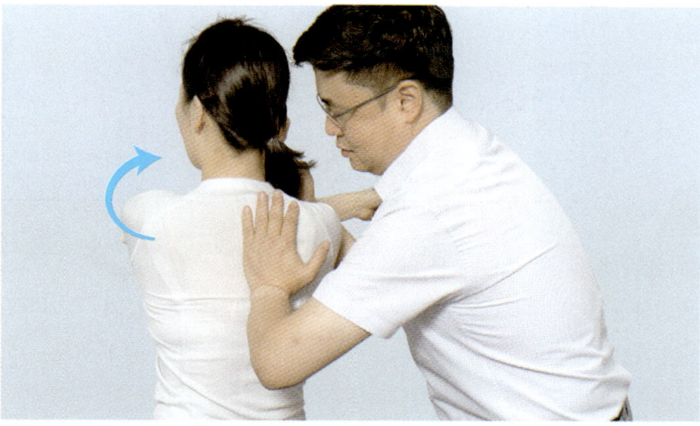

그림 3.121 팔 움직임과 함께하는 척추 가동술

② 근육 스트레칭

중간등세모근과 마름근의 스트레칭을 시행한다. 고양이 자세를 이용하여 자가 스트레칭 운동을 적용할 수 있다(그림 3.122).

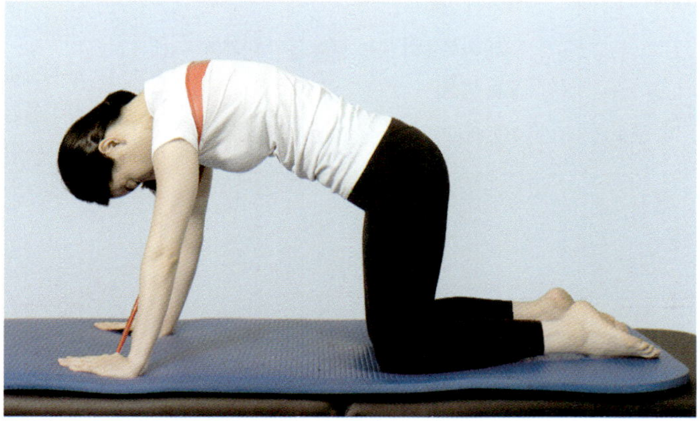

그림 3.122 중간등세모근과 마름근의 스트레칭

③ 근력 강화

앞톱니근과 가시아래근의 근력 강화 운동을 시행한다. 앞톱니근은 똑바로 선 자세에서 치료밴드를 어깨뼈에 감싼 후 앞으로 나란히 자세를 취하며 운동할 수 있다(그림 3.123).

가시아래근은 옆으로누운 자세에서 운동할 팔을 다른 손으로 고정하여 바깥돌림하며 운동할 수 있다(그림 3.124).

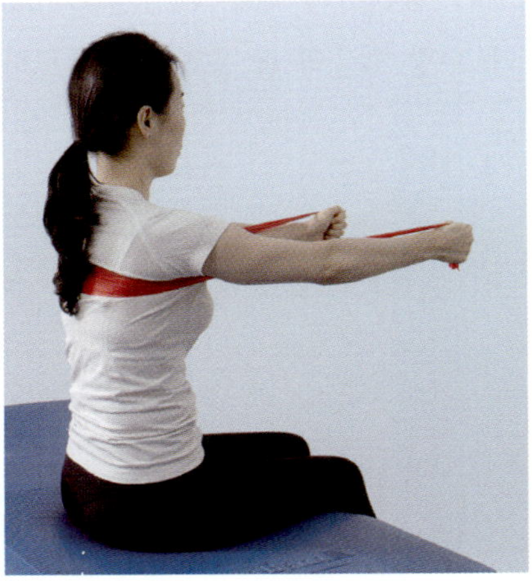

그림 3.123 앞톱니근 강화 운동

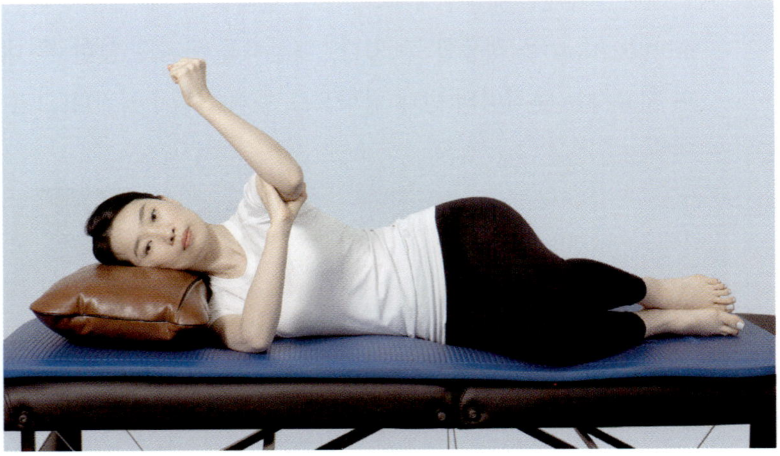

그림 3.124 가시아래근 강화 운동

4) KEMA 관리

표 3.13 어깨뼈 바깥돌림-모음 유형 요약

잘못된 정렬	손상	KEMA 관리
• 감소된 어깨뼈사이 너비(width) • 감소된 어깨뼈 각도 • 증가된 빗장뼈 각도	• 우세한 등세모근, 마름근 • 약화된 앞톱니근 • 어깨 가쪽돌림 또는 벌림 동안 어깨뼈 모음 발생 • 어깨뼈사이(interscapular) 통증	• 등세모근, 마름근 스트레칭 • 앞톱니근, 가시아래근 강화 • 운동조절 훈련; 어깨 벌림 또는 바깥돌림하는 동안 어깨뼈 모음 피함(avoid)

13. 어깨뼈 올림 유형

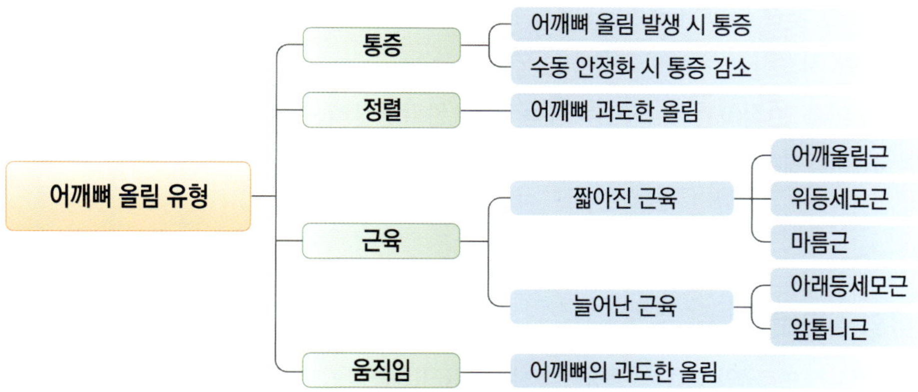
어깨뼈 올림 유형
통증
어깨뼈 올림 발생 시 통증
수동 안정화 시 통증 감소
정렬
어깨뼈 과도한 올림
근육
짧아진 근육
어깨올림근
위등세모근
마름근
늘어난 근육
아래등세모근
앞톱니근
움직임
어깨뼈의 과도한 올림

그림 3.125 어깨뼈 올림 유형 진단 분류

1) 분류 기준

(1) 통증 및 증상

어깨뼈 올림 유형(scapular elevation type)의 통증은 주로 과도한 어깨뼈 올림과 관련된 통증이다. 어깨뼈 올림에 작용하는 위등세모근과 어깨올림근의 근막통증이 가장 흔한 통증 양상이며, 팔을 올릴 때 과도한 어깨 올림이 발생하고 통증이 발생한다. 위등세모근의 과도한 수축으로 목 뒤에 있는 신경이 압박되어 두통이 나타나기도 하며, 어깨뼈사이 통증도 발생할 수 있다.

(2) 정렬 검사

어깨뼈 전체가 올림되어 있으며 어깨뼈가 T2-T7 분절보다 위에 위치하게 된다. 빗장뼈는 안쪽보다 가쪽이 더 높다.

(3) 근육 검사

어깨뼈 올림에 관여하는 위등세모근과 어깨올림근의 단축을 확인한다. 또한 마름근도 어깨뼈 올림에 작용함으로 단축되어 있을 수 있다. 아래등세모근의 약화가 생길 수 있기 때문에 근력 검사를 실시한다. 어깨뼈 내림에 작용하는 앞톱니근 아래 섬유의 근력 약화가 있을 수 있고, 물건을 들어 올릴 때 위팔두갈래근의 약화가 있어 이를 보상하기 위해 어깨뼈 올림을 유발할 수 있다.

(4) 움직임 검사

어깨 굽힘 검사를 시행하여 다음을 검사한다. 정상적인 어깨뼈는 어깨관절을 굽힘하는 동안 약간의 올림은 발생하나 과도하게 나타나서는 안되며, 어깨 움직임 끝범위에서 어깨뼈가 약간 내림, 뒤쪽 기울임, 모음이 되어야 한다. 하지만 어깨뼈 올림 유형 대상자는 어깨관절을 굽힘하는 동안 과도한 어깨뼈 올림이 관찰된다.

(5) 확인 검사

어깨관절을 굽힘하는 동안 어깨뼈 올림을 막기 위해 치료사가 수동적으로 어깨뼈를 제한시키면, 대상자는 통증이 경감되며 치료사는 저항을 느낀다. 인간공학적(ergonomic) 측면에서 어깨뼈 올림을 막기 위해 작업 테이블 높이를 조절하거나 들기를 하는 동안 위팔두갈래근을 사용하도록 훈련하면 대상자는 통증이 경감되는 것을 확인할 수 있다.

2) 분류

(1) 어깨뼈 올림 유형 진단 분류

어깨뼈 올림 유형의 기여 요인으로는 통증, 정렬, 근육 및 움직임 검사의 결과 등이 있다. 평가항목 7개 중 4개 이상 양성이면(60% 이상) 어깨뼈 올림 유형으로 분류한다(표 3.14).

표 3.14 어깨뼈 올림 유형 진단 분류표

기여 요인	검사 내용	반응
통증	어깨뼈 올림이 동반된 움직임 시 통증	양성/음성
정렬	어깨뼈가 T2-T7 위에 위치함	양성/음성
근육	앞톱니근(G등급 이하)	양성/음성
	아래등세모근(G등급 이하)	양성/음성
	위등세모근 길이	양성/음성
	어깨올림근 길이	양성/음성
움직임	어깨 굽힘 검사	양성/음성

(2) 진단에 따른 중증도 평가

어깨뼈 올림 유형으로 분류된 경우에 중증도 분류를 위해 수행된다. 통증 요인(20점)은 시각상사척도를 이용한다. 해당되는 통증 점수 영역에 따라 점수가 부여된다. 정렬 요인(20점)은 어깨뼈 정렬 상태에 따라 양성반응인 경우마다 점수가 부여된다. 어깨뼈 올림 유형을 유발할 수 있는 근육들의 근력 및 근육 길이 검사 결과에 따라 양성반응인 경우마다 각각 점수가 부여된다(30점). 움직임 요인(30점)은 아래 표에 제시된 움직임 검사의 결과에 따라 양성반응인 경우마다 각각 점수가 부여된다(표 3.15).

표 3.15 어깨뼈 올림 유형의 진단에 따른 중증도 평가표

<table>
<tr><th>기여 요인</th><th colspan="3">통증 점수(VAS)</th><th>점수</th></tr>
<tr><td rowspan="3">통증
(20)</td><td colspan="3">1~3</td><td>10</td></tr>
<tr><td colspan="3">4~7</td><td>15</td></tr>
<tr><td colspan="3">8~10</td><td>20</td></tr>
<tr><td rowspan="3">정렬
(20)</td><td colspan="3">정렬 상태</td><td>점수</td></tr>
<tr><td colspan="3">전체 어깨뼈 올림</td><td>10</td></tr>
<tr><td colspan="3">안쪽에 비해 가쪽 빗장뼈가 더 높음</td><td>10</td></tr>
<tr><td rowspan="7">근육
(30)</td><td>근육</td><td>검사</td><td>검사의 양성반응</td><td>점수</td></tr>
<tr><td>앞톱니근</td><td rowspan="3">근력 검사</td><td>G등급 이하</td><td>5</td></tr>
<tr><td>아래등세모근</td><td>G등급 이하</td><td>5</td></tr>
<tr><td>위팔이두근</td><td>G등급 이하</td><td>5</td></tr>
<tr><td>위등세모근</td><td rowspan="3">근육 길이 검사</td><td>단축</td><td>5</td></tr>
<tr><td>어깨올림근</td><td>단축</td><td>5</td></tr>
<tr><td>마름근</td><td>단축</td><td>5</td></tr>
<tr><td rowspan="2">움직임
(30)</td><td colspan="3">검사의 양성반응</td><td>점수</td></tr>
<tr><td colspan="3">어깨 굽힘 검사</td><td>30</td></tr>
<tr><td colspan="4">총점</td><td>100</td></tr>
</table>

3) 중재

(1) 움직임 교육

인간공학적 측면에서 작업하는 동안 어깨뼈 올림을 예방하기 위하여 작업패턴을 바꾸거나 테이블 높이를 바꾼다. 팔을 올리는 동안 어깨뼈의 과도한 올림을 막기 위해서 생체피드백(biofeedback)을 사용해서 운동조절 훈련을 시행한다. 들기(lifting)를 하는 동안 위팔두갈래근을 사용을 강조하여 어깨뼈가 올라가지 않도록 훈련시킨다.

① 네발기기 자세

손바닥으로 바닥을 밀어 어깨뼈가 가슴우리에 붙게 만든 다음 턱을 당겨 시작 자세를 취하게 교육한다. 그 후 어깨뼈의 위치를 유지하도록 하며 목을 천천히 좌 · 우로 돌려 끝범위에서 유지하며 위등세모근과 어깨올림근의 자가 스트레칭 운동을 교육한다(그림 3.126).

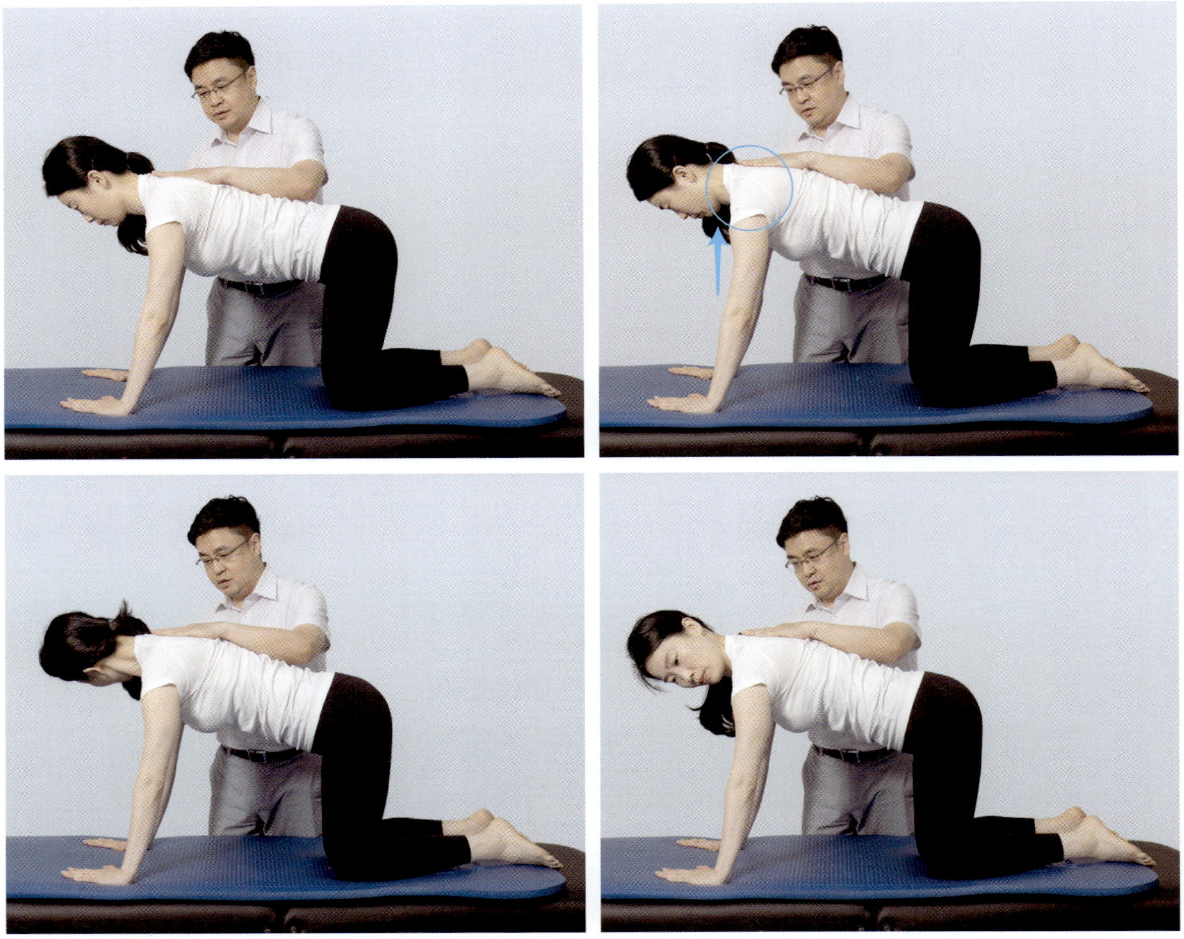

그림 3.126 위등세모근과 어깨올림근 자가 스트레칭 교육

② 선 자세

선 자세에서 팔을 들어 올릴 때 의도적으로 어깨를 올리지 않도록 교육한다. 팔을 들어 올릴 때 어깨에 벨트를 걸고 팔을 올리는 동작을 실시하는 것을 추천한다(그림 3.127).

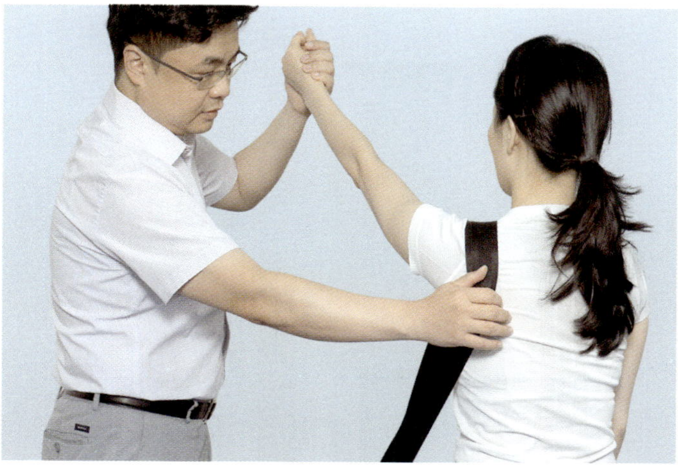

그림 3.127 벨트를 이용한 훈련

(2) 움직임 교육을 위한 도수 관리

① 근육 스트레칭

i) 위등세모근 스트레칭

위등세모근 스트레칭은 대상자를 엎드려 놓은 후, 스트레칭할 근육 쪽으로 목을 돌림시킨다. 치료사는 한 손으로 어깨뼈를 고정하며 다른 손으로 위등세모근을 스트레칭한다(그림 3.128).

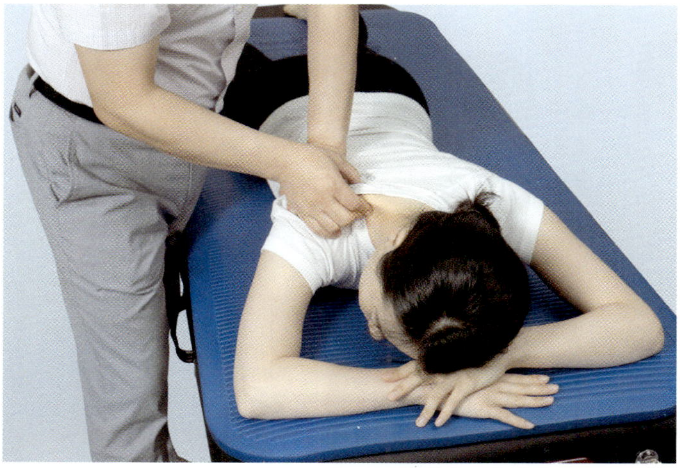

그림 3.128 위등세모근 스트레칭

ii) 어깨올림근 스트레칭

어깨올림근의 스트레칭은 네발기기 자세에서 뒤쪽락킹 후 어깨뼈를 고정하며 목을 반대쪽으로 회전하며 스트레칭을 실시한다. 이때 목을 반대쪽 돌림과 함께 약간 굽힘하면 효율적인 스트레칭 운동이 될 수 있다(그림 3.129).

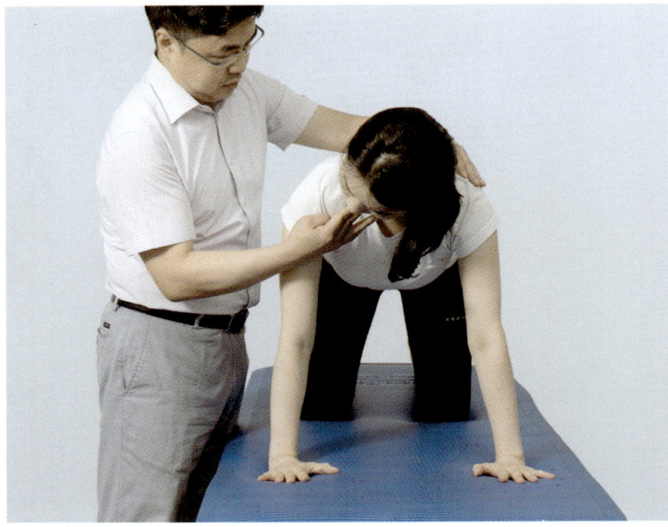

그림 3.129 어깨올림근 스트레칭

② 근력 강화

앞톱니근, 아래등세모근, 위팔두갈래근 근력 강화 운동을 시행한다. 위팔두갈래근의 근력 강화 운동 시 어깨뼈가 위로 올라가는 것을 막기 위해 그림과 같이 위팔을 고정하며 운동하는 것을 추천한다(그림 3.130).

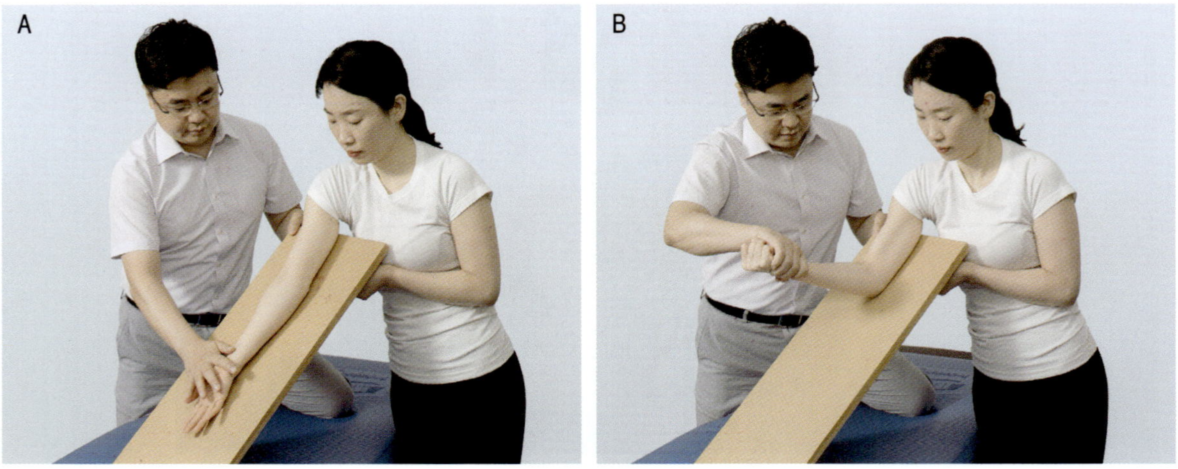

그림 3.130 위팔두갈래근 운동. A: 시작 자세, B: 끝 자세

4) KEMA 관리

표 3.16 어깨뼈 올림 유형 요약

잘못된 정렬	손상	KEMA 관리
• 감소된 어깨뼈 경사(slope) • 올림된 어깨뼈	• 우세한 어깨올림근, 위등세모근, 마름근 • 약화된 아래등세모근, 앞톱니근 • 들기를 하는 동안 앞톱니근과 아래등세모근에 비해 우세한 위등세모근 • 위등세모근, 어깨올림근 통증 • 어깨뼈사이 통증	• 위등세모근, 어깨올림근 스트레칭 • 앞톱니근, 아래등세모근, 위팔두갈래근 강화 • 운동조절 훈련; 과도한 어깨뼈 올림 피함

14. 날개어깨뼈 유형

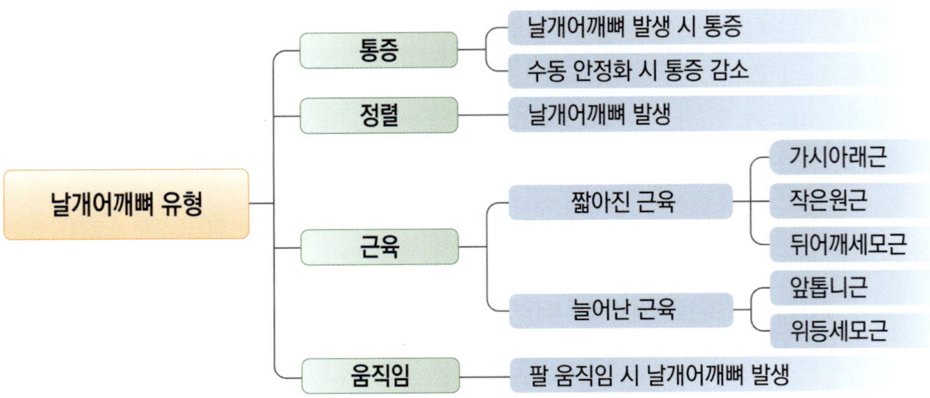

그림 3.131 날개어깨뼈 유형 진단 분류

1) 분류 기준

(1) 통증 및 증상

날개어깨뼈 유형(scapular winging type)은 팔을 올리고 내릴 때 어깨뼈의 안쪽모서리가 뜨는 날개어깨뼈 발생과 관련하여 통증이 발생한다. 주로 통증은 불충분한 어깨뼈 위쪽돌림으로 인한 앞쪽 오목위팔관절 충돌과 관련한다. 능동적으로 어깨를 120° 이상 굽힘할 수 없고, 심한 날개어깨뼈의 증상이 나타나면 긴가슴신경(long thoracic nerve)의 신경병증(neuropathy)으로 인해 앞톱니근이 탈신경화(denervation)된 것을 의미한다. 통증은 치료사가 대상자의 날개어깨뼈를 수동적으로 교정해주면 감소하거나 없어진다.

(2) 정렬 검사

어깨뼈의 안쪽모서리가 뜨는 비정상 정렬을 보인다(그림 3.132). 날개어깨뼈를 유발할 수 있는 구조적 변형으로는 뒤굽음에 의한 등뼈 굽힘 기형(thoracic flexion deformity), 척주옆굽음증(scoliosis)에 의한 갈비뼈의 돌출, 편평한 등뼈, 역도선수같이 무거운 팔, 둥근어깨(round shoulder) 등이 있다. 상지에 웨이트 트레이닝을 많이 하였거나 안정 시 어깨의 경사가 증가된 사람들에게서 나타나는 날개어깨뼈를 동반한 오목위팔관절 벌림 그리고 어깨뼈가 수평면에서 30° 이상 안쪽돌림된 경우도 날개어깨뼈의 비정상 정렬과 관련이 있다.

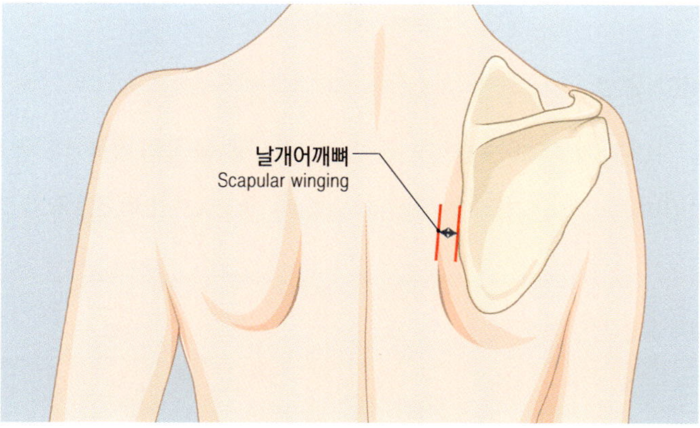

그림 3.132 날개어깨뼈

(3) 근육 검사

앞톱니근과 위등세모근의 근력은 우 등급 이하의 근력을 보이며 어깨위팔근육(scapulohumeral muscle)은 단축되어 있다. 앞톱니근과 위등세모근의 불충분한 활동은 가슴우리에 어깨뼈를 유지하지 못하게 한다. 어깨관절 굽힘/올림 자세로부터 돌아오는 동안 날개어깨뼈가 발생하는 것과 이에 통증이 발생하는 것은 앞톱니근의 편심성 조절(eccentric control)이 불충분함을 의미한다. 어깨관절 안쪽돌림을 하는 동안 날개어깨뼈가 관찰되면 어깨위팔근육의 단축을 나타낸다.

(4) 움직임 검사

어깨 굽힘 검사, 어깨 벌림 검사, 편심성 팔 내림 검사를 시행하여 다음을 검사한다. 정상적인 어깨뼈는 어깨관절을 굽힘, 벌림, 어깨관절 굽힘/벌림 자세로부터 원위치하는 동안 어깨뼈에는 어떠한 날개어깨뼈도 나타나서는 안되며, 어깨관절 굽힘/벌림 끝범위에서 약간의 뒤기울임이 발생한다. 날개어깨뼈 유형 대상자는 어깨관절 굽힘/벌림을 하는 동안 어깨뼈의 안쪽모서리가 뜨는 것을 관찰할 수 있으며, 어깨관절 굽힘/벌림되어 있는 자세에서 다시 원위치로 내릴 때 180~90°로 폄되는 첫 반쯤의 운동에서 명백한 날개어깨뼈가 나타난다. 날개어깨뼈는 벌림에서 원위치로 돌아올 때보다 굽힘 자세에서 제자리로 돌아갈 때 더 과도하게 나타나는 양상을 보인다.

(5) 확인 검사

어깨관절 굽힘, 벌림, 편심성 내리기를 하는 동안, 날개어깨뼈를 막기 위하여 치료사가 수동적으로 어깨뼈를 제한시키면 대상자는 통증이 경감되며 치료사는 저항을 느낀다. 편심성 내리기를 하는 동안 날개어깨뼈가 발생할 때 팔꿈치관절 굽힘을 통한 팔의 지렛대 길이를 감소시키면 통증이 경감되는 것을 확인할 수 있다.

2) 분류

(1) 날개어깨뼈 유형 진단 분류

날개어깨뼈 유형의 기여 요인으로는 통증, 정렬, 근육 및 움직임 검사의 결과 등이 있다. 평가항목 9개 중 5개 이상 양성이면(60% 이상) 날개어깨뼈 유형으로 분류한다(표 3.17).

표 3.17 날개어깨뼈 유형 진단 분류표

기여 요인	검사 내용	반응
통증	날개어깨뼈가 동반된 움직임 시 통증	양성/음성
정렬	어깨뼈 안쪽모서리가 뜸	양성/음성
근육	앞톱니근(G등급 이하)	양성/음성
	위등세모근(G등급 이하)	양성/음성
	가시아래근 길이	양성/음성
	어깨세모근 길이	양성/음성
움직임	어깨 굽힘 검사	양성/음성
	어깨 벌림 검사	양성/음성
	편심성 팔 내림 검사	양성/음성

(2) 진단에 따른 중증도 평가

날개어깨뼈 유형으로 분류된 경우에 중증도 분류를 위해 수행된다. 통증 요인(20점)은 시각상사척도를 이용한다. 해당되는 통증 점수 영역에 따라 점수가 부여된다. 정렬 요인(30점)은 어깨뼈 정렬 상태에 따라 구분하여 평가하며, 각각의 요인이 몇 개 확인되는지에 따라 점수가 부여된다. 날개어깨뼈 유형을 유발할 수 있는 근육들의 근력 및 근육 길이 검사 결과에 따라 양성반응인 경우마다 각각 점수가 부여된다(20점). 움직임 요인(30점)은 아래 표에 제시된 움직임 검사의 결과에 따라 양성반응인 경우마다 각각 점수가 부여된다(표 3.18).

표 3.18 날개어깨뼈 유형의 진단에 따른 중증도 평가표

<table>
<tr><th>기여 요인</th><th colspan="3">통증 점수(VAS)</th><th>점수</th></tr>
<tr><td rowspan="3">통증
(20)</td><td colspan="3">1~3</td><td>10</td></tr>
<tr><td colspan="3">4~7</td><td>15</td></tr>
<tr><td colspan="3">8~10</td><td>20</td></tr>
<tr><td rowspan="3">정렬
(30)</td><td colspan="3">정렬 상태</td><td>점수</td></tr>
<tr><td colspan="3">어깨뼈 안쪽모서리의 뜸</td><td>20</td></tr>
<tr><td colspan="3">척주뒤굽음증, 척주옆굽음증, 둥근어깨 등의 구조적 변형이 있음</td><td>10</td></tr>
<tr><td rowspan="5">근육
(20)</td><td>근육</td><td>검사</td><td>검사의 양성반응</td><td>점수</td></tr>
<tr><td>앞톱니근</td><td rowspan="2">근력 검사</td><td>G등급 이하</td><td>5</td></tr>
<tr><td>위등세모근</td><td>G등급 이하</td><td>5</td></tr>
<tr><td>가시아래근, 작은원근</td><td rowspan="2">근육 길이 검사</td><td>단축</td><td>5</td></tr>
<tr><td>어깨세모근</td><td>단축</td><td>5</td></tr>
<tr><td rowspan="4">움직임
(30)</td><td colspan="3">검사의 양성반응</td><td>점수</td></tr>
<tr><td colspan="3">어깨 굽힘 검사</td><td>10</td></tr>
<tr><td colspan="3">어깨 벌림 검사</td><td>10</td></tr>
<tr><td colspan="3">편심성 팔 내림 검사</td><td>10</td></tr>
<tr><td colspan="4">총점</td><td>100</td></tr>
</table>

3) 중재

(1) 움직임 교육

① 선 자세

반복적으로 팔을 머리 위로 올리는 동작이나 무거운 물건을 드는 동작을 피하도록 교육한다. 편심성 팔 내리기(eccentric arm lowering)를 하는 동안 날개어깨뼈가 발생하지 않도록 교육한다(그림 3.133).

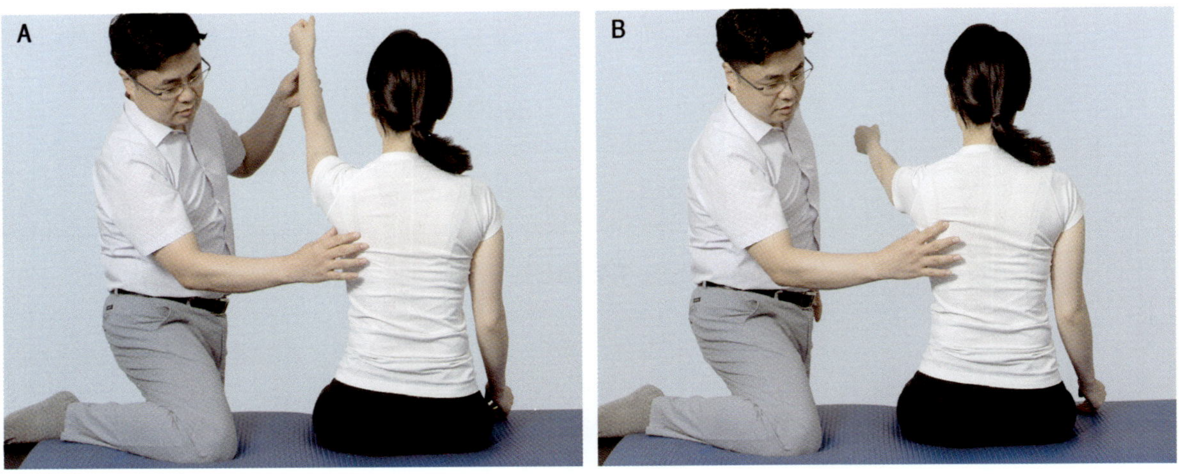

그림 3.133 **편심성 팔 내리기 교육.** A: 시작 자세, B: 끝 자세

② 네발기기 자세

네발기기 자세에서 앞쪽락킹(forward rocking)하는 동안 어깨뼈가 중립 자세를 유지하도록 하고, 이때 날개어깨뼈를 유발하는 과도한 부하(load)가 가해지지 않도록 한다(그림 3.134).

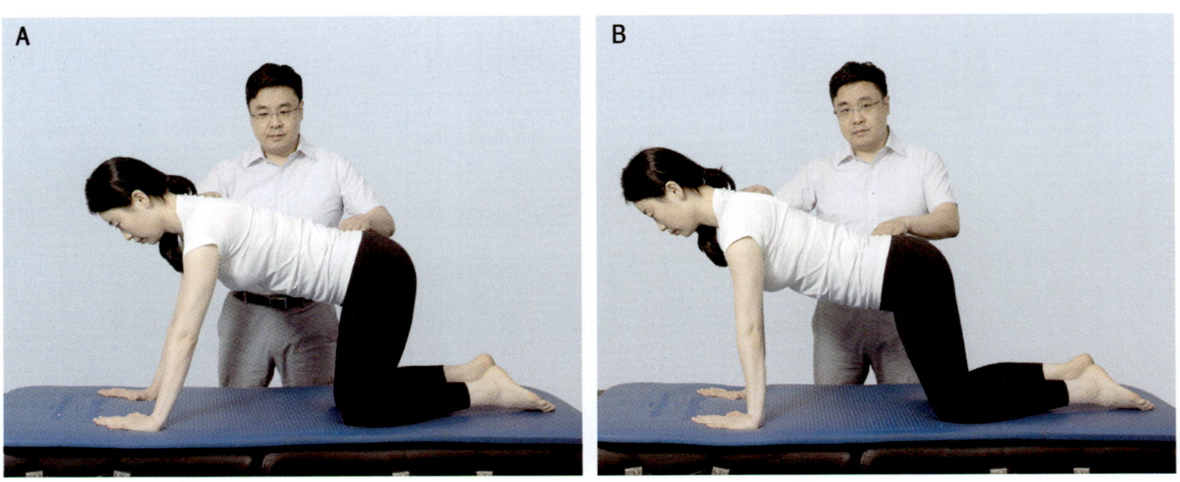

그림 3.134 **앞쪽락킹 교육.** A: 시작 자세, B: 끝 자세

(2) 움직임 교육을 위한 도수 관리

① 근육 스트레칭

가시아래근, 작은원근, 어깨세모근 스트레칭을 시행한다.

② 근력 강화

앞톱니근과 위등세모근의 근력 강화 운동을 시행한다. 특히 앞톱니근의 경우, 근육의 작용을 위해 치료 밴드(theraband)를 이용하여 움직임 조절 훈련을 실시한다.

4) KEMA 관리

표 3.19 날개어깨뼈 유형 요약

잘못된 정렬	손상	KEMA 관리
• 어깨뼈 안쪽모서리의 돌출(prominence)	• 우세하고 단축된 어깨위팔근육들 • 약화된 앞톱니근, 위등세모근 • 어깨관절 굽힘과 원위치하는 동안 날개어깨뼈	• 어깨위팔근육 스트레칭 • 앞톱니근, 위등세모근 강화 • 편심성 조절 훈련; 팔 내리기

PART 2 오목위팔관절

15. 오목위팔관절 KEMA 진단 분류

오목위팔관절의 KEMA 진단 분류는 위팔뼈 앞쪽 미끄러짐, 위쪽 미끄러짐, 안쪽돌림 그리고 오목위팔관절 저운동성 유형으로 분류된다.

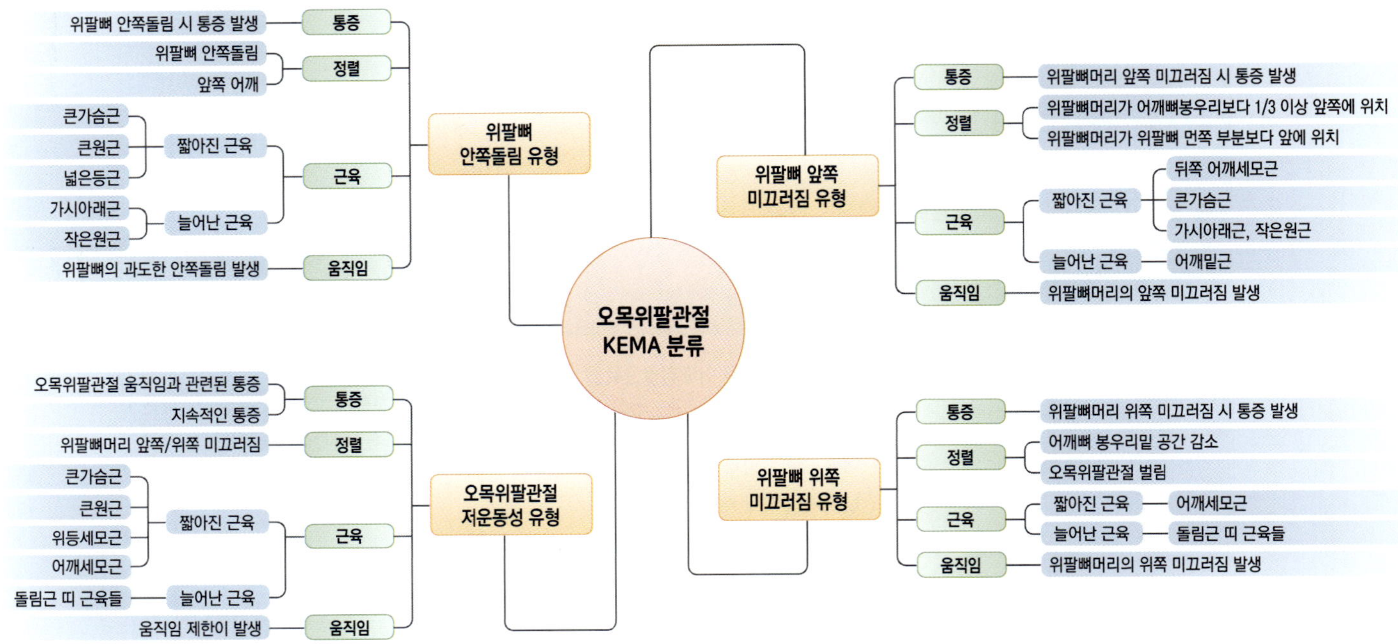

그림 3.135 오목위팔관절 KEMA 분류 체계

1) 분류 기준

오목위팔관절(glenohumeral joint)의 KEMA 분류 체계에서 생각해야 할 일차적인 문제는 어깨를 움직일 때 위팔뼈의 비정상적인 미끄러짐 움직임과 안쪽돌림 등으로 일어나는 오목위팔관절 주위의 통증이다. 대상자가 능동적으로 어깨의 움직임을 시행할 때 위팔뼈의 머리가 앞 또는 위로 미끄러져 통증을 유발하거나, 어깨관절이 안쪽돌림되어 오목위팔관절 주위의 물렁조직 끼임이 발생하여 통증이 유발된다. 또한 어깨 움직임의 모든 방향으로 저운동성이 발견되는 경우도 오목위팔관절 KEMA 분류 체계에 포함한다.

비록 어깨뼈 동작 손상이 동시에 있을 수 있지만, 통증의 일차 원인은 어깨뼈의 접시오목(glenoid)에서 위팔뼈머리의 운동손상이다. 대상자가 위팔뼈의 운동손상을 교정하거나 대상자가 능동적으로 운동을 실시하는 동안 치료사가 손으로 손상을 교정하면 증상이 감소되거나 없어진다. 예를 들어, 어깨관절 굽힘을 하는 동안 치료사가 안쪽돌림 유형 대상자들에게 가쪽돌림을 보조해 주면 통증이 감소된다. 이러한 교정이 통증을 없애거나 감소시키기 때문에 치료적 프로그램의 초점은 이 손상을 교정하는 것이다.

(1) 통증 및 증상

위팔뼈의 움직임 손상과 관련한 통증은 주로 위팔뼈의 비정상적인 움직임으로 인해 발생한다. 특히, 오목위팔관절의 순간돌림중심경로(path of instantaneous center of rotation, PICR)가 손상되어 위팔뼈머리가 어깨를 움직일 때 앞, 위로 움직여 주변 조직과 끼임이 발생되거나 불안정성이 유발되는 경우가 많다. 다음은 오목위팔관절 KEMA 분류 체계에서 고려해야 하는 통증들이다.

① 위팔두갈래근 힘줄염 Biceps Tendinitis

어깨관절의 움직임 시 위팔뼈머리가 앞 또는 위로 미끄러져 위팔두갈래근의 긴갈래와 끼임으로 인해 나타나는 힘줄염이다. 날카롭고, 찝히는 통증은 어깨관절을 굽힘 또는 가쪽돌림하는 동안 어깨뼈봉우리의 앞면, 가쪽, 뒷면에 주위에서 보통 나타난다. 통증은 어깨세모근의 닿는곳까지 전이되기도 한다.

② 오목위팔관절 끼임 증후군 Glenohumeral Impingement

어깨관절 움직임 시 오목위팔관절의 안쪽돌림에 의해 위팔뼈의 머리와 봉우리밑 공간이 좁아져 발생되는 끼임 증후군을 의미한다. 안쪽돌림과 같은 불수의적 오목위팔관절 동작은 봉우리밑 공간의 조직들의 미세손상을 유발할 수 있다.

③ 위팔뼈 앞쪽 아탈구

위팔뼈의 앞쪽 미끄러짐은 위팔뼈 앞쪽 아탈구의 유발요인이다.

④ 위팔뼈 불안정

어깨관절이 움직이는 동안 위팔뼈의 앞쪽 미끄러짐이 발생하여 오목위팔관절의 앞쪽 불안정성을 유발할 수 있다.

⑤ 가시위근 힘줄염

위팔뼈의 위쪽 미끄러짐으로 인하여 위팔뼈 위쪽에 있는 가시위근 힘줄에 끼임이 발생하여 이 증상이 유발될 수 있다. 통증은 어깨 가쪽 부위에 발생할 수 있다.

⑥ 봉우리밑 공간 활액막염

위팔뼈의 비정상적인 미끄러짐과 오목위팔관절 안쪽돌림과 같은 움직임으로 봉우리밑 공간이 좁아져 활액막염을 유발할 수 있다.

⑦ 유착성 관절주머니염

어깨관절의 저운동성과 관련한 유착성 관절주머니염이 발생할 수 있다.

(2) 정렬 검사

오목위팔관절의 정상 정렬을 기준으로 검사를 실시한다. 위팔뼈의 머리는 봉우리의 앞쪽 1/3 안쪽에 위치하여야 한다. 이를 넘어간 경우 앞쪽 미끄러짐의 발생을 의심한다. 봉우리밑 공간의 정상 간격은 1cm이어야 하며, 이 공간이 좁아진 경우 위쪽 미끄러짐의 발생을 의심한다. 위팔뼈는 선 자세에서 안쪽돌림과 바깥돌림이 아닌 중립 자세로 유지되어야 하며, 시상면에서 추선은 위팔뼈의 몸통에 평행해야 한다.

(3) 근육 검사

오목위팔관절의 KEMA 분류에서는 위팔뼈머리의 과도한 미끄러짐을 유발하는 근육과 과도한 미끄러짐이 일어나지 않도록 하는 근육의 기능에 대하여 검사한다.

위팔뼈머리의 돌림 축은 움직임 전반에 걸쳐 접시오목 안에 중심이 위치할 수 있도록 비교적 일정하게 유지되어야 한다. 그러므로 위팔뼈머리를 뒤, 아래쪽으로 이동시키는 돌림근 띠 근육들은 어깨세모근, 큰가슴근, 넓은등근, 큰원근에 의해 위팔뼈머리가 앞, 위쪽으로 강하게 당겨지는 것을 억제해야만 하고, 부리봉우리인대나 봉우리에 위팔뼈 큰결절의 끼임을 방지하기 위해 위팔뼈를 가쪽돌림해야만 한다.

(4) 움직임 검사

오목위팔관절의 움직임 검사는 어깨관절의 움직임 시 위팔뼈머리의 움직임 손상을 확인한다. 어깨 움직임 시 위팔뼈머리의 앞쪽 미끄러짐, 위쪽 미끄러짐, 안쪽돌림 등을 검사한다. 오목위팔관절 움직임 검사에는 어깨 굽힘 검사, 어깨 벌림 검사, 어깨 폄 조절 검사, 어깨 안쪽돌림 검사, 어깨 바깥돌림 검사(shoulder external rotation test) 등을 포함한다.

(5) 기타 검사

오목위팔관절의 KEMA 분류에서는 운동손상이 발생될 때 치료사가 수동적으로 위팔뼈의 움직임을 보조하면 증상이 감소된다. 이러한 방법으로 오목위팔관절의 KEMA 분류를 확진할 수 있다.

16. 위팔뼈 앞쪽 미끄러짐 유형

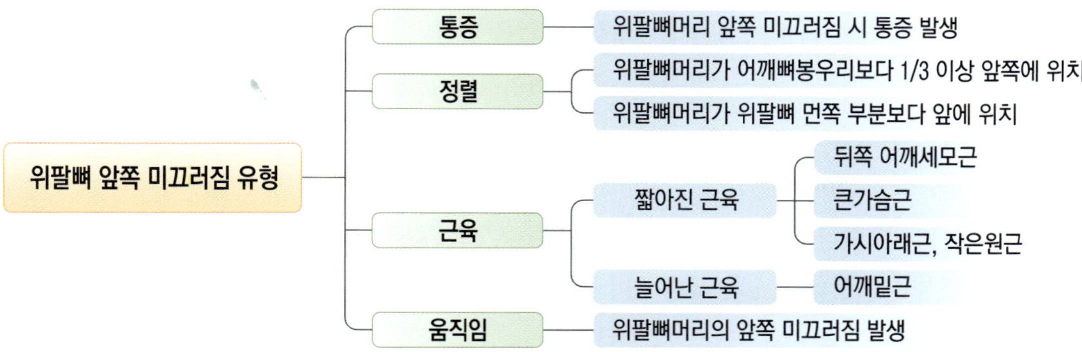
위팔뼈 앞쪽 미끄러짐 유형
통증
위팔뼈머리 앞쪽 미끄러짐 시 통증 발생
정렬
위팔뼈머리가 어깨뼈봉우리보다 1/3 이상 앞쪽에 위치
위팔뼈머리가 위팔뼈 먼쪽 부분보다 앞에 위치
근육
짧아진 근육
뒤쪽 어깨세모근
큰가슴근
가시아래근, 작은원근
늘어난 근육
어깨밑근
움직임
위팔뼈머리의 앞쪽 미끄러짐 발생

그림 3.136 위팔뼈 앞쪽 미끄러짐 유형 진단 분류

1) 분류 기준

(1) 통증 및 증상

통증이 어깨관절의 앞쪽 또는 앞안쪽(anteromedial aspect)에 존재하며 오목위팔관절 안쪽돌림, 어깨관절 과도한 폄, 수평 모음에 의해 증가한다. 특히 80~180° 어깨관절 굽힘 시 통증이 증가한다. 통증은 위팔두갈래근 힘줄 몸쪽부 1/3을 따라 있을 수 있으며, 팔꿈치관절 굽힘에 대해 손으로 저항을 주거나 팔꿈치관절을 굽힘하고 어깨관절 벌림 시 그리고 오목위팔관절 가쪽돌림했을 때 통증이 증가하는 양상을 보인다.

다른 증상들로는 위팔두갈래근 힘줄염, 앞/뒤쪽 오목위팔관절 끼임, 앞쪽 아탈구와 관련되어 있을 수 있다.

(2) 정렬 검사

해부학적 자세에서 몇 가지 정렬 손상을 관찰할 수 있다. 먼저 어깨가 전체적으로 앞쪽으로 나와 보인다. 위팔뼈의 머리는 봉우리의 앞쪽 1/3 안쪽에 위치하여야 한다. 이를 넘어간 경우 앞쪽 미끄러짐의 발생을 의심한다. 또한 위팔뼈머리는 위팔뼈 먼쪽 부위보다 앞에 위치한다. 위팔뼈머리가 어깨뼈 접시오목에 비해 앞쪽에 위치하기 때문에 어깨뼈봉우리 뒤쪽 밑이 약간 들어가 있는 것을 확인할 수 있다.

(3) 근육 검사

어깨밑근의 근력이 우 등급 이하의 근력을 보이며 뒤어깨세모근, 큰가슴근, 가시아래근, 뒤관절주머니는 단축되어 있다.

위팔뼈 앞쪽 미끄러짐 유형(humeral anterior glide type)에 기여하는 근육손상 요소는 어깨밑근보다 우세한 큰가슴근, 작은원근보다 우세한 뒤어깨세모근 그리고 가시아래근과 작은원근의 단축이 있다. 어깨밑근이 큰가슴근에 대항할 수 없을 만큼 길어지거나 약화되면 앞쪽 관절주머니가 신장된다. 그 결과 큰 가슴근의 수축은 위팔뼈머리의 앞쪽 미끄러짐에 기여하게 된다. 뒤어깨세모근이 작은원근에 비해 우세한 결과 어깨관절을 가쪽돌림하는 동안 위팔뼈머리를 앞으로 미끄러지게 하는데 기여하게 된다. 가시아래근과 작은원근의 단축은 뒤쪽 관절주머니의 뻣뻣함에 기여하므로 위팔뼈머리의 뒤쪽미끄러짐을 방해한다. 그 결과 위팔 앞쪽 미끄러짐 유형 대상자의 상대적 유연성과 뻣뻣함 손상은 앞쪽 관절주머니가 위쪽 관절주머니 또는 오목위팔관절 가쪽돌림근육보다 상대적으로 더 유연함으로 나타난다.

(4) 움직임 검사

어깨 굽힘 검사, 어깨 벌림 검사, 어깨 가쪽돌림 검사를 시행하여 다음을 검사한다. 정상적인 오목위팔관절의 움직임은 위팔뼈를 움직이는 동안 위팔뼈머리는 어깨뼈의 접시오목에 유지되며 축 움직임이 일어나야 한다. 하지만 위팔뼈 앞쪽 미끄러짐 유형 대상자는 여러 움직임 검사 시 위팔뼈머리가 앞으로 미끄러져 돌출되는 양상을 보인다. 위팔뼈머리 앞쪽 미끄러짐 운동은 어깨관절을 90° 벌림한 상태에서 어깨관절을 돌림하는 동안 쉽게 촉진이 가능하다.

(5) 확인 검사

바로누운 자세에서 어깨관절을 안쪽돌림하는 동안 잘못된 순간돌림중심경로를 확인할 수 있다. 엎드린 자세에서 안쪽돌림하는 동안 위팔뼈머리의 앞쪽 미끄러짐은 안쪽돌림근육들이 짧아진 상태에서 약화된 것을 나타내며, 어깨관절을 가쪽돌림하는 동안 위팔뼈머리의 앞쪽 미끄러짐은 뒤세모근이 우세하다는 것을 나타낸다. 어깨관절 굽힘, 벌림, 가쪽돌림하는 동안 치료사가 위팔뼈머리를 뒤쪽 미끄러짐할 수 있도록 교정시켜 주면, 대상자는 증상이 경감되며 치료사는 저항을 느낀다.

2) 분류

(1) 위팔뼈 앞쪽 미끄러짐 유형 진단 분류

위팔뼈 앞쪽 미끄러짐 유형의 기여 요인으로는 통증, 정렬, 근육 및 움직임 검사의 결과 등이 있다. 평가 항목 9개 중 6개 이상 양성이면(60% 이상) 위팔뼈 앞쪽 미끄러짐 유형으로 분류한다(표 3.20).

표 3.20 위팔뼈 앞쪽 미끄러짐 유형 진단 분류표

기여 요인	검사 내용	반응
통증	위팔뼈 앞쪽 미끄러짐이 동반된 움직임 시 통증	양성/음성
정렬	위팔뼈 정렬 상태 검사(위팔뼈머리가 어깨뼈봉우리보다 1/3 이상 앞쪽에 위치)	양성/음성
근육	어깨밑근(G등급 이하)	양성/음성
	중간등세모근(G등급 이하)	양성/음성
	뒤어깨세모근 길이	양성/음성
	큰가슴근 길이	양성/음성
움직임	어깨 굽힘 검사	양성/음성
	어깨 벌림 검사	양성/음성
	어깨 가쪽돌림 검사	양성/음성

(2) 진단에 따른 중증도 평가

위팔뼈 앞쪽 미끄러짐 유형으로 분류된 경우에 중증도 분류를 위해 수행된다. 통증 요인(20점)은 시각상사척도를 이용한다. 해당되는 통증 점수 영역에 따라 점수가 부여된다. 정렬 요인(20점)은 위팔뼈 정렬 상태 따라 양성인 경우마다 각각 점수가 부여된다. 위팔뼈 앞쪽 미끄러짐 유형을 유발할 수 있는 근육들의 근력 및 근육 길이 검사 결과에 따라 양성반응인 경우마다 각각 점수가 부여된다(30점). 움직임 요인(30점)은 아래 표에 제시된 움직임 검사의 결과에 따라 양성반응인 경우마다 각각 점수가 부여된다(표 3.21).

표 3.21 위팔뼈 앞쪽 미끄러짐 유형의 진단에 따른 중증도 평가표

<table>
<tr><th>기여 요인</th><th colspan="3">통증 점수(VAS)</th><th>점수</th></tr>
<tr><td rowspan="3">통증
(20)</td><td colspan="3">1~3</td><td>10</td></tr>
<tr><td colspan="3">4~7</td><td>15</td></tr>
<tr><td colspan="3">8~10</td><td>20</td></tr>
<tr><td rowspan="5">정렬
(20)</td><th colspan="3">정렬 상태</th><th>점수</th></tr>
<tr><td colspan="3">어깨가 앞으로 나옴</td><td>5</td></tr>
<tr><td colspan="3">위팔뼈머리가 어깨뼈봉우리보다 1/3이상 앞쪽에 위치</td><td>5</td></tr>
<tr><td colspan="3">위팔뼈머리가 먼쪽 위팔뼈보다 더 앞쪽으로 나와 있는 경우</td><td>5</td></tr>
<tr><td colspan="3">어깨뼈봉우리 뒤쪽에 움푹 패인 자국이 있음</td><td>5</td></tr>
<tr><td rowspan="5">근육
(30)</td><th>근육</th><th>검사</th><th>검사의 양성반응</th><th>점수</th></tr>
<tr><td>어깨밑근</td><td>근력 검사</td><td>G등급 이하</td><td>15</td></tr>
<tr><td>뒤어깨세모근</td><td rowspan="3">근육 길이 검사</td><td>단축</td><td>5</td></tr>
<tr><td>큰가슴근</td><td>단축</td><td>5</td></tr>
<tr><td>가시아래근</td><td>단축</td><td>5</td></tr>
<tr><td rowspan="4">움직임
(30)</td><th colspan="3">검사의 양성반응</th><th>점수</th></tr>
<tr><td colspan="3">어깨 굽힘 검사</td><td>10</td></tr>
<tr><td colspan="3">어깨 벌림 검사</td><td>10</td></tr>
<tr><td colspan="3">어깨 가쪽돌림 검사</td><td>10</td></tr>
<tr><th colspan="4">총점</th><td>100</td></tr>
</table>

3) 중재

(1) 움직임 교육

① 선 자세

먼저 팔꿈치로 기대는 습관이나 손을 몸 뒤로 가져가는 습관은 위팔뼈 앞쪽 미끄러짐을 악화시키는 자세이므로 자제하도록 교육한다. 특히 위팔뼈머리를 과도하게 앞으로 나오게 하는 잘못된 스트레칭을 피하도록 교육한다(그림 3.137).

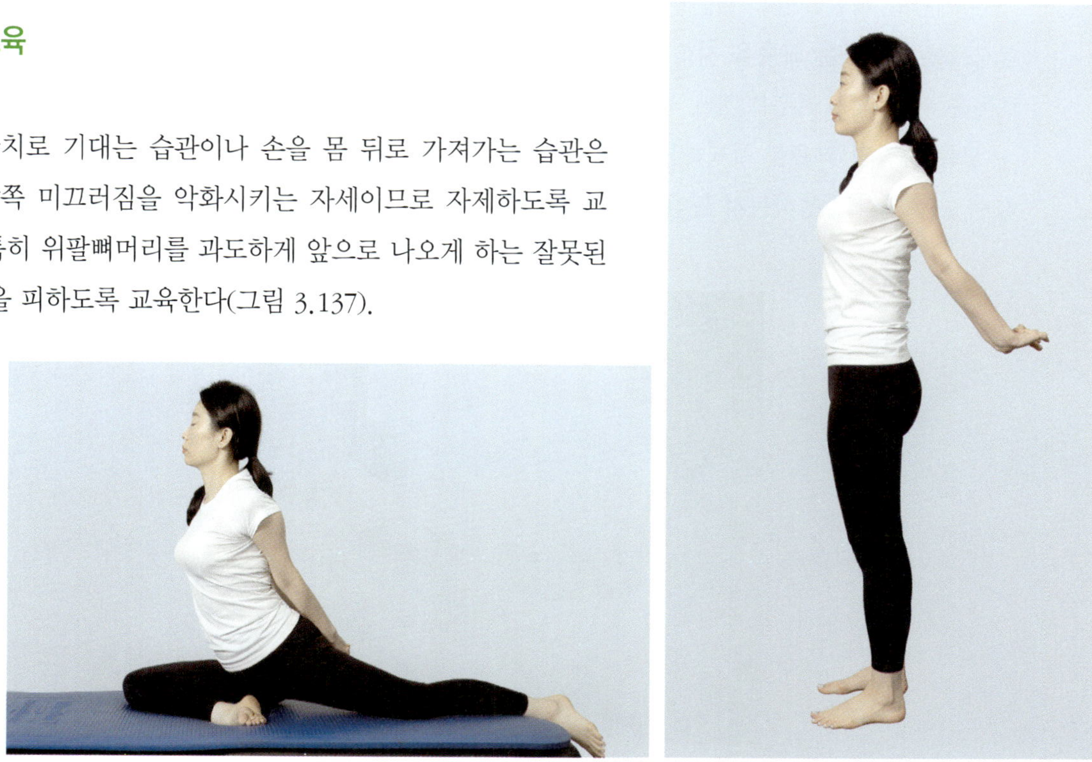

그림 3.137 위팔뼈 앞쪽 미끄러짐 대상자가 피해야 할 자세 및 스트레칭 운동

위팔뼈머리의 앞쪽 미끄러짐을 교정하기 위하여 대상자는 벽을 기대고 서서 어깨관절과 팔꿈치관절을 90° 굽힌 자세에서 반대쪽 팔로 팔꿈치관절을 잡고, 수평 모음(horizontal adduction) 쪽으로 팔을 수동적으로 당긴다(그림 3.138).

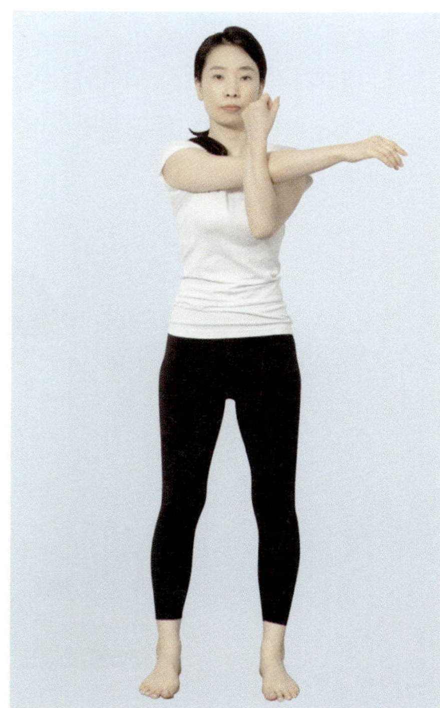

그림 3.138 위팔뼈 앞쪽 미끄러짐 교정

어깨관절 바깥돌림을 하는 동안 뒤어깨세모근의 동원(recruitment)을 감소시키기 위해서 순간돌림중심경로를 유지하는 교육을 시행한다(그림 3.139). 이러한 교육은 선 자세에서 시행하는 것뿐만 아니라 바로누운 자세, 엎드려누운 자세 등 다양한 자세에서 시행하는 것을 추천한다.

모든 움직임 교육을 시행하는 동안 어깨뼈의 보상움직임이 일어나는지 관찰하고, 특히 어깨뼈 안쪽돌림 유형 손상이 발생하는지 확인한다.

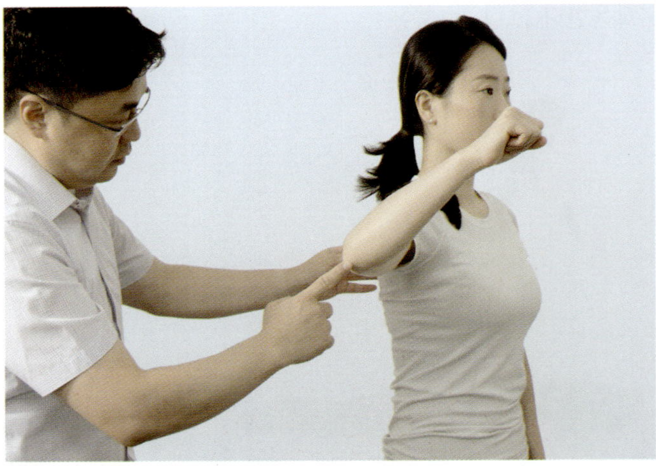

그림 3.139 순간돌림중심경로 유지 훈련

② 네발기기 자세

네발기기 자세에서 뒤쪽락킹하는 동안 엉덩관절을 사용하기 보다는 팔을 이용하여 뒤쪽으로 밀도록 교육한다. 이때 미는 힘은 위팔뼈머리가 뒤쪽 미끄러짐되도록 돕는다(그림 3.140).

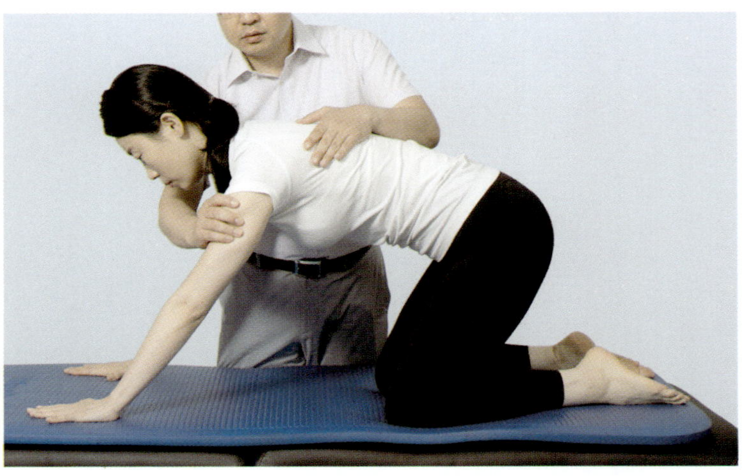

그림 3.140 위팔뼈머리 뒤쪽 미끄러짐을 강조하는 뒤쪽락킹

(2) 움직임 교육을 위한 도수 관리

① 관절가동술

위팔뼈 앞쪽 미끄러짐 유형 대상자에게 치료사는 위팔뼈머리의 뒤쪽 방향으로 관절가동술을 적용한다(그림 3.141). 이는 짧아진 뒤쪽 관절주머니를 늘려주는 효과와 함께 어깨뼈 머리 뒤쪽 미끄러짐을 촉진하는 효과가 있다.

또한 멀리건의 움직임을 동반한 관절가동술(mobilization with movement)을 사용할 수 있다(그림 3.142). 대상자의 위팔뼈머리에 치료벨트를 위치시켜 뒤로 관절가동술을 적용하여 팔을 올리도록 하며 적용시킬 수 있다.

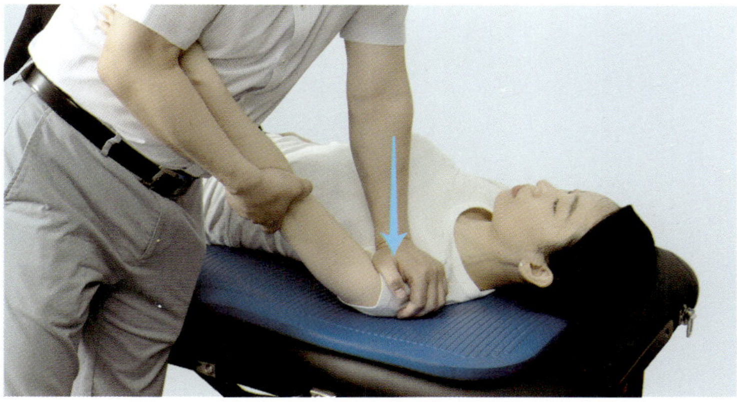

그림 3.141 위팔뼈머리 뒤쪽 활주

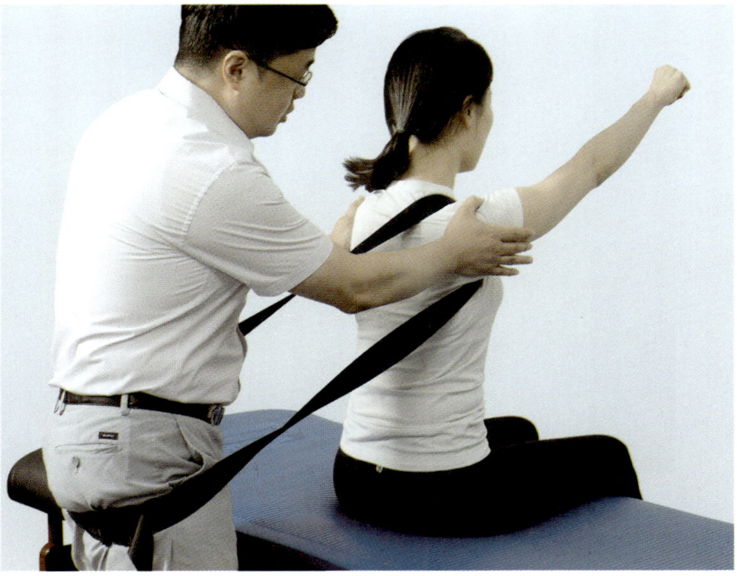

그림 3.142 움직임을 동반한 관절가동술(MWM)

② 근육 스트레칭

뒤어깨세모근, 큰가슴근, 가시아래근 스트레칭을 시행한다. 뒤어깨세모근은 엎드려누운 자세에서 스트레칭 쪽 팔을 몸통을 가로질러 수평 모음되도록 스트레칭한다(그림 3.143).

큰가슴근은 바로누운 자세에서 대상자의 팔을 바깥돌림시킨 후 135° 벌림 방향으로 펌하며 스트레칭한다. 이때 치료사의 다른 손으로 대상자의 큰가슴근을 마사지하면 효과가 증가한다(그림 3.144).

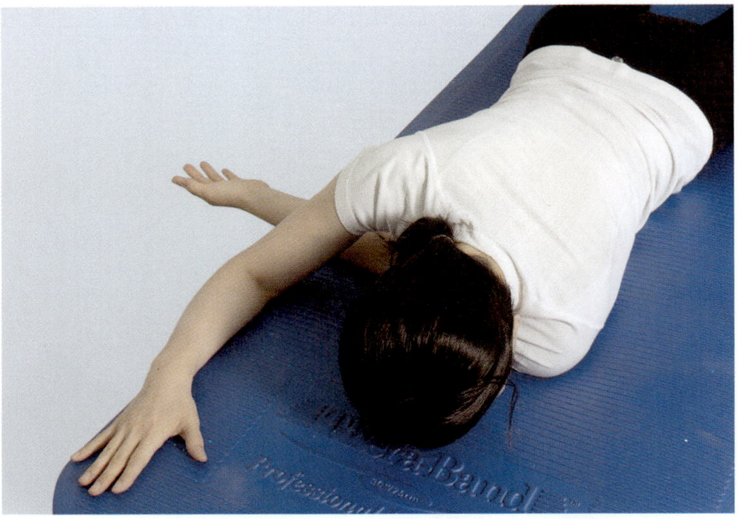

그림 3.143 뒤어깨세모근 스트레칭

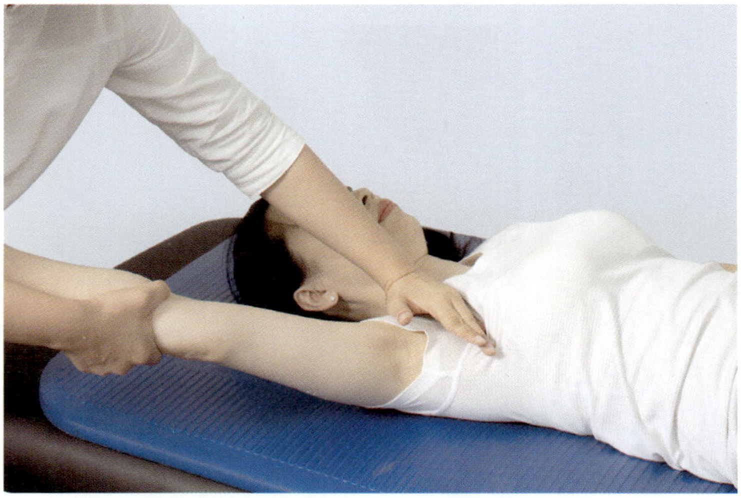

그림 3.144 큰가슴근 스트레칭

③ 근력 강화

어깨밑근(subscapularis) 근력 강화 운동을 시행한다. 어깨밑근의 근력 강화는 우선 어깨밑근을 정교하게 동원할 수 있는 운동조절 훈련이 선행되어야 한다. 대상자가 선 상태로 치료사는 앞쪽의 큰가슴근과 뒤쪽의 넓은등근, 큰원근 등을 촉진하며, 안쪽돌림을 할 때 촉진된 큰 근육들의 동원 없이 움직임이 발생할 수 있도록 훈련한다(그림 3.145).

또 다른 방법으로 어깨뼈면으로 팔을 120° 올린 후 반대쪽 손으로 지지하며 안쪽돌림을 실시한다. 이때 어깨밑근으로만 안쪽돌림이 발생될 수 있도록 훈련한다(그림 3.146).

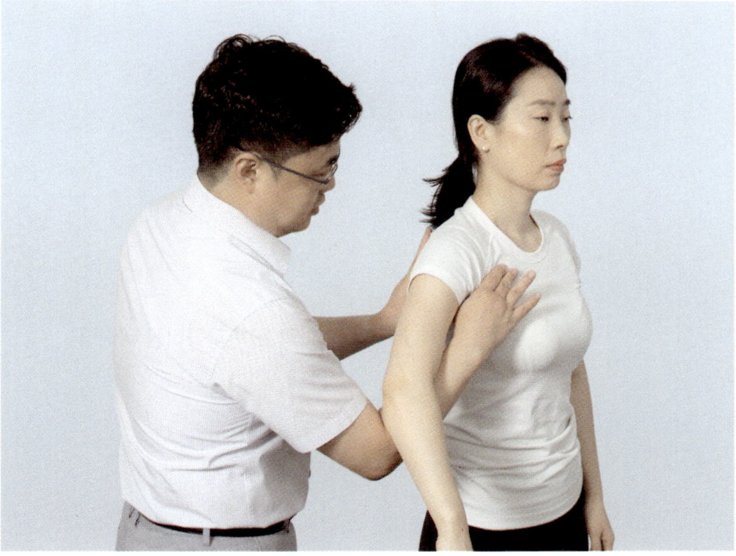

그림 3.145 어깨밑근 운동조절 훈련

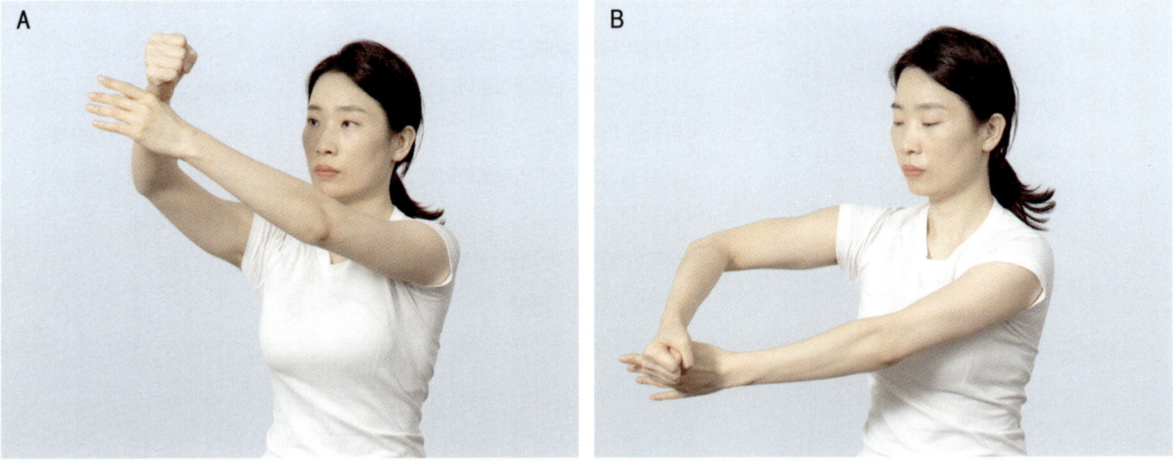

그림 3.146 어깨밑근 훈련. A: 시작 자세, B: 끝 자세

④ 테이핑 적용

앞쪽 관절주머니에 스트레스 감소를 위해서 위팔뼈머리가 뒤쪽으로 당겨지는 힘을 제공하도록 어깨뼈 앞쪽에 테이핑을 한다(그림 3.147).

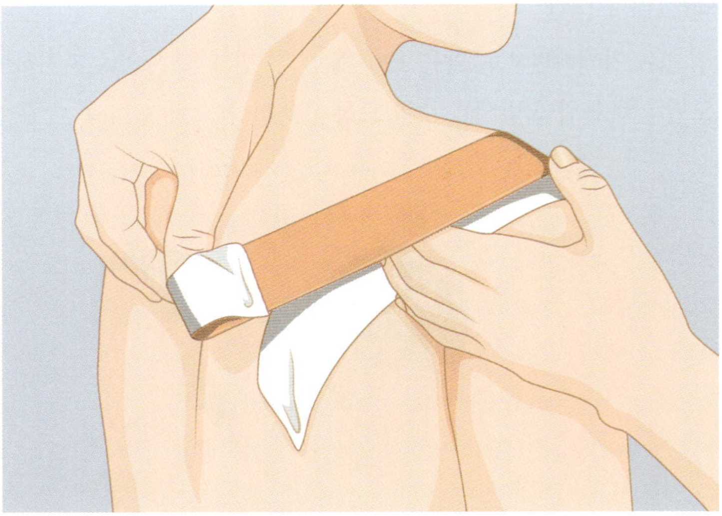

그림 3.147 어깨뼈 머리 뒤쪽 미끄러짐 테이핑

4) KEMA 관리

표 3.22 위팔뼈 앞쪽 미끄러짐 유형 요약

잘못된 정렬	손상	KEMA 관리
• 위팔뼈머리가 어깨뼈봉우리보다 1/3 이상 앞쪽에 위치 • 앞쪽 어깨(forward shoulder) • 팔꿈치로 기대는 자세 (lean with elbow) • 손이 몸 뒤쪽에 위치	• 우세한 뒤어깨세모근, 큰가슴근, 가시아래근, 뒤쪽 관절주머니 • 약화된 어깨밑근 • 어깨 움직임 동안 위팔뼈머리의 과도한 앞쪽 미끄러짐 • 오목위팔관절 끼임(앞/뒤쪽) • 위팔두갈래근 힘줄염	• 어깨뼈 위치 교정 • 뒤어깨세모근, 가시아래근, 뒤쪽 관절주머니 스트레칭 • 어깨밑근 강화 • PICR 교정

5) 케이스 스터디

(1) 병력 및 통증

46세의 백인 여성 물리치료사로, 두 달 전부터 오른쪽 어깨 위쪽, 앞쪽면에 통증이 있었다. 통증은 지속적이며 다양한 강도로 찌르고 쑤시는 느낌을 가진다고 하였다. 휴식 시 통증 강도는 구두숫자척도(verbal numeric pain scale)에서 1의 통증이며, 가장 심한 통증은 6이라고 하였다. 대상자는 두 달 전 에어로빅 자전거를 타면서 통증이 시작되어서 점차 커졌으며, 한 달 전에 자전거 타는 것을 멈추고 어깨통증에 대한 운동을 시작하였다. 하지만 그 운동은 통증을 완화시키는 것이 아니라 증가시켰다. 통증을 증가시키는 동작은 어깨를 옆으로 벌리고 바깥돌림했을 때보다 안쪽돌림 했을 때 더 심해졌으며, 시계알람을 끄기 위해서 어깨를 수평 모음했을 때 그리고 운전석 벨트를 매기 위해 어깨를 대각선으로 올릴 때 증상이 심해졌다. 그녀가 처음 클리닉에 방문했을 때 그녀는 우울증에 대한 약을 복용하고 있었지만 어깨 통증에 대한 약은 복용하지 않았었다. 그녀는 물리치료사로서 골다공증과 암에 걸린 사람들을 위한 운동 수업을 하고 있으며, 최근에도 림프부종 대상자들을 위한 붕대와 림프부종 마사지 중재치료를 지속적으로 하고 있다. 그녀는 피트니스 활동을 위해 러닝머신, 자전거, 스테어마스터(stairmaster), 일립티컬 머신(elliptical machine)을 매주 5회 45분씩 시행하였다. 그녀는 3~4년 전에 오른쪽 어깨 통증이 1회 있었으나 어깨운동으로 구성된 물리치료를 받고 호전되었다. 어깨나 척추 수술을 받은 적이 없으며 물리치료를 위한 목표는 오른쪽 어깨의 통증을 없애는 것이다. 과거력에서 얻은 정보를 토대로 볼 때 통증의 주된 호소는 통증의 위치가 어깨에 있고 어깨 움직임에 의해 생성되었기 때문에 운동시스템과 관련이 있는 것으로 보인다.

(2) 정렬 검사

오른쪽 어깨 정렬 검사 결과 위팔뼈머리가 앞쪽 이동, 휴식 시 어깨관절 폄, 어깨뼈 모음 및 앞쪽 기울임이 나타났다. 위팔뼈머리가 어깨뼈 봉우리에 비해 앞쪽으로 위치해 있고 어깨관절 폄은 위팔뼈 앞쪽 미끄러짐 유형의 전형적인 징후이다. 앞쪽으로 기울어진 어깨뼈는 짧거나 뻣뻣한 작은가슴근을 나타낸다.

(3) 근육 검사

바로누운 자세에서 어깨관절 안쪽돌림은 오목위팔관절의 뒤쪽 구조물 길이를 평가하기 위해 수행되었다. 뒤쪽 구조물은 뒤어깨세모근, 가시아래근, 작은원근, 뒤쪽 관절주머니를 포함한다. 뒤쪽 구조물이 짧아지면 팔을 머리 위로 들어 올리는 움직임 그리고 수평 모음 동안 충분한 뒤쪽 미끄러짐을 허용하지 않아 위팔뼈 앞쪽 미끄러짐에 기여한다고 여겨진다. 어깨관절 바깥쪽돌림 검사를 통해 오목위팔관절의 앞쪽 구조물 길이를 평가하였다. 앞쪽 구조물에는 큰가슴근 빗장뼈 부분, 어깨밑근, 앞쪽 관절주머니를 포함한다. 그녀의 어깨관절 바깥쪽돌림 움직임은 과도하였다. 과도한 어깨관절 바깥쪽돌림은 앞쪽 구조물의 느슨함을 나타내며, 팔 움직임을 하는 동안 위팔뼈머리의 과도한 앞쪽 미끄러짐을 허용한다는 것을 잠재적으로 나타낸다. 뒤쪽 구조물의 짧음과 앞쪽 구조물의 느슨함은 위팔뼈 앞쪽 미끄러짐 유형과 일치하는 결과이다. 위팔뼈 저운동성 유형은 모든 방향의 어깨관절 움직임제한이라는 기준 때문에 배제되었다.

Kendall이 제시한 기준에 따라, 앉은 자세에서 앞톱니근의 근력이 측정되었다. 그녀는 오른쪽 어깨를 검사할 때 통증이 있었지만, 통증이 미미하고 검사에는 영향을 주지 않는 것으로 보여 우 등급으로 결정하였다. 오른쪽 중간등세모근과 아래등세모근의 근력은 정상 등급이었으며, 이 결과는 어깨관절 굽힘을 하는 동안 불충분한 어깨뼈 위쪽돌림을 나타냈다. 중간등세모근 검사를 하는 동안 그녀가 선호하는 움직임 패턴은 어깨뼈 모음과 뒤쪽 기울임보다 과도한 오목위팔관절의 수평 벌림이었다. 이러한 움직임 패턴은 위팔뼈 앞쪽 미끄러짐 유형과 일치한다.

(4) 움직임 검사

선 자세에서 대상자가 선호하는 방법으로 어깨관절 굽힘을 시행했을 때 오른쪽에 통증을 유발하였고 어깨뼈 위쪽돌림 감소, 위팔뼈머리의 앞쪽 이동, 위팔뼈 안쪽돌림 증가가 관찰되었다. 어깨관절 굽힘을 하는 동안 검사자가 손으로 어깨뼈 움직임을 교정했을 때 통증은 감소하였다. 그 다음 검사자는 어깨움직임 동안에 어깨뼈 머리를 뒤쪽 방향으로 위치교정을 하였다. 위팔뼈머리의 뒤쪽 미끄러짐 제공은 어깨뼈 움직임 교정보다 통증을 더 많이 감소시켰다. 따라서 일차적 손상은 위팔뼈머리 앞쪽 이동으로 가정하였다. 하지만 위팔뼈 안쪽돌림 교정은 증상의 증가를 초래하였다. 따라서 어깨뼈 안쪽돌림은 진단의 가능성으로 간주되지 않았다. 어깨관절 굽힘 또는 어깨관절 굽힘에서 원위치 동안 날개어깨뼈 또는 기울임이 관찰되지 않았으므로 날개어깨뼈/어깨뼈 기울임 진단은 어려울 것 같았다. 어깨뼈 벌림 유형 진단 또한 대상자의 휴식 시 어깨뼈가 모음되어 있었고, 어깨관절 굽힘을 하는 동안 과도하게 벌림되지 않았기 때문에 가능성이 낮았다.

(5) KEMA 분류

검사 결과, 그녀는 위팔뼈 앞쪽 미끄러짐 유형과 어깨뼈 아래쪽돌림을 동반한 내림 유형을 가지고 있는 것으로 진단되었다.

17. 위팔뼈 위쪽 미끄러짐 유형

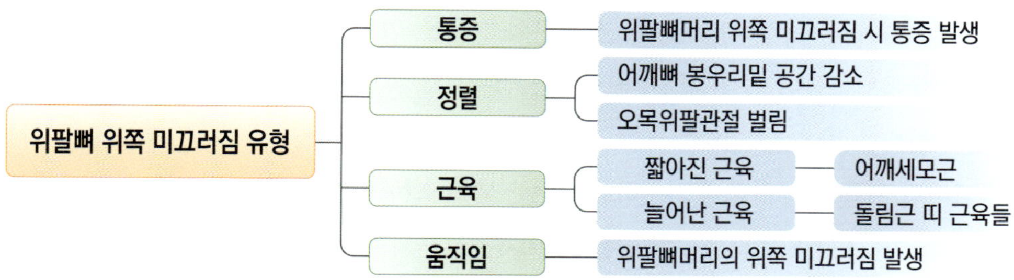

그림 3.148 위팔뼈 위쪽 미끄러짐 유형 진단 분류

1) 분류 기준

(1) 통증 및 증상

팔을 움직일 때 위팔뼈의 머리가 위쪽으로 미끄러져 어깨뼈 봉우리밑 공간의 구조물들이 찝히게 되어 통증이 나타나는 임상양상을 보인다. 오목위팔관절의 움직임 동안 어깨뼈봉우리의 앞쪽과 가쪽에 날카로운 통증이 나타난다.

(2) 정렬 검사

위팔뼈 위쪽 미끄러짐 유형(humeral superior glide type)에 기여할 만한 특별한 구조적 변형은 밝혀진 것은 없으며, 후천적 변형은 위로 올라간 어깨, 위팔뼈머리가 위쪽에 위치함, 어깨뼈 봉우리밑 공간 감소(정상적인 어깨뼈봉우리와 위팔뼈머리 사이의 거리는 약 9~10mm), 오목위팔관절 벌림 등이 있다. 어깨 높이가 정상일 경우 위팔뼈머리가 어깨뼈접시오목 위쪽에 위치하고 있고, 어깨뼈봉우리를 밀고 있는 것처럼 보인다. 어깨가 내림되어 있는 경우, 위팔뼈는 벌림되어 있으며 위팔뼈몸통(shaft of humerus)은 가슴우리 옆을 따라 위치하지 않는 것을 확인할 수 있다. 이때 어깨의 높이를 수동적으로 교정하면, 위팔뼈머리가 어깨뼈봉우리에 대하여 찝히는 것처럼 보인다.

(3) 근육 검사

돌림근 띠 근육들의 근력이 우 등급 이하의 근력을 보이며 어깨세모근은 단축되어 있다.

어깨세모근의 단축은 어깨뼈봉우리에 대하여 위팔뼈머리를 위쪽으로 당긴다. 만약 뒤쪽, 아래쪽, 가쪽 관절주머니 조직이 제한되어 있다면 어깨관절 굽힘과 벌림을 하는 동안 위팔뼈머리의 아래쪽 미끄러짐은 방해된다. 특히, 큰원근의 단축은 위쪽 미끄러짐을 초래할 수 있다. 오목위팔관절 가쪽돌림근들이 짧은 경우, 위팔뼈가 위쪽으로 당겨질 때 어깨뼈접시오목에 대하여 위팔뼈머리는 압박을 받을 수 있다.

위팔뼈머리 위쪽 미끄러짐에 기여하는 근육손상 요소는 위팔뼈 내림근에 비해 우세한 어깨세모근이다. 따라서 오목위팔관절을 벌림할 때 어깨세모근의 수축이 위팔뼈 내림근에 의해서 대항균형(counterbalanced)이 되지 못하고 위팔뼈머리의 위쪽 미끄러짐이 발생한다. 그 결과, 위팔뼈머리는 어깨뼈봉우리 또는 봉우리빗장인대에 끼임이 발생하게 된다. 만약 가시위근과 다른 위팔뼈 내림근들이 위쪽으로 당기는 것을 적절하게 대항작용(counteracting)을 한다면, 위팔뼈머리는 위쪽으로 미끄러지지 않을 것이다.

(4) 움직임 검사

어깨 굽힘 검사와 어깨 벌림 검사를 시행하여 다음을 검사한다. 정상적인 오목위팔관절의 움직임은 어깨관절이 움직이는 동안 돌림근 띠의 작용에 의해 위팔뼈머리가 아래쪽으로 내림되어야 한다. 위팔뼈 위쪽 미끄러짐 유형 대상자는 어깨관절 굽힘 및 벌림하는 동안 어깨뼈봉우리에 대하여 위팔뼈머리의 불충분한 아래쪽 미끄러짐이 관찰된다. 이 유형은 오목위팔관절을 벌림하는 동안 가장 명백하게 관찰되며, 종종 어깨뼈 아래쪽돌림 유형(scapular downward rotation type)과 동반된다.

(5) 확인 검사

치료사가 대상자의 위팔뼈머리에 수동적으로 아래쪽 미끄러짐을 적용했을 때 치료사는 저항을 느낀다.

팔의 지렛대 길이를 감소시키기 위하여 팔꿈치관절을 굽힘한 상태로 어깨관절 굽힘을 시행하다가 어깨관절 90~180°에서 팔꿈치관절을 다시 폄하면 대상자의 증상은 감소한다. 또한 위팔뼈머리의 위쪽 미끄러짐을 막기 위해서 대상자 손의 자뼈쪽(ulnar side)으로 벽을 밀어 올리면서 벽에 대하여 가벼운 압력을 준다. 이때 어깨관절의 가쪽돌림 정도를 증가시키면서 어깨관절을 굽힘하면 통증이 경감된다. 어깨세모근의 동원을 최소화하기 위하여 대상자가 팔꿈치관절을 90° 굽힘하고 어깨관절 벌림을 할 때 환자의 어깨에 힘을 빼도록 하면 증상이 감소되는 것을 확인할 수 있다.

2) 분류

(1) 위팔뼈 위쪽 미끄러짐 유형 진단 분류

위팔뼈 위쪽 미끄러짐 유형의 기여 요인으로는 통증, 정렬, 근육 및 움직임 검사의 결과 등이 있다. 평가 항목 6개 중 4개 이상 양성이면(60% 이상) 위팔뼈 위쪽 미끄러짐 유형으로 분류한다(표 3.23).

표 3.23 위팔뼈 위쪽 미끄러짐 유형 진단 분류표

기여 요인	검사 내용	반응
통증	위팔뼈머리 위쪽 미끄러짐이 동반된 움직임 시 통증	양성/음성
정렬	위팔뼈머리가 어깨뼈접시오목 위쪽에 위치	양성/음성
근육	어깨밑근(G등급 이하)	양성/음성
	가시위근(G등급 이하)	양성/음성
	어깨세모근 길이	양성/음성
움직임	어깨 굽힘 검사	양성/음성

(2) 진단에 따른 중증도 평가

위팔뼈 위쪽 미끄러짐 유형으로 분류된 경우에 중증도 분류를 위해 수행된다. 통증 요인(20점)은 시각상사척도를 이용한다. 해당되는 통증 점수 영역에 따라 점수가 부여된다. 정렬 요인(20점)은 위팔뼈 정렬상태 검사 결과에 따라 양성반응인 경우마다 각각 점수가 부여된다. 위팔뼈 위쪽 미끄러짐 유형을 유발할 수 있는 근육들의 근력 및 근육 길이 검사 결과에 따라 양성반응인 경우마다 각각 점수가 부여된다(30점). 움직임 요인(30점)은 아래 표에 제시된 움직임 검사의 결과에 따라 양성반응인 경우마다 각각 점수가 부여된다(표 3.24).

표 3.24 위팔뼈 위쪽 미끄러짐 유형의 진단에 따른 중증도 평가표

<table>
<tr><th>기여 요인</th><th colspan="3">통증 점수(VAS)</th><th>점수</th></tr>
<tr><td rowspan="3">통증
(20)</td><td colspan="3">1~3</td><td>10</td></tr>
<tr><td colspan="3">4~7</td><td>15</td></tr>
<tr><td colspan="3">8~10</td><td>20</td></tr>
<tr><td rowspan="5">정렬
(20)</td><td colspan="3">정렬 상태</td><td>점수</td></tr>
<tr><td colspan="3">위로 올라간 어깨</td><td>5</td></tr>
<tr><td colspan="3">위팔뼈머리가 어깨뼈접시오목 위쪽에 위치한 경우</td><td>5</td></tr>
<tr><td colspan="3">어깨뼈 봉우리밑 공간 감소</td><td>5</td></tr>
<tr><td colspan="3">위팔뼈가 벌림되어 있는 경우</td><td>5</td></tr>
<tr><td rowspan="5">근육
(30)</td><td>근육</td><td>검사</td><td>검사의 양성반응</td><td>점수</td></tr>
<tr><td>어깨밑근</td><td rowspan="3">근력 검사</td><td>G등급 이하</td><td>5</td></tr>
<tr><td>가시위근</td><td>G등급 이하</td><td>5</td></tr>
<tr><td>가시아래근, 작은원근</td><td>G등급 이하</td><td>5</td></tr>
<tr><td>어깨세모근</td><td>근육 길이 검사</td><td>단축</td><td>15</td></tr>
<tr><td rowspan="3">움직임
(30)</td><td colspan="3">검사의 양성반응</td><td>점수</td></tr>
<tr><td colspan="3">어깨 굽힘 검사</td><td>15</td></tr>
<tr><td colspan="3">어깨 벌림 검사</td><td>15</td></tr>
<tr><td colspan="4">총점</td><td>100</td></tr>
</table>

3) 중재

(1) 움직임 교육

① 선 자세

벽을 보고 선 자세에서, 팔을 벽에 대고 위팔뼈머리가 내림되도록 아래쪽으로 압력을 주고 밀어 올리면서 어깨관절을 굽힘한다(그림 3.149).

② 앉은 자세

위팔뼈 위쪽 미끄러짐을 막기 위해서 아래팔을 사용해서 기대지 않고, 앉아 있는 자세에서 움직이는 동안 두 손을 이용하여 아래로 미는 동작을 하지 않도록 교육한다(그림 3.150).

③ 엎드린 자세

순수한 오목위팔관절 돌림축에 집중하여 어깨밑근, 작은원근, 가시아래근만을 이용한 안쪽돌림과 가쪽돌림을 수행하도록 가르친다. 이때 위팔뼈머리의 위쪽 미끄러짐이 발생하지 않도록 교육한다.

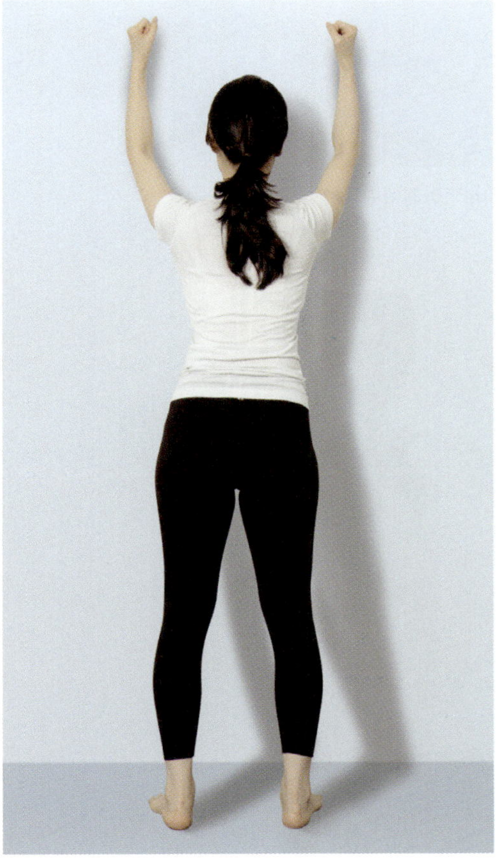

그림 3.149 위팔뼈머리 내림 훈련

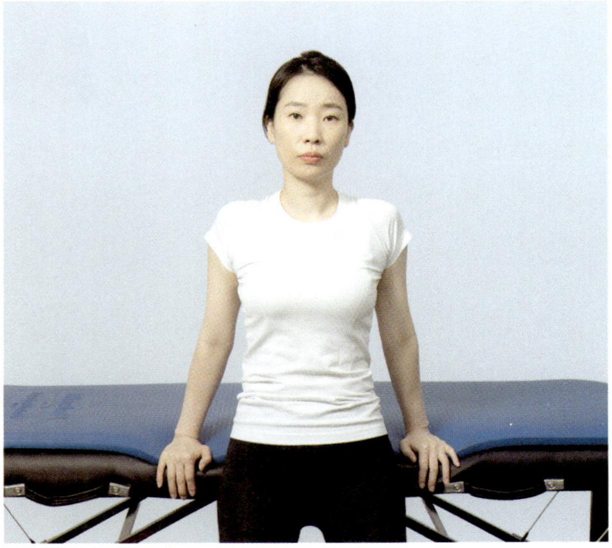

그림 3.150 위팔뼈 위쪽 미끄러짐 대상자가 피해야 할 동작

(2) 움직임 교육을 위한 도수 관리

① 관절가동술

위팔뼈머리의 아래쪽 미끄러짐을 위한 관절가동술을 실시한다(그림 3.151).

② 근육 스트레칭

중간어깨세모근 스트레칭을 시행한다(그림 3.152).

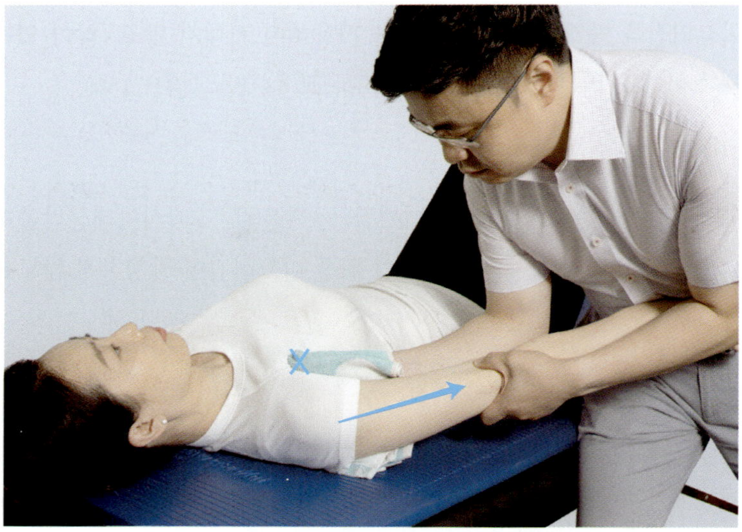

그림 3.151 위팔뼈머리 아래쪽 활주

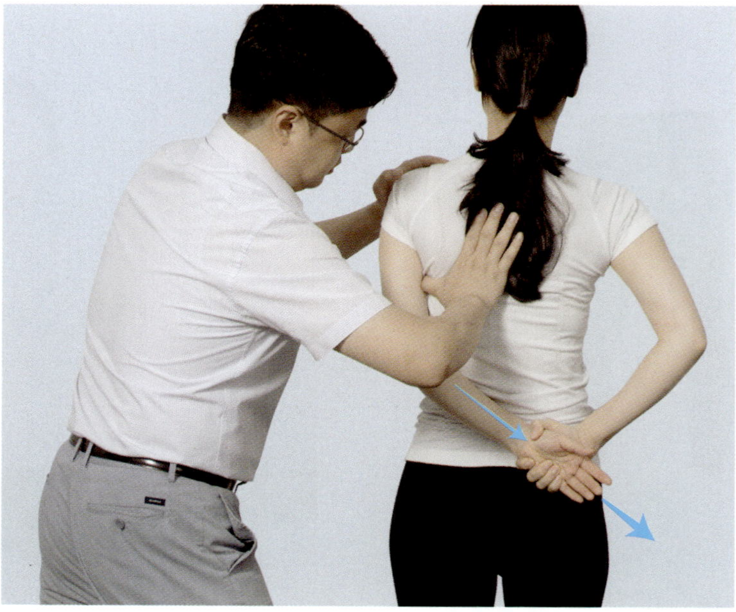

그림 3.152 중간어깨세모근 스트레칭

③ 근력 강화

어깨밑근, 가시위근, 가시아래근, 작은원근 등의 돌림근 띠 근력 강화 운동을 시행한다. 안쪽돌림과 바깥돌림의 훈련을 위해서 위팔을 몸통에 붙인 채로 치료밴드 등을 이용한 훈련을 추천한다(그림 3.153).

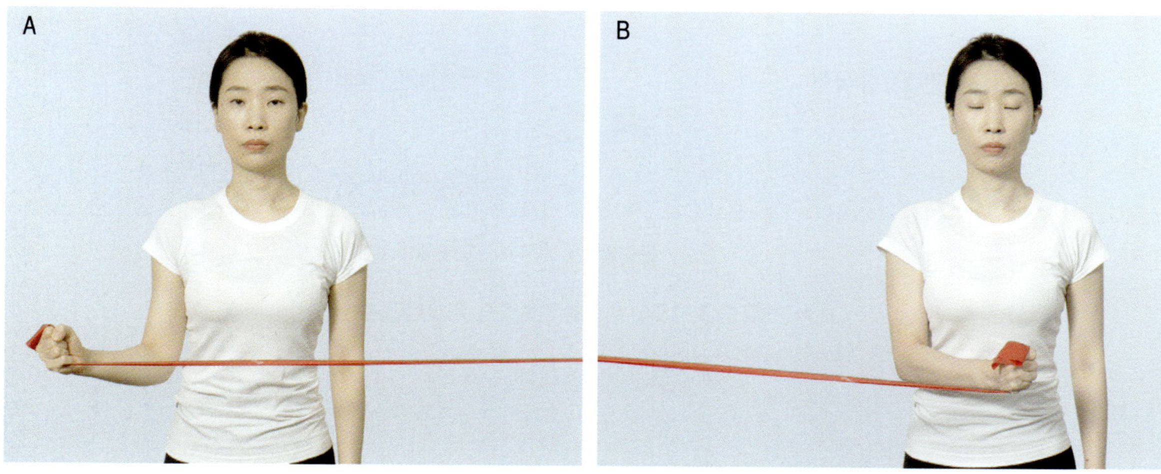

그림 3.153 돌림근 띠 강화 훈련. A: 바깥돌림, B: 안쪽돌림

4) KEMA 관리

표 3.25 위팔뼈 위쪽 미끄러짐 유형 요약

잘못된 정렬	손상	KEMA 관리
• 올림된 어깨 • 감소된 어깨뼈 봉우리밑 공간	• 우세한 어깨세모근 • 약화된 돌림근 띠 근육들 • 어깨 움직임 동안 불충분한 위팔뼈머리 아래쪽 미끄러짐 • 오목위팔관절 뻣뻣함 • 오목위팔관절 끼임(위쪽) • 가시위근 힘줄염	• 위팔뼈머리 아래쪽 미끄러짐 • 어깨세모근 스트레칭 • 돌림근 띠 강화 • 벽 운동; 손의 자뼈 쪽으로 벽을 밀어 올리기

18. 위팔뼈 안쪽돌림 유형

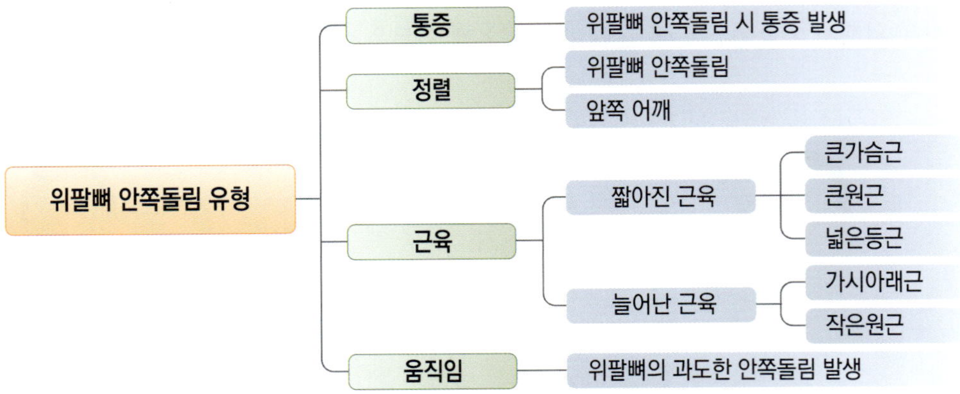

그림 3.154 위팔뼈 안쪽돌림 유형 진단 분류

1) 분류 기준

(1) 통증 및 증상

통증은 보통 어깨뼈봉우리 부위인 위팔뼈머리의 가쪽과 앞쪽에 나타나며, 어깨관절 굽힘 또는 벌림, 두 동작 모두 80~180° 사이에서 발생한다. 위팔뼈 가쪽돌림 부족은 어깨뼈봉우리 아래 구조물에 스트레스를 만들고, 이 부위에서 연부조직의 끼임을 유발한다. 끼임, 가시위근 힘줄병증, 어깨뼈봉우리아래(subacromial)/어깨세모근아래(subdeltoid) 윤활주머니염(bursitis), 위팔두갈래근 힘줄병증, 칼슘화 힘줄염(calcific tendinitis), 돌림근 띠 파열, 유착성 관절주머니염(adhesive capsulitis)의 초기 단계에 의한 증상은 위팔뼈 안쪽돌림 유형과 관련된 통증 발생을 의심할 수 있다.

(2) 정렬 검사

구조적 변형에는 넓은 골반, 좁은 어깨 등이 있다. 넓은 골반은 팔꿈치관절의 정상적인 운반각(carrying angle)보다 더 크게 만드는데 기여할 수 있으며, 운반각이 커지면 아래팔은 보통 엎침되고 오목위팔관절은 종종 안쪽돌림된다. 좁은 어깨도 동일한 이유로 위팔뼈 안쪽돌림에 기여할 수 있다. 후천적 손상에는 어깨가 앞-아래로 정렬된 경우, 서 있는 자세에서 팔꿈치머리(olecranon)는 가쪽을 향하고 팔오금(cubital fossa)은 안쪽을 향하고 있는 경우, 어깨뼈 벌림과 함께 위팔뼈 안쪽돌림된 경우, 어깨뼈 내림과 함께 실제적인 오목위팔관절은 모음된 경우 등이 있다.

(3) 근육 검사

가시아래근과 작은원근의 근력이 우 등급 이하의 근력을 보이며 큰가슴근, 큰원근, 넓은등근은 단축되어 있다.

오목위팔관절의 안쪽돌림근 단축은 가쪽돌림 범위를 제한할 수 있다. 큰가슴근의 단축은 보상적인 가슴우리(rib cage) 올림 또는 오목위팔관절 안쪽돌림이 없다면 오목위팔관절 굽힘 범위가 제한된다. 넓은등근 단축 또한 보상적인 허리뼈 폄 또는 위팔뼈 안쪽돌림이 없다면 오목위팔관절 굽힘 범위가 제한될 수 있다. 큰원근 역시 오목위팔관절 안쪽돌림근이기 때문에 하나의 요소가 될 수 있다. 오목위팔관절 가쪽돌림근의 경우, 항상 단축되는 것은 아니며 이들 근육에 단축이 있을 때는 어깨뼈 자세 결함이 동반된다. 단축을 평가하기 위해서 대상자는 누운 자세에서 어깨관절을 90° 벌림한 상태에서 안쪽돌림의 범위가 측정되며 최소한 70°가 되어야 한다.

위팔뼈 안쪽돌림 유형(humeral medial rotation type)에 기여하는 근육손상(muscle impairments) 요소는 오목위팔관절을 굽힘/벌림할 때 우세하게 작용하는 큰가슴근과 큰원근 그리고 어깨관절 폄 운동 시에 우세한 넓은등근을 포함한다. 큰원근의 단축과 우세를 가지고 있는 대상자는 대부분 위팔뼈 안쪽돌림이 지속적으로 유지하는 것이 요구되는 작업이나 스포츠에 참여한다. 그 예로는 톱질, 수상스키, 윈드서핑 등이 있다. 넓은등근의 작용이 우세하면 웨이트 트레이닝 장비(아래쪽으로 당기는 넓은등근)로 저항을 가하고 어깨관절 폄 운동을 실시한 후에 어깨관절이 굽힘 자세로 돌아올 때, 넓은등근의 우세한 활동 때문에 위팔뼈는 충분히 가쪽돌림되지 않을 수 있다. 위팔 가쪽돌림근의 단축 또는 뻣뻣함이 있는 경우, 어깨뼈의 내림 또는 기울임이 관찰될 수 있으며 운동범위의 마지막 범위에서 뻣뻣할 수 있다. 만약 어깨뼈 정렬을 교정하면, 가쪽돌림근이 단축된 것처럼 보이지 않는다. 비록 위팔뼈 안쪽돌림의 문제이지만, 가쪽돌림근들의 단축 또는 뻣뻣함으로 안쪽돌림 범위가 제한된다.

(4) 움직임 검사

어깨 굽힘 검사, 어깨 벌림 검사, 어깨 폄 조절 검사를 시행하여 다음을 검사한다. 정상적인 오목위팔관절의 움직임은 위팔뼈를 돌림하는 동안 돌림 축(axis of rotation)이 비교적 일정하게 유지되어야 하며, 어깨관절을 벌림하는 동안 위팔뼈는 가쪽돌림이 발생되어야 한다. 어깨관절을 굽힘하는 동안에는 위팔뼈의 안쪽돌림이 과도하게 발생되어서는 안된다. 위팔뼈 안쪽돌림 유형 대상자의 경우, 어깨관절을 굽힘할 때 위팔뼈의 가쪽돌림이 충분하지 않으며, 80~180° 범위에서 통증이 발생한다. 또한, 오목위팔관절 벌림/올림의 중간과 마지막 범위에서 안쪽돌림이 발견된다. 이 발견은 대상자가 팔꿈치관절을 굽힘하고 어깨관절을 굽힘할 때 가장 잘 관찰된다. 시상면(sagittal plane)에서 어깨관절을 굽힘할 때, 손상된 쪽의 팔꿈치관절이 반대쪽 팔보다 더 빨리, 더 많이 가쪽으로 이동하는 것을 관찰할 수 있다. 팔꿈치관절이 가쪽으로 이동하는 것은 위팔뼈가 안쪽돌림된다는 것을 의미한다.

(5) 확인 검사

어깨관절 굽힘, 벌림, 폄을 하는 동안 위팔뼈 가쪽돌림을 유지하면 대상자의 통증은 없어지거나 감소한다.

2) 분류

(1) 위팔뼈 안쪽돌림 유형 진단 분류

위팔뼈 안쪽돌림 유형의 기여 요인으로는 통증, 정렬, 근육 및 움직임 검사의 결과 등이 있다. 평가항목 7개 중 4개 이상 양성이면(60% 이상) 위팔뼈 안쪽돌림 유형으로 분류한다(표 3.26).

표 3.26 위팔뼈 안쪽돌림 유형 진단 분류표

기여 요인	검사 내용	반응
통증	위팔뼈 안쪽돌림이 동반된 움직임 시 통증	양성/음성
정렬	위팔뼈 정렬 검사(팔꿈치머리는 가쪽을 향하고 팔오금은 안쪽을 향하는 경우)	양성/음성
근육	가시아래근, 작은원근(G등급 이하)	양성/음성
	큰가슴근 길이	양성/음성
	큰원근 길이	양성/음성
움직임	어깨 굽힘 검사(80~180° 범위에서 불충분한 위팔뼈 가쪽돌림)	양성/음성
	어깨 벌림 검사(중간과 마지막 범위에서 안쪽돌림이 발생)	양성/음성

(2) 진단에 따른 중증도 평가

위팔뼈 안쪽돌림 유형으로 분류된 경우에 중증도 분류를 위해 수행된다. 통증 요인(20점)은 시각상사척도를 이용한다. 해당되는 통증 점수 영역에 따라 점수가 부여된다. 정렬 요인(30점)은 위팔뼈 정렬 검사 결과에 따라 양성반응인 경우마다 각각 점수가 부여된다. 위팔뼈 안쪽돌림 유형을 유발할 수 있는 근육들의 근력 및 근육 길이 검사 결과에 따라 양성반응인 경우마다 각각 점수가 부여된다(20점). 움직임 요인(30점)은 아래 표에 제시된 움직임 검사의 결과에 따라 양성반응인 경우마다 각각 점수가 부여된다(표 3.27).

표 3.27 위팔뼈 안쪽돌림 유형의 진단에 따른 중증도 평가표

<table>
<tr><th>기여 요인</th><th colspan="3">통증 점수(VAS)</th><th>점수</th></tr>
<tr><td rowspan="3">통증
(20)</td><td colspan="3">1~3</td><td>10</td></tr>
<tr><td colspan="3">4~7</td><td>15</td></tr>
<tr><td colspan="3">8~10</td><td>20</td></tr>
<tr><td rowspan="7">정렬
(30)</td><td colspan="3">정렬 상태</td><td>점수</td></tr>
<tr><td colspan="3">넓은 골반을 가진 경우</td><td>5</td></tr>
<tr><td colspan="3">좁은 어깨를 가진 경우</td><td>5</td></tr>
<tr><td colspan="3">어깨가 앞-아래로 정렬</td><td>5</td></tr>
<tr><td colspan="3">팔꿈치머리는 가쪽을 향하고, 팔오금은 안쪽을 향하는 경우</td><td>5</td></tr>
<tr><td colspan="3">어깨뼈가 벌림된 경우</td><td>5</td></tr>
<tr><td colspan="3">어깨뼈가 내림된 경우</td><td>5</td></tr>
<tr><td rowspan="5">근육
(20)</td><td>근육</td><td>검사</td><td>검사의 양성반응</td><td>점수</td></tr>
<tr><td>가시아래근</td><td>근력 검사</td><td>G등급 이하</td><td>5</td></tr>
<tr><td>큰가슴근</td><td rowspan="3">근육 길이 검사</td><td>단축</td><td>5</td></tr>
<tr><td>큰원근</td><td>단축</td><td>5</td></tr>
<tr><td>넓은등근</td><td>단축</td><td>5</td></tr>
<tr><td rowspan="4">움직임
(30)</td><td colspan="3">검사의 양성반응</td><td>점수</td></tr>
<tr><td colspan="3">어깨 굽힘 검사</td><td>10</td></tr>
<tr><td colspan="3">어깨 벌림 검사</td><td>10</td></tr>
<tr><td colspan="3">어깨 폄 조절 검사</td><td>10</td></tr>
<tr><td colspan="4">총점</td><td>100</td></tr>
</table>

3) 중재

(1) 움직임 교육

① 선 자세

벽에 등을 대고 서서, 팔꿈치관절을 굽힌 상태에서 시작하여 어깨관절 굽힘을 수행할 때, 팔꿈치머리(olecranon)가 앞쪽을 향하게 유지하면서 조심스럽게 가쪽돌림을 유지한다. 양쪽 팔꿈치 사이에 베개 등을 놓아 움직임을 가이드하며 11자가 유지되게 교육한다(그림 3.155).

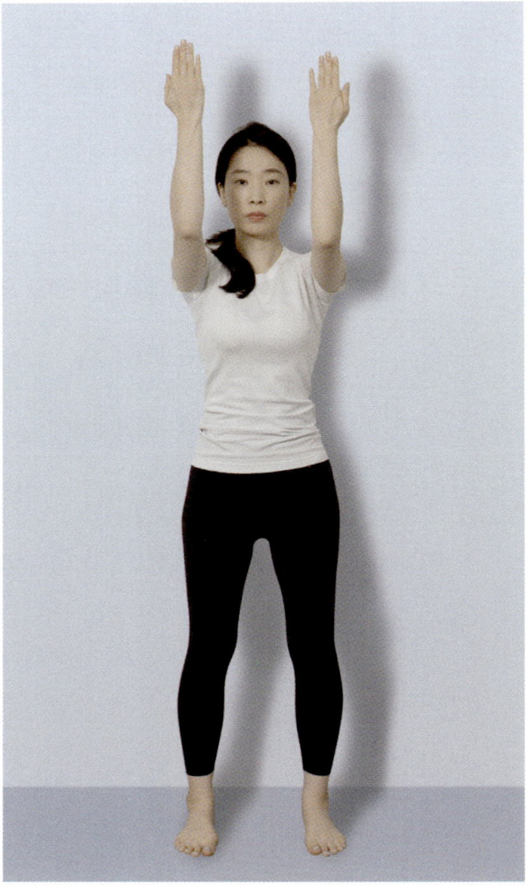

그림 3.155 11자 운동

(2) 움직임 교육을 위한 도수 관리

① 근육 스트레칭

큰가슴근, 큰원근, 넓은등근 스트레칭을 시행한다.

② 근력 강화

옆으로누운 자세에서 wiper 운동을 실시하여 가시아래근 근력 강화 운동을 시행한다(그림 3.156).

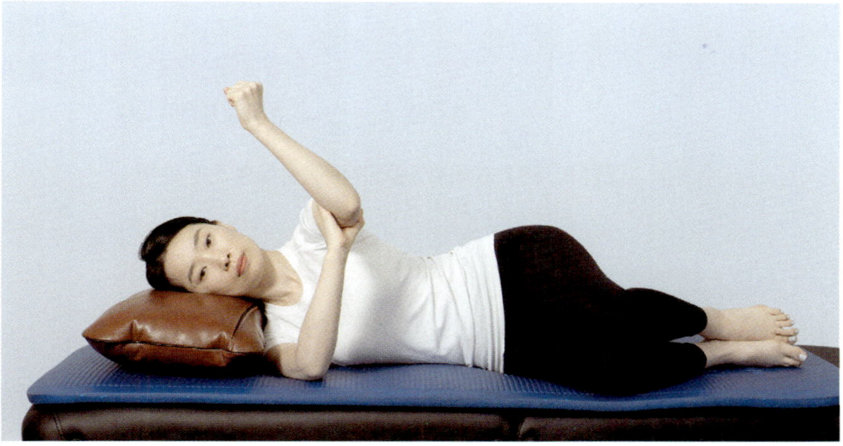

그림 3.156 Wiper 운동

4) KEMA 관리

표 3.28 위팔뼈 안쪽돌림 유형 요약

잘못된 정렬	손상	KEMA 관리
• 위팔뼈 안쪽돌림 • 앞쪽 어깨 및 하강된 어깨	• 우세한 큰가슴근, 큰원근, 넓은 등근 • 약화된 가시아래근 • 어깨관절 굽힘 동안(80~180°) 불충분한 위팔뼈 가쪽돌림 • 오목위팔관절 끼임(앞/가쪽)	• 큰가슴근, 큰원근, 넓은등근 스트레칭 • 가시아래근 강화 • 운동조절 훈련; 위팔뼈 가쪽돌림을 동반한 어깨관절 굽힘

19. 오목위팔관절 저운동성 유형

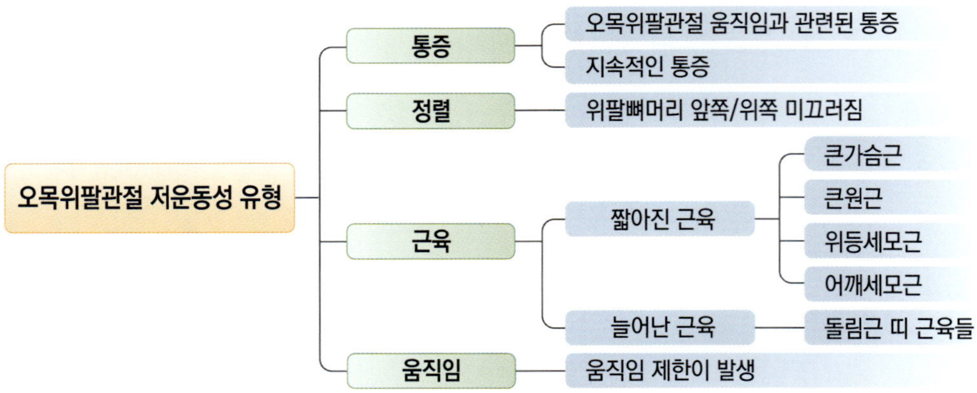

그림 3.157 오목위팔관절 저운동성 유형 진단 분류

1) 분류 기준

(1) 통증 및 증상

오목위팔관절 저동운성 유형에 속해 있는 일차적인 문제들은 유착성 관절주머니염과 오십견(frozen shoulder)이다. 보통 40~70세 사이에 주로 비우세 팔에서 발생하며 남자보다 여자에게서 2배 많이 발생한다. 오목위팔관절 저운동성 유형의 3단계는 (1) 통증이 있는 염증기(inflammatory phase), (2) 결빙 또는 뻣뻣한 단계(frozen or stiff phase), (3) 해빙 단계(thawing phase)이며, 이것은 2~9개월간 지속될 수 있다.

오십견으로 완전히 발전하기 전인 유착성 관절주머니염의 초기 단계 동안, 대상자는 비교적 지속적인 통증을 경험하게 된다. 머리위(overhead)와 벌림 동작을 포함한 대부분의 어깨관절 동작에서 통증을 느끼며, 특히 앞쪽 또는 아래쪽으로 뻗는 갑작스런 동작 시 통증은 증가한다. 대상자는 손상 받은 어깨 쪽 옆으로 누울 수 없는데, 이는 어깨에 대한 압박이 통증을 유발하기 때문이다. 대상자가 통증이 없는 쪽 옆으로 누워 있을 때 손상된 팔이 앞쪽으로 떨어지면 통증이 발생된다.

(2) 정렬 검사

이 유형에 기여할 만한 특별한 구조적 변형은 밝혀진 것은 없으며, 후천적 변형은 위팔뼈머리가 종종 앞쪽 또는 위쪽 미끄러짐되어 있는 것이다.

(3) 근육 검사

돌림근 띠 근육들은 근력이 우 등급 이하의 근력을 보이며 어깨관절의 관절주머니, 큰원근, 가시아래근, 어깨세모근, 큰가슴근, 위등세모근은 단축되어 있다.

관절가동범위의 제한과 관절주머니의 염증 결과로 인하여 모든 어깨위팔근육에 약화가 있으며, 모든 어깨위팔근육은 아닐지라도 대부분의 근육에 단축이 있다. 관절주머니와 근육 조직이 포함된 연부조직의 단축에 의해 오목위팔관절 굽힘과 돌림 운동 범위가 제한된다.

(4) 움직임 검사

어깨 굽힘 검사, 어깨 벌림 검사, 어깨 안쪽돌림 검사, 어깨 가쪽돌림 검사를 시행하여 다음을 검사한다. 정상적인 오목위팔관절의 움직임은 위팔뼈를 돌림하는 동안 돌림 축이 비교적 일정하게 유지되어야 한다. 어깨관절 벌림을 하는 동안 위팔뼈머리는 아래쪽으로 미끄러짐되어야 하며, 위팔뼈는 가쪽돌림이 일어나야 한다. 또한, 어깨를 움직이는 동안 돌림근 띠(rotator cuff)의 작용에 의해서 위팔뼈머리는 아래쪽으로 하강해야 한다. 오목위팔관절 저운동성 유형(glenohumeral joint hypomobility type) 대상자의 경우, 모든 방향의 어깨관절 움직임 동안 오목위팔관절 움직임이 제한되어 있다. 어깨관절의 굽힘과 벌림을 하는 동안 오목위팔관절보다 어깨가슴관절(thoracoscapular joint)에서 동작이 쉽게 발생하며, 과도한 어깨뼈 올림과 몸통 동작이 발생한다. 어깨관절 안쪽돌림과 가쪽돌림이 현저하게 제한되어 있으며, 안쪽돌림 가동범위의 부족은 대상자가 몸 옆으로 또는 등 뒤로 팔을 가져가는 것을 방해한다. 어깨관절 안쪽돌림의 제한은 어깨뼈의 현저한 앞쪽 기울임과 연관된다.

(5) 확인 검사

어깨관절 가동범위나 증상이 능동 운동과 수동 운동에서 비슷하게 나타난다. 급성기에는 능동운동 시 수동 운동에서보다 통증이 조기에 유발되는 양상을 보인다.

2) 분류

(1) 오목위팔관절 저운동성 유형 진단 분류

오목위팔관절 저운동성 유형의 기여 요인으로는 통증, 정렬, 근육 및 움직임 검사의 결과 등이 있다. 평가항목 9개 중 5개 이상 양성이면(60% 이상) 오목위팔관절 저운동성 유형으로 분류한다(표 3.29).

표 3.29 오목위팔관절 저운동성 유형 진단 분류표

기여 요인	검사 내용	반응
통증	오목위팔관절 저운동성이 동반된 움직임 시 통증	양성/음성
정렬	위팔뼈 정렬 검사(위팔뼈머리가 앞쪽 미끄러짐된 경우)	양성/음성
근육	가시아래근, 작은원근(G등급 이하)	양성/음성
	어깨밑근(G등급 이하)	양성/음성
	큰원근 길이	양성/음성
	큰가슴근 길이	양성/음성
	가시아래근 길이	양성/음성
움직임	어깨 안쪽돌림 검사	양성/음성
	어깨 가쪽돌림 검사	양성/음성

(2) 진단에 따른 중증도 평가

오목위팔관절 저운동성 유형으로 분류된 경우에 중증도 분류를 위해 수행된다. 통증 요인(20점)은 시각상사척도를 이용한다. 해당되는 통증 점수 영역에 따라 점수가 부여된다. 정렬 요인(20점)은 위팔뼈 정렬상태 검사 결과에 따라 양성반응인 경우마다 각각 점수가 부여된다. 오목위팔관절 저운동성 유형을 유발할 수 있는 근육들의 근력 및 근육 길이 검사 결과에 따라 양성반응인 경우마다 각각 점수가 부여된다(30점). 움직임 요인(30점)은 아래 표에 제시된 움직임 검사의 결과에 따라 양성반응인 경우마다 각각 점수가 부여된다(표 3.30).

표 3.30 오목위팔관절 저운동성 유형의 진단에 따른 중증도 평가표

<table>
<tr><th>기여 요인</th><th colspan="3">통증 점수(VAS)</th><th>점수</th></tr>
<tr><td rowspan="3">통증
(20)</td><td colspan="3">1~3</td><td>10</td></tr>
<tr><td colspan="3">4~7</td><td>15</td></tr>
<tr><td colspan="3">8~10</td><td>20</td></tr>
<tr><td rowspan="3">정렬
(20)</td><th colspan="3">정렬 상태</th><th>점수</th></tr>
<tr><td colspan="3">위팔뼈머리가 앞쪽 미끄러짐된 경우</td><td>10</td></tr>
<tr><td colspan="3">위팔뼈머리가 위쪽 미끄러짐된 경우</td><td>10</td></tr>
<tr><td rowspan="7">근육
(30)</td><th>근육</th><th>검사</th><th>검사의 양성반응</th><th>점수</th></tr>
<tr><td>가시아래근, 작은원근</td><td rowspan="2">근력 검사</td><td>G등급 이하</td><td>5</td></tr>
<tr><td>어깨밑근</td><td>G등급 이하</td><td>5</td></tr>
<tr><td>큰원근</td><td rowspan="4">근육 길이 검사</td><td>단축</td><td>5</td></tr>
<tr><td>어깨세모근</td><td>단축</td><td>5</td></tr>
<tr><td>큰가슴근</td><td>단축</td><td>5</td></tr>
<tr><td>위등세모근</td><td>단축</td><td>5</td></tr>
<tr><td rowspan="4">움직임
(30)</td><th colspan="3">검사의 양성반응</th><th>점수</th></tr>
<tr><td colspan="3">어깨 굽힘 검사</td><td>10</td></tr>
<tr><td colspan="3">어깨 안쪽돌림 검사</td><td>10</td></tr>
<tr><td colspan="3">어깨 바깥돌림 검사</td><td>10</td></tr>
<tr><th colspan="4">총점</th><td>100</td></tr>
</table>

3) 중재

(1) 움직임 교육

염증의 단계에 따라 움직임 교육은 달라진다. 통증이 있는 단계에서는 조심스러운 관리를 하고, 동작을 하는 동안 더 이상 통증이 없을 때 단계에 맞는 적절한 운동을 적용해야 완전한 가동범위를 회복할 수 있을 것이다. 하지만 이러한 과정은 수 개월이 걸릴 수도 있다.

급성염증기 동안 모든 운동이 통증을 유발하고 운동을 종료한 이후에도 통증이 지속된다면 운동은 피해야 한다. 대상자는 일상생활 동안 가능한 만큼 팔을 움직여야 하며, 특별히 통증이 있는 동작은 피해야 한다. 위팔뼈머리의 앞쪽 미끄러짐을 유발하는 동작인 팔꿈치관절을 어깨관절 뒤에 놓는 동작 또는 어깨에 기대는 것은 피해야 한다. 또한, 위팔뼈머리의 위쪽 미끄러짐을 유발하는 능동적인 어깨관절 굽힘을 피해야 한다. 더 나아가 어깨에 아래쪽 힘(downward force)의 형성 없이 손상 받은 어깨의 손을 반대쪽 손쪽으로 밀면서 어깨관절 굽힘을 수행하는 것이 능동적인 굽힘을 위해 바람직하다.

① 선 자세

대상자는 선 자세에서 최소한의 통증을 제외한 통증 유발을 피하기 위하여 손상받은 반대쪽 손을 이용하여 수동적으로 어깨관절을 굽힘해야 한다. 이 때 팔꿈치관절은 굽힘해야 하며 손상된 어깨관절의 가쪽돌림을 유지해야만 한다. 즉 대상자가 손상된 어깨관절의 손바닥을 잡고 팔꿈치관절이 앞쪽을 향하게 유지하는 동작을 의미한다.

② 바로누운 자세

처음에 대상자는 통증이 없는 누운 자세를 찾기 위해 노력해야 한다. 종종 바로누운 자세에서 어깨뼈를 모음과 내림시키면 통증이 감소되는 양상을 보인다. 바로누운 자세에서 위팔뼈머리가 앞쪽 관절주머니와 접촉되지 않도록 하기 위하여, 팔과 아래팔 밑에 베개가 필요할 것이다. 때때로 작은 수건을 접어서 어깨뼈 밑에 지지하여 어깨뼈 뒤쪽 낙하(falling posterior)를 방지할 수 있다.

어깨관절 가쪽돌림 동작을 위해서 대상자는 통증 없이 어깨관절을 가능한 많이 벌림한 상태나 몸 옆에 어깨관절을 모음한 상태로 수행한다. 치료사는 대상자가 돌림 동작을 할 때 삼각근의 참여를 최소화하고 가시아래근, 작은원근, 어깨밑근을 사용하면서 운동을 하도록 교육한다. 이 근육들은 위팔뼈를 하강시키고 어깨밑근은 어깨뼈머리를 아래쪽 뒤쪽으로 당기는데 필요한 것으로 앞쪽 관절주머니의 스트레스를 감소시킨다. 벌림운동은 능동적으로 가쪽돌림 범위가 정상 범위의 75%가 되기 전까지는 피해야 한다.

③ 옆으로누운 자세

옆으로누운 자세에서 통증이 있는 팔과 아래팔을 지지하기 위하여 가슴 앞에 베개가 필요하다. 만약 팔이 앞쪽으로 떨어지거나 또는 어깨뼈가 앞쪽 기울임되거나 벌림되면 위팔뼈머리가 앞쪽 관절주머니를 밀게 되어 통증의 근원(source)이 된다.

④ 네발기기 자세

네발기기 자세에서 뒤쪽락킹은 몸의 체중이 위팔뼈머리의 뒤쪽과 아래쪽 미끄러짐을 촉진하는데 사용될 수 있기 때문에 오목위팔관절의 가동화(mobilization)를 위해 보조적으로 사용될 수 있다.

(2) 움직임 교육을 위한 도수 관리

① 근육 스트레칭

큰원근, 가시아래근, 어깨세모근, 큰가슴근 스트레칭을 시행한다.

② 테이핑

8자와 같은 길고 넓은 테이핑을 이용하여 어깨복합체(위팔뼈머리와 어깨뼈)를 중립으로 유지할 수 있도록 유지하고, 자는 동안 어깨복합체가 앞쪽으로 떨어지지 않도록 한다. 이때 작은 루프(loop)로 어깨관절 주위를 큰 루프로 가슴 주위를 감싸는 방법을 사용한다.

또 다른 방법으로는 테이핑을 이용해 위팔뼈머리에 약간 아래–뒤쪽 압력(inferior–posterior pressure)을 적용하여 앞쪽 관절주머니에 스트레스를 감소시킨다. 또한 테이프는 팔걸이에 아래팔을 올려놓고 앉아 있을 때나 큰가슴근의 수축으로 위팔뼈를 앞쪽 관절주머니 쪽으로 당겨질 때, 앞쪽 관절주머니에 압력을 가하지 않도록 대상자에게 재인식시켜 주는 역할을 해준다.

4) KEMA 관리

표 3.31 오목위팔관절 저운동성 유형 요약

잘못된 정렬	손상	KEMA 관리
• 팔의 방어(guarding) 자세	• 돌림근 띠에 비해 우세한 어깨세모근 • 우세한 어깨위팔근육; 큰원근, 가시아래근 • 오목위팔관절주머니 단축 • 오목위팔관절 제한에 의해 이차적으로 우세해진 위등세모근	• 관절주머니, 큰원근, 가시아래근, 어깨세모근, 큰가슴근 스트레칭 • 통증 없는 범위에서 관절가동범위 자가 운동 • 충돌과 방어 피하기

참고문헌

1. American Academy of Orthopedic Surgeon. Atlas of orthorics:biomechanical principles and application. St Lous. Mosby. 1975.
2. Bagg SD, Forrest WJ. A biomechanical analysis of scapular rotation during arm abduction in the scapular plane. Am J Phys Med Rehabil. 67:238. 1988.
3. Bland JH. Mechanisms of adaptation in the joint. In Crosbie J, McConnell J, editor: Key issues in musculoskeletal physiotherapy. Sydney. Butterworth-Heinemann. 1993.
4. Bruckner FE, Nye CJS. A prospective study of adhesive capsulities of the shoulder ("frozen shoulder") in a high risk population. Q J Med. 198:191. 1981.
5. Calliet R. Shoulder pain (2nd ed.). Philadelphia. F.A. Davis. 1981.
6. Doody SG, Freedman L, Waterland JC. Shoulder movements during abduction in the scapular plane. Arch phys Med Rehabil. 46:49. 1970.
7. Freedman L, Munro RR. Abduction of the arm in the scapular plane: scapular and glenohumeral movement. J Bone Joint Surg. 48A:1503. 1966.
8. Gault SJ, Spyker JM. Beneficial effects of immobilization of joints in rheumatoid and related arthridities: a split study using sequential anaylis. Arthritis Rheum. 12:34. 1969.
9. Gould JA. Orthopaedic and sports physical therapy (2nd ed.). St Louis. Mosby. 1990.
10. Inman V, Saunders M, Abbott LC. Observations on the function of the shoulder joint. J bone Joint Surg. 26A:1. 1944.
11. Jobe CM, Pink MM, Jobe FW, Shaffer B. Anterior shoulder instability, impingement, and rotator cuff tear. In Jobe FW, editor: Operative techniques in upper extremity sports injuries. St Louis. Mosby. 1996.
12. Jobe FW. Shoulder pain in the overhand or throwing athlete: the relationship of anterior instability and rotator cuff impingement. Orthop Rev. 18:963. 1989.
13. Johnson G, Bogduk N, Nowitzke A, House D. Anatomy and actions of the trapezius muscle. Clin Biomech. 9:44. 1994.
14. Kendall FP. McCreary EP. Provance PG. Muscles: testing and fuction, Baltimore. Williams & Wilkins. 1993.
15. Kessel L, Bayley I, Young A. The upper limb: the frozen shoulder. Br J Hosp Med. 25:336. 1981.
16. Khan KM, Maffulli N. Tendinopathy: an Achilles heel for athletes and clinicians. J Sport Med. 8:151. 1998.
17. Lieber RL. Skeletal muscle structure and function. Baltimore. Williams & Wilkins. 1992.
18. Martin SC, Martin TL. Shoulder pain: rotatir cuff tendinopathy. Hosp Med. 33:23. 1997.
19. Matsen FA, Arnitz CT. Subacromial impingement. In Rockwood CA, Matsen FA, editors: The shoulder (2nd ed.). Philadelphia. W.B. Saunders. 1990.
20. Moraes GF, Faria CD, Teixeira-Salmela LE. Scapular muscle recruitment patterns and isokinetic strength ratios of the shoulder rotator muscles in individuals with and without impingement syndrome. J Shoulder Elbow Surg. 2008; 17; 48S-53S.
21. Morrissey D, Morrissey MC, Driver W, King JB, Woledge RC. Manual landmark identification and tracking during the medial rotation test of the shoulder: an accuracy study using three-dimensional ultrasound and motion analysis measures. Man Ther. 2008; 13(6); 529-535.

22. Morrissey D. Development of the kinetic medial rotation test of the shoulder: a dynamic clinical test of shoulder instability and impingement. PhD thesis, University of London. 2005.
23. Moseley JB, Jobe FW, Pink M, Perry J, Tibone J. EMG analysis of the scapula muscles during a shoulder rehabilitation program. Am J Sports Med. 1992; 20(2); 128-134.
24. Motiram S, Warner M, Chappell P, Morrissey D, Stokes M. Impaired control of scapular rotation during a clinical dissociation test in people with a history of shoulder pain. 2009 3rd International Conference on Movement. Dysfunction Edinburgh, UK. 2009a.
25. Mottram SL, Wolege R, Morrissey, D. Motion analysis study of a scapular orientation exercise and subjects' ability to learn the exercise. Man Ther. 2009b; 14(1); 13-18.
26. Mottram SL. Dynamic stabiliiy of the scapula. In: Beeton, K.S (Ed.). Manual therapy masterclasses–the peripheral joints. Churchill Livingstone. Edinburgh. pp. 3-17. 2003.
27. Nawoczenski DA, Clobes SM, Gore SL, Neu JL, Olsen JE, Borstad JD, et al. Three-dimensional shoulder kinematics during a pressure relief technique and wheelchair transfer. Arch Phys Med Rehabil. 2003; 84; 1293-1300.
28. Nawoczenski DA, Ritter-Soronen JM, Wilson CM, Howe BA, Ludewig PM. Clinical trial of exercise for shoulder pain in chronic spinal injury. Phys Ther. 2006; 86(12); 1604-1618.
29. Netter FM. Musculoskeletal system. Part 2. The CIVW collection of medical illustrations. Summit, NJ. CIBA-Geigy. 1990.
30. Ogston JB, Ludewig PM. Differences in 3-dimensional shoulder kinematics between persons with multidirectional instability and asymptomatic controls. Am J Sports Med. 2007; 35(8); 1361-1370.
31. Roy JS, Moffet H, McFadyen BJ. Upper limb motor strategies in persons with and without shoulder impingement syndrome across different speeds of movement. Clin Biomech. 2008; 23(10); 1227-1236.
32. Ruediger MO, von Eisenhart-Rothe RM, Jager A, Englmeier K, Vogl T, Graichen H. Relevance of arm position and muscle activity on three-dimensional glenohumeral translation in patients with traumatic and atraumatic shoulder instability. Am J Sports Med. 2002; 30; 514-522.
33. Saha AK. Dynamic stability of the glenohumeral joint. Acta Orthopaedica Scaninavica. 1971; 42; 491-495.
34. Sahrmann SA. Diagnosis and treatment of movement impairment syndromes. Mosby, St Louis. 2002.
35. Turkel SJ, et al. Stabilizing mechanisms preventing anterior dislocation of the glenohumeral joint. J Bone joint Surg. 63A:1208. 1981.
36. Wilk KE, Arrigo CA. Current concepts in the rehabilitation of the athletic shoulder. J Orthop Sports Phys Ther. 18:368, 1993.

CHAPTER

4

허리

Lumbar spine

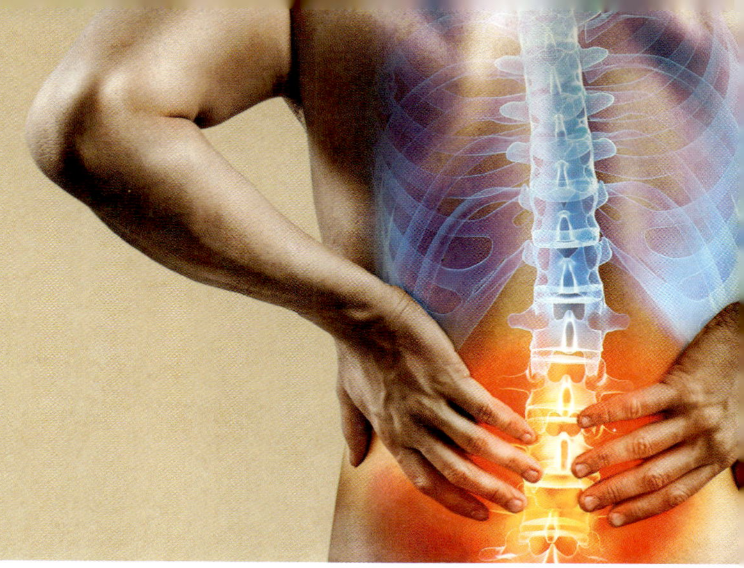

1. 서론

허리 통증(요통, low back pain)의 원인은 매우 다양하다. 일상생활 중 올바르지 못한 정렬 상태의 습관적인 자세 또는 잘못된 움직임 패턴들도 허리 통증의 원인이 될 수 있다. 인체의 관절은 운동사슬(kinetic chain)로서 톱니바퀴처럼 맞물려 있으므로 어느 특정 부위에서의 비틀림 패턴이나 부족한 움직임들은 인접한 다른 관절에서의 보상적인 자세나 비정상적 움직임 패턴을 만들어낸다(그림 4.1). 허리의 정적 자세(static posture)는 팔다리의 움직임이나 자세의 영향을 받을 수 있다. 비대칭적으로 다리를 딛고 서 있는 자세(짝다리 자세)나 구부정하게 앉은 자세와 같은 정적부정정렬(static malalignment) 자세를 오랫동안 취하는 것은 허리 주변 근육의 길이-장력 관계(length-tension relationship)와 짝힘(force couple) 관계를 변하게 하고 특정 관절이나 근육의 과사용으로 인한 누적외상(cumulative trauma)을 유발할 수 있다. 몸통을 굽힐 때 엉덩관절을 사용하지 않고 허리 분절만 사용하는 개인의 습관적인 움직임 패턴이나 작업의 특성으로 발생하는 반복적인 허리 움직임 또는 어깨관절 가동범위 제한으로 일어난 허리의 보상적 움직임 등도 허리의 특정 부위(분절, segment)에 과도한 스트레스를 유발하여 미세외상(microtrauma)과 누적외상의 원인이 되며 통증을 유발할 수 있다.

우리 몸의 허리와 골반(pelvis)은 운동학적으로 연결된 구조물로서 연결된 뼈대와 근육 등의 경로를 통해 지면 반발력과 체중 등의 부하를 서로 전달한다. 몸통 굽힘(체간 굴곡, trunk flexion)을 할 때에도 허리 굽힘(요추 굴곡, lumbar flexion)과 골반의 앞기울임(전방경사, anterior tilt)은 시상면(sagittal plane)에서 조절된 형태로 함께 움직인다. 넙다리뼈(대퇴골, femur)와 골반(pelvis) 및 허리가 결합된 방식으로 움직이는 것은 각각의 분절 움직임보다 더 큰 관절가동범위(range of motion)를 생성할 수 있게 하며, 어깨위팔리듬(견갑상완리듬, scapulohumeral rhythm)과 유사한 협조된 동시 움직임(coordinated, simultaneous activity)을 허리골반리듬(lumbopelvic rhythm)이라고 한다. 사람들의 허리골반리듬을 주의 깊게 살펴보

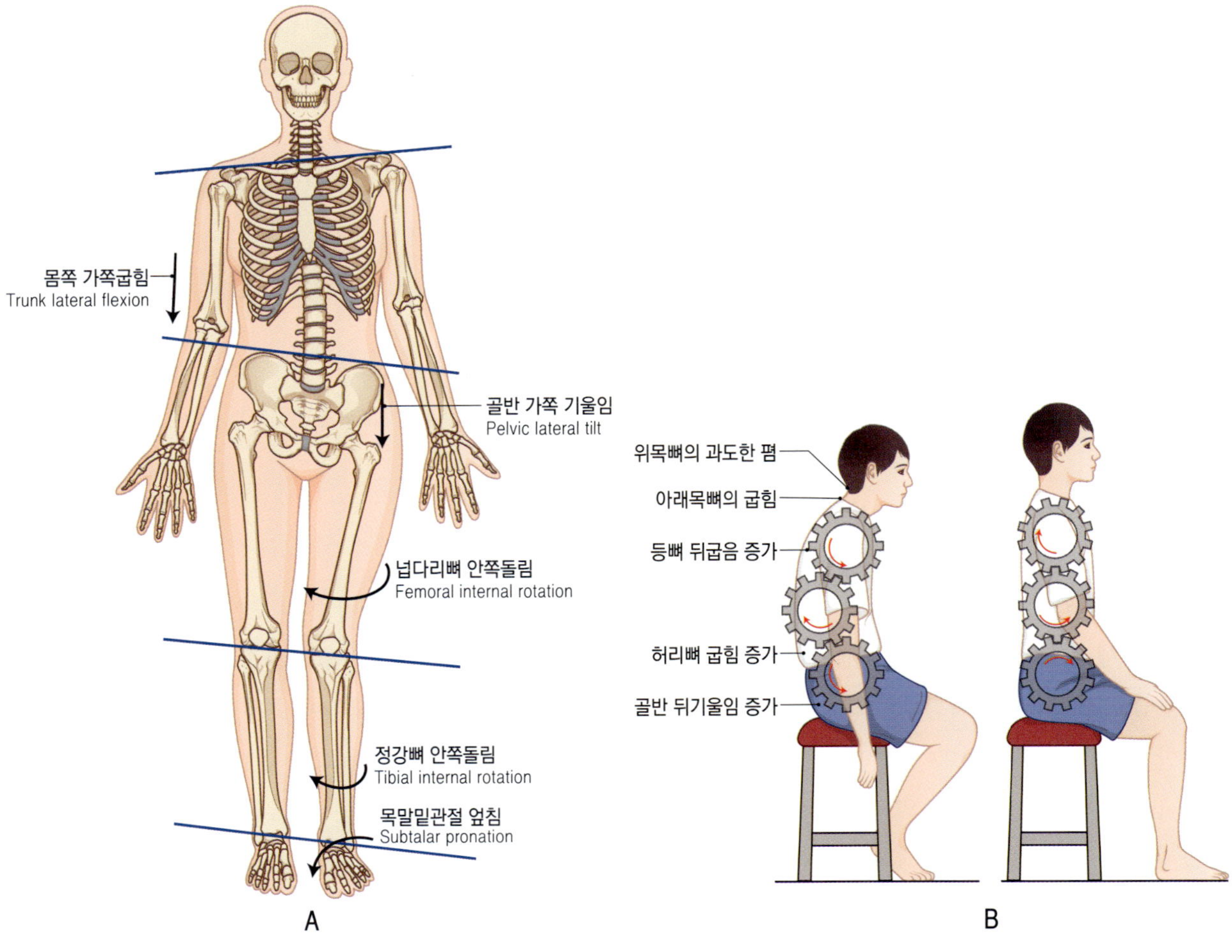

그림 4.1 자세 변형이 운동사슬에 미치는 영향.
A: 목말밑관절 엎침이 전반적인 운동사슬에 미치는 영향, **B:** 서로 톱니바퀴처럼 맞물린 척주와 골반의 운동사슬

면 비정상적인 근육이나 관절의 상호작용들과 관련된 운동장애를 알아내고 해결하는 것에 필요한 정보를 얻을 수 있다. 최근에는 허리 및 골반과 더불어 엉덩관절도 허리-골반-엉덩관절 복합체(lumbo-pelvic-hip complex, LPHC)라고 불리며, 허리에 연계된 운동사슬로서 기능과 움직임 장애의 관련성이 강조되고 있다. 만약 허리-골반-엉덩관절의 이상적인 정렬 상태가 만성적으로 변하게 되면 허리나 골반에 부착되는 근육들의 길이에 변화와 근력 불균형을 유발하게 되고 정상적인 부하 전달(load transfer)이 이루어질 수 없도록 하는 등 허리와 골반의 기능적 장애를 유발하게 된다. 그러므로 허리 통증을 해결하기 위해서는 단일 관절의 치료보다는 상호 유기적으로 연결된 허리-골반-엉덩관절 복합체의 구조적 · 운동학적 특성을 이해하고, 복합체 전반에 대한 기능평가와 이어지는 운동 치료를 수행할 수 있어야 한다.

2. 해부학 및 운동학

1) 해부학

(1) 뼈

허리는 총 5개의 뼈로 이루어져 있으며, 척추뼈몸통(추체, vertebral body), 고리뿌리(추궁근, pedicle), 가로돌기(횡돌기, transverse process), 고리판(척추후궁, lamina), 위와 아래 관절돌기 및 관절면(superior and inferior articular process, facet), 가시돌기(극돌기, spinous process)로 구성된 전형적인 척추뼈(1장 참조)와 유사한 형태를 취하고 있다. 허리뼈(요추, lumbar vertebra)는 상반신과 머리의 무게를 견뎌낼 수 있도록 목뼈(경추, cervical spine)나 등뼈(흉추, thoracic spine)보다 넓은 척추뼈몸통을 가지고 있으며 허리뼈의 몸통은 첫 번째 허리뼈(L1)에서 아래쪽으로 갈수록 더 커진다(그림 4.2A). 고리판과 고리뿌리는 짧고 두껍다. 가로돌기는 거의 가쪽(외측, lateral)으로 뻗어 있고 첫 번째에서 네 번째 허리뼈의 가로돌기는 가늘고 끝이 뾰족하지만 다섯 번째 허리뼈의 가로돌기는 짧으며 두껍다. 가시돌기는 넓은 직사각형 형태이며 목뼈나 등뼈와는 달리 뒤쪽으로 수평으로 뻗어 나와 있고 목뼈와 등뼈에는 없는 꼭지돌기(mamillary process)가 위관절돌기의 뒤로 불규칙하게 돌출되어 있다(그림 4.2B).

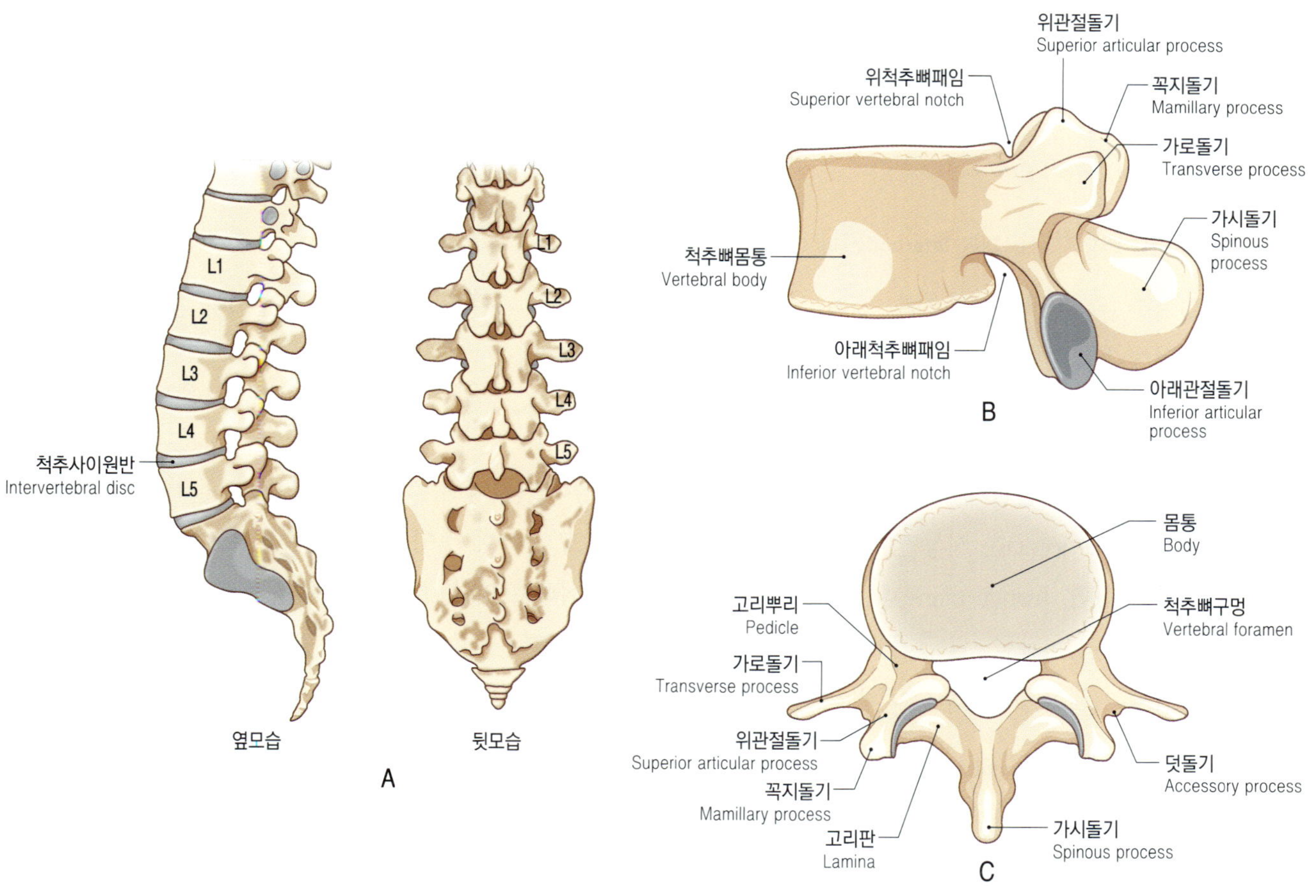

그림 4.2 허리뼈(요추)

척추뼈의 고리뿌리와 고리판으로 연결된 척추뼈고리(척추궁, vertebral arch)는 척추뼈몸통의 뒷면과 척추뼈구멍(추공, vertebral foramen)을 형성하고 이 구멍에는 척수(spinal cord)가 보호되고 있다(그림 4.2C). 인접한 위쪽과 아래쪽 허리뼈가 만나 척추뼈사이구멍(추간공, intervertebral foramen)을 형성하며 이 구멍으로는 척수에서 분지되는 말초신경이 지나간다(그림 4.3).

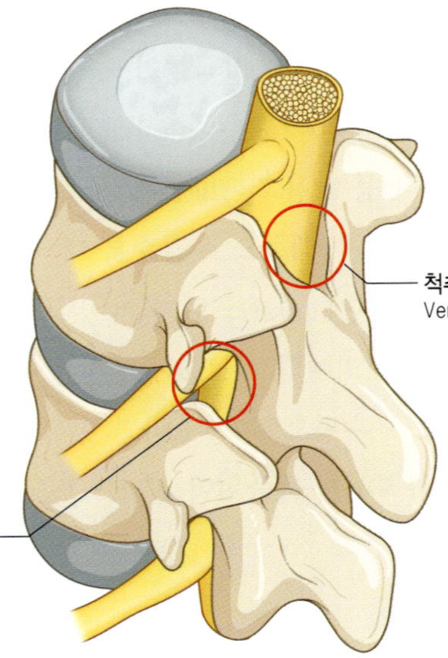

그림 4.3 척수와 척수신경

(2) 관절

① 척추뼈몸통사이관절 Interbody Joint

인접한 두 허리뼈의 몸통과 그 사이에 있는 척추사이원반(추간판, intervertebral disc)이 만나 형성되는 관절이다(그림 4.4).

② 돌기사이관절 Facet Joint

허리뼈의 위관절면과 아래관절면이 만나 형성되는 관절이다(그림 4.4). 위쪽 허리뼈의 돌기사이관절(후관절, facet joint)은 시상면에 가까운 면을 형성하고 있고 중간에서 아래쪽 돌기사이관절은 시상면과 이마면(관상면, frontal plane)의 중간 정도의 관절면을 형성하고 있다. 이러한 돌기사이관절의 특성에 의해 허리뼈에서는 굽힘–폄(굴곡–신전, flexion–extension) 동작은 쉽게 일어나는 반면 돌림(회전, rotation) 동작에는 제한이 발생한다(그림 4.5, 4.6C).

③ 허리엉치관절 Lumbosacral Joint

5번 허리뼈(L5)와 엉치뼈(천골, sacrum)가 만나서 이루는 관절이다. 허리엉치관절(요천추관절, lumbosacral joint)은 다른 척추 관절보다 체중 부하를 많이 받으며 5번 허리뼈와 엉치뼈가 이루는 각도

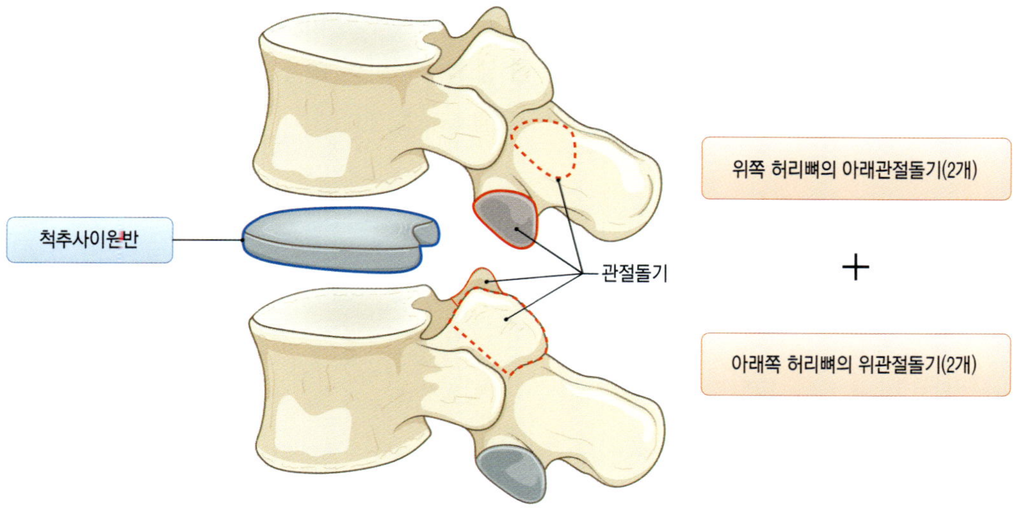

그림 4.4 허리뼈의 척추뼈몸통사이관절과 돌기사이관절

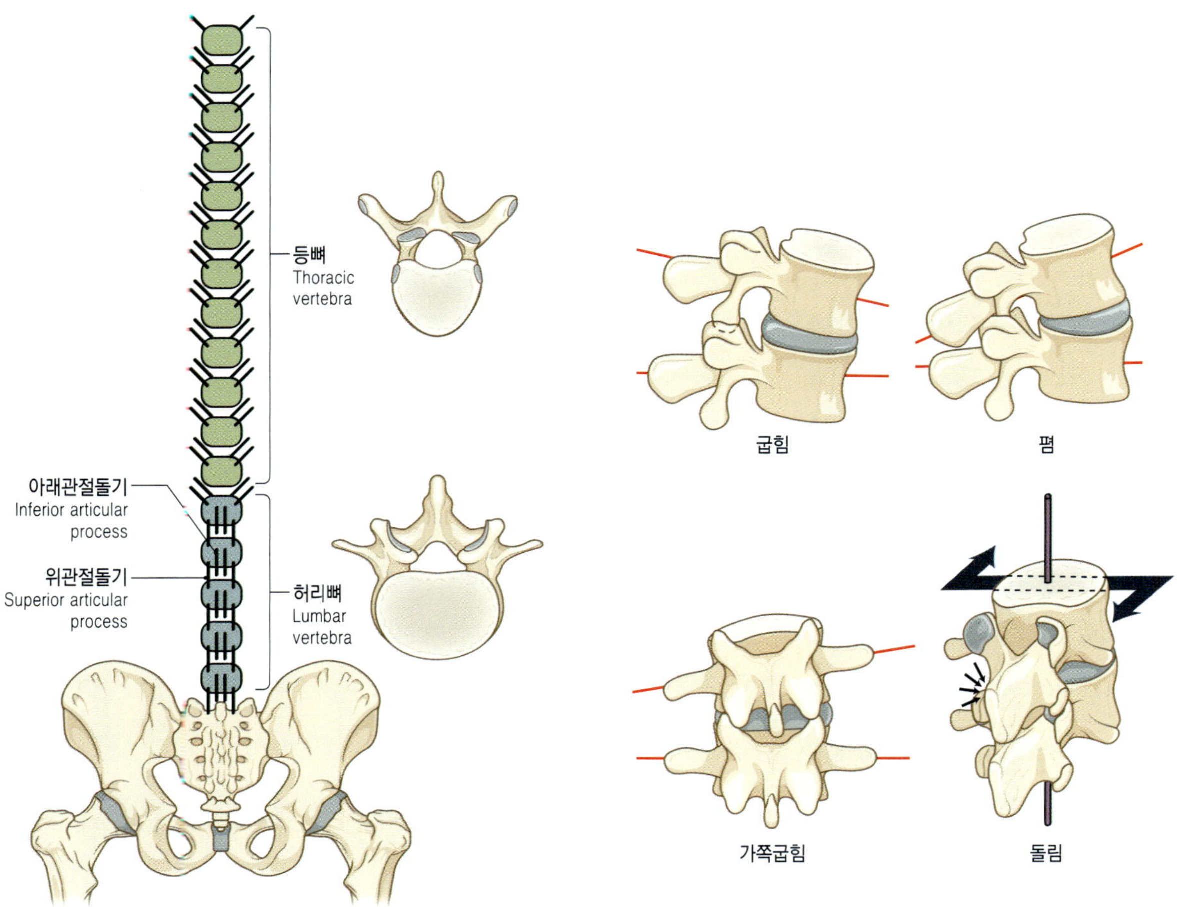

그림 4.5 허리 돌기사이관절의 관절면 방향과 움직임

가 상대적으로 커서 손상되기 쉽다(그림 4.6A). 5번 허리뼈와 엉치뼈가 이루는 돌기사이관절의 관절면은 다른 영역의 허리뼈의 돌기사이관절들보다 좀 더 넓으며 이마면 쪽을 향하고 있어서 이 부위에서 발생하는 앞쪽 전단력에 저항하는 구조로 되어 있다(그림 4.6B, C, D).

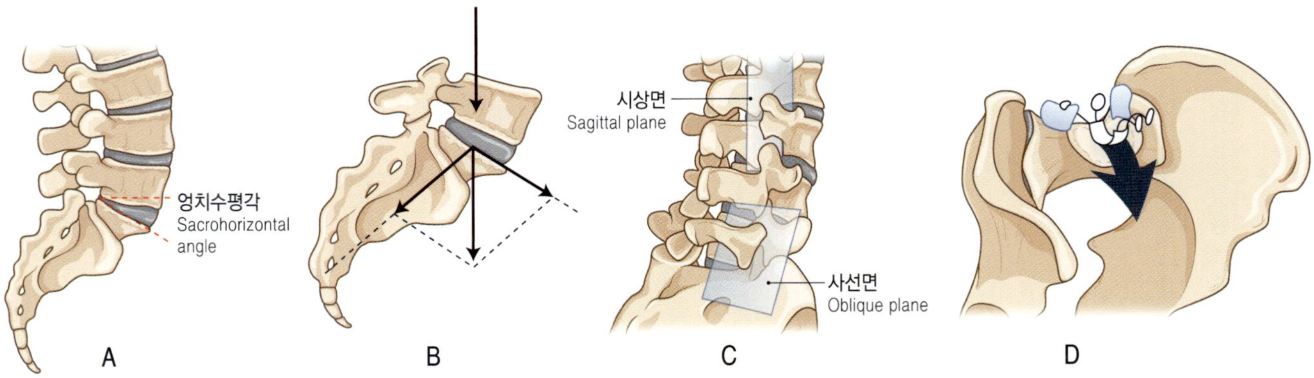

그림 4.6 허리엉치관절의 엉치수평각과 돌기관절.
A: 허리뼈와 엉치뼈의 엉치수평각, B: 허리엉치관절의 앞쪽 전단력 발생, C: 허리뼈의 돌기사이관절의 관절면 방향, D: 5번 허리뼈와 만나는 엉치뼈의 관절돌기면

(3) 관절주위결합조직 Periarticular Connective Tissues

① 척추사이원반 Intervertebral Disc

척추사이원반은 체중이나 근육수축으로 발생하는 압력으로부터 충격을 흡수하여 뼈를 보호한다. 척추사이원반 속의 속질핵(수핵, nucleus pulposus)은 대부분 물성분으로 되어 있어 압력을 고루 분산시키며 척추의 움직임에 따라 이동한다(그림 4.7). 속질핵을 감싸고 있는 섬유테(섬유륜, annulus fibrosus)는 아교섬유(교원섬유, collagen fiber)들과 탄력섬유(elastic fiber)들로 구성되어 있어, 속질핵이 압력에 의해 변형될 때 저항을 형성하여 원반 안의 압력이 고루 분산될 수 있도록 하는 역할을 한다(그림 4.8). 척추사이원반은 점탄성(viscoelasticity)을 가지고 있으므로 가벼운 압박보다는 빠르거나 강하게 적용된 압박에 좀 더 저항하며 지속적으로 가해지는 부하나 낮은 부하에는 저항이 감소한다. 따라서 오랜 시간 앉아 있거나 허리를 젖힌 상태로 선 자세를 습관적으로 장시간 취하는 사람의 경우에는 원반이 효과적으로 저항을 분산시키지 못하게 되고 손상과 변형에 취약해져 점진적으로는 속질핵탈출증(수핵탈출증, herniated nucleus pulposus) 및 허리 통증이 발생할 수 있다.

② 배널힘줄 Abdominal Aponeurosis

배바깥빗근(외복사근, external abdominal oblique), 배속빗근(내복사근, internal abdominal oblique), 배가로근(복횡근, transversus abdominis)을 위한 부착부위를 제공하며 배곧은근(복직근, rectus abdominis)을 둘러싸고 있다. 왼쪽과 오른쪽의 배널힘줄(복부건막, abdominal aponeurosis)이 만나는 가운데 부위를 백색선(백선, linea alba)이라고 한다(그림 4.9).

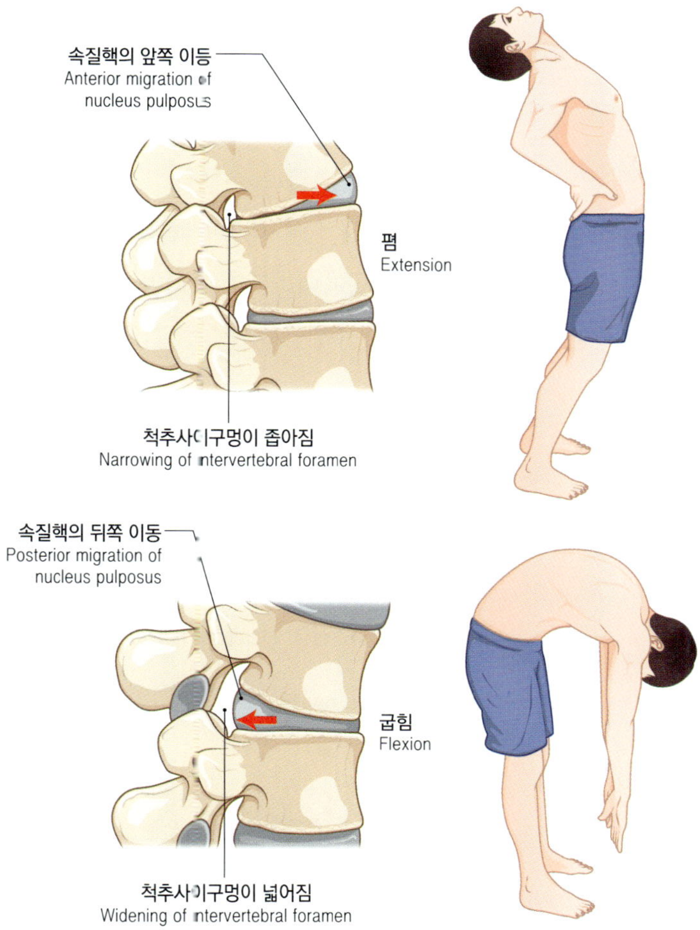

그림 4.7 허리뼈의 움직임에 의한 속질핵의 이동

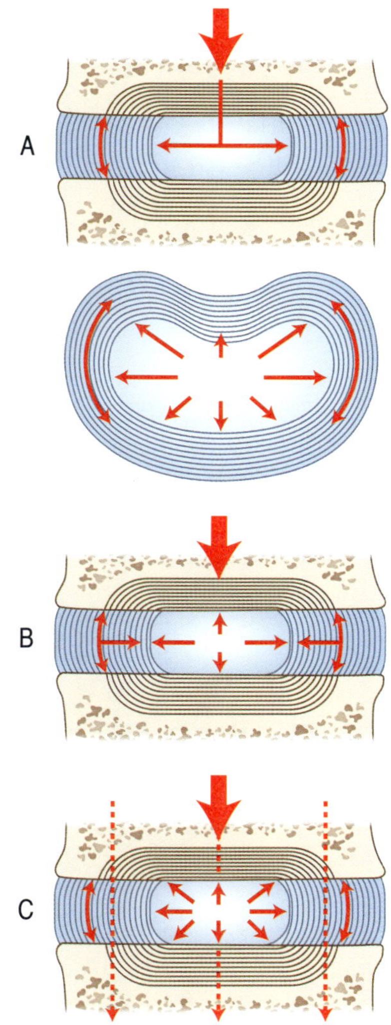

그림 4.8 척추사이원반을 통한 힘의 전달기전.
A: 체중과 근육수축으로 속질핵 내 정수압 증가, 부채꼴 팽창, B: 섬유테의 장력이 속질핵의 팽창 억제, 속질핵의 증가된 압력이 위아래쪽으로 발휘, C: 척추사이원반 안 압력의 재분배

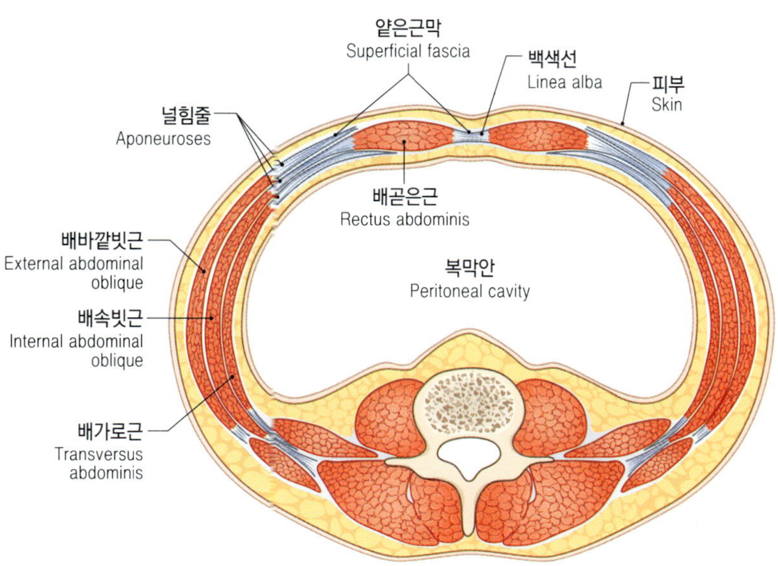

그림 4.9 배널힘줄

(4) 근육

① 배가로근 Transversus Abdominis

배가로근은 해부학적으로 배곧은근, 배속빗근, 배바깥빗근과 함께 앞배벽근육(전복벽근, anterior abdominal wall muscles)으로 분류된다. 배가로근은 앞배벽근육들 중에서 가장 깊은 층에 놓여 있으며 배속빗근과 함께 등허리근막(흉요근막, thoracolumbar fascia)에 연결되어 있다(그림 4.10). 배안압력(복강내압, intra-abdominal pressure)을 증가시키는 가장 중요한 근육으로 코르셋(corset)근육이라고도 불리며 수축 시 등허리근막의 장력을 증가시킨다. 증가된 장력은 등허리근막을 통해 허리 및 허리 주변근육으로 전달되어 허리의 안정성(stability)을 증가시킨다.

이는곳
- 엉덩뼈능선(장골능선, iliac crest), 등허리근막, 6~12번째 갈비연골(늑연골, costal cartilage), 샅고랑인대(서혜인대, inguinal ligament)

닿는곳
- 백색선(linea alba), 배곧은근집(복직근초, rectus sheath)

작용
- 배안압력의 증가, 등허리근막의 장력 증가

신경지배
- 갈비사이신경(늑간신경, intercostal nerve)

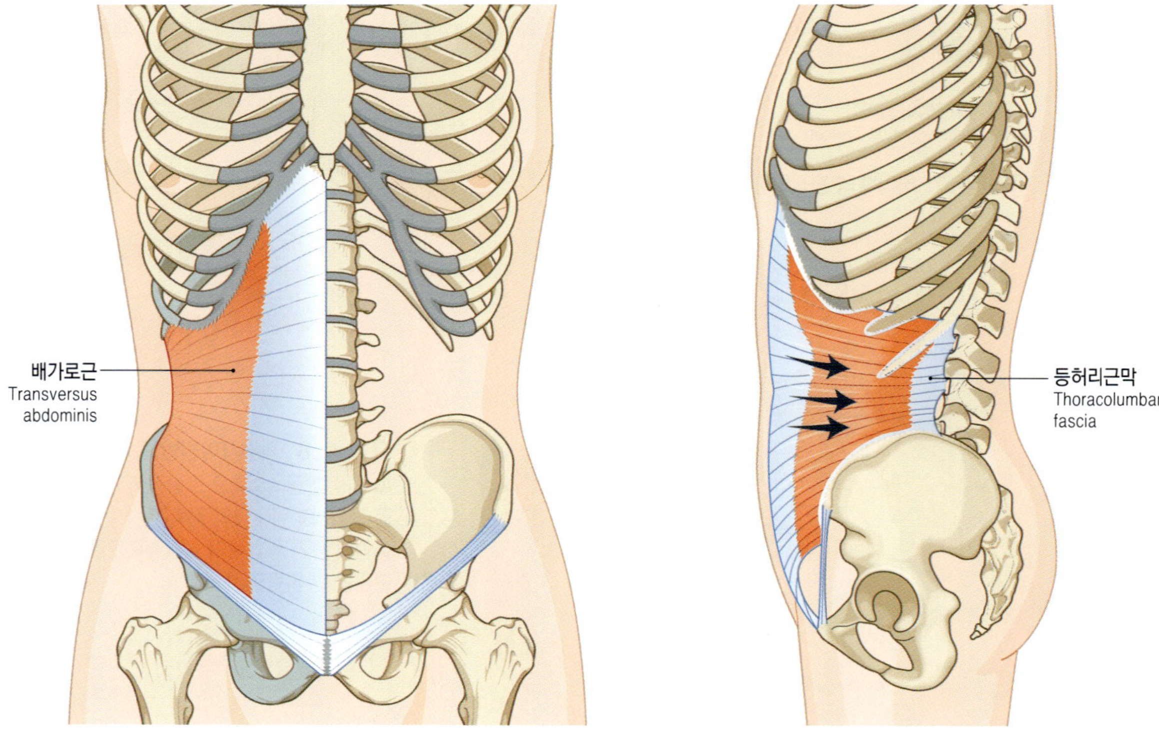

그림 4.10 배가로근

② 배속빗근 Internal Abdominal Oblique

배속빗근의 근섬유는 이는곳(기시부, origin)으로부터 위안쪽(상내측, superomedial) 방향으로 주행하며, 양쪽 배속빗근이 수축하면 명치각(intersternal angle)의 크기는 증가한다(그림 4.11).

이는곳
- 엉덩뼈능선, 샅고랑인대, 등허리근막

닿는곳
- 아홉 번째에서 열두 번째 갈비뼈(늑골, rib), 백색선

작용
- 양쪽 수축 시: 허리 굽힘, 골반 뒤기울임(후방경사, posterior tilt), 배안압력과 가슴안압력(흉강내압력, intra-thoracic pressure) 증가, 등허리근막 장력 증가
- 한쪽 수축 시: 몸통의 같은쪽 가쪽굽힘(동측 측굴, ipsilateral lateral flexion), 같은쪽 돌림(동측 회전, ipsilateral rotation)

신경지배
- 갈비사이신경

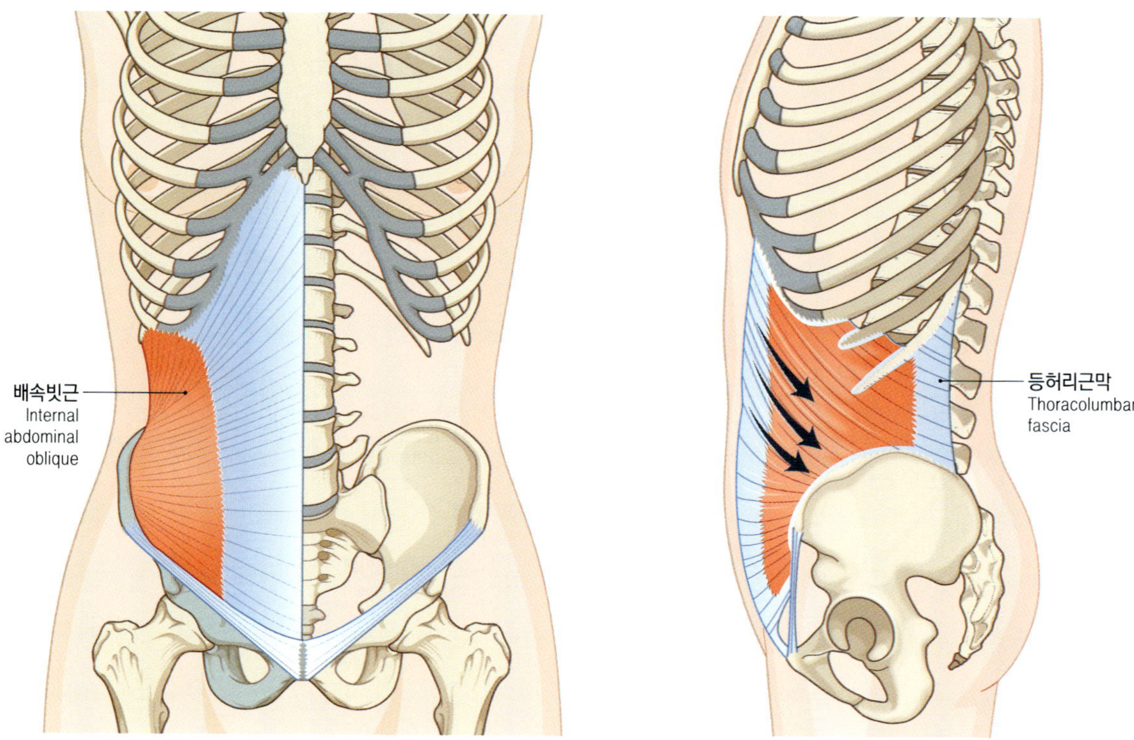

그림 4.11 배속빗근

③ 배바깥빗근 External Abdominal Oblique

배바깥빗근의 근섬유는 이는곳으로부터 아래안쪽(하내측, inferomedial) 방향으로 주행하며 배속빗근의 근섬유와 수직을 이룬다(그림 4.12). 근섬유의 주행방향에 따라 양쪽 배바깥빗근이 수축하면 명치각이 감소한다.

이는곳
- 다섯 번째에서 열두 번째 갈비뼈 가쪽면

닿는곳
- 엉덩뼈능선, 백색선, 두덩결합(치골결합, pubic symphysis), 샅고랑인대

작용
- 양쪽 수축 시: 허리 굽힘, 골반 뒤기울임, 배안압력과 가슴안압력 증가
- 한쪽 수축 시: 몸통의 같은쪽 가쪽굽힘, 반대쪽 돌림(대측 회전, contralateral rotation)

신경지배
- 갈비사이신경

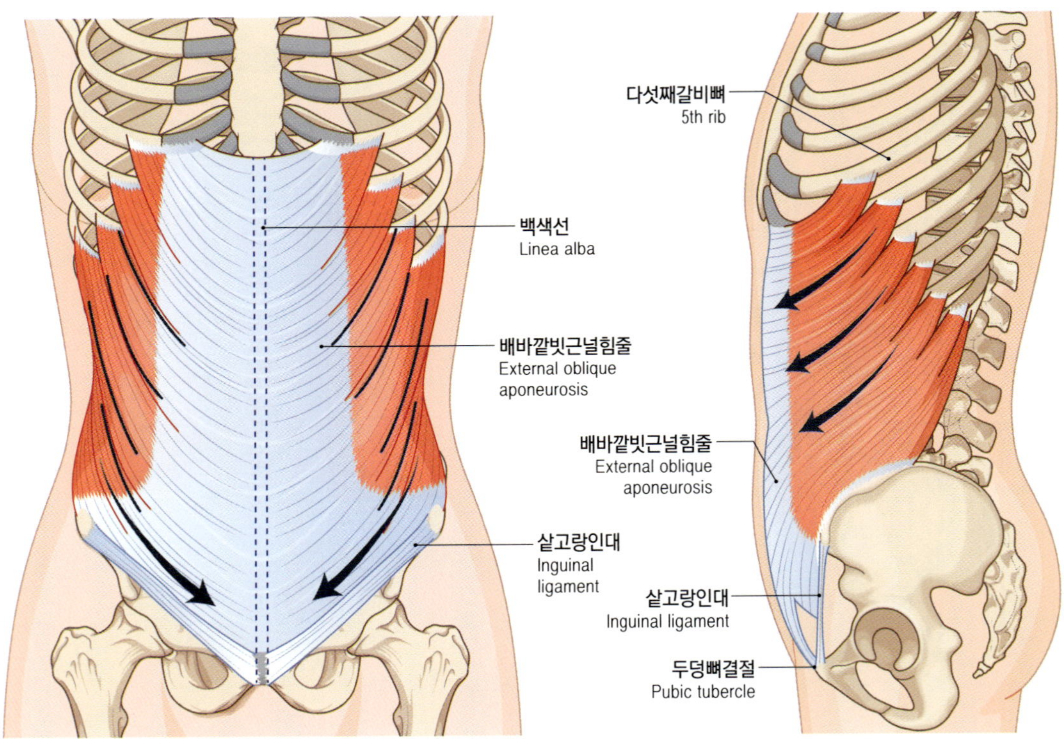

그림 4.12 배바깥빗근

④ 배곧은근 Rectus Abdominis

배곧은근은 백색선이라는 힘줄성 막에 의해 좌우로 분리되며, 3개의 가로로 된 나눔힘줄(건획, tendinous intersection)에 의해 나누어진다(그림 4.13).

이는곳
- 두덩뼈능선(치골능선, pubic crest)

닿는곳
- 칼돌기(검상돌기, xiphoid process), 다섯 번째에서 일곱 번째 갈비연골

작용
- 허리 굽힘, 골반 뒤기울임, 배안압력과 가슴안압력 증가

신경지배
- 갈비사이신경

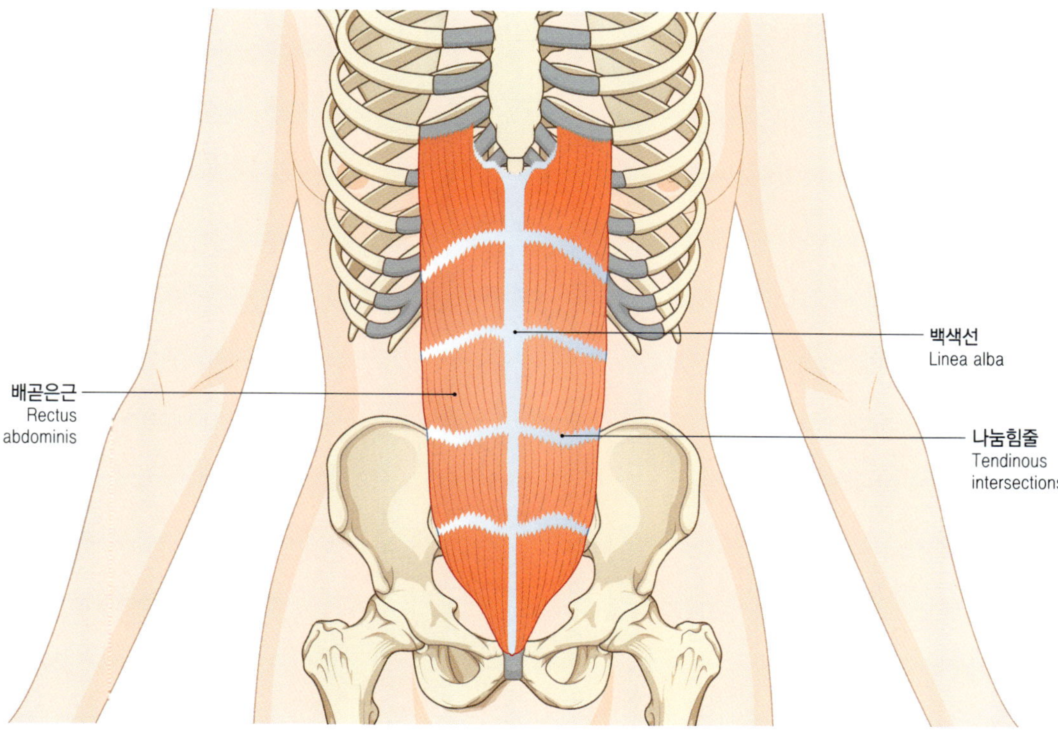

그림 4.13 배곧은근

⑤ 엉덩허리근Iliopsoas

큰허리근(대요근, psoas major)

이는곳

- 열두 번째 등뼈(T12)에서 다섯 번째 허리뼈(L5) 몸통의 앞가쪽면, T12-L5 가로돌기

닿는곳

- 넙다리뼈의 작은돌기(대퇴골의 소전자, lesser trochanter of femur)

작용

- 엉덩관절 굽힘, 엉덩관절 가쪽돌림, 골반 앞기울임, 다리에 대한 몸통(허리)의 굽힘

신경지배

- 넙다리신경(대퇴신경, femoral nerve)

엉덩근(장골근, iliacus)

이는곳

- 엉덩뼈오목(장골와, iliac fossa)

닿는곳

- 넙다리뼈의 작은돌기

작용

- 엉덩관절 굽힘, 엉덩관절 가쪽돌림(외회전, external rotation), 골반 앞기울임

신경지배

- 넙다리신경

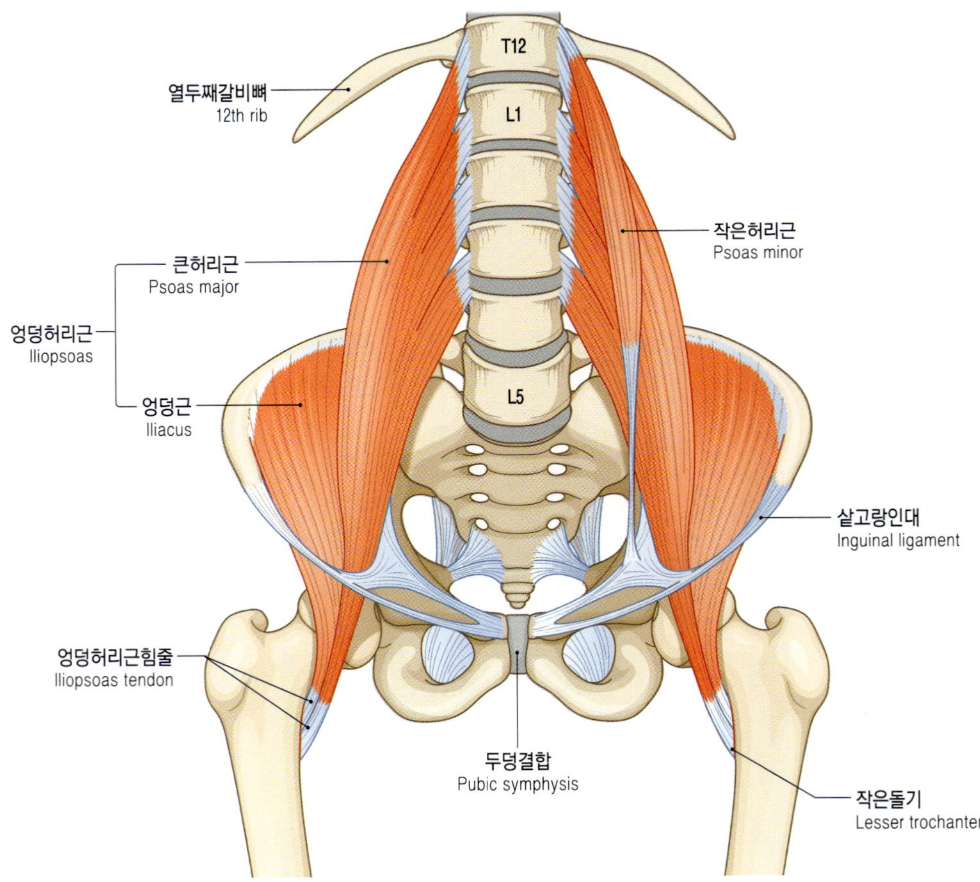

그림 4.14 엉덩허리근

엉덩허리근은 큰허리근과 엉덩근으로 이루어지며 가장 강력한 엉덩관절 굽힘근(고관절 굴곡근, hip flexor)이다(그림 4.14). 하지만 넙다리뼈가 고정된 상태에서는 닿는곳(종지부, insertion) 쪽으로 이는곳이 가까워지며 허리 굽힘 또는 골반의 앞기울임이 발생한다. 따라서, 엉덩허리근의 단축은 골반의 앞기울임을 유도하여 과도한 허리앞굽음(요추전만, lordosis)을 유발하는 등 골반과 허리의 자세 정렬에 영향을 줄 수 있다. 큰허리근 근섬유의 힘선은 정상적인 허리앞굽음 상태에서는 허리뼈의 앞쪽을 지나가기 때문에 허리 굽힘근(요추 굴곡근, lumbar flexor)으로 작용하지만 허리의 자세에 따라 근섬유의 주행 방향이 바뀌게 되어 과도한 허리앞굽음 자세에서는 허리 폄근(요추 신전근, lumbar extensor)으로 작용하게 된다(그림 4.15).

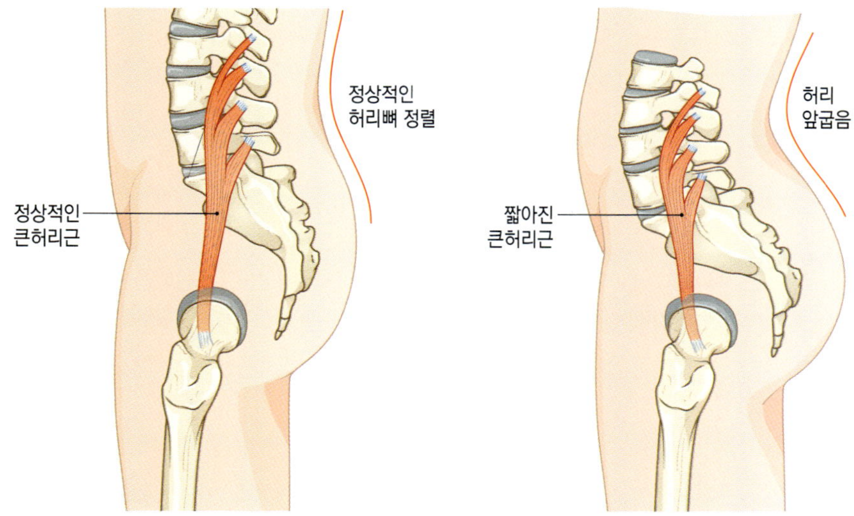

그림 4.15 허리앞굽음 자세에 따른 큰허리근의 근섬유 배열

엉덩허리근 중 큰허리근의 근섬유는 다섯 번째 허리뼈(L5)에서 아래쪽과 위쪽의 힘선이 허리의 굽힘과 폄 기능에 각각 반대로 작용한다. 열두 번째 등뼈(T12)에서부터 L5까지 큰허리근의 힘선은 허리뼈의 안-가쪽 축(내외측 축, mediolateral axis)에 가까이 있거나 위쪽으로 갈수록 약간 뒤쪽으로 이동하여 폄 모멘트 팔(extension moment arm)을 형성하지만 L5 분절 아래에서는 허리뼈의 안-가쪽 축의 앞쪽으로 힘선이 지나가면서 굽힘 모멘트 팔(flexion moment arm)을 형성하기 때문이다(그림 4.16). 그러므로 큰허리근은 허리뼈가 정상적인 허리곡선을 유지하는 동안에는 허리뼈의 영역에서 굽힘근이나 폄근으로서 우세하게 작용하기보다는 수직위치에 있는 몸통뼈대 영역을 안정시키는 수직안정자(vertical stabilizer)로서 주로 작용하게 된다.

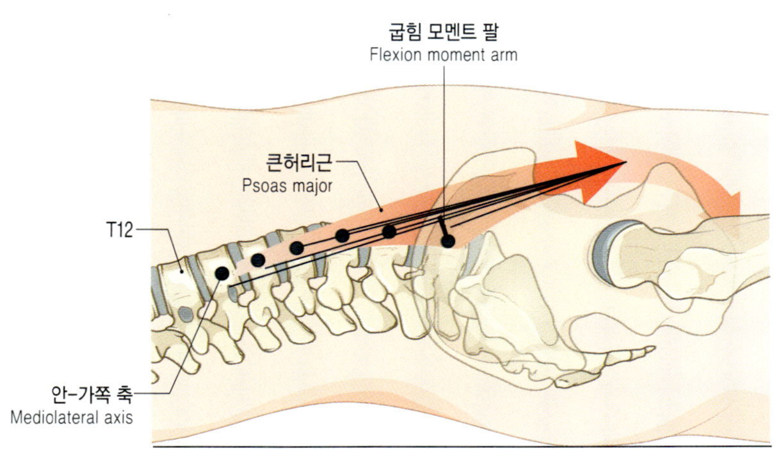

그림 4.16 큰허리근 근섬유의 힘선

⑥ 허리네모근 Quadratus Lumborum

허리네모근(요방형근, quadratus lumborum)은 해부학적으로 뒤배벽근육(후복벽근, posterior abdominal wall muscles)으로 고려된다. 큰허리근과 함께 허리뼈의 옆면에서 거의 수직으로 주행하므로 이 근육들의 강력한 양쪽 수축은 허리엉치 이음부(요천추접합부, lumbosacral junction)를 포함한 허리 영역에서 수직안정성을 제공한다(그림 4.17). 또한, 들숨(흡기, inspiration) 시 가로막(횡격막, diaphragm)이 수축할 때 열두 번째 갈비뼈를 아래로 잡아당겨 가슴우리(흉곽, rib cage)를 확장시켜 가로막의 효율성을 증가시킨다.

이는곳
- 엉덩뼈능선

닿는곳
- 첫 번째에서 네 번째 허리뼈(L1-L4)의 가로돌기, 열두 번째 갈비뼈

작용
- 양쪽 수축 시: 허리 폄
- 한쪽 수축 시: 같은쪽 가쪽굽힘, 골반 올림(pelvic elevation)

신경지배
- 열두 번째 가슴 척수신경에서 세 번째 허리 척수신경 (T12-L3 spinal nerve)

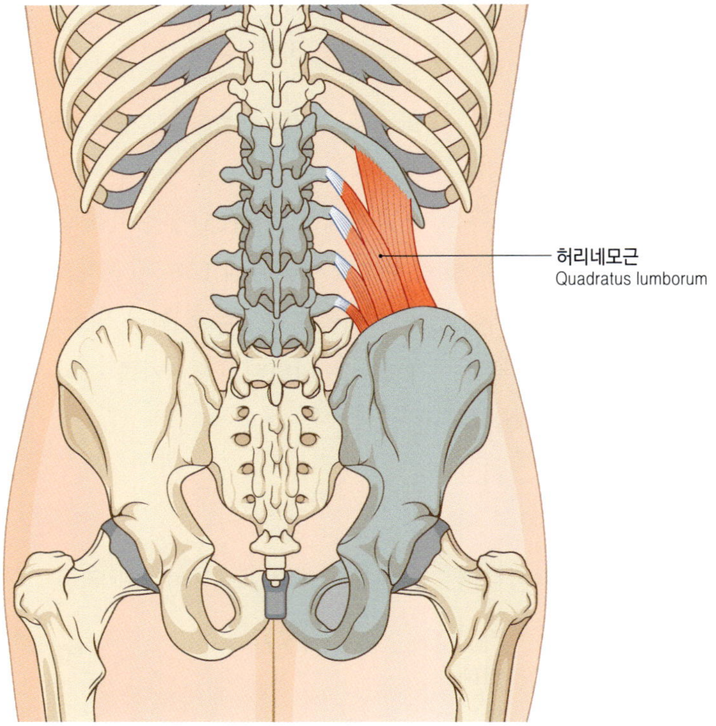

그림 4.17 허리네모근

⑦ 척주세움근 Erector Spinae

가시근(극근, spinalis), 가장긴근(최장근, longissimus), 엉덩갈비근(장늑근, iliocostalis)이 포함된 척주세움근(척주기립근, erector spinae)은 엉치뼈 뒷면, 엉덩뼈능선, 허리뼈와 11-12번째 등뼈의 가시돌기에서 공통힘줄(온힘줄, common tendon)의 이는곳을 가진다(그림 4.18). 척주세움근 중 가장긴근과 가시근은 머리, 목, 등 부분으로 나누어지며, 엉덩갈비근은 목, 등, 허리 부분으로 나누어진다. 그러므로 이번 장에서는 허리의 움직임과 관련된 엉덩갈비근에 대해서 기술하고 나머지 척주세움근은 목뼈와 등뼈의 근육 부분을 참고하도록 한다.

이는곳
- 목엉덩갈비근: 3-7번째 갈비뼈각
- 등엉덩갈비근: 6-12번째 갈비뼈각
- 허리엉덩갈비근: 척주세움근 힘줄(온힘줄)

닿는곳
- 목엉덩갈비근: 4-6번째 목뼈 가로돌기
- 등엉덩갈비근: 1-6번째 갈비뼈각, 7번째 목뼈 가로돌기
- 허리엉덩갈비근: 6-12번째 갈비뼈각

작용
- 양쪽 수축 시: 몸통 폄, 골반 앞기울임
- 한쪽 수축 시: 몸통 가쪽굽힘, 돌림

신경지배
- 인접한 척수신경

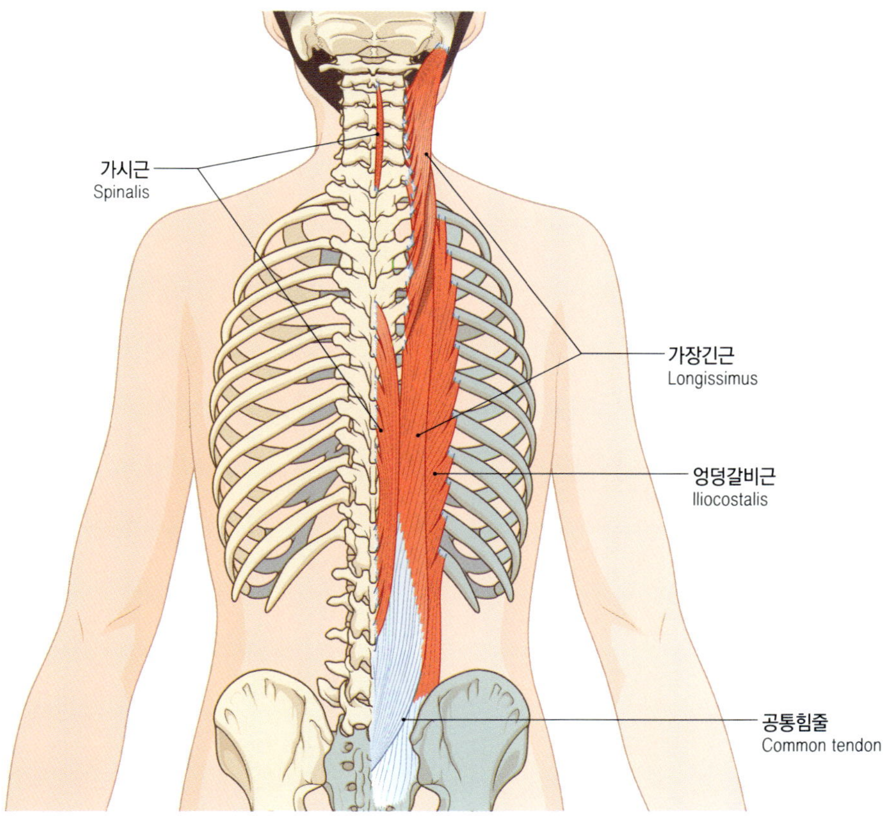

그림 4.18 척주세움근

⑧ 뭇갈래근 Multifidus

뭇갈래근(다열근, multifidus)은 해부학적으로 반가시근(반극형근, semispinalis), 돌림근(회전근, rotator) 근육과 함께 가로돌기가시근육(횡돌기극근, transversospinal muscles)으로 분류된다(그림 4.19). 척추의 가시돌기와 가로돌기 사이에 형성된 오목한 공간인 결고랑(laminar groove)를 채우는 근육으로 허리 안정성에 중요한 근육이며, 엉치뼈나 엉덩뼈(장골, ilium)와도 연결되어 있기 때문에 엉치엉덩관절(천장관절, sacroiliac joint)의 안정성에도 기여한다. 일반적으로 허리엉치영역에서 가장 두껍다.

이는곳

- T1-T12 가로돌기, L1-L5 꼭지돌기, 엉치뼈

닿는곳

- 이는곳보다 2-4개의 척추분절 위의 척추뼈의 가시돌기

작용

- 척추 폄, 척추의 반대쪽 돌림

신경지배

- 인접한 척수신경

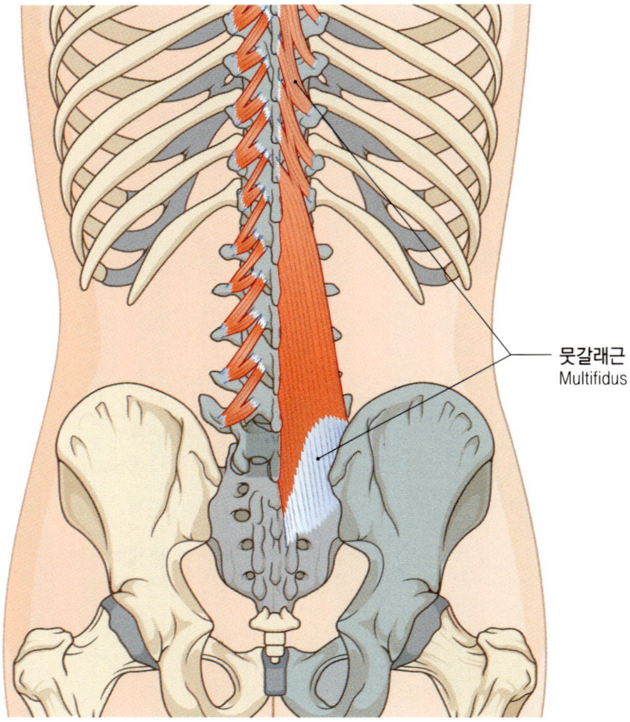

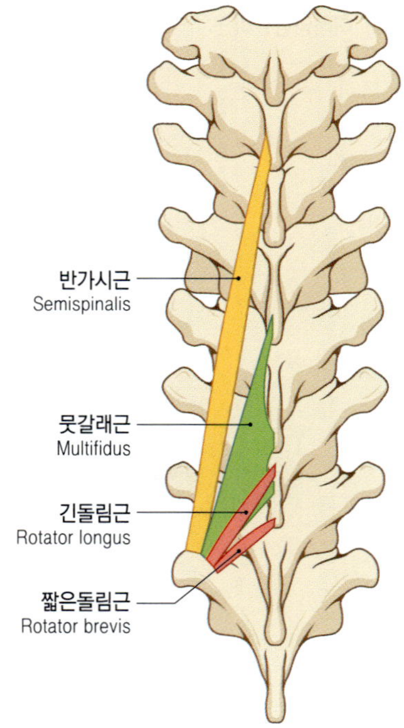

그림 4.19 뭇갈래근

2) 운동학

(1) 허리뼈의 운동형상학 Lumbar Kinematics

허리뼈에서는 돌기사이관절이 시상면을 향해 있는 구조적 특성 때문에 허리뼈 부위의 움직임 호(arc)가 허리 굽힘과 폄 동작에서 다른 척추뼈 부위보다 더 크게 발생하고 돌림 시에는 다른 척추뼈 부위보다 더 작게 발생한다(그림 4.20). 허리뼈 가쪽굽힘 시 각각의 허리 분절에서는 가쪽굽힘과 돌림이 함께 나타나는 짝운동(coupled motion)이 발생하는데, 허리뼈가 중립위치(neutral position)일 때에는 가쪽굽힘과 돌림이 서로 반대 방향으로 일어나지만 허리뼈가 중립위치가 아닐 때에는 가쪽굽힘과 돌림이 서로 같은 방향으로 일어난다.

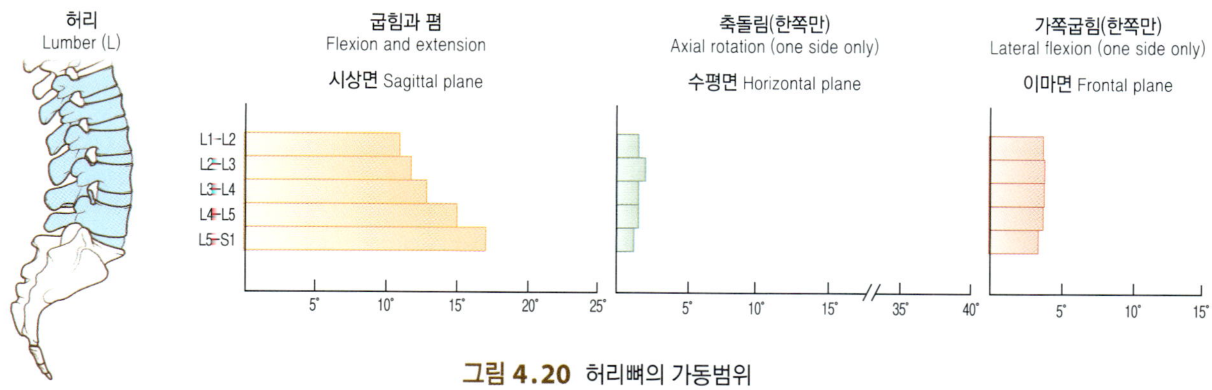

그림 4.20 허리뼈의 가동범위

(2) 허리골반리듬 Lumbopelvic Rhythm

허리골반리듬이란, 시상면에서 발생하는 허리뼈와 엉덩관절의 운동형상학적 관계로 정의된다. 골반은 허리뼈와 엉덩관절을 연결해줌으로써 허리골반리듬에 의해 발생하는 허리뼈와 엉덩관절 움직임 변화에 많은 영향을 주고 허리뼈는 시상면 운동을 위한 일차적 중심점을 형성한다. 몸통 앞쪽굽힘(forward bending) 시 정상적인 허리골반리듬이 발생한다면(그림 4.21A), 골반의 앞기울임 움직임을 동반한 엉덩관절 굽힘이 먼저 나타나고 그 후 허리 굽힘이 일어나게 된다. 하지만, 몸통 굽힘 시 골반의 앞기울임 제한이 있다면(그림 4.21B), 엉덩관절 굽힘이 제대로 나타나지 못하고 이에 대한 보상작용으로써 과도한 허리 굽힘이 발생하게 된다. 이러한 비정상적인 움직임의 반복은 허리 뒤쪽 결합조직들을 과도하게 신장시켜 결과적으로 허리 근육의 약화를 유발하게 되며 척추사이원반에 더 큰 압박력(compression force)을 제공하게 된다. 이와 반대로 골반의 앞기울임이 너무 과도하게 발생하더라도 비정상적인 허리골반리듬이 나타난다(그림 4.21C). 이 경우, 허리 굽힘이 제한되면서 과도한 엉덩관절 굽힘 동작이 발생하는데, 이러한 비정상적인 움직임의 반복은 엉덩관절 폄근육들의 과도한 수축을 필요로 하게 만들며 엉덩관절에 더 큰 압박력을 제공하게 된다. 이와 같이 골반의 비정상적인 움직임은 몸통 굽힘이 동반된 다양한 일상생활동작 수행 시 비정상적인 허리뼈와 엉덩관절 움직임에 기여하게 된다.

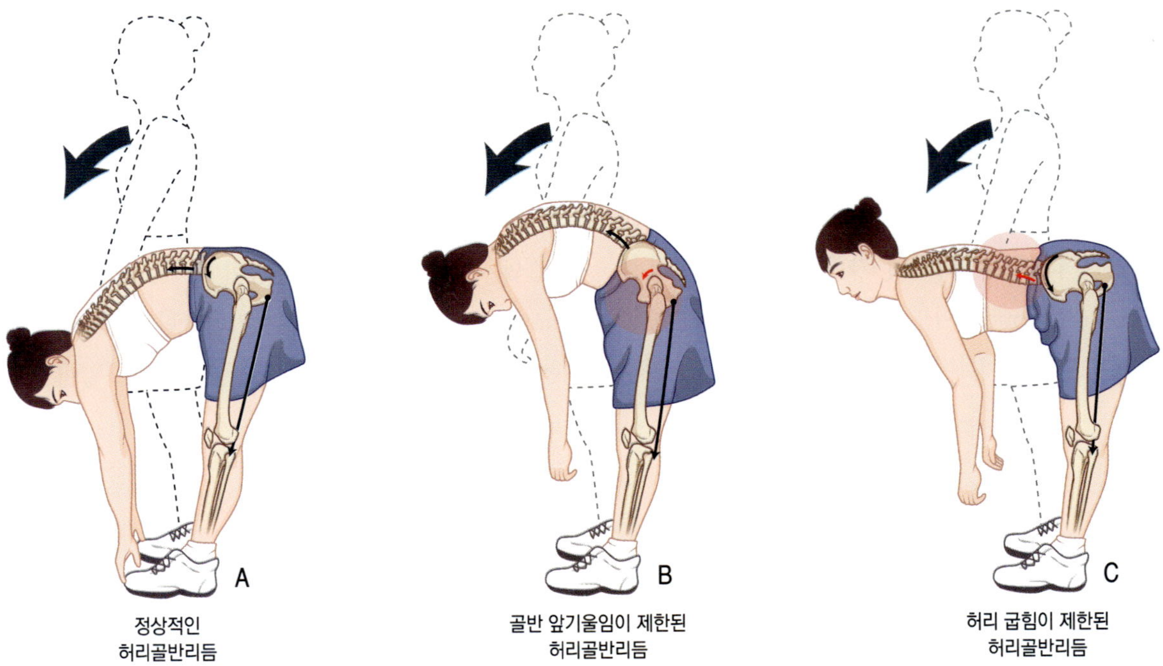

그림 4.21 정상적인 허리골반리듬과 비정상적인 허리골반리듬

3. 촉진

1) 엉덩뼈능선 Iliac Crest

엉덩뼈능선의 촉진은 대상자가 선 자세(기립 자세, standing)나 엎드린 자세(복와위, prone)에서 실시할 수 있다. 대상자 몸통의 옆면에서 마지막 갈비뼈 아래에 손을 댄 상태로 아래쪽으로 내려오면 처음 촉진되는 뼈가 엉덩뼈능선이다(그림 4.22).

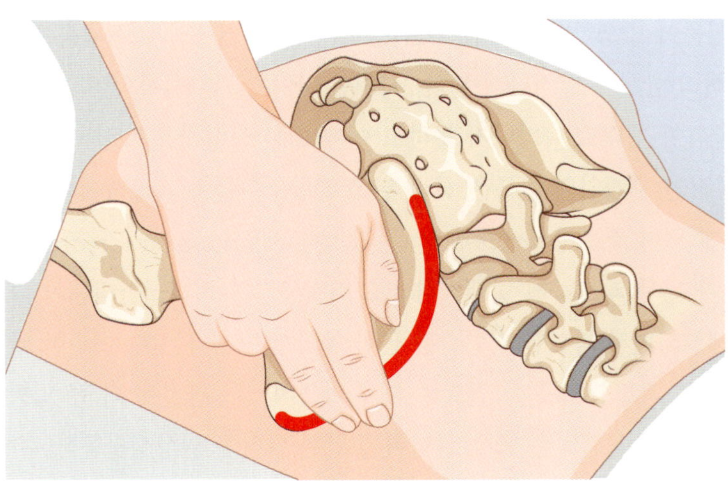

그림 4.22 엉덩뼈능선의 촉진

2) 허리뼈의 가시돌기 Spinous Process of Lumbar Spine

허리뼈의 가시돌기 촉진은 대상자가 엎드린 자세에서 실시할 수 있다. 촉진 방법은 양쪽 엉덩뼈능선의 가장 높은 지점을 찾은 후, 두 지점을 연결한 가상의 선상에 척추 분절을 확인한다. 일반적으로 연결선은 4번 허리뼈와 5번 허리뼈의 중간지점을 지난다. 연결선 부위를 중심으로 위쪽에 있는 4번 허리뼈의 가시돌기와 아래쪽에 있는 5번 허리뼈의 가시돌기를 촉진한다(그림 4.23).

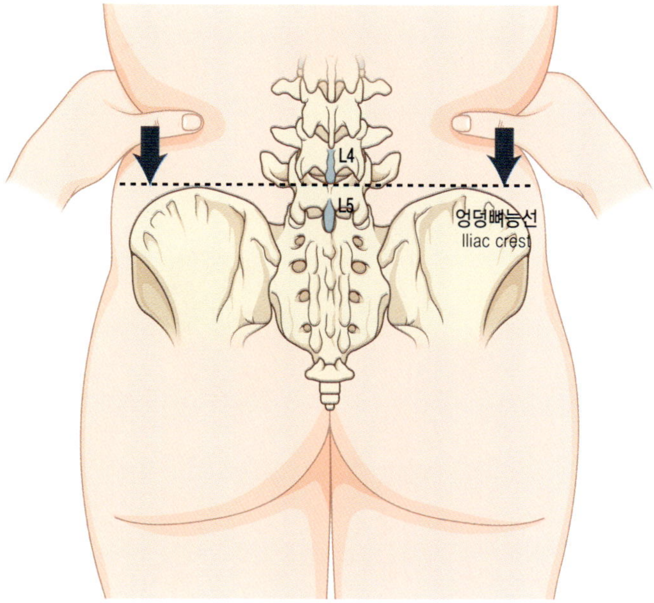

그림 4.23 4번, 5번 허리뼈 가시돌기의 촉진

3) 배가로근 Transversus Abdominis

배가로근의 촉진은 대상자가 바로누운 자세(앙와위, supine)에서 대상자의 위앞엉덩뼈가시(상전장골극, anterior superior iliac spine, ASIS)의 안쪽 2cm 지점에서 다시 아래쪽으로 2cm 지점에 검사자의 손가락을 놓고 실시한다. 대상자가 숨을 내쉬면서 아랫배를 등쪽으로 집어넣으면 배가로근의 수축을 확인할 수 있다(그림 4.24).

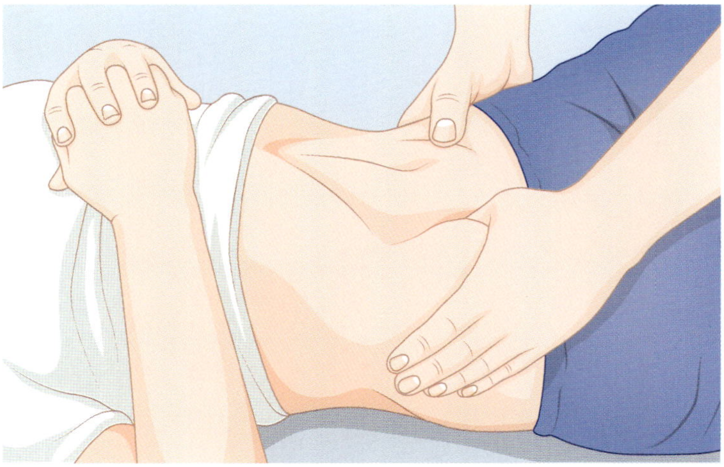

그림 4.24 배가로근의 촉진

4) 배속빗근Internal Abdominal Oblique

배속빗근의 촉진은 대상자가 바로누운 자세에서 가장 아래의 갈비뼈와 엉덩뼈능선 사이의 앞가쪽 배벽 위에 촉진하는 손가락을 놓고 실시한다. 대상자가 몸통의 굽힘 및 같은쪽 돌림을 실시하면 배속빗근의 수축을 확인할 수 있다(그림 4.25).

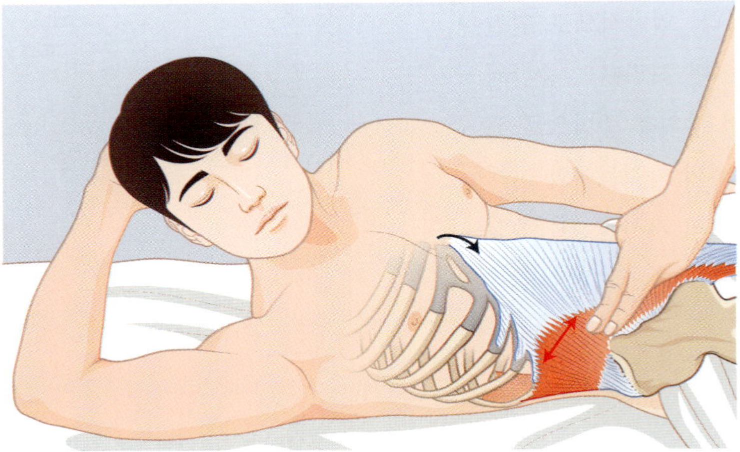

그림 4.25 오른쪽 배속빗근의 촉진을 위한 몸통 오른쪽 돌림

5) 배바깥빗근External Abdominal Oblique

배바깥빗근의 촉진은 대상자가 바로누운 자세에서 가장 아래의 갈비뼈와 엉덩뼈능선 사이의 앞가쪽 배벽 위에 촉진하는 손가락을 놓고 실시한다. 대상자가 몸통을 굽힘 및 반대쪽 돌림을 실시하면 배바깥빗근의 수축을 확인할 수 있다(그림 4.26).

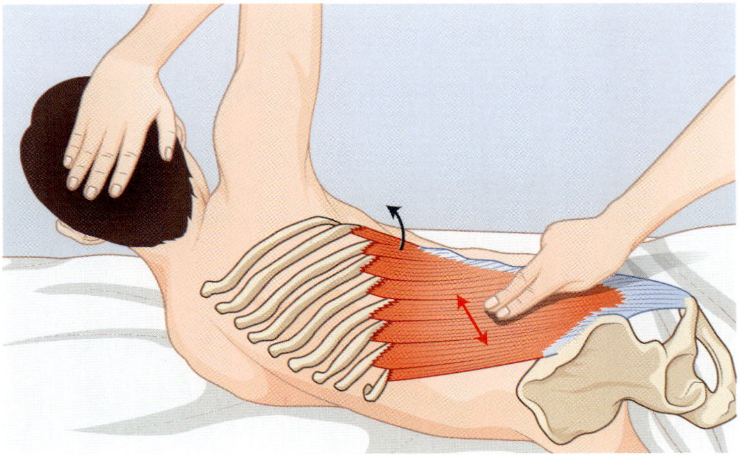

그림 4.26 오른쪽 배바깥빗근의 촉진을 위한 몸통 왼쪽 돌림

6) 배곧은근 Rectus Abdominis

배곧은근의 촉진은 대상자가 바로누운 자세에서 배의 정중선(midline) 바로 옆에 촉진하는 손가락을 놓고 실시한다. 대상자가 몸통 굽힘을 실시하면 배곧은근의 수축을 확인할 수 있다(그림 4.27).

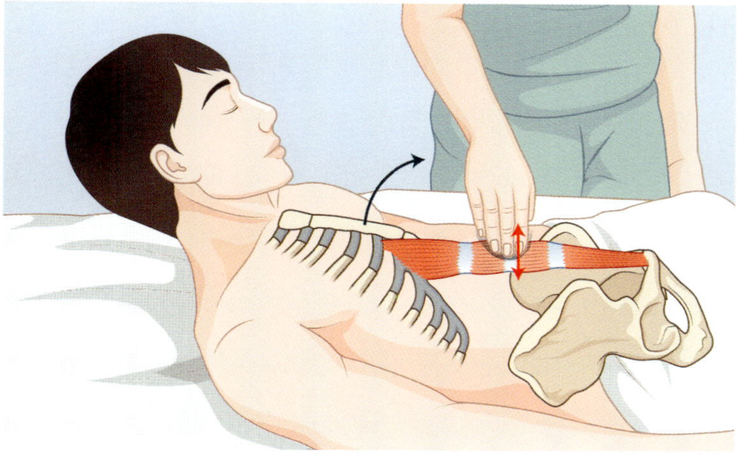

그림 4.27 배곧은근의 촉진

7) 큰허리근 Psoas Major

큰허리근의 촉진은 대상자가 몸통을 약간 굽힌 상태로 앉은 자세에서 대상자의 배꼽과 위앞엉덩뼈가시의 중간지점, 배곧은근의 가쪽에 손가락을 올려놓고 실시한다. 대상자에게 심호흡을 시킨 다음 촉진하는 손가락을 척추를 향해 대각선 방향으로 깊게 넣은 후 대상자에게 엉덩관절을 약간 굽히도록 지시하면 큰허리근의 수축을 확인할 수 있다(그림 4.28). 단, 큰허리근 주변에는 대동맥 등 중요한 혈관이 지나가므로 촉진 시 주의해야 한다.

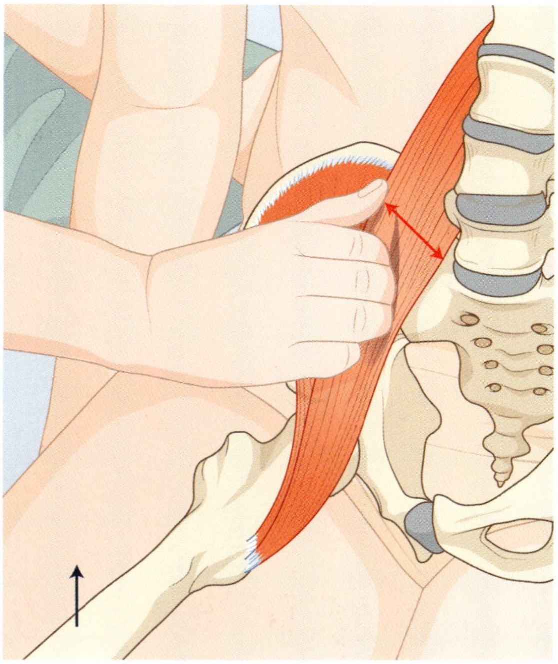

그림 4.28 큰허리근의 촉진

8) 허리네모근 Quadratus Lumborum

허리네모근의 촉진은 대상자가 엎드린 자세에서 허리부위의 척주세움근의 가쪽에 손가락을 놓고 실시한다. 대상자가 한쪽 골반을 올리면 허리네모근의 수축을 확인할 수 있다(그림 4.29).

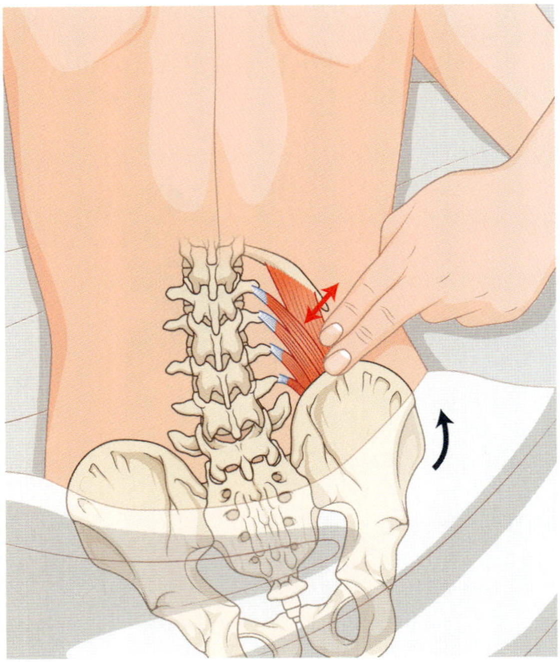

그림 4.29 허리네모근의 촉진

9) 뭇갈래근 Multifidus

뭇갈래근의 촉진은 대상자가 엎드린 자세에서 촉진하는 손가락을 대상자의 네 번째, 다섯 번째 허리뼈의 가시돌기 가쪽에 놓고 실시한다. 대상자가 반대 방향으로 몸통 돌림을 실시하면 근육의 수축을 확인할 수 있다(그림 4.30).

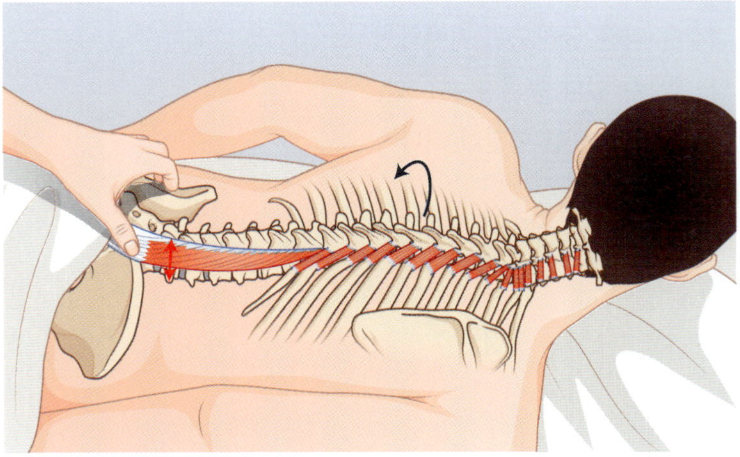

그림 4.30 뭇갈래근의 촉진

4. 정렬 검사

1) 앞/뒤에서 보는 검사

(1) 명치각 Infrasternal Angle

① 목적

배속빗근과 배바깥빗근의 약화나 길이 단축을 검사하기 위해서 실시한다.

② 방법

선 자세에서 대상자의 갈비뼈 연골과 복장뼈(흉골, sternum)의 연결 부위가 이루고 있는 명치각을 측정한다(그림 4.31).

③ 정상 정렬

명치각은 전체 각도가 90~100° 내외를 이루며 정중선을 기준으로 왼쪽과 오른쪽의 각도가 대칭(symmetry)을 이루어야 한다.

④ 임상적 의의

양쪽의 각도가 비대칭(asymmetry)인 경우에는 왼쪽과 오른쪽 배빗근들의 길이 검사와 근력 검사를 실시하여 부정정렬의 원인을 감별해야 한다. 배속빗근이 단축되거나 배바깥빗근보다 상대적으로 우세한 경우에는 각도가 증가할 수 있고 배바깥빗근이 단축되거나 배속빗근보다 상대적으로 우세한 경우에는 각도가 감소할 수 있다. 양쪽 배빗근들의 비대칭적인 길이나 뻣뻣함(stiffness), 근력의 불균형으로 인한 명치각의 정렬 이상은 뒤에서 보았을 때 허리뼈의 돌림이나 가쪽굽힘 정렬 이상 발생을 유추할 수 있다.

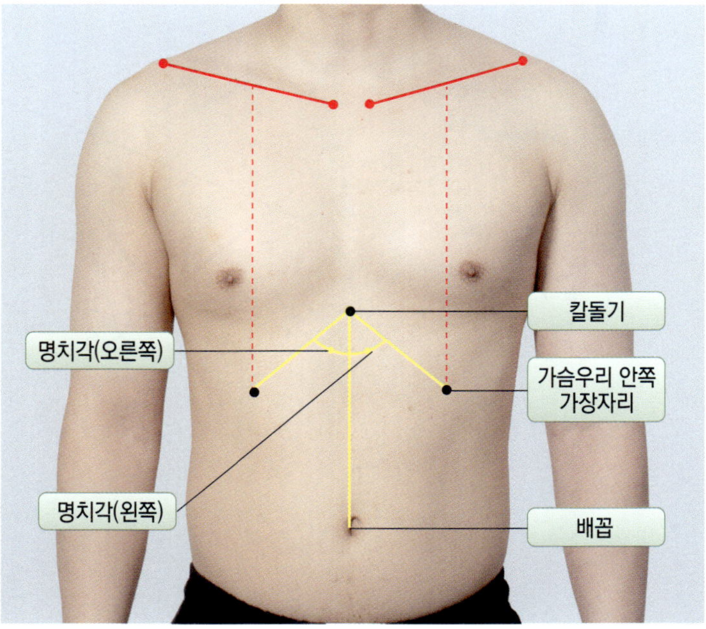

그림 4.31 명치각 정렬 검사

2) 옆에서 보는 검사

(1) 선 자세 정렬 Standing Alignment

① 목적

선 자세에서 엉덩관절과 골반, 허리뼈의 정렬을 검사한다.

② 방법

양쪽 발을 골반 너비로 벌리고 바로 선 자세에서 엉덩관절과 골반의 위앞엉덩뼈가시, 위뒤엉덩뼈가시(상후장골극, posterior superior iliac spine, PSIS)의 위치를 촉진하여 표시한 후 표식점의 정렬을 검사한다. 엉덩관절은 허벅지의 가장 돌출된 부위에 손바닥을 대고 엉덩관절을 안쪽돌림과 바깥돌림 시킬 때 손바닥 아래에 촉진되는 뼈인 넙다리뼈의 큰돌기(대전자, greater trochanter)를 기준으로 약간 앞쪽에 위치한다. 위앞엉덩뼈가시, 위뒤엉덩뼈가시의 촉진은 5장 골반의 촉진 부분을 참고한다(그림 4.32A). 허리굽이(요추만곡, lumbar curvature)의 측정은 전통적으로 방사선(x-ray) 검사상 첫 번째 허리뼈(L1) 몸통의 표면과 다섯 번째 허리뼈(L5)의 몸통의 표면에서 수직선을 그어 두 수직선이 이루는 각도를 측정하는 방법(Cobb method)이 사용되고 있다(그림 4.32B). 허리 표면에서 측정하는 방법으로 경사계(inclinometer)나 유선형 괘선기(flexible ruler)를 사용하여 허리굽이를 수학적으로 계산하는 방법도 있으나 추정된 값은 실제 굽이와 차이가 있을 수 있다(그림 4.32C).

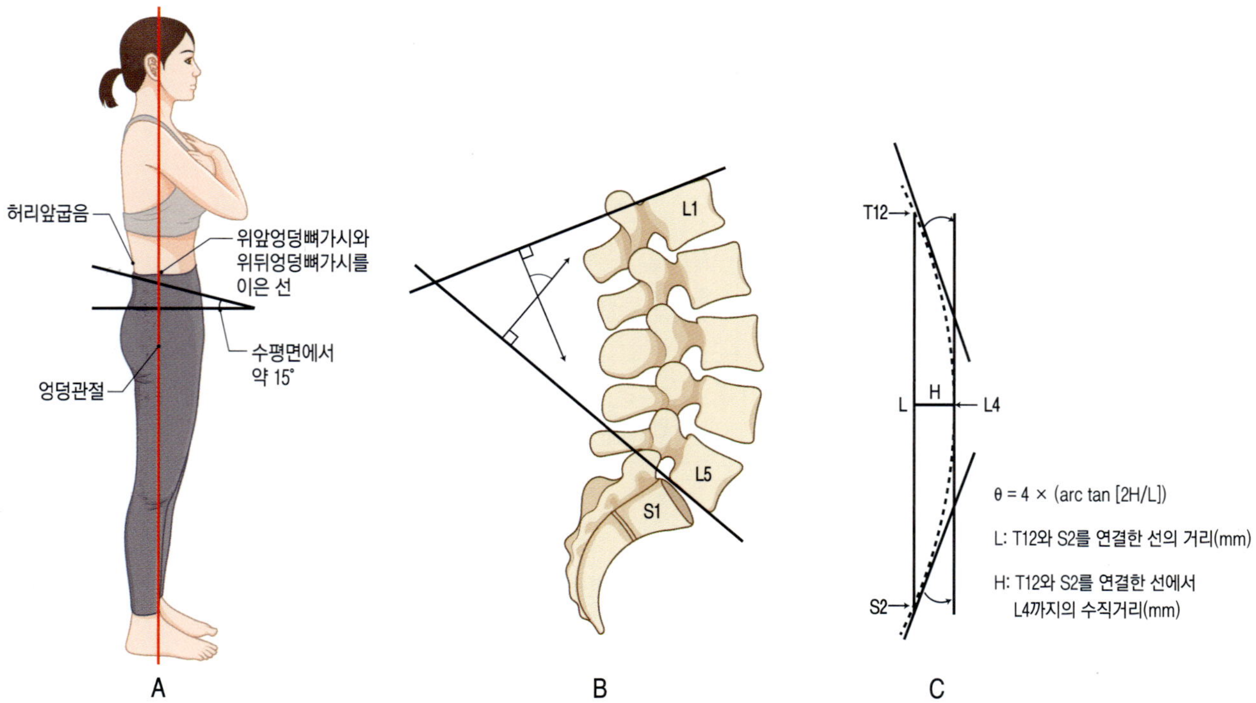

그림 4.32 시상면에서 정렬과 앞굽음 측정. A: 정렬, B: Cobb 측정법, C: 유선형 괘선기로 허리 중심선을 따라 허리굽이 외형을 본뜨며 T12, L4, S2 지점을 표시함. 본뜬 외형을 종이 위에 놓고 따라 그리고 접선과 삼각법을 활용하여 굽이각을 계산함)

③ 정상 정렬

엉덩관절과 엉덩뼈능선의 가장 높은 지점이 수직선(vertical line) 상에 위치한다. 위앞엉덩뼈가시와 위뒤엉덩뼈가시를 연결한 선이 수평면과 이루는 각도가 약 15° 내외이다. 정상 범위의 허리의 앞굽음 각도에 대한 정의는 연구마다 차이가 있지만 시상면에서 허리뼈의 정렬은 정상적으로 약 45° 정도의 앞굽음을 가지고 있다.

④ 임상적 의의

시상면에서의 허리의 정렬은 골반과 엉덩관절의 정렬과 운동사슬로 연결되어 있으므로 골반과 엉덩관절의 정렬 이상이나 기능 이상에서 영향을 받을 수 있다(그림 4.33). 시상면의 정렬 검사에서 허리굽이가 정상적인 앞굽음 범주에서 벗어났을 때 골반, 엉덩관절의 정렬 이상을 참고하여 근본 원인을 감별해야 한다. 일반적으로 골반이 정상 범주보다 더 앞기울임되어 있을 때 허리굽이는 증가하게 되고 골반이 뒤기울임되어 있을 때 허리굽이는 감소하게 된다. 증가된 허리굽이는 허리뼈의 폄 자세를 지속하게 하여 허리뼈에 가해지는 여러 부하가 허리뼈의 몸통과 척추사이원반에 적절히 분산되지 못하고 주로 뒤쪽 돌기사이관절에 집중되게 한다. 상대적으로 작은 돌기사이관절의 관절면에서 많은 부하를 장기간 견디는 것은 해당 관절의 변화를 초래하게 되고 이는 퇴행척추염(degenerative spondylitis)이나 척추관협착증(spinal stenosis)과 같은 척추질환의 원인이 될 수 있다. 감소된 허리굽이는 허리뼈의 굽힘 자세를 지속하게 하여 척추사이원반이 뒤쪽으로 밀려나는 원반탈출(추간판탈출, herniated intervertebral disc)의 원인이 될 수 있다.

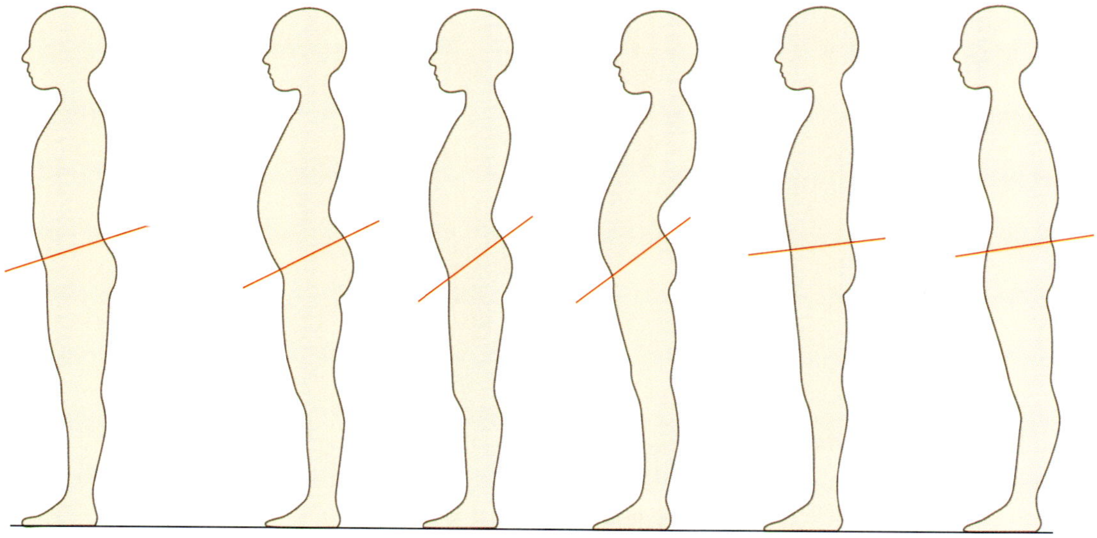

그림 4.33 골반의 정렬 이상과 허리굽이 이상

(2) 앉은 자세 정렬 Sitting Alignment

① 목적

앉은 자세에서 골반의 기울임에 따른 허리뼈의 정렬 변화를 검사할 수 있다.

② 방법

엉덩관절을 90° 굽히고 의자에 앉은 자세에서 골반과 허리뼈의 정렬을 관찰한다.

③ 정상 정렬

선 자세보다 정상적으로 뒤기울임이 발생하므로 허리뼈의 앞굽음이 감소하여 편평해지고 골반의 엉치뼈는 지면과 수직을 이룬다(그림 4.34).

④ 임상적 의의

엉덩관절의 굽힘 범위가 감소하여 있거나 배곧은근의 단축이 있는 경우 앉은 자세에서 골반의 뒤기울임이 정상 범위보다 증가되고 허리뒤굽음(lumbar kyphosis)을 유발할 수 있다.

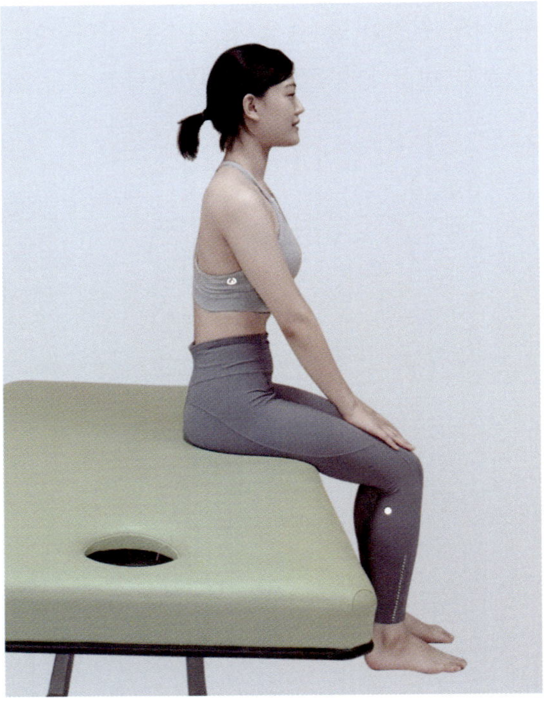

그림 4.34 앉은 자세의 허리뼈 정렬 검사

5. 근육 검사

1) 배곧은근 Rectus Abdominis

(1) 배곧은근 근력 검사 Rectus Abdominis Strength Test

자세

- 바로누운 자세

방법

- 양손은 머리 뒤에 마주 잡고 어깨뼈(견갑골, scapular)가 바닥에서 떨어지도록 상체를 올리라고 지시하고 가슴우리와 골반의 움직임을 관찰함

확인사항

- 가슴우리가 내려가고 골반의 뒤기울임이 발생하는지 확인함

주의사항

- 가슴우리가 내려가지 않는 것을 주의함
- 골반의 뒤기울임이 발생하지 않는 것을 주의함
- 보상적인 허리 폄이 일어나지 않도록 주의함

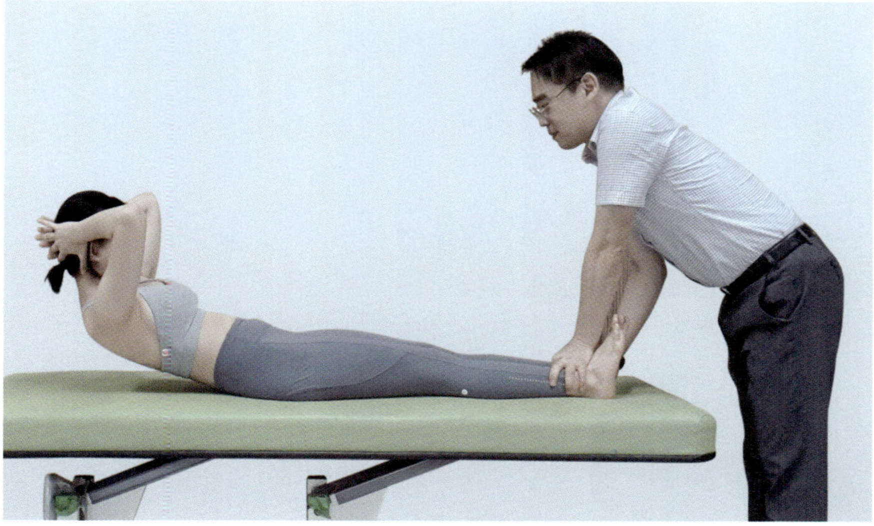

그림 4.35 배곧은근 근력 검사

(2) 배곧은근 길이 검사 Rectus Abdominis Length Test

자세

- 네발기기 자세(quadruped position)

방법

- 척주를 중립 자세를 유지한 상태로 무릎은 엉덩관절 너비로 벌리고 손은 어깨너비로 벌린 네발기기 자세를 만들도록 함
- 대상자에게 무릎과 손의 위치는 고정하고 엉덩이가 발뒤꿈치를 향하도록 몸을 뒤쪽으로 보내도록 지시한 후, 대상자의 허리와 골반의 움직임을 관찰함

확인사항

- 허리뼈와 골반이 움직임 없이 중립 자세를 유지하고 120° 엉덩관절 굽힘이 발생하는지 확인함

주의사항

- 불충분한 엉덩관절 굽힘을 주의함
- 충분한 엉덩관절 굽힘 전 보상적 허리 굽힘 또는 등 굽힘이 발생하지 않도록 주의함

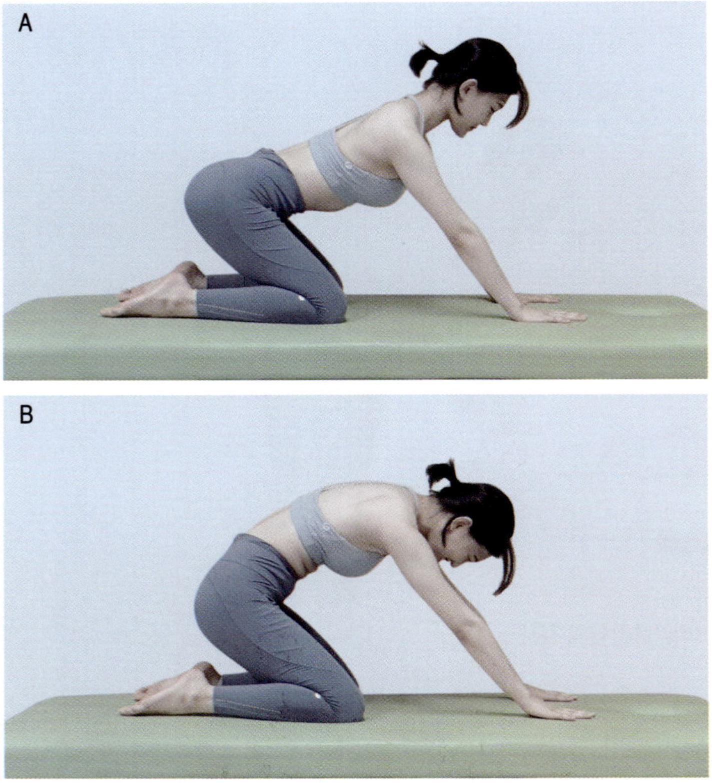

그림 4.36 배곧은근 길이 검사. A: 정상, B: 비정상

2) 아래배근육 Lower Abdominalis

(1) 아래배근육 근력 검사 Lower Abdominalis Strength Test

배근육은 배꼽을 기준으로 위배근육(upper abdominalis)과 아래배근육(lower abdominalis)으로 나눌 수 있다. 아래배근육은 배곧은근의 아래쪽 부분과 배바깥빗근을 포함한다.

자세

- 바로누운 자세

방법

- 양쪽 다리를 곧게 편 상태로 천정을 보고 바로 누움
- 검사자는 곧게 펴진 대상자의 양쪽 다리를 수동적으로(passively) 엉덩관절이 90°가 될 때까지 굽힘
- 대상자에게 능등적으로(actively) 천천히 양쪽 다리를 바닥에 내려놓도록 지시함
- 다리가 바닥으르 내려오는 동안 대상자의 허리와 골반의 움직임을 관찰함

확인사항

- 허리와 골반의 움직임 없이 양쪽 발을 바닥에 내려놓을 수 있는지 확인함

주의사항

- 보상적인 허리 폄 또는 골반 앞기울임이 발생하지 않도록 주의함

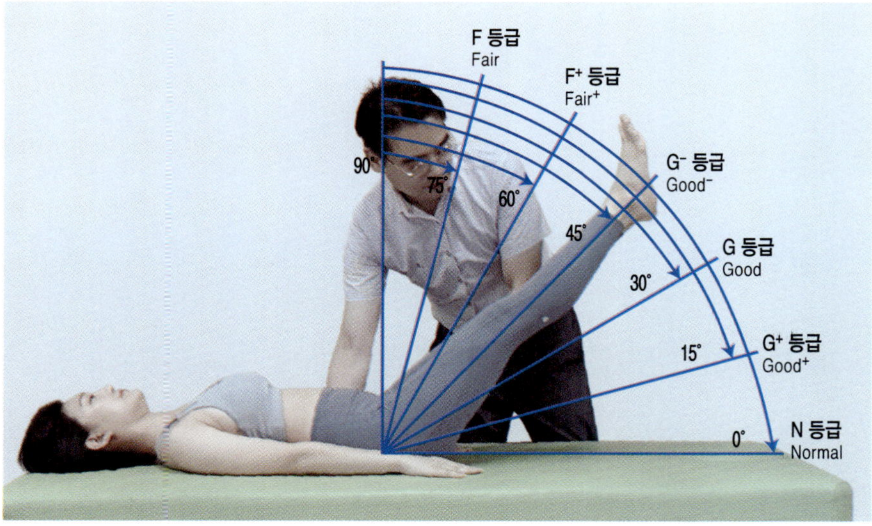

그림 4.37 아래배근육 근력 검사

(2) 아래배근육 길이 검사 Lower Abdominalis Length Test

자세

• 선 자세

방법

• 엉덩관절과 무릎을 살짝 굽힌 상태로 허리와 골반을 벽에 붙이고 섬
• 양쪽 팔의 어깨관절과 팔꿉관절을 90° 굽힌 상태로 벽에 붙임
• 대상자에게 심호흡을 실시하도록 지시한 후 배의 움직임을 관찰함

확인사항

• 깊게 숨을 들이쉴 때 배가 앞으로 밀려나오는지(protrude) 확인함

주의사항

• 심호흡이 힘들거나 배를 충분히 부풀릴 수 없는 것을 주의함
• 들숨 시 보상적인 어깨 올림이 발생하지 않도록 주의함

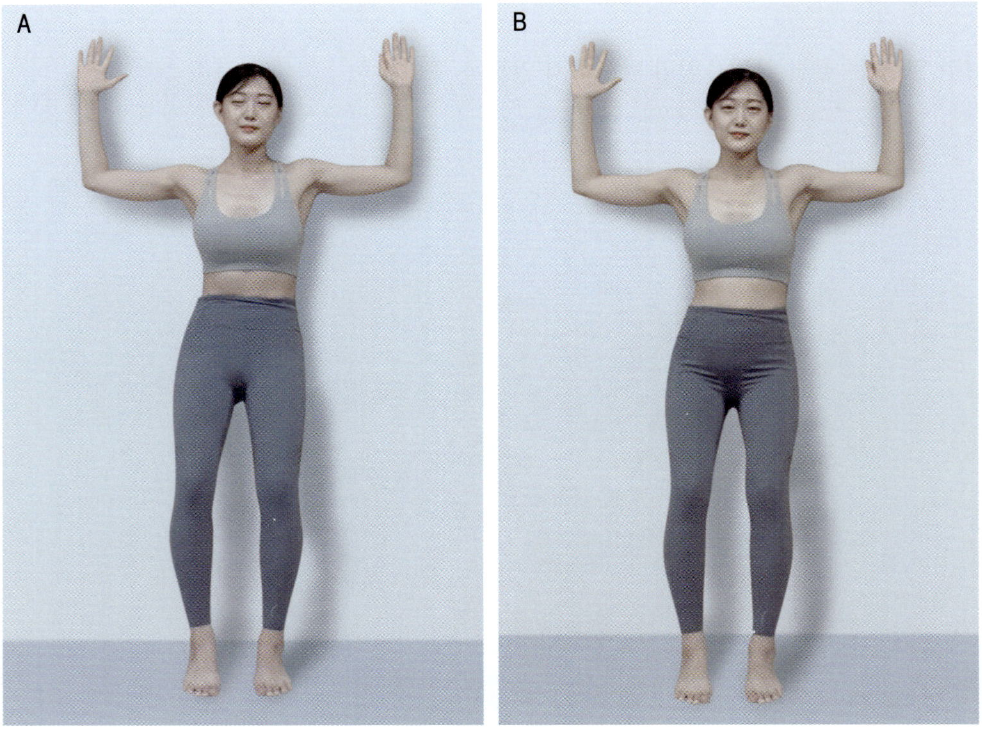

그림 4.38 아래배근육 길이 검사. A: 시작 자세, B: 배가 밀려 나온 모습

3) 위배근육의 근력 검사 Upper Abdominalis Strength Test

위배근육은 배곧은근의 위쪽 부분과 배속빗근을 포함한다.

자세

- 바로누운 자세

방법

- 대상자에게 양쪽 다리를 곧게 펴고 천장을 보고 바로 눕도록 하며 검사자는 대상자의 발을 고정함
- 대상자의 양쪽 손을 머리 뒤쪽에서 모아 잡도록 함
- 대상자에게 양쪽 어깨뼈가 바닥에서 떨어지도록 상체를 올리라고 지시함

확인사항

- 가슴우리가 내려가고 명치각이 증가하여 골반 뒤기울임이 발생하는지 확인함

주의사항

- 가슴우리가 내려가지 않는 것을 주의함
- 명치각이 증가하지 않거나 비대칭이 발생하는 것을 주의함
- 골반 뒤기울임이 발생하지 않는 것을 주의함
- 보상적인 허리 움직임(폄, 돌림)이 발생하지 않도록 주의함
- 과도한 목 굽힘(경추 굴곡, cervical flexion)이 발생하지 않도록 주의함

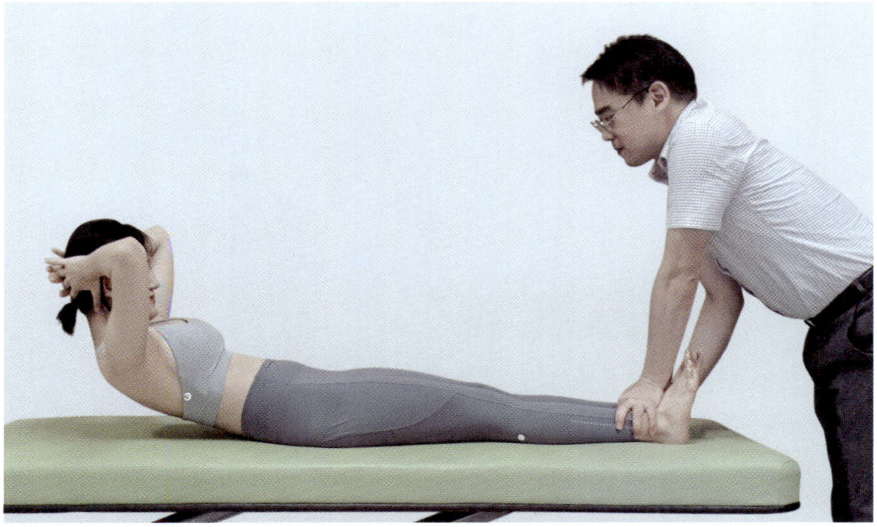

그림 4.39 위배근육 근력 검사

4) 배속빗근과 배바깥빗근의 근력 검사
Internal Abdominal Oblique and External Abdominal Oblique Strength Test

자세
- 바로누운 자세

방법
- 대상자에게 양쪽 다리를 곧게 펴고 천장을 보고 바로 눕도록 하며 검사자는 대상자의 발을 고정함
- 대상자의 양쪽 손을 머리 뒤쪽에서 모아 잡도록 함
- 대상자의 몸통을 오른쪽/왼쪽으로 각각 돌림하도록 지시함
- 오른쪽 돌림:오른쪽 배속빗근과 왼쪽 배바깥빗근 근력 검사
- 왼쪽 돌림: 왼쪽 배속빗근과 오른쪽 배바깥빗근 근력 검사

확인사항
- 돌림하는 방향의 반대편 어깨뼈가 검사대에서 완전히 떨어지는지 확인함

주의사항
- 보상적인 허리 가쪽굽힘이 발생하지 않도록 주의함

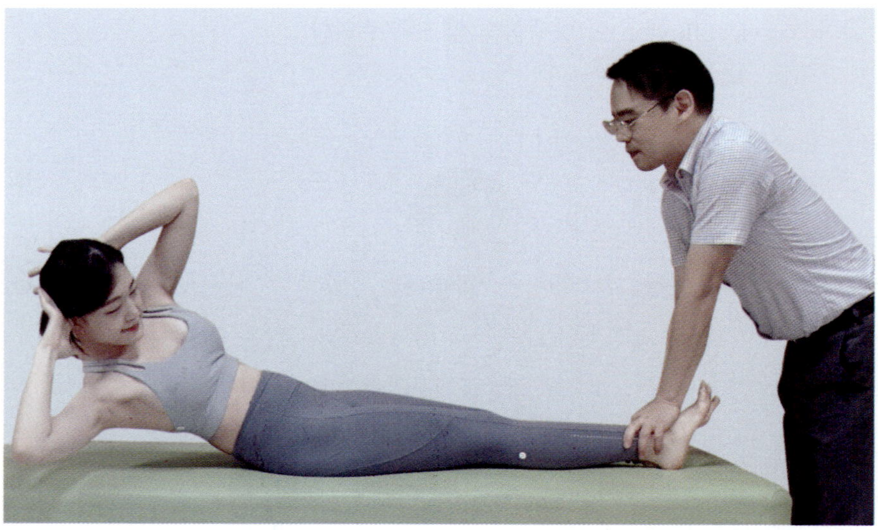

그림 4.40 오른쪽 배속빗근과 왼쪽 배바깥빗근의 근력 검사를 위한 오른쪽 몸통 돌림

5) 허리네모근 Quadratus Lumborum

(1) 허리네모근 근력 검사 Quadratus Lumborum Strength Test

자세

- 옆으로누운 자세(측와위, side-lying)

방법

- 검사하는 근육 부위가 아래쪽에 놓이도록 옆으로누운 자세에서 허리, 골반, 엉덩관절의 시상면 정렬을 이상적으로 유지하며 다리를 곧게 뻗음
- 위쪽 팔의 손은 골반 가쪽에 놓고 아래쪽 팔에 체중을 지지해 몸통과 골반을 위로 들어 올리도록 지시함 [옆 교각운동(side bridge, side plank) 자세: 아래쪽 팔은 어깨관절의 수직선 아래에 팔꿈치가 위치하도록 놓고 아래팔(전완, forearm)은 앞쪽을 향하도록 함]
- 몸의 정렬 상태를 관찰함

확인사항

- 허리, 골반, 엉덩관절이 시상면과 이마면의 이상적 정렬 상태를 유지할 수 있는지 확인함

주의사항

- 골반을 바닥에서 충분히 들어 올릴 수 없고 몸통과 허리, 골반이 이상적 정렬을 유지하지 못하는 것을 주의함
- 보상적인 허리 돌림 또는 굽힘이 발생하지 않도록 주의함
- 어깨의 안정성 부족 등으로 통증이 발생하지 않도록 주의함

참고	어깨관절의 안정성 부족으로 몸의 정렬을 이상적으로 유지할 수 없는 경우도 발생할 수 있으므로 어깨관절 주변과 어깨뼈 주변의 근력 검사와 안정성 검사를 통한 감별이 필요함

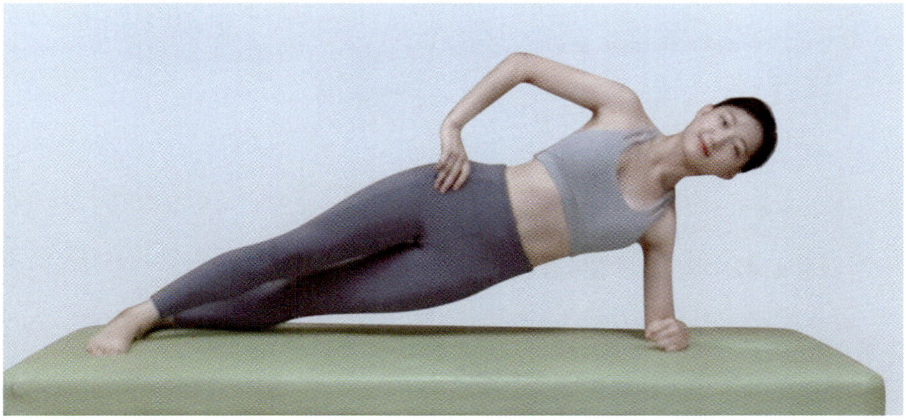

그림 4.41 허리네모근 근력 검사

(2) 허리네모근 길이 검사 Quadratus Lumborum Length Test

자세 1

- 네발기기 자세

방법

- 네발기기 자세에서 대상자에게 엉덩관절을 굽혀 엉덩이가 발뒤꿈치에 닿도록 뒤쪽으로 앉게 함 (손의 위치는 어깨관절을 최대한 굽힌 상태로 바닥에 고정)
- 검사자가 대상자의 엉덩관절과 골반을 고정한 상태에서 대상자에게 왼쪽과 오른쪽으로 허리를 가쪽굽힘하도록 지시함
- 검사자는 대상자의 양쪽 가쪽굽힘 범위를 관찰함

확인사항

- 허리의 양쪽 가쪽굽힘 범위가 대칭적이며 충분한 가쪽굽힘 범위가 발생하는지 확인함

주의사항

- 불충분한 허리 가쪽굽힘 또는 비대칭적 움직임 발생을 주의함

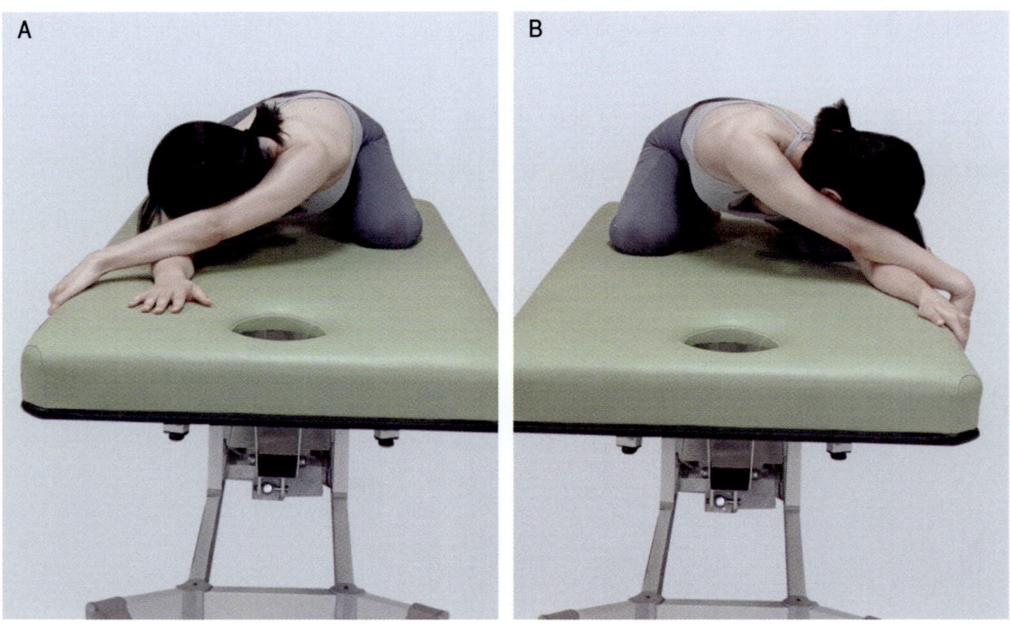

그림 4.42 허리네모근 길이 검사. A: 왼쪽, B: 오른쪽

자세 2

- 옆으로누운 자세

방법

- 허리, 골반, 엉덩관절의 시상면 정렬을 이상적으로 유지하고 옆으로 눕도록 지시함
- 위쪽 옆구리의 허리네모근 부위를 촉진한 후 깊게 누름
- 반대편으로 돌아눕도록 지시한 후 동일한 방법으로 허리네모근을 촉진함
- 양쪽 허리네모근의 긴장(tension) 정도를 비교함

확인사항

- 양쪽 근육의 긴장이 동일하며 통증이 없는지 확인함

주의사항

- 촉진 시 뻣뻣함 또는 통증 발생을 주의함

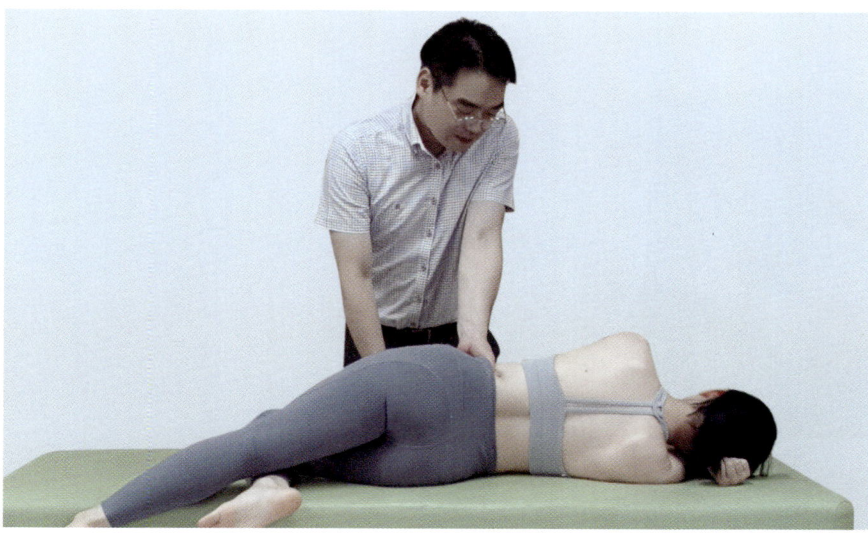

그림 4.43 허리네모근의 긴장 검사

6) 엉덩허리근 Iliopsoas

(1) 엉덩허리근 근력 검사 Iliopsoas Strength Test

자세 1

- 바로누운 자세

방법

- 허리, 골반의 중립 자세를 유지하고 양쪽 다리를 곧게 편 상태로 바로 눕도록 지시함
- 대상자에게 한쪽 다리의 엉덩관절과 무릎관절을 90° 굽히도록 지시함
- 검사자는 대상자에게 굽힌 쪽 다리의 엉덩관절 굽힘을 90° 이상 유지하도록 지시한 후 허벅지에 엉덩관절 폄 방향으로 저항을 줌

확인사항

- 검사자의 저항에도 엉덩관절 굽힘 자세를 충분히 유지할 수 있는지 확인함

주의사항

- 저항을 이기지 못해 발생하는 엉덩관절 폄에 주의함
- 보상적인 허리 굽힘, 폄, 돌림, 가쪽굽힘 등의 움직임이 발생하지 않도록 주의함

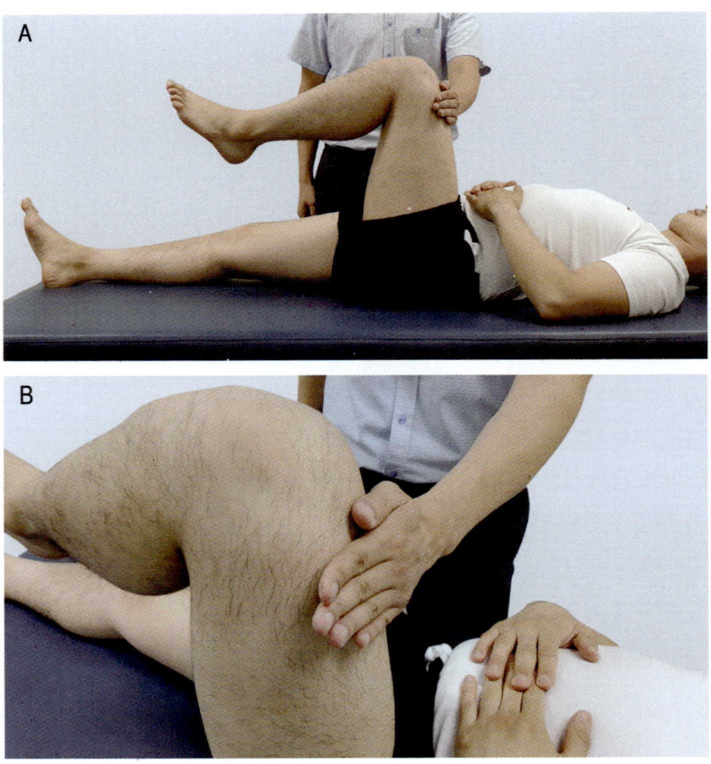

그림 4.44 바로누운 자세에서 엉덩허리근 근력 검사.
A: 검사 자세, B: 저항을 주는 손의 위치

자세 2

- 앉은 자세

방법

- 등받이가 없는 의자나 검사대에 허리, 골반의 중립 자세를 유지하고 엉덩관절과 무릎관절을 각각 90° 굽힌 상태로 앉음
- 대상자에게 한쪽 다리의 허벅지를 의자나 검사대에서 떼어 올리도록 지시함
- 검사자는 대상자에게 엉덩관절 굽힘을 유지하도록 지시한 후 굽힌 쪽 다리의 허벅지에 엉덩관절 폄 방향으로 저항을 줌

확인사항

- 검사자의 저항에도 엉덩관절 굽힘 자세를 유지할 수 있는지 확인함

주의사항

- 허벅지를 들어 올릴 수 없는 것을 주의함
- 저항을 이기지 못해 발생하는 엉덩관절 폄을 주의함
- 보상적인 허리 굽힘, 폄, 돌림, 가쪽굽힘이 발생하지 않도록 주의함

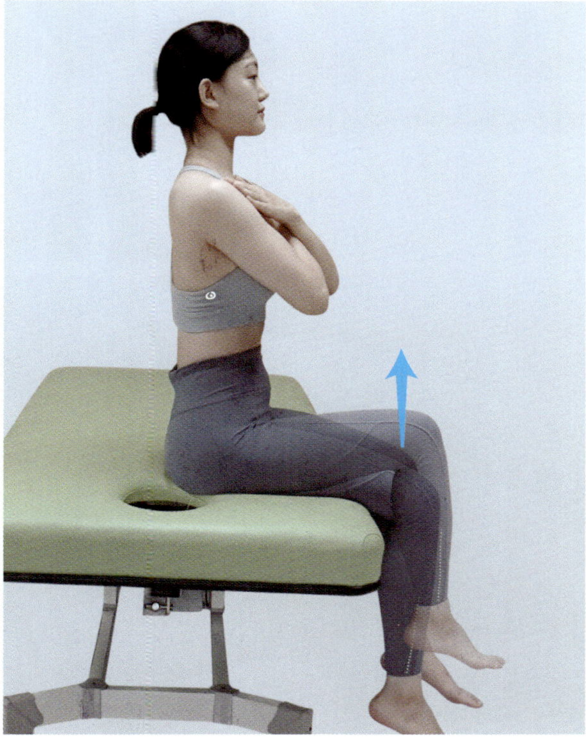

그림 4.45 앉은 자세에서 엉덩허리근 근력 검사

(2) 엉덩허리근 길이 검사 Iliopsoas Length Test

자세

• 바로누운 자세

방법

• 검사자는 대상자에게 검사하지 않는 쪽 다리의 무릎관절과 엉덩관절을 굽힌 후 두 팔로 고정하도록 지시함
• 검사자는 검사하고자 하는 다리의 엉덩관절과 무릎관절을 90° 굽힌 상태에서 골반의 앞기울임이 발생하지 않는 범위까지 허벅지를 바닥 쪽으로 천천히 수동적으로 내림(수동적 엉덩관절 폄 시행)

확인사항

• 허리와 골반이 움직이지 않고 허벅지가 지면에 수평이 될 때까지 엉덩관절의 폄이 발생하는지 확인함

주의사항

• 엉덩관절 폄 제한 발생을 주의함
• 보상적인 골반 앞기울임이 발생하지 않도록 주의함
• 보상적인 허리 폄이 발생하지 않도록 주의함
• 보상적인 무릎 폄이 발생하지 않도록 주의함
• 보상적인 엉덩관절 벌림이 발생하지 않도록 주의함
• 보상적인 정강뼈 비틀림이 발생하지 않도록 주의함

참고 넙다리곧은근(대퇴직근, rectus femoris)과 넙다리근막긴장근(대퇴근막장근, tensor fasciae latae)의 단축으로도 엉덩관절 폄 제한이 발생할 수 있으므로 엉덩허리근의 단축과 감별이 필요함

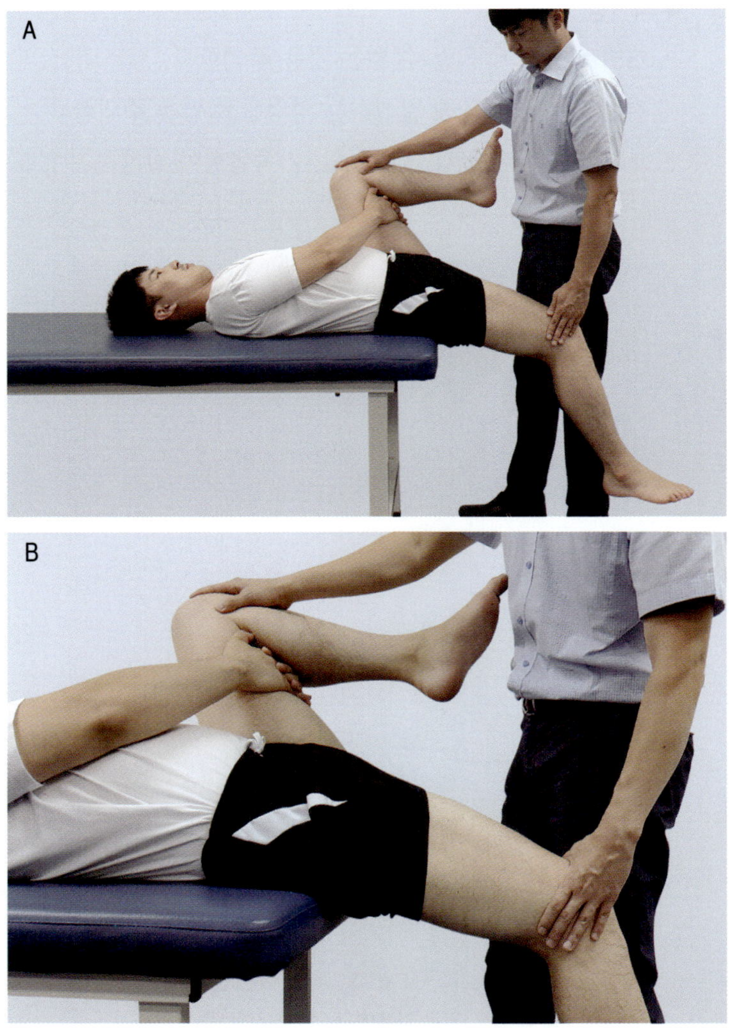

그림 4.46 엉덩허리근 길이 검사. A: 검사 자세, B: 검사자 손의 위치

7) 허리 폄근 Lumbar Extensor

(1) 허리 폄근 근력 검사 Lumbar Extensor Strength Test

자세

- 엎드린 자세

방법

- 대상자에게 엎드린 자세에서 가슴에 양손을 모아 잡도록 함
- 검사자는 대상자의 다리를 고정해주고 대상자에게 몸통을 뒤쪽으로 들어 올리도록 지시함(허리 폄)

확인사항

- 허리를 편 상태로 자세를 흔들리지 않고 유지할 수 있는지 확인함

주의사항

- 보상적인 허리 돌림이 발생하지 않도록 주의함
- 보상적인 허리 가쪽굽힘이 발생하지 않도록 주의함
- 특정 허리 분절에서 과도한 허리 폄 발생 또는 통증 발생을 주의함

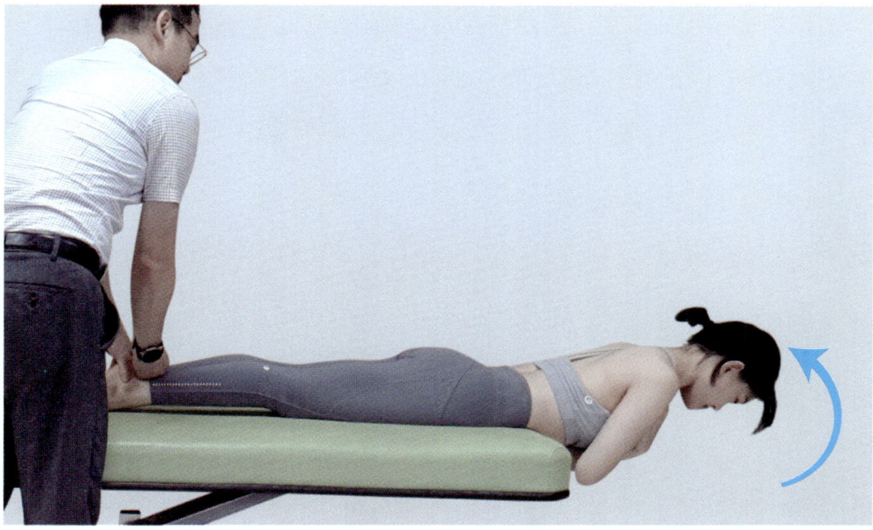

그림 4.47 허리 폄근 근력 검사

(2) 허리 폄근 길이 검사 Lumbar Extensor Length Test

자세

- 선 자세

방법

- 수정되고–수정된 Schober 검사(modified–modified Schober test, MMST) 방법
- 대상자의 양쪽 위뒤엉덩뼈가시를 촉진하여 찾고 두 지점을 연결하는 선의 가운데 지점을 표식점으로 표시함(표식점 1)
- 표식점 1에서 수직으로 위쪽 15cm 지점에 표식점 2를 표시함
- 표식점 1, 2를 표시한 상태로 앞쪽으로 허리를 굽히도록 지시함

확인사항

- 두 표식점 사이 거리가 6~7cm가 되는지 확인함

주의사항

- 특정 허리 분절에서 과도한 굽힘 발생을 주의함

참고 MMST 검사는 허리 관절 폄의 가동성 검사로서 사용될 수도 있음
허리 폄의 경우, 두 표식점 사이의 거리가 2~3cm일 때 정상으로 간주함

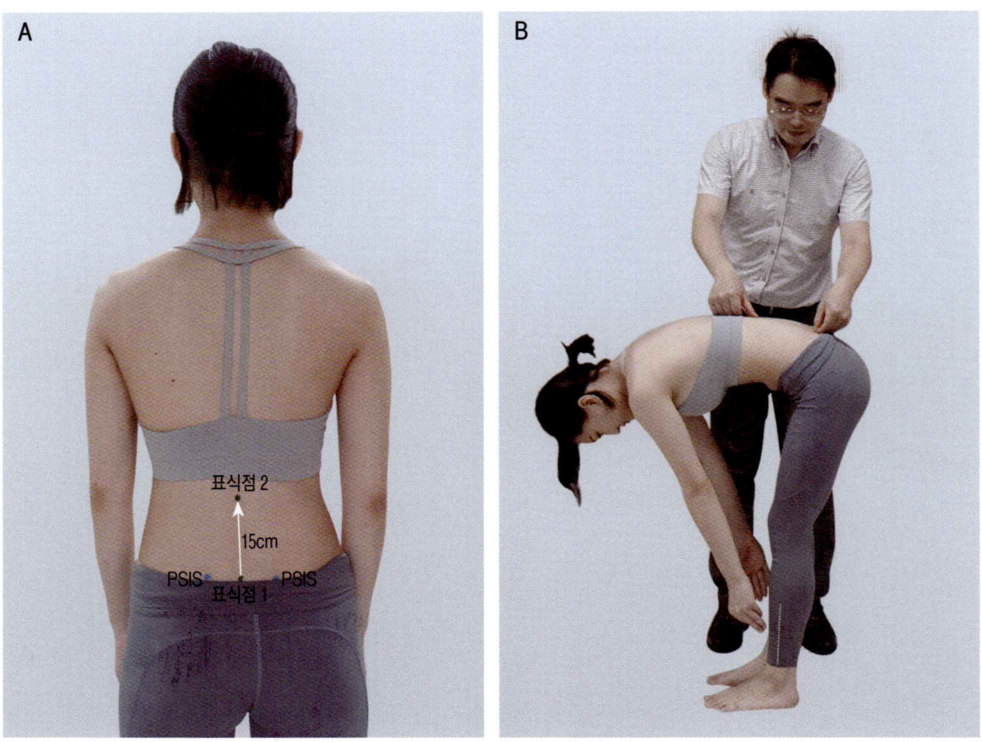

그림 4.48 허리 폄근 길이 검사. A: 표식점 위치, B: 검사 자세

6. 관절가동범위 검사

허리의 정상 관절가동범위에 대한 근거는 매우 다양하다. 정상 범주 내에서 움직임이 각 분절에서 얼마나 골고루 발생하는지와 양쪽의 대칭성 유무를 함께 확인한다. 움직임 손상을 가지고 있는 사람들은 각각의 관절가동범위 검사에서 움직임이 쉽게 발생하는 방향(directional susceptibility to movement, DSM)이 나타날 수 있다.

1) 허리 굽힘 Lumbar Flexion

자세

- 선 자세

방법

- 대상자가 어깨너비로 발을 벌리고 똑바로 선 상태에서 대상자의 첫 번째 허리뼈 가시돌기(L1)과 다섯 번째 허리뼈 가시돌기(L5)에 접착용 스티커를 부착함
- 경사계를 L1과 L5에 두고 경사계의 값을 0으로 맞춤
- 검사자는 대상자의 골반을 고정하고, 대상자에게 팔은 이완한 상태로 허리(몸통)를 앞으로 천천히 구부리도록 지시함
- 대상자가 마지막 부위에 도달한다고 느끼거나 허리 부위에서 단단한 끝느낌을 느끼게 되면 움직임을 멈추고 두 경사계의 값의 차이값을 기록함

확인사항

- 허리뼈의 다섯 분절에서 고르게 움직임이 발생하고 40~50° 정도의 굽힘이 발생하는지를 확인함

주의사항

- 허리의 특정 분절에서 과도한 굽힘 발생을 주의함
- 보상적인 허리의 움직임(가쪽굽힘, 돌림)이 발생하지 않도록 주의함
- 보상적인 골반 뒤기울임이 발생하지 않도록 주의함

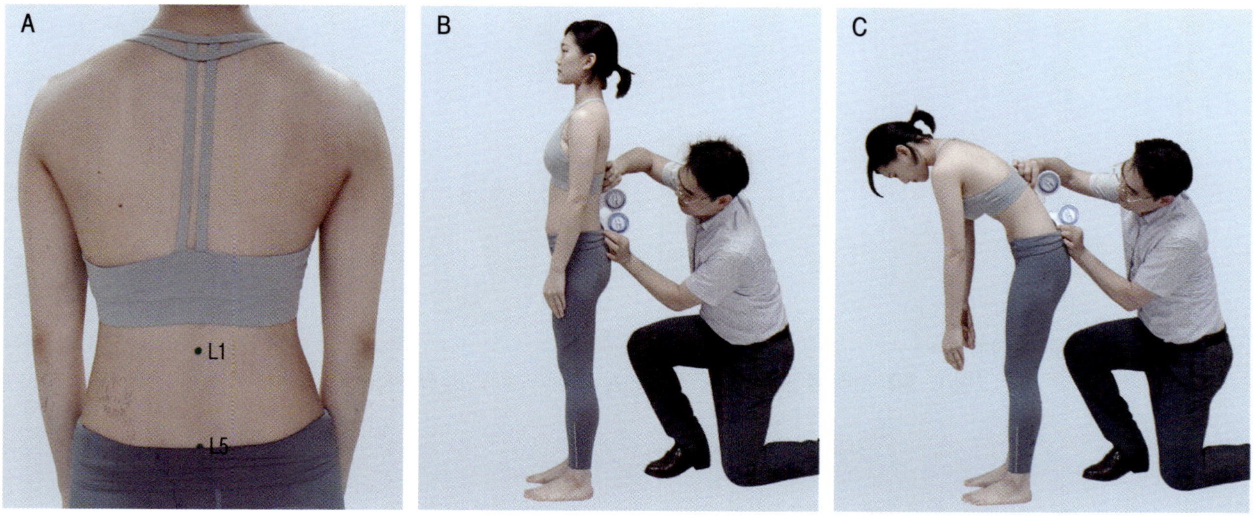

그림 4.49 허리 굽힘 관절가동범위 검사. A: 표식점의 위치, B: 시작 자세, C: 끝 자세

2) 허리 폄 Lumbar Extension

자세

- 선 자세

방법

- 대상자가 어깨너비로 발을 벌리고 똑바로 선 상태에서 대상자의 첫 번째 허리뼈 가시돌기(L1)와 다섯 번째 허리뼈 가시돌기(L5)에 접착용 스티커를 부착함
- 경사계를 L1과 L5에 두고 경사계의 값을 0으로 맞춤
- 검사자는 대상자의 골반을 고정하고 대상자에게 팔은 이완한 상태로 허리를 뒤로 천천히 펴도록 지시함
- 대상자가 마지막 부위에 도달한다고 느끼거나 허리 부위에서 단단한 끝느낌을 느끼게 되면 움직임을 멈추고 두 경사계의 값의 차이값을 기록함

확인사항

- 허리뼈의 다섯 분절에서 고르게 움직임이 발생하고 15~20° 정도의 폄이 발생하는지를 확인함

주의사항

- 허리의 특정 분절에서 과도한 폄이 발생하는 것을 주의함
- 보상적인 허리 움직임(가쪽굽힘, 돌림)이 발생하지 않도록 주의함
- 보상적인 골반 앞기울임이 발생하지 않도록 주의함

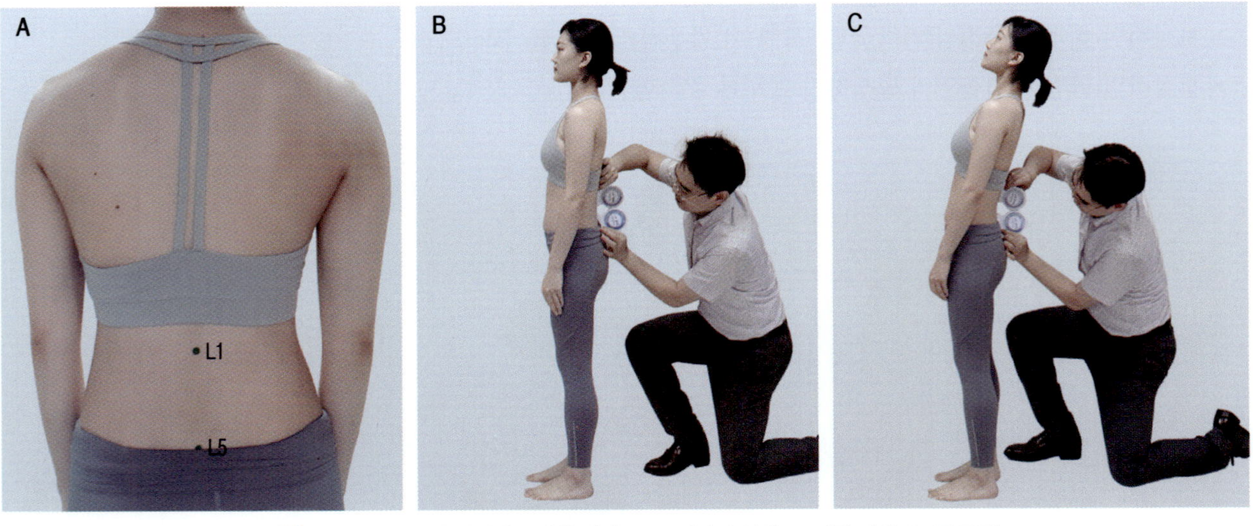

그림 4.50 허리 폄 관절가동범위 검사. A: 표식점의 위치, B: 시작 자세, C: 끝 자세

3) 허리 가쪽굽힘 Lumbar Lateral Flexion

자세

- 선 자세

방법

- 대상자가 어깨너비로 발을 벌리고 똑바로 선 상태에서 대상자의 첫 번째 허리뼈 가시돌기(L1)와 다섯 번째 허리뼈 가시돌기(L5)에 접착용 스티커를 부착함
- 경사계를 L1과 L5에 두고 경사계의 값을 0으로 맞춤
- 검사자는 대상자의 골반을 고정하고 대상자에게 팔은 이완한 상태로 허리를 왼쪽 또는 오른쪽으로 천천히 구부리도록 지시함
- 대상자가 마지막 부위에 도달한다고 느끼거나 허리 부위에서 단단한 끝느낌을 느끼게 되면 움직임을 멈추고 두 경사계의 값의 차이값을 기록함

확인사항

- 허리뼈의 다섯 분절에서 고르게 움직임이 발생하고 20° 정도의 가쪽굽힘이 양쪽에서 대칭적으로 발생하는지를 확인함

주의사항

- 허리의 특정 분절에서 과도한 가쪽굽힘이 발생하는 것을 주의함
- 보상적인 허리 움직임(굽힘, 폄, 돌림)이 발생하지 않도록 주의함
- 보상적인 골반 가쪽 기울임(lateral tilt)이 발생하지 않도록 주의함
- 양쪽 가쪽굽힘 범위가 비대칭적으로 발생하는 것을 주의함

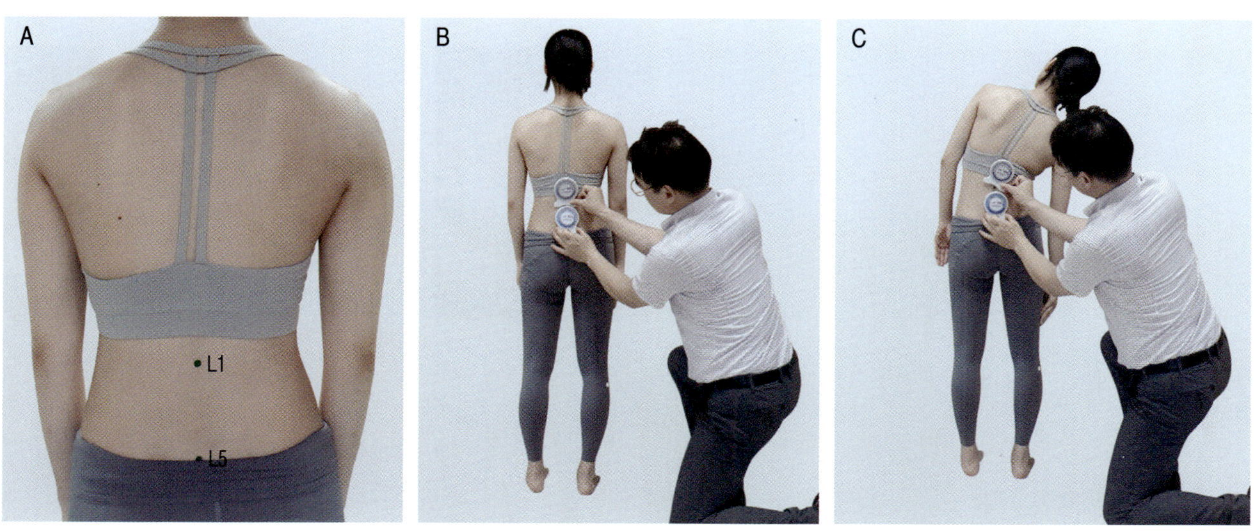

그림 4.51 허리 가쪽굽힘 관절가동범위 검사. A: 표식점의 위치, B: 시작 자세, C: 끝 자세

4) 허리 돌림 Lumbar Rotation

자세

- 선 자세

방법

- 대상자는 어깨너비로 발을 벌리고 똑바로 선 상태에서 몸통이 바닥과 평행이 되도록 굽힘(허리는 굽힘이나 폄이 발생하지 않는 중립 자세)
- 대상자의 첫 번째 허리뼈 가시돌기(L1)와 다섯 번째 허리뼈 가시돌기(L5)에 접착용 스티커를 부착함
- 경사계를 L1과 L5에 두고 경사계의 값을 0으로 맞춤
- 검사자는 대상자의 골반을 고정하고 대상자에게 팔은 이완한 상태로 허리를 왼쪽 또는 오른쪽으로 천천히 돌림하도록 지시함
- 대상자가 마지막 부위에 도달한다고 느끼거나 허리 부위에서 단단한 끝느낌을 느끼게 되면 움직임을 멈추고 두 경사계의 값의 차이값을 기록함

확인사항

- 허리뼈의 다섯 분절에서 고르게 움직임이 발생하고 5~7° 정도의 돌림이 양쪽에서 대칭적으로 발생하는지를 확인함

주의사항

- 허리의 특정 분절에서 과도한 돌림이 발생하는 것을 주의함
- 보상적인 허리의 움직임(굽힘, 폄, 가쪽굽힘)이 발생하지 않도록 주의함
- 보상적인 골반 가쪽 기울임이 발생하지 않도록 주의함
- 양쪽 돌림 범위가 비대칭적으로 발생하는 것을 주의함

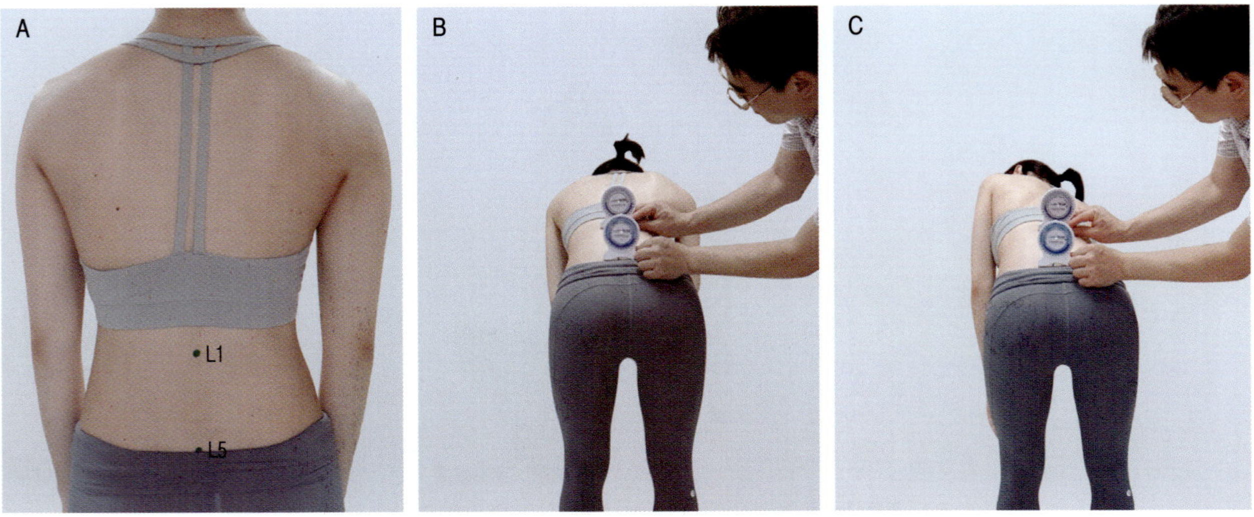

그림 4.52 허리 돌림 관절가동범위 검사. A: 표식점의 위치, B: 시작 자세, C: 끝 자세

7. 움직임 검사

1) 바로누운 자세

(1) 양쪽 굽힌 다리 내리기 검사 Double Bent Leg Lower Test

자세

- 바로누운 자세

방법

- 대상자가 양쪽 무릎을 세우고 바로누운 자세(crook lying position)에서 검사자는 대상자의 다리를 엉덩관절이 90° 굽혀질 때까지 수동적으로 들어 올림
- 대상자에게 무릎의 굽힘 상태 유지하면서 두 발을 바닥 쪽으로 천천히 내리도록 지시함
- 다리가 바닥으로 내려오는 동안 허리와 골반의 움직임을 관찰함

음성

- 허리나 골반의 움직임 없이 두 다리를 천천히 바닥으로 내려놓을 수 있음

양성

- 다리를 내려놓는 동안 허리 폄 또는 골반 앞기울임 발생
- 허리나 골반의 움직임과 함께 통증 발생 또는 증가

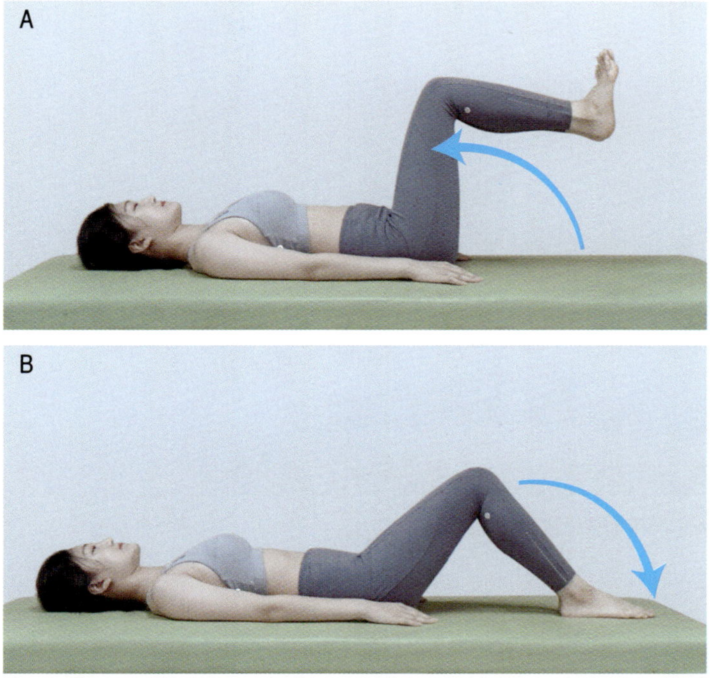

그림 4.53 양쪽 굽힌 다리 내리기 검사. A: 시작 자세, B: 끝 자세

(2) 바로누운 자세 엉덩관절 굽힘 검사 Supine Hip Flexion Test

자세

- 바로누운 자세

방법

- 대상자가 양쪽 다리를 펴고 바로누운 자세에서 검사자는 대상자의 허리 아래에 손을 넣어 가시돌기들을 촉진함
- 대상자의 가시돌기들을 촉진한 상태로 대상자에게 한쪽 다리를 수동적 또는 능동적으로 굽히도록 지시함
- 다리가 수동적 또는 능동적으로 굽혀지는 동안 대상자의 위앞엉덩뼈가시와 허리 각 분절의 가시돌기 움직임을 관찰함

음성

- 수동적 검사: 보상적 허리 굽힘이나 골반 뒤기울임이 발생하지 않고, 약 120° 엉덩관절 굽힘이 가능함
- 능동적 검사: 보상적 허리 굽힘이나 골반 뒤기울임이 발생하지 않고, 약 90° 엉덩관절 굽힘이 가능함
- 반대쪽 다리는 바닥에 붙인 상태를 유지할 수 있음

양성

- 수동적 검사: 120° 엉덩관절 굽힘 이전에 허리 굽힘, 골반 뒤기울임 발생
- 능동적 검사: 90° 엉덩관절 굽힘 이전에 허리 굽힘, 골반 뒤기울임 발생
- 허리나 골반의 움직임과 함께 통증 발생 또는 증가

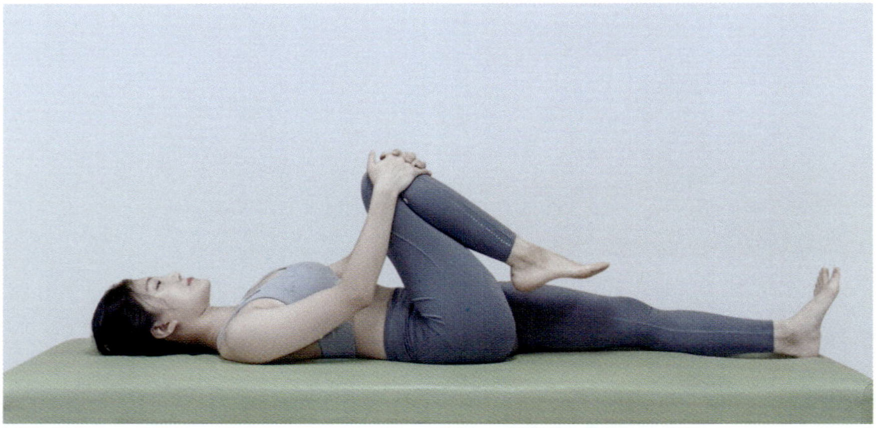

그림 4.54 바로누운 자세 엉덩관절 굽힘 검사

(3) 양쪽 다리 가슴으로 굽힘 검사 Double Knee to Chest (DKC) Test

자세

- 바로누운 자세

방법

- 양쪽 무릎을 세우고 바로누운 자세
- 대상자에게 양쪽 다리의 무릎을 가슴쪽으로 당겨 엉덩관절을 굽히도록 지시함
- 검사자는 대상자의 엉덩관절이 굽혀지는 동안 허리 골반부의 움직임을 관찰함

음성

- 엉치뼈가 바닥에 붙은 상태를 유지하고 약 120° 엉덩관절 굽힘이 가능함

양성

- 엉덩관절 120° 굽힘 이전에 허리에서 굽힘 발생, 엉치뼈가 바닥에서 들림
- 허리나 골반의 움직임과 함께 통증 발생 또는 증가

> **참고** 대상자의 엉덩관절 굽힘에 제한이 있거나 엉덩관절 폄근보다 허리뼈 주변근육(paraspinal muscles)이 상대적으로 유연할 때에도 이 검사에서 양성반응이 나타날 수 있으므로 직접적인 원인에 대한 감별이 필요함

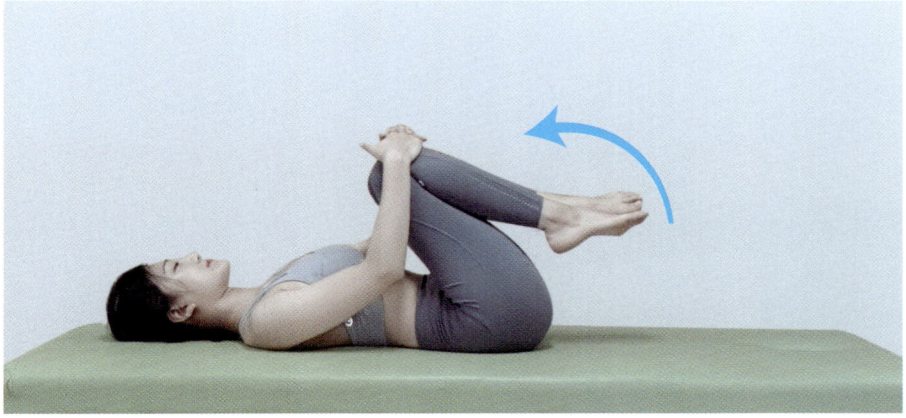

그림 4.55 양쪽 다리 가슴으로 굽힘 검사

(4) 양쪽 굽힌 다리 들기 검사 Double Bent Leg Lift Test

자세

- 바로누운 자세

방법

- 양쪽 무릎을 세우고 바로누운 자세에서 양쪽 발을 동시에 바닥에서 천천히 들어 올리도록 지시함
- 대상자의 엉덩관절이 90° 굽혀질 때까지 허리와 골반 움직임을 관찰함

음성

- 보상적인 허리 및 골반의 움직임 없이 양쪽 다리 엉덩관절을 약 90° 굽힐 수 있음

양성

- 양쪽 다리 엉덩관절 90° 굽힘 전 허리 또는 골반 움직임 발생
  (허리 굽힘 및 골반 뒤기울임, 허리 폄 및 골반 앞기울임)
- 엉치뼈가 바닥에서 들림
- 허리나 골반의 움직임과 함께 통증 발생 또는 증가

참고	대상자의 엉덩관절 굽힘근이 약한 경우 또는 상대적으로 복근이 우세(dominance)한 경우에도 이 검사에서 양성반응이 나타날 수 있으므로 감별이 필요함

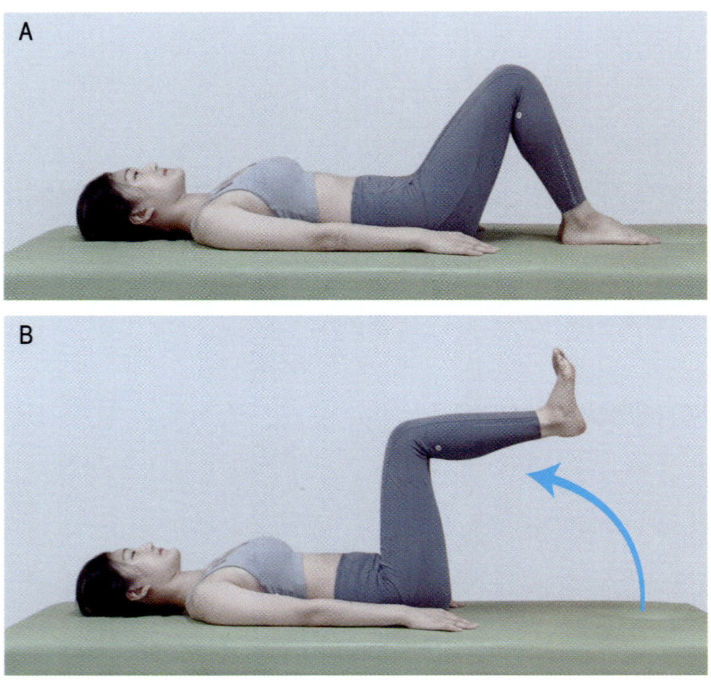

그림 4.56 양쪽 굽힌 다리 들기 검사. A: 시작 자세, B: 끝 자세

(5) 굽힌 무릎 벌리기 검사 Bent Knee Fall Out Test

자세

- 바로누운 자세

방법

- 양쪽 다리를 펴고 바로누운 자세에서 대상자의 한쪽 다리의 엉덩관절과 무릎관절을 90°로 굽힘
- 대상자에게 굽힌 다리의 무릎을 바깥쪽으로 벌리면서 바닥 쪽으로 내리도록 지시함(엉덩관절 벌림 및 가쪽돌림)
- 굽혀진 한쪽 다리를 벌리고 내리는 동안 대상자의 골반과 허리 움직임을 관찰함

음성

- 허리나 골반의 움직임 없이 엉덩관절을 약 45° 벌릴 수 있음

양성

- 허리나 골반의 움직임과 함께 통증 발생 또는 증가

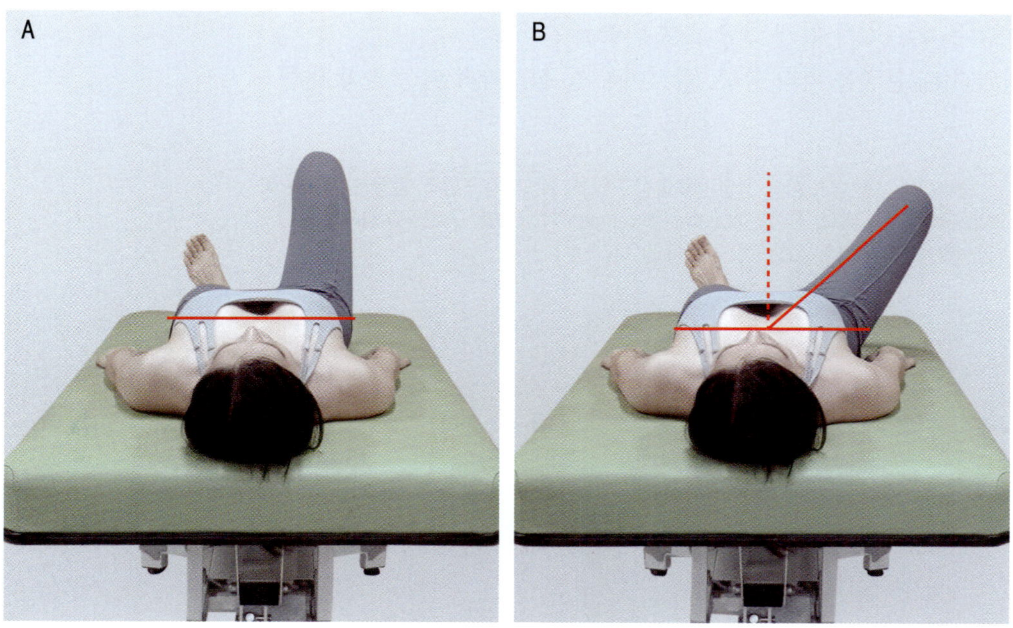

그림 4.57 굽힌 무릎 벌리기 검사. A: 시작 자세, B: 끝 자세

(6) 곧게 편 다리 들기 검사 Active Hip Flexion with Knee Extension Test/Active Straight Leg Raise (SLR) Test

자세

- 바로누운 자세

방법

- 양쪽 다리를 곧게 펴고 바로누운 자세에서 대상자의 허리 아래에 치료사의 손을 넣어 대상자의 허리뼈 가시돌기를 촉진함
- 대상자에게 무릎관절을 곧게 편 상태로 한쪽 다리의 엉덩관절을 능동적으로 굽혀서 들어 올리도록(SLR) 지시함
- 한쪽 다리를 들어 올리는 동안 검사자는 대상자의 위앞엉덩뼈가시와 허리 각 분절의 가시돌기의 움직임을 관찰함

음성

- 허리 또는 골반의 움직임 없이 약 80° 엉덩관절 굽힘이 가능함

양성

- 허리에서 돌림 또는 굽힘 발생
- 허리나 골반의 움직임과 함께 통증 발생 또는 증가
- 궁둥신경의 지배 분절을 따라 통증, 감각이상 등 신경학적 이상 증상 발생

> **참고** 엉덩관절의 운동 범위 제한, 엉덩관절 굽힘근 약화, 뒤넙다리근 단축, 몸통안정화(trunk stabilizer) 근육 약화, 신경포착(neural entrapment) 등의 원인으로도 이 검사에서 양성반응이 나타날 수 있으므로 감별이 필요함

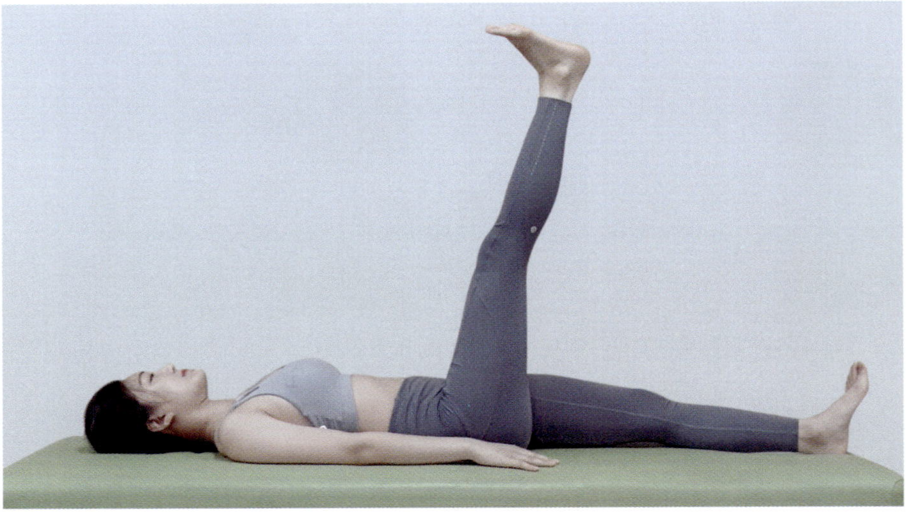

그림 4.58 곧게 편 다리 들기 검사

2) 엎드린 자세

(1) 엎드린 자세 엉덩관절 폄 검사 Prone Hip Extension Test

자세

- 엎드린 자세

방법

- 허리와 골반을 중립 자세로 유지하고 엎드린 상태(허리의 앞굽음이 과도한 경우 배 아래에 수건이나 베개 등을 받쳐 줌)
- 대상자에게 한쪽 다리의 무릎을 굽혀 지면과 수직이 되도록 세우고 그 다리의 허벅지가 검사대에서 떨어지게 다리를 들어 올리도록 지시함(엉덩관절 폄)
- 한쪽 다리를 들어 올리는 동안 검사자는 대상자의 허리와 골반 움직임을 관찰함

음성

- 허리와 골반의 움직임 없이 약 10°까지 엉덩관절 폄이 가능함

양성

- 허리 폄 또는 골반 앞기울임 발생
- 허리나 골반의 움직임과 함께 통증 발생 또는 증가

참고	배근육 조절 부족(deficient)뿐만 아니라 넙다리곧은근의 뻣뻣함이나 단축으로도 이 검사에서 양성반응이 나타날 수 있으므로 감별이 필요함

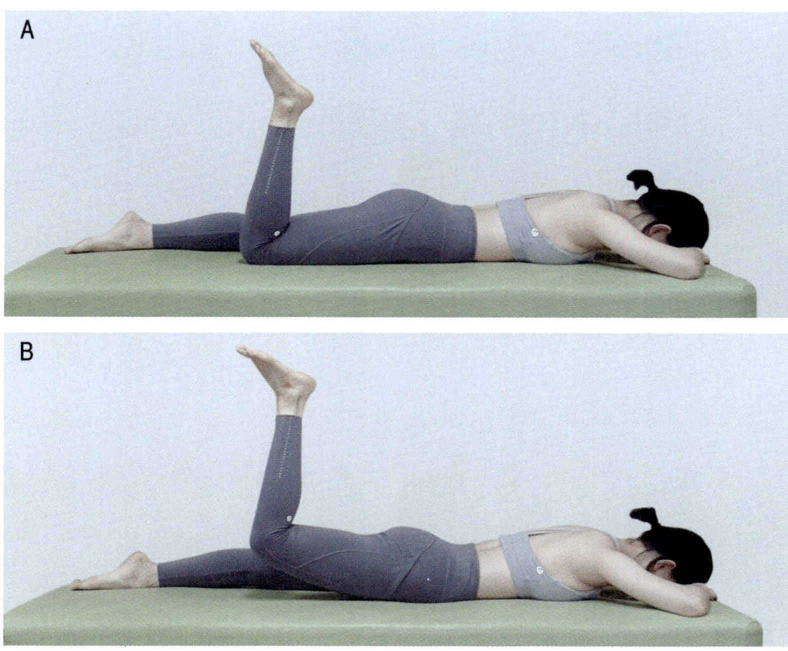

그림 4.59 엎드린 자세 엉덩관절 폄 검사. A: 시작 자세, B: 끝 자세

(2) 양쪽 무릎 굽힘 검사 Double Knee Bend Test

자세

- 엎드린 자세

방법

- 허리와 골반 부위를 중립 자세로 유지하고 엎드린 상태
- 대상자에게 양쪽 무릎을 동시에 구부리도록 지시함
- 대상자의 양쪽 무릎이 굽혀지는 동안 검사자는 대상자의 허리와 골반의 움직임을 관찰함

음성

- 허리와 골반의 움직임 없이 약 120°까지 능동적 무릎관절 굽힘이 가능함

양성

- 골반 앞기울임 발생
- 허리 폄 발생
- 허리나 골반의 움직임과 함께 통증 발생 또는 증가

참고 배근육 조절 부족뿐만이 아니라 넙다리곧은근의 뻣뻣함이나 단축 또는 양쪽 길이 비대칭으로도 이 검사에서 양성반응이 나타날 수 있으므로 감별이 필요함

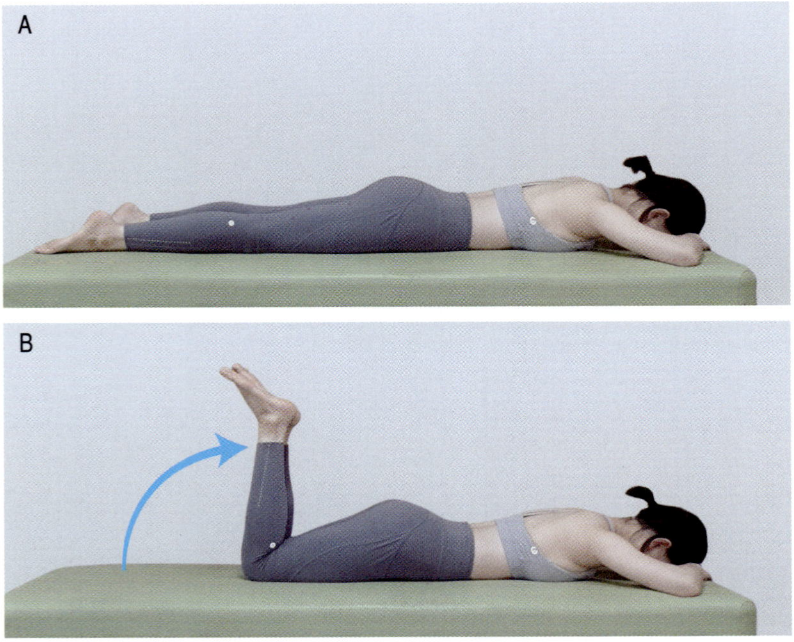

그림 4.60 양쪽 무릎 굽힘 검사. A: 시작 자세, B: 끝 자세

3) 옆으로누운 자세

(1) 엉덩관절 모음 검사 Hip Adduction Test

자세

- 옆으로누운 자세

방법

- 대상자에게 허리와 골반의 시상면 정렬을 이상적으로 유지하며 아래쪽 다리의 무릎관절은 구부리고 위쪽 다리는 곧게 펴서 옆으로 눕도록 지시함
- 대상자의 위쪽 다리를 가쪽돌림한 상태로 들어 올리도록 지시함(엉덩관절 벌림)
- 엉덩관절 벌림된 대상자의 위쪽 다리를 천천히 아래쪽으로 내리라고 지시한 후 검사자는 대상자의 허리와 골반의 움직임을 관찰함

음성

- 허리와 골반의 움직임 없이 엉덩관절 모음이 가능함

양성

- 골반 가쪽 기울임 발생
- 허리 돌림 발생
- 골반 앞기울임 발생
- 허리나 골반의 움직임과 함께 통증 발생 또는 증가

> **참고** 배근육 조절 부족뿐만이 아니라 중간볼기근(중둔근, gluteus medius)의 뻣뻣함이나 단축으로도 이 검사에서 양성반응이 나타날 수 있으므로 감별이 필요함

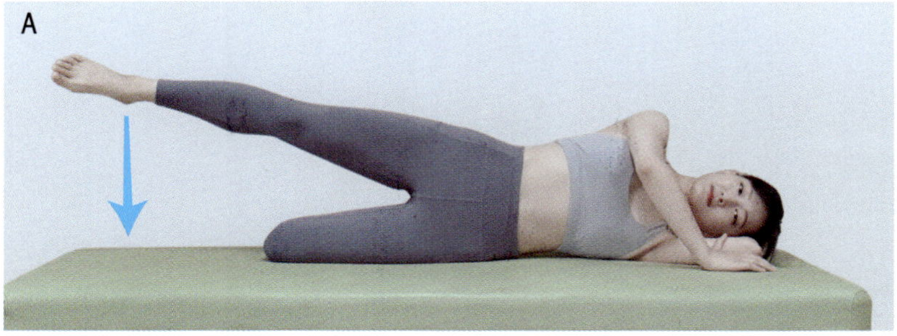

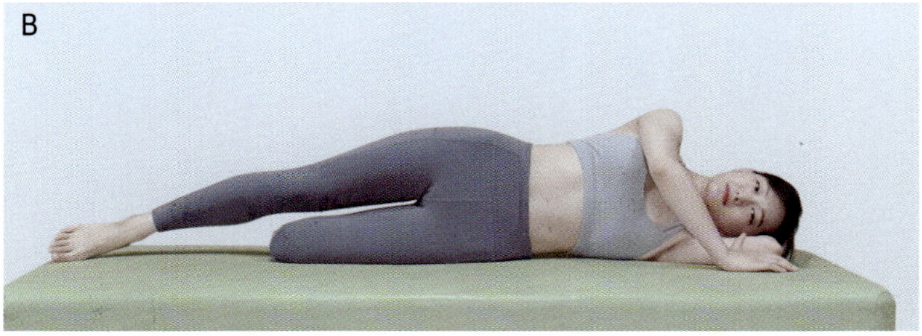

그림 4.61 엉덩관절 모음 검사. A: 시작 자세, B: 끝 자세

(2) 무릎 굽힘 검사 Knee Flexion Test

자세

- 옆으로누운 자세

방법

- 대상자에게 두 다리는 곧게 펴고 허리와 골반의 시상면 정렬을 이상적으로 유지하며 옆으로누운 상태에서 위쪽 다리의 무릎관절만 굽히도록 지시함
- 위쪽 다리의 무릎관절이 굽혀지는 동안 대상자의 허리와 골반 움직임을 관찰함

음성

- 허리와 골반의 움직임 없이 위쪽 다리의 무릎관절 굽힘이 가능함

양성

- 허리 폄 또는 돌림 발생
- 허리나 골반의 움직임과 함께 통증 발생 또는 증가

참고 배근육 조절 부족뿐만이 아니라 넙다리곧은근의 뻣뻣함이나 단축으로도 이 검사에서 양성반응이 나타날 수 있으므로 감별이 필요함

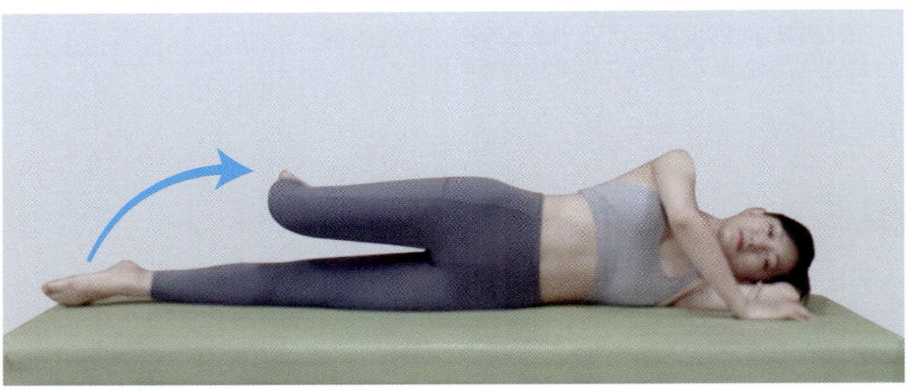

그림 4.62 무릎 굽힘 검사

4) 네발기기 자세

(1) 앞쪽락킹 검사Forward Rocking Test

자세

- 네발기기 자세

방법

- 대상자에게 척주를 중립 자세를 유지한 상태로 무릎은 엉덩관절 너비로 벌리고 손은 어깨너비로 벌린 네발기기 자세를 만들도록 함
- 대상자에게 손과 무릎의 위치는 고정하고 몸통을 머리 쪽으로 이동하도록 지시함
- 대상자의 몸통이 앞쪽으로 이동하는 동안 검사자는 대상자의 허리와 골반의 움직임을 관찰함

음성

- 허리와 골반이 움직임 없이 엉덩관절 폄이 가능함

양성

- 허리 폄 발생
- 허리의 특정 분절에서 과도한 폄 발생
- 골반 앞기울임 증가
- 허리나 골반의 움직임과 함께 통증 발생 또는 증가

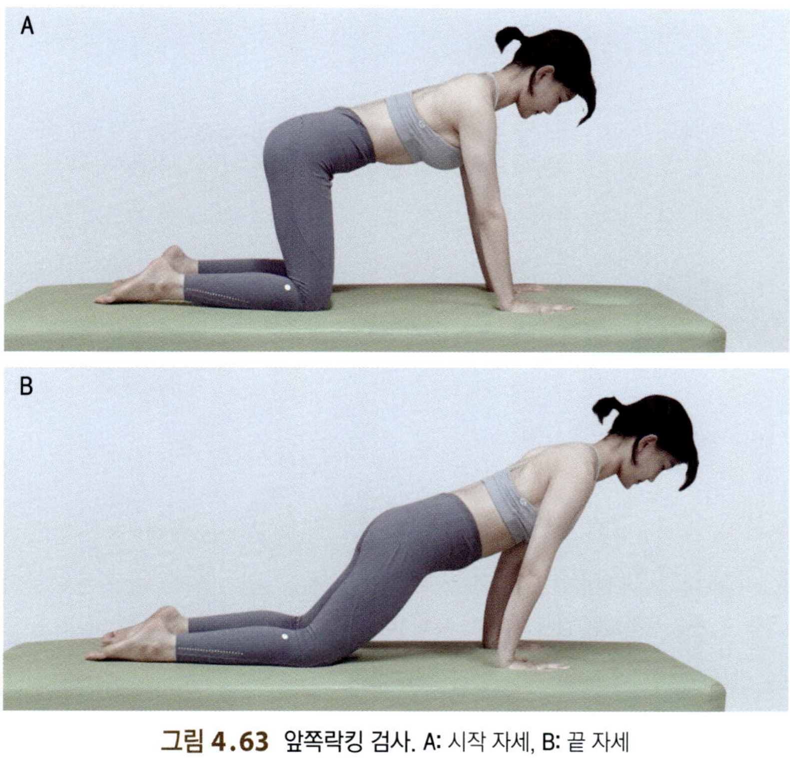

그림 4.63 앞쪽락킹 검사. A: 시작 자세, B: 끝 자세

(2) 뒤쪽락킹 검사 Backward Rocking Test

자세

- 네발기기 자세

방법

- 대상자에게 척주를 중립 자세를 유지한 상태로 무릎은 엉덩관절 너비로 벌리고 손은 어깨너비로 벌린 네발기기 자세를 만들도록 함
- 대상자에게 손과 무릎의 위치는 고정하고 몸통을 발뒤꿈치 쪽으로 이동하도록 지시함
- 대상자의 몸이 뒤쪽으로 이동하는 동안 검사자는 대상자의 허리와 골반의 움직임을 관찰함

음성

- 허리와 골반이 움직임 없이 약 120° 엉덩관절 굽힘이 가능함

양성

- 허리 굽힘 또는 돌림 발생
- 골반 뒤기울임 증가
- 불충분한 엉덩관절 굽힘 발생
- 양쪽 골반 높이에 비대칭 발생
- 몸 중심선 가쪽으로 치우침 발생
- 허리나 골반의 움직임과 함께 통증 발생 또는 증가

참고 허리의 불안정성, 배근육 단축, 허리 폄근의 약화나 길이 신장, 큰볼기근(대둔근, gluteus maximus) 또는 궁둥구멍근(이상근, piriformis)의 단축이나 뻣뻣함, 엉덩관절 굽힘 범위 비대칭 등의 다양한 원인으로 이 검사에서 양성반응이 나타날 수 있으므로 감별이 필요함

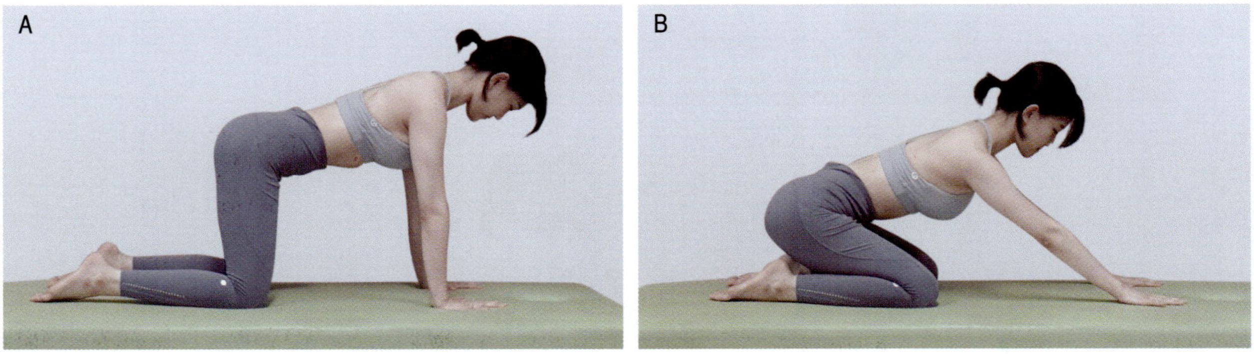

그림 4.64 뒤쪽락킹 검사. A: 시작 자세, B: 끝 자세

(3) 한 팔 들기 검사 One Arm Lifting Test

자세

- 네발기기 자세

방법

- 대상자에게 척주를 중립 자세를 유지한 상태로 무릎은 엉덩관절 너비로 벌리고 손은 어깨너비로 벌린 네발기기 자세를 만들도록 함
- 대상자에게 한쪽 팔을 펴서 몸통 앞쪽으로 들어 올리도록 지시함(어깨관절 굽힘)
- 대상자가 팔을 올리는 동안 허리와 골반의 움직임을 관찰함

음성

- 허리와 골반의 움직임 없이 약 180° 어깨관절 굽힘이 가능함

양성

- 체중을 지지한 팔 쪽으로 몸통 이동
- 허리 돌림 발생
- 허리 폄 발생
- 허리의 움직임과 함께 통증 발생 또는 증가

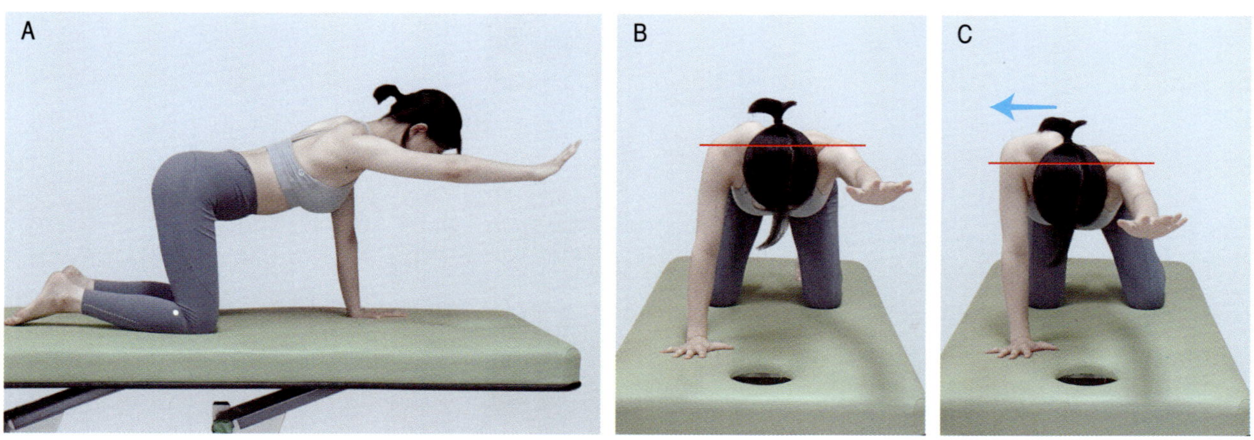

그림 4.65 한 팔 들기 검사.
A: 끝 자세, B: 끝 자세를 머리 쪽에서 본 모습, C: 양성반응으로 체중을 지지한 팔 쪽으로 몸통 이동이 발생한 모습

(4) 네발기기 자세 엉덩관절 폄 검사Quadruped Hip Extension Test

자세

- 네발기기 자세

방법

- 대상자에게 척주를 중립 자세를 유지한 상태로 무릎은 엉덩관절 너비로 벌리고 손은 어깨너비로 벌린 네발기기 자세를 만들도록 함
- 대상자에게 한쪽 다리의 곧게 펴서 뒤쪽으로 들어 올리도록 지시(엉덩관절 폄)
- 대상자가 다리를 들어 올리는 동안 검사자는 대상자의 허리와 골반의 움직임을 관찰함

음성

- 엉덩관절이 폄이 발생하는 동안 허리와 골반의 움직임 없이 중립 자세를 유지할 수 있음

양성

- 등, 허리, 골반에서 1.25cm(0.5inch) 이상의 비대칭적 돌림 발생
- 허리 폄 발생
- 허리의 움직임과 함께 통증 발생 또는 증가

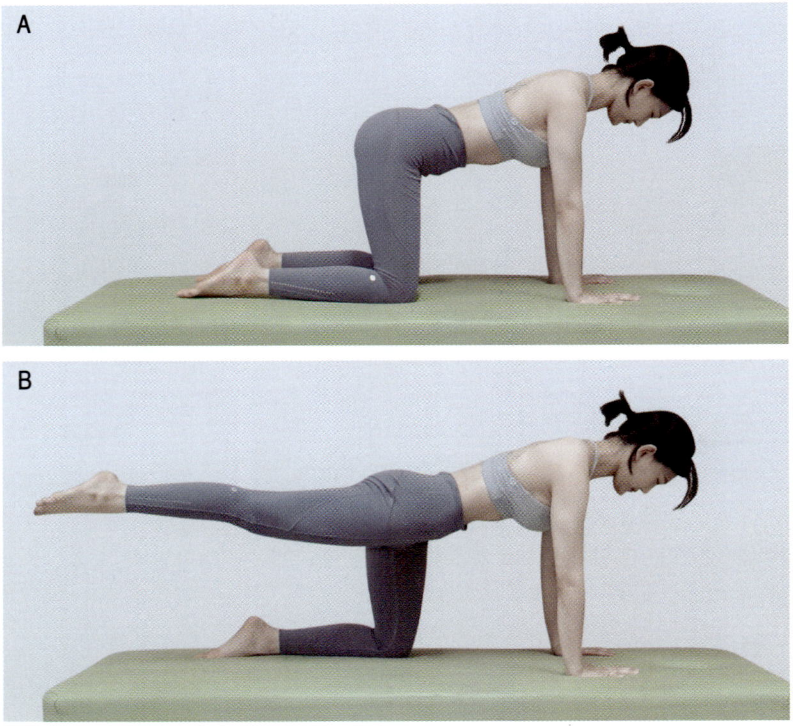

그림 4.66 네발기기 자세 엉덩관절 폄 검사. A: 시작 자세, B: 끝 자세

5) 앉은 자세

(1) 앞기울임 검사 Forward Lean Test

자세

- 앉은 자세

방법

- 대상자에게 양쪽 팔을 가슴 앞쪽에 교차해 잡은 상태로 허리와 골반의 중립 자세를 유지하며 등받이 없는 의자 또는 검사대에 앉도록 지시함
- 대상자에게 몸통을 앞쪽으로 천천히 기울이도록 지시함
- 대상자의 몸통이 앞쪽으로 기울어지는 동안 검사자는 대상자의 허리와 골반의 움직임을 관찰함

음성

- 몸통이 앞쪽으로 약 30° 기울어질 때까지 허리와 골반의 중립 자세를 유지할 수 있음

양성

- 허리 폄 발생
- 허리의 움직임과 함께 통증 발생 또는 증가

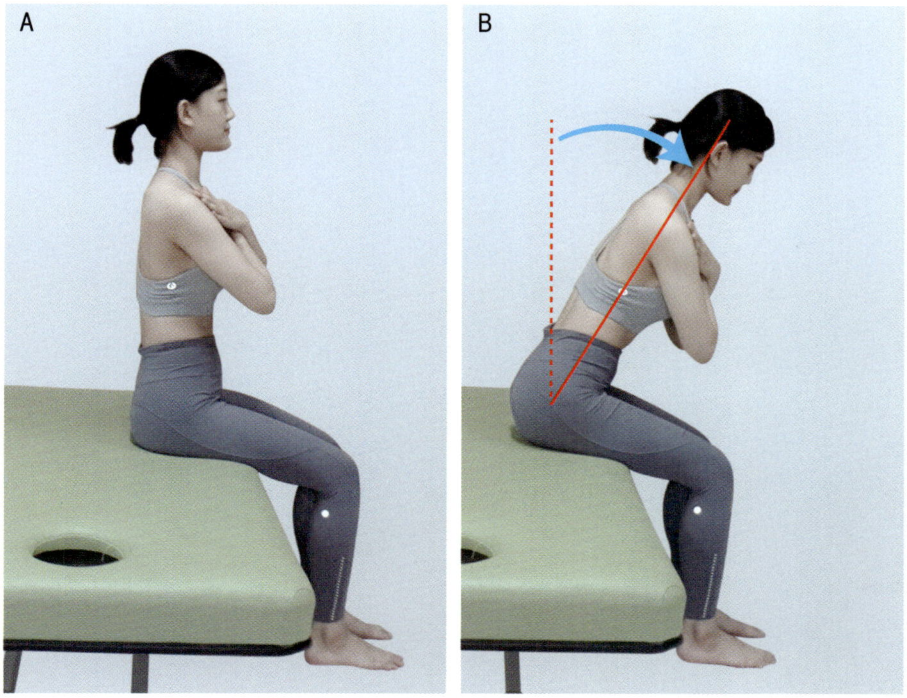

그림 4.67 앞기울임 검사. A: 시작 자세, B: 끝 자세

(2) 한쪽 무릎 폄 검사Single Knee Extension Test

자세

- 앉은 자세

방법

- 대상자에게 양쪽 팔을 가슴 앞쪽에 교차해 잡은 상태로 허리와 골반의 중립 자세를 유지하며 등받이 없는 의자 또는 검사대에 앉도록 지시함
- 대상자에게 한쪽 무릎관절을 능동적으로 펴도록 지시하고 검사자는 대상자의 허리와 골반의 움직임을 관찰함

음성

- 허리와 골반 움직임 없이 무릎관절 전체 폄 범위의 10~15° 전까지 무릎을 펼 수 있음

양성

- 허리 굽힘 또는 돌림 발생
- 골반 뒤기울임 또는 돌림 발생
- 허리나 골반의 움직임과 함께 통증 발생 또는 증가

참고	양쪽 척주세움근의 약화나 불균형, 뒤넙다리근 길이 단축이나 뻣뻣함, 신경 긴장(nerve tension) 등의 원인으로 이 검사에서 양성반응이 나타날 수 있으므로 감별이 필요함

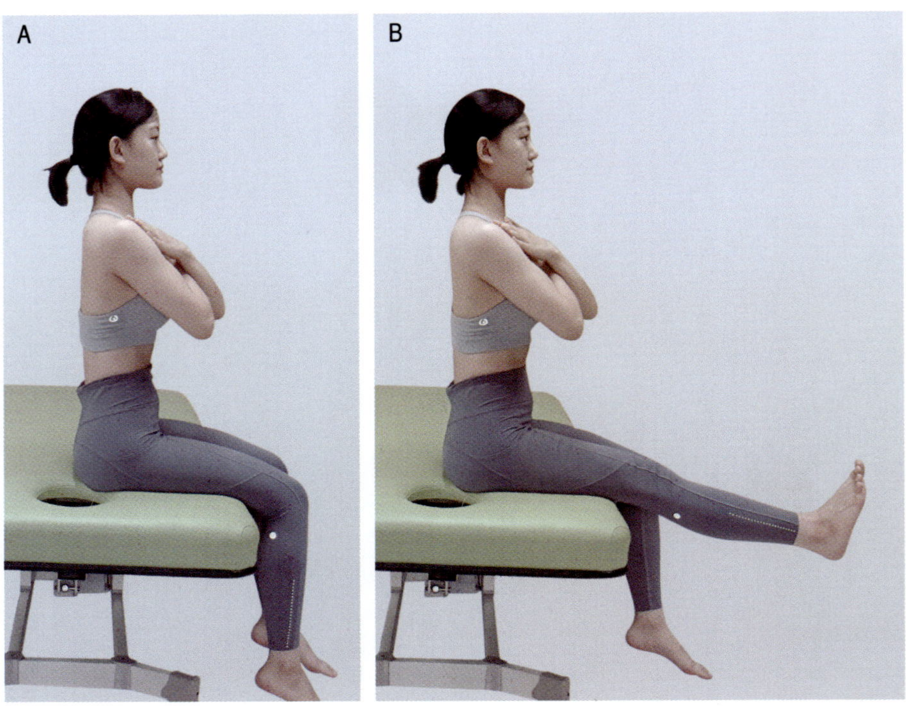

그림 4.68 한쪽 무릎 폄 검사. A: 시작 자세, B: 끝 자세

(3) 앉은 자세 엉덩관절 굽힘 검사 Sitting Hip Flexion Test

자세

- 앉은 자세

방법

- 대상자에게 양쪽 팔을 가슴 앞쪽에 교차해 잡은 상태로 허리와 골반의 중립 자세를 유지하며 등받이 없는 의자 또는 검사대에 앉도록 지시함
- 대상자에게 한쪽 다리의 허벅지가 바닥에서 떨어지도록 다리를 들어 올리도록 지시하고(엉덩관절 굽힘) 검사자는 대상자의 허리와 골반의 움직임을 관찰함

음성

- 허리와 골반의 움직임 없이 약 30° 엉덩관절 굽힘이 가능함

양성

- 허리 굽힘 또는 돌림 발생
- 허리 가쪽굽힘 발생
- 골반 뒤기울임 발생
- 허리나 골반의 움직임과 함께 통증 발생 또는 증가

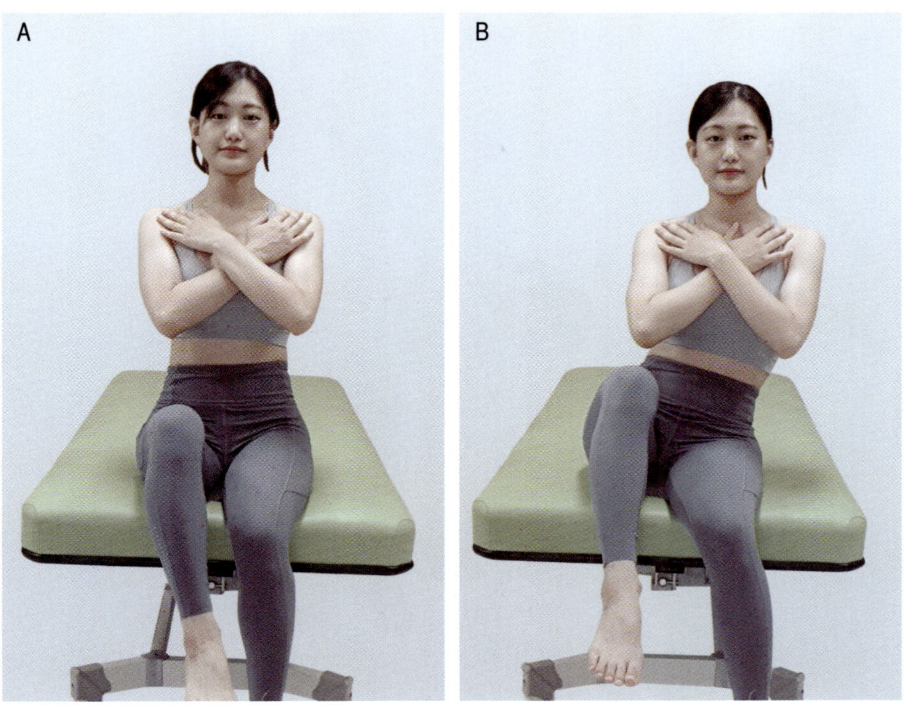

그림 4.69 앉은 자세 엉덩관절 굽힘 검사. A: 음성, B: 양성

6) 선 자세

(1) 몸통 앞쪽굽힘 검사Forward Bending Test

자세

- 선 자세

방법

- 대상자에게 발을 골반 너비로 벌리고 허리, 골반, 엉덩관절의 정렬을 이상적으로 유지하고 서도록 함
- 검사자는 대상자의 허리뼈와 엉치뼈에 손바닥을 올리고 대상자에게 편안한 자세로 몸통을 앞쪽으로 굽히라고 지시함
- 대상자가 몸통을 앞으로 숙이는 동안 허리와 골반의 움직임을 관찰함

음성

- 허리보다 골반의 앞기울임(엉덩관절 굽힘)이 먼저 발생함
- 엉덩관절이 약 50° 굽혀질 때까지 허리는 움직임 없이 중립 자세를 유지할 수 있음
- 엉덩관절과 허리, 등 부위가 비교적 균등하게 굽혀져 전체 약 70° 정도의 굽힘이 발생함

양성

- 엉덩관절 50° 굽힘이 완료되기 전 허리에서 먼저 굽힘이 발생
- 허리 움직임과 함께 통증 발생 또는 증가

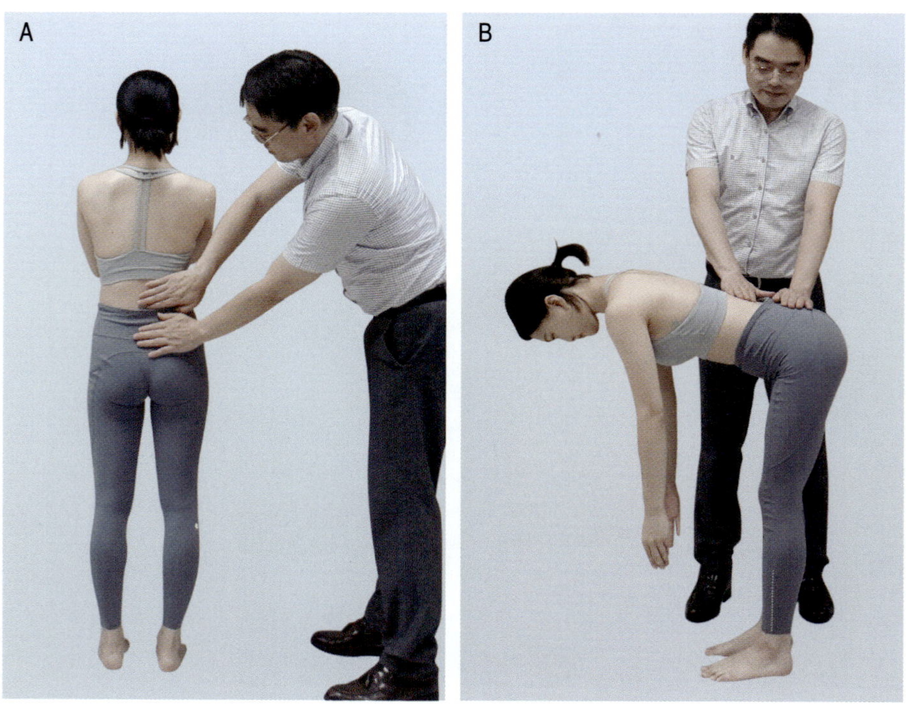

그림 4.70 몸통 앞쪽굽힘 검사. A: 시작 자세, B: 끝 자세

(2) 몸통 앞쪽굽힘에서 돌아오기 검사 Return from Forward Bending Test

자세

- 선 자세

방법

- 대상자에게 발을 골반 너비로 벌리고 선 자세에서 편안한 자세로 허리를 앞쪽으로 굽히도록 지시한 후 검사자는 대상자의 허리뼈와 엉치뼈에 손바닥을 올림
- 대상자에게 굽혀진 몸을 바로 세우라고 지시함
- 대상자가 허리를 펴는 동안 허리와 골반의 움직임을 관찰함

음성

- 허리 굽힘 자세에서 폄 자세로 돌아오는 동안 골반 뒤기울임(엉덩관절 폄)이 허리 폄보다 먼저 발생함
- 허리를 펴는 동안 허리의 중립 자세가 유지될 수 있음

양성

- 허리 폄이 골반 뒤기울임보다 먼저 발생
- 허리를 펴는 동안 골반의 앞쪽 흔들림(forward sway)이나 등의 뒤쪽 흔들림(posterior sway)이 발생
- 허리 움직임과 함께 통증 발생 또는 증가

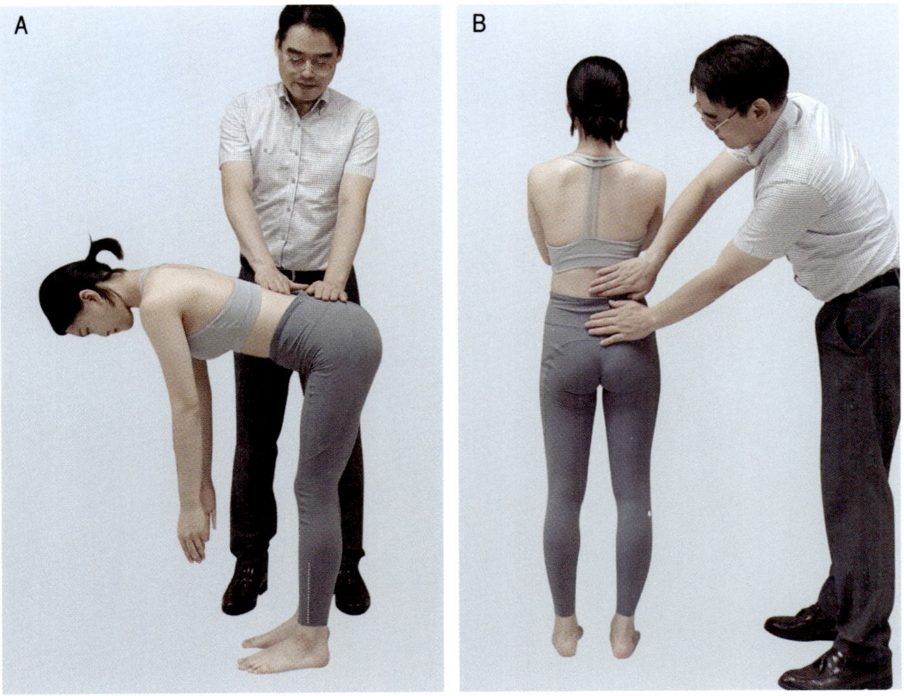

그림 4.71 몸통 앞쪽굽힘에서 돌아오기 검사. A: 시작 자세, B: 끝 자세

(3) 몸통 가쪽굽힘 검사와 돌림 검사 Lateral Flexion or Rotation Test

자세

- 선 자세

방법

- 대상자에게 발을 골반 너비로 벌리고 허리, 골반, 엉덩관절의 정렬을 이상적으로 유지하며 벽에 기대서도록 함
- 대상자에게 허리를 오른쪽 또는 왼쪽으로 가쪽굽힘 또는 돌림하도록 함
- 대상자가 몸통을 가쪽굽힘 또는 돌림하는 동안 허리와 골반 움직임을 관찰함

음성

- 보상적인 허리나 골반 움직임 없이 허리 가쪽굽힘 또는 돌림이 가능함
- 양쪽 움직임 범위가 대칭적으로 발생함
- 허리 각 분절에서 움직임이 비교적 균등(even)하게 발생함

양성

- 양쪽의 움직임 범위가 비대칭으로 발생
- 가쪽굽힘 시 허리 돌림 발생
- 돌림 시 가쪽굽힘 발생
- 허리 움직임과 함께 통증 발생 또는 증가
- 가쪽굽힘의 반대 방향으로 골반 이동 발생
- 가쪽굽힘 시 골반의 돌림 또는 가쪽 기울임 발생
- 특정 허리 분절에서 과도한 가쪽굽힘 또는 돌림 발생

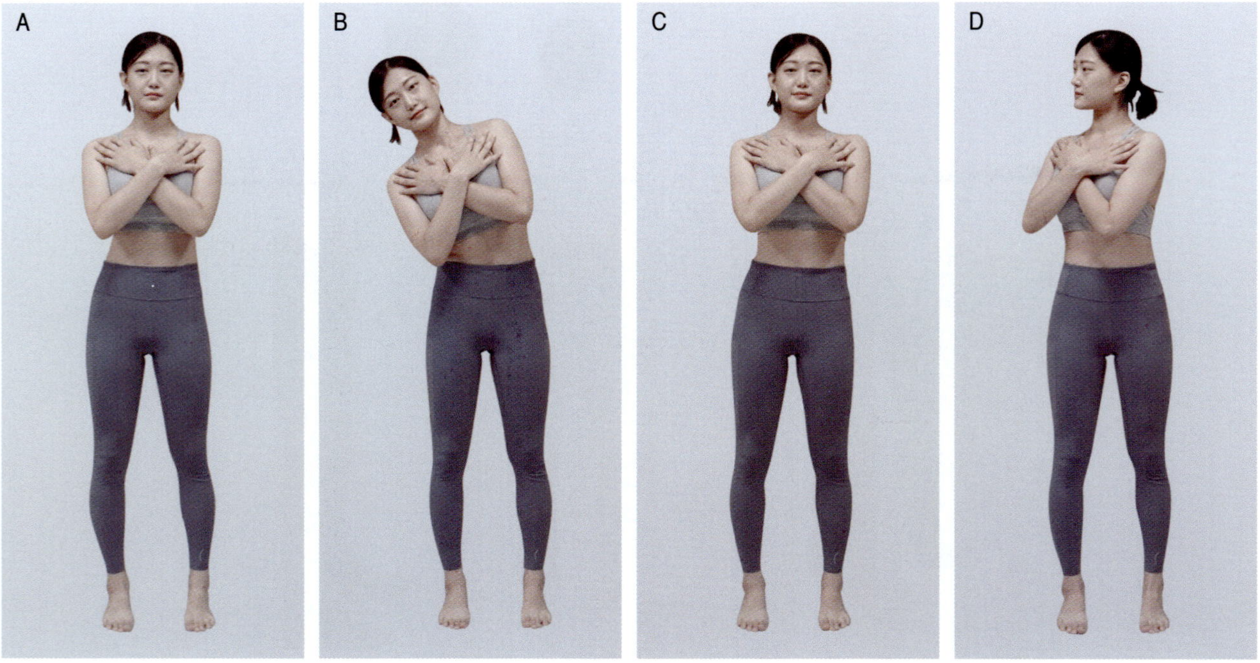

그림 4.72 몸통 가쪽굽힘 검사(A: 시작 자세, B: 끝 자세)와 돌림 검사(C: 시작 자세, D: 끝 자세)

(4) 허리 폄 검사 Lumbar Extension Test

자세

- 선 자세

방법

- 대상자에게 발을 골반 너비로 벌리고 허리, 골반, 엉덩관절의 정렬을 이상적으로 유지하고 서도록 함
- 대상자에게 허리 폄을 지시하고 허리와 골반의 움직임을 관찰함

음성

- 골반의 움직임 없이 허리 각 분절에서 비교적 균등하게 허리 폄이 가능함

양성

- 특정 허리 분절에서 과도한 폄 발생
- 허리나 골반의 돌림 발생
- 골반 앞쪽 흔들림 또는 앞기울임 발생
- 허리나 골반의 움직임과 함께 통증 발생 또는 증가

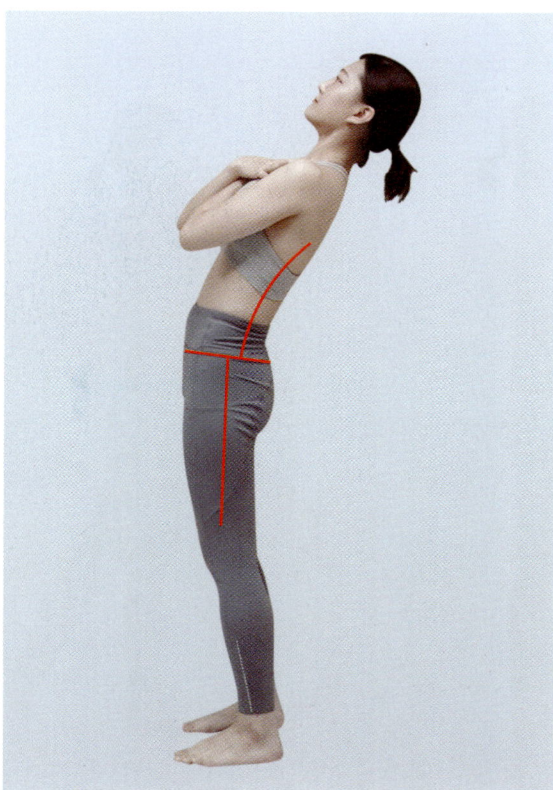

그림 4.73 허리 폄 검사

(5) 선 자세 발가락 미끄러짐 검사Standing Toe Slide Test

자세

- 선 자세

방법

- 대상자에게 발을 골반 너비로 벌리고 허리, 골반, 엉덩관절의 정렬을 이상적으로 유지하고 서도록 함
- 대상자에게 한쪽 발의 발가락을 바닥에 붙인 상태로 뒤꿈치를 들어 올려 몸 뒤쪽으로 이동하도록 지시함 (엉덩관절 폄)
- 대상자의 한쪽 다리 엉덩관절이 펴지는 동안 허리와 골반의 움직임을 관찰함

음성

- 허리나 골반의 움직임 없이 약 10~15° 엉덩관절 폄이 가능함

양성

- 허리 폄 또는 골반 앞기울임 발생
- 허리나 골반 돌림 발생
- 허리나 골반의 움직임과 함께 통증 발생 또는 증가

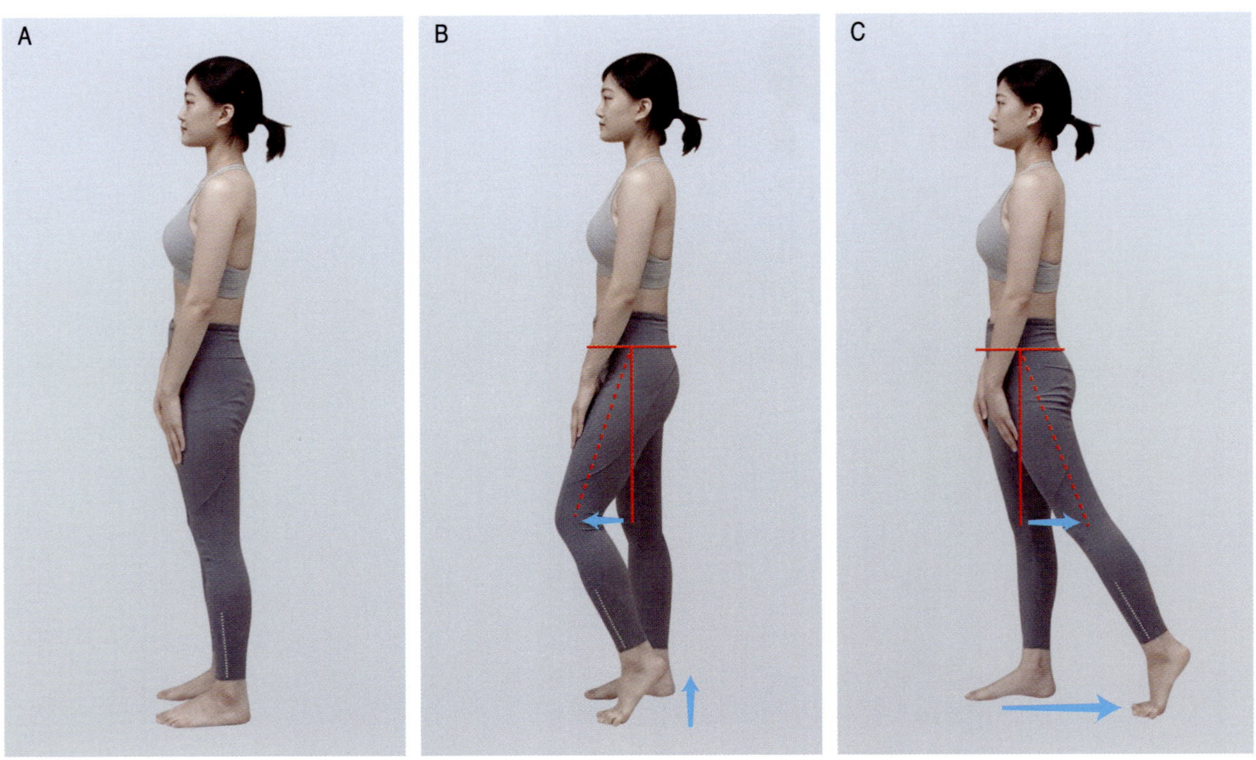

그림 4.74 선 자세 발가락 미끄러짐 검사. A: 시작 자세, B: 중간 자세, C: 끝 자세

(6) 선 자세 무릎관절 굽힘 검사 Standing Knee Flexion Test

자세

- 선 자세

방법

- 대상자에게 발을 골반 너비로 벌리고 허리, 골반, 엉덩관절의 정렬을 이상적으로 유지하고 서도록 함
- 대상자에게 한쪽 다리의 무릎관절을 90°까지 뒤로 굽히도록 지시함
- 대상자의 한쪽 다리 무릎관절이 굽혀지는 동안 허리와 골반의 움직임을 관찰함

음성

- 허리나 골반의 움직임 없이 무릎관절 굽힘이 가능함

양성

- 허리 폄 발생
- 골반 앞기울임 발생
- 허리나 골반 돌림 발생
- 허리나 골반의 움직임과 함께 통증 발생 또는 증가

참고 배근육 조절 부족뿐만 아니라 넙다리곧은근의 긴장이나 단축으로도 이 검사에서 양성반응이 나타날 수 있으므로 감별이 필요함

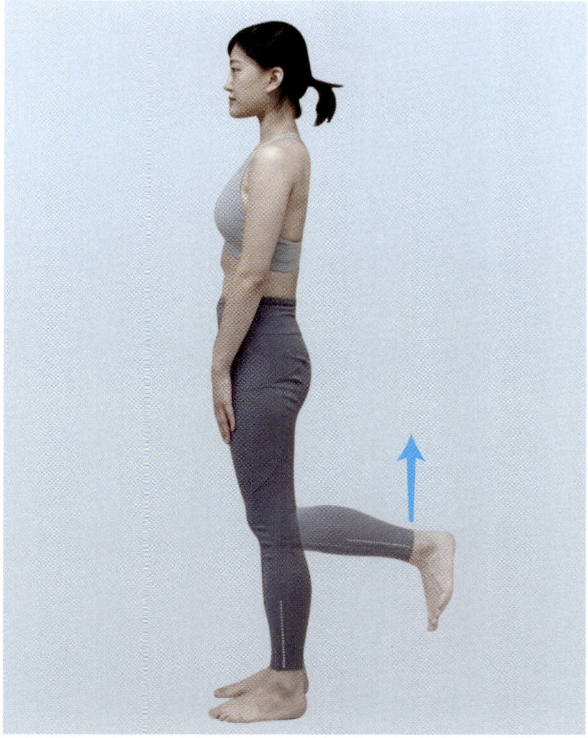

그림 4.75 선 자세 무릎관절 굽힘 검사

8. 기타 검사

1) 보행 검사 Gait Test

자세

- 선 자세

방법

- 대상자가 편안한 자세로 걷는 동안 척추 분절이나 골반의 움직임을 관찰함

음성

- 대상자가 걷는 동안 허리에서 8° 이내의 폄이나 돌림이 양쪽에서 대칭적으로 발생함

양성

- 특정 허리 부위에서 과도한 분절 움직임 발생
- 허리나 골반에서 비대칭적인 돌림 발생
- 몸통의 가쪽 기울임이나 골반의 아래쪽 기울임 발생

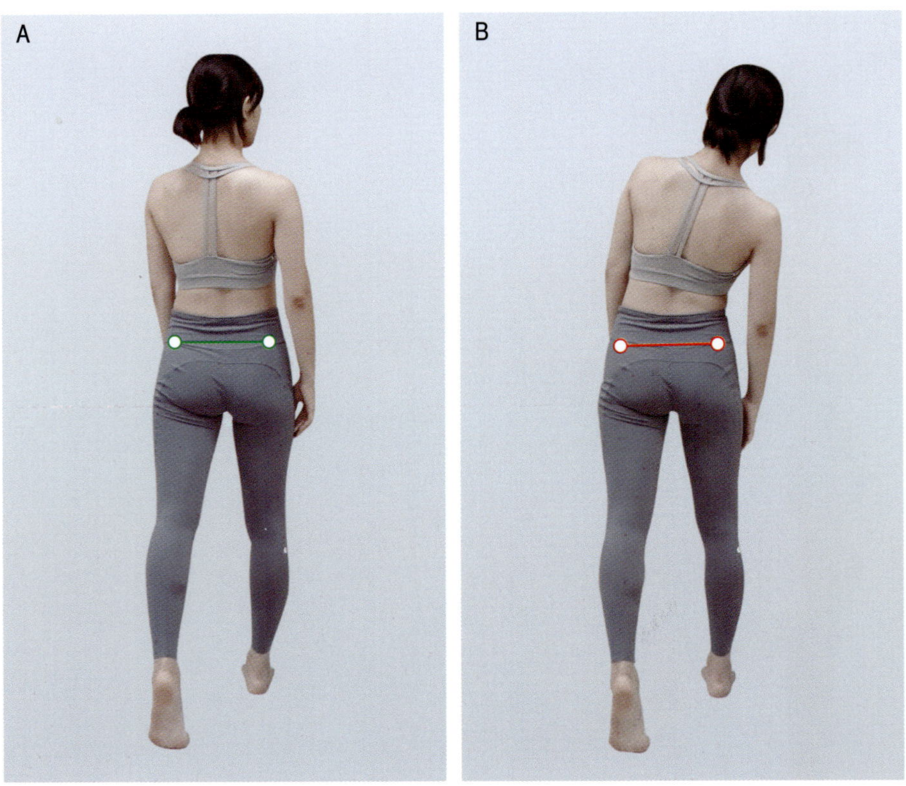

그림 4.76 보행 검사. A: 보행 검사 뒷모습, B: 보행 검사 양성반응으로 보행 중 허리 돌림, 가쪽굽힘 발생 모습

2) 궁둥신경 신경역동학 검사 Sciatic Nerve Neurodynamic Test

자세

- 바로누운 자세

방법

- 대상자에게 검사할 다리의 엉덩관절을 90° 굽힘 상태로 고정하고 발목관절을 최대한 발등굽힘하도록 지시함
- 대상자에게 엉덩관절과 발목관절의 굽힘 상태를 유지하며 무릎관절을 천천히 펴도록 지시함
- 대상자가 무릎관절을 펴하는 동안 신경학적 이상증상 발생 여부와 무릎관절 폄의 최종 범위를 관찰함

음성

- 신경학적 이상증상 없이 무릎관절을 곧게 펼 수 있음

양성

- 무릎관절 폄에 제한 발생
- 검사 동안 정상 범위보다 이전 범위에서 궁둥신경의 지배(innervation) 분절을 따라 신경학적 이상증상(저림, 당김, 감각이상 등) 발생

참고 곧게 편 다리 들기(SLR)를 먼저 시행하고 조직의 긴장상태를 유발하는 지점에서 엉덩관절의 모음 또는 안쪽돌림, 발목관절의 발등굽힘을 추가로 시행하는 것도 궁둥신경의 긴장을 증가시킬 수 있음

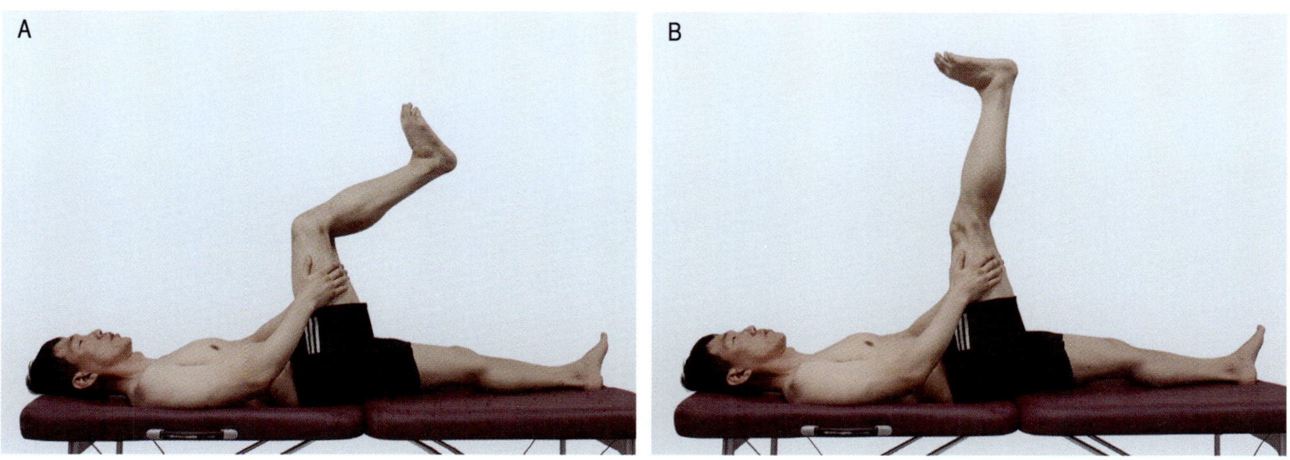

그림 4.77 궁둥신경 신경역동학 검사. A: 시작 자세, B: 끝 자세

9. 허리 KEMA 진단 분류

허리의 움직임 장애는 허리 폄, 굽힘, 돌림, 폄-돌림, 굽힘-돌림 유형으로 분류된다(그림 4.78).

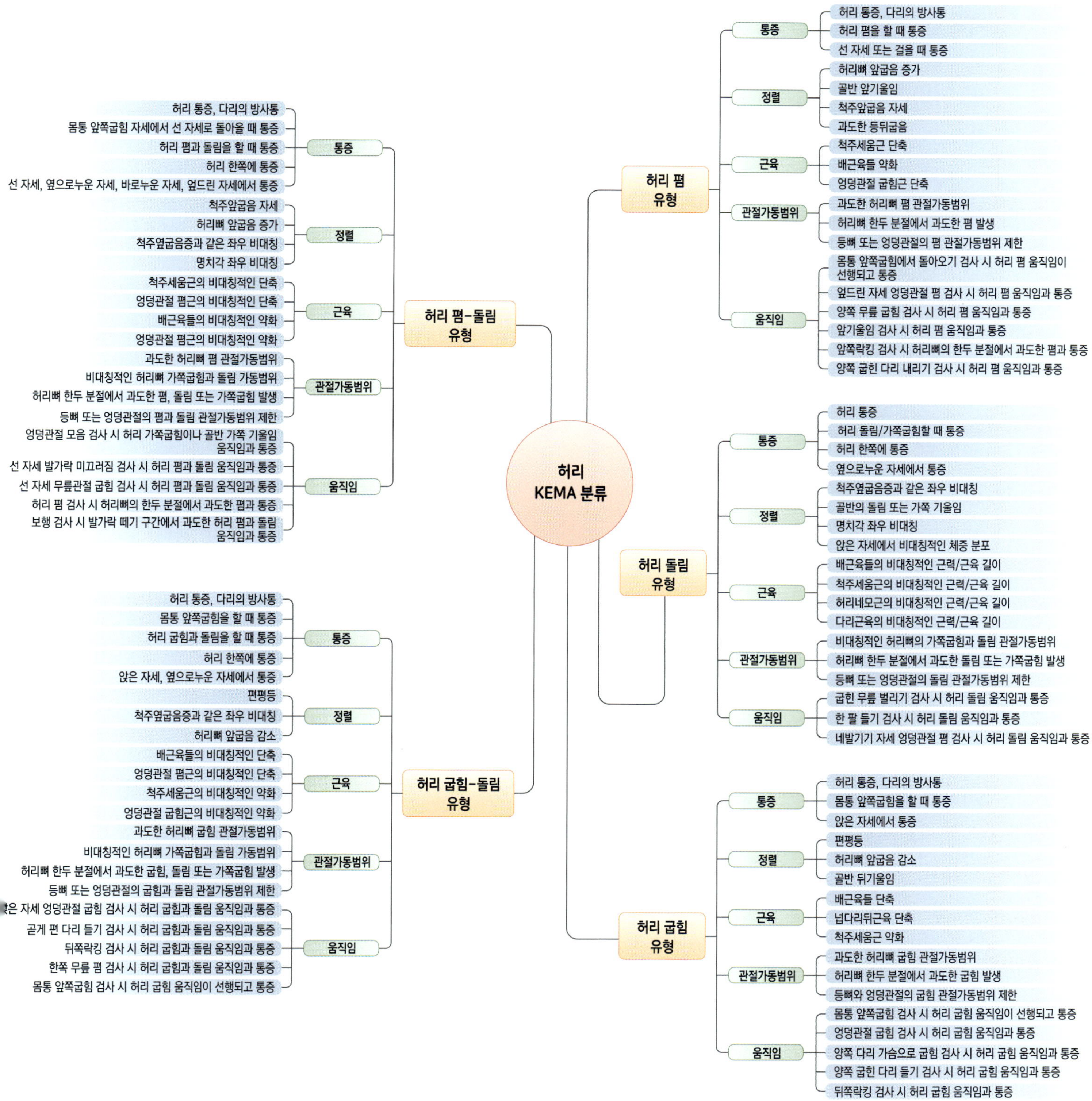

그림 4.78 허리 KEMA 분류 체계

1) 분류 기준

(1) 통증 및 증상

허리 KEMA 유형들의 공통적인 통증 부위는 허리 부위이며, 허리엉치(요천추, lumbosacral) 부위, 엉덩이 부위, 뒤쪽과 가쪽 넙다리(thigh) 부위와 발로 퍼지는 방사통이 나타날 수 있다. 또한 허리 척수신경뿌리(척수신경근, spinal nerve root)의 압박 등으로 인한 손상 시 피부분절(dermatome)에 따라 다리 쪽으로 신경학적 증상과 함께 통증이 나타날 수 있다.

허리 KEMA 유형에서는 허리뼈의 폄, 굽힘, 돌림 움직임을 통한 통증의 여부를 매우 중요하게 고려하며 대상자가 어떠한 움직임에서 주로 통증이 나타나는지 확인한다. 또한 통증을 호소하는 자세와 통증이 완화되는 자세도 중요하게 고려한다. 허리 폄 유형은 주로 허리를 폄하는 움직임에서 통증이 나타나며, 또한 서 있는 자세나 걷는 동안 통증이 증가되고 허리를 구부린 자세에서는 통증이 완화된다. 허리 굽힘 유형은 허리를 굽힘하는 움직임에서 통증이 나타나며 주로 앉은 자세에서 통증이 증가되고 서 있는 자세나 누워 있는 자세에서는 통증이 완화된다. 허리 돌림 유형은 허리뼈의 돌림이나 가쪽굽힘 움직임에서 통증이 나타나며, 주로 옆으로누운 자세에서 통증이 증가되고 옆으로누운 자세에서 허리 아래를 지지하였을 때 통증이 감소한다.

(2) 정렬 검사

허리 KEMA 유형은 유형별로 특징적인 정렬 요소를 확인할 수 있다. 허리뼈의 정상적인 정렬은 목뼈와 동일하게 옆에서 보았을 때 앞쪽으로 약간의 굽이(만곡)인 앞굽음을 가지고 있다. 만약 허리뼈 앞굽음이 과도하다면 허리 폄 유형이나 허리 폄-돌림 유형을 의심할 수 있다. 허리뼈 앞굽음의 증가는 골반의 앞기울임(anterior tilt)을 동반하여 골반의 정렬 상태를 평가하였을 때 위앞엉덩뼈가시가 위뒤엉덩뼈가시를 이은 선이 수평선을 기준으로 15°보다 증가해 있다. 주로 이러한 정렬 상태는 임산부나 비만인 사람들에게서 볼 수 있으며 의학적 진단으로 허리척추관협착증(lumbar stenosis), 후관절증후군(facet syndrome)을 진단받은 사람에게서도 볼 수 있다. 또한 명치각(infrasternal angle) 정렬은 정상 각도인 90°보다 증가되어 있으며, 이는 배바깥빗근의 약화를 의미한다.

반대로 허리뼈 앞굽음이 감소하여 편평하다면 허리 굽힘 유형이나 허리 굽힘-돌림 유형을 의심할 수 있다. 허리뼈 앞굽음의 감소는 골반의 뒤기울임(posterior tilt)을 동반하여 골반의 정렬 상태를 평가하였을 때 위앞엉덩뼈가시가 위뒤엉덩뼈가시를 이은 선이 수평선을 기준으로 15°보다 감소하여 있다. 주로 이러한 정렬 상태는 구부정하게 앉은 자세에서 일하는 사람이나 의학적 진단으로 허리원반탈출(요추추간판탈출, lumbar disc herniation)을 진단받은 사람에게서 볼 수 있다.

선 자세에서 앞 또는 뒤에서 관찰 시 허리뼈의 정렬은 정상적으로 지면과 수직이며 배근육이나 척주세움근(척주기립근, erector spinae)의 윤곽도 대칭이어야 한다. 앞쪽에서 보았을 때 허리뼈가 한쪽으로 가쪽굽힘이나 돌림이 된 정렬을 보이거나 뒤쪽에서 보았을 때 척주세움근의 굵기가 비대칭적으로 보인다면 이는 허리 돌림 유형의 특징이다. 배근육이나 척주세움근 등 좌우 근육의 비대칭이 있다면 등 척추 근육 또는 골반의 정렬과 관련된 근육들의 비대칭도 확인해야 할 요소이다. 허리 돌림 유형은 또한 명치각도 비대칭한 정렬을 보인다. 주로 이러한 정렬 상태는 다리를 꼬고 앉은 자세를 습관적으로 하거나 한쪽 팔과 다리를 주로 움직이는 직업 또는 한쪽 팔과 다리를 주로 사용하거나 한쪽 방향으로만 주로 돌림하는 운동 등의 여가 활동을 하는 사람이나 의학적 진단으로 척주옆굽음증(척주측만증, scoliosis)을 진단받은 사람에게서 볼 수 있다.

(3) 근육 검사

근육 검사는 근육 길이 검사와 근력 검사로 나누어서 실시한다. 허리 폄 유형과 관련되어 주로 근육의 길이가 짧아지는 근육은 넙다리곧은근(rectus femoris), 엉덩허리근(iliopsoas), 넙다리근막긴장근(tensor fasciae latae) 등의 엉덩관절 굽힘근육들과 척주세움근이 있으며 이러한 근육들의 단축(shortness)이나 뻣뻣함(stiffness)이 있는지 알아보기 위해 근육 길이 검사를 시행한다. 허리뼈 폄 유형과 관련되어 근력이 약해지는 근육은 배근육군[배곧은근(rectus abdominis), 배바깥빗근(external abdominal oblique), 배속빗근(internal abdominal oblique), 배가로근(transversus abdominis)]과 엉덩관절 폄근육인 큰볼기근(gluteus maximus)이 있으며, 이러한 근육들의 근력 약화가 있는지 알아보기 위해 근력 검사를 시행한다. 허리 굽힘 유형과 관련되어 주로 근육의 길이가 짧아지는 근육은 넙다리뒤근육(hamstring)과 배근육군(abdominal muscle group)이 있으며, 이러한 근육들의 단축이나 뻣뻣함이 있는지 알아보기 위해 근육 길이 검사를 시행한다. 허리 굽힘 유형과 관련되어 근력이 약해지는 근육은 넙다리곧은근, 엉덩허리근, 넙다리근막긴장근 등의 엉덩관절 굽힘근들과 척주세움근이 있으며, 이러한 근육들의 근력 약화가 있는지 알아보기 위해 근력 검사를 시행한다. 허리 돌림 유형과 관련되어 주로 길이가 짧아지는 근육이나 근력이 약화되어 있는 근육은 허리 굽힘 유형과 폄 유형을 유발하는 모든 근육이 해당할 수 있으며 좌우의 근육 길이 또는 근력 불균형은 허리 돌림 유형을 유발한다. 그러므로 허리 굽힘 또는 폄 유형을 일으키는 모든 근육의 양쪽 근력 및 근 길이를 검사한다. 이 외에도 허리 돌림 유형을 유발하는 근육으로 허리네모근이 있다. 허리네모근의 양쪽 근력이나 근육 길이의 비대칭은 허리 돌림 유형을 유발한다.

(4) 관절가동범위 검사

허리뼈 폄, 굽힘, 돌림의 관절가동범위를 확인한다. 허리 폄 유형에서는 허리뼈 폄 관절가동범위 검사 시 모든 허리뼈 분절에서 균일한 폄 움직임이 일어나는 것보다는 하나 또는 두 개의 분절에서 과도한 폄 움직임이 일어나며 전체적인 허리뼈 폄의 관절가동범위가 증가하여 있다. 상대적으로 허리 굽힘 관절가동범위는 제한이 있고 연관된 주위 관절인 등뼈와 엉덩관절에서 폄 관절가동범위의 제한이 있다. 허리 굽힘 유형에서는 허리뼈 굽힘 검사 시 모든 허리뼈 분절에서 균일한 굽힘 움직임이 일어나는 것보다는 특히 아래쪽 허리뼈 분절인 L4-L5, L5-S1에서 과도한 굽힘 움직임이 발생하며 전체적인 굽힘의 관절가동범위가 증가하여 있다. 상대적으로 허리 폄 관절가동범위는 제한이 있고 연관된 주위 관절인 등뼈와 엉덩관절에서 굽힘 관절가동범위의 제한이 있다. 허리 돌림 유형에서는 양쪽의 돌림이나 가쪽굽힘 움직임에서 비대칭적인 관절가동범위를 보이며 특히 하나 또는 두 개의 분절에서 과도한 돌림 움직임이나 과도한 가쪽굽힘 움직임이 일어난다. 한쪽으로 허리뼈의 돌림이나 가쪽굽힘 관절가동범위가 증가되면 반대쪽으로의 돌림이나 가쪽굽힘 관절가동범위는 감소되어 있으며 연관된 주위 관절인 등뼈와 엉덩관절에서도 돌림의 비대칭적인 관절가동범위가 있다.

(5) 움직임 검사

엉덩관절 또는 등뼈의 움직임을 하는 동안 허리뼈의 움직임이 보상적으로 발생하는지 확인한다. 정상적인 움직임은 등뼈 또는 엉덩관절의 움직임을 하는 동안 허리뼈는 최소한의 움직임이 발생해야 한다. 하지만 등뼈 또는 엉덩관절 움직임을 하는 동안 허리뼈의 움직임이 보상적으로 일어난다면 이는 허리뼈의 불안정성을 나타내고 불안정성으로 인한 불필요한 허리뼈의 움직임이 반복된다면 허리통증을 유발하는 원인이 될 수 있다. 허리 폄 유형을 알아보기 위한 움직임 검사에서는 엉덩관절 또는 등뼈의 폄 움직임을 통해 허리뼈의 폄 움직임이 보상적으로 발생하는지 확인한다. 허리 굽힘 유형을 알아보기 위한 움직임 검사로는 엉덩관절 또는 등뼈의 굽힘 움직임을 통해 허리뼈의 굽힘 움직임이 보상적으로 발생하는지 확인한다. 허리 돌림 유형을 알아보기 위한 움직임 검사로는 엉덩관절 또는 등뼈의 돌림 움직임을 통해 허리뼈의 돌림 또는 가쪽굽힘 움직임이 보상적으로 발생하는지 확인한다.

(6) 기타 검사

허리통증과 함께 다리의 감각 이상 등의 신경학적 증상이 나타난다면 신경역동학 검사를 시행하여 양성 반응이 나타나는지 확인한다. 신경역동학 검사는 허리의 KEMA 분류를 위한 검사보다는 허리 운동장애 시 나타나는 신경 자극 증상을 확인하고 해결하기 위한 검사이다.

10. 허리 폄 유형

허리 폄 유형(lumbar extension type)은 과도한 허리뼈 앞굽음 또는 골반의 앞기울임이 된 정렬 그리고 허리뼈의 폄 움직임으로 통증이 발생하며, 이로 인해 척주세움근 또는 엉덩관절 굽힘근의 단축, 배근육 및 큰볼기근의 약화를 확인할 수 있다. 허리 폄 유형을 가진 대상자들은 허리뼈 폄 시 과도한 폄 관절가동범위나 하나 또는 두 개의 분절에서 과도한 폄 움직임을 볼 수 있으며 통증은 허리엉치 부위(lumbosacral area), 엉덩이(buttock) 부위, 넙다리(thigh) 뒤쪽과 가쪽 부위와 발로 퍼지는 방사통이 나타난다. 허리 폄 유형의 대상자는 만성 허리통증이나 반복적인 허리통증이 있는 대상자들과 55세 이상의 연령대에서 허리통증을 호소하는 대상자들에서 볼 수 있다. 허리통증을 해결하기 위해서는 허리뼈 앞굽음을 감소시키는 근육들의 강화 운동과 척주세움근 또는 엉덩관절 굽힘근의 스트레칭 운동으로 근육 길이 회복과 허리뼈의 폄보다는 엉덩관절의 폄을 유도하는 움직임 개선과 과도한 허리뼈 앞굽음을 방지하는 자세 교정이 필요하다(그림 4.79).

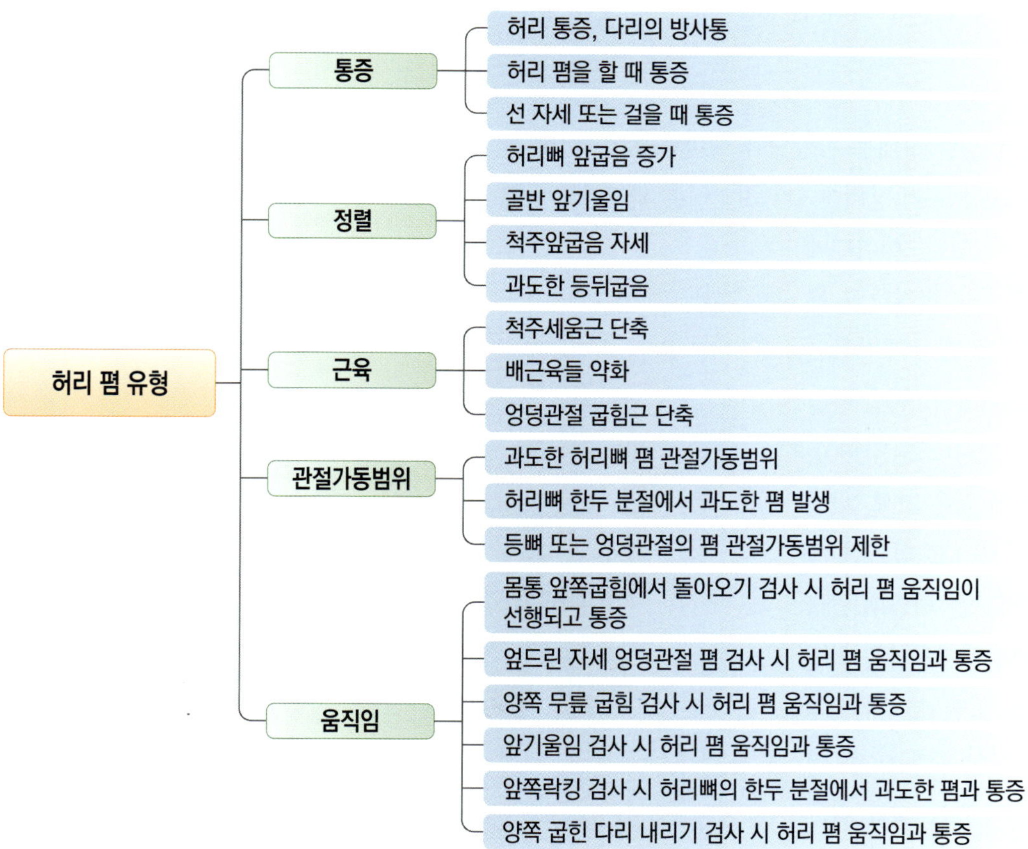

그림 4.79 허리 폄 유형 진단 분류

1) 분류 기준

(1) 통증 및 증상

허리 폄 유형의 허리통증은 허리뼈의 폄과 관련된 움직임과 허리뼈가 폄이 되어 있는 자세와 연관되어 나타나거나 증가한다. 허리뼈의 움직임이나 팔다리가 움직이는 동안 허리뼈의 폄이 발생하며 허리뼈의 폄을 방지하면 허리통증은 감소한다. 서 있는 자세나 걷는 동안 허리통증이 나타나며 벽에 허리를 붙이고 서 있으면 허리통증은 감소한다. 엎드린 자세에서도 허리통증이 나타나며, 배 아래에 베개 등을 받쳐 주어 허리뼈의 폄을 감소시키면 허리통증은 감소한다. 바로누운 자세에서도 허리뼈 앞굽음은 증가하여 있고 이와 함께 골반은 앞기울임되어 허리통증이 나타나며 배근육의 수축이나 양쪽 엉덩관절을 굽힘시키면 허리뼈 앞굽음이 감소하여 허리통증은 감소한다. 앉은 자세에서도 과도한 허리뼈 앞굽음과 함께 허리통증이 나타날 수 있다.

통증 부위는 허리엉치 부위, 엉덩이 부위, 넙다리 뒤쪽과 가쪽 부위와 발로 퍼지는 방사통이 나타난다. 허리 폄 유형으로 진단되는 대상자는 만성 허리통증이나 반복적인 허리통증이 있는 대상자들과 55세 이상의 연령대에서 허리통증을 호소하는 대상자들에서 볼 수 있다.

(2) 정렬 검사

선 자세에서 정렬 상태는 시상면과 이마면에서 관찰한다. 시상면에서 정렬 상태를 관찰하면 등뼈는 과도한 뒤굽음(kyphosis) 상태이거나 허리뼈는 과도한 앞굽음 또는 골반이 앞기울임(anterior tilt)되어 있는 것을 확인할 수 있다. 이마면에서 정렬 상태를 관찰하면 뒤쪽에서 보았을 때 척주세움근이 비대(hypertrophy)한 것을 확인할 수 있다(그림 4.80). 선 자세 외에 앉은 자세, 바로누운 자세 그리고 엎드린 자세에서도 과도한 허리뼈 앞굽음과 골반의 앞기울임을 확인할 수 있다. 또한 명치각의 정렬상태는 정상 각도인 90°보다 증가하여 있는 것을 확인할 수 있다.

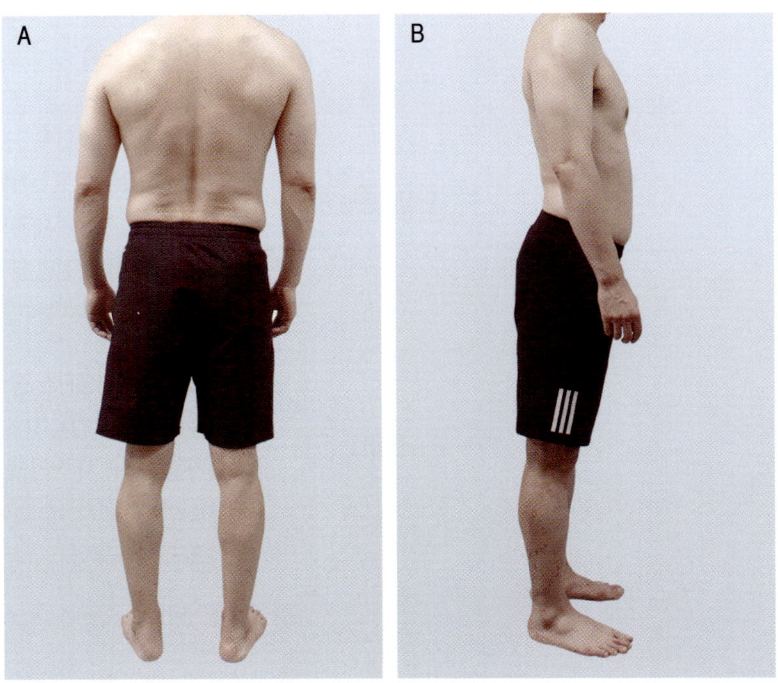

그림 4.80 허리 폄 유형의 정렬 상태. A: 척주세움근의 비대, B: 허리뼈의 과도한 앞굽음

(3) 근육 검사

척주세움근의 근력 검사 시 근력은 정상이지만 상부 몸통(upper trunk)을 굽힘하고 골반을 뒤기울임 시키는 위배근육(upper abdominal muscle)인 배곧은근 위쪽 부위와 배속빗근의 근력과 골반의 앞기울임을 조절하는 아래배근육(lower abdominal muscle)인 배곧은근 아래쪽 부위와 배바깥빗근의 근력은 우(Good) 등급 이하의 근력 약화가 있다. 또한 골반의 후방경사와 관련된 큰볼기근도 근력 약화가 있다.

척주세움근의 길이 검사를 하였을 때 척주세움근의 길이는 단축되어 있다. 또한 엉덩허리근, 넙다리곧은근, 넙다리근막긴장근의 길이 검사에서도 양쪽 근육들이 모두 단축되어 있거나 뻣뻣함 양상을 나타낸다.

근육별 상대적인 유연성(flexibility)과 뻣뻣함 정도를 보면 엉덩관절 굽힘근에 해당하는 엉덩허리근, 넙다리곧은근 등은 배근육들보다 더욱 뻣뻣하며 넓은등근(latissimus dorsi)도 배근육들보다 더욱 뻣뻣한 양상을 나타낸다.

(4) 관절가동범위 검사

허리뼈의 굽힘 관절가동범위에는 제한이 있으며 허리뼈의 폄 관절가동범위는 정상범위거나 정상범위 이상 과도하게 나타나며 통증이 동반된다. 허리 폄 움직임 시 모든 분절에서 균등한 관절의 움직임보다는 하나 또는 두 개의 분절에서 과도한 움직임이 발생하고 주로 과도한 움직임이 발생하는 분절에서 통증이 나타난다(그림 4.81). 허리뼈의 과도한 폄 관절가동범위는 등뼈와 엉덩관절의 폄 관절가동범위와 관련이 있어 등뼈 또는 엉덩관절에서 폄의 제한은 허리뼈의 과도한 폄 관절가동범위를 유발할 수 있다.

(5) 움직임 검사

움직임 검사에서 근육별 동원 양상(recruitment pattern)을 보면 앉은 자세에서 앞으로 몸통을 기울일 때 배근육들보다는 엉덩관절 굽힘근이 더 많이 동원되며 엎드린 자세에서 엉덩관절의 폄 움직임을 하면 엉덩관절 폄근인 큰볼기근보다는 척주세움근이 더 많이 동원되는 것을 확인할 수 있다. 또한 모든 움직임 검사에서 공통으로 허리의 과도한 폄 또는 골반의 앞기울임이 일어나며 허리통증이 발생한다.

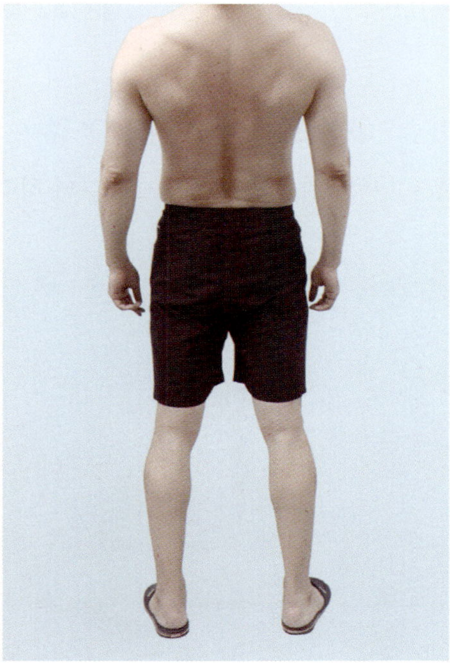

그림 4.81 허리 폄 움직임 시 일부 분절에서 과도한 폄

① 몸통 앞쪽굽힘에서 돌아오기 검사

허리 폄 움직임이 엉덩관절 폄 움직임보다 먼저 발생하면서 통증이 동반될 수 있다(그림 4.82).

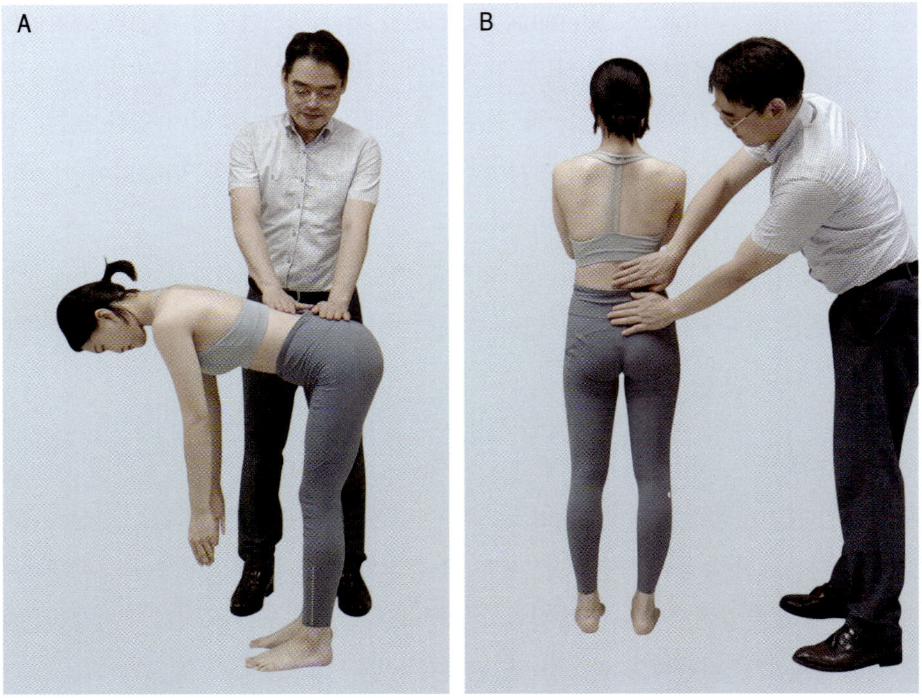

그림 4.82 몸통 앞쪽굽힘에서 돌아오기 검사. A: 시작 자세, B: 끝 자세

② 엎드린 자세 엉덩관절 폄 검사

엉덩관절 폄 움직임 초기부터 허리 폄 움직임이 일어나며 통증이 동반될 수 있다(그림 4.83).

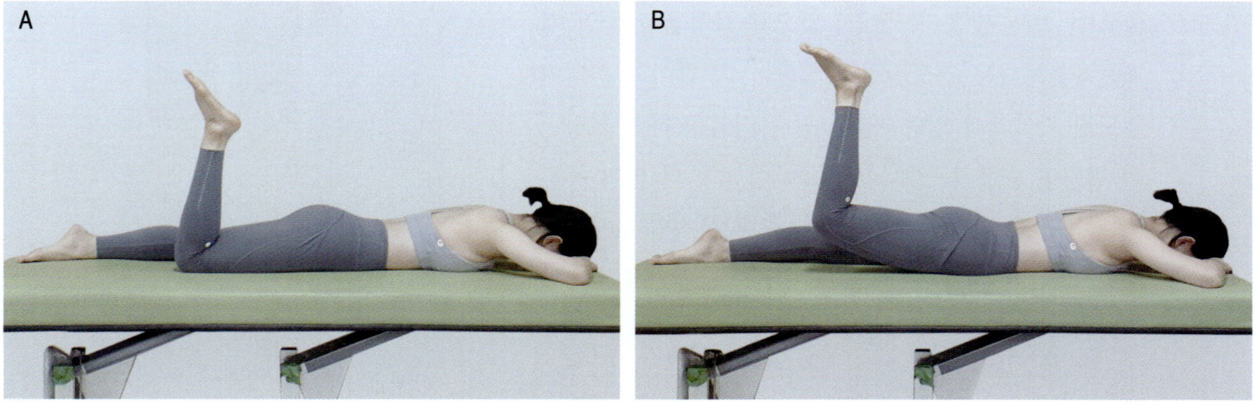

그림 4.83 엎드린 자세 엉덩관절 폄 검사. A: 시작 자세, B: 끝 자세

③ 양쪽 무릎 굽힘 검사

양쪽 무릎 굽힘 움직임 초기부터 허리 폄 움직임이 일어나며 통증이 동반될 수 있다(그림 4.84).

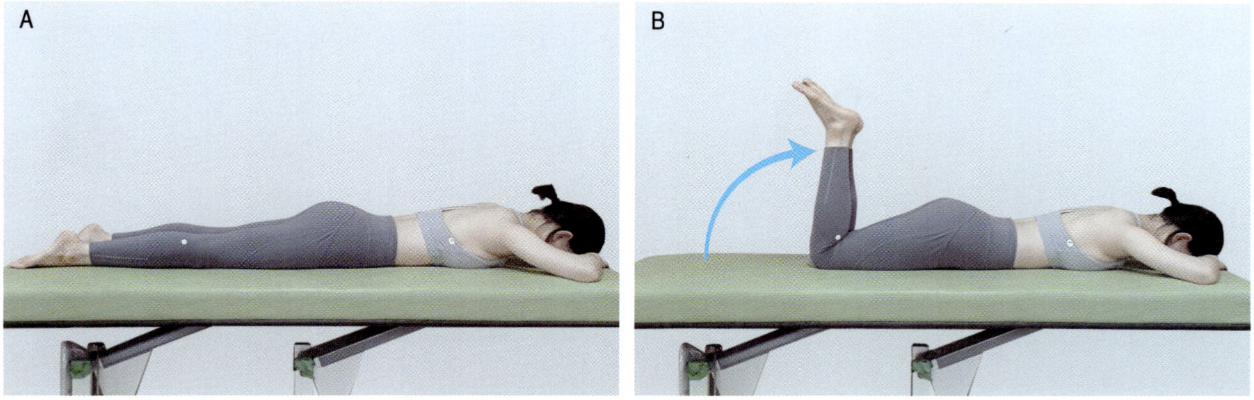

그림 4.84 양쪽 무릎 굽힘 검사. A: 시작 자세, B: 끝 자세

④ 앞기울임 검사

앞기울임 움직임 초기부터 허리 폄 움직임이 일어나며 통증이 동반될 수 있다(그림 4.85).

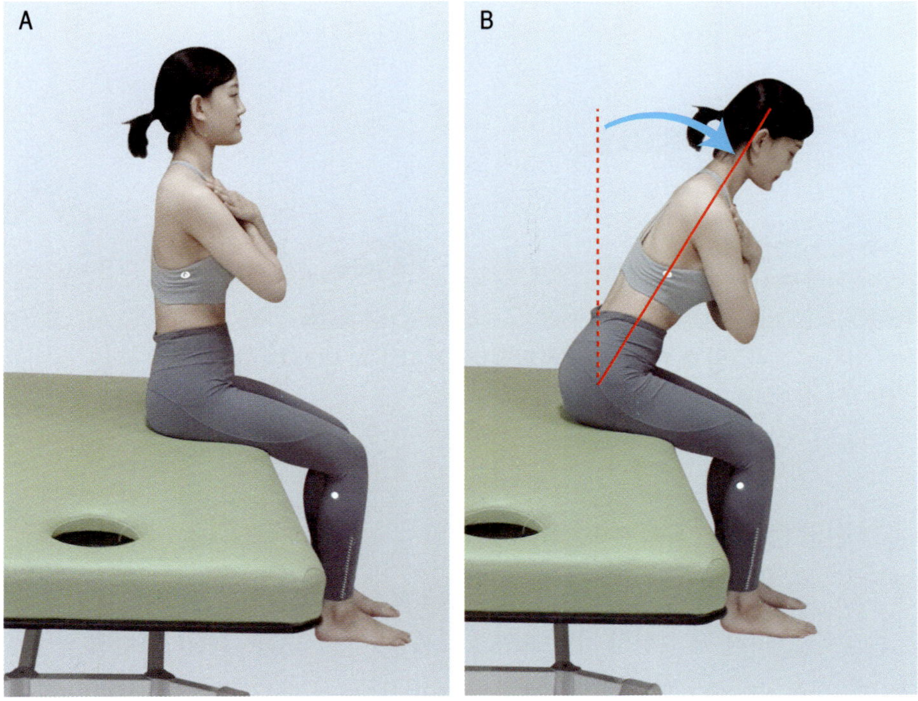

그림 4.85 앞기울임 검사. A: 시작 자세, B: 끝 자세

⑤ 앞쪽락킹 검사

허리뼈의 한두 분절에서 과도한 허리 폄 움직임이 일어나며 통증이 동반될 수 있다(그림 4.86).

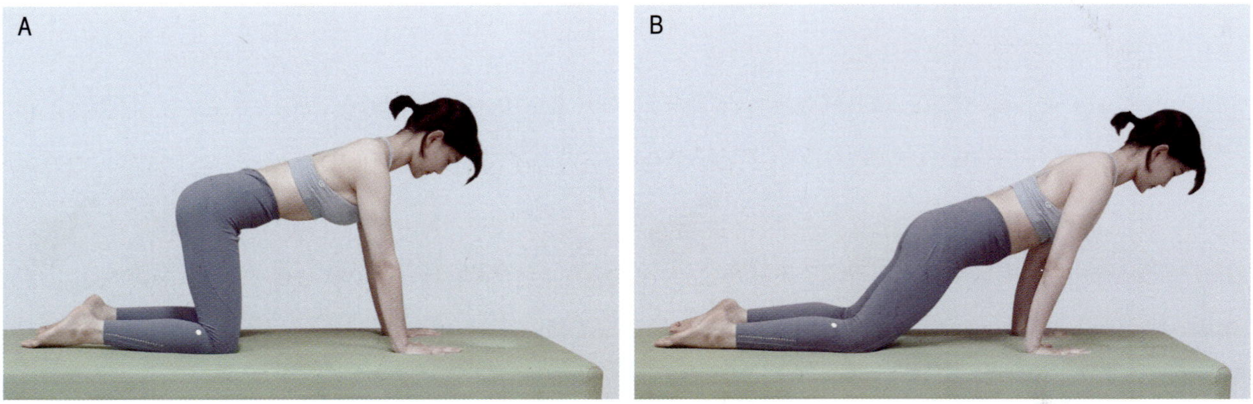

그림 4.86 앞쪽락킹 검사. A: 시작 자세, B: 끝 자세

⑥ 양쪽 굽힌 다리 내리기 검사

양쪽 다리 내리는 움직임 초기부터 허리 폄 움직임이 일어나며 통증이 동반될 수 있다(그림 4.87).

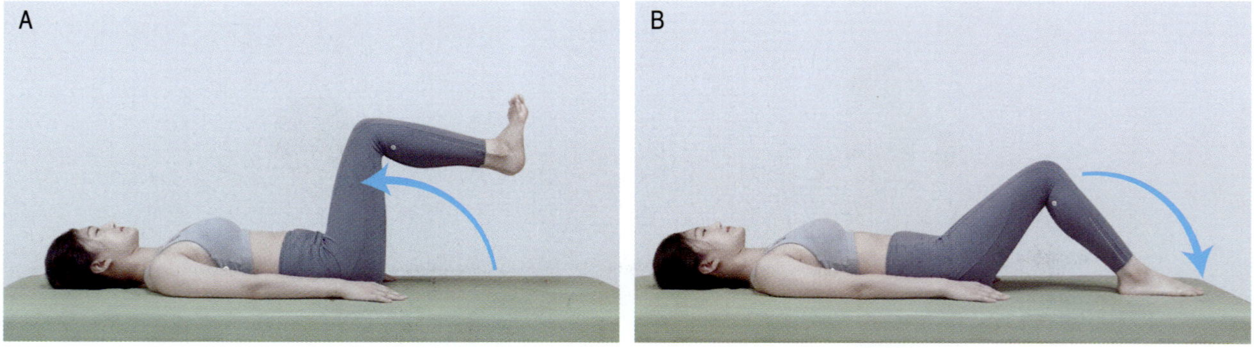

그림 4.87 양쪽 굽힌 다리 내리기 검사. A: 시작 자세, B: 끝 자세

2) 분류

(1) 허리 폄 유형 진단 분류

허리 폄 유형은 엉덩관절의 폄이나 등뼈의 폄 움직임을 하는 동안 허리 폄 움직임이 비정상적으로 나타나는 움직임 손상이다. 허리 폄 유형의 기여 요인으로 통증, 정렬, 근육, 관절가동범위 및 움직임 검사의 결과 등이 있다. 평가항목 8개 중 5개 이상 양성이면(60% 이상) 허리 폄 유형으로 분류한다(표 4.1).

표 4.1 허리 폄 유형 진단 분류표

기여 요인	검사 내용	반응
통증	허리뼈의 폄 움직임 시 통증	양성/음성
정렬	허리뼈 앞굽음 증가 (수평선을 기준으로 위앞엉덩뼈가시가 위뒤엉덩뼈가시를 이은 선이 15° 이상 증가)	양성/음성
근육	배근육 근력 G등급 이하	양성/음성
	큰볼기근 근력 G등급 이하	양성/음성
	엉덩관절 굽힘근 길이 단축	양성/음성
관절가동범위	과도한 허리뼈(전체/분절) 폄 관절가동범위	양성/음성
움직임	몸통 앞쪽굽힘에서 돌아오기 검사 시 허리 폄 움직임이 엉덩관절 폄 움직임보다 먼저 발생함	양성/음성
	엎드린 자세에서 엉덩관절 폄 검사 시 엉덩관절 폄 움직임 초기부터 허리 폄이 발생함	양성/음성

(2) 진단에 따른 중증도 평가

허리 폄 유형으로 진단하였으면 중증도 분류를 수행한다. 통증 요인(30점)은 시각상사척도(visual analogue scale, VAS)를 이용하며 해당하는 통증 점수 영역에 따라 점수가 부여된다. 정렬 요인(10점)은 허리 척추의 정렬 상태와 명치각에 따라 각각 점수가 부여된다. 근육 요인(15점)은 허리 폄 유형을 유발할 수 있는 근육들의 근력 및 근육 길이 검사 결과에 따라 양성반응인 경우마다 각각 점수가 부여된다. 관절가동범위 요인(15점)은 전체 분절에서 굽힘 관절가동범위의 제한과 특정 분절에서 과도한 폄 여부를 알아보는 검사 및 과도한 허리 폄을 발생할 수 있는 엉덩관절 폄 및 등뼈 폄의 관절가동범위 제한 여부에 따라 각각 점수가 부여된다. 움직임 요인(30점)은 움직임 검사의 결과에 따라 양성반응인 경우마다 각각 점수가 부여된다. 진단에 따른 중증도 평가는 중재 전후에 실시하여 환자 상태의 변화를 확인한다(표 4.2).

표 4.2 허리 폄 유형의 진단에 따른 중증도 평가표

기여 요인	통증 점수(VAS)			점수
통증 (30)	1~3			10
	4~7			20
	8~10			30
정렬 (10)	정렬 상태			점수
	허리뼈 앞굽음 증가 (수평선을 기준으로 위앞엉덩뼈가시가 위뒤엉덩뼈가시를 이은 선이 15° 이상 증가)			5
	명치각(90° 이상)			5
근육 (15)	근육	검사	검사의 양성반응	점수
	아래배근육	근력 검사	G등급 이하	3
	큰볼기근		G등급 이하	3
	척주세움근	근육 길이 검사	단축	3
	엉덩관절 굽힘근		단축	3
	넓은등근		단축	3
관절가동범위 (15)	분류			점수
	허리뼈 굽힘 가동범위		가동범위 제한	5
	허리뼈 폄의 분절 움직임		특정 한두 분절에서 과도한 폄이 일어나며 통증을 동반	5
	엉덩관절 또는 등뼈의 폄 움직임		엉덩관절 또는 등뼈의 폄 움직임 제한	5
움직임 (30)	검사		양성반응	점수
	몸통 앞쪽굽힘에서 돌아오기 검사		허리 폄 움직임이 엉덩관절 폄 움직임보다 먼저 발생하면서 통증을 동반	5
	엎드린 자세 엉덩관절 폄 검사		엉덩관절 폄 움직임 초기부터 허리 폄이 발생하면서 통증을 동반	5
	양쪽 무릎 굽힘 검사		양쪽 무릎 굽힘 움직임 초기부터 허리 폄이 발생하면서 통증을 동반	5
	앞기울임 검사		앞기울임 움직임 초기부터 허리 폄이 발생하면서 통증을 동반	5
	앞쪽락킹 검사		허리뼈의 한두 분절에서 과도한 폄과 통증 발생	5
	양쪽 굽힌 다리 내리기 검사		양쪽 다리 내리는 움직임 초기부터 허리 폄이 발생하면서 통증을 동반	5
총점				100

3) 중재

(1) 움직임 교육

모든 자세에서 움직임 교육을 할 때 보상적인 허리뼈의 폄 움직임이 발생하지 않으려면 적절한 엉덩관절 폄 가동범위와 엉덩관절 폄근육과 배근육의 근력이 필요하며, 움직임 전에 적절한 배근육의 수축을 통해 허리의 안정화가 필요하다.

① 앉은 자세

허리뼈 앞굽음은 편평하게 지면과 수직이 되도록 앉은 자세에서 등뼈의 폄 움직임과 몸통을 앞쪽으로 기울이는 움직임을 교육한다. 첫 번째로 가슴을 하늘 방향으로 들어 등뼈의 폄을 하는 움직임을 교육할 때 허리의 폄이나 골반의 앞기울임 움직임은 최소로 일어나고 등뼈의 폄 움직임을 하도록 한다(그림 4.88). 이를 위해서 배근육의 수축이 선행되도록 교육한다. 두 번째로 앉은 자세에서 몸통을 앞쪽으로 기울이는 움직임을 할 때 허리뼈는 중립을 유지하고, 몸통을 앞쪽으로 30° 정도 기울일 때 허리 폄근육인 척주세움근이나 엉덩허리근 등이 주로 동원되지 않도록 허리뼈의 폄보다는 엉덩관절의 굽힘을 통해 실시하도록 하며, 이를 위해서 배근육의 수축이 선행되도록 교육한다. 움직임 교육을 할 때 대상자는 양손을 엄지손가락은 갈비뼈에 위치하고 나머지 손가락은 골반의 엉덩뼈능선에 위치하도록 놓고 앉은 자세에서 배근육의 수축을 선행하고 몸통을 앞쪽으로 기울일 때 허리뼈의 폄 움직임이 일어나는지 손을 통해 피드백을 받으며 움직임을 하도록 권장한다(그림 4.89).

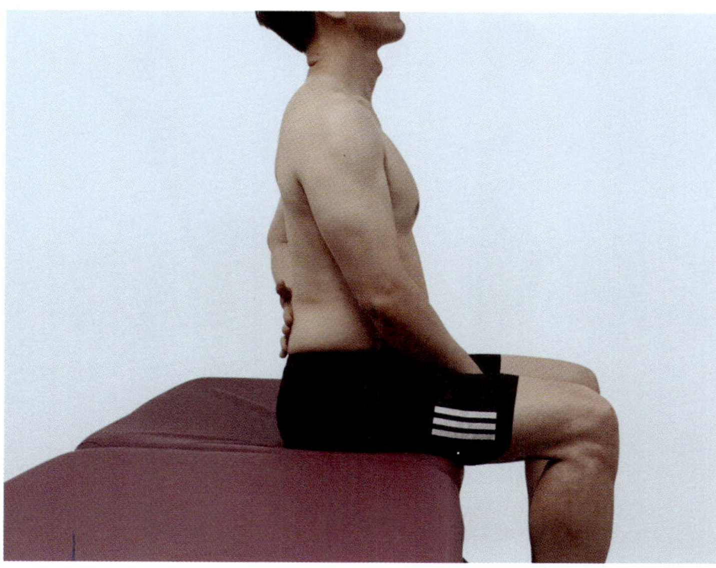

그림 4.88 등뼈 폄 움직임 교육

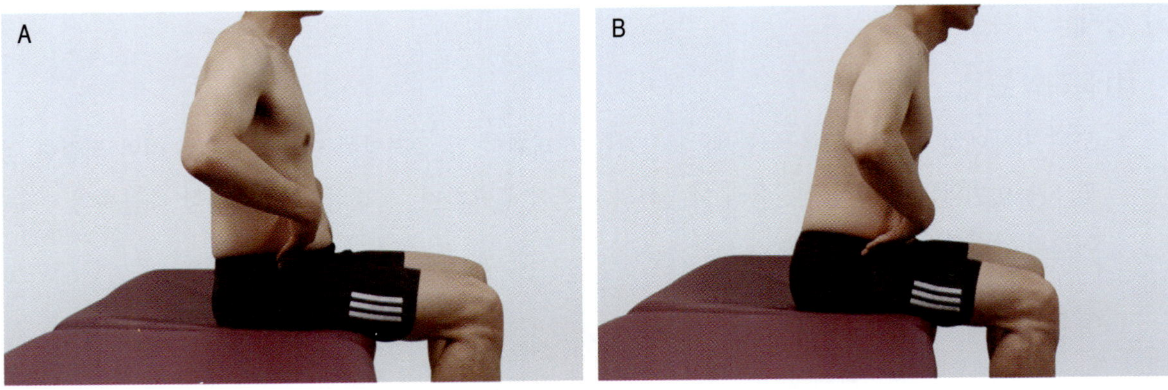

그림 4.89 몸통 앞기울임 움직임 교육. A: 시작 자세, B: 끝 자세

② 선 자세

선 자세에서는 몸통을 앞으로 굽힌 상태에서 돌아오는 움직임과 앉은 자세와 동일한 등뼈의 폄 움직임을 교육한다. 첫 번째로 선 자세에서 몸통을 앞쪽으로 굽힌 상태에서 바르게 선 자세로 돌아오는 움직임을 할 때 허리뼈의 폄보다 엉덩관절의 폄 움직임이 선행되어 나타나고 허리뼈의 폄 움직임은 최소로 일어나도록 한다. 이를 위해서 배근육의 수축이 선행되도록 교육한다. 움직임 교육을 위해 긴 막대를 이용하는 방법을 권장한다. 선 자세에서 허리뼈와 막대를 밀착시키고 몸통을 앞으로 굽힌 상태에서 바르게 선 자세로 돌아오는 움직임을 하는 동안 막대가 허리뼈와 밀착하지 못하고 허리뼈와 막대 사이에 공간이 형성된다면 허리

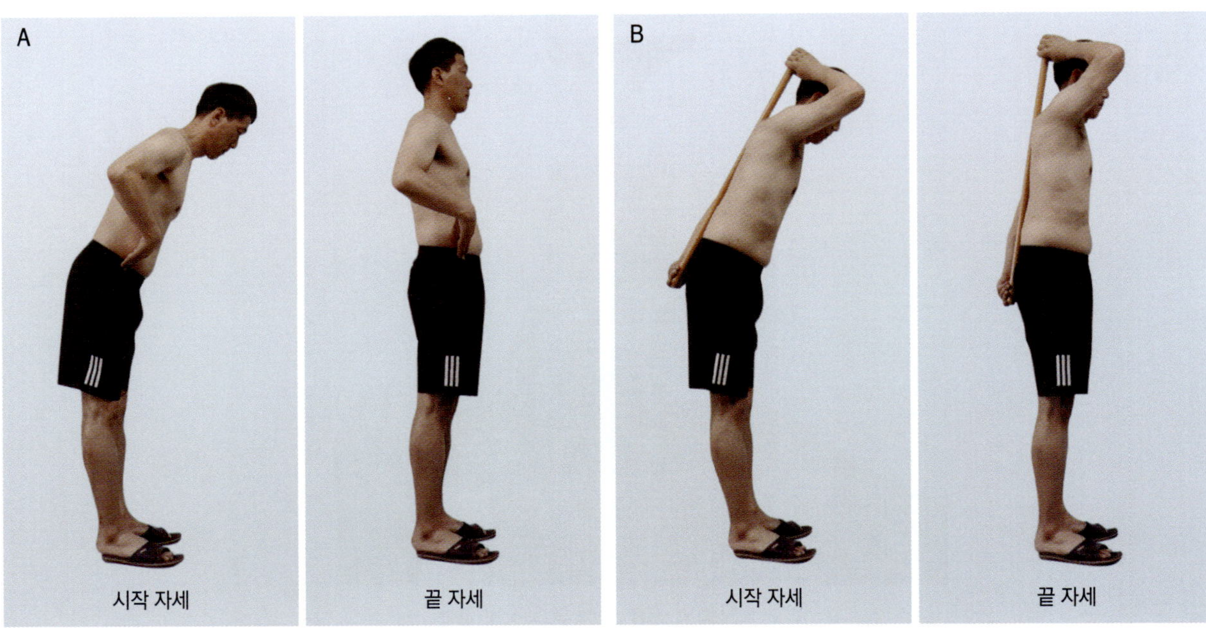

그림 4.90 손이나 막대를 이용하여 몸통 앞으로 굽힌 자세에서 돌아오는 움직임 교육.
A: 손을 이용한 움직임 교육, B: 막대를 이용한 움직임 교육

뼈의 폄이 발생한 것이므로 막대가 허리뼈에서 떨어지지 않도록 배근육들을 수축하여 허리뼈의 폄 대신 엉덩관절의 폄을 이용하여 움직임을 실시한다(그림 4.90).

두 번째로 선 자세에서 등뼈의 폄 움직임을 교육할 때도 앉은 자세에서 등뼈의 폄 움직임을 교육한 것과 같이 최소한의 허리뼈의 폄이나 골반의 앞쪽 기울임 움직임을 한 상태에서 등뼈의 폄 움직임을 하도록 하고 이를 위해 손을 허리 부위에 대고 허리뼈의 폄 움직임이 일어나는지 손을 통해 피드백을 받으며 배근육의 수축을 선행한 상태에서 움직임을 하도록 권장한다(그림 4.91).

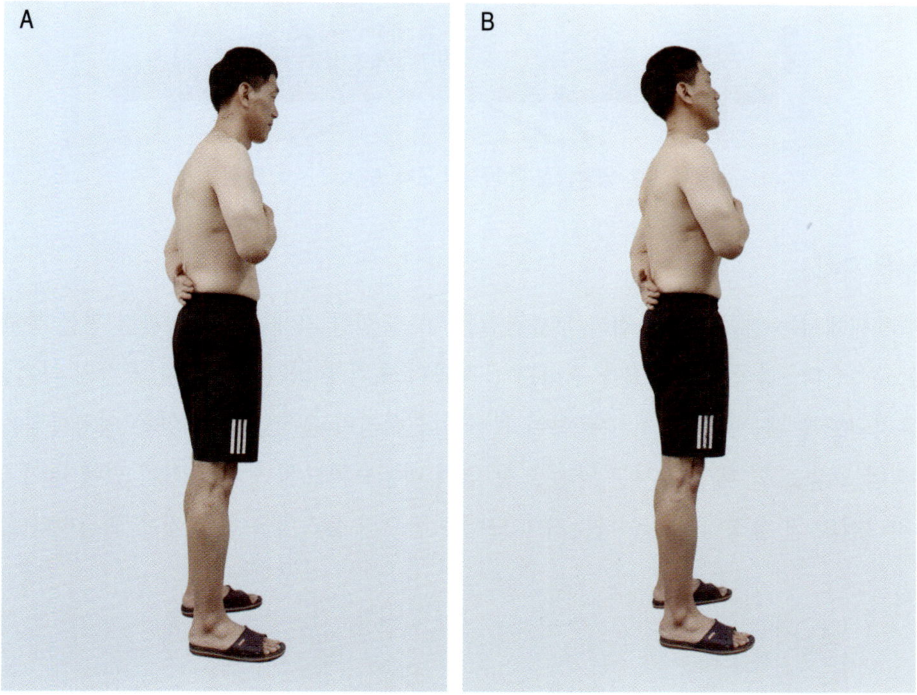

그림 4.91 등뼈 폄 움직임 교육. A: 시작 자세, B: 끝 자세

③ 엎드린 자세

엎드린 자세에서는 한쪽 엉덩관절 폄 움직임을 교육한다. 엎드린 자세에서 한쪽 다리의 엉덩관절을 폄할 때 허리 폄이나 골반의 앞기울임 움직임은 최소로 일어나고 엉덩관절의 폄이 일어나도록 한다. 이를 위해서 배근육의 수축이 선행되도록 교육하며, 엉덩관절의 폄 범위는 10° 내에서 움직임을 실시한다. 만약 무릎관절을 폄한 상태에서 엉덩관절 폄을 할 때 허리 폄이 계속 발생한다면 무릎관절을 굽힘하고 엉덩관절 폄을 실시한다. 한쪽 엉덩관절 폄 움직임 교육을 위해서 압력 바이오피드백 장치(pressure biofeedback unit)를 활용하는 것을 권장한다(그림 4.92).

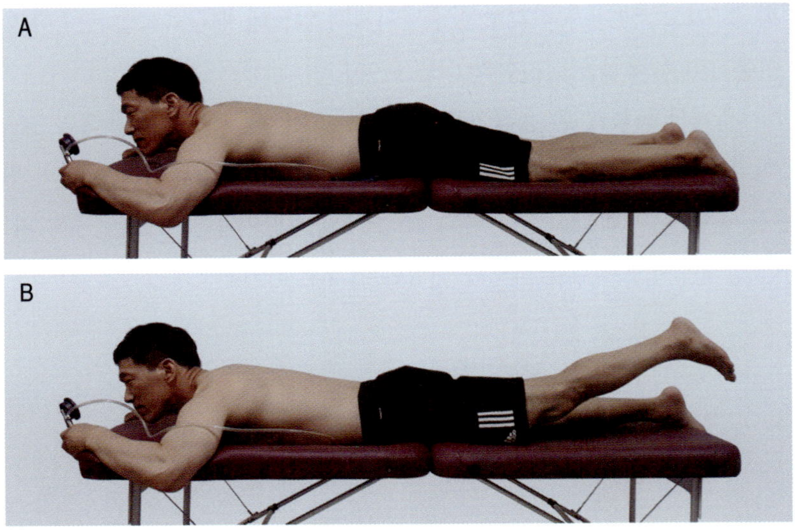

그림 4.92 엉덩관절 폄 움직임 교육. A: 시작 자세, B: 끝 자세

④ 바로누운 자세

바로누운 자세에서는 양쪽 엉덩관절과 무릎관절을 90° 굽힌 자세에서 엉덩관절 폄을 통해 다리를 내리는 움직임을 교육한다. 양쪽 엉덩관절을 폄하는 움직임의 초기에 허리의 폄이나 골반의 앞기울임의 움직임이 최소로 유지되도록 배근육을 먼저 수축하여 골반이나 허리의 움직임 없이 양쪽 엉덩관절을 폄하도록 교육한다. 움직임 교육을 할 때 대상자는 양손 또는 압력 바이오피드백 장치를 허리 밑에 넣어 양쪽 엉덩관절을 폄할 때 허리뼈의 폄 움직임이 일어나는지 피드백을 받으며 움직임을 하는 것을 권장한다(그림 4.93).

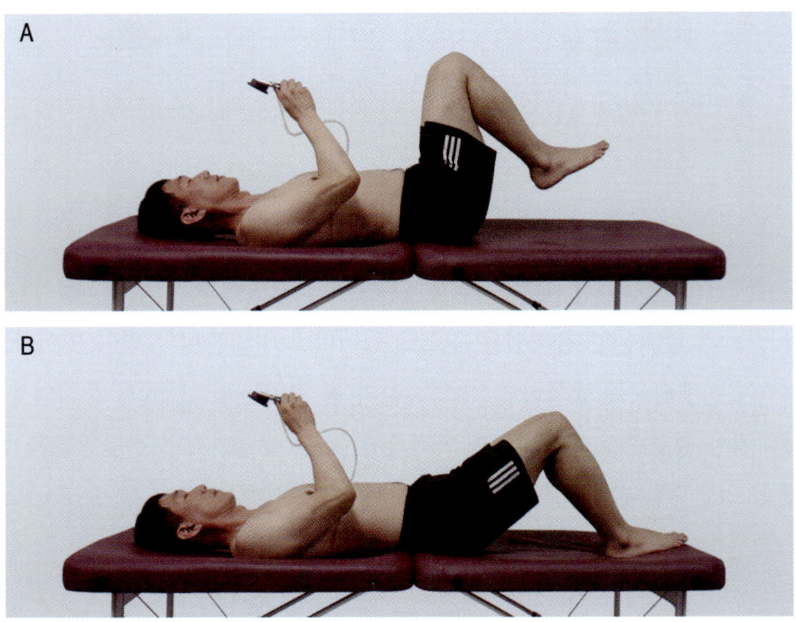

그림 4.93 양쪽 다리를 구부려 내리는 움직임 교육. A: 시작 자세, B: 끝 자세

(2) 움직임 개선을 위한 도수 관리

① 근막이완 치료 Myofascial Release, MFR

등허리근막의 단축이 있다면 이완하기 위해 옆으로누운 자세에서 한쪽 손바닥으로는 대상자의 등에 압력을 유지하며 반대쪽 손으로 대상자의 골반이 뒤기울임되는 방향을 유도하거나 골반을 고정하고 등허리근막의 위치한 손바닥을 위로 올려 적용한다(그림 4.94).

또한 척주세움근을 이완하기 위해 앉은 자세에서 척주세움근의 바깥쪽 방향으로 밀며 저항을 제공한다(그림 4.95).

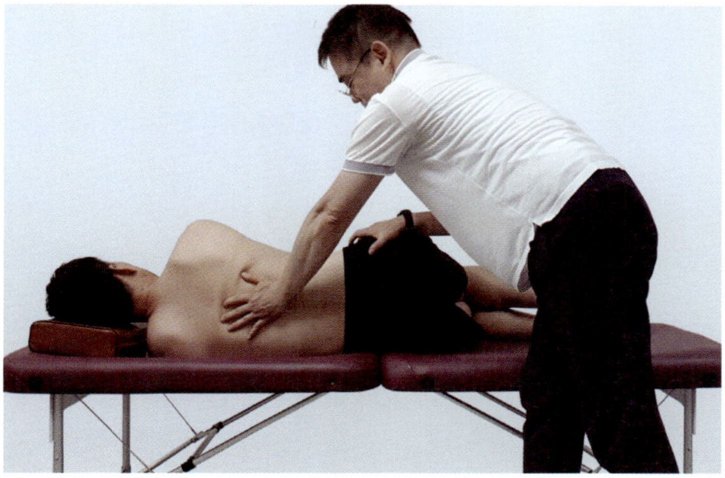

그림 4.94 등허리근막이완

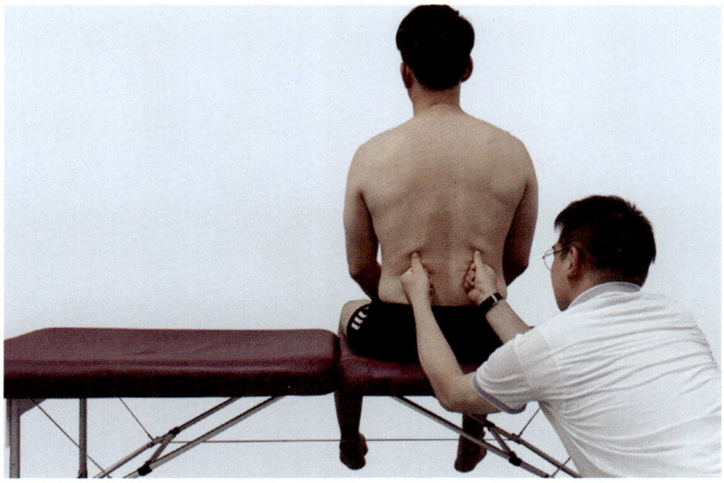

그림 4.95 척주세움근 근막이완

② 근육 교정 운동

i) 근력 강화 운동

허리 폄 유형은 배근육 및 큰볼기근의 약화가 나타나므로 이를 강화하기 위한 근력 강화 운동을 실시한다. 위쪽 배근육 근력 강화 운동은 무릎을 굽히고 바로누운 자세에서 상체를 굽힘하는 자세를 취하고 유지하여 실시하며 아래배근육 근력 강화 운동은 바로누운 자세에서 양쪽 다리 내리기(double leg lowering) 운동 등으로 실시한다(그림 4.96).

또한 골반의 앞기울임을 방지하기 위해 큰볼기근 강화 운동을 실시하되 엉덩관절 폄을 이용한 큰볼기근 강화 운동은 허리의 폄을 유발하여 통증이 증가할 수 있으므로 운동 초기에는 큰볼기근 스퀴즈(squeeze)를 통한 큰볼기근 강화 운동을 실시한다(그림 4.97).

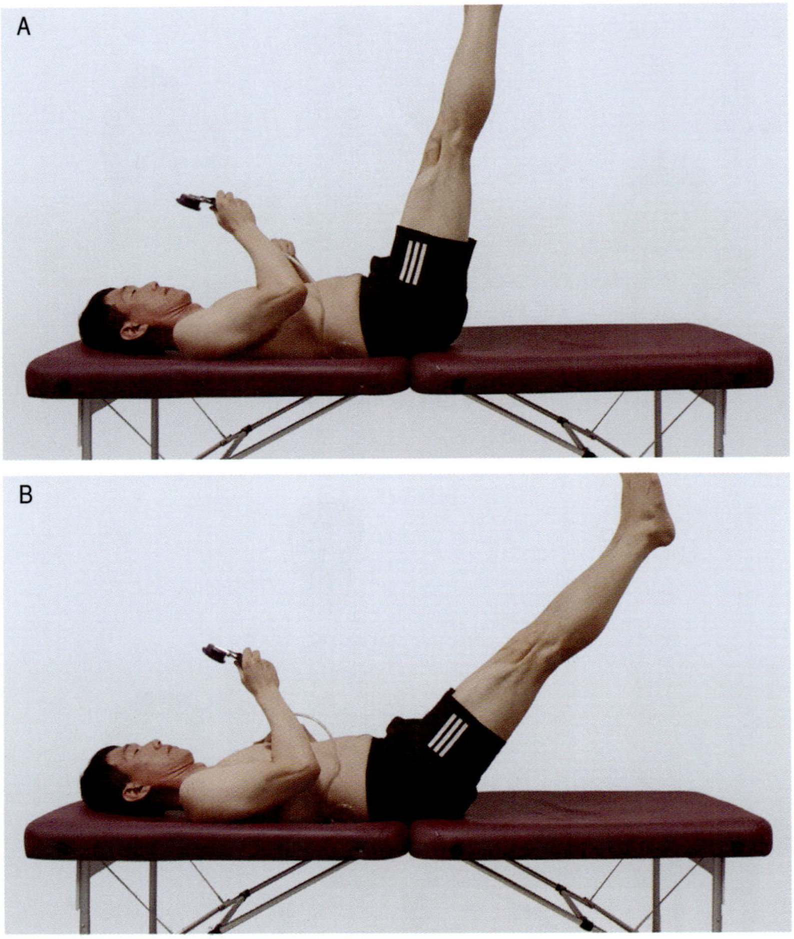

그림 4.96 아래배근육 근력 강화 운동. A: 시작 자세, B: 끝 자세

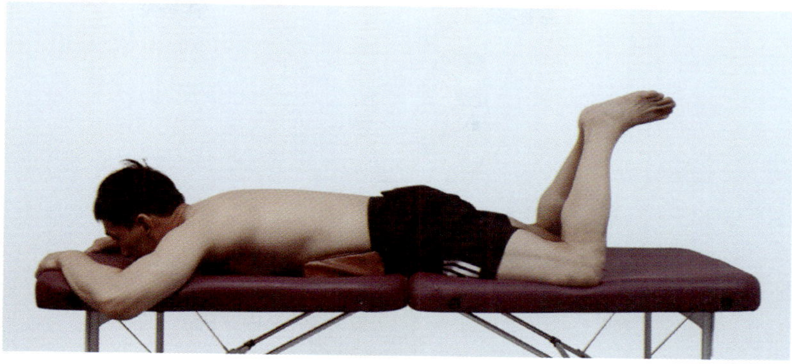

그림 4.97 큰볼기근 강화 운동

ii) 근육 스트레칭 운동

허리 폄 유형은 척주세움근의 단축과 양쪽의 엉덩관절 굽힘근인 엉덩허리근, 넙다리곧은근, 넙다리근막긴장근들의 단축이 발생하므로 단축된 근육들의 자가 스트레칭 운동을 한다(그림 4.98, 4.99, 4.100, 4.101).

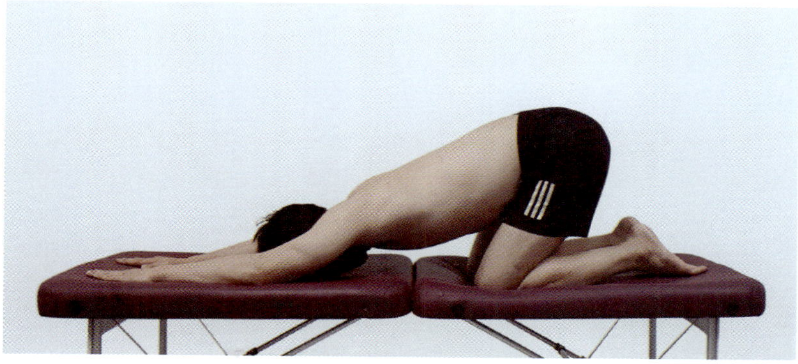

그림 4.98 척주세움근 자가 스트레칭 운동

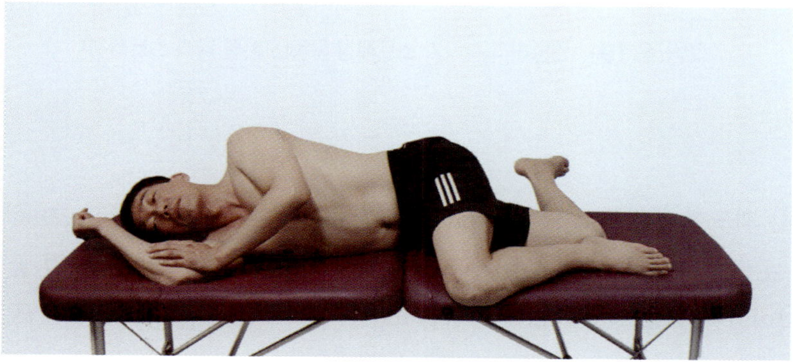

그림 4.99 넙다리곧은근 자가 스트레칭 운동(오른쪽 다리 스트레칭)

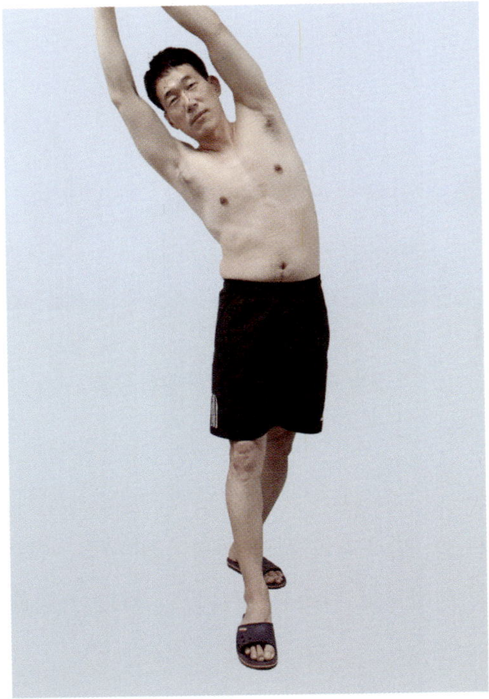

그림 4.100 넙다리근막긴장근 자가 스트레칭 운동(왼쪽 다리 스트레칭)

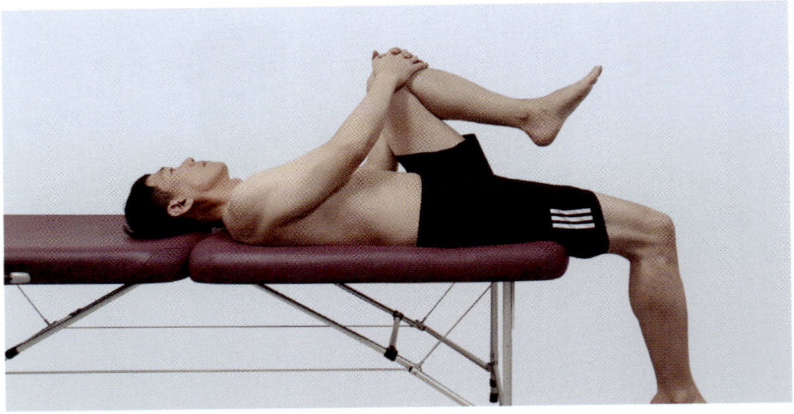

그림 4.101 엉덩허리근 자가 스트레칭 운동(오른쪽 다리 스트레칭)

4) KEMA 관리

허리 폄 유형에서는 과도한 허리뼈 앞굽음과 골반의 앞기울임을 감소시키는 것이 중요하다. 이를 위해 배근육 및 큰볼기근 강화 운동을 통해 선 자세에서 배근육 및 큰볼기근을 수축하고 엉덩관절 굽힘근 및 척주세움근의 스트레칭이나 근막이완술 등을 통해 허리뼈 앞굽음이나 골반의 앞기울임이 되지 않도록 해야 한다. 또한 허리뼈의 폄을 방지하기 위해서는 엉덩관절의 폄 가동범위가 필요하며, 엉덩관절 폄 가동범위를 확보하여 허리뼈의 폄 움직임 대신 엉덩관절의 폄 움직임을 유도해야 한다. 발이 닿지 않는 높은 의자는 피하고, 의자에 앉을 때도 의자 등받이에 허리와 엉덩이가 밀착되도록 앉아 엉덩관절 굽힘근의 활성도를 줄이도록 한다. 그리고 걷는 동안에도 보폭을 작게 하고 배근육을 수축하여 허리뼈의 폄이 과도하게 일어나지 않도록 한다. 또한 일상생활에서도 허리뼈의 폄이 일어날 수 있는 엎드린 자세 등은 피하도록 한다(표 4.3).

표 4.3 허리 폄 유형 요약

잘못된 정렬	손상	KEMA 관리
• 허리뼈 앞굽음 증가 • 골반의 앞기울임 • 명치각 증가	• 단축된 척주세움근, 엉덩관절 굽힘근 • 약화된 배근육, 큰볼기근 • 불충분한 등뼈 및 엉덩관절의 폄 • 허리통증 및 다리의 방사통	• 자세에 따른 움직임 교정 • 척주세움근의 근막이완 • 엉덩관절 굽힘근 및 척주세움근의 스트레칭 • 배근육 및 큰볼기근 강화 운동
		• 발이 닿지 않는 높은 의자는 피하고 의자 등받이에 허리와 엉덩이가 밀착되도록 앉기 • 걸음 시 보폭을 작게 하여 배근육을 수축하고 걷기 • 엎드린 자세 피하기 • 선 자세에서 허리뼈 앞굽음이 증가되지 않도록 배근육 수축하기

5) 케이스 스터디

(1) 병력 및 통증

공장에서 근무하는 54세의 남자 근로자로, 과거 3년 동안 허리통증과 오른쪽 다리 뒷면 그리고 장딴지 부위로 이어지는 심한 방사통이 있었다. 환자는 취미로 매주 주말마다 등산을 하였으며, 특히 산에 올라갈 때는 통증이 심하였으나 산에서 내려올 때는 통증이 감소한다고 하였다. 최근에는 증상이 심해져서 등산을 하기 힘들고 서 있는 자세에서도 통증이 포함된 증상이 있으며, 걷게 되면 허리의 통증과 방사통은 더욱 증가한다고 호소하였다. 그는 통증이 10을 기준으로 7~8 정도라고 판단하였다. 하지만 앉아 있으면 증상이 3~4 정도의 수준으로 감소한다고 하였다.

방사선 검사 결과 허리척추관협착증이 있는 것으로 나타났다. 의사는 수술을 추천하였지만, 수술보다는 보존적 중재(conservative intervention)를 시도하는 것을 원했다. 예전에도 보존적 중재를 하였으나 통증의 호전은 미미하였고, 멕켄지(McKenzie) 운동과 같은 운동치료를 하였을 때 통증이 오히려 증가하였다고 호소했다.

(2) 정렬 검사

허리뼈 앞굽음이 현저하게 증가하여 있었으며 골반은 앞쪽으로 기울어져 있었다. 앉은 자세에서도 허리뼈 앞굽음이 나타났으며, 의자에 앉는 경우 주로 의자의 앞쪽으로 치우쳐서 앉고 있었다. 바로누운 자세에서도 허리뼈 앞굽음은 현저하게 증가하여 있었으며 골반도 앞쪽으로 기울어져 있었다.

(3) 근육 검사

Kendall이 제시한 기준에 따라, 바로누운 자세에서 위배근육과 아래배근육의 근력이 측정되었다. 위배근육의 근력은 5등급 중 3등급이었으며, 아래배근육의 근력은 5등급 중 2등급이었다. 엎드린 자세에서 엉덩관절 폄근의 근력 검사를 실시하였는데 넙다리뒤근육의 근력은 5등급 중 5등급이었으나 큰볼기근의 근력은 5등급 중 3등급이었다. 엉덩관절 굽힘근의 길이 검사 시 검사를 수행하는 동안 환자의 골반은 앞기울임되면서 통증이 증가한다고 호소하였으며 양쪽의 엉덩관절 굽힘근의 길이가 모두 단축되어 있었다.

(4) 관절가동범위 검사

선 자세와 앉은 자세에서 몸통을 앞쪽으로 숙여 허리의 굽힘을 유발하여 척주세움근의 길이를 평가하였다. 척주세움근의 단축으로 인해 허리뼈 굽힘 관절가동범위의 제한이 있었으며 허리 폄 관절가동범위는 과도하게 나타났으며 허리통증과 다리 쪽의 방사통이 동반되었다. 또한 허리 폄 시 허리 척추뼈에서 전체적으로 균등한 폄이 일어나는 것이 아닌 한두 분절에서 과도한 폄 움직임이 나타나는 것을 관찰할 수 있었다. 등뼈의 폄과 엉덩관절의 폄 관절가동범위 검사 결과 관절가동범위의 제한이 나타났다. 허리뼈 돌림이나 가쪽굽힘 관절가동범위 검사에서는 대칭적인 정상 관절가동범위가 나타났다.

(5) 움직임 검사

서 있는 자세에서 다음과 같은 움직임 검사들이 수행되었다. 몸통 앞쪽굽힘에서 돌아오기 검사를 하는 동안 허리 폄 움직임이 엉덩관절 폄 움직임보다 먼저 일어나는 것이 관찰되면서 통증을 호소하였다. 엎드린 자세 엉덩관절 폄 검사를 하였을 때 허리 폄 움직임이 엉덩관절 폄과 함께 일어나며 통증을 호소하였다. 엎드린 자세에서 양쪽 무릎 굽힘 검사를 하였을 때도 양쪽 무릎 굽힘 움직임 초기부터 허리 폄 움직임이 일어나며 통증을 호소하였으며, 네발기기 자세에서 앞쪽락킹 검사에도 허리뼈의 한두 분절에서 과도한 폄이 일어나는 것과 함께 통증을 호소하였다. 움직임 검사를 하는 동안 허리의 돌림 또는 가쪽굽힘 등은 발생하지 않아 허리 폄-돌림 유형 진단의 가능성은 적었다.

(6) KEMA 분류

검사 결과, 그는 허리 폄 유형으로 진단되었다.

11. 허리 굽힘 유형

허리 굽힘 유형(lumbar flexion type)은 허리뼈 앞굽음 감소 또는 골반의 뒤기울임된 편평등(flat back) 정렬 그리고 허리뼈의 굽힘 움직임으로 통증이 발생하며, 이로 인해 배곧은근 또는 뒤넙다리근육의 단축, 척주세움근의 약화를 확인할 수 있다. 허리뼈 굽힘 유형을 가진 대상자들은 허리뼈 굽힘 시 과도한 굽힘 관절가동범위나 하나 또는 두 개의 분절에서 과도한 굽힘 움직임을 볼 수 있으며 통증은 허리엉치 부위, 엉덩이 부위, 넓적다리 뒤쪽과 가쪽 부위와 발로 퍼지는 방사통이 나타난다. 허리 굽힘 유형의 대상자는 젊은 연령대의 여자보다는 남자에게서 주로 볼 수 있다. 이와 같은 문제를 해결하기 위해서는 허리뼈 앞굽음을 증가시키는 근육들의 강화 운동과 배곧은근 또는 뒤넙다리근육의 스트레칭으로 근육 길이 회복과 허리뼈의 굽힘보다는 엉덩관절의 굽힘을 유도하는 움직임 개선과 허리뼈 앞굽음 감소를 방지하는 자세 교정이 필요하다(그림 4.102).

- 허리 굽힘 유형
  - 통증
    - 허리 통증, 다리의 방사통
    - 몸통 앞쪽굽힘을 할 때 통증
    - 앉은 자세에서 통증
  - 정렬
    - 편평등
    - 허리뼈 앞굽음 감소
    - 골반 뒤기울임
  - 근육
    - 배근육들 단축
    - 넙다리뒤근육 단축
    - 척주세움근 약화
  - 관절가동범위
    - 과도한 허리뼈 굽힘 관절가동범위
    - 허리뼈 한두 분절에서 과도한 굽힘 발생
    - 등뼈와 엉덩관절의 굽힘 관절가동범위 제한
  - 움직임
    - 몸통 앞쪽굽힘 검사 시 허리 굽힘 움직임이 선행되고 통증
    - 엉덩관절 굽힘 검사 시 허리 굽힘 움직임과 통증
    - 양쪽 다리 가슴으로 굽힘 검사 시 허리 굽힘 움직임과 통증
    - 양쪽 굽힌 다리 들기 검사 시 허리 굽힘 움직임과 통증
    - 뒤쪽락킹 검사 시 허리 굽힘 움직임과 통증

그림 4.102 허리 굽힘 유형 진단 분류

1) 분류 기준

(1) 통증 및 증상

허리 굽힘 유형의 허리통증은 허리뼈의 굽힘과 관련된 움직임과 허리뼈가 굽힘되어 있는 자세와 연관되어 나타나거나 증가한다. 또한 허리뼈의 움직임이나 팔다리가 움직이는 동안 허리뼈의 굽힘이 함께 발생하며 허리통증이 나타난다. 선 자세에서 앞으로 몸통을 구부리는 움직임을 할 때 주로 허리통증이 나타나며, 허리뼈의 굽힘 움직임이 과도하게 일어나고 엉덩관절의 굽힘 움직임보다 허리뼈의 굽힘 움직임이 우세하게 나타난다. 선 자세에서 앞으로 몸통을 구부릴 때 허리뼈의 움직임을 제한하고 엉덩관절의 움직임을 유도하게 되면 허리통증은 감소한다. 앉은 자세에서 허리통증은 증가하고 선 자세나 바로누운 자세, 엎드린 자세 등에서는 허리통증이 감소한다.

통증 부위는 허리엉치 부위, 엉덩이 부위, 넙다리 뒤쪽과 가쪽 부위와 발로 퍼지는 방사통이 나타난다. 허리 굽힘 유형으로 진단되는 사람은 젊은 연령대의 남자에게서 주로 볼 수 있다.

(2) 정렬 검사

선 자세에서 정렬 상태는 시상면과 이마면에서 관찰한다. 시상면에서 정렬 상태를 관찰하면 머리나 어깨가 척추 앞쪽에 위치하고 허리뼈 앞굽음은 감소하고 골반은 뒤기울임되어 있는 편평등 형태를 한 것을 확인할 수 있다(그림 4.103). 이마면에서 정렬 상태를 관찰하면 앞쪽에서 보았을 때 배곧은근 등의 배근육들이 비

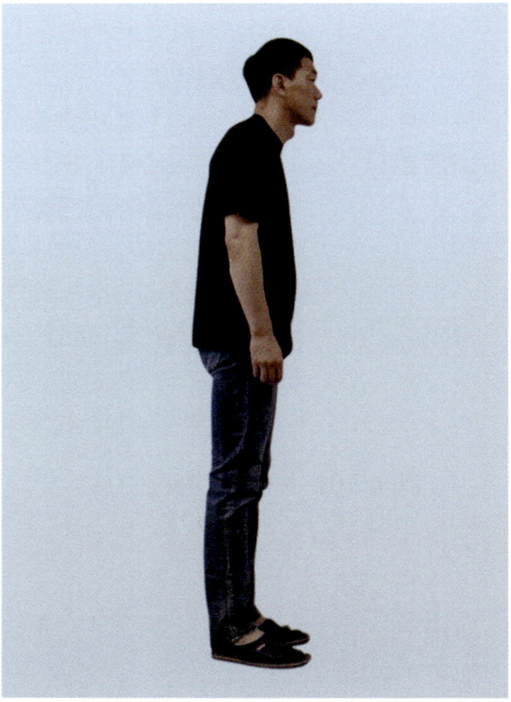

그림 4.103 허리 굽힘 유형의 정렬 상태

대한 것을 확인할 수 있다. 선 자세 외에 앉은 자세, 네발기기 자세에서도 허리뼈 앞굽음 감소와 함께 골반의 뒤기울임이 되어 있는 것을 확인할 수 있다. 허리 굽힘 유형에 해당하는 사람들은 주로 키가 크거나 다리에 비해 긴 몸통을 가지고 있거나 정강뼈가 길어 앉은 자세에서 무릎관절의 높이가 엉덩관절보다 더 높게 위치한 정렬 상태를 하고 있다.

(3) 근육 검사

배근육의 근력 검사 시 근력은 정상이지만 척주세움근의 근력은 우(Good) 등급 이하의 근력으로 근력 약화가 있다. 또한 골반의 앞기울임과 관련된 엉덩관절 굽힘근의 근력도 검사 시 근력 약화가 있다.

배근육 중 배곧은근의 길이 검사를 하였을 때 배곧은근의 길이는 단축되어 있을 가능성이 있으며, 넙다리뒤근육의 길이 검사(무릎관절 참고)에서도 양쪽 넙다리뒤근육이 모두 단축되어 있거나 뻣뻣한 양상을 나타낸다. 근육별 상대적인 유연성과 뻣뻣함 정도를 보면 엉덩관절 폄근에 해당하는 넙다리뒤근육, 큰볼기근 등은 엉덩관절 굽힘근보다 더욱 뻣뻣하며 배근육들도 척주세움근보다 더욱 뻣뻣한 양상을 나타낸다.

(4) 관절가동범위 검사

허리뼈의 폄 관절가동범위에는 제한이 있으며 허리뼈의 굽힘 관절가동범위는 정상범위거나 정상범위 이상 과도하게 나타나며 통증이 동반된다. 허리뼈의 굽힘 움직임 시 모든 분절에서 균등한 관절의 움직임보다는 하나 또는 두 개의 분절에서 과도한 움직임이 발생하고 주로 과도한 움직임이 발생하는 분절에서 통증이 나타난다. 허리뼈의 과도한 굽힘 관절가동범위는 등뼈와 엉덩관절의 굽힘 관절가동범위와 관련이 있어 등뼈 또는 엉덩관절에서 굽힘의 제한은 허리뼈의 과도한 굽힘 관절가동범위를 유발할 수 있다.

(5) 움직임 검사

움직임 검사에서 근육별 동원 양상을 보면 앉은 자세나 선 자세에서 앞으로 몸통을 구부릴 때 엉덩관절 굽힘근보다는 배근육들이 더 쉽게 동원되는 것을 확인할 수 있으며, 모든 움직임 검사들에서 공통으로 허리뼈의 과도한 굽힘 또는 골반의 뒤기울임이 일어나며 허리통증이 발생한다.

① 몸통 앞쪽굽힘 검사

허리 굽힘 움직임이 엉덩관절 굽힘 움직임보다 먼저 발생하면서 통증이 동반될 수 있다(그림 4.104).

② 엉덩관절 굽힘 검사

엉덩관절 굽힘 움직임 초기부터 허리 굽힘 움직임이 일어나며 통증이 동반될 수 있다(그림 4.105).

③ 양쪽 다리 가슴으로 굽힘 검사

양쪽 엉덩관절 굽힘 움직임 초기부터 허리 굽힘 움직임이 일어나며 통증이 동반될 수 있다(그림 4.106).

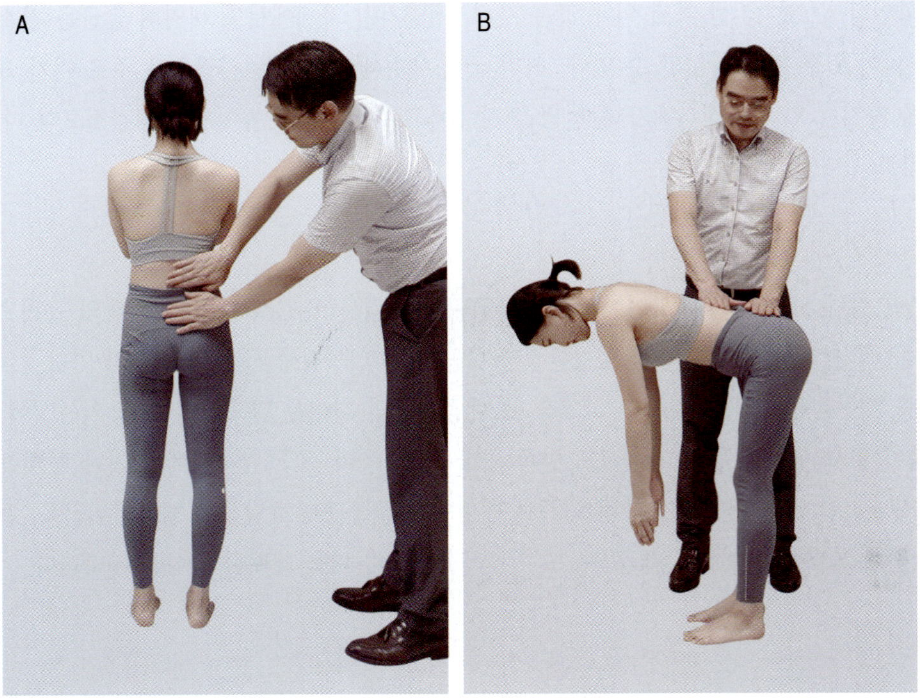

그림 4.104 몸통 앞쪽굽힘 검사. A: 시작 자세, B: 끝 자세

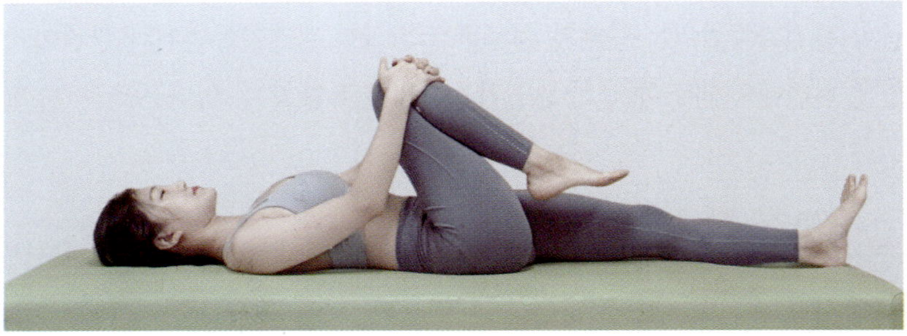

그림 4.105 엉덩관절 굽힘 검사

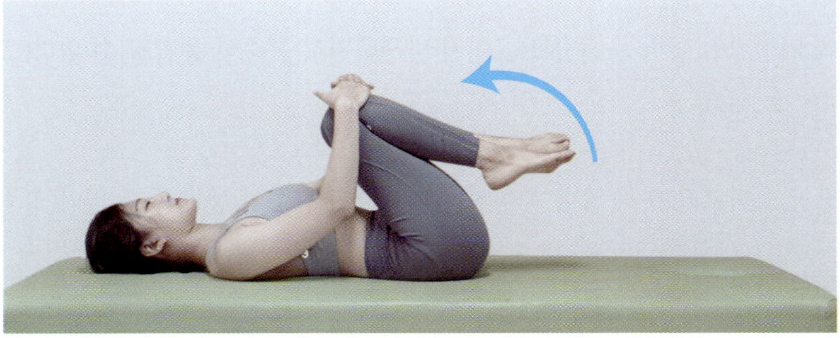

그림 4.106 양쪽 다리 가슴으로 굽힘 검사

④ 양쪽 굽힌 다리 들기 검사

양쪽 엉덩관절 굽힘 움직임 초기부터 허리 굽힘 움직임이 일어나며 통증이 동반될 수 있다(그림 4.107).

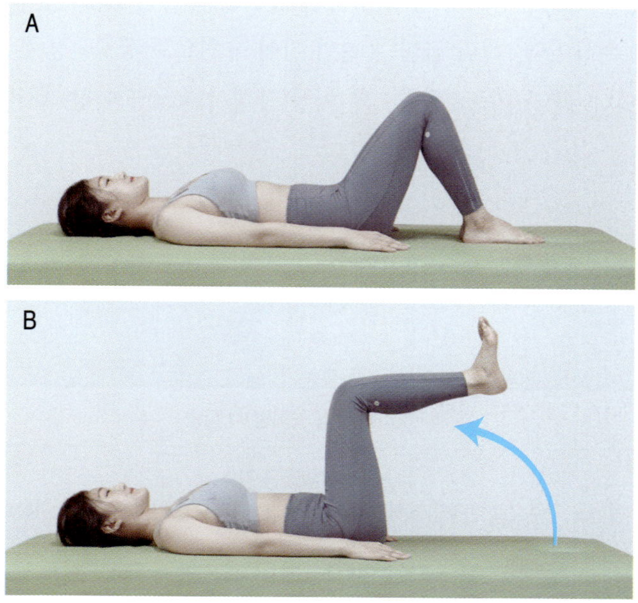

그림 4.107 양쪽 굽힌 다리 들기 검사. A: 시작 자세, B: 끝 자세

⑤ 뒤쪽락킹 검사

뒤쪽락킹 움직임 초기부터 허리 굽힘 움직임이 일어나며 통증이 동반될 수 있다(그림 4.108).

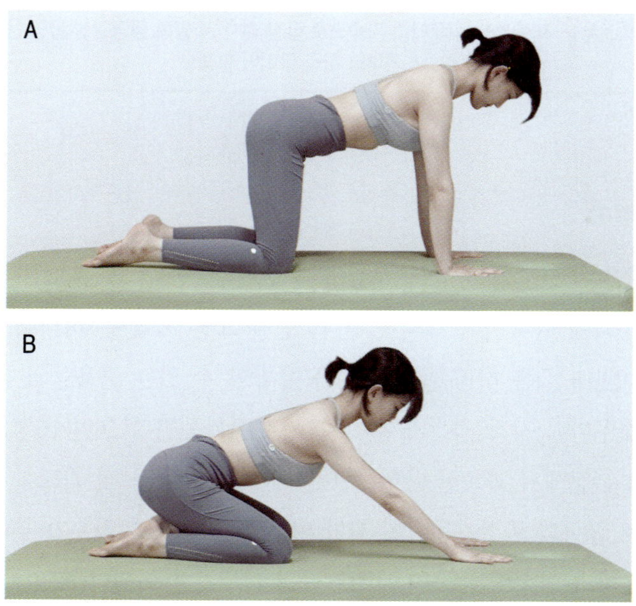

그림 4.108 뒤쪽락킹 검사. A: 시작 자세, B: 끝 자세

2) 분류

(1) 허리 굽힘 유형 진단 분류

허리 굽힘 유형은 엉덩관절의 굽힘이나 등뼈의 굽힘 움직임을 하는 동안 허리뼈의 굽힘 움직임이 비정상적으로 나타나는 움직임 손상이다. 허리 굽힘 유형의 기여 요인으로 통증, 정렬, 근육, 관절가동범위 및 움직임 검사의 결과 등이 있다. 평가항목 8개 중 5개 이상 양성이면(60% 이상) 허리 굽힘 유형으로 분류한다(표 4.4).

표 4.4 허리 굽힘 유형 진단 분류표

기여 요인	검사 내용	반응
통증	허리뼈 굽힘 움직임 시 통증	양성/음성
정렬	허리뼈 앞굽음 감소 (수평선을 기준으로 위앞엉덩뼈가시가 위뒤엉덩뼈가시를 이은 선이 15° 이하로 감소)	양성/음성
근육	척주세움근 근력 G등급 이하	양성/음성
	엉덩관절 굽힘근 근력 G등급 이하	양성/음성
	넙다리뒤근육 길이	양성/음성
관절가동범위	과도한 허리뼈(전체/분절) 굽힘 관절가동범위	양성/음성
움직임	몸통 앞쪽굽힘 검사 시 허리 굽힘 움직임이 엉덩관절 굽힘 움직임보다 먼저 발생함	양성/음성
	바로누운 자세에서 양쪽 다리 가슴으로 굽힘 검사 시 양쪽 엉덩관절 굽힘 움직임 초기부터 허리 굽힘이 발생함	양성/음성

(2) 진단에 따른 중증도 평가

허리 굽힘 유형으로 진단하였으면 중증도 분류를 수행한다. 통증 요인(30점)은 시각상사척도를 이용하며 해당하는 통증 점수 영역에 따라 점수가 부여된다. 정렬 요인(10점)은 허리뼈 정렬 상태에 따라 각각 점수가 부여된다. 근육 요인(15점)은 허리 굽힘 유형을 유발할 수 있는 근육들의 근력 및 근육 길이 검사 결과에 따라 양성반응인 경우마다 각각 점수가 부여된다. 관절가동범위 요인(15점)은 전체 분절에서 폄 관절가동범위의 제한과 특정 분절에서 과도한 굽힘 여부를 알아보는 검사 및 과도한 허리 굽힘을 발생할 수 있는 엉덩관절 굽힘 및 등뼈 굽힘의 관절가동범위 제한 여부에 따라 각각 점수가 부여된다. 움직임 요인(30점)은 움직임 검사의 결과에 따라 양성반응인 경우마다 각각 점수가 부여된다(표 4.5).

표 4.5 허리 굽힘 유형의 진단에 따른 중증도 평가표

기여 요인	통증 점수(VAS)			점수
통증 (30)	1~3			10
	4~7			20
	8~10			30
정렬 (10)	정렬 상태			점수
	허리뼈 앞굽음 감소 (수평선을 기준으로 위앞엉덩뼈가시가 위뒤엉덩뼈가시를 이은 선이 15° 이하로 감소)			5
	편평등 정렬			5
근육 (15)	근육	검사	검사의 양성반응	점수
	척주세움근	근력 검사	G등급 이하	3
	엉덩관절 굽힘근		G등급 이하	3
	배근육	근육 길이 검사	단축	3
	큰볼기근		단축	3
	넙다리뒤근육		단축	3
관절가동범위 (15)	분류			점수
	허리뼈 폄 가동범위		가동범위 제한	5
	허리뼈 굽힘의 분절 움직임		특정 한두 분절에서 과도한 굽힘이 일어나며 통증을 동반	5
	엉덩관절 또는 등뼈의 굽힘 움직임		엉덩관절 또는 등뼈의 굽힘 움직임 제한	5
움직임 (30)	검사		양성반응	점수
	몸통 앞쪽굽힘 검사		허리 굽힘 움직임이 엉덩관절 굽힘 움직임보다 먼저 발생하면서 통증을 동반	6
	바로누운 자세 엉덩관절 굽힘 검사		엉덩관절 굽힘 움직임 초기부터 허리 굽힘이 발생하면서 통증을 동반	6
	양쪽 다리 가슴으로 굽힘 검사		양쪽 엉덩관절 굽힘 움직임 초기부터 허리 굽힘이 발생하면서 통증을 동반	6
	양쪽 굽힌 다리 들기 검사		양쪽 엉덩관절 굽힘 움직임 초기부터 허리 굽힘이 발생하면서 통증을 동반	6
	뒤쪽락킹 검사		움직임의 초기부터 허리 굽힘이 발생하며 통증을 동반	6
총점				100

3) 중재

(1) 움직임 교육

모든 자세에서 움직임 교육을 할 때 보상적인 허리뼈의 굽힘 움직임이 발생하지 않으려면 적절한 엉덩관절 굽힘 가동범위와 엉덩관절 굽힘근의 근력이 필요하다.

① 앉은 자세

허리뼈 앞굽음이 편평하게 지면과 수직이 되도록 앉은 자세에서는 세 가지의 움직임을 교육한다. 첫 번째로 앉은 자세에서 등뼈의 굽힘 움직임을 할 때 허리뼈의 굽힘이나 골반의 뒤기울임 움직임 없이 움직임을 하도록 교육한다(그림 4.109). 두 번째로 앉은 자세에서 한쪽 무릎관절을 펴하는 움직임을 교육한다. 앉은 자세에서 한쪽 무릎관절을 펴하는 움직임 범위는 무릎관절을 90° 굽힘한 시작 자세에서 무릎관절 폄 움직임을 10° 굽힘된 범위 내에서 실시한다(그림 4.110). 세 번째로 앉은 자세에서 한쪽 엉덩관절 굽힘하는 움직임을 교육한다. 앉은 자세에서 엉덩관절을 굽힘하는 움직임 범위는 엉덩관절을 90° 굽힘한 시작 자세에서 110° 굽힘한 범위 내에서 엉덩관절 굽힘 움직임을 실시한다(그림 4.111). 모든 움직임에서 허리뼈의 굽힘은 최소로 발생한 상태에서 등뼈의 굽힘, 무릎관절의 폄이나 엉덩관절의 굽힘을 하도록 교육한다. 움직임 교육 시 대상자의 손을 허리뼈에 위치하고 허리뼈의 굽힘 움직임이 일어나는지 피드백을 받으며 움직임을 하도록 권장한다.

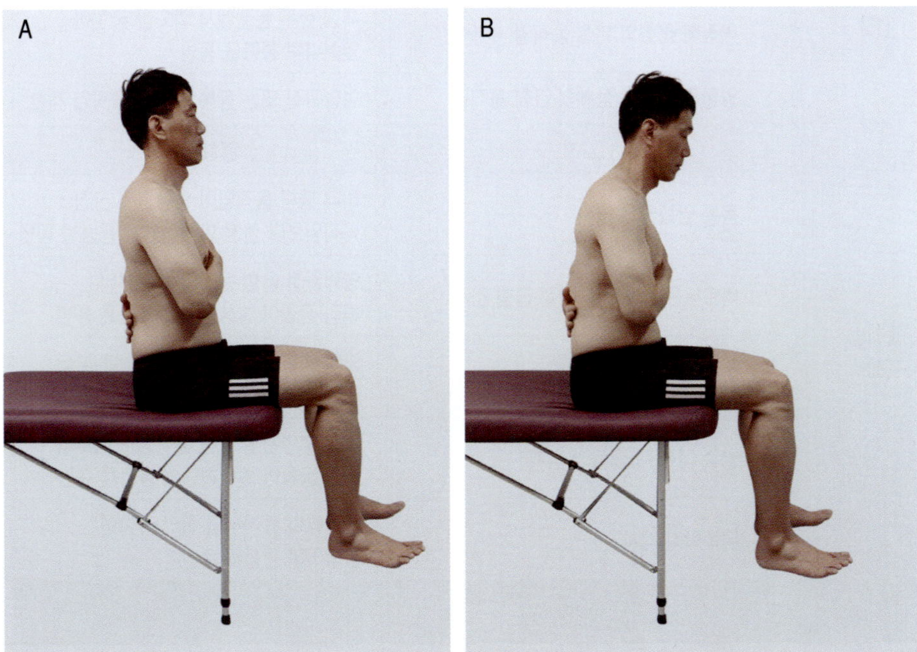

그림 4.109 등뼈 굽힘 움직임 교육. A: 시작 자세, B: 끝 자세

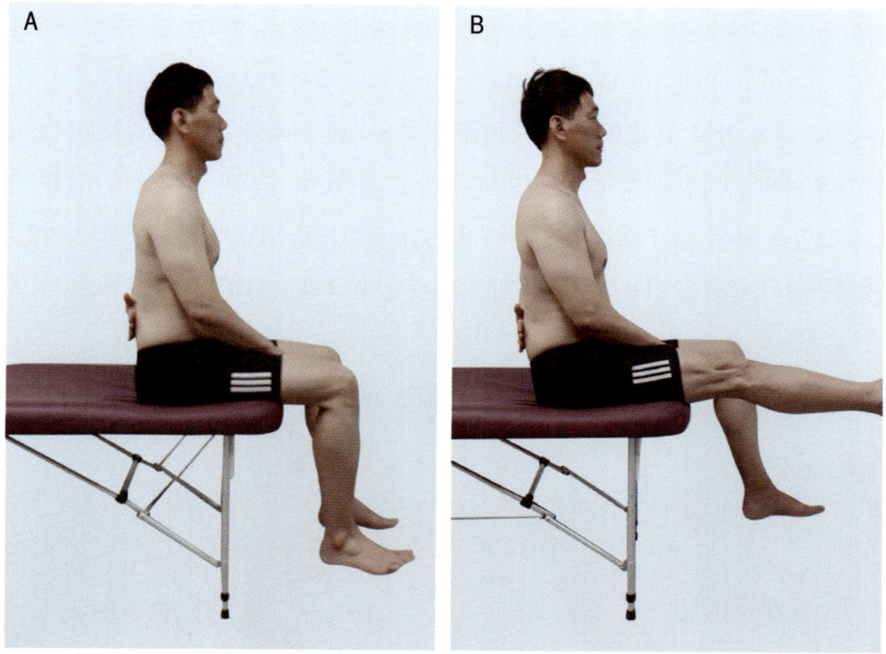

그림 4.110 무릎관절 폄 움직임 교육. A: 시작 자세, B: 끝 자세

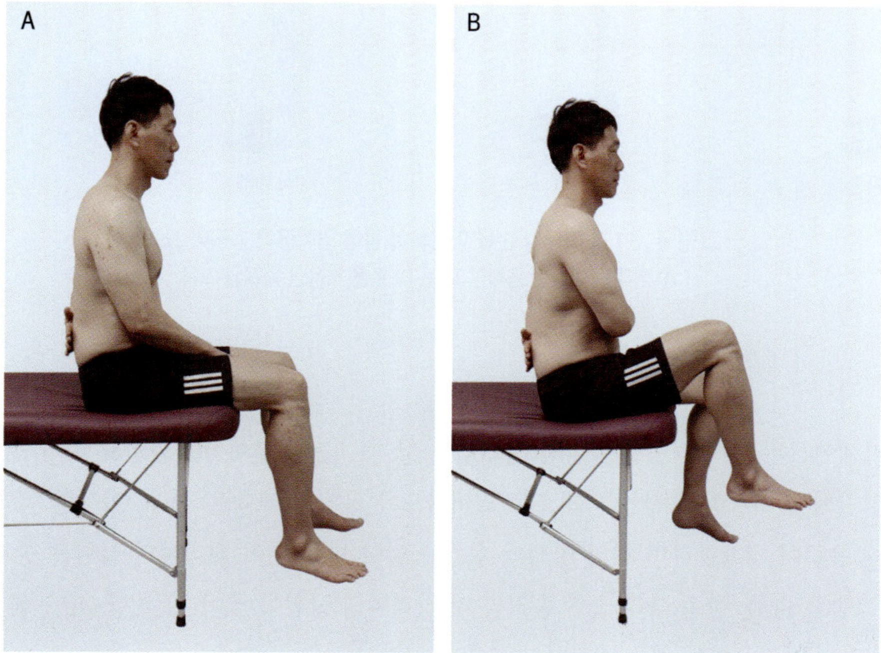

그림 4.111 엉덩관절 굽힘 움직임 교육. A: 시작 자세, B: 끝 자세

② 선 자세

선 자세에서는 몸통을 앞쪽으로 굽히는 움직임을 교육한다. 몸통을 앞쪽으로 굽힐 때 허리의 굽힘보다 엉덩관절의 굽힘 움직임이 선행되어 나타나도록 하며, 몸통을 앞쪽으로 구부린 자세에서 선 자세로 돌아오는 움직임 교육을 할 때와 같이 이 움직임도 긴 막대를 이용하여 척추와 막대를 밀착시키고 선 자세에서 몸통을 앞쪽으로 구부리는 움직임을 할 때 허리의 움직임을 제한한다. 골반 부위에서 막대가 골반과 닿지 않고 떨어진다면 움직임을 하는 동안 허리의 굽힘이 일어난 것이므로 막대가 골반에서 떨어지지 않도록 허리의 굽힘 대신 엉덩관절의 굽힘을 이용하여 움직임을 실시한다(그림 4.112).

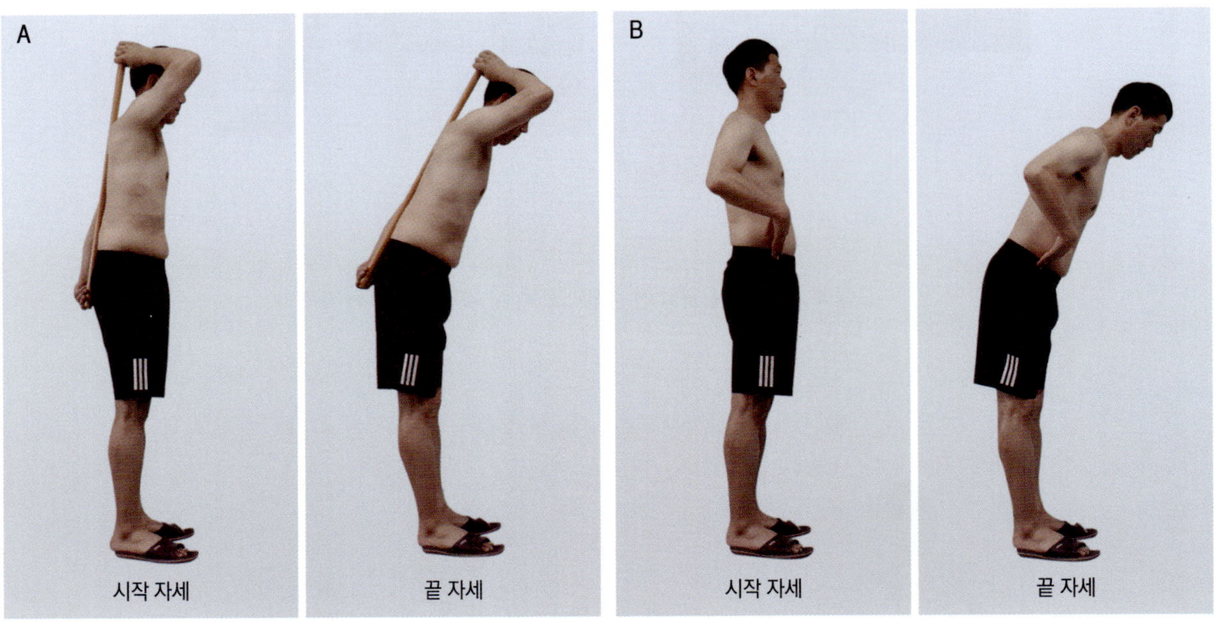

그림 4.112 막대나 손을 이용하여 몸통 앞쪽굽힘 움직임 교육.
A: 막대를 이용한 움직임 교육, B: 손을 이용한 움직임 교육

③ 바로누운 자세

바로누운 자세에서는 한쪽 엉덩관절 굽힘 움직임을 할 때 엉덩관절이 90° 굽힘을 하기 전까지는 허리뼈의 굽힘이나 골반의 뒤기울임 움직임은 최소로 일어나도록 움직임 교육을 한다. 이러한 움직임 시 허리뼈의 굽힘과 함께 통증이 발생한다면 허리 아래에 수건을 말아 받쳐 주어 허리뼈의 굽힘을 방지하고 움직임 교육을 한다(그림 4.113). 한쪽 다리 굽힘 움직임 시 허리뼈의 굽힘이 일어나는지를 피드백하기 위해 압력 바이오피드백 장치를 활용하는 것을 권장한다(그림 4.114).

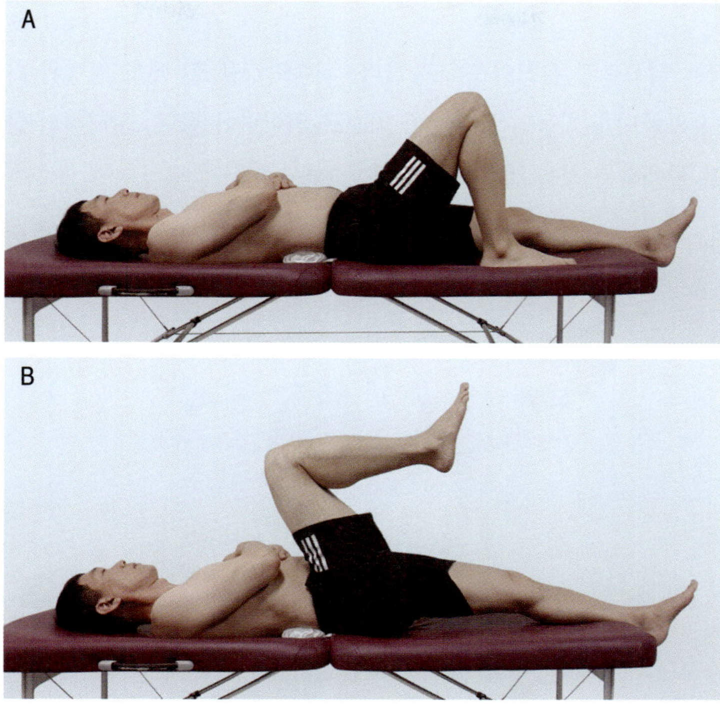

그림 4.113 수건을 이용한 한쪽 엉덩관절 굽힘 움직임 교육. A: 시작 자세, B: 끝 자세

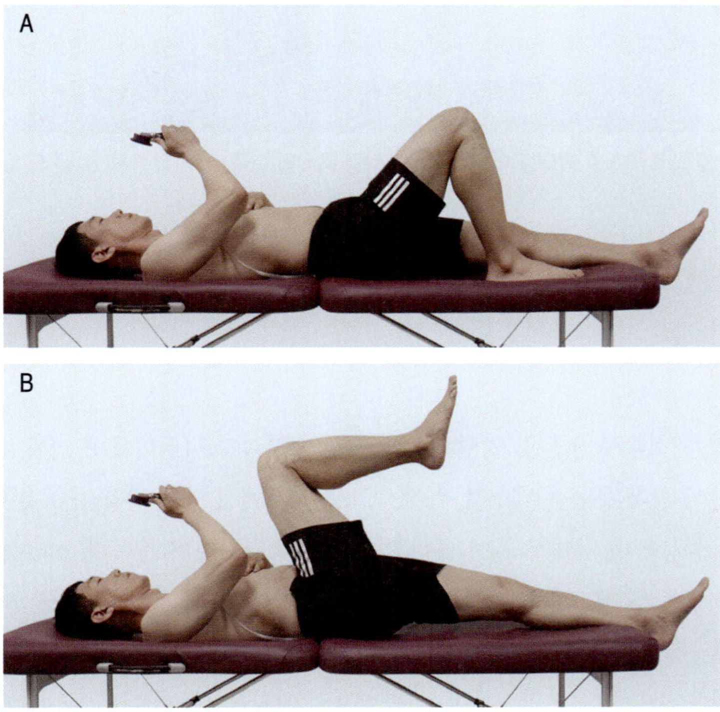

그림 4.114 압력 바이오피드백 장치를 이용한 한쪽 엉덩관절 굽힘 움직임 교육. A: 시작 자세, B: 끝 자세

④ 네발기기 자세

네발기기 자세에서는 뒤쪽락킹 움직임을 교육한다. 뒤쪽락킹을 할 때도 엉덩관절이 120° 굽힘하기 전까지는 허리의 굽힘이나 골반의 뒤기울임 움직임이 최소로 일어나야 한다. 허리뼈의 굽힘이 일어나는지를 피드백하기 위해 막대를 활용하는 것을 권장한다(그림 4.115).

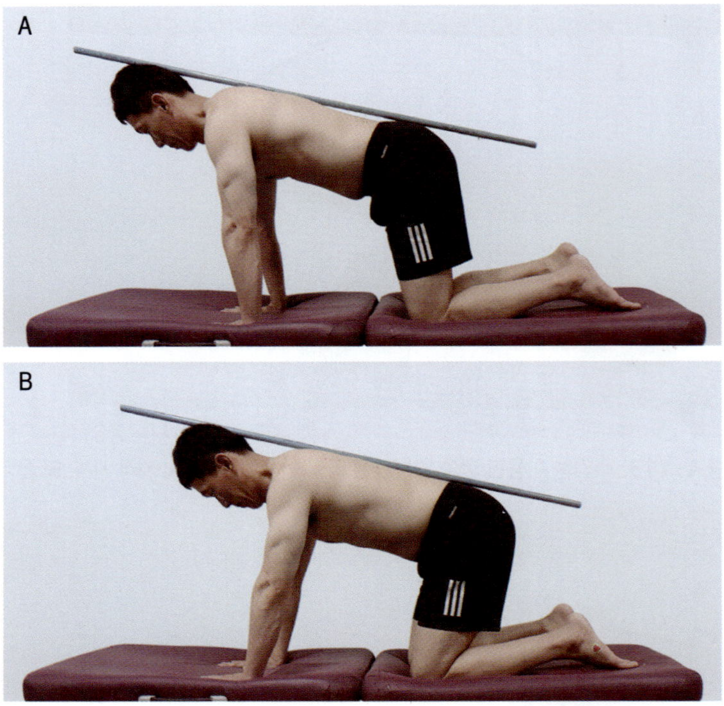

그림 4.115 막대를 이용하여 뒤쪽락킹 움직임 교육. A: 시작 자세, B: 끝 자세

(2) 움직임 개선을 위한 도수 관리

① 근육 교정 운동

i) 근력 강화 운동

허리 굽힘 유형은 척주세움근 및 엉덩관절 굽힘근의 약화가 나타나므로 이를 강화하기 위한 운동을 한다. 척주세움근의 강화 운동은 테이블 위에 엎드린 자세에서 양쪽 팔을 180° 벌림한 자세나 팔을 몸통에 붙인 자세에서 몸통을 바닥에서 들어 올리고 유지하여 실시하며 폼롤러(foam roller) 위에 엎드린 자세에서도 실시할 수도 있다(그림 4.116). 엉덩관절 굽힘근 중 엉덩허리근의 근력 운동은 바로누운 자세에서 한쪽 무릎을 구부려 최대한 무릎이 가슴에 올 때까지 엉덩관절을 굽힘하고 굽힘한 자세를 유지하여 실시하며, 저항을 적용한다면 엉덩관절 폄 방향으로 저항을 적용한다(그림 4.117). 운동 시 허리뼈의 굽힘이 발생할 수 있으므로 허리 밑에 수건 등을 말아서 받쳐 준다. 또한 엉덩관절 굽힘 시 엉덩관절의 안

쪽돌림이나 가쪽돌림이 일어나지 않은 중립 자세로 굽힘이 일어나야 한다. 약간의 돌림이나 90° 미만에서 엉덩관절 굽힘근 강화 운동을 할 경우 엉덩허리근보다는 넙다리근막긴장근, 넙다리빗근, 넙다리곧은근 등의 엉덩관절 굽힘과 관련된 협력 근육들이 주로 사용되므로 엉덩관절 돌림이 일어나지 않고 최소 90° 이상 굽힘한 자세에서 폄 방향으로 저항을 주어야 엉덩허리근만 선택적으로 근력을 강화할 수 있다.

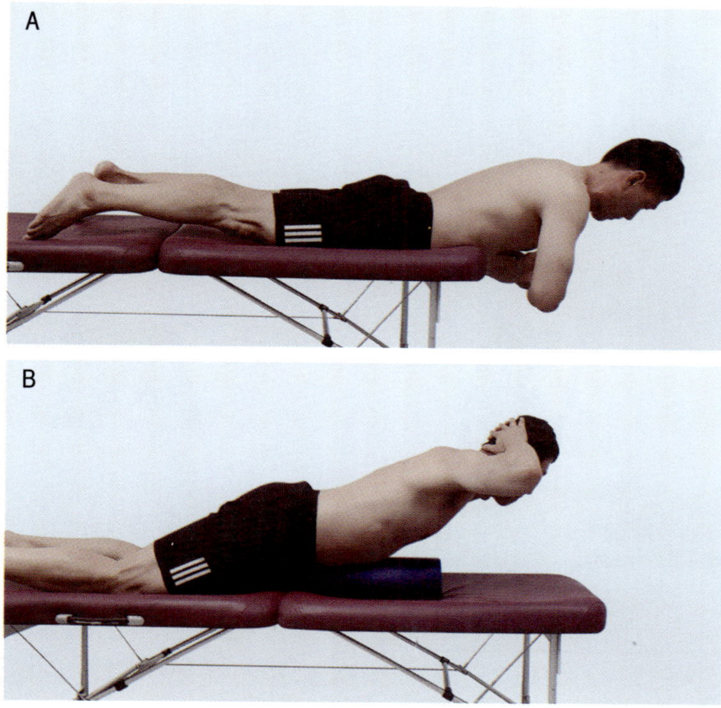

그림 4.116 척주세움근 강화 운동. A: 테이블 위에서 운동, B: 폼롤러 위에서 운동

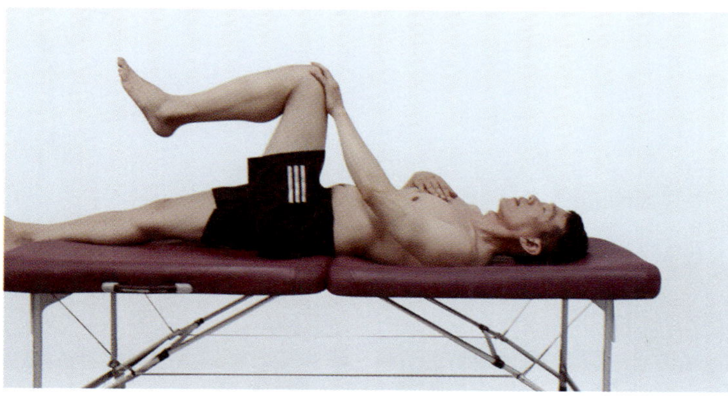

그림 4.117 엉덩허리근 강화 운동

ii) 근육 스트레칭 운동

허리 굽힘 유형은 양쪽의 엉덩관절 폄근인 넙다리뒤근육, 큰볼기근 등의 단축과 허리 굽힘을 유발하는 배곧은근과 같은 배근육의 단축이 발생하므로 단축된 근육들의 자가 스트레칭 운동을 한다(그림 4.118, 4.119, 4.120).

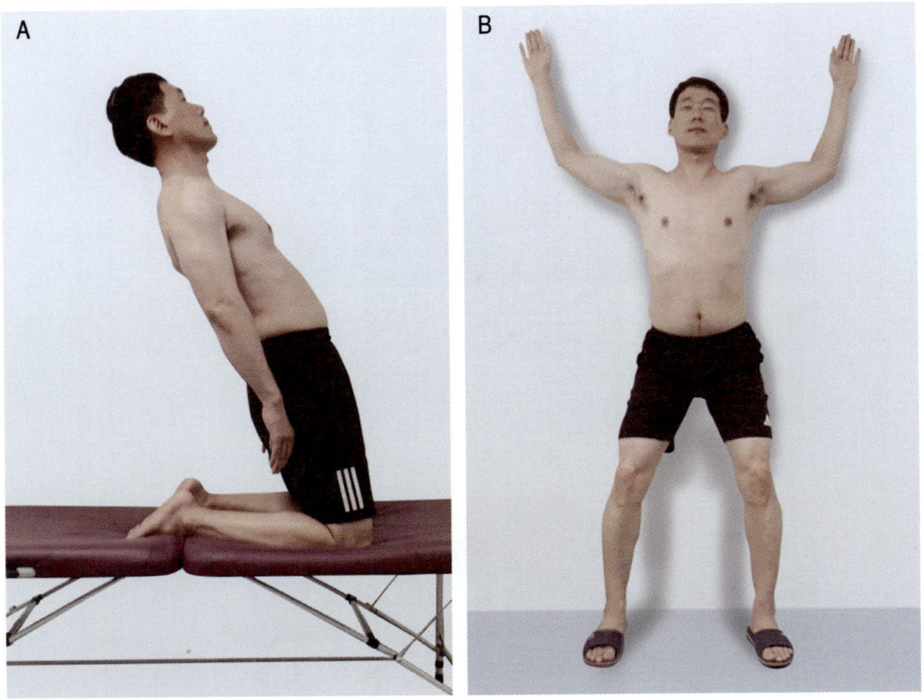

그림 4.118 배곧은근 자가 스트레칭 운동. A: 앉은 자세, B: 선 자세

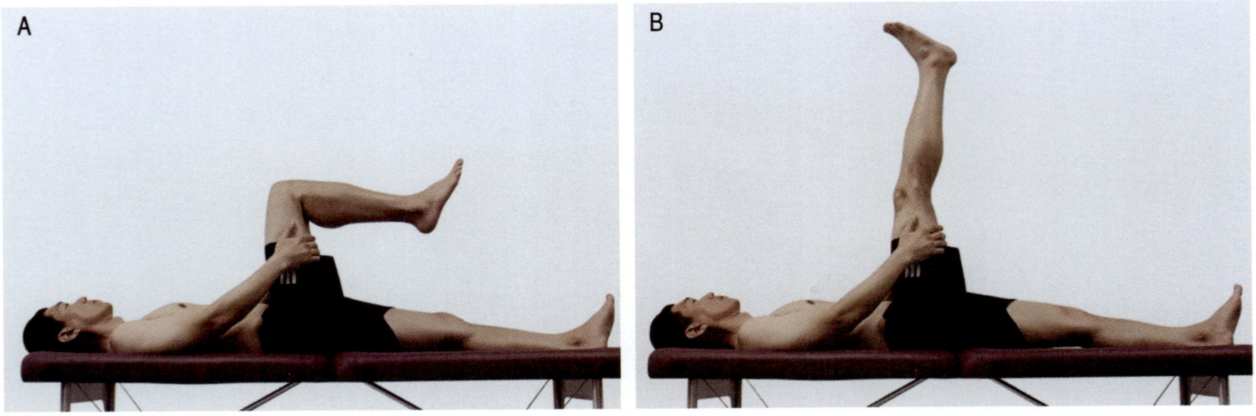

그림 4.119 넙다리뒤근육 자가 스트레칭 운동. A: 시작 자세, B: 끝 자세

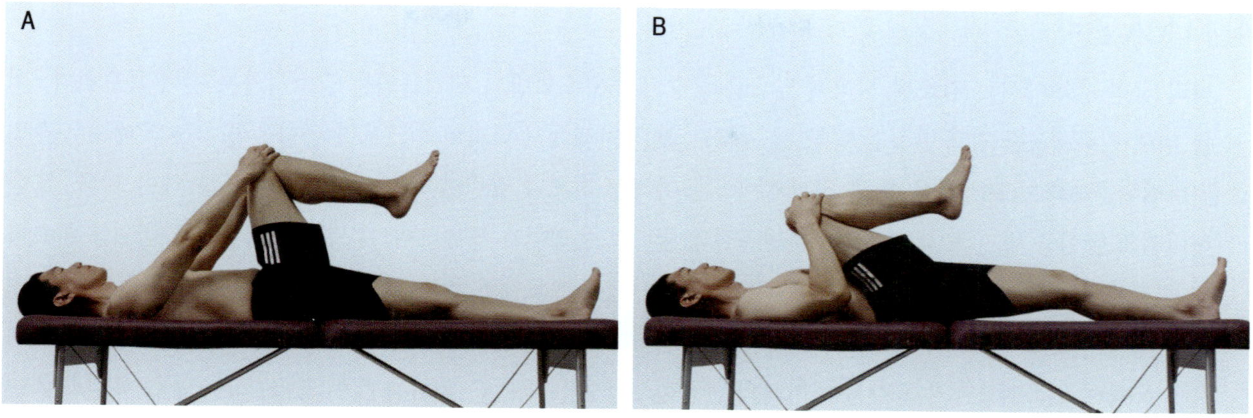

그림 4.120 큰볼기근 자가 스트레칭 운동. A: 시작 자세, B: 끝 자세

② 신경가동화 기법

허리 굽힘 유형은 다리의 방사통 증상이 나타날 수 있으므로 다리의 저림과 같은 방사통 증상이 나타난다면 이와 관련된 말초신경의 가동성 운동이 필요하다. 넙다리 뒤쪽의 저린 증상이 나타난다면 궁둥신경 가동화 기법을 시행하는데 방법은 바로누운 자세에서 엉덩관절을 90° 굽힘한 자세에서 발목관절의 발등굽힘을 유지한 상태로 천천히 무릎관절을 편한다. 무릎관절의 굽힘과 폄을 반복하여 궁둥신경의 가동성을 증진한다(그림 4.121).

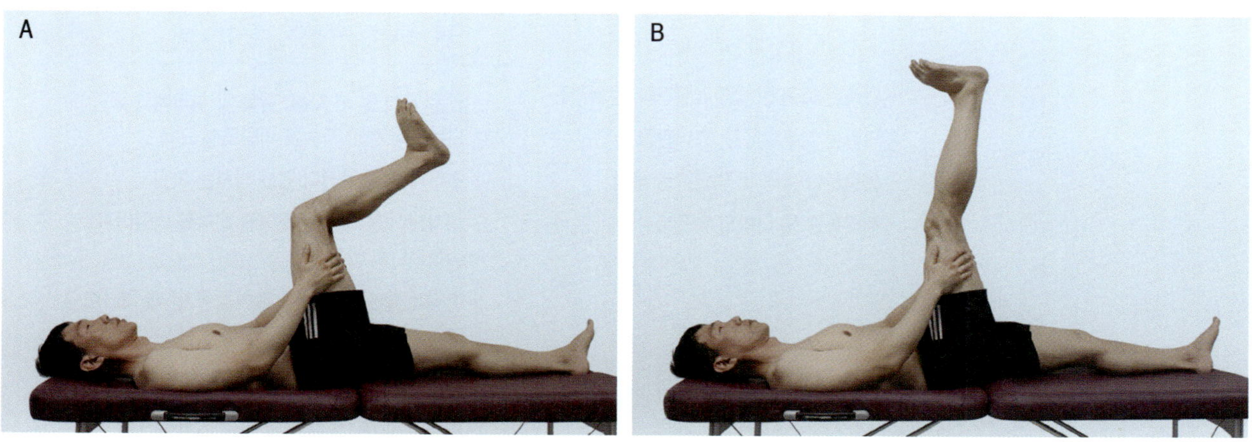

그림 4.121 궁둥신경 가동화 기법. A: 시작 자세, B: 끝 자세

4) KEMA 관리

허리 굽힘 유형에서는 감소된 허리뼈 앞굽음을 증가시키고 골반의 뒤기울임을 감소시키는 것이 중요하다. 이를 위해 척주세움근 강화 운동을 통해 선 자세나 앉은 자세에서 허리뼈의 과도한 굽힘을 방지하고 배곧은근 및 넙다리뒤근육의 스트레칭을 통해 허리뼈 앞굽음이 감소하거나 골반이 뒤기울임되지 않도록 해야 한다. 또한 허리뼈의 굽힘을 방지하기 위해서는 엉덩관절의 굽힘 가동범위가 필요하며, 엉덩관절 굽힘 가동범위를 확보하여 허리뼈의 굽힘 움직임 대신 엉덩관절의 굽힘 움직임을 유도해야 한다. 의자에 앉을 때도 의자 등받이에 허리와 엉덩이가 밀착되도록 앉고, 바닥에 물건을 집거나 세수 등을 할 때 허리뼈의 굽힘 대신 엉덩관절의 굽힘을 이용하며 윗몸일으키기와 같은 허리뼈의 굽힘을 유발하는 운동은 피하는 것이 좋다. 허리 굽힘 유형과 관련된 환경적 개선으로는 책상, 의자 또는 작업대의 높이를 높이고 소파와 같은 쿠션이 있는 의자는 피하도록 한다(표 4.6).

표 4.6 허리 굽힘 유형 요약

잘못된 정렬	손상	KEMA 관리
• 허리뼈 앞굽음 감소	• 단축된 배근육, 넙다리뒤근육, 큰볼기근 • 약화된 척주세움근, 엉덩관절 굽힘근 • 불충분한 등뼈 및 엉덩관절 굽힘 • 허리통증 및 다리의 방사통	• 자세에 따른 움직임 교정 • 넙다리뒤근육 스트레칭 운동 • 궁둥신경 가동화 기법 • 엉덩관절 굽힘 가동범위 운동 • 척주세움근 강화 운동
		• 앉은 자세 및 선 자세: 등뼈 및 허리뼈의 굽힘이 되는 구부정한 자세를 피하도록 교육 • 소파와 같은 쿠션이 있는 의자는 피함 • 의자에 앉을 때는 등받이에 허리와 엉덩이가 밀착되도록 앉음 • 바닥에 물건을 집거나 세수 등을 할 때 허리뼈의 굽힘 대신 엉덩관절의 굽힘을 이용 • 윗몸일으키기와 같은 운동은 피함 • 환경적 개선: 책상, 의자 또는 작업대의 높이를 높임

12. 허리 돌림 유형

허리 돌림 유형(lumbar rotation type)은 몸통과 허리뼈가 한쪽으로 돌림되거나 비대칭적인 정렬을 하고 있으며 허리뼈의 돌림 또는 가쪽굽힘 움직임으로 통증이 발생한다. 이로 인해 좌우 몸통근육의 길이뿐만 아니라 근육 동원과 근력의 비대칭을 확인할 수 있다. 허리 돌림 유형을 가진 대상자들은 허리뼈 돌림/가쪽굽힘 시 비대칭적인 돌림/가쪽굽힘 관절가동범위 또는 하나 또는 두 개의 분절에서 과도한 돌림/가쪽굽힘 움직임을 볼 수 있으며 통증은 등 아래 부위에 국한되어 나타나며 허리의 한쪽에만 통증이 발생할 수 있다. 허리 돌림 유형은 골반은 넓은 반면 몸통은 좁은 체형을 가지고 있는 대상자 또는 엉덩관절의 앞경사(anteversion)나 뒤경사(retroversion)로 인해 양쪽 다리 길이의 외견상 차이가 있는 대상자에게서 주로 볼 수 있다. 이와 같은 문제를 해결하기 위해서는 대칭적인 정렬 회복과 근육 길이 및 동원을 대칭적으로 만들고, 허리의 돌림보다는 엉덩관절의 돌림을 유도하는 움직임 개선 및 자세 교정이 필요하다(그림 4.122).

- 허리 돌림 유형
  - 통증
    - 허리 통증
    - 허리 돌림/가쪽굽힘할 때 통증
    - 허리 한쪽에 통증
    - 옆으로누운 자세에서 통증
  - 정렬
    - 척주옆굽음증과 같은 좌우 비대칭
    - 골반의 돌림 또는 가쪽 기울임
    - 명치각 좌우 비대칭
    - 앉은 자세에서 비대칭적인 체중 분포
  - 근육
    - 배근육들의 비대칭적인 근력/근육 길이
    - 척주세움근의 비대칭적인 근력/근육 길이
    - 허리네모근의 비대칭적인 근력/근육 길이
    - 다리근육의 비대칭적인 근력/근육 길이
  - 관절가동범위
    - 비대칭적인 허리뼈의 가쪽굽힘과 돌림 관절가동범위
    - 허리뼈 한두 분절에서 과도한 돌림 또는 가쪽굽힘 발생
    - 등뼈 또는 엉덩관절의 돌림 관절가동범위 제한
  - 움직임
    - 굽힌 무릎 벌리기 검사 시 허리 돌림 움직임과 통증
    - 한 팔 들기 검사 시 허리 돌림 움직임과 통증
    - 네발기기 자세 엉덩관절 폄 검사 시 허리 돌림 움직임과 통증

그림 4.122 허리 돌림 유형 진단 분류

1) 분류 기준

(1) 통증 및 증상

허리 돌림 유형의 허리통증은 허리뼈의 돌림 및 가쪽굽힘과 관련된 움직임 또는 허리뼈의 돌림 및 가쪽굽힘된 자세와 연관되어 나타나거나 증가하며, 허리뼈의 굽힘이나 폄 움직임을 할 때는 허리통증이 없다. 허리뼈의 움직임이나 팔다리가 움직이는 동안 허리뼈의 돌림과 가쪽굽힘이 발생하며 허리뼈의 돌림과 가쪽굽힘을 방지하면 허리통증은 감소한다. 주로 허리의 한쪽에 통증이 있거나 양쪽에 통증이 있더라도 한쪽의 허리통증이 심하며, 특히 허리뼈 전체보다는 하나 또는 두 개의 분절에서 돌림이 과도하게 발생하면서 허리통증이 발생한다. 허리통증은 주로 자세를 바꾸거나 옆으로누운 자세에서 나타나며, 허리 부위 아래에 수건 등을 말아서 받쳐 주면 통증은 감소한다. 통증 부위는 주로 등 아래 부위인 허리 부위에 국한되어 나타난다.

(2) 정렬 검사

선 자세에서 정렬 상태는 이마면에서 관찰한다. 이마면에서 정렬 상태를 관찰하면 척주옆굽음증(scoliosis)이나 등뼈나 허리뼈가 한쪽으로 돌림 또는 가쪽굽힘이 되어 있다. 골반도 한쪽으로 돌림되어 있거나 가쪽기울임이 되어 있으며, 이에 따른 양쪽의 척주세움근의 비대칭이 관찰된다. 또한 명치각도 양쪽의 비대칭한 정렬이 관찰된다. 앉은 자세에서 정렬상태는 양쪽 엉덩이에 체중이 균등하게 분배되어 있지 않고 한쪽으로 몸통을 기울여 한쪽 엉덩이에 체중이 더 많이 실려 있다. 습관적으로 다리를 꼬고 앉은 자세를 취하거나 주로 양발에 체중을 같게 지지하지 않고 한쪽 발에 체중을 더 지지하고 서 있는 자세를 취하는 대상자들에게서 허리뼈의 돌림 또는 가쪽굽힘된 정렬이 관찰된다(그림 4.123).

바로누운 자세 및 네발기기 자세에서의 정렬상태도 다른 자세와 같이 허리뼈는 한쪽으로 돌림이나 가쪽굽힘되어 있다. 골반이 일반인에 비해 넓고 몸통은 좁은 형태의 체형이나 엉덩관절의 앞경사 또는 뒤경사로 인해 양쪽 다리길이 측정 시 외견상 다리길이의 차이가 있는 경우 허리 돌림 유형에 해당한다.

(3) 근육 검사

양쪽 배근육들과 척주세움근의 근력은 비대칭하여 한쪽의 근력은 정상이지만 반대쪽의 근력은 약화되어 있다. 배근육들 중 특히 배바깥빗근의 한쪽 근력이 약하여 골반의 돌림을 효율적으로 조절하지 못한다. 양쪽 배근육들과 척주세움근의 근력 비대칭과 연관되어 근육 길이의 비대칭도 함께 나타나며, 허리네모근과 넙다리곧은근, 넙다리뒤근육 등도 양쪽의 근육 길이가 비대칭하다.

근육별 상대적인 유연성과 뻣뻣함 정도를 보면 넙다리근막긴장근과 같은 엉덩관절 벌림근이 가쪽배근육들보다 뻣뻣하거나 길이가 단축된 양상을 나타내어 엉덩관절 벌림이나 모음 움직임을 할 때 허리뼈의 아래 분절에서 쉽게 돌림과 가쪽굽힘이 나타난다.

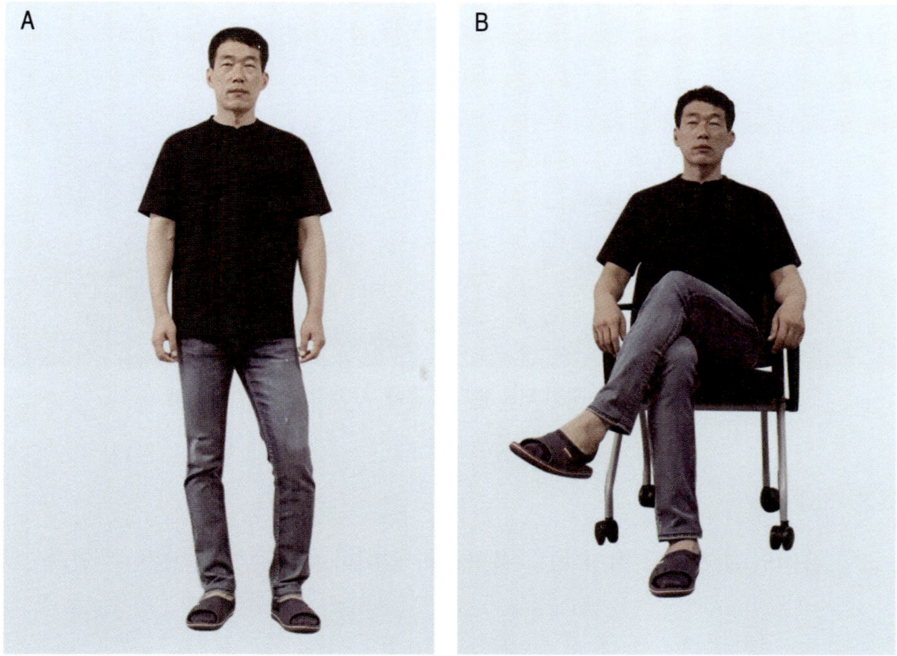

그림 4.123 허리 돌림 유형의 정렬 상태. A: 선 자세, B: 앉은 자세

(4) 관절가동범위 검사

허리뼈의 돌림 관절가동범위는 좌우가 비대칭한 가동범위를 보인다. 주로 한쪽의 허리뼈 돌림 가동범위는 정상 범위이지만 반대쪽으로 허리뼈 돌림 가동범위는 제한이 나타난다. 허리뼈의 가쪽굽힘 움직임도 동일하게 좌우 가동범위에 차이가 있다. 또한 허리뼈의 돌림이나 가쪽굽힘 움직임이 모든 분절에서 균등한 관절의 움직임보다는 하나 또는 두 개의 분절에서 과도한 움직임이 발생하고 주로 과도한 움직임이 발생하는 분절에서 통증이 나타난다. 허리뼈나 골반의 과도한 돌림이나 가쪽굽힘 가동범위는 등뼈의 돌림 가동범위, 엉덩관절의 안쪽 및 가쪽돌림 움직임과 관련이 있어 등뼈 또는 엉덩관절에서 돌림 움직임의 제한은 허리뼈 및 골반의 과도한 돌림 가동범위를 유발할 수 있다.

(5) 움직임 검사

움직임 검사에서 근육별 동원 양상을 보면 몸통의 돌림을 조절할 때 배바깥빗근이나 배속빗근보다 복직근의 동원이 우세하게 나타나며, 이로 인해 돌림을 조절하는 능력이 떨어져 허리뼈에서 돌림이 쉽게 일어나는 것을 확인할 수 있다. 움직임 검사에서 공통으로 한쪽으로 허리 또는 골반의 돌림이 일어나며 허리통증이 발생한다.

① 굽힌 무릎 벌리기 검사

엉덩관절 가쪽돌림 움직임 초기부터 허리 돌림 움직임이 일어나며 통증이 동반될 수 있다(그림 4.124).

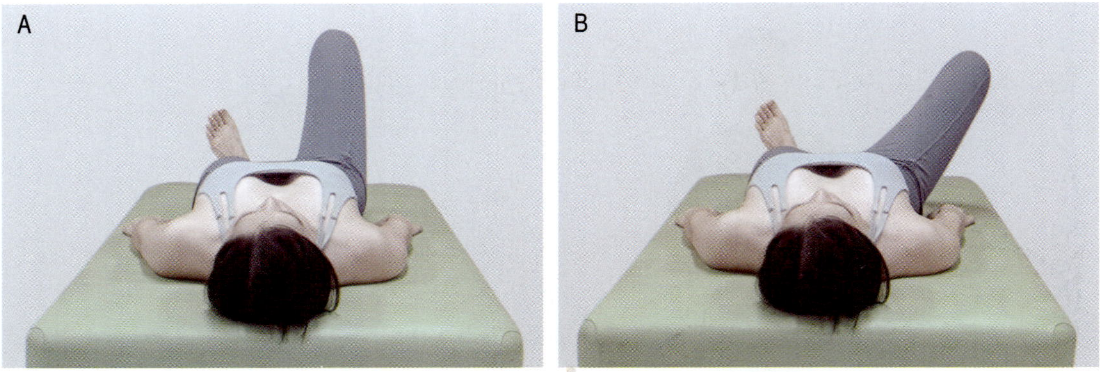

그림 4.124 굽힌 무릎 벌리기 검사. A: 시작 자세, B: 끝 자세

② 한 팔 들기 검사

어깨관절 굽힘 움직임 초기부터 허리 돌림 움직임이 일어나며 통증이 동반될 수 있다(그림 4.125).

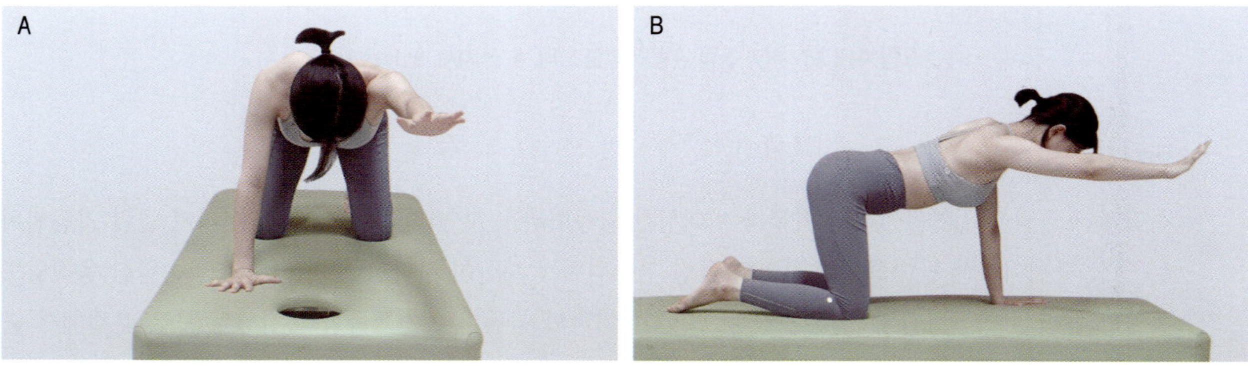

그림 4.125 한 팔 들기 검사. A: 시작 자세, B: 끝 자세

③ 엉덩관절 폄 검사

엉덩관절의 폄 움직임 초기부터 허리 돌림 움직임이 일어나며 통증이 동반될 수 있다(그림 4.126).

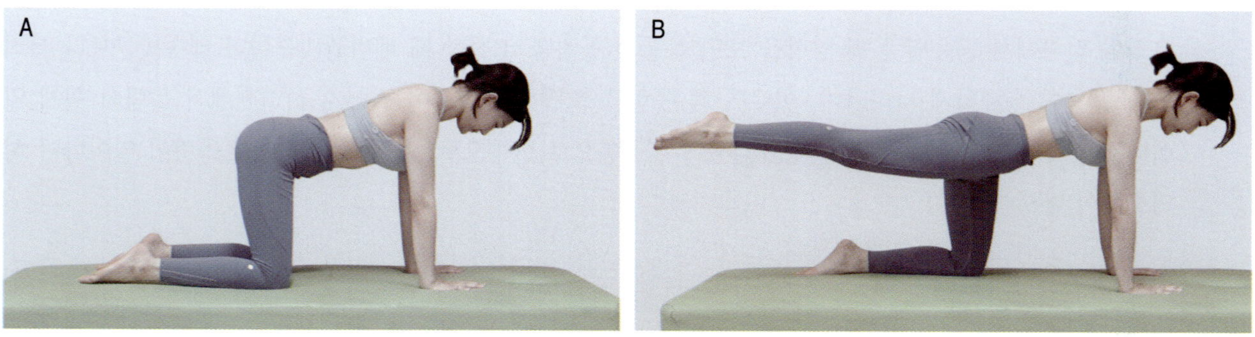

그림 4.126 엉덩관절 폄 검사. A: 시작 자세, B: 끝 자세

2) 분류

(1) 허리 돌림 유형 진단 분류

허리 돌림 유형은 엉덩관절의 움직임이나 등뼈의 움직임을 하는 동안 허리뼈의 돌림 또는 가쪽굽힘 움직임이 비정상적으로 나타나는 움직임 손상이다. 허리 돌림 유형의 기여 요인으로 통증, 정렬, 근육, 관절가동범위 및 움직임 검사의 결과 등이 있다. 평가항목 8개 중 5개 이상 양성이면(60% 이상) 허리 돌림 유형으로 분류한다(표 4.7).

표 4.7 허리 돌림 유형 진단 분류표

기여 요인	검사 내용	반응
통증	허리뼈 돌림 또는 가쪽굽힘 움직임 시 통증	양성/음성
정렬	척추 또는 골반의 좌우 비대칭한 정렬	양성/음성
근육	배근육 길이 및 근력 비대칭	양성/음성
	넙다리곧은근 또는 넙다리근막긴장근 길이 비대칭	양성/음성
	넙다리뒤근육 길이 비대칭	양성/음성
관절가동범위	과도한 허리뼈(전체/분절) 돌림 또는 가쪽굽힘 관절가동범위	양성/음성
움직임	바로누운 자세에서 굽힌 무릎 벌리기 검사 시 엉덩관절의 가쪽돌림 움직임 초기부터 허리 돌림이 발생함	양성/음성
	네발기기 자세에서 한 팔 들기 검사 시 어깨관절의 굽힘 움직임 초기부터 허리 돌림이 발생함	양성/음성

(2) 진단에 따른 중증도 분류

허리 돌림 유형으로 진단하였으면 중증도 분류를 수행한다. 통증 요인(30점)은 시각상사척도를 이용하며 해당하는 통증 점수 영역에 따라 점수가 부여된다. 정렬 요인(10점)은 허리뼈 및 골반, 명치각의 정렬 상태에 따라 각각 점수가 부여된다. 관절가동범위 요인(15점)은 전체 분절에서 돌림 또는 가쪽굽힘 관절가동범위의 제한과 특정 분절에서 과도한 돌림 또는 가쪽굽힘 여부를 알아보는 검사와 과도한 허리 돌림을 발생할 수 있는 엉덩관절 및 등뼈 돌림의 관절가동범위 제한 여부에 따라 각각 점수가 부여된다. 근육 요인(15점)은 허리 돌림 유형을 유발할 수 있는 근육들의 근력 및 근육 길이 검사 결과에 따라 양성반응인 경우마다 각각 점수가 부여된다. 움직임 요인(30점)은 움직임 검사의 결과에 따라 양성반응인 경우마다 각각 점수가 부여된다(표 4.8).

표 4.8 허리 돌림 유형의 진단에 따른 중증도 평가표

기여 요인	통증 점수(VAS)			점수
통증 (30)	1~3			10
	4~7			20
	8~10			30
정렬 (10)	정렬 상태			점수
	허리뼈 또는 골반의 좌우 비대칭한 정렬			5
	명치각의 비대칭한 정렬			5
근육 (15)	근육	검사	검사의 양성반응	점수
	척주세움근	근력 및 근육 길이 검사	좌우 비대칭	3
	배근육	근력 및 근육 길이 검사	좌우 비대칭	3
	허리네모근	근력 및 근육 길이 검사	좌우 비대칭	3
	넙다리곧은근 또는 넙다리근막긴장근	근육 길이 검사	좌우 비대칭	3
	넙다리뒤근육	근육 길이 검사	좌우 비대칭	3
관절가동범위 (15)	분류			점수
	허리뼈 돌림 또는 가쪽굽힘 가동범위	좌우 비대칭		5
	허리뼈 돌림의 분절 움직임	특정 한두 분절에서 과도한 돌림이 일어나며 통증을 동반		5
	엉덩관절 또는 등뼈의 돌림 움직임	엉덩관절 또는 등뼈의 돌림 움직임 제한		5
움직임 (30)	검사	양성반응		점수
	굽힌 무릎 벌리기 검사	엉덩관절의 가쪽돌림 움직임 초기부터 허리 돌림이 발생하면서 통증을 동반		10
	한 팔 들기 검사	어깨관절의 굽힘 움직임 초기부터 허리 돌림이 발생하면서 통증을 동반		10
	네발기기 자세 엉덩관절 폄 검사	엉덩관절의 폄 움직임 초기부터 허리 돌림이 발생하면서 통증을 동반		10
총점				100

3) 중재

(1) 움직임 교육

모든 자세에서 움직임 교육 시 보상적인 허리뼈의 돌림 움직임이 발생하지 않으려면 적절한 엉덩관절의 돌림 가동범위가 필요하며, 움직임 전에 적절한 배근육의 수축을 통해 허리 안정화가 필요하다.

① 바로누운 자세

한쪽 다리의 엉덩관절과 무릎관절을 90° 굽힘하고 반대쪽 다리는 발을 바닥에 닿은 채 무릎을 굽히고 바로누운 자세에서 90° 굽힘한 다리의 엉덩관절 벌림과 가쪽돌림 움직임을 할 때 45° 벌림을 하기 전까지는 허리뼈나 골반의 돌림 움직임이 최소로 일어나도록 한다. 이를 위해서 다리의 움직임 전에 배근육의 수축이 선행되도록 교육한다. 허리뼈의 돌림이 일어나는지를 피드백하기 위해 압력 바이오피드백 장치를 활용하는 것을 권장한다(그림 4.127).

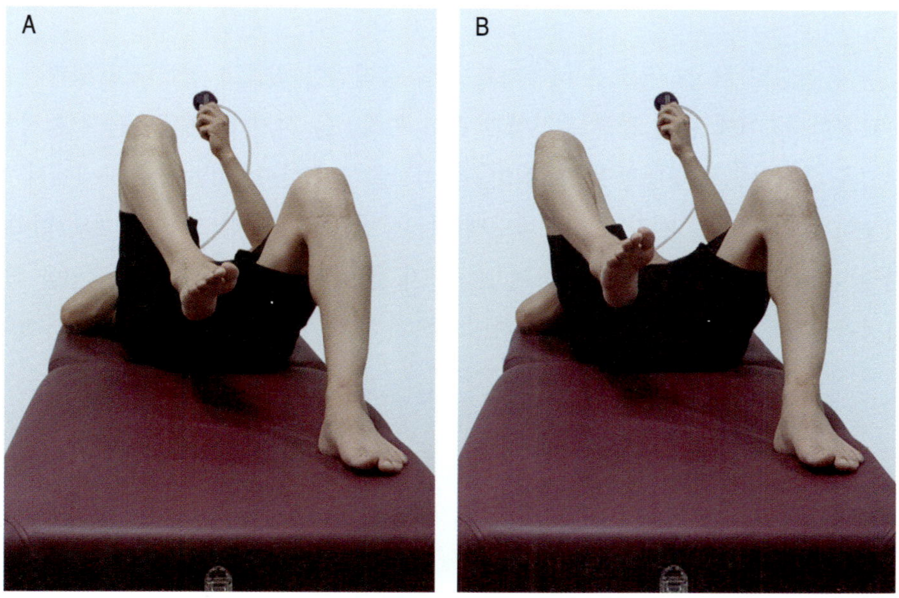

그림 4.127 엉덩관절 벌림/가쪽돌림 움직임 교육. A: 시작 자세, B: 끝 자세

② 네발기기 자세

네발기기 자세에서는 한쪽 팔을 드는 움직임과 엉덩관절 폄 움직임을 교육한다. 첫 번째로 네발기기 자세에서 한쪽 팔을 드는 움직임 시 보상작용으로 허리뼈의 돌림 움직임이 최소로 일어나고 어깨관절에서만 굽힘이 일어나도록 한다. 이를 위해서 움직임을 하기 전 배근육이 선행적으로 수축하여 허리의 안정성을 유지하면서 한쪽 팔을 드는 움직임을 하도록 교육한다(그림 4.128). 두 번째로 네발기기 자세에서

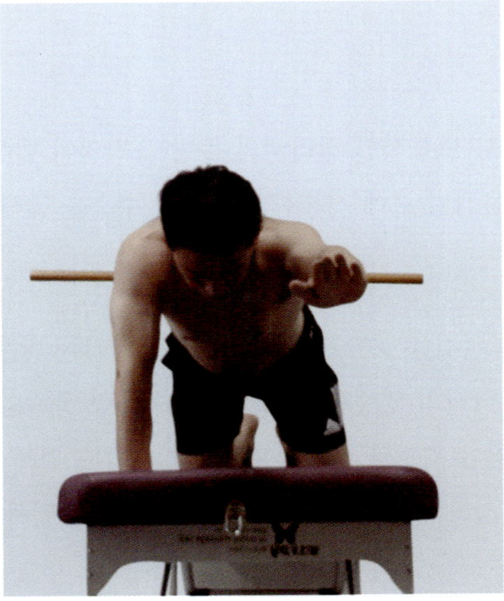

그림 4.128 한쪽 팔 드는 움직임 교육

엉덩관절 폄 움직임도 보상작용으로 허리뼈의 돌림 움직임이 최소로 일어나고 엉덩관절에서만 폄이 일어나도록 교육한다. 어깨 관절 굽힘 움직임과 같이 움직임을 하기 전 배근육을 선행적으로 수축하여 허리의 안정성을 유지하면서 엉덩관절 폄 움직임을 하도록 교육한다. 네발기기 자세에서 허리 부위에 막대 등을 올려놓아 돌림 정도를 시각적으로 피드백하는 방법을 권장한다(그림 4.129). 한쪽 팔을 드는 범위는 어깨관절 90° 굽힘한 자세에서 시작하여 180°까지 굽힘하는 범위 안에서 움직임을 하고, 엉덩관절 폄 범위는 엉덩관절 90° 굽힘한 자세에서 시작하여 0°까지 폄하는 범위 안에서 움직임을 실시한다.

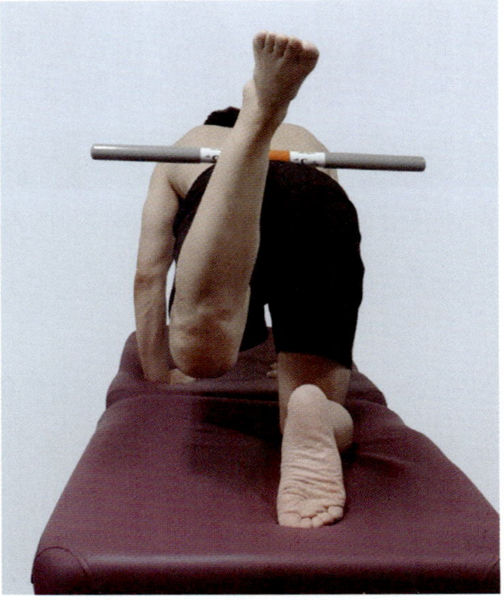

그림 4.129 엉덩관절 폄 움직임 교육

(2) 움직임 개선을 위한 도수 관리

① 근막이완 치료 Myofascial Release, MFR

허리네모근의 단축이 있다면 근육의 이완을 위해 단축이 있는 허리네모근 쪽을 위쪽으로 하여 옆으로누운 자세에서 단축이 있는 쪽의 다리는 테이블 아래로 내려 최대한 골반이 내림된 자세를 취한다. 단축된 허리네모근은 최대한 긴장된 상태의 자세에서 허리네모근을 촉지한 후 엄지손가락이나 손바닥의 자쪽면을 이용하여 부드럽게 압력을 가하여 허리네모근을 이완한다(그림 4.130).

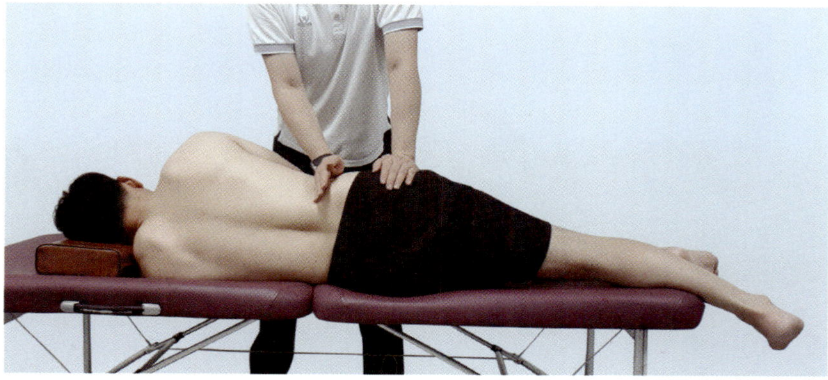

그림 4.130 허리네모근 근막이완

② 근육 교정 운동

ⅰ) 근력 강화 운동

허리 돌림 유형은 좌우 몸통 근육의 근력 비대칭으로 인한 허리 돌림이 발생하므로 좌우 근육의 근력을 비교하여 약화가 있는 쪽의 근력을 강화하기 위한 운동을 한다. 예를 들어, 허리 돌림이 주로 왼쪽으로 일어난다면 오른쪽으로 돌림시키는 배근육인 왼쪽 배바깥빗근과 오른쪽 배속빗근의 약화가 나타난다. 이를 강화하기 위해서는 양쪽 무릎을 굽히고 바로누운 자세에서 몸통을 오른쪽으로 돌림시키고 왼쪽 어깨뼈가 바닥에서 떨어질 때까지 몸통을 구부리는 운동을 한다(그림 4.131).

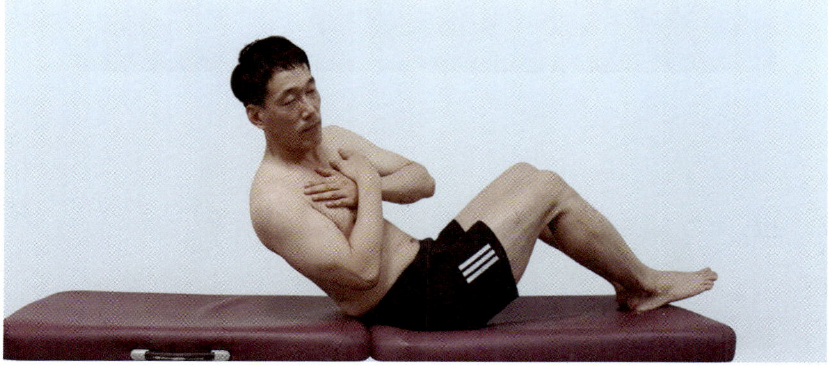

그림 4.131 왼쪽 배바깥빗근과 오른쪽 배속빗근 강화 운동

배근육의 근력 불균형을 해결하는 다른 방법으로는 폼롤러를 활용하는 방법을 권장한다. 폼롤러 위에 바로누운 자세에서 양쪽 발과 무릎은 붙이고 오른쪽 팔을 135° 대각선으로 벌린다(그림 4.132). 이때 팔의 무게로 몸통과 허리는 오른쪽으로 돌림하려고 하고, 이를 대항하기 위해 왼쪽으로 돌림을 하는 오른쪽 배바깥빗근과 왼쪽 배속빗근의 수축이 필요하다. 이러한 운동 방법으로 돌림이 쉽게 일어나는 반대쪽의 돌림근육을 강화한다.

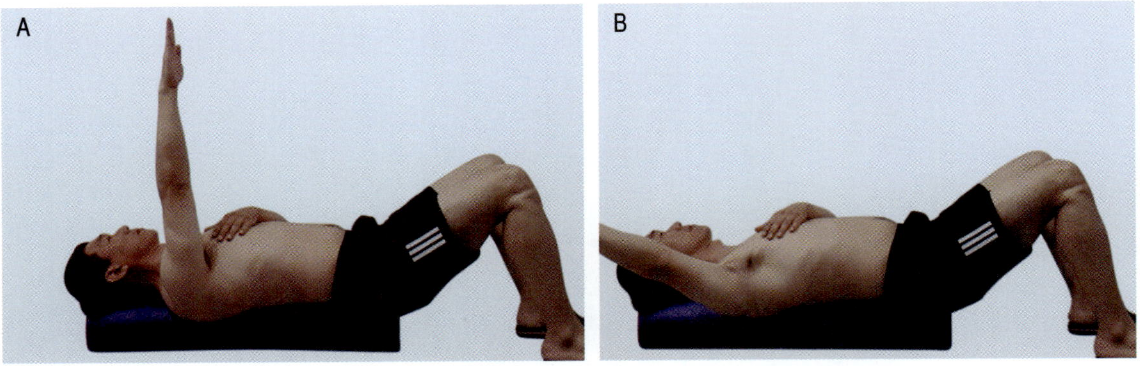

그림 4.132 폼롤러를 이용한 배근육 강화 운동. A: 시작 자세, B: 끝 자세

허리 돌림 유형은 한쪽의 중간볼기근이나 엉덩관절 굽힘근의 근력 약화로 인해 허리네모근의 과도한 사용으로 허리뼈의 가쪽굽힘이 유발될 수 있다. 그러므로 가쪽굽힘이 주로 유발되는 쪽의 중간볼기근이나 엉덩관절 굽힘근의 근력을 검사하고 약화가 있다면 근력 강화 운동이 필요하다. 중간볼기근의 근력 강화 운동은 옆으로누운 자세에서 골반을 고정한 상태로 엉덩관절을 가쪽돌림하거나 바로누운 자세에서 탄력밴드를 통해 저항을 주어 실시한다(그림 4.133, 4.134).

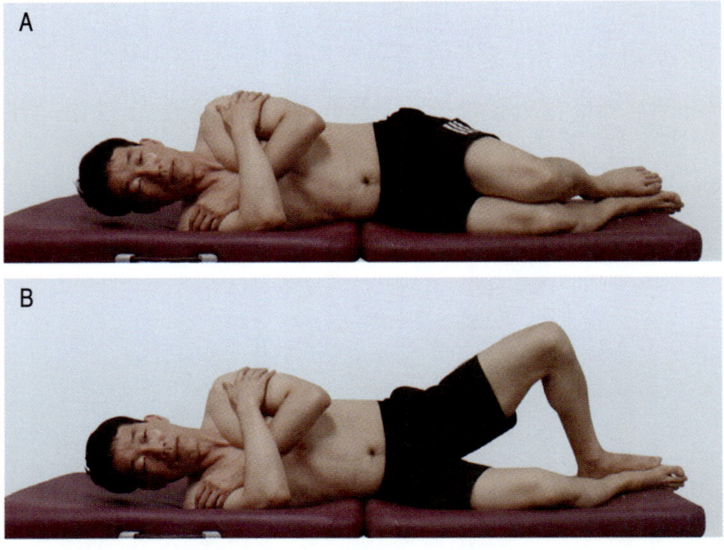

그림 4.133 옆으로누운 자세에서 중간볼기근 강화 운동. A: 시작 자세, B: 끝 자세

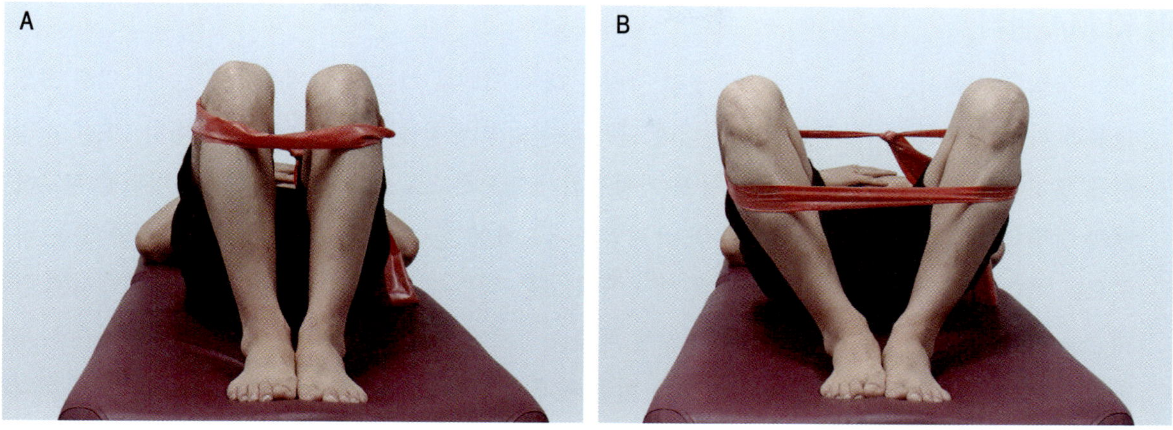

그림 4.134 **탄력밴드를 이용한 중간볼기근 강화 운동.** **A:** 시작 자세, **B:** 끝 자세

ii) 근육 스트레칭 운동

허리 돌림 유형은 좌우의 엉덩관절의 움직임이나 골반의 움직임을 일으키는 다리 근육 길이의 비대칭으로 인해 허리 돌림이 발생할 수 있으므로 양쪽 다리의 근육 길이를 비교하여 단축이 있는 쪽 근육들의 스트레칭 운동을 실시한다.

또한 양쪽의 척주세움근과 허리네모근의 길이 차이로 인해서도 허리 돌림이나 가쪽굽힘이 발생할 수 있으므로 이러한 근육들의 길이를 비교하여 단축이 있는 쪽 근육들의 스트레칭 운동을 실시한다(그림 4.135).

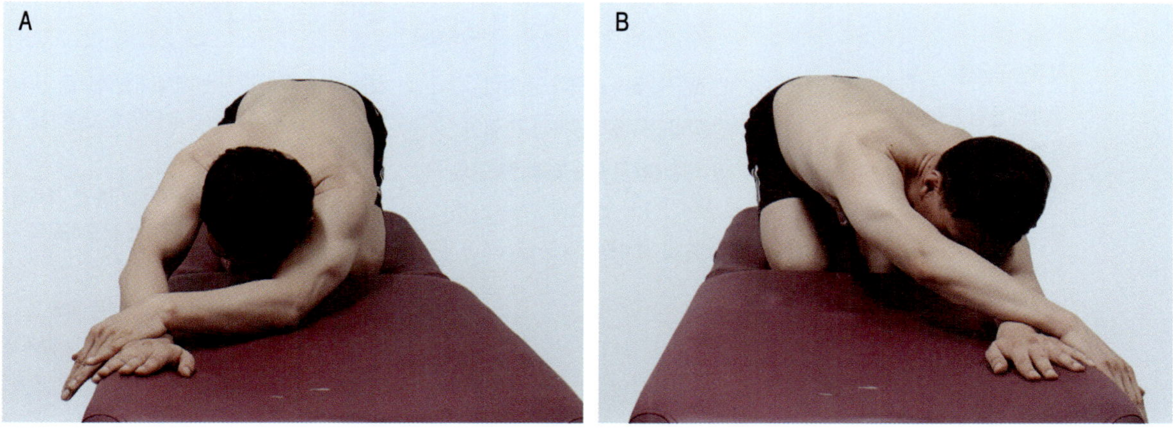

그림 4.135 **허리네모근 자가 스트레칭 운동.** **A:** 왼쪽 허리네모근 스트레칭, **B:** 오른쪽 허리네모근 스트레칭

4) KEMA 관리

허리 돌림 유형에서는 좌우 비대칭인 정렬 상태를 대칭 상태로 하는 것이 중요하다. 이를 위해 좌우의 몸통 근육과 다리 근육의 길이, 근력뿐만 아니라 근육 동원의 비대칭을 대칭적으로 해야 한다. 또한 허리뼈의 돌림을 방지하기 위해서는 엉덩관절의 돌림 가동범위가 필요하므로 엉덩관절 돌림 가동범위를 확보하여 허리뼈의 돌림 움직임 대신 엉덩관절의 돌림 움직임을 유도해야 한다. 의자에 앉을 때는 다리를 꼬는 자세나 한쪽으로 기대어 앉는 자세는 피하고 양쪽 엉덩이에 고른 체중 분포를 하여 앉는다. 선 자세에서는 한쪽 발에 체중을 지지하여 선 자세는 피하고 양쪽 발에 체중을 고르게 분포하도록 한다. 옆으로누운 자세는 되도록 피하도록 하고, 옆으로누운 자세를 하는 경우 허리 아래에 수건과 양쪽 무릎 사이에 쿠션을 대어 허리뼈의 가쪽굽힘이나 허리뼈 또는 골반의 돌림이 발생되지 않도록 한다. 허리 돌림 유형과 관련된 작업 방법 개선으로는 방향 전환 작업이나 물건을 한쪽으로 옮기는 작업을 할 때 허리뼈의 돌림보다 발을 떼어 엉덩관절의 돌림을 하도록 한다(표 4.9).

표 4.9 허리 돌림 유형 요약

잘못된 정렬	손상	KEMA 중재
• 척주옆굽음증 • 골반의 돌림 또는 가쪽 기울임 • 명치각 좌우 비대칭 • 앉은 자세 및 선 자세에서 비대칭적인 체중 분포	• 비대칭적인 배근육들의 근력과 근 길이 • 비대칭적인 다리근육들의 근력과 근 길이 • 비대칭적인 척주세움근 또는 허리네모근의 근력과 근 길이 • 불충분한 등뼈 및 엉덩관절의 돌림 • 허리통증	• 자세에 따른 움직임 교정 • 좌우의 몸통 근육 및 다리 근육의 대칭적인 근력 및 근 길이를 위한 근력 강화 운동 및 스트레칭 운동 • 엉덩관절 돌림 가동범위 운동 • 움직임 패턴 교정 운동 • 앉은 자세: 다리를 꼬는 자세나 한쪽으로 기대어 앉는 자세를 피하고 양쪽 엉덩이에 고른 체중 분포가 되도록 자세 교정 • 선 자세: 한쪽 발에 체중을 지지하여 선 자세를 피하고 양쪽 발에 체중을 고르게 분포하도록 자세 교정 • 옆으로누운 자세: 옆으로누운 자세는 피하고 옆으로누운 자세 시 허리 아래에 수건과 양쪽 무릎 사이에 쿠션을 대어 허리뼈의 가쪽굽힘이나 골반 및 허리뼈의 돌림을 방지 • 작업 방법 개선: 허리뼈의 돌림보다는 발을 떼어 엉덩관절의 돌림을 통해 방향 전환 및 물건 옮기는 작업 방법 개선

13. 허리 폄-돌림 유형

허리 폄-돌림 유형(lumbar extension-rotation type)은 허리뼈 앞굽음 증가 또는 골반이 앞기울임이 된 정렬과 비대칭적으로 몸통 및 허리뼈가 돌림된 정렬이 복합적으로 있고, 허리뼈의 폄, 돌림 또는 가쪽굽힘 움직임으로 통증이 발생한다. 척주세움근 또는 엉덩관절 굽힘근의 단축, 배근육의 약화와 좌우 몸통 근육의 길이뿐만 아니라 근력과 근육 동원의 비대칭을 확인할 수 있다. 허리 폄-돌림 유형을 가진 대상자들은 허리뼈 폄 또는 돌림, 가쪽굽힘 관절가동범위가 과도하거나 하나 또는 두 개의 분절에서 과도한 폄과 돌림, 가쪽굽힘 움직임을 볼 수 있으며 통증은 허리의 한쪽 부위, 허리엉치 부위, 엉덩이 부위, 넙다리 뒤

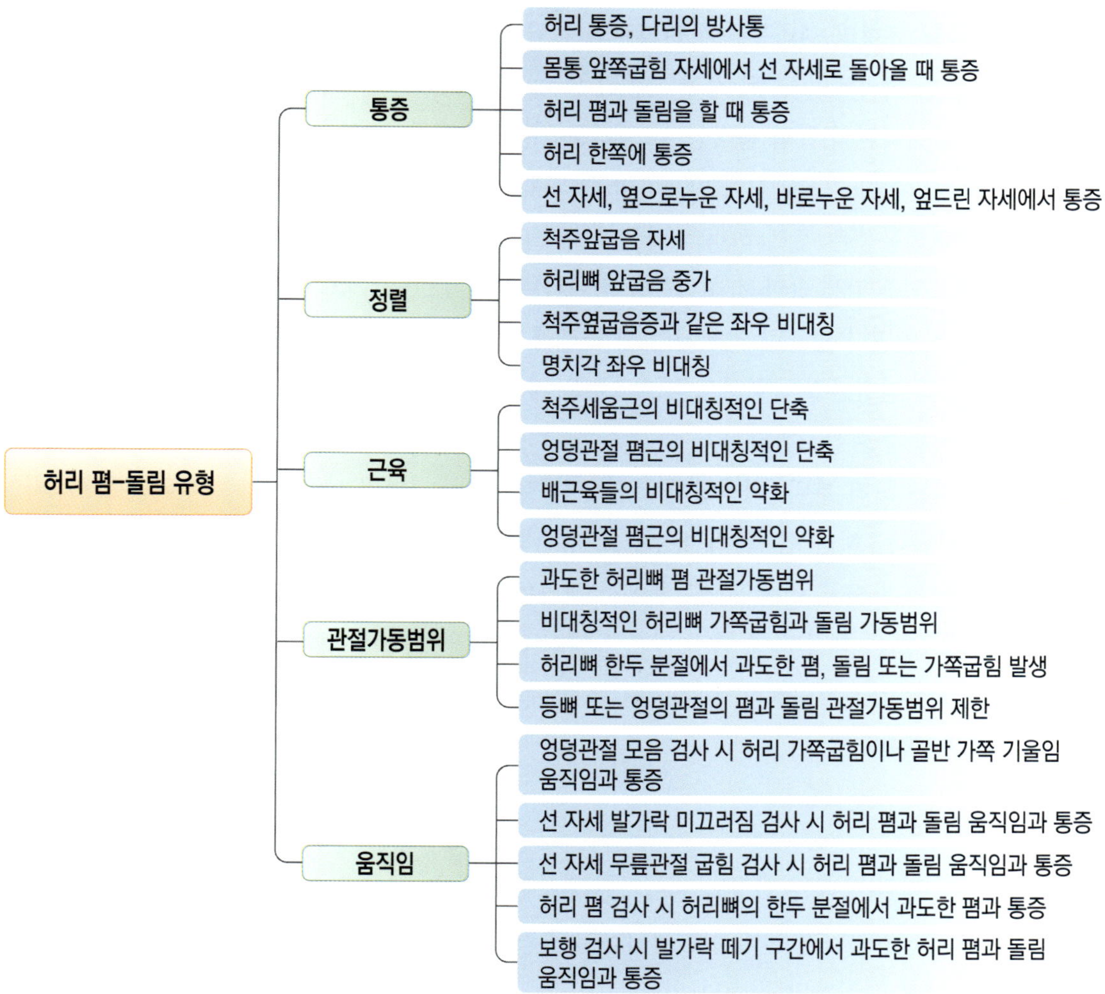

그림 4.136 허리 폄-돌림 유형 진단 분류

쪽과 가쪽 부위와 발로 퍼지는 방사통이 나타난다. 허리 폄-돌림 유형은 만성 허리통증이나 반복적인 허리통증이 있는 대상자들과 55세 이상의 연령대에서 허리통증을 호소하는 대상자들에서 볼 수 있다. 이와 같은 문제를 해결하기 위해서는 허리뼈 앞굽음을 감소시키는 근육들의 강화 운동과 척주세움근 또는 엉덩관절 굽힘근의 스트레칭과 대칭적인 근육 길이 회복과 허리뼈의 폄보다는 엉덩관절의 폄 그리고 허리뼈의 돌림보다는 엉덩관절의 돌림을 유도하는 움직임 개선과 허리뼈 앞굽음 증가를 방지하고 비대칭적인 정렬을 유발하는 자세 교정이 필요하다(그림 4.136).

1) 분류 기준

(1) 통증 및 증상

허리 폄-돌림 유형의 허리통증은 허리뼈의 돌림 또는 가쪽굽힘, 허리뼈의 폄과 관련된 움직임에서 증가하고 또한 허리뼈의 폄 된 자세나 돌림 또는 가쪽굽힘된 자세와 연관되어 나타나며, 허리뼈가 굽힘된 자세나 허리뼈의 굽힘 움직임 시 허리통증은 감소한다. 또한 팔다리가 움직이는 동안 허리뼈의 폄과 함께 돌림이나 가쪽굽힘이 발생하며 허리뼈의 폄 또는 돌림과 가쪽굽힘을 방지하면 허리통증은 감소한다. 허리통증은 주로 허리의 한쪽에 더 크게 나타나고 서 있는 자세, 엎드린 자세, 바로누운 자세, 옆으로누운 자세 등에서 허리통증이 나타나며 걷는 동안에도 허리통증이 나타난다. 벽에 허리를 붙이고 서 있거나 엎드린 자세에서 배 아래에 베개 등을 받쳐주거나 바로누운 자세에서 배근육의 수축이나 양쪽 엉덩관절 굽힘하고 옆으로누운 자세에서 허리 아래를 수건 등을 말아 허리 부위를 받쳐 주면 허리통증은 감소한다.

통증 부위는 허리 부위, 허리엉치 부위, 엉덩이 부위, 넙다리 뒤쪽과 가쪽 부위와 발로 퍼지는 방사통이 나타난다. 허리 폄-돌림 유형으로 진단되는 사람은 만성 허리통증이나 반복적인 허리통증이 있는 사람들과 55세 이상의 연령대에서 허리통증을 호소하는 대상자에게서 볼 수 있으며 주로 허리통증을 호소하는 대상자 중 가장 많은 유형이 허리 폄-돌림 유형이다. 그리고 주로 골프나 테니스 등과 같은 한쪽으로 허리뼈의 돌림과 폄 움직임을 동반하는 운동을 하는 경우 허리 폄-돌림 유형이 빈번하게 발생한다.

(2) 정렬 검사

선 자세에서 정렬 상태는 시상면과 이마면에서 관찰한다. 시상면에서 정렬 상태를 관찰하면 등뼈는 과도한 뒤굽음되어 있거나 허리뼈 앞굽음이 증가하여 있으며 골반은 앞기울임되어 있다. 이마면에서 정렬 상태를 관찰하면 척추의 옆굽음증 또는 등뼈나 허리뼈가 한쪽으로 돌림이나 가쪽굽힘되어 있으며 골반이 한쪽으로 돌림되어 있거나 가쪽으로 기울어져 있는 것을 확인할 수 있다. 또한 뒤쪽에서 보았을 때 척주세움근이 비대하며 양쪽이 대칭하지 않은 것도 확인할 수 있다. 선 자세 외에 앉은 자세, 바로누운 자세 그리고 엎드린 자세에서도 과도한 허리뼈 앞굽음과 돌림, 골반의 앞기울임과 돌림을 확인할 수 있다. 또한 명치각의 정렬상태는 정상 각도인 90°보다 벌어져 있고 좌우가 비대칭한 정렬을 확인할 수 있다. 앉은 자세에서 정렬 상태는 양쪽 엉덩이에 체중이 균등하게 분배되어 있지 않고 한쪽으로 몸통을 기울여 체중이 더 많이 실려 있으며 앉은 자세에서도 허리뼈의 폄, 돌림 또는 가쪽굽힘된 정렬이 관찰된다. 앉은 자세에서 주로 한쪽 다리를 꼬고 있는 자세와 몸 전체가 돌림되지 않고 몸통만 돌림한 자세를 하는 습관을 보인다. 외관상 양쪽 다리의 비대칭이 관찰된다.

(3) 근육 검사

근력 검사 시 척주세움근의 근력은 정상이지만 위배근육인 배곧은근 위쪽 부위와 배속빗근의 근력 검사 시 근력과 아래배근육인 배곧은근 아래쪽 부위와 배바깥빗근의 근력도 약화되어 우(Good) 등급 이하의 근력을 보이며, 양쪽의 배근육들의 근력이 비대칭적인 양상을 보인다. 또한 골반의 후방경사와 관련된 큰볼기근의 근력도 약화되어 있다. 척주세움근의 근육 길이 검사를 하였을 때 길이가 단축되어 있으며, 엉덩허리근, 넙다리곧은근, 넙다리근막긴장근의 길이도 모두 단축되어 있거나 뻣뻣함 양상을 나타내는데 좌우의 근육 길이의 비대칭도 함께 나타난다.

근육별 상대적인 유연성과 뻣뻣함 정도를 보면 엉덩관절 굽힘근에 해당하는 엉덩허리근, 넙다리곧은근 등은 배근육보다 더욱 뻣뻣하다. 넓은등근도 배근육보다 더욱 뻣뻣하며 넙다리근막긴장근과 같은 엉덩관절 벌림근이 가쪽 배근육보다 뻣뻣하거나 길이가 단축된 양상을 나타내어 엉덩관절 벌림이나 모음 시 허리뼈의 아래 분절에서 쉽게 허리뼈나 골반의 돌림과 가쪽굽힘이 함께 나타난다.

(4) 관절가동범위 검사

허리뼈의 굽힘 관절가동범위에는 제한이 있으며 허리뼈의 폄 관절가동범위는 정상 범위이거나 정상 범위 이상 과도하게 나타난다. 허리뼈의 돌림이나 가쪽굽힘 관절가동범위에는 좌우의 차이가 있어 한쪽으로 허리뼈 돌림 또는 가쪽굽힘 관절가동범위는 정상 또는 과도한 범위를 보이지만 반대쪽으로 허리뼈의 돌림 또는 가쪽굽힘 관절가동범위는 제한이 나타난다. 허리뼈의 폄, 돌림 또는 가쪽굽힘 움직임 시 모든 분절에서 균등한 관절의 움직임보다는 하나 또는 두 개의 분절에서 과도한 움직임이 발생하고 주로 과도한 움직임이 발생하는 분절에서 통증이 나타난다. 허리뼈의 과도한 폄, 돌림 그리고 가쪽굽힘 가동범위는 등뼈와 엉덩관절의 폄, 돌림 그리고 가쪽굽힘 가동범위와 관련이 있어 등뼈 또는 엉덩관절에서 폄, 한쪽으로 돌림과 가쪽굽힘의 제한은 허리뼈의 과도한 폄, 반대쪽으로 과도한 돌림과 가쪽굽힘의 가동범위를 유발할 수 있다.

(5) 움직임 검사

움직임 검사에서 근육별 동원 양상을 보면 앉은 자세에서 앞으로 몸통을 기울일 때 배근육보다는 엉덩관절 굽힘근이 더 많이 동원되며 몸통을 앞쪽으로 숙이고 선 자세에서 몸통을 펴고 선 자세로 돌아오는 움직임을 할 때 척주세움근이 엉덩관절 폄근보다 더욱 우세하게 동원되는 것을 확인할 수 있다. 움직임 검사에서 공통으로 허리뼈의 과도한 폄과 돌림 또는 가쪽굽힘 움직임이 일어나며 허리통증이 발생한다.

① 엉덩관절 모음 검사

엉덩관절 모음 움직임 초기부터 허리 가쪽굽힘이나 골반의 가쪽기울임 움직임이 일어나며 통증이 동반될 수 있다(그림 4.137).

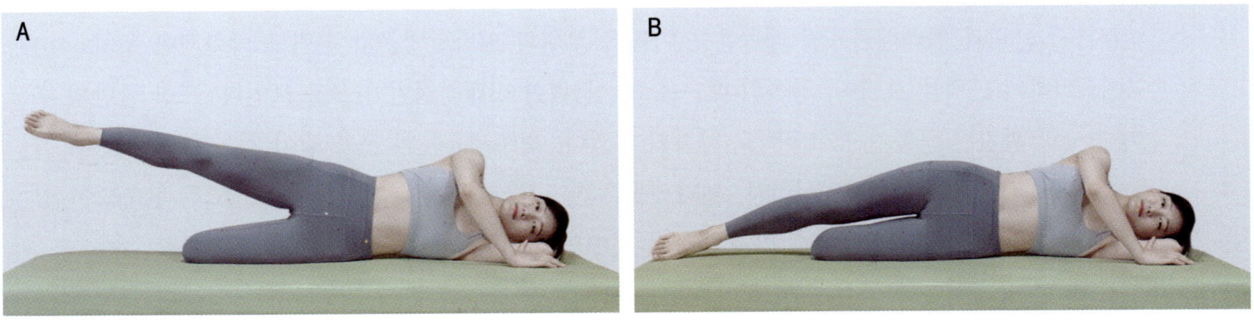

그림 4.137 엉덩관절 모음 검사. A: 시작 자세, B: 끝 자세

② 선 자세 발가락 미끄러짐 검사

엉덩관절의 폄 움직임 초기부터 허리 폄과 돌림 움직임이 일어나며 통증이 동반될 수 있다(그림 4.138).

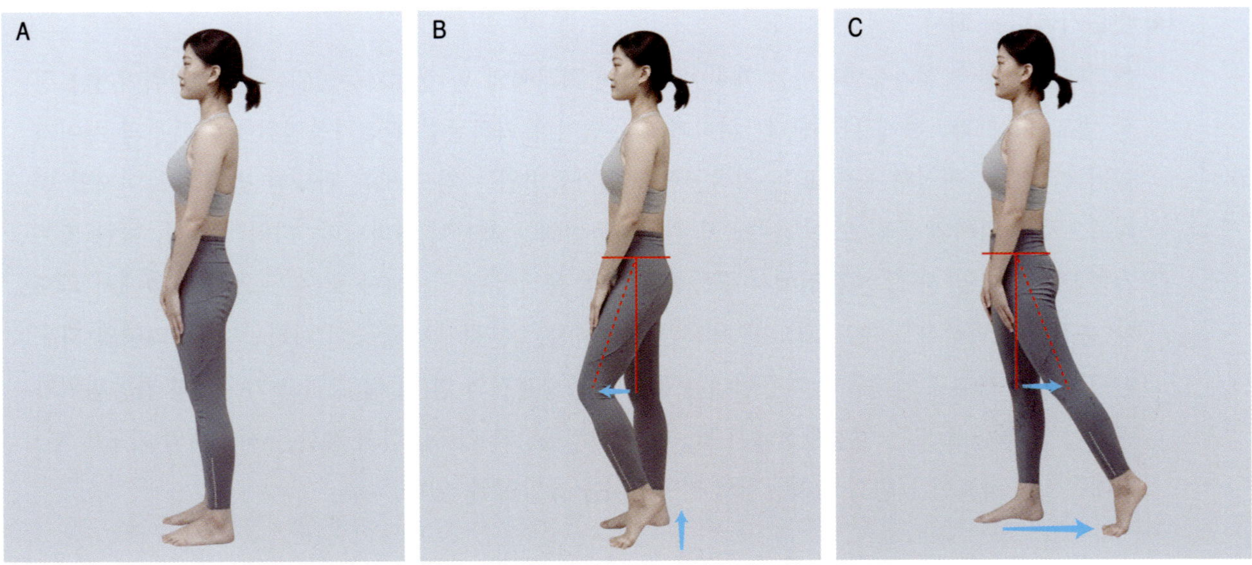

그림 4.138 선 자세 발가락 미끄러짐 검사. A: 시작 자세, B: 중간 자세, C: 끝 자세

③ 선 자세 무릎관절 굽힘 검사

무릎관절의 굽힘 움직임 초기부터 허리 폄과 돌림 움직임이 일어나며 통증이 동반될 수 있다(그림 4.139).

④ 허리 폄 검사

허리뼈의 한두 분절에서 과도한 허리 폄 움직임이 일어나며 통증이 동반될 수 있다(그림 4.140).

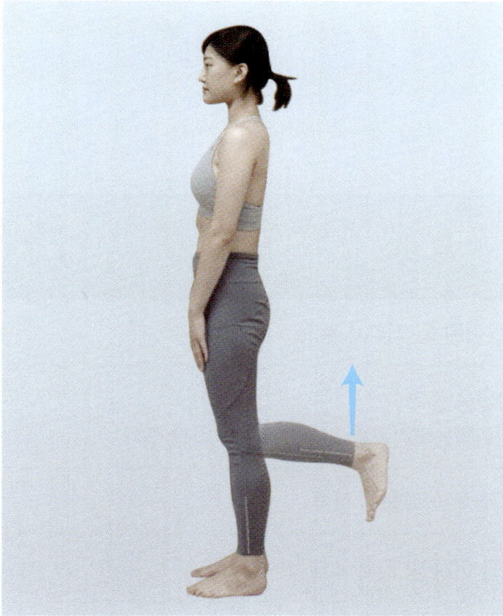

그림 4.139 선 자세 무릎관절 굽힘 검사

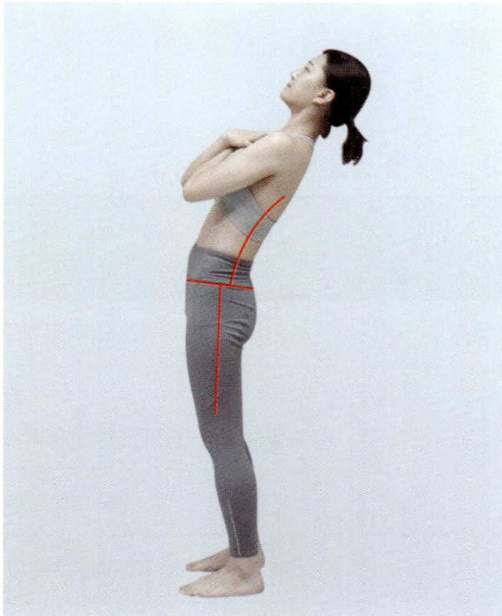

그림 4.140 허리 폄 검사

⑤ 보행 검사

보행하는 동안 발가락 떼기 구간에서 과도한 허리 폄과 돌림 움직임이 일어나며 통증이 동반될 수 있다(그림 4.141).

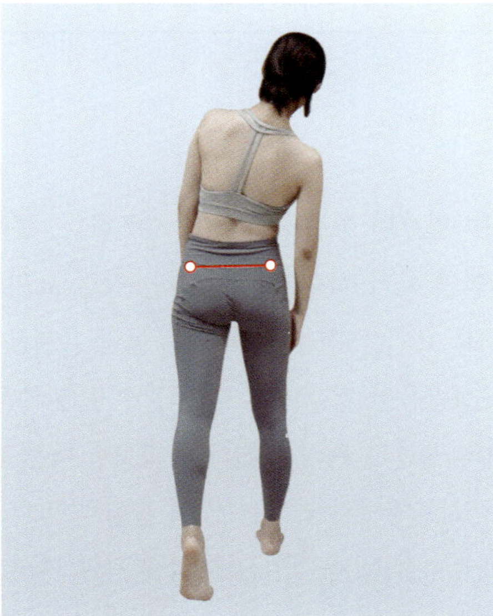

그림 4.141 보행 검사 시 과도한 돌림과 가쪽굽힘 발생

2) 분류

(1) 허리 폄-돌림 유형 진단 분류

허리 폄-돌림 유형은 엉덩관절이나 등뼈의 움직임을 하는 동안 허리뼈의 폄, 돌림 또는 가쪽굽힘 움직임이 비정상적으로 나타나는 움직임 손상이다. 허리 폄-돌림 유형의 기여 요인으로 통증, 정렬, 근육, 관절가동범위 및 움직임 검사의 결과 등이 있다. 평가항목 8개 중 5개 이상 양성이면(60% 이상) 허리 폄-돌림 유형으로 분류한다(표 4.10).

표 4.10 허리 폄-돌림 유형 진단 분류표

기여 요인	검사 내용	반응
통증	허리뼈 돌림과 폄이 동반된 움직임 시 통증	양성/음성
정렬	허리뼈 앞굽음 증가 (수평선을 기준으로 위앞엉덩뼈가시가 위뒤엉덩뼈가시를 이은 선이 15° 이상 증가)	양성/음성
	허리뼈 또는 골반의 좌우 비대칭한 정렬	양성/음성
근육	아래배 근육 근력 G등급 이하 및 좌우 비대칭	양성/음성
	넙다리곧은근 또는 넙다리근막긴장근 길이 비대칭	양성/음성
관절가동범위	과도한 허리뼈(전체/분절) 폄과 돌림 또는 가쪽굽힘 관절가동범위	양성/음성
움직임	선 자세 발가락 미끄러짐 검사 시 과도한 허리 폄과 돌림이 발생함	양성/음성
	선 자세에서 무릎관절 굽힘 검사 시 무릎관절의 굽힘 움직임 초기부터 허리 폄과 돌림이 발생함	양성/음성

(2) 진단에 따른 중증도 평가

허리 폄-돌림 유형으로 진단하였으면 중증도 분류를 수행한다. 통증 요인(30점)은 시각상사척도를 이용하며 해당하는 통증 점수 영역에 따라 점수가 부여된다. 정렬 요인(10점)은 허리 척추의 정렬 상태에 따라 각각 점수가 부여된다. 근육 요인(15점)은 허리 폄-돌림 유형을 유발할 수 있는 근육들의 근력 및 근육 길이 검사 결과에 따라 양성반응인 경우마다 각각 점수가 부여된다. 관절가동범위 요인(15점)은 전체 분절에서 굽힘 관절가동범위의 제한과 특정 분절에서 과도한 돌림과 폄 여부를 알아보는 검사 및 과도한 허리 돌림과 폄을 발생할 수 있는 엉덩관절 또는 등뼈 돌림과 폄의 관절가동범위 제한 여부에 따라 각각 점수가 부여된다. 움직임 요인(30점)은 움직임 검사의 결과에 따라 양성반응인 경우마다 각각 점수가 부여된다(표 4.11).

표 4.11 허리 폄-돌림 유형의 진단에 따른 중증도 평가표

기여 요인	통증 점수(VAS)			점수
통증 (30)	1~3			10
	4~7			20
	8~10			30
정렬 (10)	**정렬 상태**			**점수**
	허리뼈 앞굽음 증가 (수평선을 기준으로 위앞엉덩뼈가시가 위뒤엉덩뼈가시를 이은 선이 15° 이상 증가)			5
	허리뼈 또는 골반의 좌우 비대칭한 정렬			5
근육 (15)	**근육**	**검사**	**검사의 양성반응**	**점수**
	배근육	근력 검사	G등급 이하	3
	큰볼기근	근력 검사	G등급 이하	3
	척주세움근	근육 길이 검사	단축	3
	엉덩관절 굽힘근	근육 길이 검사	단축	3
	넙다리곧은근 또는 넙다리근막긴장근	근육 길이 검사	좌우 비대칭	3
관절가동범위 (15)	**분류**			**점수**
	허리뼈 굽힘 가동범위	가동범위 제한		3
	허리뼈 폄, 돌림 또는 가쪽굽힘의 분절 움직임	특정 한두 분절에서 과도한 폄, 돌림 또는 가쪽굽힘이 일어나며 통증을 동반		3
	엉덩관절 또는 등뼈의 폄 움직임	엉덩관절 또는 등뼈 폄 움직임 제한		3
	허리뼈 돌림 또는 가쪽굽힘 가동범위	좌우 비대칭		3
	엉덩관절 또는 등뼈 돌림 움직임	엉덩관절 또는 등뼈의 돌림 움직임 제한		3
움직임 (30)	**검사**	**양성반응**		**점수**
	엉덩관절 모음 검사	엉덩관절 모음 움직임 초기부터 허리 가쪽굽힘이나 골반 가쪽기울임이 발생하면서 통증을 동반		6
	선 자세 발가락 미끄러짐 검사	엉덩관절의 폄 움직임 초기부터 허리 폄과 돌림이 발생하면서 통증을 동반		6
	선 자세에서 무릎관절 굽힘 검사	무릎관절의 굽힘 움직임 초기부터 허리 폄과 돌림이 발생하면서 통증을 동반		6
	허리 폄 검사	허리뼈의 한두 분절에서 과도한 폄과 통증 발생		6
	보행 검사	보행하는 동안 발가락 떼기 구간에서 과도한 허리의 폄과 돌림이 발생하면서 통증을 동반		6
총점				100

3) 중재

(1) 움직임 교육

모든 자세에서 움직임 교육을 할 때 보상적인 허리뼈의 폄 및 돌림과 가쪽굽힘 움직임이 발생하지 않으려면 적절한 등뼈와 엉덩관절의 폄 및 돌림 가동범위가 필요하며, 움직임 전에 적절한 배근육의 수축을 통해 허리의 안정화가 필요하다.

① 선 자세

선 자세에서는 네 가지 움직임 교육을 한다. 첫 번째로 허리 폄 유형의 선 자세 움직임 교육과 같은 몸통을 앞쪽으로 숙이고 선 자세에서 몸통을 펴고 선 자세로 돌아오는 움직임을 한다. 이를 위해선 배근육들의 수축이 선행되도록 교육한다. 허리의 폄 움직임보다는 엉덩관절의 폄 움직임을 사용하고 허리뼈의 폄이 일어나지 않도록 긴 막대를 이용하는 것을 권장한다. 두 번째로 선 자세에서 한쪽 엉덩관절 폄 움직임을 교육한다. 이때 허리의 폄이나 골반의 앞기울임, 또는 골반의 앞쪽 흔들림(forward sway)과 허리의 돌림, 골반의 돌림이 일어나지 않고 엉덩관절에서만 폄 움직임이 일어나도록 교육한다. 이를 위해선 움직임을 하기 전 배근육이 선행되어 수축하여 허리의 안정성을 유지하면서 한쪽 엉덩관절 폄 움직임을 하도록 교육한다. 선 자세에서 한쪽 엉덩관절의 폄 범위는 10° 폄의 범위 내에서 움직임을 실시한다(그림 4.142). 세 번째로 선 자세에서 한쪽 무릎 굽힘 움직임을 교육한다. 선 자세에서 한쪽 무릎관절을 굽힘을 할 때도 허리 폄-돌림 유형은 허리의 폄과 돌림이 발생한다. 그러므로 움직임을 하기 전 배근육들을 선행적으로 수축하여 허리의 안정성을 유지하면서 한쪽 무릎관절을 굽힘하여 허리의 폄 움직임과 돌림 움직임을 최소화한다. 선 자세에서 한쪽 무릎관절의 굽힘 범위는 90° 굽힘의 범위 내에서 움직임을 실시한다(그림 4.143). 네 번째로 선 자세에서 한쪽 엉덩관절 굽힘 움직임을 교육

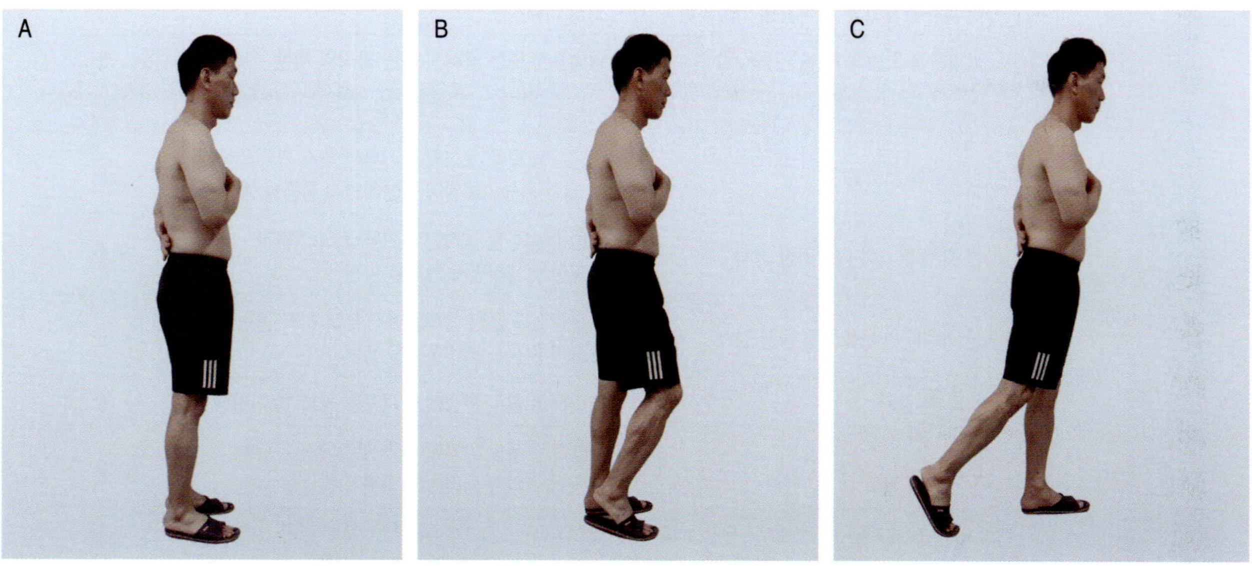

그림 4.142 엉덩관절 폄 움직임 교육. A: 시작 자세, B: 중간 자세, C: 끝 자세

한다. 선 자세에서 한쪽 엉덩관절을 굽힘을 하여 반대쪽 다리로만 서 있는 자세를 실시한다. 한쪽 엉덩관절을 굽힘을 할 때도 허리 또는 골반의 돌림이나 허리의 폄 또는 가쪽굽힘 움직임이 발생한다. 이러한 움직임이 최소로 발생하도록 배근육들을 선행적으로 수축하여 허리의 안정성을 유지하면서 실시한다. 특히 허리뼈의 폄과 돌림을 통제하기 위해서는 벽에 허리를 붙이고 기대고 선 자세에서 한쪽 엉덩관절을 굽힘하는 방법을 권장한다. 선 자세에서 한쪽 엉덩관절의 굽힘 범위는 70° 굽힘의 범위 내에서 움직임을 실시한다(그림 4.144, 4.145).

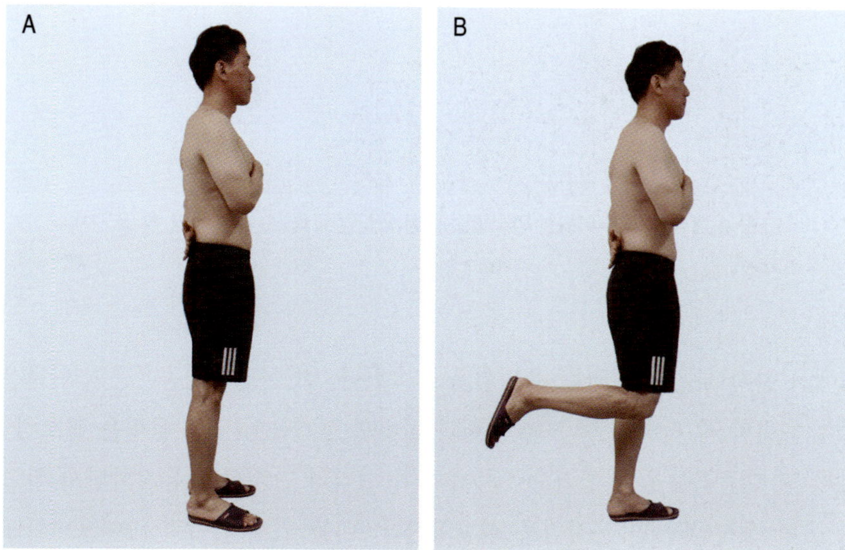

그림 4.143 무릎관절 굽힘 움직임 교육. A: 시작 자세, B: 끝 자세

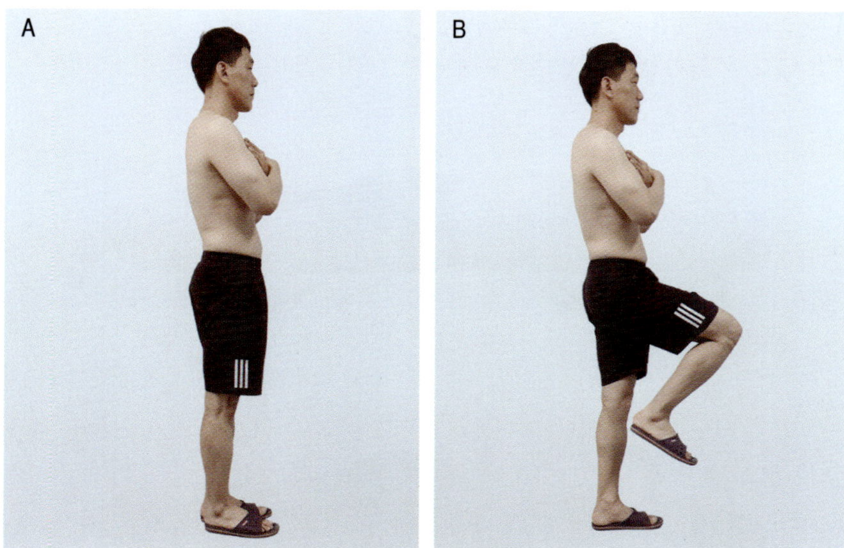

그림 4.144 엉덩관절 굽힘 움직임 교육. A: 시작 자세, B: 끝 자세

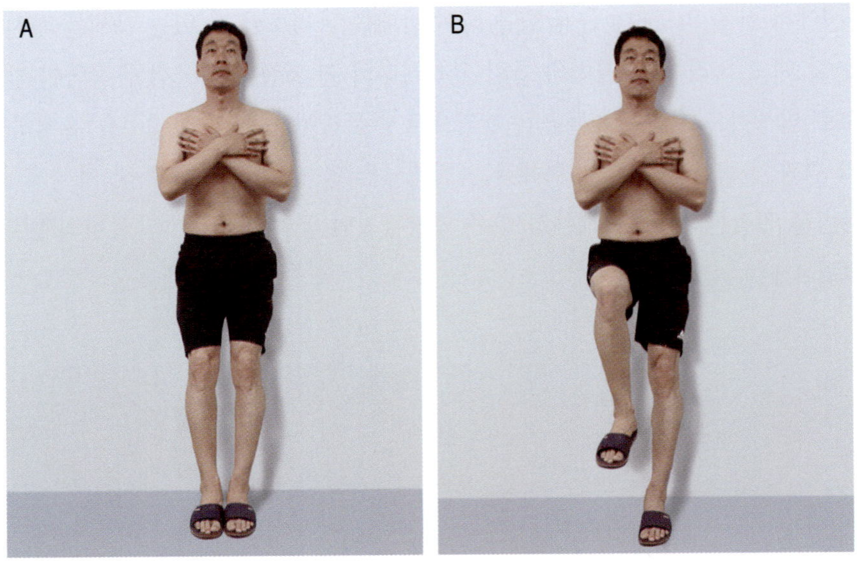

그림 4.145 벽을 이용한 엉덩관절 굽힘 움직임 교육. A: 시작 자세, B: 끝 자세

② 엎드린 자세

엎드린 자세에서 한쪽 무릎관절 굽힘 움직임을 교육한다. 한쪽 넙다리곧은근의 단축은 엎드린 자세에서 무릎관절 굽힘 움직임 시 허리의 폄 또는 돌림과 골반의 앞기울임 또는 돌림을 일으킬 수 있다. 그러므로 움직임을 하기 전 배근육들을 선행적으로 수축하여 허리의 안정성을 유지하면서 한쪽 무릎관절 굽힘을 하여 허리의 돌림 움직임과 폄 움직임을 최소화한다. 이를 위해서 압력 바이오피드백 장치를 활용하는 것을 권장한다. 엎드린 자세에서 무릎관절의 굽힘 범위는 90°의 굽힘 범위 내에서 움직임을 실시한다(그림 4.146).

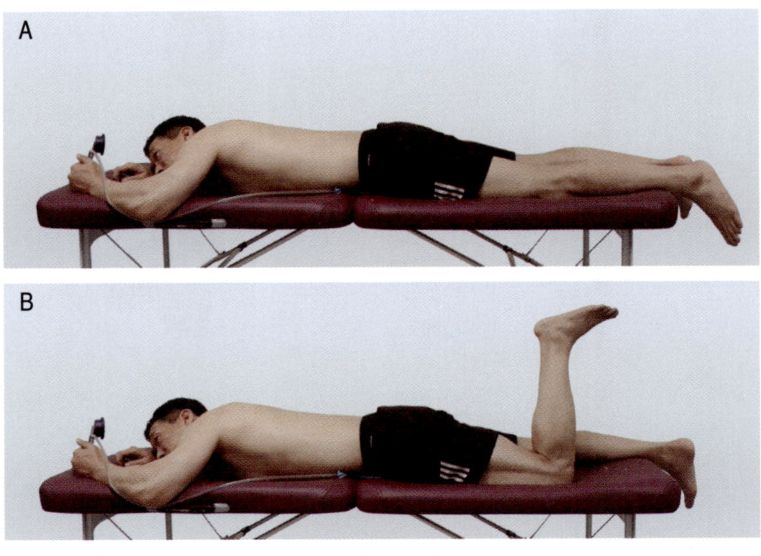

그림 4.146 무릎관절 굽힘 움직임 교육. A: 시작 자세, B: 끝 자세

③ 옆으로누운 자세

옆으로누운 자세에서 위쪽 다리의 두 가지 움직임을 교육한다. 첫 번째로 엉덩관절 모음 움직임을 교육한다. 넙다리근막긴장근의 단축과 가쪽 배근육의 약화는 엉덩관절 모음 움직임 시 골반의 가쪽 기울임, 앞기울임 등을 일으킬 수 있다. 그러므로 움직임을 하기 전 배근육을 선행적으로 수축하여 허리의 안정성을 유지하면서 한쪽 엉덩관절을 모음하여 허리의 돌림과 폄 움직임 또는 골반의 가쪽 그리고 앞기울임 움직임을 최소화한다. 이를 위해서 대상자의 손을 엉덩뼈능선이나 허리뼈에 위치하도록 하고, 허리의 폄 또는 돌림이나 골반의 앞쪽 또는 가쪽 기울임 움직임이 일어나는지 피드백을 받으며 움직임을 하도록 권장한다. 옆으로누운 자세에서 엉덩관절 모음의 범위는 20~30° 모음의 범위 내에서 움직임을 실시한다(그림 4.147). 두 번째로 무릎관절 굽힘 움직임을 교육한다. 넙다리곧은근의 단축은 옆으로누운 자세에서 위쪽 다리의 무릎관절 굽힘 시 골반의 앞기울임, 허리의 폄 또는 돌림 움직임을 유발할 수 있다. 그러므로 움직임을 하기 전 배근육들을 선행적으로 수축하여 허리의 안정성을 유지하면서 위쪽 무릎관절을 굽힘하여 허리의 돌림과 폄 움직임 또는 골반의 앞기울임 움직임을 최소화한다. 이를 위해서 대상자의 손을 엉덩뼈능선이나 허리뼈에 위치하도록 하고, 허리의 폄 또는 돌림이나 골반의 앞쪽 움직임이 일어나는지 피드백을 받으며 움직임을 하도록 권장한다. 옆으로누운 자세에서 무릎관절 굽힘의 범위는 엎드린 자세에서 무릎 굽힘 범위와 같이 90° 굽힘의 범위 내에서 움직임을 한다(그림 4.148).

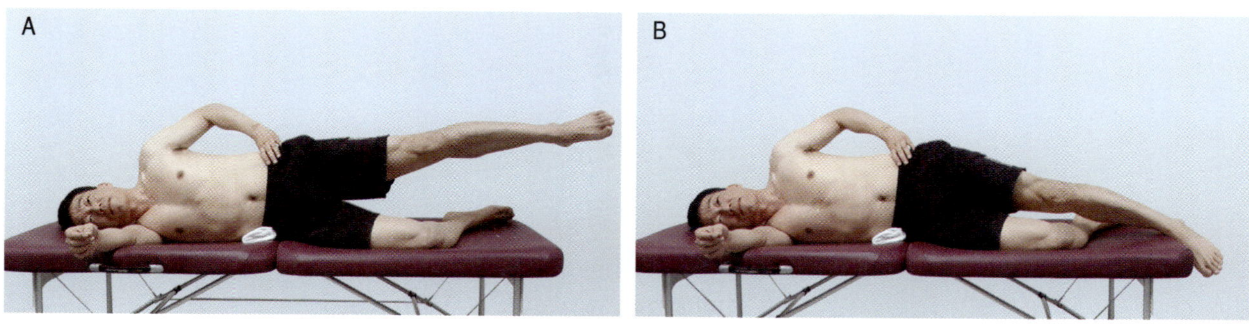

그림 4.147 엉덩관절 모음 움직임 교육. A: 시작 자세, B: 끝 자세

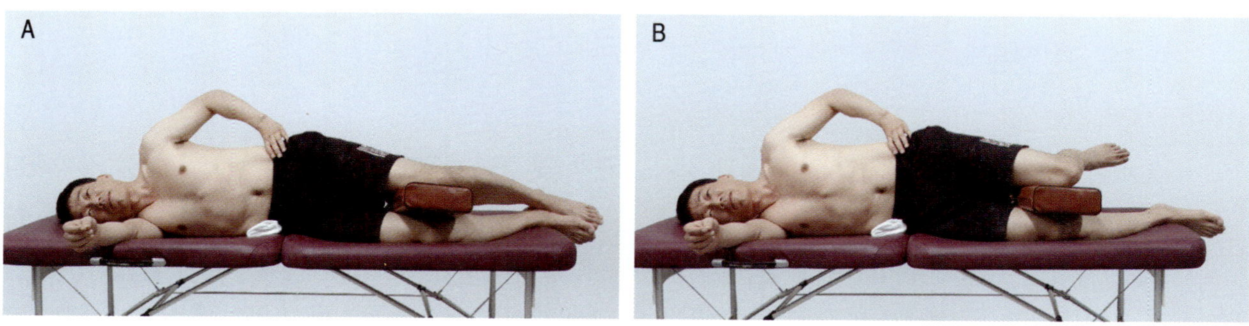

그림 4.148 무릎관절 굽힘 움직임 교육. A: 시작 자세, B: 끝 자세

④ 걸음

허리 폄-돌림 유형은 걷는 동안 허리의 과도한 폄이나 골반의 돌림이 일어난다. 걸음 시 정상적인 허리의 폄 또는 돌림 움직임은 8° 이내에서 일어나야 한다. 허리 폄-돌림 유형은 디딤기 기간 중 발가락떼기(toe-off) 시기 동안 과도한 골반의 돌림 또는 허리의 폄이 일어나며 허리의 과도한 폄은 엉덩관절 굽힘근의 단축 때문에 발생하고 과도한 골반의 돌림은 넙다리근막긴장근의 단축으로 발생한다. 그러므로 허리의 과도한 폄이나 골반의 돌림 등을 최소화하기 위해 걸음을 하는 동안 배근육을 선행적으로 수축하여 허리의 안정성을 유지하면서 걸음을 하도록 한다(그림 4.149).

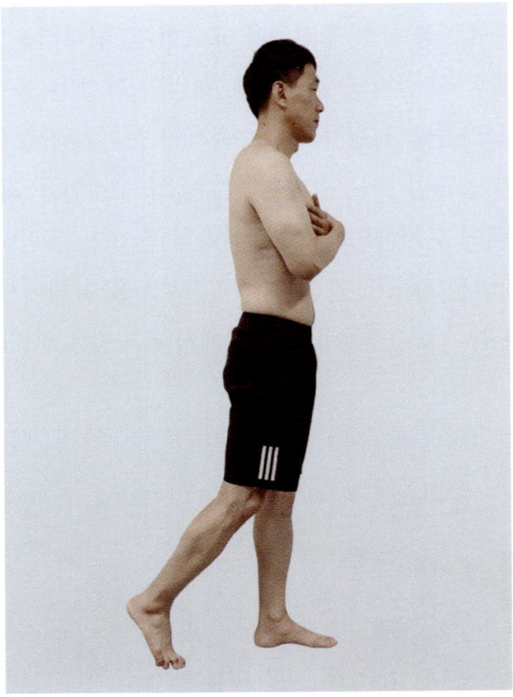

그림 4.149 걸음 교육

(2) 움직임 개선을 위한 도수 관리

① 근육 교정 운동

i) 근력 강화 운동

허리 폄-돌림 유형은 허리 폄 유형과 같이 배근육 및 큰볼기근의 약화가 나타나므로 이를 강화하기 위한 근력 강화 운동을 한다. 위배근육 강화 운동은 무릎을 굽히고 바로누운 자세에서 몸통 굽힘을 하는 자세를 취하고 유지하여 실시하며, 아래배근육 강화 운동은 바로누운 자세에서 양쪽 다리 내리기 운동 등으로 실시한다. 또한 좌우의 배근육의 근력 비대칭 등으로 허리나 골반의 돌림이 발생하므로 허리돌림 유형과 같이 좌우 근육의 근력을 비교하여 약화된 쪽의 근력을 강화하기 위한 운동을 한다. 허리 돌림 유형과 폄 유형이 동시에 있는 허리 폄-돌림 유형은 허리뼈의 돌림을 유발하고 폄을 유발하는 공통적인 원인으로 배근육의 약화가 있어 특히 배근육의 근력 강화 운동이 필요하다.

비대칭적인 근력은 허리의 돌림을 유발하므로 폼롤러 위에 바로누운 자세에서 한쪽 팔 들기 또는 다리 들기로 근력 약화가 있는 쪽의 척주세움근이나 배근육을 강화한다(그림 4.150). 또한 허리뼈 폄과 함께 골반의 앞기울임을 방지하기 위해 큰볼기근 강화 운동도 함께 한다.

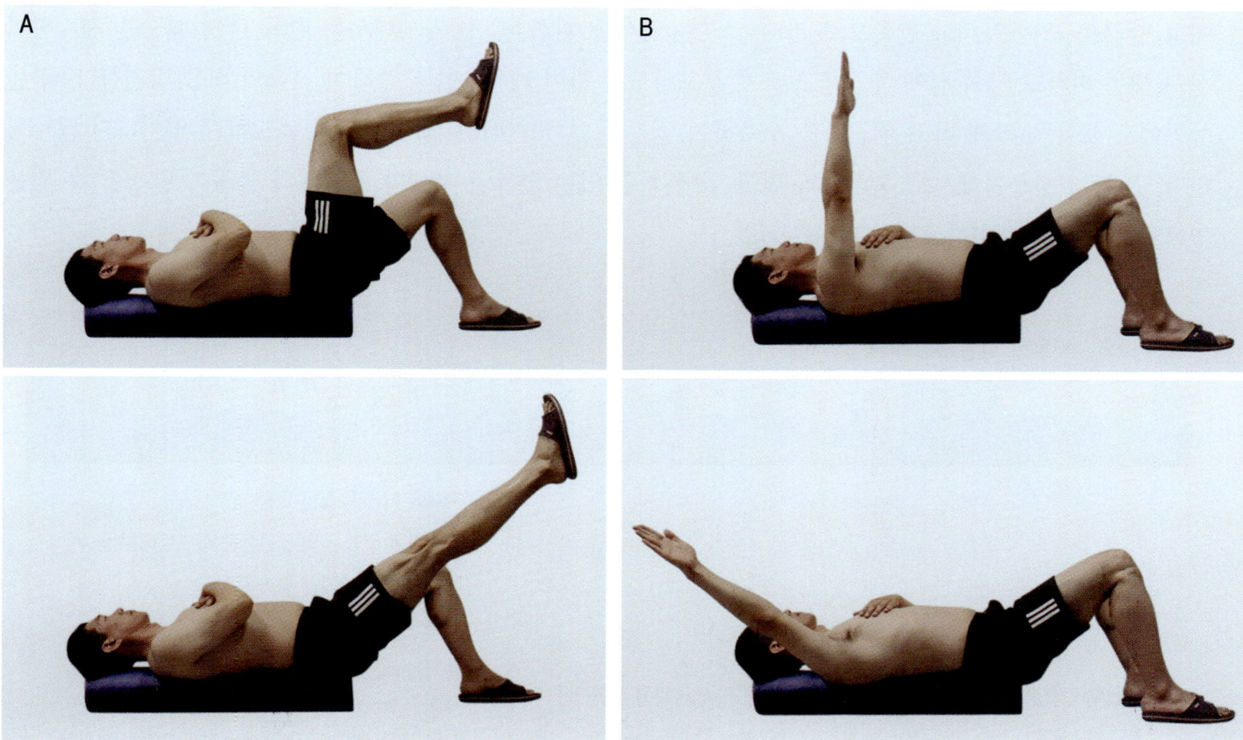

그림 4.150 폼롤러를 이용한 근력 강화 운동. A: 폼롤러 위에서 다리의 움직임, B: 폼롤러 위에서 팔의 움직임

ii) 근육 스트레칭 운동

허리 폄-돌림 유형은 허리 폄 유형과 같이 엉덩관절 굽힘근인 엉덩허리근, 넙다리곧은근, 넙다리근막긴장근들의 단축과 척주세움근의 단축이 발생하므로 단축된 근육들의 스트레칭 운동을 하며, 특히 양쪽의 근육 길이의 비대칭으로 인한 돌림 유형도 발생하므로 양쪽의 근육 길이를 비교하여 단축된 쪽 다리 근육을 스트레칭 운동한다. 이 외에도 허리네모근, 척주세움근도 양쪽 근육 길이를 비교하여 단축된 쪽 근육을 스트레칭 운동한다.

4) KEMA 관리

허리 폄–돌림 유형에서는 증가한 허리뼈 앞굽음과 골반의 앞기울임을 감소시키고 좌우 비대칭인 정렬 상태를 대칭 상태로 하는 것이 중요하다. 이를 위해 배근육 및 큰볼기근 강화 운동과 좌우의 몸통 근육과 다리 근육의 길이, 근력뿐만 아니라 근육 동원의 비대칭을 대칭이 되도록 해야 한다. 또한 허리뼈의 폄과 돌림을 방지하기 위해서는 엉덩관절의 폄과 돌림 가동범위가 필요하며 엉덩관절 폄과 돌림 가동범위를 확보하여 허리뼈의 폄과 돌림 움직임 대신 엉덩관절의 폄과 돌림 움직임을 유도해야 한다. 발이 닿지 않는 높은 의자는 피하고 의자에 앉을 때도 의자 등받이에 허리와 엉덩이가 밀착되도록 앉아 엉덩관절 굽힘근의 활성도를 줄이고 다리를 꼬는 자세나 한쪽으로 기대어 앉는 자세는 피한다. 선 자세에서는 한쪽 발에 체중을 지지하여 선 자세는 피하고 양쪽 발에 체중을 고르게 분포하도록 하며 배근육을 수축하여 허리의 폄을 방지한다. 걷는 동안에도 보폭을 작게 하고 배근육을 수축하여 걷는 동안 허리뼈의 폄과 돌림이 과도하게 일어나지 않도록 한다. 또한 일상생활에서도 허리뼈의 폄이 일어날 수 있는 엎드린 자세나 허리뼈의 돌림이 발생할 수 있는 옆으로누운 자세는 피하도록 한다(표 4.12).

표 4.12 허리 폄–돌림 유형 요약

잘못된 정렬	손상	KEMA 중재
• 허리뼈 앞굽음 증가 • 척주옆굽음증 • 척추앞굽음(swayback) 자세 • 명치각 좌우 비대칭	• 단축된 척주세움근, 엉덩관절 굽힘근, 넓은등근 • 약화된 배근육군, 큰볼기근 • 불충분한 등뼈 및 엉덩관절의 폄 및 돌림 • 허리통증 및 다리의 방사통	• 자세에 따른 움직임 교정 • 엉덩관절 굽힘근 및 넓은등근의 스트레칭 운동 • 배근육 및 큰볼기근 강화 운동 • 등뼈 및 엉덩관절의 폄 및 돌림 가동범위 운동 • 움직임 패턴 교정 운동
		• 앉은 자세: 발이 닿지 않는 높이의 의자는 피하고 의자등받이에 허리와 엉덩이가 밀착되도록 앉고 다리를 꼬는 자세나 옆으로 기댄 자세는 피하기 • 선 자세: 배근육을 수축하여 허리뼈의 앞굽음 곡선이 증가되지 않도록 하고 양쪽 발에 체중을 고르게 분포하도록 자세 교정 • 옆으로누운 자세나 엎드린 자세는 피하기 • 걸음 시 보폭을 작게 하여 배근육을 수축하고 걷기 • 앉은 자세에서 일어서기 동작 개선

14. 허리 굽힘-돌림 유형

허리 굽힘-돌림 유형(lumbar flexion-rotation type)은 허리뼈 앞굽음 감소 또는 골반이 뒤기울임된 정렬과 비대칭적으로 몸통 및 허리뼈가 돌림된 정렬이 복합적으로 있고, 허리뼈의 굽힘, 돌림 또는 가쪽굽힘 움직임으로 통증이 발생한다. 배곧은근 또는 뒤넙다리근육의 단축, 척주세움근의 약화와 좌우 몸통 근육의 길이뿐만 아니라 근력과 근육 동원의 비대칭을 확인할 수 있다. 허리 굽힘-돌림 유형을 가진 대상자들은 허리뼈 굽힘이나 돌림, 가쪽굽힘 관절가동범위가 과도하거나 하나 또는 두 개의 분절에서 과도한 굽힘과 돌림, 가쪽굽힘 움직임이 나타나며, 통증은 허리의 한쪽 부위, 허리엉치 부위, 엉덩이 부위, 넓적다리 뒤쪽과 가쪽 부위와 발로 퍼지는 방사통이 나타난다. 허리 굽힘-돌림 유형은 허리뼈의 굽힘과 돌림을 하는 일에 종사하거나 허리뼈의 굽힘과 돌림이 되는 운동을 취미생활로 하는 대상자에게서 주로 볼 수 있다. 이와 같은 문제를 해결하기 위해서는 허리뼈 앞굽음을 증가시키는 근육들의 강화 운동과 배곧은근 또는 뒤넙다리근육의 스트레칭과 대칭적인 근육 길이로 회복하는 운동을 실시하고 허리뼈의 굽힘보다는 엉덩관절의 굽힘 그리고 허리뼈의 돌림보

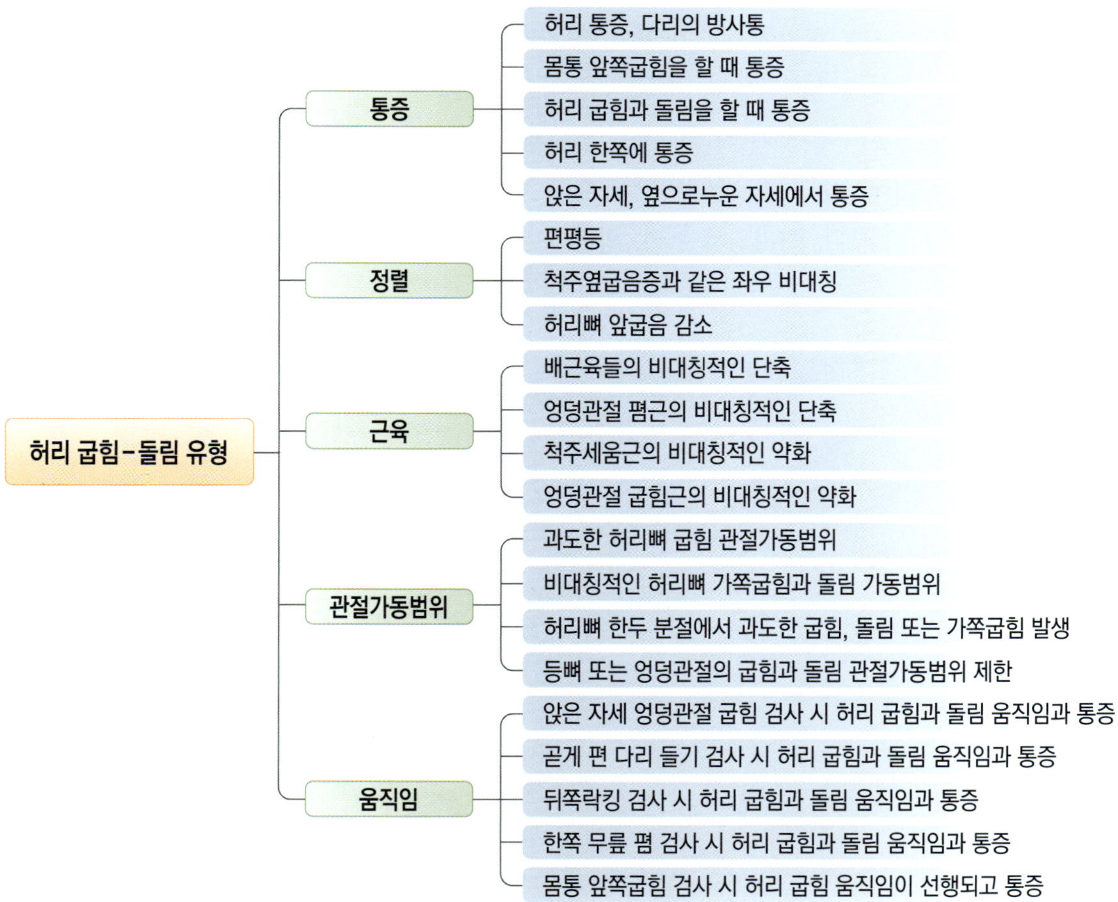

그림 4.151 허리 굽힘-돌림 유형 진단 분류

다는 엉덩관절의 돌림을 유도하는 움직임 개선과 허리뼈 앞굽음 감소를 방지하고 비대칭적인 정렬을 유발하는 자세 교정이 필요하다(그림 4.151).

1) 분류 기준

(1) 통증 및 증상

허리 굽힘–돌림 유형의 허리통증은 허리뼈의 굽힘, 돌림 또는 가쪽굽힘과 관련된 움직임에서 증가하고 또한 허리뼈의 굽힘된 자세나 돌림 또는 가쪽굽힘된 자세와 연관되어 나타나며, 허리뼈가 폄된 자세나 허리뼈의 폄 움직임 시 허리 통증은 감소한다. 또한 팔다리가 움직이는 동안 허리뼈의 굽힘과 함께 돌림과 가쪽굽힘이 발생하며, 허리뼈의 굽힘 또는 돌림과 가쪽굽힘을 방지하면 허리통증은 감소한다. 허리통증은 주로 허리의 한쪽에 더 크게 나타나고 앉은 자세에서 앞으로 몸통을 구부리는 움직임, 한쪽으로 체중 부하가 치우치는 움직임과 몸통을 돌림할 때 허리통증이 증가한다. 그리고 허리뼈에서 굽힘, 돌림, 가쪽굽힘 또는 골반의 돌림이나 뒤기울임 움직임이 과도하게 일어나며 엉덩관절의 굽힘과 돌림 움직임보다 허리뼈의 굽힘과 돌림 움직임이 우세하게 나타난다. 그러므로 허리 굽힘–돌림 유형은 주로 사무실에서 앉아서 근무하는 사람들에게서 볼 수 있다(그림 4.152). 허리뼈 전체가 아닌 하나 또는 두 개의 분절에서 굽힘, 돌림 그리고 가쪽굽힘 움직임이 발생하여 허리통증이 나타난다. 주로 앉은 자세와 옆으로누운 자세에서 허리통증이 나타나며 앉은 자세에서 앞으로 몸통을 구부릴 때 허리의 움직임을 제한하고 엉덩관절의 움직임을 유도하거나 옆으로누운 자세에서는 허리 아래에 수건 등을 말아서 받쳐 주면 허리통증이 감소한다.

통증 부위는 허리 부위, 허리엉치 부위, 엉덩이 부위, 넙다리 뒤쪽과 가쪽 부위와 발로 퍼지는 방사통이

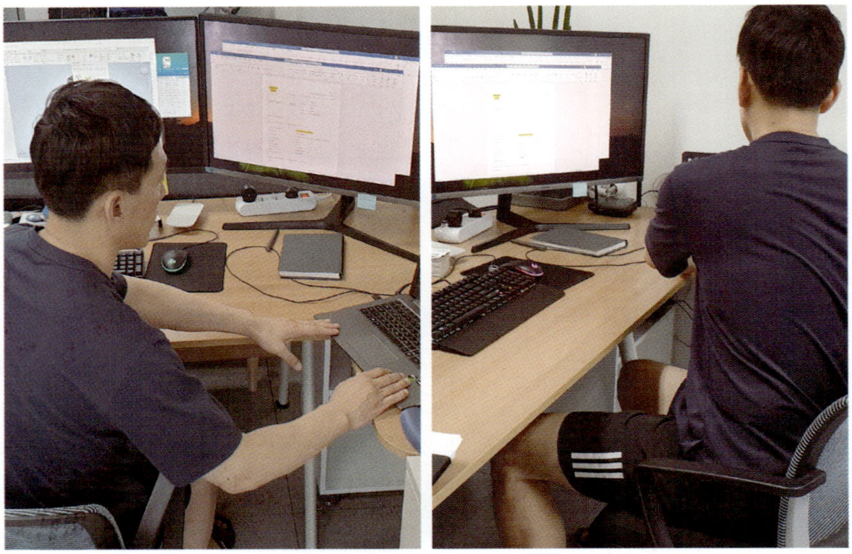

그림 4.152 허리뼈의 굽힘과 돌림을 유발하는 작업 자세

나타난다. 허리뼈의 굽힘과 돌림을 하는 일에 종사하거나 허리뼈의 굽힘과 돌림이 되는 운동을 취미생활로 하는 대상자에게서 허리 굽힘-돌림 유형이 빈번하게 발생한다.

(2) 정렬 검사

선 자세에서 정렬 상태는 시상면과 이마면에서 관찰한다. 시상면에서 정렬 상태를 관찰하면 허리뼈 앞굽음이 감소하여 있고 골반은 뒤기울임 되어 있는 편평등 형태를 하고 있다. 이마면에서 정렬 상태를 관찰하면 척추의 옆굽음증이나 등뼈나 허리뼈 또는 골반이 한쪽으로 돌림 또는 가쪽굽힘되어 있는 것을 확인할 수 있다. 또한 이마면에서 대상자의 앞쪽에서 관찰하면 배곧은근 등의 배근육군이 비대한 것과 명치각의 비대칭 등을 확인할 수 있으며, 뒤쪽에서 관찰하면 양쪽의 척주세움근의 비대칭이 관찰된다. 앉은 자세에서 정렬 상태는 허리뼈가 주로 굽힘이 되어 있거나 돌림 또는 가쪽굽힘이 되어 있으며 양쪽 엉덩이에 체중이 균등하게 분배되어 있지 않고 한쪽으로 몸통을 기울여 체중이 더 많이 실려 있다. 그래서 앉은 자세에서는 주로 한쪽 다리를 꼬고 있는 자세와 몸 전체가 돌림되어 있지 않고 몸통 일부만 돌림된 자세를 하는 습관을 보인다. 바로누운 자세 및 네발기기 자세에서의 정렬 상태도 다른 자세와 같이 허리뼈는 한쪽으로 돌림이나 가쪽굽힘되어 있다.

(3) 근육 검사

배근육의 근력은 대개 정상이지만 엉덩관절 굽힘근, 척주세움근의 근력은 우(Good) 등급 이하로 근력 약화가 있으며 좌우의 근력이 비대칭이다. 배근육 중 배곧은근의 길이 검사를 하였을 때 배곧은근의 길이가 단축되어 있을 가능성이 있으며, 넙다리뒤근육의 길이 검사에서도 넙다리뒤근육이 단축되어 있거나 뻣뻣한 양상과 좌우 비대칭한 길이를 나타낸다. 근육별 상대적인 유연성과 뻣뻣함 정도를 보면 엉덩관절 폄근에 해당하는 넙다리뒤근육, 큰볼기근 등이 엉덩관절 굽힘근보다 더욱 뻣뻣하며 배근육도 척주세움근보다 더욱 뻣뻣한 양상을 나타낸다.

(4) 관절가동범위 검사

허리뼈의 폄 관절가동범위에는 제한이 있으며 허리뼈의 굽힘 관절가동범위는 정상 범위거나 정상 범위 이상 과도하게 나타나며 허리뼈의 돌림이나 가쪽굽힘 관절가동범위에는 좌우의 차이가 있어 한쪽으로 허리뼈의 돌림 또는 가쪽굽힘 관절가동범위는 정상 또는 과도한 범위를 보이지만 반대쪽으로 허리뼈의 돌림 또는 가쪽굽힘 관절가동범위는 제한이 나타난다. 허리뼈의 굽힘, 돌림 또는 가쪽굽힘 움직임 시 모든 분절에서 균등한 관절의 움직임보다는 하나 또는 두 개의 분절에서 과도한 움직임이 발생하고 주로 과도한 움직임이 발생하는 분절에서 통증이 나타난다. 허리뼈의 과도한 굽힘, 돌림 그리고 가쪽굽힘 가동범위는 등뼈와 엉덩관절의 굽힘, 돌림 그리고 가쪽굽힘 가동범위와 관련이 있어 등뼈 또는 엉덩관절에서 굽힘, 돌림 그리고 가쪽굽힘의 제한은 허리뼈의 과도한 굽힘, 돌림, 가쪽굽힘의 가동범위 증가를 유발할 수 있다.

(5) 움직임 검사

움직임 검사에서 근육별 동원 양상을 보면 몸통의 돌림을 조절할 때 배바깥빗근이나 배속빗근보다 배곧은근의 동원이 우세하게 나타나 돌림을 효율적으로 조절하는 능력이 부족하여 쉽게 돌림이 발생하는 것을 확인할 수 있다. 또한 모든 움직임 검사에서 공통으로 허리뼈의 과도한 굽힘, 돌림 또는 골반의 뒤기울임, 돌림이 일어나며 허리통증이 발생한다.

① 곧게 편 다리 들기 검사

엉덩관절 굽힘 움직임 초기부터 허리 굽힘–돌림 움직임이 일어나며 통증이 동반될 수 있다(그림 4.153).

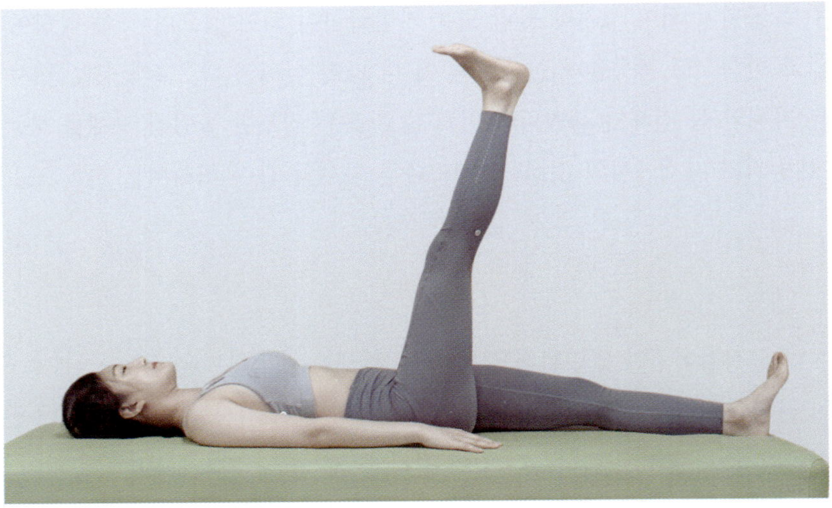

그림 4.153 곧게 편 다리 들기 검사

② 뒤쪽락킹 검사

움직임 초기부터 허리 굽힘–돌림 움직임이 일어나며 통증이 동반될 수 있다(그림 4.154).

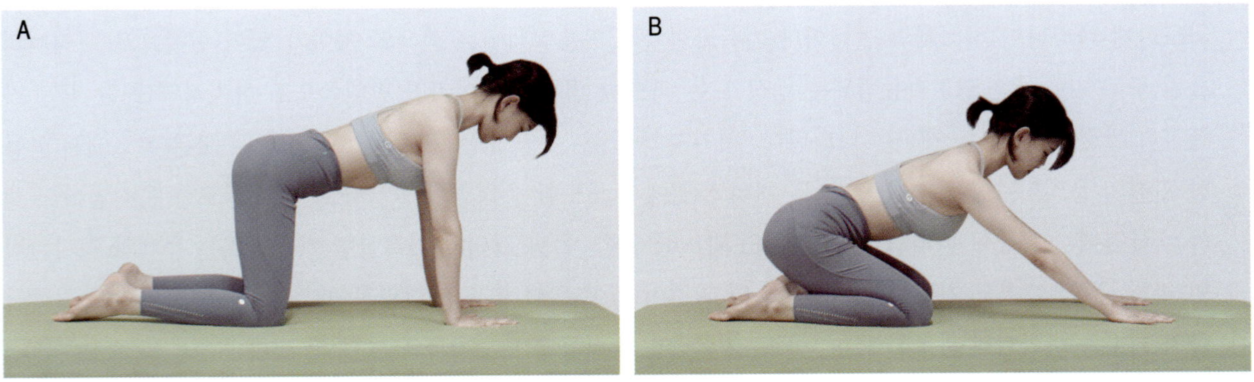

그림 4.154 뒤쪽락킹 검사. A: 시작 자세, B: 끝 자세

③ 한쪽 무릎 폄 검사

무릎관절 폄 움직임 초기부터 허리 굽힘–돌림 움직임이 일어나며 통증이 동반될 수 있다(그림 4.155).

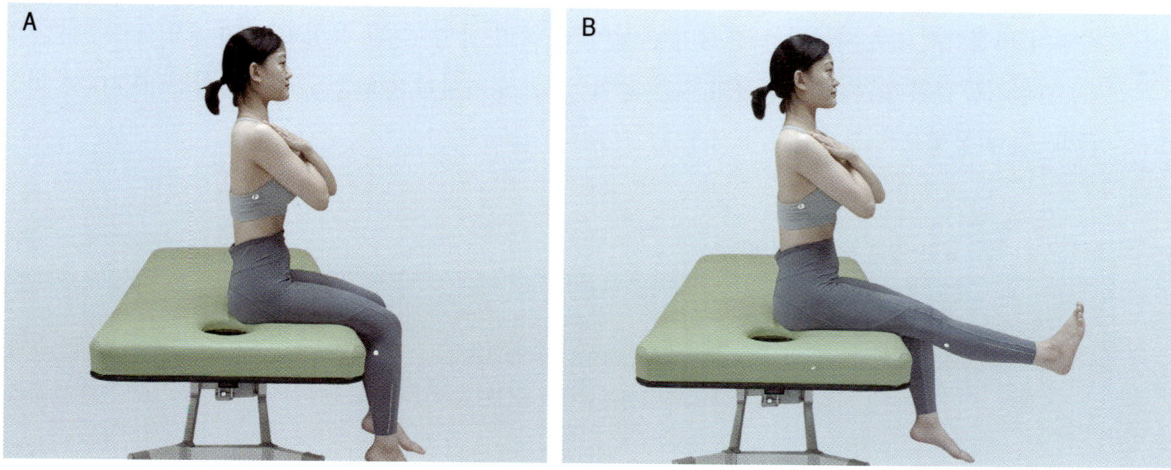

그림 4.155 한쪽 무릎 폄 검사. A: 시작 자세, B: 끝 자세

④ 앉은 자세 엉덩관절 굽힘 검사

엉덩관절 굽힘 움직임 초기부터 허리 굽힘–돌림 움직임이 일어나며 통증이 동반될 수 있다(그림 4.156).

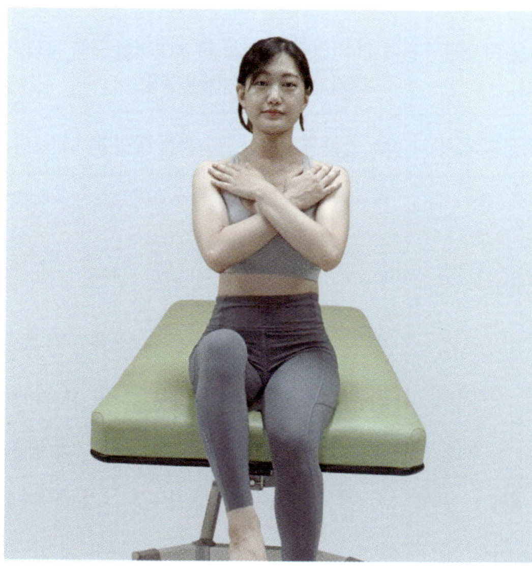

그림 4.156 엉덩관절 굽힘 검사

⑤ 몸통 앞쪽굽힘 검사

허리의 굽힘 움직임이 엉덩관절의 움직임보다 먼저 발생하면서 통증이 동반될 수 있다(그림 4.104).

2) 분류

(1) 허리 굽힘-돌림 유형 진단 분류

허리 굽힘-돌림 유형은 엉덩관절이나 등뼈의 움직임을 하는 동안 허리뼈의 굽힘, 돌림 또는 가쪽굽힘 움직임이 비정상적으로 나타나는 움직임 손상이다. 허리 굽힘-돌림 유형의 기여 요인으로 통증, 정렬, 근육, 관절가동범위 및 움직임 검사의 결과 등이 있다. 평가항목 8개 중 5개 이상 양성이면(60% 이상) 허리 굽힘-돌림 유형으로 분류한다(표 4.13).

표 4.13 허리 굽힘-돌림 유형 진단 분류표

기여 요인	검사 내용	반응
통증	허리뼈 굽힘과 돌림이 동반된 움직임 시 통증	양성/음성
정렬	허리뼈 앞굽음 감소 (수평선을 기준으로 위앞엉덩뼈가시가 위뒤엉덩뼈가시를 이은 선이 15° 이하로 감소)	양성/음성
	허리뼈 또는 골반의 좌우 비대칭한 정렬	양성/음성
근육	척주세움근 근력 G등급 이하 및 좌우 비대칭	양성/음성
	배근육 및 넙다리뒤근육 길이 비대칭	양성/음성
관절가동범위	과도한 허리뼈(전체/분절) 굽힘과 돌림 또는 가쪽굽힘 관절가동범위	양성/음성
움직임	바로누운 자세에서 곧게 편 다리 들기 검사 시 엉덩관절 굽힘 움직임 초기부터 허리 굽힘과 돌림이 발생함	양성/음성
	몸통 앞쪽굽힘 검사 시 허리 굽힘 움직임이 엉덩관절 굽힘 움직임보다 먼저 발생함	양성/음성

(2) 진단에 따른 중증도 평가

허리 굽힘-돌림 유형으로 진단하였으면 중증도 분류를 수행한다. 통증 요인(30점)은 시각상사척도를 이용하며 해당하는 통증 점수 영역에 따라 점수가 부여된다. 정렬 요인(10점)은 허리 척추의 정렬 상태에 따라 각각 점수가 부여된다. 근육 요인(15점)은 허리 굽힘-돌림 유형을 유발할 수 있는 근육들의 근력 및 근육 길이 검사 결과에 따라 양성반응인 경우마다 각각 점수가 부여된다. 관절가동범위 요인(15점)은 전체 분절에서 폄 관절가동범위의 제한과 특정 분절에서 과도한 굽힘 및 돌림 여부를 알아보는 검사 및 과도한 허리 굽힘을 발생할 수 있는 엉덩관절 굽힘 및 등뼈 굽힘 및 돌림의 관절가동범위 제한 여부에 따라 각각 점수가 부여된다. 움직임 요인(30점)은 움직임 검사의 결과에 따라 양성반응인 경우마다 각각 점수가 부여된다(표 4.14).

표 4.14 허리 굽힘-돌림 유형의 진단에 따른 중증도 평가표

기여 요인	통증 점수(VAS)			점수
통증 (30)	1~3			10
	4~7			20
	8~10			30
정렬 (10)	정렬 상태			점수
	허리뼈 앞굽음 감소 (수평선을 기준으로 위앞엉덩뼈가시가 위뒤엉덩뼈가시를 이은 선이 15° 이하로 감소)			5
	허리뼈의 비대칭한 정렬			5
근육 (15)	근육	검사	검사의 양성반응	점수
	척주세움근	근력 검사	G등급 이하	3
	엉덩관절 굽힘근	근력 검사	G등급 이하	3
	배근육	근육 길이 검사	좌우 비대칭	3
	허리네모근	근육 길이 검사	좌우 비대칭	3
	넙다리뒤근육	근육 길이 검사	단축 및 좌우 비대칭	3
관절가동범위 (15)	분류			점수
	허리뼈 폄 가동범위	가동범위 제한		3
	허리뼈 굽힘, 돌림 또는 가쪽굽힘의 분절 움직임	특정 한두 분절에서 과도한 굽힘, 돌림 또는 가쪽굽힘이 일어나며 통증을 동반		3
	엉덩관절 또는 등뼈의 굽힘 움직임	엉덩관절 또는 등뼈의 굽힘 움직임 제한		3
	허리뼈 돌림 또는 가쪽굽힘 가동범위	좌우 비대칭		3
	엉덩관절 또는 등뼈의 돌림 움직임	엉덩관절 또는 등뼈의 돌림 움직임 제한		3
움직임 (30)	검사	양성반응		점수
	앉은자세 엉덩관절 굽힘 검사	엉덩관절 굽힘 움직임 초기부터 허리 굽힘과 돌림이 발생하면서 통증을 동반		6
	곧게 편 다리 들기 검사	엉덩관절 굽힘 움직임 초기부터 허리 굽힘과 돌림이 발생하면서 통증을 동반		6
	뒤쪽락킹 검사	움직임 초기부터 허리 굽힘과 돌림이 발생하면서 통증을 동반		6
	한쪽 무릎 폄 검사	무릎관절 폄 움직임 초기부터 허리 굽힘과 돌림 움직임이 발생하면서 통증을 동반		6
	몸통 앞쪽굽힘 검사	허리 굽힘 움직임이 엉덩관절 굽힘 움직임보다 먼저 발생하면서 통증을 동반		6
총점				100

3) 중재

(1) 움직임 교육

모든 자세에서 움직임 교육을 할 때 보상적인 허리뼈의 굽힘 및 돌림과 가쪽굽힘 움직임이 발생하지 않으려면 적절한 등뼈와 엉덩관절의 굽힘 및 돌림 가동범위가 필요하며, 움직임 전에 적절한 배근육의 수축을 통해 허리 안정화가 필요하다.

① 바로누운 자세

바로누운 자세에서는 무릎은 폄한 상태에서 한쪽 엉덩관절 굽힘 움직임을 할 때 엉덩관절이 80° 굽힘하기 전까지는 허리뼈의 굽힘이나 돌림 또는 골반의 뒤기울임 등이 최소화되도록 움직임을 교육한다. 움직임을 하는 동안 허리뼈의 굽힘과 함께 통증이 발생한다면 허리 아래에 수건을 말아 받쳐 주어 허리의 굽힘을 방지하고 움직임을 교육한다. 또한 수건 대신 압력 바이오피드백 장치를 활용하면 움직임을 하는 동안 허리뼈의 굽힘이나 돌림이 발생하는지 확인할 수 있으므로 압력 바이오피드백 장치를 활용하는 것을 권장한다. 또한 허리의 돌림을 방지하기 위해 움직임 전 배근육의 선행적인 수축이 필요하다. 바로누운 자세에서 엉덩관절의 굽힘 움직임의 범위는 무릎을 폄한 상태이므로 80° 굽힘을 하는 범위 내에서 움직임을 실시한다(그림 4.157).

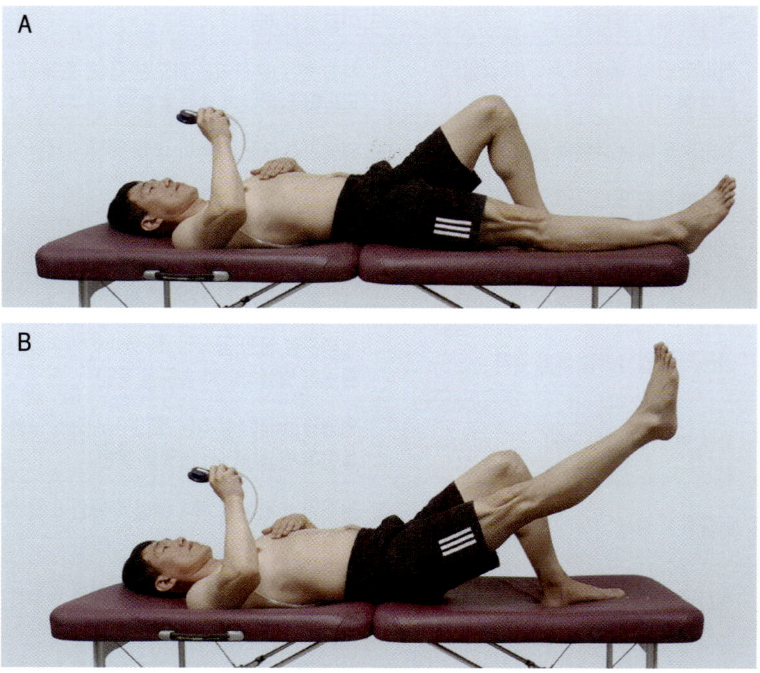

그림 4.157 무릎을 곧게 편 상태에서 다리를 드는 움직임 교육. A: 시작 자세, B: 끝 자세

② 네발기기 자세

네발기기 자세에서는 뒤쪽락킹 움직임을 할 때 엉덩관절이 120° 굽힘되기 전까지는 허리뼈의 굽힘이나 돌림, 골반의 돌림이나 뒤기울임 움직임이 최소화되도록 움직임을 교육한다. 허리의 돌림을 방지하기 위해 배근육의 선행적인 수축을 교육한다. 정상적인 움직임을 하다가 엉덩관절 굽힘 끝 범위에서 허리나 골반의 돌림이 발생한다면, 이는 한쪽 엉덩관절 굽힘 각도의 제한을 의미하고 큰볼기근, 궁둥구멍근의 비대칭한 길이 또는 뻣뻣함으로 인해 발생한다. 그러므로 정상적인 움직임을 위해서는 양쪽 모두 엉덩관절의 굽힘 가동범위가 정상 가동범위인 120°가 되어야 하고, 이를 위해 엉덩관절 굽힘 가동범위의 제한이 있는 쪽의 가동범위를 증가시키는 운동이 필요하다(그림 4.158).

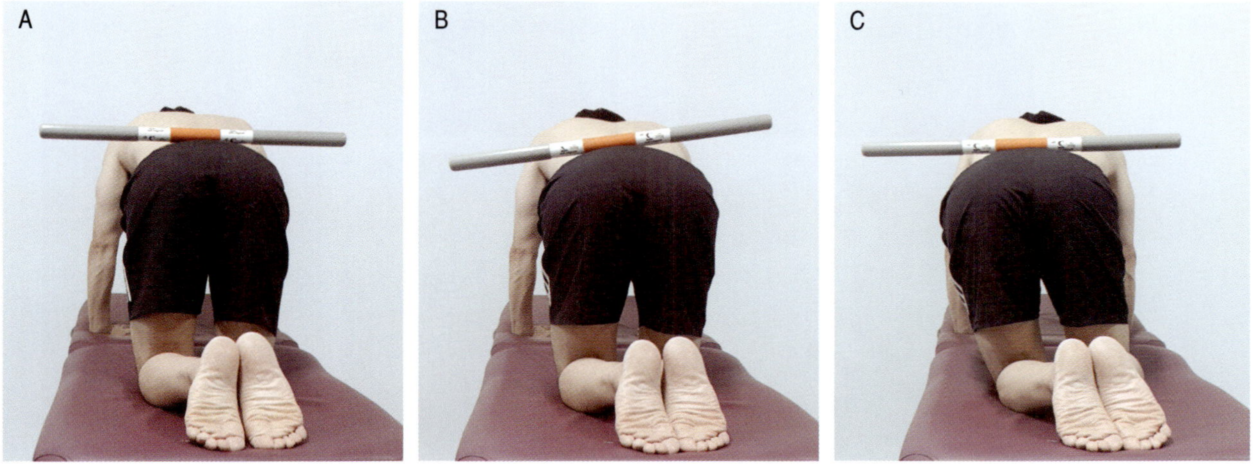

그림 4.158 뒤쪽락킹 움직임 교육. A: 정상적인 움직임, B: 잘못된 움직임(허리뼈 돌림 발생), C: 잘못된 움직임(골반의 가쪽 이동 발생)

③ 앉은 자세

앉은 자세에서는 한쪽 무릎관절 폄 움직임과 한쪽 엉덩관절 굽힘 움직임을 교육한다. 첫 번째로 한쪽 무릎관절 폄 움직임을 교육할 때 허리뼈의 앞굽음 곡선은 편평하게 지면과 수직이 되도록 앉은 자세에서 실시하며, 무릎관절을 폄할 때 허리뼈의 굽힘이나 돌림, 골반의 뒤기울임 움직임이 최소로 일어난 상태에서 무릎관절 폄 움직임을 하도록 교육한다. 허리의 돌림을 방지하기 위해 배근육의 선행적인 수축이 필요하며, 대상자의 양손을 허리뼈에 위치하고 무릎관절을 폄할 때 허리뼈의 굽힘이나 돌림이 발생하는지 피드백을 받으며 움직임을 하도록 권장한다. 앉은 자세에서 무릎관절의 폄 범위는 90° 굽힘된 자세에서 시작해서 무릎관절 폄 움직임을 10° 굽힘된 범위 내에서 실시한다. 두 번째로 앉은 자세에서 한쪽 엉덩관절 굽힘 움직임을 할 때 무릎관절 폄과 같이 허리뼈의 굽힘 또는 돌림이나 골반의 뒤기울임 움직임이 최소로 일어난 상태에서 엉덩관절 굽힘 움직임을 하도록 교육한다. 한쪽 엉덩관절 굽힘 움직임 교육을 할 때도 허리의 돌림을 방지하기 위해 배근육의 선행적인 수축이 필요하며, 대상자의 양손을 허리뼈에 위치하고 엉덩관절을 굽힘할 때 허리뼈의 굽힘이나 돌림이 발생하는지 피드백을 받으며 움직임을 하도록 권장한다. 앉은 자세에서 엉덩관절의 굽힘 범위는 90° 굽힘한 자세에서 110° 굽힘한 범위 내의 20°의 굽힘 범위에서 움직임을 한다(그림 4.159).

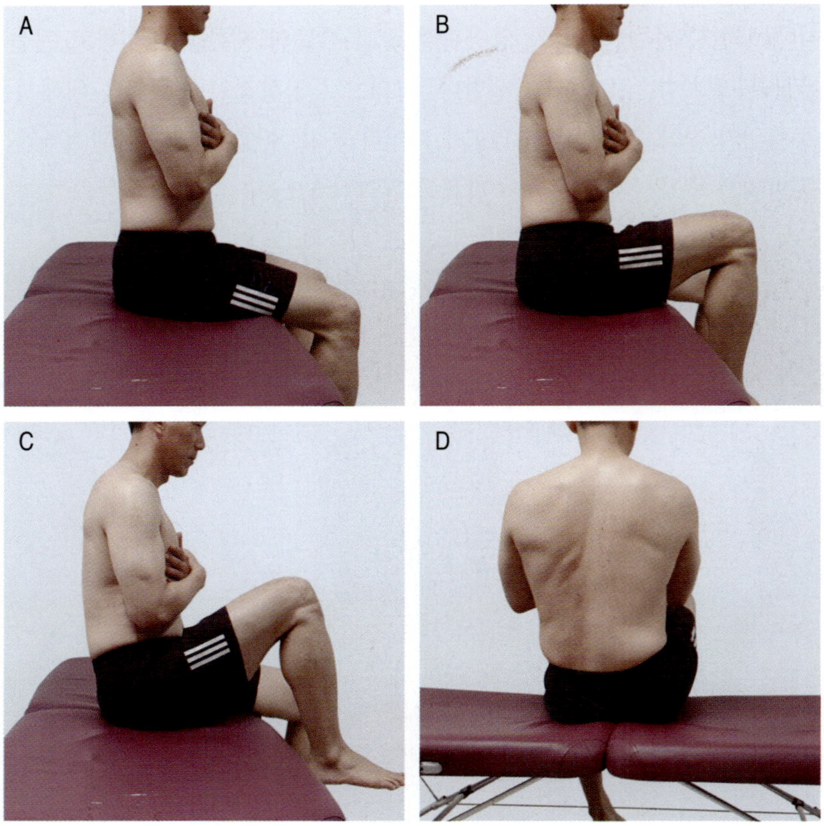

그림 4.159 한쪽 엉덩관절 굽힘 움직임 교육.
A: 시작 자세, B: 정상적인 움직임, C: 잘못된 움직임(허리뼈 굽힘 발생), D: 잘못된 움직임(허리뼈 돌림 발생)

(2) 움직임 개선을 위한 도수 관리

① 근육 교정 운동

i) 근력 강화 운동

허리 굽힘-돌림 유형은 허리 굽힘 유형과 같이 척주세움근 및 엉덩관절 굽힘근의 약화가 나타나고 좌우 근력의 비대칭으로 인해 허리 돌림 유형과 같이 돌림이 동반될 수 있으므로 좌우 근력을 비교하여 약화가 있는 쪽의 근력을 강화하기 위한 운동을 한다. 먼저 바로누운 자세에서 엉덩관절 굽힘근의 근력 운동을 실시하고 근력이 강화되면 앉은 자세에서 근력 강화 운동을 한다. 앉은 자세에서 엉덩관절 굽힘근의 근력 강화 운동은 앉은 자세에서 엉덩관절 굽힘 움직임 교육과 동일하게 실시하며 엉덩관절을 110° 굽힘한 자세를 유지할 수 있도록 운동을 한다.

허리뼈의 굽힘을 방지하기 위한 척주세움근의 강화 운동도 하며 척주세움근과 함께 배근육의 근력도 비대칭하여 허리뼈의 돌림을 유발하므로 폼롤러 위에 엎드린 자세에서 팔 들기 또는 한쪽 다리 들기로 좌우 척주세움근이나 배근육의 근력을 대칭으로 만드는 강화 운동을 한다(그림 4.160).

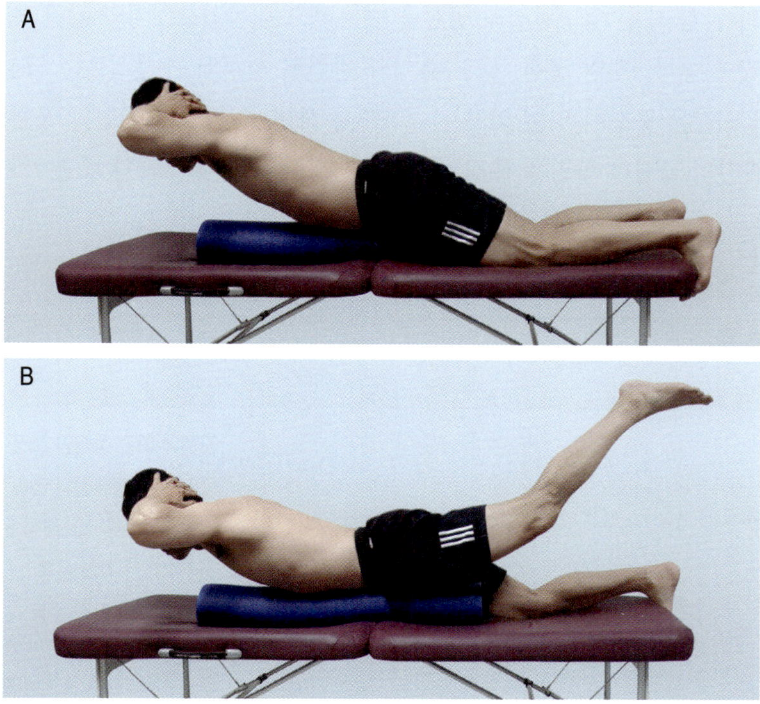

그림 4.160 폼롤러를 이용한 척주세움근 강화 운동. A: 폼롤러 위에서 팔 들기, B: 폼롤러 위에서 팔과 다리 들기

ii) 근육 스트레칭 운동

허리 굽힘–돌림 유형은 허리 굽힘 유형과 같이 엉덩관절 폄근인 넙다리뒤근육, 큰볼기근들의 단축과 배곧은근의 단축이 발생하므로 단축된 근육들의 스트레칭 운동을 하며, 특히 돌림 유형에서는 양쪽의 근육 길이의 비대칭이 발생하므로 양쪽의 근육 길이를 비교하여 단축된 쪽 근육을 스트레칭 운동한다.

4) KEMA 관리

허리 굽힘–돌림 유형에서는 감소된 허리뼈 앞굽음을 증가시키고 골반의 뒤기울임을 감소시키며 좌우 비대칭인 정렬 상태를 대칭 상태로 하는 것이 중요하다. 이를 위해 척주세움근 강화 운동을 통해 선 자세나 앉은 자세에서 허리뼈의 과도한 굽힘을 방지하고, 배곧은근 및 넙다리뒤근육의 스트레칭을 통해 허리뼈 앞굽음이 감소하거나 골반의 뒤기울임이 되지 않도록 하며, 좌우의 몸통 근육과 다리 근육의 길이, 근력뿐만 아니라 근육 동원의 비대칭을 대칭적으로 해야 한다. 또한 허리뼈의 굽힘과 돌림을 방지하기 위해서는 엉덩관절의 굽힘과 돌림 가동범위가 필요하며, 엉덩관절 굽힘과 돌림 가동범위를 확보하여 허리뼈의 굽힘과 돌림 움직임 대신 엉덩관절의 굽힘과 돌림 움직임을 유도해야 한다. 의자에 앉을 때도 의자 등받이에 허리와 엉덩이가 밀착되도록 앉고 다리를 꼬는 자세나 한쪽으로 기대어 앉는 자세는 피한다. 바닥에 물건을 집거나 세수 등을 할 때 허리뼈의 굽힘 대신 엉덩관절의 굽힘을 이용하고 윗몸일으키기와 같은 허리뼈의 굽힘을 유발하는 운동은 피하는 것이 좋다. 허리 굽힘-돌림 유형과 관련된 환경적 개선으로는 책상, 의자 또는 작업대의 높이를 높이고 소파와 같은 쿠션이 있는 의자는 피하도록 하며, 허리뼈의 굽힘과 돌림을 통한 작업 방법보다는 발을 떼어 엉덩관절의 굽힘과 돌림을 통해 방향 전환 및 물건 옮기는 작업 방법으로 개선한다(표 4.15).

표 4.15 허리 굽힘-돌림 유형 요약

잘못된 정렬	손상	KEMA 중재
		• 자세에 따른 움직임 교정 • 등뼈 및 엉덩관절의 굽힘 및 돌림 가동범위 운동 • 넙다리뒤근육 스트레칭 운동 • 척주세움근 강화 운동 • 움직임 패턴 교정 운동
• 허리뼈 앞굽음 감소 • 명치각 좌우 비대칭 • 편평등	• 단축된 배근육, 넙다리뒤근육, 큰볼기근 • 약화된 척주세움근, 엉덩관절 굽힘근 • 불충분한 등뼈 및 엉덩관절 굽힘 및 돌림 • 허리통증 및 다리의 방사통	• 앉은 자세: 등뼈 및 허리뼈의 굽힘이 되는 구부정한 자세를 피하고 다리를 꼬고 앉는 자세나 한쪽으로 기대어 앉는 자세를 피하고 양쪽 엉덩이에 고른 체중 분포가 되도록 자세 교정 • 소파와 같은 쿠션이 있는 의자는 피함 • 선 자세: 등뼈 및 허리뼈의 굽힘이 되는 구부정한 자세를 피하고 양쪽 발에 체중을 고르게 분포하도록 자세 교정 • 환경적 개선: 책상, 의자 또는 작업대의 높이를 높임 • 바닥에 물건을 집거나 세수 등을 할 때 허리뼈의 굽힘 대신 엉덩관절의 굽힘을 이용 • 윗몸일으키기와 같은 운동은 피함 • 작업 방법 개선: 허리뼈의 굽힘과 돌림보다는 엉덩관절의 굽힘과 발을 떼어 엉덩관절 돌림을 통해 방향 전환 및 물건 옮기는 작업 방법 개선

참고문헌

1. 오재섭 외. 기능해부학. 현문사. 2019.
2. 신체검사 및 평가 교재편찬위원회. 신체검사 및 평가. 범문에듀케이션. 2016.
3. 채윤원 외. 뉴만의 kinegiology 2판. 범문에듀케이션. 2011.
4. Arshad R, Pan F, Reitmaier S, Schmidt H. Effect of age and sex on lumbar lordosis and the range of motion. A systematic review and meta-analysis. J Biomech. 2019 Jan 3; 82; 1-19.
5. Calais-Germain B. Anatomomy of movemet. Eastland Press. 2007.
6. Cailliet R: Soft Tissue Pain and Disability(3rd ed.). Philadelphia F.A. Davis. 1996.
7. Dvorak J, Vajda EG, Grob D, Panjabi MM. Normal motion of the lumbar spine as related to age and gender. Eur Spine J. 1995; 4(1); 18-23.
8. Hebert JJ, Koppenhaver SL, Teyhen DS, Walker BF, Fritz JM. The evaluation of lumbar multifidus muscle function via palpation: reliability and validity of a new clinical test. Spine J. 2015; 15(6); 1196-1202. doi:10.1016/j.spinee.2013.
9. Malik K, Sahay P, Saha S, et al. Normative Values of Modified - Modified Schober Test in Measuring Lumbar Flexion and Extension: A Cross- Sectional Study. International Journal of Health Sciences & Research. 2016; 6(7); 177-187.
10. Kondratek M, Krauss J, Stiller C, et al. Normative values for active lumbar range of motion in children. Pediatr Phys Ther. 2007 Fall; 19(3); 236-44.
11. Comerford M, Mottram S. Kinetic Control: The management of uncontrolled movement. Elsevier Health Sciences. 2012.
12. Clark MA, Lucett SC, Sutton BG. NASM essential of corrective exercise training. Jones And Bartlett Learing. 2014.
13. Ng JK, Kippers V, Richardson CA, et al. Range of motion and lordosis of the lumbar spine: reliability of measurement and normative values. Spine (Phila Pa 1976). 2001 Jan 1; 26(1); 53-60.
14. Porto AB, Okazaki VHA. Thoracic Kyphosis and Lumbar Lordosis Assessment by Radiography and Photogrammetry: A Review of Normative Values and Reliability. J Manipulative Physiol Ther. 2018 Oct; 41(8); 712-723.
15. Sahrmann S. Diagnosis and treatment of movement impairment syndrome. Elsevier Health Sciences. 2001.
16. Troke M, Moore AP, Maillardet FJ, et al. A normative database of lumbar spine ranges of motion. Man Ther. 2005 Aug; 10(3); 198-206.
17. Troke M, Moore AP, Maillardet FJ, et al. A new, comprehensive normative database of lumbar spine ranges of motion. Clin Rehabil. 2001 Aug; 15(4); 371-9.
18. Trudelle-Jackson E, Fleisher LA, Borman N, et al. Lumbar spine flexion and extension extremes of motion in women of different age and racial groups: the WIN Study. Spine (Phila Pa 1976). 2010 Jul 15; 35(16); 1539-44.
19. https://en.wikipedia.org/wiki/Fryette%27s_laws

INDEX

ㅈ

ㅊ